U0201435

五行养生

——精准防病

易慧明 著

全国百佳图书出版单位

中国中医药出版社

·北京·

图书在版编目（CIP）数据

五行养生：精准防病 / 易慧明著. —— 北京：中国
中医药出版社，2024.10
ISBN 978-7-5132-8660-2

Ⅰ.①五… Ⅱ.①易… Ⅲ.①五行（中医）—养生（中
医）—基本知识 Ⅳ.① R226 ② R212

中国国家版本馆 CIP 数据核字（2024）第 052988 号

中国中医药出版社出版

北京经济技术开发区科创十三街 31 号院二区 8 号楼
邮政编码   100176
传真   010-64405721
北京盛通印刷股份有限公司印刷
各地新华书店经销

开本 787×1092   1/16   印张 30.75   字数 668 千字
2024 年 10 月第 1 版   2024 年 10 月第 1 次印刷
书号   ISBN 978 – 7 – 5132 – 8660 – 2

定价   128.00 元
网址   www.cptcm.com

服 务 热 线   010-64405510
购 书 热 线   010-89535836
维 权 打 假   010-64405753

微信服务号   zgzyycbs
微商城网址   https://kdt.im/LIdUGr
官 方 微 博   http://e.weibo.com/cptcm
天猫旗舰店网址   https://zgzyycbs.tmall.com

如有印装质量问题请与本社出版部联系（010-64405510）
版权专有   侵权必究

作者简介

易慧明，男，1963 年 1 月出生于湖南省邵阳市。

专业职称：肿瘤外科主任医师。

社会团体兼职：海南省健康管理协会会长（法人代表）；中国健康管理协会理事；中国医药教育协会健康体检与评估专业委员会常务委员；海南省卫生健康委员会健康专家库专家；海南省健康产业促进会常务理事；海南南海健康产业研究院理事；三亚学院健康管理和产业学院特聘教授；海南省湖南商会保健养生顾问；海南省邵阳商会健康专业顾问。

1986 年中山医科大学（现中山大学北校区）医学系毕业后分配于广东省海南行政区人民医院（现海南省人民医院）从事临床肿瘤外科住院医师工作，1993 年评主治，1998 年升副高，2003 年升正高。2002 年 8 月至 2011 年 7 月任海南省人民医院耳鼻咽喉头颈外科行政副主任，2011 年 8 月至 2021 年 8 月竞聘上岗任海南省人民医院体检中心（2018 年更名为健康管理中心）行政主任。

1993 年于中国医学科学院肿瘤医院头颈肿瘤外科进修；2000 年 8 月赴美国宾夕法尼亚州匹兹堡大学医学院眼耳鼻喉研究所耳鼻咽喉头颈肿瘤外科进修；2001 年 5 月至 2002 年 6 月于美国宾夕法尼亚州匹兹堡大学医学院肿瘤研究所从事助理研究员（Research Associate）工作。

工作以来诊治了数以万计的肿瘤病患者；从事十余项临床医学科研项目研究；在国内外医学杂志等专业刊物上发表医学专业论文五十余篇；合著《疑难疾病诊治释析与进展》（2006 年科学出版社），独著《五行与养生》（2012 年郑州大学出版社）以及《五行养生·手册》（2016 年郑州大学出版社）两部专著，其中《五行养生·手册》于 2018 年 12 月获海南省社科联评比优秀著作三等奖；近十年来在国家单位、海南省各政府部门、企事业单位、各市县单位或社区、各级院校、海南省电视台、海口市电视台，以及全国各省市有关单位等举行了五百多场健康养生讲座，受众高达数千万人次（包括省、市电视台收视率）；于海南省各报刊、杂志上发表了多篇养生保健科普文章。

内容简介

　　本书以中医经典《黄帝内经》里的"五行理论"为基础，结合现代中医和西医等多学科理论知识，从多方面诠释了五行养生理论在人类日常生活和工作中精准防病的指导作用和意义。

　　一方面结合《中华万年历》并运用《易经》卦爻法独创了"五行人分类查询表"，该表将中国农历的阴历和阳历以及西方的公历共三种历法合在一起，读者只需知道被查询者准确的出生年月日和时辰，即能在表中查询到与《黄帝内经》里详细介绍的五行人分类及其属性基本吻合的个人五行状况，从而可以通过阅读本书对其性格特点、饮食习惯、身心状态、易患疾病、防病方法，以及学习长处、适宜工作、发展方向等各方面有些基本了解，有益于其有的放矢、快乐生活、延年益寿

　　另一方面以中西医相结合的方式，对各类疾病尤其是慢性富贵病和恶性肿瘤等疾病的发生、发展原理进行了深入浅出的剖析，并从心理、营养、作息、排毒、运动等多方面诠释了五行养生理论在人类日常生活或临床医学工作中精准防病的指导作用和意义，让广大读者"知其然，更知其所以然"，使读者能够根据自身状况养成好的养生和防病习惯，主动预防未病，积极治疗欲病，清楚地配合治疗已病，从而减少各类重大疾病的发病率，提高恶性肿瘤的治愈率和生存率，提高人均健康寿命。

　　再一方面对《黄帝内经》理论里的"五运六气"理论进行了简单的阐述，并以表格的方式将六十甲子年中不同的气候变化对万事万物，尤其是对有关国计民生的各类食物和人类健康的影响等归纳总结并描述出来，便于读者和有关方面人士逐年查询，提前防范不良事态的发生等。

林　序

欣逢易慧明主任请我为他的新书《五行养生——精准防病》作序，这即刻引起了我的兴趣，研读过后，有几个感想分享如下。

易主任是一个学西医的、曾经留学美国的肿瘤外科主任医师，年近半百之际，他竟然放下手术刀，转行钻研古中医学理论知识，其勇气可嘉。通过十余年来的努力，易主任担任过海南省人民医院健康管理中心主任，还出任海南省健康管理协会会长一职，并利用业余时间在全国各地做了数百场次的健康宣教，而且在已经出版了两部中西医相结合方面的专著之后，又洋洋洒洒地写了几十万字的新著，可见其努力钻研、积极进取、一心一意为人们健康服务的精神可嘉，值得钦佩。

我们从事中医工作者对《黄帝内经》五行理论知识都比较熟悉，其中对万事万物和人类的五行分类、特点描述等都比较详细，却没有具体的五行人分类方法。易主任独辟蹊径，根据《易经》排卦的方式独创了"五行人分类查询表"，填补了《黄帝内经》的空白，完善了其中关于五行理论的知识。读者只需知道被查询者准确的出生年月日和时辰，即能在表中查到其五行属性，从而可以通过阅读本书内容，对其身心健康、行为特点、饮食爱好、作息规律、适宜运动等各方面有个基本了解，对被查询者快乐生活、延年益寿等方面起到有益的指导作用。

易主任将现代西医学、营养学、气象学等多学科理论知识与中医学相结合，并用浅显直白的文字将深奥的五行理论描述出来，激发读者主动积极的"防未病"意识，把握"治欲病"方法，从而在减少人类重大疾病的发病率、提高人类平均健康寿命等方面起着重要作用。

感谢易慧明主任带给人类健康养生的福音。

林天东

林天东：字世光，男，教授，主任中医师；原海南省中医院院长；第四届国医大师，享受国务院特殊津贴专家，首届全国名中医，首届海南省名中医，全国百名优秀医院院长，第三、六批全国名老中医药学术继承指导老师，全国中医优秀人才导师，联合国医疗产业委员会主管专家，世界无边界生殖咨询专家，海南省委省政府直接联系重点专家，全国老年病、不孕不育、黎医药学科带头人，海南省中医院首席中医专家，广东珠海市中西医结合医院高级顾问，博鳌超级中医院特聘专家；曾任中华中医药学会常务理事，中医药学会老年病学会副主委，中华中医药学会民间特色诊疗技术研究会副会长，海南省医学会秘书长，海南省中医药学会秘书长，海南医学杂志常务副主编，中国热带医学副主编，受聘担任广州中医药大学、海南医学院教授，现兼任中国民族医药学会黎医药分会会长；荣获"中华人民共和国建国70周年'全国中医药杰出贡献奖'，海南省科学技术进步奖二等奖，中国民族医药学会突出贡献奖，中国民族医药学会科学技术进步二等奖、学术著作一等奖，海南省有突出贡献优秀专家，海南省首届中青年科技奖，海南省优秀党员，海南省劳动模范，科技攻坚突出个人"等殊荣。

焦 序

易慧明教授邀请我为他的新著《五行养生——精准防病》作序，我倍感荣幸，提笔之际，易教授的为人为事以及我们俩在五行养生方面的交流情景油然而生，再现眼前。

易教授医学造诣高深，毕业于中山医科大学，扎根海南省人民医院数十年，并在美国宾夕法尼亚州匹兹堡大学医学院进修学习，先后从事肿瘤外科、耳鼻咽喉头颈外科、体检中心、健康管理中心专业工作，成为一名肿瘤外科主任医师，并担任海南省健康管理方面的多个重要领导职务。他创办了海南省健康管理协会，出任协会第一届和第二届会长。他几十年如一日，诊治了数以万计的肿瘤病人，发表了五十余篇专业论文和不少著作。他利用业余休息时间，应邀在各党政机关、学校、企业、社区、乡镇等进行了 500 多场健康讲座，深受广大人民群众的欢迎。老百姓评价：这才是建设人民健康中国的杰出践行者。

我和易慧明教授相识相知已二十五年。我为有这样一位心系人民、执着事业、刻苦钻研、勇于探索医学深水区的学者朋友感到由衷自豪。2011 年 6 月和 2015 年 4 月我先后为他的著作《五行与养生》和《五行养生·手册》作序，这两次作序的过程，正是我学习的好机会。不久，教育部、民政部召开了中医药国家课题招标会，我应邀参加会议，也是参会者中为数极少的西医代表。我了解到整个招标课题中没有五行医学的课题，于是我向部领导和评委会陈述了以下理由：五行学说是中华文化的精髓和祖国医学的基石，如果这么高规格的全国招标会缺了一个重要支撑是不妥当的，并当场按照易慧明教授根据个体出生时间测验其身体表现、注意事项等，给领导和评委一个面试我的机会，诸位都感到相当准确。于是评委会当晚决定并于晚上十点通知我，为我增加了《五行与养生》课题中标。我之所以举出这个例子，是说明业内，尤其是中医界顶尖学者们对易慧明教授的五行养生观是认可的，而且是重视的。

易慧明教授这次即将出版的《五行养生——精准防病》，是他四十年临床医学经验之总结，更是他十五年来潜心研究五行学说的结晶，还是他忠实贯彻毛泽东主席和我们党一贯坚持的"预防为主，中西结合"卫生方针的具体体现。

易教授的这次新版巨著更加精准地、更加全面地阐述了五行养生的深奥理论和实践操作，增加了人民群众最迫切需要、也是最喜闻乐见的"精准防病"。"精准防病"字字千斤，是一切医学工作者必须遵循的原则和最高层次的追求。上医治未病，正是这个道理。如前所述，五行理论是中华文化的精髓，是祖国医学的基石，正因为博大精深，学者们涉足此领域者少也，这是祖国医学的深水区，还有急流漩涡。大学教科书也会写上五行理论，讲课也是简单带过，不深入讲解。

而易教授则不同，一钻进去就是十几年不回头，以科研者的崇高可敬的钻研精神和顽强意志，总算理清了眉目，抓住了要点，而且最为可贵的是把深奥的五行科学从科学家手中脑中释放出来，让亿万百姓掌握，在精准防病上做文章，其价值不可估量。可以肯定，易教授纵观这几年新冠病毒危害人类的过程，深切体会到地球妈妈生病了，一定会有层出不穷的危害人类健康的各种遭遇，及早总结提高，运用祖国医学精华警醒和帮助亿万人民科学面对，精准防病，是太有必要了。易教授在这方面以身作则，身体力行，他对老百姓已经进行了五百多场讲座，这在同行中也是为数不多的。

我的序言不足以表达易教授的为人为事和这本巨著的精彩绝伦之处，读者们如获此书，一定会爱不释手。这本著作的进一步提高，除了作者的努力，还有赖于全体读者的实践，共同提高，使之成为人民健康的忠诚卫士、医学宝库的璀璨明珠。

衷心感谢本书作者易慧明教授，你辛苦了！

焦解歌

焦解歌：男，医学博士，博士生导师，教授，研究员，主任医师；历任湘雅医学院附属三医院副院长，海南医学院校长兼第一附属医院院长，海南科技职业大学党委书记等；从事医学教育与临床工作五十余年；主编我国第一部《全科医生诊疗大全》和三部委示范教材《健康服务与管理概要》以及科技部优秀著作奖《中年安全与健康》等八本著作和教材。

武　序

易化五行则慧，五行养生则明

梦想九天揽月，"嫦娥"飞向太空；梦想五洋捉鳖，"蛟龙"潜入深海。人类在逐梦中得以发展，社会在筑梦中得以进步。健康之身、长寿之愿，更是我们人类共同的梦想！

曾几何时，站起来的中国人，不再是"东亚病夫"，富起来的中国人，早已突破"人生七十古来稀"的局限，八十不算老，七十不算稀，六十还是小弟弟。然而，在乐观之时，我们必须对国人健康现状保持清醒的头脑，并认真地回答国人"健康三问"："怎么了？为什么？怎么办？"

"怎么了？"

——我们正在失去健康。

亚健康人群不断壮大，慢病数量逐年递增，心血管病和癌症等"慢病杀手"成井喷之势，导致"老弱病残"与"英年早逝"并存。

"为什么？"

——导致健康危机的原因。

相当一部分国人健康素养低下（健康意识不够、健康知识不足、健康能力不强），任由不良生活方式久而成习："病由心生"导致心理失衡，"病从口入"导致营养失衡，"肢体不动"导致气血失衡；"四季不服"导致阴阳失衡，"烟酒过度"导致脏腑失衡，不健康生活方式在中青年中泛滥，他们处于危险之中而不知科学防范，冒险前行；不科学的保健方法在老年人中传播，他们患有慢性疾病而不知科学保养，带病生存。"未病缺防、欲病缺管、已病缺治"，全周期全方位健康管理的缺位致使国人身体健康难挡住慢病侵袭，健康中国建设受困于慢病危机。

"怎么办？"

——探索全民健康的策略与方法！

党的十八大以来，党中央把健康中国建设上升为国家战略，一个以"健康中国战略"为顶层设计，以《"健康中国2030"规划纲要》为行动纲领，以"健康中国行动"为推进抓手的大国国民健康保护体系已全面形成。当代健康管理工作者的历史使命和神圣职责就是坚持以健康为中心的"大健康"理念，关注环境因素和生活方式对国人健康的影响，推进全人群、全周期、全方面健康管理的实施，为建设健康中国、实现中华民族伟大复兴的中国梦贡献力量。

提倡科学养生，促进健康管理，在疾病发生发展的每个环节掌握主动权，帮助人们在疾病处于低度或刚进入高度危险状态及发生疾病早期改变阶段之前，主动进行有针对性干预，控制健康危险因素，阻断、延缓，甚至逆转疾病进程，进而实现"不让危险因素冒头——治未病、促健康，不让危险因素为害——治欲病、保健康，不让健康危害进展——治已病、救健康"的目的。

在这方面，海南省健康管理协会会长易慧明选择五行养生进行了长期的专题研究与探索，成果颇丰，成绩卓越。

"易化五行则慧"
——五行养生理论基础

通过认识生命活动规律而采取的身心调养，称之为养生，其源自古代摄生术，发展为现代养生学。养生文化之根在于《易经》，养生万法之宗在"五行"。《易经》的根本在于"阴阳"，阴阳转化是宇宙必变、所变、不变的奥秘，是人生老病死的缘由和规律。而五行是阴阳变化过程中五种不同量变状态，即"金、木、水、火、土"。从自然界到人体、人体从外到内都有五行相对应，它们之间存在着相生、相克的转化规律。现代科学证据越来越多地印证和支持了朴素的阴阳五行学说。五行养生就是掌握四季、身体、脏腑的五行特征以及人类知变、应变、适变的法则，做到天人相应、四时应季、阴阳调和、五脏平衡，维持身体健康状态。无论是"人法自然"、注重养气的道家养生，还是"仁者长寿"、注重养形的儒家养生，以及"慈悲为佛"、注重养心的佛家养生，古今中外的养生方法，无一不自然地遵循五行学说。现代医学和养生实践充分证实五行养生其理论科学、其方法实用、其效果良好。

"五行养生则明"
——五行养生实战手册

这不是一本古奥高深的专业理论书，而是一本极为简单实用的养生手册。读它，我们可以轻松地对号入座，知道自己属于哪种五行；读它，我们能够开悟"五行相克"的发病机理，知晓如何科学地防病；读它，我们领会"五行相生"的治病原则，知道怎样科学治病；读它，我们了解时辰五行、食物五行、穴位五行对健康的影响规律与特点，知道如何进行作息养生、食疗养生以及按摩养生。

"甘为良医行健道"

——五行养生专家印象

　　本书作者易慧明主任是我的健康管理同道，更是我敬佩的兄长和学习的榜样。我们的经历颇为相似，都是医科大学毕业后就开始在临床工作，在近30多年里完成了数万例病例的诊疗，从中积累了丰富的临床医学经验；都曾经从事医疗行政工作，能够从更高的角度对我国人群疾病发生特点、健康形势及其根源有所了解和判断，并对如何更有效地促进国人健康进行深层思考；最后，我们都是以主任医师、专家的身份主动放弃临床工作，毅然转行从事专业的健康管理工作，可谓是"一路风雨彩虹，逐梦无悔人生"。

　　易主任在健康管理的道路上，步子迈得更实更大更远。他多年专研古代阴阳五行学说，从中汲取有益的营养，并结合现代养生学理论，反复实践，推出现代五行养生方法，并于2012年、2016年分别出版《五行与养生》《五行养生·手册》专著。他创编的《五行人分类查询表》开辟了五行养生领域的空白。他坚持健康科普、养生宣教，十余年来在海南省内外数百家单位、数十万群众中推广应用，广受群众欢迎，取得很好效果。

　　为响应建设"健康中国"的号召和满足广大群众养生迫切需求，易主任笔耕不辍，历时数载，终于用智慧心血凝聚而成精品之作《五行养生·精准防病》，并拟于近期在中国中医药出版社出版。此书出版是我国健康管理和养生界的大喜事，也是百姓养生保健的大福音。

　　审阅书稿也是一个学习的过程，体会到作者苦心钻研、专心创作、用心创新的"苦乐"历程，同时也感受到一股清新的文风。作者用通俗易懂的语言对五行养生知识做出精准而形象的描述，做到五行知识百姓能看懂，养生方法大众会掌握，达到"一看就懂，一懂就用，一用就灵"的效果。

　　《五行养生·精准防病》，是一本权威的、极具参考价值的养生工具书。它一定会受到一般百姓的喜爱和欢迎，也一定会受到健康养生界同仁的认可和赞许。

　　五行传天下，善养者长寿。是为序。

武　强

　　武强：主任医师；解放军总医院海南医院健康医学科主任；中华医学会健康管理学分会教育与培训学组副组长，中国医师协会健康管理与健康保险专业委员会秘书长，海南医学院健康管理系客座教授、三亚学院健康产业学院客座教授。

罗 序

有缘读到一本尚未出版的著作《五行养生——精准防病》，认真拜读后，由衷地产生一种冲动，想写一写，说一说。

作者易慧明，是1986年中山医科大学医学系的毕业生，作为湖南汉子，分到海南省人民医院工作（临床肿瘤外科）。然后放下刀子投身于健康管理、科普宣教的事业中，卓有成就，广受行政领导和群众的好评与赞誉。本书也是他的成果之一。

从古到今，都有不少中西医大家提到，做一次手术救人一命，讲一次课，几百人听课，受益的听众和社会影响难以估计。所以，很多大师在专业之余，都非常重视科普宣教，易先生应是其中之一。让我惊奇的是易先生虽然是西医背景的医学专家，但做的是中医、中西医相结合的科普宣教，这是有挑战性的，这也许与他外科专家的性格有关，越难做的手术越要争取做。唯能有此，医学才能打破禁区而不断发展。他书中的几个案例也体现了这一点！他真是一位敢于挑战的智慧且清醒的优秀学者！

科普宣教的内容很多，找到自己的突破口至关重要。我是中医出身的临床专家，自2006年起很多单位邀请我做科普，我进行了调查，世界上存在"健康、亚健康、疾病"三种人群。而亚健康状态具有双向性，可以向右转入疾病人群，也可以向左转为正常即健康人群。我们一项863课题研究成果显示，亚健康人群占67.5%（不同工作职业，不同地区有差异）。因此，我选了一个团队科普课题《不治已病治未病——干预亚健康》，已连续讲了281场，并相应出版了三本科普专著。易先生是从中国最古老的《道德经》《易经》《黄帝内经》等经典著作入手，为现代社会寻找养生防病的智慧！这也是古今结合，传承创新的有益实践。

大学教科书中"五行学说"阐述的是木、火、土、金、水五种物质及其运动变化，最早见于《尚书·洪范》，"鲧堙洪水、汩陈五行"，并对五行的特性从哲学高度做了抽象概括，包括阴阳与五行都是古代先哲的哲学概念，但我们的老祖宗把阴阳五行引用到疾病防治及养生康复的医学体系中，成为中医学的基础理论之一。我们学中医时，都感到阴阳五行艰涩难学。令人高兴的是，易先生把高深难学的阴阳五行理论成功地应用到五行养生精准防病，有理论、有具体的操作方案，有切实可行有效的措施和方法，如书中"五行对应分类表""二十五种五行人重点保养脏腑对应表"，等等。同时，作者还应用阴阳五行的科学内涵，古为今用，对现代人的心理、运动、饮食、生活规律予以指导，强调精准防病健身心；进一步用五行理论对海南地方产业发展、因材施教的人才培养都提出有益的建议，这都是非常宝贵而值得地方领导参考的医学专家的建议与发展思路。

现代社会发展的快速多变，多元化，多极化，在追求健康长寿的漫长过程中，不应仅仅局限于一种理论，一种学说，一种方法，作者已经关注到这一点，是很值得赞誉的。

总之，这是一本值得一读，开卷有益的健康养生的好书！谨以此读后感为序。

南方医科大学　罗　仁

罗仁：二级教授，广东省名中医，主任医师，博士生导师，全军优秀教师，广东省教学名师，国家中医药管理局第五批中医师承制导师；先后承担国家863计划及国家自然科学基金－广东省联合重点项目等课题37项；获发明专利10项，研制防治亚健康的中药复方制剂、凉茶、养生酒（擎酒）；主编专著43部，发表论文300余篇；培养硕士38人，博士41人，博士后5人，师承制学生5人；荣获中国药学发展奖临床医药研究奖突出成就奖、中华医药贡献奖等。

乔 序

经朋友介绍，得以提前拜读《五行养生——精准防病》书稿，认真研读后，感慨颇深，与大家共享。

中西互鉴，交叉融合是中医学术发展进步的重要路径。易教授学的是西医，曾经留学美国，有二十多年的西医临床培养和训练经历，作为主任医师，在肿瘤外科领域取得了不少成绩，抱着弘扬祖国医学之情怀，护佑百姓健康之精神，开始研习国学与中医。近十年如一日，在学习、感悟、验证、实践和总结的基础上，写出《五行养生——精准防病》新著。这是一部在五行理论指导下，关于人的健康认知、健康管理和疾病预防的著作，值得一读。

革故鼎新，与时俱进，是中医学术发展进步的动力。司外揣内，取象比类，是中医临证的重要手段，五行理论是基础。易教授根据《易经》排卦的方式，结合《黄帝内经》相关理论，将中国农历的阳历和阴历及西方的公历三种计历法"合三为一"，创制了"五行人分类查询表"。读者可依据出生年月日和时辰，查询其五行属性，进而对五行属性与其先天禀赋、后天化成，有一个基本了解，如性格特点、生活规律、饮食习惯、易患疾病、适宜工作、兴趣取向等。这是对五运六气理论应用的丰富和拓展。

医者，易也，法于阴阳，和于术数。易教授运用中医和西医等多学科理论知识，从宏观到微观，以"疾病发生原因、养生保健原则、精准防病方法"三个角度拟成三章，对《内经》中"阴阳五行""子午经络流注""五运六气"等理论，以通俗易懂的语言阐释，对许多疾病如传染病、"富贵病"、恶性肿瘤等疾病的发生、发展认识进行了深入浅出的剖析，并从心理、营养、作息、排毒、运动等多方面诠释了五行养生在"精准防病"中的指导意义，以期使读者在提高预防未病、积极治疗欲病、配合治疗已病等方面能够"知其然，更知其所以然"。

乔延江

乔延江：理学博士，二级教授，博士研究生导师；北京中医药大学原副校长；政府特殊津贴获得者，首届岐黄学者；国务院学位委员会第六届学科评议组（中医学、中药学）召集人，教育部第一届中药学类教学指导委员会副主任委员，全国高等中药教育研究会理事会名誉理事长，世界中医药学会联合会中药系统科学与工程委员会主任委员，国家中医药管理局"中药信息工程"重点研究室主任；《北京中医药大学学报》副主编，《实验方剂学杂志》副主编，《中医教育》副主编等。

前　言

我是如何从一名肿瘤外科主任医生
转变为中西医相结合的防病践行者

　　小时候的我体弱多病，妈妈经常在煲汤时会加一些滋补的中草药一起煮，故我的记忆里有了许多中医药的痕迹。记得在读中学参加学校组织的城市建设义务劳动时，我因不慎摔倒而导致右前臂桡骨远端闭合性骨折，当时妈妈带我去一个当地有名的老中医家里，老中医通过手法复位和外敷中草药的方式给我治疗，一个月后就顺利恢复了，这件事使我对中医的作用更加深信不疑。1980 年参加高考后，我即选择了中山医科大学，走上了治病救人之路，我在六年的西医理论学习生涯中还学习了一年的中医理论。在 1986 年大学毕业被分配到广东省海南行政区人民医院（现海南省人民医院）从事肿瘤外科的西医临床工作后，也会时不时地了解、自学一些中医知识，1993 年在北京中国医学科学院肿瘤医院头颈肿瘤外科进修学习的一年时间里，我还报名参加了中国医学科学院华佗研究院的针灸班和推拿按摩班的夜校学习。

　　2000 年 8 月，作为高级访问学者，我去了美国宾夕法尼亚州匹兹堡大学医学院眼耳鼻喉研究院头颈肿瘤外科进修学习，除了学习专科专业知识之外，我还时不时地去匹兹堡大学医学院各个附属医院学习并拍摄各种经典肿瘤手术，如乳腺癌根治术加成形术、内窥镜下食管癌根治术、肝移植术、肺移植术等，并全部刻录成光盘带回国内。2001 年春节后，怀着学习美国先进的科学实验方法以及弥补未读研究生的遗憾等心态，我进了大学同学黎孟枫教授的分子生物学方面的研究室做自愿者，因表现较好而于 2001 年 5 月被以色列裔的美国教授直接聘任为匹兹堡大学医学院肿瘤研究所助理研究员（Research Associate），进行肿瘤药物学方面的研究。我在一年多的实验室研究工作中发现了几个问题：一是发现如果无差别地将人类男性前列腺癌细胞种植在雌性小白鼠皮下，或将人类女性乳腺癌细胞种植在雄性小白鼠皮下时，肿瘤生长状况就会不理想，因而提醒了老板，并更改了实验流程，即以后男性前列腺癌细胞只种植在雄性小白鼠体内，而女性乳腺癌细胞只种植在雌性小白鼠体内，使得不同的癌细胞都能按预期生长，推动了医学实验的顺利进行；二是发现不同剂量的抗癌药对癌细胞所起的作用有区别，但是经过几代癌细胞的培养和抗癌药物的作用后，接受低剂量抗癌药物作用的癌细胞比没有用抗癌药的对照组癌细胞生长得更好，在中剂量的抗癌药物作用下虽然大部分癌细胞逐渐消亡，但始终难以被彻底消灭干净，一旦停药又快速生长，而在高剂量的抗癌药物作用下，虽然癌细胞全部消亡，但也会对正常细胞造成巨大的伤害；三是发现在提取肺癌组织中的免疫淋巴细胞培养一段时间后，原本以为是防癌、抗癌的免疫淋巴细胞却在一夜之间全部转变为肺癌细胞。这些问题使我反复思考癌细胞的生长、扩散或复发的机制到底是怎样的？如果通过现有多种医疗手段也难以彻底治愈癌症，究竟该如何有效地预防恶性肿瘤呢？

带着对恶性肿瘤防治的困惑，我于 2002 年 6 月辞去匹兹堡大学医学院肿瘤研究所助理研究员的工作，回到了国内原单位并出任海南省人民医院耳鼻咽喉头颈外科行政副主任，继续进行头颈肿瘤外科临床工作，并于 2003 年 12 月晋升为肿瘤外科主任医师。在业余休闲时间，我阅读了大量的预防保健和养生等方面的书籍及有关文章或资讯，并先后阅读了《道德经》《易经》《黄帝内经》等经典著作，尤其是在反复阅读了几遍《黄帝内经》后，逐渐有了某些方面的感悟：一方面，人类的身心健康与多种可知的因素有关，尤其是各种慢性疾病或恶性肿瘤等都有显而易见的诱发因素，如遗传、环境、心理、饮食、作息、运动等，所以各种疾病都有独特的发病人群和发病规律，如果能够揭示其发病规律并提醒各类人群，就可以做到提前预防相关人群重大疾病的发生，或在疾病初起时及时纠偏，即真正做到治未病或治欲病；另一方面，人类的身心健康还与多种未知的因素有关，如为什么全世界各地的人种及其身体素质不一样，为什么全球各地人们所患的疾病发病率不尽相同，为什么一家人生活在同样的环境中，进食同样的饮食，有着同样的作息规律及运动方式等，却有可能患不同的疾病，不同的人们应该如何生活才能更健康长寿，等等，而这些未知的因素在《黄帝内经》的阴阳五行理论里却有着较为详细的解释，即万事万物都可以按照阴阳五行来划分，万事万物均可用阴阳五行理论来推演归纳，人类也不例外，女属阴、男为阳，每个人也可分类为木行人、火行人、土行人、金行人和水行人，而人类的阴阳五行应该与自然界相对应的万事万物的阴阳五行养生规律相契合，人们才能更好地做到预防疾病、延年益寿。

细读《黄帝内经》后发现，《黄帝内经》五行理论里对各个五行分类人的各方面都有较为详细的描述，即对木行人、火行人、土行人、金行人和水行人的体型、肤色、行为特点、饮食习惯、作息规律、运动方式、易患疾病、养生要点，等等，都有详细的描述和解释，但对于具体如何确定各个五行分类人的五行却没有说明，如对刚出生的婴儿如何划分五行而给予其相对应的保养？在经济困难时期人们普遍比较消瘦，而富裕年代的人们普遍比较富态，此时又如何判定其五行呢？为此，我经过数年时间对《易经》《黄帝内经》《中华万年历》以及现代西医学和中医学的多种科学理论的研究，并通过生活中或临床上成千上万个案例的对比分析，总结、推算出了每个人五行分类的方法，并制作成了《五行人分类查询表》，填补了《黄帝内经》成书几千年来无法直接确定每个人五行属性分类的空白。归纳总结后，我于 2011 年和 2016 年先后编著、出版了《五行与养生》和《五行养生·手册》两本专著，其中《五行养生·手册》于

2018 年 12 月获得了海南省社科联颁发的优秀著作证书。读者只需知道被查询者准确的出生年、月、日和时辰，就可以对照《五行人分类查询表》查出被查询者的五行分类，这样就能知道被查询者从一出生开始以后其身心的基本状况、行为习惯、饮食爱好、作息规律、易患疾病、患病原理、防病方法等，从而通过阅读本书帮助或指导被查询者找到正确的养生原则和防病方法。

2011 年 8 月，我报名参加了海南省人民医院处级干部竞聘，担任了医院首任体检中心主任职务，从此放下了为治已病而切除肿瘤的手术刀，踏上了治未病和治欲病的健康管理、健康宣教以及促进健康产业发展之路，并于 2016 年 8 月牵头成立了海南省健康管理协会并出任首届协会会长（法人代表），同时被聘为海南省卫生和计划生育委员会健康巡讲专家。经过十余年来健康管理、健康宣教、健康产业规划等工作实践，超过五百多场健康养生讲座经验的进一步累积，以及数十万案例的分析和确证，我在前两部专著的基础上，又总结、归纳、并写作了《五行养生——精准防病》一书，希望用中西医理论相结合的方式和以通俗易懂的内容，以揭示疾病发生原理的形式让读者自己能够举一反三地把握排除毒素、预防疾病的方法，使得每个有养生保健需求的人都知道自己如何个性化地调节心理平衡、选择均衡营养、把握作息规律以及参与何种方式的有效运动等，从而达到快乐养生、精准防病、延年益寿的目的。

健康中国的建设应从个人身心健康、家庭和谐、生活和工作环境改善、社会人文进步、国防安全等方面全方位衡量，健康行业的发展应结合地域、环境、气候、人群种族、物产、易患疾病等各方面因素的不同而综合规划和设计，健康产业的布局不但要考虑全省一盘棋，还要考虑全国一盘棋，甚至全球一盘棋，才能走得更稳、行得更远，从而可以更好地为人民健康服务。

非常感谢林天东国医大师、焦解歌教授、武强教授、罗仁教授、乔延江教授分别为本书所作的热情洋溢的序。几位受人敬重的中医和西医学教授各自从不同角度鞭辟入里地诠释了本书的内容，并且分别根据自己的亲身经历见证了本书理论的实用性和正确性，在对本人学术的指导、对本书内容的完善，以及画龙点睛式地帮助读者轻松阅读本书等多方面都起到了极大的作用。再次对几位令人尊敬的教授表示衷心的感谢。

数次修改、整理稿件之际，欣逢老父亲安度九十大寿，谨以本书献给父亲以及所有爱好养生保健、延年益寿的人们。

健康是福，善养者寿。

易慧明

2023 年 7 月 25 日于海口

目　录

引　言

随着经济的发展和科技的进步，现在能被发现和统计出来的疾病种类以及发病人数越来越多，越来越多的人希望能得到养生专业专家的指导，渴望学到真正的养生保健知识，提前预防疾病，远离疾病的困扰，所以健康宣教的空间巨大，全世界对健康产业的需求也越来越广。

可是由于现代医学科学发展还远不够完善，许多正宗的医学专家不敢、也不能站出来做健康宣教，主要表现在下述几个方面：一方面，全世界的医学发展水平不同，较少协同发展，没有互通有无，如西医和中医分歧较大，更没有深度结合，且就算是中国古代医学也还分为传统中医、藏医、蒙医、苗医、黎医等，效用各千秋，存异而求同，有待进一步融合发展；另一方面，现代医学分科越来越细，有些医学专家穷其一生的精力在某一个专业中而成为该行业翘楚，对本专业的研究进展比较熟悉，但却较少去了解其他学科的发展，如外科医生就不一定知道传染病的预防、内科医生不一定懂得如何预防脊柱疾病等，因而大多数正规医学专家不敢站出来公开宣讲全面的养生保健知识；再一方面，中医认为疾病的发展和变化不但与全身各系统或器官的功能有关，还与宏观方面的地域不同、方位有别、季节气候变化、日月交替，以及人的属性不同等等概念有关，因此比较注重个性化预防，而目前快速发展、占主流地位的西医在诊治疾病时基本不考虑这些因素，却越来越专注于去分解或分析细胞、蛋白质、基因等基本结构的构成或改变与疾病的具体关联，比较重视大众化治疗等。

由于上述几个方面的原因，占主流地位的西医专家在做健康宣教时主要以讲解本专科疾病的早查、早诊、早治为主，在养生方面除了列举大量的数据后再泛泛地强调管住嘴和迈开腿之外，很少系统地讲解如何全方位地保养身心健康、预防各种疾病等，也很少讲解如何个性化地管住嘴和迈开腿，结果许多以牟利为目的的骗子打着各种名义开办养生讲堂，大吹大擂的同时非法贩卖所谓的保健品，使得平民百姓对如何正确地养生保健是一头雾水，只能跟着人云亦云，落入听养生课、买保健品的陷阱。

究其原因，是以预防为主的传统中医理论与现代快速发展的以诊断和治疗为主的西医理论没有完美地结合，大多数现代主流医学专家不知道或讲不清楚疾病发生的真正原因。就好比人人都想知道暗房里究竟发生了什么事情，却因为看不见而摸不着头脑、不得要领，而只要有人捅破窗户纸或打开窗户，大家就会一目了然。所以人们只要能够了解清楚诱发疾病的各种因素以及发生疾病的各种原理，打开天窗说亮话，再通过中西医相结合的各种方法，结合每个人的自身状况，大家就容易知道、也容易做到如何有针对性地、个性化地养生保健和精准防病。

不识庐山真面目，只缘身在此山中。如果只是设身处地地就局部因素找问题，没有站在多维的高度或宽度去思考，就难以看到庐山的全貌、领略不到大好河山的美。记得有一次，我应邀去一个全国有名的市中医院做《五行养生——精准防病》的健康讲座，讲课结束后与几位该院的中医主任医师交流，有人说：易主任您是学西医出生的，是拿手术刀几十年的肿瘤外科主任医师，可是您讲的中医学里的五行养生理论和中西医相结合的精准预防疾病的道理却很实在，我们做中医临床这么多年了，可我们许多人却较少往这些方面去考虑过。我开玩笑地回应：也许是跳出三界外，不在五行中的缘由吧，我不是单单从现代中医学的角度去看问题，而是以《黄帝内经》为基础，参考古中医学、现代西医临床医学、生理生化学、解剖学、营养学、微生物学，甚至气象学、地理学等多学科多方面的知识，结合几十年临床实践的西医学和实验医学知识，全方位地去思考各种疾病发生的原理，寻找预防疾病的方法，所以是站在多个角度或维度来具体分析和判断，对问题就有了更多的思考和看法。

养生保健、精准防病应该落实到每个人生命的始终。一个健康人一生的经历应该是这样的过程：一个好的精子和卵子相结合，在一个好的子宫里孕育成形，足月顺产的幼儿在好的环境里得到正常的养育、长大和成熟，无忧无虑地生活、工作，生儿育女，逐渐衰老，最后寿终正寝。在这漫长的岁月里，上述任何一个环节受到外界或内在的各种致病因素的影响，都有可能导致身心健康出问题，诱发各种疾病。那些影响人类健康、诱发各种疾病的因素就是致病毒素，疾病的起因就是人的一生中受到了各种致病毒素的攻击。

养生保健、精准防病的重点就是要了解诱发疾病的各种毒素的来源，理解毒素诱发疾病的原理，清楚毒素排出的途径，并学会和把握有效排除毒素的方法，使人们在生活和工作中保持愉快的心情，以积极进取的心态尽量避免靠近或接触毒素并随时排除毒素，同时做到个性化地选择均衡营养，强化规律作息的重要性，选择适合自身的运动方式增强体质，这样才能在日常的养生保健中做到有的放矢，轻松排除毒素，有效预防未病，及时治愈欲病或已病，达到快乐养生、延年益寿的目的。

第一章

诱发疾病找原因

一、心理压力大，激素平衡差

人类在平时的生活和劳动过程中，面对变幻不定的气候、错综复杂的环境，以及千人万面的心计时，难免会产生喜怒哀乐等情绪变化，这些变化一旦超过人体承受的范围，就会加大心理压力，使得体内阴阳平衡紊乱或激素调节水平变差，诱导体内产生过多的毒素，对身体健康造成不利的影响。

西医科学研究发现人类机体始终处于自动调节状态，在受到外界不同刺激时会瞬时调节体内相应激素水平，使人的心理和生理对外界的变化产生应激反应，从而带动行为习惯发生改变，以适应外界变化。如两人一见钟情时双方体内的性激素水平会明显升高而产生愉悦的感觉，身体受到刺痛时体内的内啡肽激素分泌将会显著增加以减轻痛感等。而如果外界对人体的影响时间过长或力度过大并超过了人体的激素调节能力范围，则有可能对健康带来不利的影响，如当人体受到严重创伤、打击或精神长时间被压抑时，会抑制体内多巴胺的分泌而诱发抑郁症、帕金森氏症等疾病的产生。

中医《黄帝内经》里的《阴阳五行养生》理论告诉我们，每个人都可能会因外界气候、环境、为人处世方式、饮食、作息等影响而使得人体内的阴阳平衡、气血平衡、意识思维等方面发生改变或紊乱，使人产生怒、喜、思、悲、恐等五种情绪变化，这些变化或紊乱维持在一个相对可调节状态时，人的情绪就会比较平和，心理就会比较健康，而一旦外界对人体的影响度超出了此人的可承受和调节范围，打破了人体的阴阳平衡等，人的五种正常情绪变化发生了过度异常表达，体内的各种毒素就会增加，就会引起大怒伤肝、大喜伤心、久思伤脾、大悲伤肺、惊恐伤肾等后果，产生对人体各个脏腑的健康不利的影响，久而久之就有可能诱发重大疾病。

二、环境污染多，伤人无处躲

对人体健康有害而又无法逃避的自然环境污染因素主要包括宇宙中各种高能粒子对地表的辐射、一年四季的气候异常变化、生物污染（霉菌、病毒或细菌导致的流行瘟疫等），以及洪水、旱灾、火灾、火山爆发、地震、泥石流、海啸、陨石坠落地球等因素对人类健康造成的影响等。这类危害人体健康的因素将有待于人类经济进一步发达、科技水平高度发展、防护水平越来越高后得以逐步避除。

对人体健康有害的人为环境污染因素主要包括空气污染、水源污染、食品污染、化学污染（化工产品或毒素等）、物理污染（热污染、光污染、噪音污染、辐射污染、磁场紊乱等）、人造生物毒素污染等。

长期受空气污染影响的人群包括雾霾环境中生活或工作者、生活设施不齐全或污染环境生活或工作者、吸一手烟或二手烟者、矿工、木工、油漆工、建筑工、厨师、实验室工作者以及医务工作者等。不治理环境污染的国家、地区或经济体越发达，其人为的空气污染将越严重，这是造成当前全球肺癌发病率成为第一高发恶性肿瘤的最主要的原因。

中国人强调：民以食为天。食品（含水源）污染主要体现在食品造假、食品添加剂、食品防腐剂、食品加工处理不当（煎炸熏等）、食品农药或化肥污染、食品过期变质、食品霉变、病毒细菌污染或虫蛀等方面，经常进食这类食品是造成中国人胃癌和肝癌发病率居高不下的主要原因。另外长期选择营养不均衡以及经常进食的食品搭配不当等，也是造成各种营养不良性疾病、富贵病以及各种慢性疾病（如非特异性炎症、结石、痛风、肿瘤等）的重要原因。

三、营养欠均衡，基因变异狠

笔者认为，对于没有先天性疾病的普通人群来说，人类营养不均衡主要表现在下述两个方面。

一方面，在经济欠发达、生活困难时期，营养物质缺乏造成的营养不均衡会导致人体各组织器官细胞内合成各种蛋白质基因长链的氨基酸原材料匮乏，出现各种细胞基因变异而产生结构缺陷，使得组织器官功能减弱，久而久之就会诱发各种营养不良性症状或疾病，如头晕、乏力、消瘦、生长发育不良、畸胎、各种贫血、各种慢性萎缩性或进展性炎性疾病、因基因变异导致的各种恶性肿瘤等。

另一方面，在经济快速发展、营养物质丰盛、可选择饮食种类品种繁多，尤其是以现代化方式种植、养殖、集团化生产、批量产出各类食品的年代，因个人的饮食习惯和爱好不同、选择的食材种类或数量不同、烹饪方法不科学等，也会造成许多人的营养不均衡，产生各种富贵病。如有些人过度进食以现代方式饲养的各种牲畜蛋白质和油脂却很少进食其他营养物质时，既会使得体内脂溶性毒素和动物激素大量增加、扰乱人体内激素平衡而诱发各种性腺类恶性肿瘤，还将大量消耗蛋白辅酶（如维生素B族等）而诱发健忘、手脚末梢麻木、口腔溃疡、神经性皮炎、胃肠道炎症等症状和疾病。另外还有许多人已经进食了大量的动物蛋白质，却还要一如既往地进食足量的五谷杂粮，导致体内储存的糖分过剩而转化为高血糖和脂肪，诱发糖尿病、肥胖、脂肪肝、高甘油三酯血症、动脉粥样硬化、高血压、脑梗死、心肌梗死等症状或疾病。

中医养生理论认为不同的营养物质对人体的健康起着不同的作用，因而对进食营养物质种类的选择、数量的多少以及进食次序等方面都非常有讲究，并强调要认真对待，否则就会对人体健康产生不利的影响。为此《黄帝内经》里的五行养生理论在营养选择方面就明确指出：五畜为益，五谷为养，五蔬为充，五果为助。其简明意思就是一吃鱼肉二吃粮，三吃蔬菜后吃果，而且鱼肉和粮食不能吃得太多，要用各种蔬菜来填饱肚子，餐后再进食各类水果，帮助前面进食的营养物质的消化和吸收。

综上所述，选择营养物质维持身体健康时应注意两方面：在营养物质匮乏的时候，要在保养好胃（胃保养好了其他的营养物质就容易吸收了）的前提条件下，尽可能多地进食各种营养物质；而在营养物质丰盛的年代，则要按照中西医养生理论相结合的方法，在好好享受丰盛的营养物质时选择均衡营养，构建个人健康的体魄，达到快乐养生、延年益寿的目的，不愧对好年华。

四、作息不规律，生理毒积蓄

随着社会的发展和进步，现代许多人的生活和工作节奏明显加快，尤其是大城市的许多人更是颠倒了白天黑夜工作和休息的规律，导致体内生理毒素的累积，诱发各种各样的疾病。尤其是经常看到有人因从事 IT 行业或玩网络游戏而连续几天几夜不休息、诱发心肌梗死导致突发猝死的报道，更说明规律作息的重要性。

中医《黄帝内经》里的《子午经络流注》理论指出，每天的十二个时辰（《中华万年历》里的一个时辰对应于西方的两个小时，分别是子时、丑时、寅时、卯时、辰时、巳时、午时、未时、申时、酉时、戌时、亥时），正好对应于人体的十二脏腑（子时–胆、丑时–肝、寅时–肺、卯时–大肠、辰时–胃、巳时–脾、午时–心、未时–小肠、申时–膀胱、酉时–肾、戌时–心包、亥时–三焦）。在各个时辰里没有做好应有的作息，就会产生相应的毒素，伤害相对应的脏腑，久而久之就会诱发相对应脏腑的各种疾病。所以中医养生理论非常强调每天都应该遵守作息规律，预防各个系统疾病。（详见第三章·五、掌握子午作息，预防系统疾病）

2000～2002 年笔者在美国匹兹堡大学医学院进修学习时曾对美国心肌梗死发病率居全球最高位的现象查阅了不少已经在重要的国际医学杂志上发表的文章，发现西方医学通过大数据统计、分析了多种可能诱发心肌梗死的饮食方面的因素，包括高蛋白、高油脂、高糖、牛奶、烟、酒、咖啡等，其中有多篇文章在研究每天喝咖啡的数量对心脏的影响是好是坏时甚至还出现了两种截然不同的结论，却没有一篇文章解释说明这些人为什么每天要喝那么多咖啡的原因，更没有一篇文章去研究、分析中午不休息（中医理论午时对应于心经）会对心脏产生什么影响。另外有些文章研究分析了有着同样饮食习惯的地中海国家人们的心肌梗死发病率为什么会明显偏低的原因，发现并归功于当地人们普遍有喝红酒的习惯，却没有一篇文章研究分析地中海国家的人们普遍有午休的习惯，于是催发了世界各国红酒销量大增，在红酒企业赚得盆满钵满的同时，又多了不少因酒精毒素增加而导致的心肌梗死或脑中风的病例。

可喜的是现代西方医学科学家已经开始逐渐重视并研究每日规律作息的重要性了：2017 年美国医学科学家研究发现睡午觉有降血压、保护心脏等好处；2017 年的医学和生物学诺贝尔奖颁发给了三位西方国家的医学科学家，这三位科学家通过对多年来各种数据的调查、统计和分析，发现不同的人群在晚上经常缺乏睡眠时会诱发许多不同的疾病，因此获得了评委们的高度赞赏。

综上所述，作息不规律会导致体内的生理性毒素的累积，日积月累就有可能会成为较重要的诱发疾病因素而导致相关系统的重大疾病的发生。

五、缺有效运动，毒素难排出

人们都说生命在于运动，但在选择运动方式时我们首先要弄清楚缺乏有效运动对健康有何影响，其次要搞明白每个人应该如何运动才会更有利于自己的健康。

只要是活着的人，无论是劳动或体育锻炼、还是写作或思考问题，都是在进行着某种程度的运动。就算是晚上睡觉的人或瘫在病床上的植物人，其体内的新陈代谢活动一刻也不曾停止，即：吸收空气、水和食物（或静脉滴液）中的营养，排出代谢后的废弃物或毒素；清除掉各种凋亡细胞或病变的坏死细胞，重新构建各种新生细胞等。

人体在静止时基础代谢率会明显下降，所消耗的能量较少，所需营养物质少，新陈代谢速度减慢，老化的细胞凋亡后新的细胞再生较慢等，生命缺少活力，其体内毒素难以排出。而在生活、劳动或运动时人体的基础代谢率就会明显上升，所消耗的能量大，所需营养物质多，新陈代谢速度加快，老化的细胞凋亡后新的细胞再生较快等，生命充满活力，其体内毒素排出增加。

由上述原因可见，运动较少的人缺乏活力，其体内的毒素较难以排出，对人体健康不利，所以说生命在于运动。但是健康的人们应该如何选择适合自己的运动方式呢？

现代生命医学通过对各类动物寿命的大数据统计、分析，以及实验室研究等，发现了几个有趣的结论：一是动物的平均寿命与其体型有关，既体型越大的动物其寿命相对较长，而体型越小的动物其寿命相对较短；二是动物的平均寿命与其心跳速度有关，既心跳速度越快者其寿命越短，而心跳速度越慢的动物其寿命相对越长，如寿命较长的乌龟其平均心跳速率只有每分钟 6 次左右，得到了万年龟的美誉；三是现代医学实验室研究发现，动物的生命活力来源于细胞内线粒体燃烧释放出的能量，但是细胞内线粒体全部燃烧完后该细胞就会凋亡，然后又有新的细胞再生，而细胞每再生一次，再生的细胞内有遗传活性的基因链的端粒体就会丢失一些基因片段而变短一些，当新生的细胞基因链的端粒体短到失去功能而无法变得更短时，就到了生命寿终正寝之时。由此可见，生命中越活跃的动物其寿命却越短。

对于人类来说，全球医学统计结果显示，当代寿命最短的群体是经常参加较剧烈运动的竞技运动员，这些运动员的平均寿命只有 50 岁左右，其主要原因恰恰就是这些运动员在长期的竞技运动中其心跳速度远远快于一般人，其细胞中的线粒体经常处于过度燃烧过程中，细胞的凋亡和重生等更新换代速度较快，且在比赛中爆发式地产生大量的新陈代谢毒素积存在体内难以排出，以及在剧烈运动时所受到的各种意外伤害导致的机体炎症毒素增加等，都会对其健康寿命产生不利的影响。所以越是活动量较大的群体，越是要注意劳逸结合、静养休息。

综上所述，生命在于运动，运动必须适度。适当的有效运动有利于体内新陈代谢的毒素排出体外，有利于维持人类的健康活力。

六、美丽要自然，防毒素增强

人长得青春靓丽是美丽的，心态积极向上是美丽的，体现出优雅从容是美丽的，工作中得心应手是美丽的，生活中精力旺盛是美丽的，经常乐于助人是美丽的，促进社会进步是美丽的，活得健康长寿也是美丽的。

爱美是每个人、更是女人的天性，姣好的容颜是许多女士追求的目标。在现代生活中，一方面，看上去白富美的职业女性显得更有自信心，在事业上容易有更多的机会，也更容易成功；另一方面，女为悦己者容，漂亮的女士时常保持容光焕发、积极向上的状态，会吸引更多人的关注，会在追求或爱慕者心目中占据更重要的地位，亲朋好友也会更多，生活就会更幸福。男士也一样。

美丽人人喜欢，但如何做才能够维持这些优点，使自己或家人更美丽呢？

有人为了保持靓丽的容颜，每天往脸上涂抹各种含毒素的化妆品或往体内注射含激素的产品，增加了体内的毒素；有人为了维持体力充沛，经常进食各种滋阴壮阳的补品，打乱了体内各年龄段所应有的阴阳平衡或激素平衡；有人为了达到某种目的或人生目标，天天不顾疲倦、拼命地工作或玩命地应酬，导致机体各系统脏腑得不到休养等等。殊不知这些违反自然规律的行为方式，虽然可以取得昙花一现的效果，但久而久之就会导致体内各种毒素的大量积累，诱发各种慢性病或炎性疾病，甚至各种恶性肿瘤疾病的产生。

所以，我们应该时刻保持良好的心态，用心灵美带来自然的形体美，在生活和工作中以道法自然的方式去积极、自信、从容地应对各种难题，坚持中西结合的原则，学会养生保健的方法，达到精准防病的目的，就能成就自己或家人一个美丽的人生。

第二章

养生保健遵原则

养生保健在人体健康方面是有关中医防未病或西医预防医学的学问，所以也是归属于人类医学方面的一门学科。中医防未病养生理论已经传承、延续了几千年，中国成为全世界人口最多的国家，即说明、验证了中医养生理论在延年益寿方面的效果。西医的卫生学、微生物学、传染病学、免疫学和统计学等预防医学理论近百年来也正在突飞猛进地发展，全球范围内广泛接种疫苗预防天花、小儿麻痹症、肺结核、肝炎、流感等疾病所取得的成就，让全世界人们看到了提前预防某些特种疾病、提高人类平均寿命的生命曙光。所以养生保健的原则应该是：做到中医养生和西医卫生的有机结合。

一、中医发展简史

中医发展历史的基本脉络可以概括为：中医在 5000 年前的《易经》里已见端倪；上古时期的《神农本草经》开启了中医药物理论的探索和研究；在春秋战国时期扁鹊编著的《难经》基本形成了中医学理论，其望、闻、问、切诊病方法一直沿用至今；从春秋战国时期至秦汉时期，古中医学家们完成了《黄帝内经》的编著，强调了阴阳五行养生以及防未病和治欲病（即将发生的病为欲病）的重要性，为后来中医诊疗和养生理论的进一步发展奠定了基础；此后张仲景、华佗、孙思邈等名医辈出，续写了中医理论和实践的灿烂辉煌；在唐朝后期许多中医理论著作外传至高丽、日本、越南等地，对这些国家的医学发展影响至今；中医在宋朝时期达到巅峰，政府设立了翰林医学院，且诊疗分科详细；明朝时期蒙医、藏医也受到中医影响开始逐步发展；明朝后期李时珍的《本草纲目》对现代的中医药学仍然起着重要的借鉴作用；清朝后期受现代西医的冲击，中医逐渐没落；近代中国共产党主政后，中医和西医得到同步发展，近年来屠呦呦以中西医相结合的方法，从中医本草青蒿中成功地提取出青蒿素，挽救了数以百万计的疟疾病人，并因此于 2015 年获得了诺贝尔生理学或医学奖，激发了无数华人振兴中医的梦想，尤其是中医在非典型肺炎和席卷全世界的新冠病毒肆虐期间所发挥的巨大作用，使中医养生的防未病和治欲病等理念和实践再次蓬勃兴旺。

二、西医发展简史

古代西医起源于古希腊希波克拉底的《四体液学说》，后逐渐遭到抛弃，医学主要由教会僧侣掌握；中世纪欧洲瘟疫流行，催生了阿维森纳《医典》的问世，该书不但收集了古希腊、古印度的药物，还记载了古中医的中药和诊疗方法；近代西方医学起源于16世纪《人体结构论》的问世，开创了西医人体解剖学；17世纪由于科学仪器的发明如显微镜等出现，进一步推动了西医的发展；18世纪发明了牛痘接种方法；19世纪细胞病理学被提出，并发现了致病微生物，诞生了微生物学和免疫学，与此同时由于听诊器、温度计、血压计、腔镜检查法等问世，加上麻醉学、药物学等进一步发展，尤其是抗生素的发现以及多种药物的人工合成与精制，推动了内科、外科、妇科、儿科、眼耳鼻喉科等各学科的全面发展，奠定了现代西医学的基础。

三、中医和西医的区别

由上述中医和西医的发展简史来看，这两种医学理论的区别主要在下列几方面：

一是中医的发展已延续有几千年历史且是渐进成长的；西医的发展则是断续而偶然的，近几百年来才因科学仪器的发明而得以突飞猛进。

二是中医以哲学家思维、从宏观的多维度、用个性化辨证的方式综合考虑每个人全身状况为关注点，以养生固本为主；现代西医以分门别类的科学思维、从分解和微观的角度、用大数据统计方法为关注点，以治疗局部疾患为目的。

三是中医教育人们在自然的生活和工作中通过养生的方法达到身心平和状态，让人体自身强健，使得细菌、病毒或其他诱病因素无法侵入人体或不产生疾病症状，副作用较小；西医是在人们即将或已经生病的时候，依靠使用消毒剂、疫苗、抗生素、维生素等昂贵的药品，以防卫的手段去杀死致病微生物，副作用较大。换句话说，中医是在和平时期巩固国防，以威慑、抵御外侮入侵为主，保持山河秀美，成本较小；西医是在敌人准备侵犯或侵犯进来时临时高价聘请雇佣军，以驱赶、杀死敌人为主，战后再慢慢收拾残破的局面，成本较大。

四是对待各种已经发生的疾病，尤其是慢性病如富贵病或癌症等，中医以调理机体各脏腑阴阳平衡为主，如清热解毒、滋阴壮阳等，在各脏腑功能相互协调而达到动态平衡中解除疾病的痛苦；西医则采取直接控制症状为主，如有高血压则降血压，有高血糖则降血糖等，由于不是从根本上解决病因问题，所以治疗有些疾病需要患者终生用药。但是由于有了先进的辅助检查设备和医疗救治器械等，西医在重大创伤的急救或危急重症抢救（如脑溢血）等方面起着举足轻重的作用。

五是中医诊治疾病时会将地域、方位、季节、气候、时辰以及病人各种状况等多种因素加以考虑，因此多数时候会个性化地诊疗疾病，有时候就会出现一种疾病有多个方子或一个方子治多种疾病等现象；西医则在细胞、蛋白质、基因等结构改变致病因素方面研究得越来越深，强调疾病诊断正确后，以统一的治疗技术、药物以及方案去治疗所有的疾病。

六是中医强调医生个人的临床望、闻、问、切等经验累积，因而就有越老越值钱等现象，甚至因为各门派不同而存在着传内不传外等限制，对传承人难以起到传、帮、带的作用，因此中医发展较缓慢且局限；西医借助于现代科研仪器设备的更新和准确率较高的诊断结果，可以快速把握疾病诊治方法，其操作性强，学习方法简单，年轻人容易成批培养且迅速成才，所以西医的发展速度较快且范围较广。

综上所述，中医强调修炼强身的内功，西医重视快速杀敌的武功。

四、中医和西医的相同点

虽然中医和西医有着上述明显的区别，但是在养生保健和预防疾病方面，古中医理论和现代西医理论却有着惊人的一致性。

《黄帝内经》理论在防治疾病方面指出：上工治未病，中工治欲病，下工治已病。即：医术高明的医生让人在没有病的时候强身健体，使人不生病；医术中等的医生在患者有身体不适感觉或疾病初起的时候就治好患者的病，不形成大病；而医术稍差的医生在患者疾病已经较严重时才能发现，才去治疗患者的病。

西医在预防疾病的发生发展方面分为一级预防、二级预防、三级预防三个层次：一级预防指疾病防控部门从病因方面预防疾病的发生（如疫苗注射、消毒灭菌、讲究卫生等）；二级预防指临床医疗工作者对疑似有疾病患者能够尽量做到早发现、早诊断、早治疗，防止演变为重大疾病或残疾；三级预防指医务人员借助各种临床医学方法对已有重大疾病患者进行治疗，即通过服药、打针、动手术、机械辅助，甚至更换器官等方法帮助患者尽量康复或治愈，以预防、减少严重并发症或后遗症的发生，减少残障或死亡的发生率。

所以西医的一级、二级、三级预防基本上对应于中医的治未病、治欲病和治已病。可惜现代大多数综合临床医院，尤其是西医占主导地位的大医院都是以三级预防或治已病为主攻方向。

综上所述，中医和西医有不同之处，也有相同之点，就养生保健方面来说，我们应该积极做到中医和西医相结合，即一方面从中医治未病、治欲病的上工和中工角度，遵循道法自然的规律，通过均衡营养、规律作息等方式，修炼内功、养生健体，使致病的毒素无法伤害我们的身体，或在有小病痛时就能够快速康复，另一方面从西医一级预防、二级预防角度，通过注射疫苗激活抗体、消毒剂灭活致病微生物、抗生素杀灭致病菌、保持环境卫生和勤洗手等方式，将致病因素直接扼杀在摇篮中。双管齐下，就能更好地维护人们的身心健康。

五、维护健康应遵循的五个原则

世界卫生组织强调，维护身心健康要做到十六个字，即心理健康、均衡营养、戒烟限酒、适当运动，并将这十六个字作为人们维护健康的指导原则。

笔者认为，心理健康、均衡营养、适当运动是抽象地泛指养生保健的方方面面，我们都应该努力在实际生活中去尽力做到，可是戒烟限酒却是非常具体到个人的独特行为了。戒烟限酒这四个字是特意提醒人们：抽烟多了容易伤害到呼吸系统和心血管系统，容易诱发肺癌、心血管疾病等众多疾病；喝酒多了容易伤害到肝胆系统和消化系统，容易诱发肝癌、胃癌等众多疾病。因而平时要戒烟，不能酗酒。

但是，除了大多数女士不抽烟、不酗酒外，很多男士也不抽烟、不酗酒，因而可以肯定地说：绝大多数的人是既不抽烟也不酗酒的，而这些既不抽烟也不酗酒的人们的肺癌或肝癌等疾病的发病率并没有明显低于抽烟多者或酗酒者。事实上，患肺癌的很多患者是从来不吸烟的。

笔者工作的医院曾经有位 28 岁的男性颅脑外科主治医生就从不吸烟，也不酗酒，却不幸被肺癌夺走了他年轻的生命。笔者在美国留学期间，有位在美国实验室工作了几年的华裔女性博士后也是从不抽烟的，却也是在 40 岁被肺癌带走了。

现代医学科学家对全世界各国的癌症发病率统计结果显示，肺癌已经成为全球第一高发的恶性肿瘤，而且在发展和发达国家中的肺癌发病率较高！排第二位和第三位高发的恶性肿瘤分别是乳腺癌和大肠癌。

笔者认为导致肺癌第一高发的主要原因可能并不仅仅是吸烟。事实上随着全世界许多发达国家戒烟令（如禁止室内吸烟、禁止未成年人吸烟等）的颁布、许多国家的吸烟人群已在逐步减少，但为何肺癌发病率却在逐年上升？ 2013 年世界卫生组织对城市空气污染的状况进行调查研究时发现，室内空气污染造成的疾病负担是室外空气污染的 5 倍以上。所以笔者认为导致肺癌高发的罪魁祸首是发展和发达国家的空气污染，尤其是室内化学产品气味污染、装修污染、油烟污染以及新汽车内饰所造成的空气污染等，另外室外空气雾霾污染、食物污染、水源污染等也是主要的帮凶。

世界各国近年来研究还发现，在不吸烟群体中，女性厨师也是肺癌高发的危险群体，这与长期吸入油烟污染颗粒有关。

此外长期在有异味的密闭的空间里生活或工作者如实验室工作人员、外科医生等，由于长期吸入不洁空气，也是肺癌的高发群体。

在不吸烟的群体中，身边有吸烟的人而导致长期被动吸入二手烟的人也是肺癌的高发群体，因为吸一手烟者吐出的烟雾颗粒中含有大量的 PM2.5 以下的小颗粒灰尘或自由基等有害物质，会被旁边吸二手烟的人吸收进入血管里而造成对身体的伤害。所以吸烟者在吸烟时应该尽量选择户外环境或旁边无人的地方。

为什么吸烟有害健康，却还是有那么多人不愿意戒烟呢？

一方面，这是因为人们需要烟碱，烟碱与茶叶里含的茶碱、咖啡里含的咖啡因，以及各种酒里含有的某些刺激大脑兴奋物质等一样，都属于人体大脑需要的神经递质，即在神经系统里起着传递信息作用的物质。烟碱在许多草本植物里如各种蔬菜、茶叶等都有，只是烟叶里含有的烟碱量相对较多而已。人类大脑对烟碱的需求量平均来说大约每天抽 5 支香烟就足够了，经常用脑多的人对烟碱、茶碱或咖啡因的需求量相对较多，所以用脑多的人一旦吸烟、喝茶或喝咖啡等养成习惯后就比较难以戒断了。

另一方面，已经吸烟成瘾者，其机体在与烟雾等毒素做长期斗争的过程中，其体内免疫力逐步提高，并已经形成了一整套解毒和排毒的机制，且达到相对平衡的状态。而一旦突然强行戒断吸烟习惯的话，毒素与排毒机制之间的平衡就会被破坏，大量的免疫能量无法释放，同时各种生理激素分泌功能也会失去平衡，容易诱发机体产生免疫应答过急反应，出现失眠、乏力、皮疹、头晕、健忘、厌食、浮肿等病症。所以许多瘾君子不愿意戒烟，或戒烟后又容易反复。

笔者认为养生保健并不是一味强调这也不能吃，那也不能做，不作不死，而是要告诉人们一方面要知道"作"了后会有什么样的致病毒素产生，另一方面要知道毒素造成伤害的原因并懂得如何预防伤害，再一方面要知道在受到伤害后如何通过养生保健的方式快速康复。所以笔者认为那些戒不了香烟的吸烟者应该注意通过以下几方面的方法来保养自己和他人的健康：

（1）烟雾尽量不要吸入肺里，而只是在口腔、鼻腔转一转就从鼻孔或口腔呼出去，这样对吸烟者有如下益处：一方面烟碱可以通过口腔、鼻腔黏膜迅速吸收、满足机体大脑对烟碱的需求；另一方面将烟雾中的大颗粒污染物质留在了口腔和鼻咽腔的黏膜上，将直接刺激身体的免疫细胞如巨噬细胞等向口腔和鼻咽腔的黏膜下集中，来帮助清除掉烟雾污染物大颗粒，这样间接提高了口腔和鼻咽腔的免疫力，而且现代科学研究发现尼古丁有直接杀死病毒的作用，这样就使得导致流感、瘟疫的致病因素（如新冠病毒）等难以在吸烟者口腔和鼻咽腔的黏膜表面存活，从而难以诱发传染疾病，人们常说的抽烟的人不容易得流感的道理就在此；再一方面烟雾中的PM2.5以下的小颗粒污染物以及对人体有害的自由基等没有吸收入肺，而是呼出体外，减少了对肺组织产生的严重伤害。

（2）尽量不要在有不吸烟的人在场的情况下抽烟，尤其是有孕产妇和婴幼儿在的时候吸烟，因为吸烟者呼出的烟雾中的PM2.5以下的小颗粒污染物以及对人体有害的自由基等被旁边人吸入肺里后会直接通过呼吸系统进入血管里对身体造成伤害，孕产妇和婴幼儿免疫力较低，受伤害更大。另外也不要扎堆吸烟，避免互相吸入对方烟雾中的PM2.5以下的小颗粒污染物以及对人体有害的自由基等而加重对彼此呼吸系统和心血管系统的伤害。所以建议吸烟者选择露天、空旷无人的地方少量吸烟，每天5根左右，以满足大脑对烟碱的需求量就可以了。

（3）吸烟多者（尤其是将烟雾吸入肺里者）平时应该通过下述几方面来注意养生保健：注意远离有空气污染或其他异味气体的地方，避免对呼吸系统的多重伤害；白天经常在空气清新的地方适当做有氧运动或深呼吸运动来帮助呼吸系统排毒；尽量喝够水、出够汗、常排尿、定时排便等，来帮助呼吸系统排毒；多吃清热解毒、滋阴润肺的食物如白萝卜、百合、银耳、黑木耳、雪梨、桔子、黄芪水鱼汤、萝卜排骨汤等，少吃油煎炸、烧烤等垃圾食品；适当用黄芪、党参、罗汉果、菊花、金银花等中草药来泡茶，或适当补充复合维生素B族、维生素C、胡萝卜素等营养素，以帮助呼吸系统细胞的修复和排毒；晚上少出门，尽量按时休息，多开窗通风，不要在新装修的房间或有异味的房间睡觉，避免吸入污染的空气。

（4）烟瘾大者要戒烟时不能过急，而应该循序渐进，可以先从不将烟雾吸入肺里开始，如果两三周后没有不适反应，则减少每日吸烟量的三分之一左右，过两三周后还没有不适反应，则再减少每日吸烟量的二分之一左右，再过两三周后仍然没有不适反应，则再减少每日吸烟量的二分之一左右，如果还是一切安好，则基本上可以彻底戒掉了。要注意的是，在戒烟过程中以及戒断后的短期内，尽量不要与烟瘾大者待在一起。

古中医强调养生保健要做到夜不出门，据说是天黑后户外有妖魔鬼怪会出来害人，这是有一定道理的。2015 年美国科学家研究发现晨练人群也是肺癌高发群体之一，这恰恰与古中医强调的夜不出门的养生理念相吻合。其道理主要有两个方面：一方面现代气象学家研究发现，在晚上 7 点左右至早晨 7 点左右天黑的时间段，户外空气温度会低于白天的空气温度，温度较低时大气中的雾霾颗粒容易凝聚并逐渐下降到地表（这就是为什么雾霾现象多出现于深秋至早春等降温、寒凉季节以及寒凉的西北方地区等原因所在），晚上 7 点左右天黑时雾霾颗粒开始逐步下降，早晨 7 点左右天亮时雾霾颗粒开始上升，而人类的天生身体构造是鼻孔向下的，当空气中污染的雾霾颗粒上升时会吸入得更多，对身体的伤害更大；另一方面动植物学家研究发现，大树或小草叶片在白天阳光照射时会发生光合作用释放出氧气，净化污染的空气，而天黑后却会释放出二氧化碳气体，大量浓聚的二氧化碳在凌晨气温开始上升时会跟随着雾霾颗粒一起往上升，所以黑夜时锻炼，尤其是清晨时段在树林和草木较多的地方锻炼身体或做深呼吸运动，会比白天时吸入更多的二氧化碳和空气污染物质。正是由于这些方面的综合作用导致了晨练人群的肺癌高发率。

在没有空气雾霾污染的地方如海南、云南、贵州、西藏、新疆等地，晚上出门去锻炼身体（如跳广场舞、散步等）还是可以的，但尽量少去晨练，还要注意选择空旷的或较高的地方以及树木较少的地方会比较好，少在树林中或车流量较大的大路边锻炼（这些地方有汽车尾气污染和扬尘污染）。

综上所述，人类肺癌是各种空气污染毒素的综合作用所导致，肺癌的高发率不是只靠单一的戒烟就能降下来的。

同样的道理，人类肝癌和胃癌的高发也是各种污染毒素以及体内毒素综合作用的结果，也不能仅仅依靠限酒就能解决。

所以笔者理解世界卫生组织号召大家遵循戒烟限酒这一简单明了的戒律，其实是让大家记住要尽量避免与各种毒素的接触、尽量减少各种毒素的污染、在生活和工作中要尽量注意排除各种毒素。因而笔者认为戒烟限酒这四个字可以直接改为避除毒素，即避免接触毒素和及时排出毒素，这样就会更加容易理解并记住要注意各种毒素的伤害。

规律作息在《黄帝内经》里的多个章节中反复被提到，古人还归纳出"子午经络流注"理论，这是古代中医学养生保健理论里的一个非常重要的内容，该理论强调每天十二个时辰（对应于现代的 24 个小时）的作息都要遵循相应的规律，如后半夜要注意呼吸系统的安全，在上午应该呵护虚弱的脾胃脏腑功能，中午重点预防心血管疾病突发，下午要滋养泌尿生殖系统，到了晚上要注意免疫系统的养护以及预防脑中风发生的可能性，到了半夜就要注意肝胆系统解毒和排毒功能的修复等，否则会对这些生命系统相对应的器官组织产生严重的后果（详见本书第三章·五、掌握子午作息，预防系统疾病相关内容）。可喜的是当代西方医学科学家已经在逐步重视和研究规律作息对健康的影响了，如2017年有三位西方医学科学家获得了诺贝尔医学和生物学奖，就是基于该三位医学科学家耗时数年的时间，通过对晚上经常没有及时或足够休息的人群容易在健康方面产生哪些不良后果而进行了大数据统计、研究和分析，得到了令人们信服的结论，而这些结论与古中医里的上半夜要注意肝胆系统解毒和排毒功能的修复等理论惊人的一致。所以笔者认为规律作息是维护人类身心健康的一个非常重要的、不可或缺的原则。

有鉴于此，笔者认为，维护健康应遵循的原则应该是二十个字，共五个原则，即：心理健康，均衡营养，避除毒素，适当运动，规律作息。

20世纪90年代笔者在海南省人民医院肿瘤外科工作时曾接诊了一位患食管癌的山区农民，当时他喝水都难以吞下去了，需要靠插入胃管、输入营养来维持生命。手术中发现除了纵隔和颈部淋巴结已有了转移之外，食管癌细胞已经侵犯、突破了食管壁组织并与主动脉发生粘连，病灶根本无法切除，只好关闭切口，将患者送回病房。患者家属知道详情后要求医生只告诉患者炎症已治好了，患者听后心里很高兴。在为患者办理出院手续时，笔者嘱咐了患者家属带患者回家调养时应该注意的几件事：一是保持患者心情开朗；二是将各种煮熟的优质蛋白质、淀粉、蔬菜以及各种水果等打碎了从患者留置的胃管灌入患者胃里，以维持患者应有的日常均衡营养；三是用适量的白花蛇舌草、夏枯草以及寻找海南野外的野生灵芝等一起煎大量的汤水，每天就当养生茶水从患者的胃管里灌进去；四是让患者适当做散步运动；五是让患者养成好的作息规律。没想到六年后患者又回到笔者工作的办公室，使得在场知道他病情的医生和护士都吃了一惊：原本以为他早就上天堂了。患者一进门就高兴地大叫：易医生，谢谢你，我的病已经好了，胃管早就拔掉了，吃东西也正常了，然后满脸带笑地指着自己脖子左侧的鸡蛋大小的红肿块说：你看，我这个瘤子长大了，你帮我切掉它吧。经过仔细检查发现，患者食管癌的原发肿块并没有消失，但体积缩小了，食管腔也扩大了，而当时已有的左侧锁骨上转移的淋巴结却越来越大了。知道患者的检查结果后，科里的医护工作者都很高兴，因为这样的检查结果说明了一个晚期食管癌患者已经带瘤存活了六年。

这是一个典型的无法治愈的晚期恶性肿瘤患者却带瘤愉快生活了多年的病例。目前从全世界医学科学家对无法治愈的晚期恶性肿瘤病例的统计结果来看，癌症是可以逆转的，其发生的概率大约为十万分之一，即每十万个无法治愈的晚期癌症患者中，有一个患者会奇迹般的被治愈或带瘤生存。所以现在世界卫生组织发出倡议：对于无法根治的晚期恶性肿瘤患者，应该想方设法争取让患者与癌共存。

由本书前面的内容里我们知道，诱导各种慢性疾病如心脑血管疾病、炎症、癌症等发生的罪魁祸首是心理不健康、营养不均衡、毒素积累太多、运动排毒少、作息不规律等单个或多个原因所引起的，维护健康也应该从这些方面通盘考虑。所以笔者认为正确维护我们的身心健康不仅仅是要重点做好世界卫生组织强调的心理健康，戒烟限酒，适当运动，规律作息四个方面，而是应该遵循五个原则，二十个字，即心理健康，避除毒素，均衡营养，适当运动，规律作息。如果我们平时在生活和工作中总是能够将心理健康，避除毒素，均衡营养，适当运动，规律作息这二十个字记在心里，并积极努力地去做到，那么预防未病或治疗欲病就不再是无章可循、摸不着头脑的事了。就算是有人患了无法治愈的晚期恶性肿瘤等不治之症类型的疾病，只要积极地帮助患者按照上述健康养生五个原则去做，也能争取让晚期恶性肿瘤患者做到目前世界卫生组织所提倡的与癌共存。

　　我国人口普查统计结果显示，到二十一世纪，我国公民平均生存年龄较三十年前延长了十岁。这完全得益于我国政治环境安全、经济逐步发展、社会繁荣稳定、医学科技进步以及卫生条件改善等。相信随着我国国力的更进一步强大、科学技术快速发展、各种污染的逐步治理、社会高度繁荣稳定后，人均寿命大幅度提高将不会是遥远的梦想。

第三章

精准防病健身心

有生命的东西在成长过程中离不开多种因素的综合结果，如植物的生长就离不开好的种子、优质土壤、无污染的水源、洁净的空气和适度的阳光等。笔者认为人类的养生保健、每个人的延年益寿不是仅仅依靠管住嘴、迈开腿就能做得好的，也应该遵循道法自然的规律，按照心理健康，均衡营养，避除毒素，适当运动，规律作息二十字原则，以中西医相结合的方式，全方位、脚踏实地地去一步一步落实，才能做到真正意义上的养生保健、精准防病。下面通过九个方面来具体讲述。

一、维护心理健康，快乐工作生活

在前述心理压力大，激素平衡差时提到，如果一个人心理压力大，就会因体内的激素水平紊乱或阴阳失调而导致毒素的积累，久而久之就有可能诱发重大疾病。

西方医学单独开发出了心理学这门学科，用以研究人类心理现象及其影响下的精神状况和行为变化，达到维护人类心理健康的目的。心理学的具体诊治应用过程主要是通过医患之间的详细沟通和了解，对已经发生的患者心理异常变化进行描述、分析和解释，从而逐步化解患者心理阴影，使患者主动控制自己的负面情绪，回复到积极的、正常的工作和生活状态。

中医《黄帝内经》里的五行理论对于有害的情绪变化会导致人类哪些身心不适或疾病状况有详细的描述，且对于如何防治这些不适或疾病也给出了相应的对策和办法。

《黄帝内经》的多篇论述中反复提醒人们在控制情绪方面要注意大怒伤肝、大喜伤心、久思伤脾、大悲伤肺、惊恐伤肾等现象的发生，即怒火冲天时会导致肝火上炎而影响肝功能，大喜过望时容易诱发心脑血管疾病，思虑过度会影响脾胃功能，悲泣太久会导致肺气虚弱，恐惧过度会导致肾虚阳痿、影响生长发育等。同时五行理论还告诉我们，这五种伤害身体的情绪变化也可以依据五行相克理论里的金克木、木克土、土克水、水克火、火克金理论，即以另一种思维方式、情绪变化或行为手段来克制和调理已经发生的对人体身心有害的情绪变化。如：大怒伤肝，肝属木，金克木，可以用五行属金的悲伤消息来转移大怒的情绪；大喜伤心，心属火，水克火，可以用五行属水的恐惧心态来克制走火入魔的狂喜疯癫；久思伤脾，脾属土，木克土，可以用五行属木的愤怒的事情将人从苦思冥想中唤醒；大悲伤肺，肺属金，火克金，可以用五行属火的喜事让人转悲为喜；惊恐伤肾，肾属水，土克水，可以用五行属土的深思熟虑弄懂事情的来龙去脉而化解恐惧的心理。

清朝有篇小说描述了一个"范进中举"的故事：书呆子范进已人到中年，经过多年考试都未能中得举人，一事无成，成天被杀猪屠夫岳父责骂却又不得不依赖岳父而生活，每天唯唯诺诺地过着窝囊的日子。范进在又一年考试的几天后，被岳父逼着拎了一只鸡去乡村市场卖鸡换钱，于浑浑噩噩中得知自己中了举人，因大喜过望而突然出现疯癫状况，披头散发满地里乱跑狂叫：中举了！中举了！急坏了多病的、孤苦伶仃的母亲。众人中有人询问范进平时最害怕的人是谁，得知后立刻叫来范进的岳父，并于野地里找回范进，催岳父打范进耳光，结果范进被岳父打了一个耳光后，即刻回复正常清醒状态。

范进中举的故事就是一个典型的中医五行养生心理学应用案例：范进因心理压力大而心虚气短，一遇到大喜伤心的事情就陷入走火入魔的癫狂状态，而懂得五行水克火道理的人通过叫来范进平时最害怕的岳父，用五行属水的恐惧行为打醒了因狂喜而心神错乱并导致疯癫的范进，从而使得范进又回复了正常的思维状态。

所以维护心理健康，保持良好的、积极的、平衡的心态，认真工作、快乐生活，是养生保健、精准防病中首要的、最重要的事情。为此我们要注意从以下几方面着手来维护心理健康。

（一）自己身心健康，才有回报资本

我们之所以能够身心健康地工作和生活着，离不开父母的辛苦养育，也离不开单位和组织的多年培养，更离不开祖国的保护和庇佑。我们只有带着感恩的心，时时注意保养好自己的身心健康，才能有资本去报答父母的养育之恩，有资本养育自己的后代，有资本帮助组织的成长，有资本培养出更多的新人，有资本为祖国添砖加瓦。

疾病会让人感觉难受，但却让我们警醒平时要预防重大疾病发生的可能性。所以感谢疾病让我们时刻警觉身心的健康状态，感谢小病小痛提醒我们积极预防重大疾病的发生。

自己生病了会切身感受到痛苦，换位思考，当身边的亲人、家属、同事有身心不舒服的时候，我们应该及时地给予真切的关怀和帮助，使其迅速从疾病中康复过来。如果每个人既为自己健康、也为他人着想，就能逐步创造出一个更加和谐的、健康的社会。

（二）不计较、不抱怨

发生在眼前的一件事是好还是坏、是得还是失，在"塞翁失马"的故事里体现得淋漓尽致：边塞一位牧马老翁丢失了一匹马，是坏事；几天后丢失的马带回了一匹野马，坏事变成了好事；老翁的儿子去骑这匹野马摔断了腿，好事又变成了坏事；不久边塞战火纷飞，老翁的儿子因腿断了而没有被征兵上前线打仗，因而保住了性命，坏事又变成了好事。这个故事告诉我们，现在发生的事对将来的影响是好是坏我们并不知道，所以没有必要去计较发生在眼前的工作或生活中的任何利益得失，得益不傲气、

失利不生气，努力争取做到保持平稳的心态去积极工作和快乐生活，自然会得到好的回报或结果。正所谓：塞翁失马知福祸？生气身心皆难过，快乐生活促健康，道法自然显正果。

记得我曾经对一个有叛逆心理的十二岁姑娘说：孔夫子有句三人行必有我师的名言，而对我来说，每个人都是我的老师，都在某个方面有比我更优秀的、值得我学习的地方。姑娘马上说：不可能。我让她随便举例，她说：宣判死刑的杀人罪犯没有可学之处。我回答：可以从各种罪犯的判罚案例中学到遵纪守法，违法必究的含义，做一个守法的、不危害社会的公民。她又举例：以每天乞讨或捡垃圾为生的人没有可学之处。我解释说：一个人之所以去乞讨或捡垃圾来维持生计，可能是由于各种因素如天生有智障、家庭贫困，或者没有条件上学等等各种特殊原因而导致了失去工作的能力，但是却通过乞讨或捡垃圾的方式想要顽强活下去，而现在有许多家庭条件优越、有书读、有好的工作等等，青少年却因为遇到一点点小困难如学习难度大、父母教育方式不对、失恋，或工作压力大等原因，就要寻死觅活地放弃养育自己的父母离家出走，甚至不惜放弃自己的生命去跳楼自杀等，这样的行为方式，比得上乞丐吗？姑娘自此以后就少了许多负面情绪，对生活、学习和工作的抱怨也越来越少，心态越来越积极。

2002年夏天我从美国留学回来后不久，应一个省公安厅宣传部门正处级朋友邀约两家人小聚，席间该朋友家里正在读高中的独生儿子当场顶撞父亲，并对祖国和中国共产党有许多怨言，平时在生活中以及对学习的态度也是消极心理。我当即对该孩子进行了教育，指出他至少犯了三个错误：其一是没有尊重长辈，中国传统文化讲究尊老爱幼，没有老，哪来小；其二是立意不高，没有站在发展的全局高度看问题，当时以美国为首的西方国家为什么要从各方面诋毁中国共产党、全力围堵中国，就是因为在中国共产党的正确领导下，中国正在以前所未有的速度飞快发展，引起了某些唯利是图的资本主义国家敌对势力的害怕，所以他们以各种方式来扰乱中国人民的思维方式，诱骗中国人民不再信任中国共产党和政府，达到破坏中国发展的目的，而你就是上当受骗的人群中的一个；其三是我们要知道人无完人，世界各国政府都有犯错误的时候，某些西方国家的腐败更是在其资本主义制度的掩盖下难以被发觉，对人民和社会的伤害更大，既然你觉得祖国有许多有待于改善的地方，你就更应该积极生活、好好学习、充实自己，争取做一个对家庭、对社会、对国家有所贡献的人。此后该朋友的孩子心态发生了转变，并通过积极准备，顺利考入大学。

对待计较和抱怨的人或事，如果站在多个角度去分析判断，多站在对方的立场思考问题，有时也能及时解决对方的心理问题。笔者在海南省人民医院耳鼻咽喉头颈外科任科室副主任工作时曾经化解了一次医疗纠纷。有一次一位老伯来找我科一位女主任医师看病，主任看完后诊断是炎症而开了头孢类抗生素，老伯拿到药回家后，在服用之前仔细阅读了说明书里的注意事项，发现该药有可能会导致几种药物反应或对身体的伤害，就马上到医院斥责看病的女主任，要求退药、退款，并要求该女主任赔礼道歉，女主任按照医院的药物离开医院后不予以退药的规定，两次拒绝了老伯的要求，于是老伯回家带了五个壮汉准备第三次来医院大闹一场，女主任将事情经过向我汇报后请示处理办法，我让女主任回到岗位安心工作，我直接单独与老伯交涉。在对话中，我知道了老伯的主要问题是既想看好病，却又担心药物的不良反应，于是就告诉老伯：您这个病来我们医院找这个女主任看是对的，她已有三十多年的临床诊治经验，多次被评为我们科里的优秀医师，您看每天挂她号看病的都是排长队的，所以她没有时间给您做详细的解释，这一点我替她向您道歉。但是我要告诉您所有的消炎药要杀死活着的细菌，就都是有副作用的，服药时吃清淡一点、多喝水，副作用就不会太大。她对您的疾病诊断是正确的，而且她考虑到您的年纪较大，就只给您开了能治好您病、其药物不良反应和副作用较轻的头孢类抗生素，而没有开其他更伤身体的消炎药。接着我拿出另外几种消炎药的使用说明书给老伯看：您看，其他所有能治好您病的消炎药的药物不良反应和副作用都比您拿到手的药物要重得多，您还想退药或者换药吗？老伯听完后高兴地握着我的手说：谢谢主任，不退了，不换了，我还要去感谢那位女主任。说完后走到女主任的办公室，对着女主任深鞠一躬，然后握住她的手说：对不起，谢谢您！

计较和抱怨其实意味着对现实生活或工作的不满足，也意味着想要争取改变、想要变得更好，所以在与计较或抱怨的一方有争议时可以考虑多做换位思考，多从积极的、解决问题的角度去探讨，经常在交流中用：我也有类似的困惑，如果"换一种思路或方法，我们这样去做……是不是会更好一些呢"等积极的暗示语，有时也许能更好、更快地解决问题，取得事半功倍的效果。

（三）心态积极，所向披靡

心态积极的人们常会说：只要思想不滑坡，方法总比困难多。这是一句至理名言。设想假如中国工农红军战士没有中国共产党的坚强领导，没有伟大的共产主义理想，没有革命的乐观主义精神，没有排除万难去争取胜利的决心，没有首先解放全人类最后再解放无产阶级自己的信念，在那么艰难困苦、浴血奋战的环境和条件下，二万五千里长征就不可能完成，更不可能迎来中国人民从此站立起来了的曙光。所以说时刻保持积极心态和正能量的人，心理强大、头脑冷静，在逆境中也能坦然面对，在困难面前会想方设法找到解决问题的方法，久而久之自然就成为了工作和生活中的强者。

综上所述，维护身心健康是快乐生活和正常工作的前提，保持平衡、稳定、健康的心态，看淡各种利益得失，不计较、不抱怨，始终以积极的心态去面对生活和工作中的一切，是养生保健、精准防病最重要的第一步。

二、明白发病原因，及时避毒排毒

影响人类健康、诱发各种疾病的因素就是致病毒素，疾病的起因就是人的一生中受到了各种致病毒素的攻击。所以养生保健、精准防病的重点之一就是要了解诱发疾病的毒素来源，以利于在生活和工作中尽量避免靠近或接触致病毒素，同时要理解毒素诱发疾病的原理，还要清楚毒素排出的途径，更要学会和把握有效排除毒素的方法，这样才能做到有的放矢，积极、轻松、有效地排除毒素。

（一）了解诱病毒素来源

诱发人类致病的毒素主要分为三个方面，即：自然界存在的毒素、人类制造的毒素以及人体自身产生的毒素。

自然界存在的毒素包括几个方面：一是亘古至今存在的、斗转星移变幻的、对人体有害而人类却感受不到的，但每个人在生命过程中无时无刻不被伤害的宇宙中的高能量粒子或暗物质等放射性辐射；二是随着季节变化而改变、对人体有害而人类能感受到的、稍不注意防范就容易诱发人体各种疾病的风、热、暑、湿、燥、寒等气候变化；三是自然界存在的可能对人体造成伤害的矿物（如铀或砒霜等）、植物（如"见血封喉"树或毒香菇等）、动物（如各类嗜血禽兽、毒蛇、蜈蚣、毒蜂或毒蜘蛛等）、微生物（如各种细菌、病毒、真菌以及各种微小原虫等），及其代谢或衍生的产物（如瘴气或黄曲霉素等）等毒素；四是陨石、地震、火山爆发、海啸、火灾、洪涝灾害、旱灾、虫灾等等大量的有可能对人类健康不利的因素；五是气候异常变化导致食物链异常或各类食物减产而危害到人类健康等因素。

人类制造的毒素包括各种空气污染、水源污染、食物污染（三聚氰胺、苏丹红等以及转基因食物等）、化学污染、物理污染（噪音、光、核辐射等）、人工合成生物毒素污染（人工合成或繁殖的细菌或病毒、毒气弹等）、抽烟、酗酒、吸毒等产生的毒素，以及战争所产生的对身心健康和环境影响极大的毒素等，这些毒素对于处在贫困或经济正在发展中的国家或地区的人们所造成的影响尤其明显。

相对于上述已知的明显的人造污染毒素来说，因为经济发展的便利和工作生活的需要，有些毒素比较隐秘却又不得不为人们所接触，因而对人体健康的伤害更大，如新装修的办公室、会议室、新住房、新娱乐场所以及新购买的汽车等。据2013年世界卫生组织大数据统计显示，室内、车内空气污染造成的疾病负担，是室外空气污染的五倍以上。在装修污染毒素里最主要的罪魁祸首是甲醛、苯等有毒气体，这些毒素主要以诱发免疫系统疾病和呼吸系统疾病为主，导致全世界范围内，尤其是发展中国家的白血病和肺癌等疾病的发病率持续增高。

因室内或车内空气污染导致免疫系统疾病的案例越来越多。近年来中国儿童的白血病发病率呈持续递增趋势，经调查统计发现约90%左右的白血病患儿家庭在孩子发病的一年内做过住房新装修。老年白血病发病的案例也越来越多，笔者工作单位曾经有一位老同志在退休两年后出现反复低热的状况，他本身是内科专家，随即去医院抽血化验，结果确诊为白血病，虽然立刻住院化疗，可惜后来病情急剧恶化，才一个月左右老专家就见马克思去了。究其原因，得知该老专家已做好退休后安享晚年的准备，因而重新装修了住房，又买了新汽车，但是他有个不太好的生活习惯，他晚上基本上是在密闭空间里生活，开车外出时车窗也都是紧闭的，所以室内装修和新车内的甲醛等空气污染是导致该老专家老年白血病发作的直接原因。

目前大数据统计全世界第一高发的恶性肿瘤是肺癌，也与经济发展国家的严重空气污染和室内有毒气体释放有着密切的关系。笔者1986年参加工作时，单位里有位年轻有为的颅脑外科主治医生，既不抽烟，也不酗酒，却因肺癌被夺走了生命，享年仅28岁，究其原因，该年轻医生工作非常努力，经常在新装修的外科大楼里加班加点工作，做手术时又经常闻到手术电刀烧灼组织的烟雾，所以就是新装修的大楼里办公室的污染空气和经常呼吸到烧焦的烟雾，成了要他命的元凶。另外笔者21世纪初在美国匹兹堡大学医学院留学期间，大学里有一位华裔女医学博士后因患肺癌去世，年仅40岁，究其原因，与她常年在密闭的实验室里工作、常年闻到有污染的室内空气和实验室的有害化学气体有关。

笔者单位2012年初启用的体检中心的工作场地是旧的平房重新改建和装修的，装修味道较浓，环境较阴暗潮湿，在长达六年多的时间内，科室里的女员工鲜有怀孕的，个别员工还出现反复流产的现象。可自从2018年初体检中心搬到以环保材料为主而装修的、通风和采光良好的新门诊大楼四楼后，员工生孩子的喜事就接二连三，反复流产的员工也顺利足月产下双胞胎。

上述多个案例都在提醒我们，要时刻提防在经济发展过程中出现的越来越多、防不胜防的各种人造毒素对身心健康的侵袭。

人体自身产生的毒素包括几个方面：一是心理问题，如大怒伤肝、大喜伤心、久思伤脾、大悲伤肺、惊恐伤肾等不良情绪所产生的毒素对人类心理造成的伤害；二是运动方式不当，《黄帝内经》告诫我们要小心久动伤肝筋、久视伤心血、久坐伤脾肌、久卧伤肺气、久站伤肾骨等，这些不适当的运动行为不但不能有效排除毒素，还有可能产生大量的毒素滞留机体内对各脏腑造成伤害；三是营养不均衡，如过度饥饿或过度挑食、偏食等会导致合成细胞蛋白质基因长链的氨基酸不足，而过度进食又会导致营养物质堆积，以及大量营养物质代谢后需要排泄掉的有害废物或自由基在体内滞留和累积等，都有可能伤害身体，造成营养不良性疾病或富贵病；四是作息失常或纵欲过度，如中午不休息、晚上睡得迟、午餐进食少、晚餐吃得撑、晚上熬通宵、白天叫不醒，以及年轻时过度禁欲或年老时过度纵欲等等，这些违反自然作息规律的行为方式都会导致体内大量毒素的产生，诱发各种疾病；五是身心受到伤害时或身体有需求时没有及时纠偏或排毒，如经常生气或郁郁寡欢无法释怀，长时间劳累或连续熬夜却没有补休，不及时喝水、排尿，不及时排大便，运动较少或缺乏有效方式排出汗液等，都有可能导致大量毒素累积而诱发疾病。

综上所述，各种致病因素产生的毒素无时无刻不在侵袭人体并危害着人类的身心健康，所以在任何时候我们都应该有意识地防止毒素靠近，避免接触毒素，及时排出体内毒素，预防各种毒素对自己身心健康的伤害。

（二）理解毒素诱病原理

各种毒素诱发疾病的原理不同，导致疾病发生、发展的进程也不一样：各种意外事故所伤、被嗜血禽兽或毒蛇等所伤、食物或化学毒物中毒等，有可能即刻致命，属于急性毒素诱病范畴；被细菌或病毒感染致病，或辐射影响，或重金属中毒等影响，有可能经过一段痛苦的生病过程后才去世，属于亚急性毒素诱病范畴；由于心理不健康、营养欠均衡、作息不规律、缺乏有效运动，以及环境污染等因素影响，导致人体的不健康或疾病状态，如心脑血管系统疾病、糖尿病、痛风、恶性肿瘤等，属于慢性毒素诱病范畴。

急性或亚急性毒素诱病范畴的发生存在突发性，目前全球医学大数据统计结果显示发生率较低，且往往难以预料并来不及有效预防，因此不作为本书讨论的范围。2017 年中国医疗系统大数据统计结果显示，各种慢性疾病导致的死亡率已经高达人类总死亡率的 86.6%。所以本书将重点探讨、了解各种慢性毒素诱发各种慢性疾病的原理，提醒人们自发地采取各种有效的对应防范措施，使人们在日常生活和工作中能够运用本书介绍的中西医相结合的养生方法，及时避免各种毒素的影响，有效排除身心毒素，达到快速康复、快乐养生、延年益寿的目的。下面重点探讨慢性毒素诱病原理。

现代医学科学研究发现，人体是由各个有关联的系统器官和组织构成，不同的器官和组织由相对应的细胞构建，细胞由不同的蛋白质组成，蛋白质是由 20 种不同的氨基酸链接而成，各种氨基酸的基本组成成分包括氢（H）、氧（O）、碳（C）、氮（N）等元素，此外构建细胞膜、蛋白酶等结构的物质还包括其他元素如钙（Ga）、铁（Fe）、碘（I）、锌（Zn）、磷（P）、硫（S）等。构建各种蛋白质长链的一部分氨基酸是由人类呼吸的有氧空气以及进食的水和食物等营养物质经过分解、消化、吸收、代谢后而形成或合成的，另一部分氨基酸却是人体不能合成而必须由食物供给，尤其是要由动物蛋白质供给，被称之为必需氨基酸。食物消化吸收后还会产生许多对身体健康有益的游离自由基，我们将这些正常的对身体有益的游离自由基称之为有益自由基，而那些经过代谢后不被人体利用的，或者是体内产生的，以及外来的对身体有伤害的大分子、小分子废弃物或游离自由基等都需要排泄出去，我们称之为代谢毒素，容易造成身体伤害的游离自由基就被称之为有害自由基。

现代医学科学研究还发现，构建每个人身体各系统器官和组织的总细胞数平均大约是 60 万亿至 100 万亿左右，每天死去的和再生的，即每天需要更新换代的细胞数高达数亿至数十亿之多，如老化凋亡的皮肤细胞和脱落的胃肠道黏膜细胞、各种血液细胞和免疫细胞、剪去的指甲、脱落和剃掉的头发或胡须、丢失的精子、排泄的月经等等。在体内死亡的细胞破碎后形成的残体少部分被重新利用，而大部分成了代谢废物，就变成了身体的毒素，需要排出体外。身体利用消化、分解、吸收来源于空气、水和食物中的养分而形成各种氨基酸片段或有益自由基，用于重新构建或修补各系统器官和组织缺失的细胞或组织结构，维持各系统器官和组织的完整。

所以除了直接导致细胞死亡的因素外，其他各种因素的毒素通常是通过下述两种途径导致细胞基因变异，诱发人类的慢性疾病。

一是各种因素导致合成氨基酸减少：不论是人类日常所需的空气、水和食物中的养分不够或选择营养过偏而导致的合成氨基酸减少，还是身体受到某种伤害导致合成氨基酸难以形成或被利用，都会造成构建蛋白质氨基酸长链的原材料缺乏，导致蛋白质氨基酸长链无法正常合成或有缺陷，此时身体就会动员、利用具有类似结构的、需要排除出去的小分子废弃物或异常氨基酸片段来补充、占据氨基酸缺陷位点，结果就会导致细胞基因变异，诱发人类各种慢性疾病。

二是各种因素导致废弃物或有害自由基增多：无论是前文所述的各种有害因素导致人体内的小分子废弃物或有害自由基增多，还是过度进食导致营养物质堆积以及大量代谢后需排除出去的废弃物在体内滞留和累积，或是身体受到某种伤害导致废弃物或有害自由基难以排出体外等，都会造成过多的小分子废弃物抢占正常氨基酸的位点，或者有害自由基直接对细胞造成伤害，导致细胞基因变异，诱发人类疾病。

所以，无论是体内需要构建正常细胞的氨基酸减少或需要排除的废弃物以及有害自由基累积过多而导致各种细胞基因产生变异，还是过度进食导致营养物质堆积体内过多，或是某种原因导致体内废弃物毒素难以排出体外等等，都有可能通过下述几种方式诱发人类各种急性或慢性疾病。

一是器官功能减弱：一方面是大量的细胞基因变异后如果导致大量细胞的正常功能丧失，就有可能导致相对应的器官和组织功能减弱，诱发人体神疲力乏、无精打采、郁闷不乐或是茶饭不思等症状，又进一步加重有益氨基酸吸收的减少，久而久之就有可能诱发免疫功能逐步低下，导致其他系统器官和组织疾病的发生，在中医养生、防未病等理论里将此状况描述为阴阳两虚；二方面是长期代谢废物积存在体内也会导致器官功能减弱而诱发疾病，如动脉粥样硬化导致高血压、尿酸结晶积存骨关节处而导致痛风等，中医理论将此现象称之为阳亢或阴盛；三方面是身体短时间内有大量的能量代谢需求而产生大量的代谢废物或有害自由基等也会导致器官功能减弱而诱发疾病，如无氧运动中的举重、短跑比赛、潜水、马拉松比赛等会导致心跳加快、呼吸急促、大汗淋漓等症状，有时甚至诱发虚脱或猝死现象，中医理论将此现象称之为亡阳；四方面是营养过剩使得体内营养物质积存过多，也会导致器官功能减弱而诱发疾病，如高血糖、高血脂等使得血液流速变缓，血氧饱和度降低，如果再加上深呼吸少、喝水较少等因素，使得血液更难以推动，有可能因导致动脉痉挛或堵塞而诱发头晕、耳鸣、偏头痛等症状，甚至突发脑梗或心梗等疾病，中医理论将此现象称之为阴盛阳衰。

二是产生炎性病变：一方面是大量的器官和组织的细胞基因变异后如果能被身体的免疫机制发现，并由各种免疫细胞逐步破坏、杀死和清除掉那些基因变异的细胞群体，器官和组织的创伤或炎症就形成了，如果不及时解除致病因素，免疫细胞消耗较多，身体素质下降，炎性创伤就更难以得到及时修复，就会逐步形成各组织器官的慢性炎症性病变，如慢性鼻窦炎、慢性支气管炎症、慢性肺炎、慢性胃炎、慢性结肠炎、慢性肝炎、慢性皮肤溃疡等疾病；另一方面身体突然遭到致病因素的侵袭会导致急性炎性病变，如冷空气、灰尘、污染气体或大量含病毒的气溶胶等侵袭上呼吸道，都有可能激发大量的免疫细胞和体液通过血管迅速向上呼吸道黏膜集中，上呼吸道黏膜腺细胞短时间内即可分泌大量的含免疫物质的黏液，杀死病菌，并刺激神经系统发生反应以帮助清除异物，导致人体发生急性炎性应激反应，出现突然打喷嚏、连续咳嗽、大量流鼻涕等症状，其他如花粉导致的过敏反应、进食虾或牛奶产生的食物过敏、进食不洁食物诱发的急性胃肠炎、被毒虫咬伤出现的中毒反应等，也都属于身体的急性炎性应激反应，此时如果没有得到及时有效的处理，甚至有危害生命的风险；再一方面是体内新陈代谢的通道如果被堵塞而没有及时疏通，也有可能会导致急性炎症的发生，如进食早餐的量和种类突然异常增多将导致机体分泌大量的胰腺消化液，如果胰液没有迅速通过胰腺管排出并流入肠道，就有可能诱导胰液消化酶消化溶解自体组织，导致胰腺炎的突发，或导致慢性胰腺炎复发，其他如急性肝胆管脓肿、急性阑尾炎等疾病突发也都属于此范畴。

三是形成各种肿瘤：当人类身心受到各种毒素侵袭导致体内合成氨基酸减少或氨基酸长链出现缺陷时，身体的调节机制会主动或被动利用需要排除出去的小分子废弃物或异常氨基酸片段来补充基因缺失的位点，导致正常细胞群的基因发生变异，就有可能出现几个方面的不利结局：一方面是如果基因变异的组织细胞群没被身体免疫机制发现而缓慢复制、逐渐长大，就会形成良性肿瘤；二方面是如果基因变异的组织细胞群没被身体免疫机制发现而疯狂复制、迅速生长，并破坏其周围正常器官和组织结构导致器官功能丧失或有缺陷，并逐渐危及生命，就形成了恶性肿瘤，如骨肉瘤、肝癌、脑瘤等；三方面是如果出现变异细胞群脱落下来掉到身体其他部位，或通过破损的血管运输到其他组织器官，发生远处肿瘤转移，且在转移的组织器官内继续疯狂生长，破坏其周围正常组织结构或器官导致其功能丧失，并迅速危及生命，就形成了晚期（四期）恶性肿瘤，如胃癌盆腔种植转移、肺癌脑转移等；四方面是如果发生变异的细胞群属于免疫组织的细胞，就会形成免疫系统的恶性肿瘤如白血病、恶性淋巴瘤等。

由上述毒素侵袭人体导致基因变异而诱发各种慢性疾病的原理我们可以得出结论：人体每天需要更新换代的细胞数多达亿万个以上，其中将有许多新生的细胞群发生基因变异，变异的细胞群被免疫机制发现并消灭，就发生炎症病变；而如果变异的细胞群没有被免疫机制发现并疯狂复制、无序生长，就形成了癌症。

上述炎症和癌症发生的原因与拆除旧房子、重建新房子好有一比：如果要求基建部门工人每天要拆除一百套旧房子（衰老细胞凋亡），同时必须重建一百套新房子（新细胞再生修复），当优质建筑材料（有益氨基酸）齐备（均衡营养）、废旧建筑垃圾清理及时（有效排毒）、工程进度井然有序（规律作息）时，拆除旧房子和重建新的合格房子的工作就会顺利开展（身心健康）；当优质建筑材料不够（营养不够、有益氨基酸缺乏）而又必须完成重建工作的数量时，工人就会不得不保留拆除的废旧不合格材料（小分子废弃物），从中选择与好材料相似的废料（异常氨基酸片段）来重建出不合格（基因变异）的新房子；当好材料不够、大多数是坏材料（垃圾食品）时，工人也就不得不用坏材料来建不合格（基因变异）的房子；而如果不及时清除掉大量的拆除的废弃物（排毒不畅），或者好材料比例不对（营养不均），或者太多的好材料堆积在工地上（营养过剩）等，都会影响工程的正常建造秩序，导致工人为赶进度而胡乱拼凑，建造出许多不合格（基因变异）的房子。上述各种建成的不合格的房子一旦被监工（免疫系统）发现而拆除，工地就会乱成一团（炎症形成），而如果没有被监工发现的话，工人们为了完成任务而继续图方便、胡拼乱凑，或偷工减料建造不合格的新房子，就会复制出大量的不合格的房子或楼层（肿瘤形成），这样的房子就会很容易倒塌（恶性肿瘤危及生命）。

人类历史大数据统计：历史上全世界各个国家寿命最短的群体是封建社会时期各朝各代的皇帝或国王，其平均年龄不到 50 岁。综合分析帝王平均寿命较短的原因，除了争权夺利直接导致肉体消灭的因素之外，还有下述几点原因：其一是该群体劳心劳力的多，工作量较大而作息又不规律，容易突发心脑血管疾病（心绞痛、脑溢血等）暴病而亡，导致平均寿命缩短；其二是该群体平时享受的营养物质较丰盛，患上富贵病（如肥胖、痛风、脑梗死、心肌梗死等）的人较多，导致平均寿命缩短；其三是为了皇家后继有人，该群体以传宗接代为重要任务的性生活过于频繁，导致每天额外丢失的细胞数（精子）远远多于普通人群，每天急需要重新构建细胞蛋白质的氨基酸的量就更多，久而久之就容易诱发大量的细胞基因产生变异，发生因器官功能减弱、炎症、肿瘤等因素而导致的各系统器官组织疾病就会明显增多，导致平均寿命缩短。

综上所述，人类每个人每天都有亿万个以上的细胞要死去，也有亿万个以上的细胞要重生，任何因素只要是使得体内需要的氨基酸减少、要排泄的废弃物毒素增多，或是营养不均导致的构建细胞的营养物质比例失调，都会导致正常细胞的蛋白质基因长链在组建时发生基因变异，都有可能诱发器官功能减弱、炎症或肿瘤等因素而导致各系统器官组织疾病的产生，这样的因素就是伤害身心健康的毒素，都需要小心避免接触以及积极排除。

所以我们在日常生活和工作中，应该遵循道法自然的规律，每天都要注意避免靠近或接触毒素，避免产生过多毒素，防止体内外毒素对身体的伤害，每天都要保持积极、向善以及平和的心态去面对工作和生活，尽量选择均衡营养，做到规律作息，参与适当运动，注重每天积极、主动和及时的排毒，这样才是正确的养生保健、精准防病之法。

（三）轻松有效排除毒素

人体排毒的方式有许多种，可以说只要是排出体外的东西，都会或多或少带出某些毒素，所以只要是身体正常状态下往外排出的，无论是液态的、油脂态的、气态的、固态的等东西，都是在排毒。

人体主要通过下述途径排毒：呼吸、小便、大便、皮肤出汗、唾液、鼻涕、眼泪、耳屎、嗳气、放屁等等，前四种为主要的排毒方式。当某个人某方面的排泄分泌物较多，或异味较重时，说明其体内相关的毒素累积较多，就更需要积极排毒了。下面重点论述前四种排毒方式。

1. 呼吸排毒

正常生活的人类从出生之时起，以及此后生命中的每时每刻都需要正常的呼吸。人类呼吸时通过胸壁肋间肌肉的收缩和舒缓牵引胸腔扩张和回缩，带动肺叶内肺泡的扩张和回缩，使得空气在呼吸系统器官和组织内反复呼出和吸入，形成持续不停地一呼一吸的运动。呼吸运动的主要作用是将心脏回流来的静脉血里的废气如一氧化碳等呼出体外，同时吸入空气中有益健康的元素如氧气等与红细胞结合，使得更有活力的富氧血液通过心脏流向全身。所以人体呼吸系统的功能主要是呼出体内代谢过的大多数气态毒素（小部分气态毒素从大肠腔排出）及部分液态毒素，吸入新鲜的、有利于身体健康的空气。因此当某个人呼气有较强的异味时，就说明这个人体内有较多的气态毒素或液态毒素需要及时清理了。平时在生活或工作中闻到不利于身体健康的异常空气时，就应该赶紧离开该环境或解决该问题。

（1）呼吸系统毒素产生的原理

人体呼吸系统的黏膜组织细胞是直接面对大自然中的空气的，对自然界中气体的温度、湿度、含氧量、有害废物以及有毒气体等都有识别、监控和应对作用。健康的机体对身体不需要的、有害身体健康的废气、毒气以及缺氧或污染的空气有较强的识别能力和强烈的应对反应，一旦呼吸到不健康的空气，呼吸系统的各黏膜组织细胞就会释放出大量的液体来稀释或中和空气中的不良因素或毒素，同时身体会动员大量的免疫细胞向呼吸系统黏膜下集中，去杀灭、吞噬或排斥呼吸系统中的有害物质，与此同时呼吸道的纤毛组织有规律地向外运动，帮助黏膜细胞分泌的黏液和免疫排斥反应所产生的代谢废物或毒素等一起排出体外，这些排泄物对沿途的支气管、气管、鼻腔黏膜或其他五官组织黏膜造成刺激或堵塞，就会诱导咳嗽、咳痰、打喷嚏、流鼻涕、流眼泪、鼻塞、耳塞、耳鸣、头晕、头痛等一系列症状。

人类呼吸过程一旦停止，即当憋气或无法呼吸时，废气和有氧气体在肺内不能及时交换，循环血液里的废气无法及时排出，氧气无法吸入与红细胞结合，在数分钟到数十分钟之内，全身的血液都会因积满了废气、缺少氧气而停止流动，各器官和组织因代谢废物无法运走以及得不到新的养分供给而使得功能迅速衰竭，大脑因缺氧而出现脑死亡，心脏停止跳动，人的生命很快即宣告结束。由此我们知道，呼吸功能停止会造成血液循环系统功能障碍而危害到生命，同理，经常呼吸到污染空气（如雾霾或吸烟）就会直接伤害到呼吸系统和血液循环系统，导致呼吸系统疾病如肺癌、心血管系统疾病如心肌梗死，或血液系统疾病如白血病等高发。所以时时刻刻注意呼出坏的代谢废气，吸入好的富氧空气，是身体较为重要的排毒方式之一。

身体比较健康的人要通过正常的呼吸排毒来养生保健其实也不难，只要平时尽量注意避开有空气污染的环境，多在好的富氧空气中或负氧离子多的环境下做深呼吸，就能帮助呼吸系统排毒功能的正常运转。所以建议平时有空闲时就在上午 10 点钟左右或下午 4 点钟左右在空气质量较好的地方做无忧无虑的深呼吸运动，因为此时气温适宜、大气中雾霾污染较轻，比较适合呼吸排毒，此时做深呼吸运动对一天的生理平衡和心理平衡有好处。另外平时经常大笑、多唱歌等也对呼吸排毒以及身心健康有益。此外有些人对有益于身体健康的富氧空气或某些香气有需求，一旦闻到这些气味，就会感觉到沁人肺腑、神清气爽，平时就可以多闻闻某些香囊或熏香等。

亚健康状态的人，当已经出现呼吸系统不适症状或疾病，如经常有流清鼻涕、慢性哮喘、长期咳嗽、黏痰难以咳出等状况，或伴有慢性鼻窦炎、慢性咽炎、慢性气管炎等疾患时，就更要学会用正确的养生保健方式来促进呼吸系统排毒，及时恢复身体健康。（详见寅时和卯时作息规律及对肺、大肠脏腑的保养节段）

在预防大范围的呼吸系统传染性疾病如流行性感冒、非典型肺炎、新冠病毒肺炎等时，更应该遵循中医和西医相结合的原则，从中医和西医两个方面共同把握预防呼吸系统疾病、促进呼吸系统排毒、及时恢复呼吸系统健康的原则和方法。

（2）中医预防流感类疾病的方法

中医将流感区分为寒感和热感两方面来分别对待。

寒感： 在寒冷季节、寒凉地域或寒凉气候下，当有人出现怕冷、流清鼻涕、头痛气短、出虚汗、气虚、咳嗽无力、痰稀白等寒感症状时，或出现新冠病毒肺炎等疾病时，说明此人因体质虚弱以及呼吸功能较虚弱而导致的呼吸系统毒素较多，此时需要补一补呼吸系统功能来帮助呼吸系统排毒了。多数中医专家会认为寒感是由于体质虚弱、遭受风寒冷气所致，所以主要是从注意预防、休息、防寒、适当补充温补食物以及补气润肺、化痰祛湿等方面来加以调养，通过提高自身体质和自身免疫力来促进各个系统器官组织排毒，尤其是呼吸系统排毒，达到防病治病、逐渐康复的目的。

中医通常会告诉人们采取多种方式预防寒感的发生：一是每当秋末冬初天气开始转寒凉之时，或是冬末春初气温开始上升时，此两时段的气温和潮湿的空气较适合病毒、细菌等微生物的繁殖，所以也正是容易爆发各种疫情之时，中医专家会告诉人们注意保温防寒、早睡晚起、多晒太阳等，遵循寒冷季节应该做到的预防疾病、养生保健的作息规律；二是中医专家还会嘱咐人们多喝热茶、热汤，或适量喝酒以暖身祛寒，或者通过温水洗脸、泡脚或泡澡来保暖祛寒；三是民间还会通过燃烧秸秆、艾叶、点燃熏香，以及在过年时段燃放爆竹（竹子、竹叶有清热解毒的作用）等方式来杀灭致病微生物，预防疫情的发生；四是每当寒流来袭时，中医还会指导体质虚寒的人们适当进食羊肉、鸡肉、面食、红米、小米、红枣、桂圆、生姜、胡椒、红萝卜、红苋菜、菠菜等热性食物来温补强身，也会建议人们适当选用人参、党参、黄芪、当归、三七等来煲汤或泡茶，用以补气活血，以及适当选用蜂蜜、枇杷等润肺化痰；五是当大范围的疫情已经发生时，古代太医院的大夫就会将防治本次疫情的配方告诉各地官员，责令各地官员按配方大量煎制汤剂给人们饮用，或按配方将中草药装入大麻袋中并投入各地水井中，老百姓饮用浸泡了中草药的水来防治疫情的蔓延；六是对于疫情症状严重的患者，中医还会指导人们适当选用银翘解毒片、板蓝根冲剂等除湿排毒，配合多休息、深呼吸、适当喝温水、适当出汗等来协助呼吸系统排毒，有时还会运用针灸、艾灸等方法温经通络、驱散体内寒性毒素等。通过上述各种综合作用达到提高身体的免疫力并迅速排除毒素的作用，促进身体保持健康或快速康复。

由于秋末冬初至冬末春初适宜的气温和潮湿的空气最适合寒感病毒或阴性细菌等微生物的繁殖，所以这两个时间段也正是容易爆发各种寒感疫情的时期，多年来中国人在秋末燃烧秸秆、艾叶、点燃熏香，以及在春节期间通过燃放爆竹来驱赶的、从来没有人见过的、害人的怪物"年"，其实就是容易导致人类发生寒感疫情疾病的病毒或细菌。毛泽东主席诗词《送瘟神》里的名句"借问瘟君欲何往，纸船明烛照天烧"也指明了中医预防疫情流行的道理，即在天黑时间段用照亮天空的火焰以及燃烧的烟雾来驱赶致病微生物，预防疫病。从中国历史的许多记载里我们也能看到，每当疫病流行而导致较多迁徙或流浪人群时，许多寺庙会用大锅煮粥来救济周围流浪路过的人们，可为什么寺庙里的和尚少有得疫病而出走的呢？笔者认为这与他们平时经常劳作、练功、打坐、深呼吸等活动有关，也与他们天天闻着来庙里朝拜的香客们所烧香的烟雾以及庙里所点的蜡烛或油灯燃烧的烟雾有关，而那些心地善良、天天烧香拜佛请求菩萨保佑的人们，在天天闻香的冥冥之中却有可能在无意中就预防了疫病的发生，人们认为这就是得到了菩萨的保佑，从而佐证了好人有好报的天地伦理。所以中国人数千年来已经形成的在除夕夜一家人聚餐前燃放爆竹或点熏香，以及在大年初一清晨起床后即燃放爆竹或烧头炷香等习俗，表面上是为了驱赶传说中"年"这个无人见过的害人怪兽，其实就是用烟雾来杀死冬春交季时开始活跃的病毒或细菌等微生物，借此预防人类流感、禽流感等疫病的大流行。同理每年秋收后的秋末冬初时燃烧秸秆，也能在某种程度上起到预防疫病暴发的作用。

热感： 在气温由寒冷转入温暖时，或在闷热气候下，当有人出现怕热、发烧、少汗或大汗淋漓、头胀痛、口腔溃疡、咽喉肿痛、刺激性干咳、多黄痰黏稠难以咳出、呼吸困难，甚至黏膜出血等热感症状时，说明此人一方面可能因进食热性垃圾食物较多，而导致呼吸系统的实热毒素较多，另一方面也可能因热感病毒或阳性细菌感染而传染了瘟疫，导致了非典型肺炎、登革热、手足口病、流行性出血热等传染性病毒感染性疾病，此时需要泻一泻身体的实热，尤其是要泻掉呼吸系统的燥热来帮助呼吸系统排毒了。多数中医专家会认为热感是由于体内实热过重、遭受风热暑气所致，所以主要是从注意预防、通风休息、降温、适当进食凉性食物，以及大量喝水、清热解毒、润肺化痰、发汗、利尿、通便等方面来加以调养，通过尽快排出呼吸系统燥热毒素的各种方式达到防病治病、快速康复的目的。

中医通常会告诉人们采取多种方式预防热感的发生：一是在气候由寒冷转为温热的季节，尤其是在瘟疫容易爆发或流行的炎热气候环境下，中医会指导人们适当煎泡清热解毒、预防瘟疫的草药或茶汤来喝，并告诫人们少在闷热气候、场所或环境中生活和工作，少吃烧烤、油煎炸、腌熏等牛羊肉或鸡鹅肉，以及少吃麻辣火锅等油腻大热食物，平时注意多通风，多喝水，多吃新鲜蔬菜和水果；二是当由于体质实热而导致热感时，中医会指导人们适当服用有鳞鱼肉、猪肉、大米稀饭、米粉、绿豆、薏米、黑米、苦瓜、大芥菜、冬瓜、大蒜、白萝卜等凉性食物来清除体内实热，也会建议人们适当选用蒲公英、桑叶、夏枯草、金银花、黄连、牛黄等来清热解毒，以及银耳、雪梨、川贝、西瓜或西瓜翠衣等来化痰止咳；三是当热感症状严重时，中医还会指导人们适当选用牛黄解毒片、蛇胆川贝液、小柴胡颗粒冲剂等清热解毒，配合平心静气、大量喝水、出透汗、多排尿、顺利排便等来协助呼吸系统排毒，有时还会运用按摩经络（尤其是按摩风池穴和肩井穴）、刮痧或拔火罐等手段来促进实热毒素的排出等。通过上述各种综合作用达到提高身体的免疫力并迅速排除毒素的作用，促进身体保持健康或快速康复。

（3）西医预防流感类疾病的方法

现代西医将流行性感冒、非典型肺炎、新冠病毒肺炎等流行性、传染性病毒感染性疾病都归纳于流感范畴。多数西医专家认为流感是由病毒或细菌传染所致，所以主要是从注意戴口罩、洗手、喷洒酒精杀灭病毒或细菌、多休息、增加营养等方面考虑预防措施，在流感季节到来之前通过注射流感疫苗的方式来提前预防，而当出现流感症状后通常会适当选用口服头孢类抗生素、红霉素类抗生素以及抗病毒药物如利巴韦林等药物来治疗，以及大量补充水溶性维生素C、复合维生素B族和适量补充脂溶性胡萝卜素（修复肺细胞）等营养素来调理肺功能。从西医解剖学对全身淋巴结数量的统计数据来看，颈部淋巴结群在全身各部位淋巴结总数里所占的百分比最高，其原因就是口腔、鼻腔、眼睛、耳朵等五官的皮肤或黏膜长期直接面对外界有害的食物、有污染的空气以及不利健康的冷或热空气等，所以五官，尤其是口腔和鼻腔的预防疾病的免疫压力最大，稍有问题首当其冲的就是口腔或鼻咽部黏膜，尤其是一些免疫力较低下的少年儿童，就特别容易出现扁桃体发炎或肥大、鼻咽部淋巴滤泡增生、颈部淋巴结发炎等症状或疾病，而那些经常吃垃圾食品的孩子，尤其是经常呼吸不干净空气（在雾霾环境下生活、住新装修房子或经常坐新汽车等）的孩子还容易患白血病或其他器官组织的恶性肿瘤疾病如脑瘤等。

近代西医研究发现，流行性感冒、非典型肺炎、新冠病毒肺炎等传染性病毒感染性疾病都源于不同的冠状病毒感染。冠状病毒的实质是某种危害细胞的蛋白质，当接触到人类湿润的黏膜组织如口腔、鼻咽腔、气管、肺泡，甚至眼结膜等黏膜组织时，就会侵入人体黏膜细胞内，通过吸收细胞的营养，迅速疯狂地复制，大量破坏组织细胞，诱导人体的急性免疫应急反应，引起大量的毒素难以排出等而导致人体生病。

由于冠状病毒蛋白质外面包裹着一层保护该蛋白质的、有冠状突起的脂质膜，所以被称为冠状病毒。冠状病毒的脂质膜在寒冷气候下或弱酸性环境中不容易被破坏，所以在寒凉潮湿的环境中如冰冻海鲜等水产品中、寒凉空气中的气凝胶中、下水道中、甚至较凉的金属表面等，冠状病毒存活的时间就会较长，而一旦遇到热的气候、干燥的环境、碱性物质或可溶解脂质的物质如酒精等，该脂质膜就容易被破坏而导致冠状病毒失活。所以西医在预防非典型肺炎、新冠病毒肺炎等烈性传染性病毒感染性疾病时就会特别强调：人们交流时应隔开一定距离并戴口罩，以防止含有病毒的飞沫传播，或阻止空气中含有病毒的气凝胶进入口腔或鼻腔内；经常用碱性的洗手液洗手，以破坏弱酸性的冠状病毒脂质膜，起到迅速杀灭冠状病毒的作用；提升环境温度或保持物品的干燥，缩短冠状病毒的存活时间；多用喷洒酒精方式消毒，以快速溶解冠状病毒或细菌的脂质膜，达到迅速杀灭病毒或细菌的目的；多喝温水以及多晒太阳等，以缩短病毒存活时间。

在防治非典型肺炎和新冠病毒肺炎的过程中，多国西医专家通过大数据统计发现了一个有趣的事实，即抽烟的人群中患病人数远远低于不抽烟的人群。通过进一步研究发现香烟燃烧的烟雾中含有烟碱、焦油和尼古丁等碱性物质，可以破坏冠状病毒的脂质膜，因而有直接杀灭冠状病毒的作用，这也就解释了为什么抽烟的人群中较少会因非典型肺炎而诱发疾病，以及全世界新冠病毒肆虐时的大数据统计结果显示抽烟人群发病率较低的原因，就是因为这些抽烟的人群平时口腔和鼻腔黏膜表面布满了烟碱、焦油和尼古丁，以及由于口腔和鼻腔黏膜经常接触有害的烟尘颗粒而使得口腔和鼻腔黏膜下布满了能吞噬和排除烟尘颗粒的免疫细胞如巨噬细胞等，有这样的排兵布阵在时刻准备着，各种诱发疫情的细菌或病毒一来就会被团灭掉。这些现代西医科学研究结论，恰恰证明了中医在春节期间用燃烧爆竹来驱赶致命妖怪"年"、用燃烧艾叶来预防致病疫情、用点燃熏香来祈福等等作法是对身体健康非常有益的。

虽然有些烟雾对预防疫情传播有利，但我们也应该小心，毕竟吸烟的坏处大于好处，尤其是烟雾直接吸到肺里去时更会导致肺炎、肺气肿、肺癌等疾病的发病率增高，所以在戒烟、控烟的同时，可以通过在家里、办公室或大众活动场所等地方适当点燃一些提神醒脑、有益健康的熏香如艾香、沉香等来预防流感、非典型肺炎和新冠病毒肺炎等病毒性传染性疾病的发生。

注意燃点熏香预防疫病的最佳时间点有两个：一个是傍晚时段，此时大气温度开始降低，大气中的带病毒或细菌的污染气溶胶颗粒随着雾霾开始下降到地表与人类发生直接接触；另一个是清晨起床时，中医理论认为此时是肺经和大肠经相表里、需要保养呼吸系统的时段，也是大气温度开始上升、空气中的二氧化碳气体和地表上污染微尘随着雾霾开始向上升起之时。在这两个时间段燃烧篝火、点燃熏香、燃放爆竹或鞭炮，以及少量抽烟（每天5支以内，烟雾不要吸入肺里）等，是杀死病毒、预防疫病的最佳时间段。同理，防卫清洁员工如果把握这两个时间段对重点地段进行洒水车（晚上）和雾炮车（早晨）的作业，将会及时清洗掉更多的灰尘，这在防治雾霾和空气污染，以及预防人们呼吸系统传染病等方面将会起到事半功倍的效果。

另外西医研究发现，酒精有溶解冠状病毒的脂质膜，以及破坏细菌的蛋白质等作用，所以非常强调酒精在防治非典型肺炎和新冠病毒肺炎等病毒性传染性疾病以及细菌性传染性疾病中的作用，这一点同样证明了中医在疫情来临时建议人们适当喝酒对提高人体免疫力以及预防呼吸系统传染病的正确性。

此外，多年的西医研究发现，茶碱、烟碱等都属于对人体健康有益的神经递质，起着激活大脑神经、提神醒脑、促进激素的产生和释放、防止衰老、活血通络、提高免疫力等作用，近年的西医研究还发现，各种茶类中的茶碱等和烟碱一样也呈弱碱性，对破坏冠状病毒的脂质膜、灭活病毒蛋白质也起着积极的作用，所以每天适当喝茶有提高免疫力、预防呼吸系统传染病的作用。这些西医研究结论同样证明了中医在疫情来临时建议人们煎泡清热解毒、预防疫病的中药或茶汤给每个人喝等方法，对提高人体免疫力以及预防呼吸系统传染病的正确性。

同理，咖啡因也属于对人体健康有益的神经递质，也起着激活大脑神经、提神醒脑、促进激素的产生和释放、防止衰老、活血通络、提高免疫力等作用，咖啡因和烟碱一样也呈弱碱性，对破坏冠状病毒的脂质膜、灭活病毒蛋白质也应该可以起到积极的作用，所以在传染病流行期间，每天适当喝咖啡，也会有预防呼吸系统传染病的作用。这一点有待大数据统计分析的验证，笔者相信此类研究将会得到正相关结论。

2. 小便排毒

人类在每天的新陈代谢活动中会产生许多水溶性代谢废物，这类代谢废物会随着机体对血液的自动分流机制而顺着肾动脉进入到肾脏里，经过肾脏过滤后成为尿液中的毒素并随着尿液排出体外。尿液中对人体健康有益的物质如90%以上的水分、葡萄糖、无机盐等将被肾脏重新吸收、由肾静脉回流到血液循环中，其他的代谢废物如尿素氮、尿酸、肌酐、少部分无机盐等毒素会伴随着尿液的冲刷和带动、通过泌尿系统各器官腔道、形成小便排出体外。

人类每天排出小便量的多少主要与喝水量有关，喝水多则小便多，喝水少则小便少。现代医学研究理论指出，成年人每天需要的喝水量大约是每千克体重40~50毫升，才能维持人体所有器官组织的正常功能运作，如50千克体重的人每天需要2000~2500毫升，这个量与中医养生理论提出的每天应喝八杯水（每杯水250毫升左右）的概念基本相同。

在养成良好的、每天正常适量喝水的情况下，足够的尿液会通过小便的形式带走肾脏过滤后的全部或绝大部分水溶性毒素排出体外，使泌尿系统里基本没有毒素残留，所以人类每天都应该喝够水、及时排小便。如果因为喝水较少或其他原因导致人体缺水，尿液中的大部分水分就会基本上被回收，尿液相应减少，使得尿中的水溶性毒素无法随着小便冲刷排泄出去而积存于泌尿系统各器官组织细胞壁上或腔道中，久而久之这些积存的毒素就容易刺激或破坏肾脏组织细胞而导致肾炎、肾病综合征等疾病，或形成肾结石、膀胱结石等病症。一旦某人因喝水极少或因某种疾病的原因而导致一天的尿量少于400毫升时，大量的水溶性毒素就会积累在泌尿系统各个器官组织里，严重影响肾功能的正常运作，则此人有可能会产生高钾血症、急性肾功能衰竭或尿毒症等严重疾病。

人体是一个可以自动调节的机体，当血液中有水溶性毒素时，机体会将血液中的水溶性毒素自动分流到泌尿系统血管里去。例如在做有造影剂的检查时，机体需要将造影剂这类身体不需要的毒素迅速通过泌尿系统排出去（许多人在做心脏造影检查时就会感觉到一股暖流迅速向腹部和会阴部涌去），这样的话造影剂就容易对泌尿系统造成伤害，因此在做完造影检查后医生会嘱咐被检查者回去后要多喝水，以免造影剂毒素淤积在泌尿系统里对相关的器官组织造成伤害。另外吃进含毒素的食物或服用某些抗生素后，这类毒素一方面会随着门静脉进入肝脏组织内，容易造成肝功能损害，另一方面从肝静脉进入血循环的大多数水溶性毒素也会被自动带入泌尿系统里排出，容易使肾脏受到伤害，导致急性肾炎或急性肾功能衰竭。所以吃了有害食物或服用抗生素的群体也应该多喝水，以预防抗生素对肝脏组织和泌尿系统器官组织的伤害。

此外喝水较少或因某些疾病导致人体缺水使得小便排出减少的状况除了影响泌尿系统器官组织的健康之外，还会因为身体各个器官组织缺少水分而导致全身的正常器官组织细胞生理代谢功能、排毒功能、再生功能等受到伤害或减弱，久而久之就容易诱发全身器官组织的各种炎症、慢性疾病或肿瘤等。

身体比较健康的人排出的小便颜色基本上是透明无色或淡黄色，因内含尿素、尿酸等代谢废物而闻起来呈尿骚味，如果小便颜色或闻起来的味道发生了改变，甚至有时候小便中的泡沫较多，我们就要高度警惕身体各个器官组织的健康状况是否出了问题。下面简述小便颜色或味道发生改变有可能反映的身体健康问题。

小便颜色改变：尿色变红，可能是进食某种食物（如红色火龙果等）或药物发生尿液染色改变所致，也有可能是因急性泌尿系统炎症、膀胱息肉破裂、泌尿系统结石磨破腔道管壁的血管、肾结核出血、泌尿系统肿瘤等疾病导致出血等所致；尿色较黄，可能是喝水较少、口服了维生素 B 族、黄疸型肝炎，或肝胆管结石等因素引起；尿色变白，可能是与大量喝牛奶、运动过度（一过性蛋白尿）、泌尿系统炎症或结核感染，或丝虫病等因素有关；尿色变黑，可能是与药物性或中毒性急性肾炎、急性肾小管坏死、急性溶血、疟疾发作、肾脏创伤、大面积烧伤，或运动过度（如举重、十项全能、马拉松等比赛）导致肌肉溶解等原因而引起；尿色变绿，可能与服用维生素 B 族、某些药物或绿色素摄取过多、绿脓杆菌感染、肝脏疾病导致血液中胆红素较多等原因所致。

小便味道改变：尿味闻起来带甜味是糖尿病比较典型的指征；尿骚味变浓或带氨味，往往提示喝水量不够、泌尿系统有炎症产生，或服用了抗生素所致；小便腐臭味或酸味较浓，多已出现泌尿系统炎症感染。

另外小便时如果有刺痛的感觉，也应注意区分考虑：一过性拉尿刺痛伴有尿色较黄、味道较浓，多与喝水量不够有关；小便剧痛伴尿液难以排出，要注意仔细检查泌尿系统结石存在于膀胱尿道口或尿道内的可能性；憋尿时感觉腰部剧痛，要小心区别输尿管结石或输尿管平滑肌痉挛而导致的肾绞痛；小便痛伴有尿色变白、变红或有黄白色、黄绿色脓液流出来，且小便的臭味较浓，就应赶紧去找泌尿科专家治疗泌尿系统炎症了。

总之，我们每天都要喝够水，及时小便，帮助身体排出水溶性毒素。

3. 大便排毒

正常的食物从口进入人体，最后变成大便排出体外，大概会经过以下步骤：食物经人类牙齿嚼碎后随着唾液以及少部分伴随的空气从食道进入胃里；食物在胃里被较浓的胃酸杀虫、灭菌和腐蚀，并随着胃壁肌肉的收缩和扩张被进一步搅碎后，被推送进十二指肠；带酸性的被绞碎的食物在十二指肠内刺激胆囊壁收缩而排出碱性的、内含胆固醇、脂肪酸和其他胆汁酸等的胆汁，同时刺激胰腺分泌各种碱性酶如淀粉酶、脂肪酶、蛋白酶、胶原酶、纤维素酶、乙醇脱氢酶等，随着胆汁一起排入十二指肠里，将食物进一步解毒并溶解成为乳糜状态，移送入小肠的空肠段；多数有益身体健康的营养物质在小肠的空肠段内经小肠分泌液的协助被进一步发酵、消化、分解、代谢成小分子状态，并在小肠的回肠段内被小肠壁的静脉血管吸收进入血液循环；而那些无法被分解的大分子代谢废物和固态废弃物如各种蔬菜、水果、干果中难以吸收的粗硬纤维等，以及不被小肠吸收的酶降解物、大分子蛋白质、部分油脂、胃肠道坏死或脱落的细胞残体、各种细菌和其他对身体有害的其他类型的毒素等，则通过回盲部进入大肠；大肠将这些废弃物里的大多数水分回收入血液，同时融合所有的残渣和毒素一起逐渐凝结成质软、半固态的大便，最后在大肠壁黏膜细胞分泌的、内含脂溶性毒素的油脂状黏液辅助下、随着大肠的蠕动和肛门括约肌的松弛，或在腹内压力下被排出体外。

上述食物进入体内逐渐形成大便废弃物并被排出体外的过程中，任何一个环节出了问题，都有可能导致大便排毒不顺畅而诱发不适病症，其主要表现在腹泻和便秘两个方面。

腹泻主要与下列因素有关：

一是当腹部受凉较重或吃进较多的寒凉食物时，温度较高的小肠（在《黄帝内经》的五行养生理论里，小肠的五行属性属君火）受到寒气的影响（寒属水，水克火），就会发生功能改变，使得小肠内对食物进一步的发酵、消化、分解、代谢等过程发生紊乱，导致小肠分泌液增多、肠蠕动加快，使得食物呈液态或乳糜状形态进入大肠，大肠内环境改变直接导致大肠菌群发生紊乱，有害菌大量繁殖、有益菌大量死亡，同时大肠分泌物增加，并产生大量的有害气体，刺激大肠壁蠕动加快，使大便呈较稀的水样或油脂状排出体外，形成腹泻。经常发生此类腹泻的人身体较虚弱，平时需要补益脾胃。

二是吃进已经发霉、细菌污染、毒素污染的食物时，或进食大量的抗生素伤害了胃肠道壁的黏膜细胞时，会刺激胃和肠道分泌大量的免疫物质或液体来对抗、消灭或排泄这些有害物质，导致胃胀或肠道蠕动加快，形成上吐下泻，此类腹泻对身体伤害较大，需要积极的中西医相结合的对症治疗。

三是各种因素刺激、诱发大肠壁发生炎症性改变而形成腹泻，如细菌感染导致痢疾产生的腹泻、感染了阿米巴滋养体导致阿米巴肠病而产生的腹泻、多发性大肠息肉因大便摩擦息肉等刺激导致大肠分泌物增多产生的腹泻、节段性肠炎由于炎性分泌物较多产生的腹泻等，此类腹泻也需要积极预防和治疗。

四是如果在空腹时短时间内喝了大量的凉开水，就会对胃壁形成较强的刺激，胃剧烈收缩蠕动，就会通过胃和大肠之间的系膜牵扯，带动横结肠管壁等加快蠕动并刺激大肠黏膜分泌黏液增多，也有可能产生一过性腹泻。此类一过性腹泻对经常因喝水较少或内热较重而导致大便干结所产生的便秘有好处，所以因内热而产生习惯性便秘的人，不妨于早晨起床后喝一杯凉开水，可以刺激大肠分泌液增加以及大肠壁的蠕动加快，形成一过性腹泻症状，及时缓解便秘状况。

便秘主要与下列因素有关：

一是喝水量不够时，大肠会将排泄废物里的水分全部回收入血液循环里，导致大便干结造成便秘，此类便秘多见于喝水较少的中青年女性人群。

二是内热较重，如经常吃烧烤、油煎炸食物或麻辣火锅等热性饮食，使得水分消耗较多，导致大便干结造成便秘，此类便秘多见于年轻人群，尤其是中青年男性人群。

三是环境温度过高或气候炎热，导致身体水分蒸发较多，导致大便干结造成便秘，此类便秘多见于高温环境下工作却喝水量不够的人群。

四是体质较虚弱，大肠壁平滑肌蠕动乏力，无法有效推动大便通过肛门，造成便秘，此类便秘多见于体质虚弱的中老年人群。

五是乙状结肠内粪结石堵塞造成便秘，此类便秘多见于体质较虚弱、消化功能欠佳、大肠蠕动功能欠佳、喝水较少且以五谷杂粮等素食为主的老年人群。

六是直肠肿瘤堵塞大肠造成便秘，或因大便摩擦肿瘤有痛感而下意识地不排便造成便秘，此类便秘多见于晚上应酬多并喝酒多、白天要正常上班而早晨不及时排出大便的群体。

大肠排出废物或毒素中的成分以难以消化、不被吸收的粗纤维等固态毒素为主，其他的毒素包括食物被分解后产生的不被小肠吸收的蛋白质、各种大分子氨基酸肽链、胃肠道壁脱落或死亡的细胞、死亡的细菌群、大肠壁分泌的脂溶性毒素以及部分气态毒素等。大肠排出的气体包含经口吞入的一部分空气、食物在肠道中分解发酵而产生的有害气体，或由肠道菌群产生的腐败气体等，这些气态毒素民间俗称为屁，因含有对身体有害的毒素而引起机体感官系统的排斥，闻起来感觉到臭。

无论是腹泻还是便秘，都有可能导致大肠排毒过程中出现问题，从而诱发身体其他组织器官的疾病：在腹泻的过程中，小肠和大肠中的大多数排泄物或毒素会被迅速排出体外，所以在因肠道病毒引起的流感症状发作时，有些医生会用腹泻的方法帮助患者驱逐体内病毒，使得身体较快康复，但是如果腹泻过度的话会导致小肠营养吸收减少以及大肠菌群失调、水分丢失过多等，引起机体营养不均衡或电解质平衡紊乱（阴阳失调）等，使体质变得虚弱；在便秘的过程中，一方面大便在大肠内停留的时间越久，肠道毒素对大肠壁的刺激和损害就越多，久而久之容易导致炎症、息肉，甚至恶性肿瘤等疾病的产生，另一方面在便秘时大肠壁会将肠道中所有的水分全部回收，部分需要排出的小分子氨基酸肽链、各种有害自由基、脂溶性毒素，以及有害气态毒素等也会随着回收的水分被大肠壁的毛细血管网回收到血液循环中，会使得有害的小分子肽链参与蛋白质基因重建而诱导各种细胞基因变异，并进而产生炎症或肿瘤，或使得脂溶性毒素积聚皮下毛囊而诱发皮疹或皮脂腺囊肿（民间俗称粉瘤），或因有害气态毒素转而从呼吸系统排出而诱发口臭、干咳等病症。所以便秘的人群除了容易有大肠炎、多发大肠息肉、痔疮、大肠癌等疾病外，还容易出现其他器官组织病症，出现皮疹、粉瘤、狐臭、口臭、干咳等状况。

通过大便排毒时除了要注意腹泻和便秘状况之外，还要注意大便其他性状的改变所反映的身体健康状况，如颜色改变、气味改变、形状改变等。

大便颜色改变：以母乳为主的婴儿大便呈黄色，所以进食肉类蛋白质较多的人大便偏黄色，而以素食为主的人大便偏绿色；有胆总管结石或肝胆门脉区有肿瘤压迫堵塞胆总管导致胆汁难以排入肠道内者，除了全身皮肤和眼睛偏黄之外，大便颜色偏白；有食管下段静脉曲张、十二指肠溃疡、胃溃疡或胃癌等疾病而导致上消化道出血者，大便颜色偏黑；有大肠息肉出血、痔疮出血，或大肠肿瘤被大便摩擦出血者，大便颜色偏红或大便表面带血。

大便气味改变：正常吃母乳的婴儿大便基本不臭；进食肉类蛋白质较多者因分解的脂溶性毒素、氮类气态毒素等有害毒素较多，导致大便较臭；进食素食为主的人大便臭味不太大，但是进食各种豆类较多者大便较臭且放屁较多；进食了不干净的食物或食物不耐受（过敏）而导致急性胃肠炎者大便较臭；因寒气较重或腹部受凉者大便较臭；因流感、瘟疫等导致肠道细菌或病毒感染并使得肠道菌群失调者大便较臭；因体内湿气较重、大便黏稠者大便较臭；有便秘、宿便较多者大便较臭；有慢性胃肠道炎症者大便较臭；有大肠息肉或大肠恶性肿瘤者大便较臭。

大便形状改变：正常的大便呈长条状或香蕉状；以肉类蛋白质为主的大便因含油脂较多而较软，以五谷杂粮等素食为主的大便因含难以消化的粗纤维较多而较硬；体内湿气较重时大便呈黏稠的稀泥状；体内热气较重时大便像羊屎一样的块粒状；水样便或拉稀时要注意胃肠道炎症；大便变细或形状发生改变要注意大肠息肉或大肠癌的可能。

每个人每天至少要正常排大便一次，最好能排两次或三次，即随时一有排便的感觉时就及时排出大便。排出大便的最佳时间是早晨的卯时，即 5 至 7 点钟，其次是下午或晚上，早晨排便时有可能将前一天晚餐所形成的大便毒素排出去，下午或晚上排便时有可能将早餐或中餐所形成的大便毒素排出去。

尽量选择在早晨排出大便毒素，这对预防现代占全球癌症发病率第三位的大肠癌起着至关重要的作用。下面分别从中医和西医两个角度加以论述早晨排出大便毒素的重要性。

中医角度：《黄帝内经》里的"子午经络流注"理论指出，卯时（早晨 5 点钟至 7 点钟）对应于大肠经，即卯时是大肠器官组织较为虚弱而需要保养的时间节点，而保养大肠组织最直接、最有效的方式就是及时排出大便毒素，及时解除大肠负担，所以在早晨及时排出大便，是养生保健 20 个字原则中的规律作息原则里预防大肠系列疾病中非常重要的一点。

西医角度：从晚餐后到第二天早晨早餐前，基本上已经过了 12 小时，前一天的一日三餐所吃的食物经代谢后而需排泄的有毒废物都已经进入了大肠内，且大部分都已进入了乙状结肠内，此时稍微增加腹内压力就容易迫使大便通过肛门排出体外。而如果早晨不及时排出大便，却等到下午或晚上再解决，那么前一天晚餐所吃进去的食物形成的代谢废物就已经到了直肠里，这样一来大便中的毒素，尤其是胆汁分泌物中的可以直接诱导大肠黏膜细胞发生癌变的坏胆汁酸就会形成对大肠壁的长时间持续刺激，最终诱发大肠癌。这就是为什么在西医理论里的现代肿瘤外科学里的大数据统计结果显示，大多数患者的大肠癌发生在乙状结肠以下，而其中有 50% 以上通过肛门指检就能被发现。所以在大肠癌的患者中，多数是以晚上应酬较多、喝酒较多、早晨不及时排大便，或没有时间排大便的人群居多（详见卯时保养大肠经，及时排便防肠癌部分）。

综上所述，我们平时应积极调养好身体，注意大便排毒的各种不同状况，重点预防便秘，按时在早晨排出大便毒素，或在有排大便感觉时就及时地尽快排出大便，帮助大便排毒。

4. 出汗排毒

成人的皮肤体表面积平均大约为 2.0 平方米，每平方厘米的皮肤上约有 100 个以上的汗毛孔，每个成人的头皮上平均有 10 万个以上的毛囊孔，面部约有 2 万个汗毛孔，全身有数百万个汗毛孔。每个人每天都会在无意识中通过皮肤毛囊里的汗腺分泌汗液排出体外，或通过开口于毛囊上段的皮脂腺分泌皮脂排出体外。这种每天机体自发地、无意识状态下分泌的汗液和皮脂总量超过 500 毫升以上，同时在气温或环境温度升高、身体发热、精神紧张、情绪激动、喝水较多，以及劳动或运动时，更会产生大量的能被意识到的分泌液，我们将这些通过皮肤毛囊孔排泄出体外的分泌液和代谢废物统称为汗液。

正常汗液中的 98% 以上的成分是水分，其余少量物质包含随着水分带出的有益身体健康的物质如钠盐、钾、钙等电解质元素，以及碳酸钙、乳酸、脂肪酸、尿素氮等身体不需要的水溶性毒素或脂溶性毒素等代谢废物。皮脂腺分泌的皮脂内含有甘油三酸酯、游离脂肪酸、蜡脂，以及腺细胞新陈代谢破裂解体后所产生的磷脂和胆固醇酯等脂溶性代谢废物，当这类皮脂排泄物较多时，汗液呈油性。由于汗液里包含着不少的水溶性毒素和脂溶性毒素，加上皮肤细胞本身的新陈代谢等原因，所以就算是平时没有感觉到明显的出汗，有时也能摸到皮肤表面的油迹或沙粒状的汗渍，洗澡时也总是能搓出不少的汗泥。

正常健康人汗液里的汗水、微量元素、碱性盐、乳酸和皮脂等排泄物对身体健康起着几个方面的作用：一是共同起着润滑皮肤和保护皮肤的作用，使皮肤保持油润、光滑、细腻；二是维持皮肤表面酸碱平衡，使得皮肤细胞充满活力；三是抵抗微生物的侵袭（如细菌、病毒、真菌、螨虫等），保持皮肤组织的完整；四是保护皮肤温暖、湿润或干燥，免遭体外季节性因素如风、热、暑、湿、燥、寒等毒素的侵袭；五是对抗太阳紫外线、宇宙中的高能量粒子辐射，以及自然或人为环境中放射性辐射等对机体的伤害；六是排出体内经过血液循环而分泌到皮下毛囊内、对身体健康有害而需要排泄出去的代谢毒素。

正常健康人分泌的汗液以水分为主，较少代谢废物，所以基本上是无色、无臭味、无油脂、无杂质的，尝起来带淡淡的咸味，且每天至少要排出 500 毫升以上，而一旦汗液的这些基本特征发生了某种明显的改变，则暗示着身体某个系统器官组织出了问题，就需要注意积极养生保健和有效排毒了。

汗量改变：一方面汗量过多，将使得体内水分、电解质或微量元素、皮脂以及其他有益身体健康的元素就会跟着丢失过多，除了导致循环血容量减少、引起心脏负担增大之外，还会引起其他各组织器官功能减弱、排毒不畅，产生口渴、疲乏无力，甚至脱水休克等体质虚弱状况或其他疾病，此时要注意及时补充水分、电解质等营养物质，防止发生重大疾病。另一方面汗量过少，除了喝水量不够的原因之外，还说明了体内各器官组织的细胞活跃度不够，无法分泌出正常含量的汗液，这势必会导致毒素积累在皮下组织里或皮下毛囊内，引起毛囊炎、皮疹，或色素沉着等状况，此时就应该注意积极补充水分，增强各器官组织的细胞活力，引导汗液正常排出，帮助皮肤组织排出毒素，恢复正常肤色和容颜。

气味改变：如果汗液带尿骚味，说明汗液里的尿素氮含量较多，预示着通过尿液排出的尿素氮减少或不足，部分尿液内的毒素随着回收尿液内的水分一起顺着血液循环通过皮脂腺分泌到了皮肤毛囊内，此时提示我们要高度注意泌尿系统的问题如肾多发性囊肿、肾炎、肾病综合征等疾病。如果皮疹较多且汗液带臭味，就要注意皮下毛囊内微生物如细菌、病毒、真菌或螨虫等侵袭引起了皮肤炎症。

颜色改变：汗渍变黄，可能与过多食用富含胡萝卜素的、黄颜色为主的芒果、胡萝卜或橘子等食物有关，也可能与口服或注射过多的维生素 B 族有关，还要小心肝胆结石、黄疸型肝炎或肝硬化的可能性，此时结合眼结膜变黄、尿黄以及肝胆系统相应检查就可以做出临床诊断；汗渍偏红色，也许与服用碘化钾有关，还要小心内火旺盛引起的出血征象或内分泌功能紊乱所致；汗渍呈白色，一方面可能是汗液内盐分较多，要注意补充钠盐，另一方面也可能是汗液内尿素较多，此时要高度注意急性肾功能衰竭或尿毒症的可能；汗渍偏黑色，要小心肾炎引起的慢性肾功能衰竭等疾病会影响尿内毒素的排泄，这类毒素就会转而通过血液循环带至皮下毛囊内由皮肤排出；汗渍呈现淡绿色，可能与急性化脓性胆管炎堵塞胆管，导致胆汁通过血液循环引流到皮下毛囊内有关，此时结合临床病人有腹痛、发热等相关症状即可确诊。

油脂增多：当皮脂腺分泌的皮脂排泄物较多时，混在汗水里一起从毛囊孔中排出的脂溶性毒素较多，汗液就会有油腻腻的感觉，还容易出现脂溢性皮炎的表现如粉刺、痤疮、酒糟鼻等，这种表现一方面与进食过多的油腻、煎炸、烧烤等肉类蛋白质食物导致身体内热和脂溶性毒素增多有关，另一方面与便秘时大肠壁周围脂肪内的脂溶性毒素难以及时通过大肠黏膜分泌而随着大便毒素一起排出体外，却转而通过血液循环系统转运到皮脂腺内有关，再一方面与体内雄性激素等性腺激素分泌过于旺盛有关。

上述四种出汗异常的状况出现时提示身体健康在某方面出了问题，而一旦皮肤毛囊孔被堵塞了，其本身就会出问题。如皮肤毛囊的出口因炎症而被堵塞了，就会出现粉刺、疖肿等问题，而如果毛囊孔因皮肤清洁卫生做得不好而被脏的东西堵塞了，毛囊内每天分泌的汗水和脂溶性毒素混在一起排不出去，久而久之，汗液里的水分被毛囊壁的上皮细胞重新回收，而剩下来的日积月累的汗液里的盐、微量元素、尿素氮等代谢废物和皮脂里的甘油三酸酯、脂肪酸等脂溶性毒素就会积聚下来，逐步形成肉眼可以看到、手指可以触摸到的逐渐增大的皮脂腺囊肿，通过外科手术切除下来时，可见肿瘤包膜完整，内为灰白色或灰黑色的带恶臭的粉状物，因此民间将此类良性肿物俗称为"粉瘤"。粉瘤常见于卫生条件较差、洗澡较少的群体，以监狱犯人等群体多见。

由以上论述我们可以看出，皮肤出汗排出的毒素中不但包含了较多的液态毒素（尿素氮等水溶性毒素），还包含了较多的脂态毒素（甘油三酸酯、游离脂肪酸、磷脂等脂溶性毒素）和固态毒素（盐、微量元素、碳酸钙等），所以皮肤出汗对身体各脏腑组织毒素的排除起着非常重要的作用，同时还在美容和减肥等方面起着不可替代的作用。因此在每天无意识地出汗的基础上，我们应坚持每天保持积极的心态、喝够水、均衡营养、适当运动等，做到有意识地适当出汗，帮助身体毒素排出。

综上所述，人体内每天新陈代谢产生的、需要排除的毒素主要是呈气态、液态、固态、脂态等几种形式存在，多数毒素通过呼吸、小便、大便，以及皮肤出汗等几种方式排出体外。人类机体在排毒过程中也有着互相调节的机制，多数状况下几种排毒方式还会互相补充：气态毒素中的大多数通过呼吸排毒的方式排出体外，少部分通过嗳气、放屁等方式排出体外；液态毒素中的大多数通过小便排毒的方式排出体外，少部分通过皮肤出汗、呼吸、大便等方式排出体外；固态毒素中的大多数通过大便排毒的方式排出体外，少部分通过小便、皮肤出汗等方式排出体外；脂态毒素中的大多数通过皮肤出汗排毒的方式排出体外，少部分通过大便等方式排出体外。所以，每天在选择均衡营养的状况下，多做深呼吸、及时排尿、按时排大便、适当有意识地出汗等，对身体毒素的排除、积极预防未病、延年益寿等方面起着综合的、重要的作用。

人类常见的另外的排毒方式还有眼泪排毒、鼻涕排毒、喷嚏排毒、唾液排毒、耳屎排毒等，因篇幅原因不在此赘述。

三、结合中西医理论，选择均衡营养

中国人自古以来有句俗语叫民以食为天，一语道出了食物对人类生存的重要性。《黄帝内经》告诉我们：平人不食，七日而死。意思就是说身体机能正常的健康人不吃东西就容易得病，如果一个健康的人连续七天不进食就会因各个器官组织功能的衰竭而死亡。《黄帝内经》还明确指出：五畜为益，五谷为养，五蔬为充，五果为助。意思是说自然界的各种可食用的物质都对人类健康的不同方面有帮助，所以不能偏食，而要根据各人的身体健康状况按需摄取以及均衡摄取各种营养。笔者在本书第一章内容里强调维护健康的五个基本原则是心理健康，避除毒素，均衡营养，适当运动，规律作息二十个字，也强调了均衡营养在人的生命中所占有的重要位置。既然食物是人类赖以生存的基础，现在世界上有那么多种自然的可食用食物，还有越来越多的人造加工食物，我们该吃哪些东西呢？又该吃多少呢？究竟如何才能做到均衡营养呢？现代西医营养学理论和中医《黄帝内经》五行养生理论对于这些问题有着不同的表述，下面分别从西医和中医两方面加以论述。

（一）西医对均衡营养的选择

现代西医营养学源于十九世纪初西方营养学家对各类食物的营养成分进行进一步分解之后。科学家们通过越来越微观和精细的研究，确认食物的营养物质主要包括水、蛋白质、油脂、碳水化合物、维生素、微量元素和纤维素等七种元素，认为人的一生除了空气之外，主要就是依靠这七种营养物质而活着，所以得出科学结论：任何食物是否对人类健康有益、每日摄取量的多少，以及营养价值的高低，主要是由这七种营养成分在食物中所占的比例来决定，这七种营养素每天都要尽量做到均衡补充，才能更好地保养人体各系统器官组织的功能作用，维护人类身体健康。

1. 水

水是生命的源泉，宇宙中万事万物只要是有生命的、活的，或者有变化的东西，无论是动物、植物或者矿物，都离不开水。

水由固态、液态、气态三种形式存在，除了南极、北极被固态水（冰）所覆盖的地域之外，地球表面有 70% 以上的面积被液态水所覆盖，此外空气中还弥漫着气态水（水雾、云）在悄无声息地滋润万物。

人体各器官组织的最主要的组成成分就是水，成人体内水分占体重的 70% 左右，儿童体内水分达 80% 左右，而老年人体内水分只占体重的 60% 左右。

人类机体的所有生理生化功能、新陈代谢功能，以及解毒排毒功能等一切生命活动都离不开水。一个人如果三天没有喝水，就可能会有生命危险，所以人类每天都要喝水。

现代西医理论总结出成年人在没有大量出汗的状况下，每天每千克体重大约需要摄取 40 ～ 50 毫升的水，才能有效维持日常的正常工作和生活中身体生理功能运作及各系统器官组织的排毒需求。儿童的喝水量一般按照年龄和体重来计算，如 1 岁以下的宝宝每天每千克体重需要 150 毫升左右的水或奶，1 ～ 3 岁的宝宝每天每千克体重需要 120 毫升左右的水，4 ～ 6 岁的宝宝每天每千克体重需要 100 毫升左右的水，7 ～ 14 岁的孩子每天每千克体重需要 70 毫升左右的水。

例如一个 50 千克体重、没有大量出汗的成年人每天需要摄取 2000 ～ 2500 毫升的水，这也符合中医理论强调的成年人每天需要喝"八杯水"的概念，即每杯水为 250 毫升，八杯水正好是 2000 毫升。这些水除了白开水、矿泉水或纯净水等以外，还包含了喝汤、喝茶、喝饮料等液体，以及煮饭、煮面、吃水果等内含的液体。

人体是一个协调的机体，当大脑感觉到口渴的信号时，说明身体已经处于缺水状态中，所以不要等到口渴了才喝水，应该每过 1 ～ 2 小时喝一次水。

建议每天的八杯水按如下次序摄入：早晨起床后一杯温水；早餐时一杯温水或一杯牛奶、豆浆、咖啡等，喜欢早晨喝酸奶的可以在早餐后吃；上午一杯水或茶；中餐一碗汤或一杯水；午休后一杯水；下午或傍晚时一杯水或茶；晚餐及晚餐后一碗汤或一杯水；睡前及半夜睡醒时合计一杯水。在工作或运动中有大量出汗时要相应增加水分的摄入量，有喝茶、奶、饮料或喝汤等较多状况时，可以适当减少水的摄入量。

按照上述喝水的规律，每天均衡、定时、定量喝水对身体各器官组织功能有下列益处。

早晨起床后的第一杯温水：首先是增加了血容量，加快血液在全身循环血管里，尤其是在大脑血管里的流动，对及时排出已经蓄积在血管里的毒素，尤其是预防已经有富贵病的中老年人容易发生的晨起心肌梗死或脑中风等有益；其次是刺激胃蠕动并牵扯了大肠的蠕动，对帮助早晨排出大便有利；其三是在温补了胃的同时还稀释了深夜长时间浓聚的胃酸，对减少胃幽门螺杆菌的繁殖，预防胃炎、胃溃疡，甚至胃癌的发生有益。中医《黄帝内经》里的"子午经络流注"理论也指出，卯时（5 ～ 7 点）是大肠经比较虚弱的时间段，辰时（7 ～ 9 点）是胃酸浓聚、胃腑比较寒凉、胃经比较虚弱的时间段，因此早晨应该及时排出大便以减轻大肠负担，同时应该稀释胃酸并温补胃。所以结合中医和西医理论，我们可以知道早晨起床后的第一杯温水主要是对预防心脑血管疾病、大肠疾病和胃病有帮助。

早餐时一杯温水：这一杯温水（或牛奶、豆浆、咖啡等，喜欢早晨喝酸奶的可以在早餐后吃），对早餐吃进食物的分解、磨碎、及时排空等有帮助，从而起到温养胃、减轻胃的负担的作用。

上午一杯水或茶：上午是一个人阳气较足、精力较充沛、做事效率较高的时间段，此时喝 1 杯水或茶，可以及时补充水分，维持血液循环的正常运转。喜欢喝茶的人上午可以适当喝红茶，尽量少喝绿茶。红茶既有助于温养脾胃，也有利于补充体内的阳气，而绿茶在早晨空腹时，或吃早餐较少时容易伤害脾胃，诱导腹痛、胃炎、胃溃疡等病症加重，所以喜欢喝绿茶的人应该在吃完适量的早餐后再喝。

中餐时喝一杯水或汤：一是对中餐时吃进食物的分解、磨碎、推进、消化、吸收等过程有帮助；二是吃中餐时大量血液向胃肠道集中帮助食物消化，血液循环系统里缺少血容量，将刺激心脏搏动加快，此时喝一杯水，有助于及时补充血液循环里的血容量，减轻心脏负担，起到预防心肌梗死、降低血压、保养心脏的作用；三是中午是一天中气温最高的时候，人体水分蒸发较多，导致体内缺水、水溶性毒素容易积存，此时喝一杯水，维持正常的出汗和排尿，对随时排出体内的水溶性毒素有益。《黄帝内经》里的"子午经络流注"理论也指出，午时（11～13点）是阳气消亡、阴气初起之时，此时是心经最虚弱的时间段，在每天温度最高、人体较缺水、血容量较少的午时喝一杯水，及时补充水分、增加血容量，有助于降火、清热、滋阴，对维持心脏平稳和正常的跳动有益，从而起到保养心脏的作用。

午休后一杯水：午休时段，机体对午餐的食物进行了充分的分解、消化、吸收，促进了全身各器官组织细胞的新陈代谢，产生的大量的各类毒素，尤其是水溶性毒素需要及时排出体外，午休后喝一杯水增加血容量，一方面可以使得尿液增多并刺激排尿，有助于机体通过泌尿系统排出水溶性毒素，另一方面可以使得大脑血容量增多、血液流速加快，有助于预防下午时段老年人容易高发的脑梗死。

下午和傍晚一杯水或茶：《黄帝内经》里的"子午经络流注"理论指出，下午的申时（15～17点）是膀胱经比较虚弱的时间段，中医理论的膀胱经对应于西医理论的泌尿系统，此时喝一杯水，可以使得尿液增多，有利于及时排出水溶性毒素，避免水溶性毒素较长时间积存在泌尿系统里不流动而造成对泌尿系统器官组织的伤害，减少泌尿系统炎症、结石，以及肿瘤等发作机会。此时如果结合运动出汗排毒或深呼吸排毒，则效果更佳，而申时的申字就是伸展、延长的意思，直接指明了此时段最适合拉伸肢体，宜做运动锻炼。

中医《黄帝内经》里的"子午经络流注"理论指出，傍晚的酉时（17～19点）是肾经比较虚弱的时间段，中医理论的肾经基本对应于西医的生殖系统，此时喝一杯水，增加血容量而刺激出汗量增多，有助于体内脂溶性毒素通过皮肤的毛囊孔排出体外，有利于体内各种激素达到平衡，对保养生殖系统、维持人们的青春活力、促进青少年正常的生长发育、优生优育，以及老年人健康长寿等有益。所以在下午和傍晚应至少喝一杯水，而在此时做运动或活动者更要适当多喝水。

另外中医五行养生理论指出，普洱茶和黑茶五行属水，对应于泌尿生殖系统，所以喜欢喝下午茶的人，此时可以选择普洱茶或黑茶，有利于泌尿生殖系统毒素的排出，并起着滋养肾阴的作用。喜欢喝点小酒的人，可以在酉时（酉字就是酒的意思，顾名思义酉时就是到了该喝酒的时辰）适当喝点适合自己的酒，有助于扩张血管、激发生命活力、促进相应激素的分泌，对滋阴壮阳、延年益寿有益。许多地方经常定时地，或有重大节日时，会在酉时（傍晚17～19点）燃起篝火，当地人们，尤其是青年男女围着篝火喝酒、唱歌、跳舞，而后成双成对地卿卿我我、悄然离开去谈恋爱。这样的习俗无论是对身体激素的平衡，还是对种族的繁衍，或优生优育的选择等在无形中都起着重要的作用。

晚餐时喝一杯水或汤，一方面对晚餐时吃进食物的分解、磨碎、推进、消化、吸收等过程有帮助，另一方面现代许多人以晚餐为主餐，大量进食后会导致胃肠道周围的血流量激增而循环血容量减少，此时喝够水对补充血容量、缓解心脏和血管压力有益。

中医《黄帝内经》里的"子午经络流注"理论也指出，戌时（19～21点）是心包经比较虚弱的时间段，中医的心包经对应于西医理论里的血管压力系统，此时段血压稳定性较差，如果此时情绪激动，容易诱发血压忽低忽高，一旦冲破大脑血管，将导致致命的脑溢血。所以临床中发现脑溢血疾病多在戌时发生于已经患了高血压而平时又喜欢在应酬中喝酒的青壮年人群，这是因为酒精的作用会使得大血管壁松弛直接导致血压下降，可以减轻高血压引起的头晕头痛等症状，患者就会觉得喝酒舒服，可是等大约半个时辰左右，酒精松弛血管壁的作用就会过去，血管壁会逐渐挛缩回来，如果这个时候这类人还在心潮起伏、情绪波动，就容易诱发血压突然急剧增高，一旦冲破脑血管，就会产生致命的脑溢血。现代医学大数据统计结果显示，中国人脑中风的发病率全球最高，是西方国家人群发病率的数倍，所以在社会经济发展年代，已经有了高血压的、经常应酬也喜欢喝酒的青壮年人群在进食晚餐时，尤其是在应酬喝酒时，一方面要注意喝够水，另一方面要注意保持情绪稳定，以预防容易发生在戌时的致命的脑溢血。

睡前及半夜睡醒时合计喝一杯水，对身体多个器官组织的新陈代谢有益，下面简要叙述。

一是对清肝热、助睡眠有益：有些人到了子时（晚上23点钟）后还不想睡觉或是睡不着，甚至少数人经常有失眠的现象发生，这些往往与其体内肝胆火气旺盛有关。中医《黄帝内经》里的五行养生理论指出水生木、水克火，水既可以用来直接调养功能已经出现紊乱的属木的肝胆系统，有利于肝胆系统新陈代谢等功能的正常发挥，水也可以用来直接浇灭太过旺盛的肝胆系统的火气，帮助肝胆系统清热解毒的功能正常运转。所以晚上睡前喝半杯水既有利于肝胆功能的修复，又能使人快速清静下来，有利于迅速入眠。

二是对心脑血管系统有益：人在深夜安静休息时需要的能量较少，心率变慢、血压下降、血流速度变缓，有些患有高血脂、高血糖、高血压等富贵病的患者，容易在半夜因血液浓度过于黏稠、血流速度过于缓慢而堵塞重要血管，诱发心肌梗死或脑梗死。所以睡前和半夜喝够水有助于稀释血液浓度，推进血流速度，对预防越来越高发于半夜的心肌梗死或脑梗死有益。

三是对胃有益：夜深休息时距离晚餐时间往往已经过了4小时以上，此时胃已经排空，胃酸逐渐浓聚，许多人会有肚子饿的感觉，如果不吃东西，则胃里的浓酸容易伤害胃黏膜，而如果进食东西又容易使人长胖。此时喝半杯水的话，一方面可以稀释胃酸，另一方面可以使人有饱腹感，无须再进食，且血容量增加会刺激尿液排毒和出汗排毒的增加，所以睡前喝够水对养胃和减肥有益。

四是对呼吸系统有益：晚上睡觉前不敢喝水会造成体内水分缺少，此时呼吸系统水分减少会导致气态毒素难以随着少量的水分排出，同时空气中的雾霾污染逐渐加重，造成大量的毒素积聚在呼吸系统内，诱发干咳、哮喘等症状，这也正是哮喘症状多发生于晚上睡前的主要原因。另外《黄帝内经》五行养生理论指出，寅时（凌晨3～5

点）是肺经比较虚弱之时，毒素浓聚会刺激呼吸系统排毒功能，如果半夜不敢喝水导致呼吸系统水分减少的话，容易诱发剧烈干咳，这也正是许多已经有呼吸系统疾病的患者常在半夜3点左右将自己咳醒的主要原因。所以睡前喝够水对及时排出呼吸系统毒素，减轻呼吸系统疾病症状，以及预防呼吸系统疾病的发生都有益处。

五是对大肠有益：晚上睡前喝水不够时，身体因缺水而会动员大肠将水分充分回收，这将导致食物在小肠内消化、吸收后而需要排泄出去的废物在大肠内变干、变硬，且移动速度减慢，甚至到了早晨卯时（5～7点）大肠比较虚弱的时段，大便还滞留在结肠内，推送不到乙状结肠以下，直接导致便秘现象，此时如果还不喝够水，久而久之就容易诱发大肠的炎症或癌症。所以睡前喝够水对预防大肠疾病有益。

六是对泌尿和生殖系统有益：晚上睡前或半夜喝水不够的人会因尿少而导致尿液较长时间储存在泌尿系统中久久不能排出，尿液中的酸性物质和钙在一起浓缩和聚合，容易导致泌尿系统结石的形成；经常喝水较少的人会诱导机体发出该身体处于缺水状态、应该储存水源了的信号，容易导致各系统器官组织，尤其是肾脏产生囊肿等现象；尿液中的毒素存留在肾小球、肾小管、膀胱壁等细胞膜上，容易诱发肾炎、肾病综合征甚至泌尿系统恶性肿瘤等疾病。另外晚上睡前或半夜喝水不够的人会因身体缺水而导致子宫或阴道等分泌物减少，难以将生殖系统的新陈代谢废物或有害激素等毒素排出体外，容易诱发生殖系统炎症、肿瘤、阳痿、阴冷、不孕不育、生长发育畸形等疾病或症状。

七是对美容有益：爱美的女士如果经常晚上睡觉前没有喝够水，身体缺水就会导致半夜皮肤出汗少，这将使得大量的皮下水溶性毒素、脂溶性毒素等废弃物排不出去而逐渐淤积于皮下毛囊或组织中，容易诱发皮疹、皮炎或激素水平紊乱。此外由于睡觉前喝水不够导致的上述各器官组织的不适症状，会严重影响到睡眠质量，将导致神经系统内褪黑素的分泌减少，使得皮下黑色素细胞分泌黑色素增多，久而久之就容易出现皮肤变黄、变黑，以及色素斑形成等现象，在这种状态下，无论是使用护肤品美容，或是激素及药物治疗，还是激光治疗等方案，都难以达到好的效果。所以晚上和半夜喝够水有助于皮下各种毒素和黑色素的排除，对保持光滑、细腻、洁净、红润、富有弹力的皮肤有益。

所以晚上睡前和半夜的这一杯水对成人的各个器官组织的调养和修复起着非常重要的作用。有人担心晚上睡前喝水会导致半夜起来小便而影响睡眠，尤其是睡眠质量较差的老年人更不敢睡前喝水，这导致老年人因睡前喝水较少而出现的疾病或症状更多，如失眠、便秘、干咳，甚至心绞痛、脑梗死等。其实没有必要担心，因为睡前喝水有助于快速入眠，半夜醒来小便后，只要再喝一些水，又容易睡着了。笔者本人就是每天晚上睡前在床边放一杯水，喝一大口水后就能快速入睡，半夜被尿憋醒时即起床小便，而后再喝一大口水，又容易入睡，即使凌晨再起，也是小便后再喝一大口水，接着入眠。通常早晨起床时一杯水已经喝完了，而且半夜每次醒来所排出的小便量远远多于前一次所喝的水量，说明深夜时段机体内各个器官组织在生理、生化、排毒、修复等新陈代谢过程中产生的废物更多，少量水分就能促进组织细胞的生理代谢活动，从而带出更多的水溶性毒素。

综上所述，成人每天喝够八杯水，且均衡、按时摄取等，对养生保健非常重要。如果每天喝水不够会影响到机体所有的生理生化、解毒排毒、修复再生等新陈代谢功能，容易导致各个系统器官组织的功能减弱、慢性炎症或肿瘤疾病等发生。

由于身体的水分主要是帮助水溶性毒素从尿液中排出，因此多喝水、多排尿是人体排除水溶性毒素的最重要的方式，所以喝水不够时要重点关注会影响到泌尿系统的问题。

经常看到报道有人因肾病综合征或尿毒症等疾病需要做血透、腹膜透析，或换肾等治疗，临床医学大数据统计分析发现患此类疾病的人群以青少年女性为主，这又是为什么呢？

《黄帝内经》里的阴阳五行养生理论指出：男性属阳、女性属阴，青少年属阳、中老年属阴，春夏属阳、秋冬属阴，人也分五行（详见本书附录五行人分类查询表），木行人或火行人属阳、金行人或水行人属阴。属阳的男性、青少年以及木行人或火行人，平时，尤其是在属阳的春夏季节较活跃，运动量较大，水分挥发较多，需要的水分相对较多，喝水相对较多；而属阴的女性、中老年人以及属阴的金行人或水行人，平时，尤其是在属阴的秋冬季节不太活跃，运动量较小，身体挥发的水分相对较少，需要的水分相对较少，喝水相对较少。

由上述理论可见，青少年女性容易患肾病综合征等疾病与下列几方面因素有关：一方面，属阴的女性其身体的水分挥发较少，喝水会较少，水溶性毒素难以排除而容易积存在泌尿系统里；另一方面，青少年平时较活跃，运动量较大，水分挥发较多，需要多喝水，可是有些听话的青少年女学生却因为白天上课时不敢去小便而刻意少喝水，或担心晚上尿床被父母处罚而不敢多喝水，结果导致体内经常严重缺水，造成水溶性毒素大量积聚在泌尿系统里；再一方面，属阴的金行人或水行人平时，尤其是在寒冷的秋冬季节不太活跃或运动量较小，喝水相对较少，尤其是水行人还会经常忘记喝水，这类人群就更容易积存泌尿系统毒素。如果同时具备上述三个方面的因素于一体，就非常容易导致泌尿系统的疾病了，所以肾病综合征等疾病多发生于平时不太活跃的、运动量较少的、喝水量较少的，尤其是五行属水的青少年女性。

需要通过多喝水来帮助排毒的重要器官组织还有呼吸系统。当身体缺水时呼气中的水分就会不足，部分气态毒素及液态毒素就无法跟随着呼气一起排出体外，整个呼吸系统内将积存过多的气态毒素和液态毒素，容易导致干咳、鼻炎、咽喉炎、支气管炎、肺炎、哮喘发作等症状或疾病。

需要通过多喝水来帮助排毒的重要器官组织还有大肠。当身体缺水时大肠中的水分就会被充分回收，导致大肠腔内的废弃物变得干硬、大肠功能减弱、大肠蠕动变慢且缺少分泌液，使得大便无法及时排出体外，大便中的各种毒素长时间刺激大肠壁，将导致便秘、痔疮、大肠炎症、息肉，甚至恶性肿瘤等症状或疾病。

需要通过多喝水来帮助排毒的重要组织还有皮肤组织。每天喝水不够、出汗少的话，皮下的水溶性毒素、皮脂腺的脂溶性毒素、皮下黑色素等毒素就都难以排出，将直接导致皮疹、皮炎、皮肤色斑、色素沉着、皮癣等症状或疾病的发生。爱美是女人的天性，保养好皮肤，维持姣好的容颜是许多女士追求的目标，要想美，喝够水，把握女性美容的秘诀，就能避免步入美容的误区。所以想要美容的女士平时应该尽量做到喝足水、出足汗、睡足觉，在此基础上稍加护肤调理，就容易达到令人满意的自然美颜效果。

此外前述的喝够水有利于胃肠道器官组织对食物的消化和吸收，喝够水有利于帮助肝胆系统的解毒功能正常运作，喝够水能有效地预防心脑血管疾病等等，都说明了每天喝够水的重要性。

中医理论中水对人体的重要作用与上述西医理论认为水对于人体健康的重要性的描述完全相符，主要体现在几个方面：一是《黄帝内经》里的五行相生理论指出水生木，木对应于肝胆系统，意即喝够水有利于帮助肝胆系统的生理功能、解毒功能以及肝细胞修复功能等正常运作；二是《黄帝内经》里的五行相克理论指出水克火，火对应于心脑血管系统和淋巴免疫系统，意即喝够水有利于清心热、降血压、通淋巴，对预防心脑血管系统疾病或免疫系统疾病有益；三是《黄帝内经》里的五行补虚泻实理论指出金生水、实则泻其子、水泻金，意即水是金的儿子，多喝水可以泻掉金的实热毒素。金对应于肺和大肠，肺开窍于皮毛，水对应于泌尿生殖系统，也就是说，当属水的泌尿生殖系统排毒功能正常的话就能帮助五行属金的肺、大肠、皮肤的燥热毒素的排除，或者直接多喝水也能泻除掉属金的肺、大肠、皮肤的实热毒素等，对预防呼吸系统疾病、大肠疾病、皮肤疾病以及帮助美容等都有益处。由上述几点可以看出，对于喝够水在人类养生保健中的重要地位，中医理论与西医理论的看法完全一致。

各种属性人，尤其是平时喝水较少的五行属水的水行人更要注意每天喝够水，以预防全身各个系统器官组织疾病，尤其是预防五行属水的泌尿系统和生殖系统方面的病症。

2. 蛋白质

蛋白质是构成机体各系统器官组织细胞的基本成分，在供给身体能量（每1克蛋白质可以提供4千卡热量）、生理功能调节、组织或细胞的修复和更新换代等方方面面都起着重要作用，是人类生命活动中必需的营养素。

蛋白质主要分为动物蛋白质和植物蛋白质两种，动物蛋白质内含有人体所需的所有氨基酸，属于营养组成中的优质蛋白质，且容易被人体消化、吸收，并参与所有的组织细胞的构建，所以少量的动物蛋白质就可以满足人体生命的日常新陈代谢需要。各种植物中除了大豆含有较全的人体所需要的氨基酸外，其他植物所含的人类需要的氨基酸种类和数量都参差不齐，且难以被人体所消化吸收，有时还需要较大的量才能满足人体日常所需，所以基本不作为蛋白质补充之首选。

人类这种高级动物究竟是以什么食物为主呢？到底是应该吃素食，还是应该吃肉食？

现代西医解剖学理论总结出：肉食动物如虎、狼等的肠道平均长度为身长的 3 ～ 5 倍，其中肠道最短的肉食动物是各种蛇类等，这类肉食动物的肠道长度还不到其身长的一倍长度；素食动物如牛、羊等的肠道平均长度为身长的 10 ～ 20 倍左右，如草鱼肠、牛肠、羊肠等都较长，于是就有了羊肠小道之称谓，素食动物的肚子因而就会显得比较大；而世界各国成人的肠道长度平均约为 8 米左右，按中国人男性平均身高 1.7 米、女性平均身高 1.6 米来计算，其肠道平均长度与身长的比例分别是男性为 4.7：1、女性为 5：1，正好介于肉食动物的肠道平均长度为身长的 3 ～ 5 倍之间。另外现代医学解剖学统计，进食五谷杂粮等素食较多的中国人的肠道与进食动物蛋白质肉类较多的西方人的肠道总长度没有明显差别，但是中国人肠道的皱襞要比西方人肠道的皱襞长大约 15 厘米左右，这些由悠久历史形成的、进化的、多出来的肠道皱襞，有利于更好地延缓缺少氨基酸的素食在肠道中的推移速度，以帮助其营养物质的消化和吸收。

综上所述，从现代医学的人体肠道解剖学理论来说，人类祖先应该属于肉食动物的范畴，而从现代医学的口腔学理论以及牙齿结构来看，我们就会得出人类是杂食动物的结论，所以人类需要进食各种食物来维持身体健康，动物蛋白质应该成为人类选择均衡营养中的重要成分。

现代西医科学理论研究证明，成人维持生理需要所摄取的动物蛋白质量每天每千克体重 1 ～ 1.2 克就够了，也就是说一个 50 千克体重的成年人每日生理需要的蛋白质量为 50 ～ 60 克。医学上的生理需要量，是指一个人每天不活动而只是躺在床上，维持其基本生命体征（主要是心脏搏动和呼吸功能活动）所需要补充的最基本的蛋白质量，这实际上指的就是医院的植物人所需要的量，所以给植物人每天静脉输入两瓶 500 毫升 5% 复方氨基酸注射液体就基本上可以满足该植物人维持生命所需的一天的蛋白质需求量。

正常学习、工作和生活的人每天都需要摄取足够的蛋白质来维持生长发育、各类细胞更替和每天正常的体力活动等所需要。建议 50 千克体重且中等体力活动的成人，每天摄取含有动物蛋白质的食物量为：鸡蛋（30 ～ 50 克）一个，各种禽畜瘦肉 50 克左右，以及各种鱼类蛋白质 100 克左右。此外米、面等主食淀粉 200 克左右，各种蔬菜 500 克左右，水果 500 克左右。这样的多种蛋白质和其他营养物质的摄入量基本能够满足一天正常生活的需求。而同样是 50 千克体重的中等体力活动的青少年，由于正在生长发育过程中，且需要的热量较多，则每天摄取含有动物蛋白质的食物量可以改为：鸡蛋（30 ～ 50 克）一个，各种禽畜瘦肉 100 克左右，以及各种鱼类蛋白质 50 克左右。

特殊人群如干重体力活的工农兵群体、极限运动员等大热量消耗人员，则可以按需要量适当增加各种优质禽畜类动物蛋白质。此外，老年人群因各方面的功能减弱如消化吸收功能减弱等，也需要适当增加容易摄取其营养物质的蛋白质量（如各种优质鱼类蛋白质等）。对于大病初起或初愈、体质虚弱等低热量消耗人员，由于其消化、吸收等各方面功能较弱，则应适当减少动物蛋白质摄取量。

人体每天需要更新换代的细胞数多达数亿万以上，所以每天都必须摄取足够的优质蛋白质来满足构建新细胞的需求。每天所需的优质蛋白质过少将使得身体动员利用其他废料如代谢后需要排泄的有害小分子肽链片段、死亡细胞被分解后的小分子残体肽链等来构建新细胞的基因长链，引起器官组织细胞的基因变异，如果基因变异的细胞诱发了免疫排斥反应并被消灭，就会导致器官组织炎症的发生；如果基因变异的细胞没有诱发免疫排斥反应而继续大量复制和无序生长，就会导致器官组织各种恶性肿瘤的发生。所以人类每天都应该补充足够的优质蛋白质，满足构建正常新细胞的基本需求，才有可能减少各种细胞的基因变异。

现在经济条件好了，许多人以为天天大鱼大肉（尤其是土行人较爱吃肉）就会保持健康，殊不知长期过量补充动物蛋白质也将对我们的身体健康起着非常不利的影响。每日摄取过多的动物蛋白质对机体的危害主要包括以下几个方面。

一是摄入大量蛋白质后需要动用大量血液向胃肠道集中，以帮助食物的消化和吸收，这样会使得循环血容量减少，心脑血管系统等缺血和缺氧，容易使人产生餐后疲劳、嗜睡等，所以许多人大吃大喝后常常会出现打哈欠的现象。

二是大量蛋白质的摄入会加重胃、胰腺、肝胆等消化系统负担以及大肠和泌尿系统等排泄系统的负担，久而久之，容易导致消化系统和排泄系统的伤害，引起胃炎、胰腺炎、肝炎、胆囊炎、结肠炎、肾炎等疾病。

三是大量蛋白质在消化、分解的过程中产生的氨基酸或小分子肽等是对机体各器官组织细胞的构建有用的物质，机体会适当储备下来，当产生的氨基酸或小分子肽的量太多时，一小部分会通过大便排出体外，而大部分会储存在体内，使得血胆固醇等升高，并使人肥胖。

四是消化、分解过多的蛋白质而产生的大量废物（大分子或有害的小分子肽）等毒素如果没有及时排出体外，除了积存在肾脏组织细胞内引起肾功能受损外，还会积存在关节腔内、血管壁上等，引起关节炎、静脉栓塞、动脉粥样硬化、高尿酸血症等，从而诱发痛风、高血压、中风、心肌梗死等病症。

五是大量蛋白质饮食提供了足够的热量，就相应减少了血糖的分解和燃烧，也会引起血糖增高，而需要分泌大量的胰岛素来降解，这将加重胰岛细胞的负担，胰腺组织积劳成疾而最终容易导致胰腺炎或糖尿病的发生。

六是长期动用大量的蛋白酶来分解代谢过量的蛋白质，容易引起蛋白辅酶的缺乏，这既容易导致其他营养素吸收困难而引起营养不均衡，也容易直接导致一些常见而又找不到原因的身体不适症状产生，如起着辅酶作用的维生素 B 族的缺乏容易导致口腔溃疡、咽炎、鼻炎、外耳道炎、脂溢性或神经性皮炎、胃肠炎、周围神经炎等身体不适症状，而这些症状在一旦补充维生素 B 族后就会逐渐消失。

七是大量蛋白质代谢后产生的血液中的酸性环境需要碱性物质来中和，而机体内最主要的碱性物质为钙盐，这将使得人体主要骨干的钙离子脱离骨骼进入血液内，因而引起主要骨干的骨质疏松。但血钙增高后又会刺激大脑激素平衡系统释放出降钙素来回收血中的钙离子，由于钙有修复创伤的功能，这就使得钙离子会向身体容易受伤害的部位积存，这些部位主要包括因承载身体重负而经常受磨损的地方，如脊柱椎体、下肢骨关节、足跟骨等部位，引起脊柱骨质增生、椎间盘突出、下肢关节以及足跟骨等部位骨刺生长等，导致颈、背、腰、腿等部位因骨质增生而长期疼痛，影响正常的工作和生活。年龄超过50岁以上的女性，尤其是更年期女性，以及年龄超过70岁以上的男性，都要注意这种一方面有主要骨干的骨质疏松症检查结果，而另一方面身体承重部位又有骨质增生的临床表现等奇怪现象的发生。

八是大量蛋白质代谢产生的体内酸性环境是各种癌细胞大量滋生的温床，尤其是肺癌、乳腺癌、大肠癌、胃癌、肝癌、妇科肿瘤等更是越来越呈现高发趋势。

九是代谢产生大量的有益小分子肽和有害小分子肽共存在体内，使得机体无法有效地精选有益的氨基酸或小分子肽等来构建细胞基因长链，就会有大量的有害小分子肽"无间道"地混迹于正常的细胞基因长链内，引起蛋白质基因变异，容易导致各种器官和组织的炎症病变，甚至诱发各种癌症的产生。

十是经常食用以现代方式的、添加了大量抗生素和生长激素饲养的禽畜肉、油脂、蛋、奶等，会使得体内激素水平发生紊乱，不但容易引起青少年生长发育异常以及成年人的各种肿瘤如乳腺肿瘤、子宫肿瘤、卵巢肿瘤、前列腺肿瘤、甲状腺肿瘤、肾上腺肿瘤以及恶性淋巴瘤等发生，还会引起精子活力减低、卵巢功能萎缩，从而导致不孕、流产、畸胎瘤等。尤其是经常吃鸡、鸭、鹅、猪等禽畜的皮和皮下油脂者更容易导致这类疾病的发生（参见本章36页出汗排毒部分）。

所以要适当控制蛋白质的摄取，每天吃太多动物蛋白质对身体是非常不利的。

二十世纪末，笔者曾从事肿瘤外科临床工作。有一天一位女士带着较胖的8岁女儿来到肿瘤外科门诊看病，孩子的妈妈着急地对我说：医生，我女儿得了乳腺肿瘤，且一天天在明显长大。经过检查发现，该女孩两个乳房没有摸到肿瘤，但是已经发育得跟成年人一样丰满了。通过询问、了解才知道，该女孩非常喜欢吃鸡翅膀，妈妈每天都会想着法子做各种美味的鸡翅膀给孩子吃，且以油炸或烧烤为主，量也比较多，孩子每次都吃到撑饱肚子为止，但却较少进食其他肉类蛋白质，也很少吃蔬菜和水果。笔者告诉孩子妈妈：孩子进食的蛋白质较单调，营养不均衡，且以现代方式饲养的、烹饪时以煎炸方式为主的鸡翅膀的皮和皮下脂肪内含有大量的抗生素、雌性激素等脂溶性毒素以及致癌物质，供给孩子的蛋白质营养不均衡，且含激素等毒素和致癌物较多等，是导致孩子乳房异常发育的主要原因。虽然孩子现在只是提前发育，还没有形成肿瘤，但照此状态发展下去，短期内孩子就极有可能出现乳腺肿瘤或身体其他系统的发育畸形，甚至肿瘤的形成。孩子妈妈听完后悔不已，孩子也表示以后要多吃其他优质蛋白质和健康食物。

另有一次，一家人紧张地带着10岁的独生子来看逐渐长大的胸部肿瘤疾病。经过检查发现，该男孩左胸前壁可以摸到一个很硬的肿瘤，我立即为其安排手术治疗。手术中于该男孩左胸大肌内切出一个乒乓球大小的肿块，该肿瘤质地非常硬，手术刀都切不进去，后经病理检查才知道这是一个畸胎瘤，肿瘤的周围充满了钙化组织。经询问来取病理结果的家长，得知该男孩每天进食的蛋白质就是大量的猪肉，且都是以煎炸或烧烤为主，很少进食其他优质蛋白质，蔬菜和水果也很少吃。

由上述两个例子可以看出，每天摄入蛋白质的种类单调、量大、含致癌物多、少吃蔬菜和水果等等，都会导致身体产生严重疾病的可能性增加，而这些疾病又多发生于正在生长发育的、较活跃而需要热量较多的、细胞更新换代速度较快的青少年群体，这不得不引起有孩子的家长们深思。

综上所述，蛋白质，尤其是优质动物类蛋白质是人类首选的营养物质之一，选择动物蛋白质时应该注意优质化、多样化、适量化，还要同时适当进食其他营养物质。

3. 油脂

油脂是油和脂肪的总称，来源于动物或植物。常温下植物油脂呈液态，称为油，动物油脂呈固态，称为脂。

多数水生类动物油脂如鱼类油脂和多数植物油等主要含不饱和脂肪酸，有减少低密度脂蛋白胆固醇——即坏胆固醇，而增加高密度脂蛋白胆固醇——即好胆固醇的作用；飞禽走兽类动物的脂肪组织中含饱和脂肪酸较多，容易合成增高低密度脂蛋白胆固醇——即坏胆固醇水平。

油脂的主要作用有几个方面：一方面油脂在提供人体能量方面起着主要的作用，每1克油脂燃烧可以释放出约9千卡热量，为糖或蛋白质提供热量的两倍以上，每天补充适量的油脂有利于保持足够的体能需要；二方面油脂参与构建细胞架构，它是所有组织或细胞生物膜的重要组成成分，同时脂肪对身体和内脏起保护作用，每天补充适量的油脂有利于促进生长发育；三方面部分油脂，尤其是动物油脂可以转化为胆固醇储存于大脑组织中，每天补充适量的油脂有利于维持大脑细胞的活力；四方面油脂参与多种脂溶性维生素如维生素E、维生素A等的消化、吸收和合成，同时也是多种脂溶性维生素如番茄红素、胡萝卜素等的运输工具和储存场所，食物中缺少油脂将容易产生各种维生素缺乏而诱发的疾病，如夜盲症、皮炎、老年痴呆症等；五方面油脂，尤其是动物油脂参与多种酶和激素的合成，多种激素也需要通过油脂来运输，同时脂肪细胞又是各种激素的储存场所等，每天补充适量的动物油脂有利于维持体内各种性腺激素的平衡。

一般成年人对油脂的需求量约为每人每天20～25克左右，而正在长身体的、日常活动量较大且正在努力用功学习的青少年群体，对油脂的需求量约为每人每天25～30克左右，活动量较大者可以适当增加。

由于油脂的上述各种作用，需求油脂量较多的人群主要为下列几类。

一是消耗热量多的人群：该群体以工作量较大、热量消耗较多的工农兵和竞技运动员等为主，这些人对转换能量高的带肥肉的动物蛋白质、含热量的糖或淀粉等，通常是下意识地需求并容易形成习惯，而一旦他们的工作量减少或热量消耗减少如运动员退役后等，许多人就容易快速肥胖起来。

二是生长发育快的人群：该群体以长身体的青少年以及需要孕育胎儿和婴幼儿的孕产妇为主。

三是动脑比较多的人群：由于摄入体内后过多的动物油脂在分解、代谢后主要以胆固醇的方式储存在大脑组织细胞中，有利于维持大脑细胞的活力，所以动脑比较多的群体特别喜欢吃油脂香味十足的飞禽走兽类动物的油脂和蛋白质。这些动脑多的群体一方面由生意场老板及行政领导组成，许多生意场老板自然而然就养成了脑满肠肥的模样，而动脑更多的另一个群体就是正在努力用功学习的孩子们，他们的大脑神经组织发育较身体快，且每天用脑多，需要较多的油脂来补充大脑神经系统对胆固醇的需求，这就是为什么许多孩子走在大街上一闻到麦当劳或肯德基等油炸食品的味道就下意识地、迫不及待地想要去吃的主要原因。

四是平时较活跃的人群：平时较活跃的人群以力求上进的、较有心计的或爱表现的帅哥、美女等等人群为主，因为这些人的体内雄性激素或雌性激素等性腺类激素水平相对较高，对富含各种激素的动物类油脂食物需求较大，所以在无意识中就喜欢吃各种含动物油脂较多的食物如鸡皮、鸭皮、猪蹄等，这类食物不仅口感好，吃完后还会感觉充满活力或魅力。

所以不同的人群会下意识地选择不同的食物，而不同的食物却在不知不觉中影响了人类的性格和行为特点，这一点也正是发生在历史和现实中许多雄性激素特别旺盛的英雄人物在打下江山或事业有成后，都摆脱不了爱江山、更爱美人以及英雄难过美人关这一魔咒的主要原因。

油脂，尤其是飞禽走兽类动物的油脂对人体有如此多的益处，使得许多人在不知不觉中就吃了超量的动物油脂，并因而带来了肥胖、高脂血症、高胆固醇血症、动脉粥样硬化、高血压、心肌梗死、脑中风等富贵病。所以营养较差或平时少吃动物肉类者可以适当选择含脂肪多的禽畜类食物，而已经有富贵病者应尽量少摄取飞禽走兽类动物的油脂，平时在需要进食油脂时也应该多选择植物油或水生类动物油为主。

当进食的油脂过多而无法完全消耗时，一部分油脂不会被吸收而直接通过肠道随着大便排出去，而许多已被吸收的多余油脂就会以几种方式储存在身体内：一是以胆固醇或甘油三酯等形式储存在血液内，导致高胆固醇血症等；二是储存在肝脏内、大肠壁组织内以及肠壁周围脂肪内，导致脂肪肝、腹腔内脂肪增多并因而形成大腹便便的体型；三是储存在肌肉间脂肪内、皮下脂肪内以及皮脂腺内，导致全身肥胖、肌肉间或皮下脂肪瘤形成、皮疹样的皮脂粒增多、酒糟鼻以及经常出汗较油腻等病症。

由上述油脂在体内的储存方式可以看出，多余的油脂一部分通过大肠壁黏膜细胞分泌到大肠腔内随着大便排出体外，更多的油脂则会通过皮下皮脂腺分泌到皮肤毛囊内，以出汗的方式排出体外。与此同时，机体也会将代谢后产生的脂溶性毒素随着油脂一起排出体外，所以大便和皮肤出汗是排出脂溶性毒素的两种最重要的方式。

当大便内的脂溶性毒素较多时，就会出现便溏、排黏稠稀便且大便刺鼻臭味较浓等表现，中医称之为湿气重，在肥胖人群中经常有所表现。

皮肤毛囊孔排出的汗液内包含的毒素以水溶性毒素为主，而附着在毛囊孔侧壁的皮脂腺排出的油脂内包含的毒素以脂溶性毒素为主，在人出汗时随着汗液一起排出体表。当汗液的油性以及异味较重时，则说明皮脂腺排到汗液内的脂溶性毒素较多，需要积极排毒了。另外许多激素、抗生素、促生长类激素等都属于脂溶性毒素，也需要通过皮肤汗毛孔侧壁的皮脂腺排出体外，因此皮肤出汗排毒就显得非常重要。一旦某个皮脂腺的开口被堵住了，该皮脂腺内的固态和油脂态排泄物就会越积越多，该处皮肤下就会形成一个有小黑头的瘤子，多数状态下用手挤压该瘤子，会有恶臭味的灰白色粉状物从黑头处呈丝状被挤出，而以手术方式切除瘤子，必须包膜完整地切下来，否则容易复发。人类以此方式通过皮肤组织排出部分水溶性、脂溶性和固态毒素，许多禽畜类动物也是同样的排毒过程，即在禽畜类动物的皮和皮下脂肪内含有大量的有害的水溶性、脂溶性和固态毒素，人们吃了这类动物的皮和皮下脂肪等组织后，就将这些毒素都吃进自己的体内了。因此常吃禽畜类动物的皮和皮下脂肪且出汗较少的人，除了由于排毒不畅、毒素淤积而非常容易出现皮疹、皮肤疖疮、酒糟鼻或皮脂腺囊肿（粉瘤）外，还容易出现各种性腺类肿瘤如乳腺肿瘤、子宫肿瘤、卵巢肿瘤、前列腺肿瘤等疾病。所以无论是谁都要注意：尽量不要吃以现代方式饲养的禽畜皮和皮下脂肪，如鸡、鸭、鹅、猪等的皮和皮下脂肪，这一点要引起爱吃鸡皮、鸭皮或鹅皮的美食家们的注意，尤其是要特别引起平时比较活跃的、体内雌性激素水平比较高的、长相漂亮的美女们的高度重视！

综上所述，我们在平时养生保健时应在几个方面多加注意：一是要注意喝够水（每天至少 2000 毫升）、及时排尿、适当出汗等以协助排出水溶性毒素；二是要注意适当运动、适当出汗、及时排大便等以协助排出脂溶性毒素；三是要注意尽量不要吃在饲料中添加了激素、抗生素、促生长激素等的饲料来饲养的禽畜类动物（如鸡、鸭、鹅等）的皮或油脂，因为脂溶性毒素会大量储存在这些动物皮肤的油脂内，儿童长期食用这些动物的皮或油脂非常容易导致性早熟、生长发育畸形或性腺类肿瘤，而成人长期食用这些动物的皮或油脂就很容易导致人类各种肿瘤的生长，尤其是性腺类恶性肿瘤如乳腺癌的生长。

2020 年世界卫生组织的大数据研究报告显示，乳腺癌已经超过肺癌成为全球第一高发的恶性肿瘤，这与世界人口越来越多、许多国家经济越来越发达、饲养的禽畜类动物肉脂越来越多、美女们吃进体内的有毒物质越来越多等，有着密不可分的关系。

笔者曾工作过的海南省人民医院体检中心每年都要接待多个企事业单位员工来体检，经统计各个单位的体检结果后发现，本院的女性员工乳腺癌的发病率每年都排在第一位！

究其原因，本院乳腺癌高发的主要因素有两个：一个原因是女性医护人员值夜班多，往往医生值通宵夜班后第二天还要查房或做手术，而护士经常是三班倒，晚上也会休息不好，导致生活作息无法做到有规律，这些因素会引起肝脏各方面的功能减弱，包括合成维生素功能、降解激素功能、解毒功能等无法正常进行，导致体内激素水平紊乱以及毒素积累体内无法分解和排泄，从而诱发各种炎症、各种性腺类或其他类肿瘤疾病的发生；另一个原因是这些患乳腺癌的女性医护人员因为口感好或为了补充胶原蛋白，几乎个个都喜欢吃鸡皮、鸭皮或猪蹄等禽畜类动物皮类食物，恰恰是以现代方式饲养的此类食物中含有的大量脂溶性毒素以及刺激动物快速生长的促性腺类激素等，又进一步加重了该医护女性群体的体内激素水平的紊乱，从而诱发了性腺类疾病，尤其是乳腺癌的形成（详见本章 249 页乳腺癌的诱发因素及预防相关内容）。

笔者曾经与一个平时比较活跃的、已经患了乳腺癌并做了手术＋化疗＋放疗联合根治性治疗的护士长聊天，笔者问她：是否喜欢吃海南的文昌鸡？她回答：很喜欢。笔者有针对性地再问：吃鸡皮吗？她爽快地回答：当然了，文昌鸡的皮太好吃了，吃鸡不吃皮，等于没吃鸡。笔者郑重地劝她：以后不要再吃鸡皮了，经常吃禽畜皮的话容易引起各种癌症，尤其是性腺类恶性肿瘤，还容易引起癌症治疗后复发。她不相信，并反驳：那不行，不吃鸡皮的话，那吃文昌鸡还有什么味道呢？结果不到一年，该护士长的乳腺癌复发了，她不得不再次接受化疗＋放疗的综合治疗方式。笔者再一次找到她讲明多吃禽畜皮的危害，让她有空时阅读笔者的养生保健专著，并劝说她以后尽量少吃人工饲养的禽畜皮，这次她回答得相当痛快：以后再也不吃了。该护士长后来一直保持愉快的心情和积极的生活方式，经常参加集体活动如唱歌、骑单车等，近十余年来不再受乳腺癌疾病复发的困扰。

笔者曾看到一个现代医学大数据统计结果显示，没有医学常识的普通人群患了各种恶性肿瘤后，其五年生存率只有 35% 左右，而学过医学理论的医务工作者人群患了各种恶性肿瘤后，其五年生存率却高达 85% 左右。存在这种巨大差别的原因主要是医务工作人员能够比较容易地理解疾病发生的原因以及发展的规律，从而能够积极主动去预防或配合治疗，而没有医学背景的普通大众却难以做到这一点。因此让广大读者知其所以然，并主动预防未病、积极治疗欲病、清楚地配合治疗已病，减少恶性肿瘤或"富贵病"等疾病的发病率，提高恶性肿瘤生存率，提高人均寿命，是笔者在本书中所要表达的主要内容和目的。

平时除了要少吃人工饲养的禽畜皮和油脂外，还要尽量少吃任何以煎炸、烧烤、烟熏、腌泡等方式制作的食品，因为这样的食品在制作和储存的过程中，不但破坏和丢失了食物本身所富含的大量的酶、维生素和微量元素等营养物质，还衍生或附带了大量的致癌物，经常吃这样的食品容易诱发各年龄段的各种恶性肿瘤的发生。

笔者曾经应邀去参观朋友新装修好的高层公寓楼的首层住房，看到朋友将临街的一间房子改成了小卖部，朋友自豪地告诉笔者：这个小卖部一方面让父母退休后可以有事做而不无聊，另一方面儿子特别喜欢吃零食，什么炸薯片、香辣鸡翅等，经常是进门吃一包，出门拿两三包，他想吃什么东西就随便他拿，再也不用去外面买给他吃了。笔者当即劝说：尽量不要让孩子吃零食，尤其是煎炸过的垃圾食品。朋友妻子说：

我们就这么一个儿子，他又那么可爱，如果连喜欢的零食都不让他吃，那他的生活还有什么意义呢？所以两夫妻都不加限制地满足他们聪明、结实的独生儿子喜欢吃零食的需求。可是两年后的一天晚上，朋友电话告诉我他8岁的儿子出现了头痛、呕吐等现象，笔者即刻安排他们赶到医院做头颅CT检查，发现他可爱的儿子得了颅内恶性肿瘤。此后一年内虽经积极的手术＋化疗＋放疗等根治性治疗等措施，仍然无法挽回孩子年幼的生命，一家人陷入了极度的痛苦中。

究其原因，孩子在新装修的有空气污染的住房里学习和休息是导致癌症的罪魁祸首之一，经常吃含有多种致癌物的各种零食是罪魁祸首之二，加上因为是读小学的新生不敢上课时去小便而经常有意识地少喝水，不及时排尿，使得毒素难以排除等等原因，最终导致了孩子不幸事件的发生。这不得不引起疼爱孩子的家长们去深思：以何种方式爱孩子才能更好地保证孩子的健康成长？

4. 碳水化合物

碳水化合物的分子结构由碳（C）和水（H_2O）构成，故称为碳水化合物，包括各种糖类和可食用淀粉。糖的主要作用是与氧气结合后燃烧释放出热量，每克糖可以产生4千卡热量，淀粉经消化、吸收入体内后可分解变成糖。不同的糖储存于各种动物的奶水、各种水果、甘蔗或蔬菜中，经人工提炼可以大量获得，淀粉则大量存在于常见的农作物如各种谷物、麦子、玉米、高粱、薯类、豆类、果仁以及各种可食用的植物根茎中等。由于糖和淀粉的品种繁多、生产成本较低、价格低廉、容易获得，因此碳水化合物就成了人类获取能源的最经济、最重要的来源，尤其是数千年来，当人类繁衍越来越多、越来越缺乏动物蛋白质等食物后，淀粉就逐渐成为人类的主要食物。

淀粉被吸收进入体内后分解为糖，以糖原的形式储存于肝脏、血液或肌肉中，在人体活动量大时，糖与氧气结合燃烧后释放出热量，同时变成二氧化碳和水被排出体外。超量储存而无法被利用的糖一部分会储存于血管中形成高血糖，其余的糖会转化为甘油三酯，并以各种形式储存：储存在肝脏细胞中形成脂肪肝；储存于血管中形成高甘油三酯血症；储存于腹腔内大网膜或肠壁周围则导致内脂增多、腹围增大；储存于肌肉内或皮下就形成肥胖体型等。所以导致高血糖、高脂血症、肥胖等富贵病的主要原因就是糖和淀粉摄入过多。

各种可食用淀粉分解后的主要成分是糖，同时许多淀粉中还含有蛋白质、油脂、维生素、微量元素、纤维素等，这些都是构建身体细胞结构的重要物质，同时还参与细胞新陈代谢活动等多项重要功能，所以许多素食者长期养成习惯后，机体的消化、吸收、代谢等功能也会逐渐适应并定型，在不进食动物蛋白质或动物油脂的状态下也能正常地生长发育，并有精力参与各种工作或活动。

现代西医学的《营养学》理论认为，人类热量的60%以上应该来源于碳水化合物，所以建议中等体力活动的成年人每天每千克体重需要进食4～6克淀粉类食物。东方国家人群的主食以摄取碳水化合物中的淀粉为主，依靠淀粉转化为糖、糖在燃烧后释放出热量，来维持人们日常生活和工作的能量需求。而西方欧美发达国家人群的主食以摄取动物蛋白质为主，以淀粉和甜食为辅，且其人均摄取动物蛋白质的量和碳水化合物的量都远远超过东方国家人群，导致以美国为首的西方经济发达国家的肥胖率全球最高。这是因为如果人们已经进食了较多的动物蛋白质和动物油脂，再进食过多淀粉的话，机体会优先燃烧动物油脂以获取热量（1克油脂燃烧释放9千卡热量），这样大量的淀粉分解的糖分无法被利用就会转化为甘油三酯储存，导致肥胖。这就是为什么现代医学理论大数据统计的结果显示，目前全世界肥胖或超重群体以及糖尿病高发群体，仍然是以美国为首的西方欧美发达国家或地区的人群居多的主要原因。

笔者21世纪初在美国留学时发现一个奇怪的现象，许多餐厅里都会有无脂鸡胸肉、无脂牛肉煎饼、无脂猪排等肉食品，各个超市都有低脂肪或零脂肪牛奶销售，仿佛是在告诉人们只要控制了油脂就能控制肥胖，可是在各处的麦当劳店或肯德基店吃汉堡包的人，尤其是肥胖的人却络绎不绝，且满大街的甜得发腻的冰激凌也是美国人尤其是美国年轻人的最爱，由此造就了美国的肥胖人群超过30%，其糖尿病的发病率也是全球第一。究其原因，道理很简单，缺少油脂，热量供应减少，胆固醇合成也会减少，体能和智力就都会下降，有激情的美国人就会下意识地选择超量的、香甜的糖和淀粉类食物来提供热量，尤其是汉堡包里面所夹的牛肉、鸡块或鱼肉等内含少量脂肪香味的诱惑，以及冰激凌里少量奶油对味蕾的挑逗，更会诱使美国人对此类食物（如甜甜圈等）狂热地崇拜，造成美国人肥胖率居高不下。

所以如果每天进食蛋白质和油脂较多的人，则应适当减少淀粉或糖的摄入量，尤其是现代应酬较多的人们更要注意这一点。平时进食淀粉应以选择五谷杂粮的淀粉为主，五谷杂粮所含的糖分以外的营养素含量远远高于加工过的精米和精面的含量。经常进食碳水化合物量过少者会产生身体疲软无力、逐渐消瘦等症状，而经常摄入过多淀粉者则非常容易导致高血糖、高脂血症、肥胖甚至糖尿病等。所以体型消瘦需要增重者应该适当增加碳水化合物的摄入量，而体型肥胖需要减肥者就应该减少碳水化合物的摄取。

随着社会的进步和经济的发展，目前我国各类物质供应已极为丰富，五谷杂粮、蔬菜、水果等种植业和禽畜类、水产鱼虾贝类等养殖业也得到了大力发展，绝大多数的人已能解决温饱问题，在此前提下我国经济发达地区的肥胖群体和糖尿病发病率越来越多，其主要原因一个是高蛋白和高油脂食物摄取过多，但另一个更重要的原因就是甜食和淀粉类碳水化合物摄取过多。所以已经肥胖的人如果希望健康地减肥，只要减少每天糖和淀粉的摄入量，并控制好各类动物蛋白质和动物油脂的摄入量，就很容易成功。

在现代化城市工作和生活的中等体力活动的人们如果需要控制富贵病的话，建议每天摄取的均衡营养的种类和数量按如下原则分布：早餐以淀粉为主，占全天所需要摄取量的二分之一；中餐的淀粉、动物蛋白质、油脂的摄入量各占全天正常所需要摄取的二分之一，辅以各种蔬菜填饱肚子，餐后佐以含糖量较少的水果帮助消化；晚餐则尽量不吃糖和淀粉，而以进食全天正常均衡营养所需要摄取的动物蛋白质和油脂量的二分之一为主，另外辅以各种蔬菜填饱肚子，餐后佐以含糖量较少的水果帮助消化。这样的饮食结构可以帮助慢慢地健康减肥，如果减肥效果不理想，可以再适当减少早餐和中餐的淀粉进食量（详见本章"五、掌握子午作息，预防系统疾病"相关内容）。

笔者的一位朋友身高162厘米，体重67千克左右，因肥胖超重而总觉得对不起观众的眼球，有时还会对自己的身材缺乏自信。数年前她开始按照笔者的方法减肥，具体方式为：每日早餐和中餐各摄入全天所需淀粉量的一半，中餐和晚餐各摄入其他全天所需的各种均衡营养如蛋白质、油脂、蔬菜、水果等各一半，尤其是晚餐尽量不吃淀粉，而是以少许优质蛋白质（鱼肉或禽畜瘦肉）再加多种蔬菜和水果填饱肚子为主，加上每周三次左右在下午下班后一个小时有氧运动（以羽毛球为主），晚上觉得肚子饿时则睡前 1 ~ 2 小时吃一把干果。结果在头两个月内她的体重无明显变化，但已逐渐适应晚上不吃主食也不再觉得饿，两个月后她的体重开始逐渐减轻，半年后体重减至 55 千克以内。她保持这种生活方式并维持这样的体重一直到现在，身体无不适感觉，且体力充沛，自信心增强，不但变得更美丽动人了，工作职位也得到了提升。所以健康减肥的秘诀其实很简单，就是控制每天的糖和淀粉的摄入量，并养成习惯，形成好的作息规律。想减肥的靓女和帅哥们不妨试一下以此方式来进行健康的减肥，创造更美好的生活。

糖尿病按照目前西医科学理论来解释，是由于胰腺出了问题，胰岛素分泌不足，血糖无法降下来，导致超过肾阈值的血糖从尿中排出体外，故得名糖尿病，其典型症状为三多一少，即多饮、多食、多尿、体重减少。

糖尿病按照中医理论来解释，首先一方面是由于属土的脾脏出了问题（中医的脾对应于西医的胰腺，即首先是胰腺出了问题），脾对糖和淀粉的运化作用出了问题，就会导致血糖增高，另一方面五行养生理论告诉我们土克水，即属土的脏器出了问题难免会伤害到属水的脏器，同时吃多了五行属土的食物如糖和淀粉等也会导致肾虚，虚弱的肾脏对高血糖把控不住，就导致糖从尿中排出，此类人如果在野地里撒尿，就会出现地上蚂蚁围吃尿液的状况。由于此病的初起典型症状为感觉口渴而喝水多，故而中医将其命名为消渴病。

从上述中医和西医理论来看，就糖尿病的病因、预防和治疗而言，中医和西医理论有相似之处，也有不同之点。

首先是对糖尿病病因的判断方面：一方面无论是近200年来形成的西医科学理论分析，还是已有数千年历史的中医系统理论推断，都明确指出糖尿病是胰腺出了问题，导致分解、降低血糖的胰岛素分泌不足而引起，这是中西医之间的相同点；但另一方面中医认为同时肾脏功能出现问题不能全部回收血糖，也是发生糖尿病的重要原因，这是中西医之间的不同点。

中医和西医对糖尿病的更多不同是在治疗方面。

西医对糖尿病的主要治疗措施为给予降血糖药物如胰岛素等来降低血糖，以防止高血糖对身体的其他器官造成严重伤害，但同时又要求患者一日三餐要有一定量的淀粉的摄入，以防止胰岛素将血糖降低后会出现乏力、头晕、低血糖休克等不适症状，结果就是患者每日都需要按时进食一定数量的淀粉来升高血糖，同时又要根据血糖监测数据及时调整降血糖药物来控制高血糖，如此吃淀粉－降糖－吃淀粉－降糖，生命不息、用药不止，且由于是补充了人工合成的降血糖药物，反过来会抑制患者自体胰岛素的生成和释出，一旦停药就容易出现严重的后果，所以糖尿病患者必须终生用降血糖药物，而降血糖药物又会对肝脏和肾脏等其他器官逐渐造成伤害，因而糖尿病患者就会陷入吃淀粉－用降糖药－损害器官－吃淀粉－用降糖药－损害器官……的循环中难以自拔，各种不适症状会越来越重，最终导致患者因肾功能衰竭或其他严重并发症而缩短生命进程。

中医对消渴病的治疗措施主要表现在两方面：一方面减少甜食和淀粉的摄入量，用一些属土的或属火的药材或食物如党参、黄芪、南瓜、苦瓜、芥菜等等来补脾益气，清热祛湿，即通过祛除脾胃湿气、修复和增强属土的脾胃功能，让脾脏自己发挥作用来降低血糖；另一方面用一些属金或属水的食物如淮山、薏米、黑米、黑木耳、乌鸡、有鳞鱼等食物，或给予患者服用参芪降糖颗粒、消渴丸等中成药，通过补脾益气、滋阴养肾的方式，在保养脾胃功能的同时，保养和修复属水的肾脏功能，控制尿糖的排出，以在控制高血糖的同时又能减轻糖尿病低血糖症状，最终达到治愈糖尿病的目的。在这方面中医临床已经积累了许多治愈消渴病的案例。

英国医学杂志《柳叶刀》在 2017 年 8 月发表的一篇研究文章指出：较高的碳水化合物摄入量，会增加总死亡率的风险；脂肪的摄入量，可以降低中风和总死亡率风险；吃油多不会提高心脏病风险。《柳叶刀》杂志在 2017 年 12 月份发表的另一篇研究文章又指出：减肥 20 斤可以逆转糖尿病。这两篇发表在西方医学权威杂志上的文章介绍的研究方法已经与中医防治消渴病的养生理念非常接近，而其研究结果也打破了西医理论糖尿病患者需要终生用药的桎梏。

笔者坚信中西医相结合才是突破医学瓶颈、攻克糖尿病的正确方向。期望医学科学家能以现代西医科学研究方式对中医治疗糖尿病的理念做进一步的深入探讨、研究和实践，如果将现代西医理论的精细科学研究与中医理论系统的五行养生理论相结合，相信在不久的将来，糖尿病、艾滋病和癌症这三大目前还难以治愈的疾病中，糖尿病将成为首个能被攻克的疑难疾病堡垒。

各种属性人，尤其是五行属土的土行人，要注意控制糖和淀粉的摄入，预防上述脾胃系统等各方面问题。

5. 维生素

维生素顾名思义是维持人体正常生命活动所必需的一类有机化合物。维生素在维持机体正常的各种新陈代谢活动、帮助组织器官细胞合成、预防维生素缺乏病、防治原因不明的非感染性慢性疾病等方面起着重要作用，同时在提高机体免疫力、抗氧化和排毒等方面也起着不可替代的作用。

维生素主要分为水溶性维生素（B、C 等）和脂溶性维生素（A、D、E、K、胡萝卜素、番茄红素等）两大类。

（1）水溶性维生素：顾名思义此类维生素可以溶解于水，当水溶性维生素随着所喝的水被肠道吸收入血液中并为身体所需利用后，剩余的大多数水溶性维生素会随着尿液排出体外，所以水溶性维生素只要服用剂量不是太离谱的话，一般不会引起蓄积中毒，因此当水溶性维生素缺乏而需要补充时，可以在短时期内超过正常剂量服用。

水溶性维生素在机体的各方面起着重要的作用。如维生素C在维持组织细胞架构、多种营养物质吸收、保持血管的完整和通透性、促进免疫功能、抗氧化、解毒、预防癌症等多方面起着不可替代的作用。例如以前的海员如果几个月没有吃绿色蔬菜，则容易出现牙龈或胃肠道黏膜出血现象，临床诊断为坏血病，而一旦及时补充了绿色蔬菜或补充了维生素C，则该类海员的出血现象马上就会有所好转，因此维生素C又被称为抗坏血酸。

维生素B族大多是属于水溶性维生素，对身体健康来说是非常重要的营养素群体，维生素B族在组成蛋白辅酶帮助蛋白质消化和吸收、组建各种细胞结构、营养和修复上皮细胞，以及帮助机体免疫排毒等方面，都起着非常重要的作用。经常工作紧张繁忙者、生活无规律者、营养缺乏或不均衡者、大量吸烟酗酒者，或经常大鱼大肉使得蛋白酶大量消耗者等等，都容易导致某些维生素B的严重缺乏而诱发咽喉炎、胃炎、肠炎、皮疹、神经性皮炎、肋间神经炎、失眠、头晕、全身乏力、关节痛等症状，如果不及时治疗，久而久之就有可能导致重大疾病的发生。

（2）脂溶性维生素：顾名思义此类维生素只溶于油脂，必须在有油脂的状态下，脂溶性维生素才能释放出来并为人体所吸收和利用。脂溶性维生素吸收入人体内后就储存在脂肪组织中，所以脂溶性维生素只能按照常规剂量服用，服用过多的话就会储存在脂肪内引起蓄积中毒。大多数脂溶性维生素随着脂肪的运输到达相应部位发挥其相应的作用，同时一部分脂溶性维生素也随着脂肪的运输到达皮下脂肪或皮脂腺内，并伴随着汗液由汗毛孔排出体外，而另一部分脂溶性维生素则随着脂肪的运输到达大肠周围脂肪组织细胞内，随着大肠分泌液排出体外。

常见的脂溶性维生素有许多种，如组成维生素A的胡萝卜素就是最常见的脂溶性维生素，它在维护上皮细胞功能、修复肺泡细胞组织，以及预防夜盲症等方面起着重要的作用，因而每当秋季来临需要防治皮肤干燥或润肺理气时都少不了要吃萝卜。但是生吃萝卜或者素萝卜汤，几乎吸收不了萝卜内所含的丰富的胡萝卜素，只有在有油脂的环境下胡萝卜素才能被释放出来并为人体所吸收，所以就有了羊肉炖萝卜、鸡汁萝卜、萝卜排骨汤、萝卜鲫鱼汤等经典菜肴，就算是煮或炖的素萝卜汤，只要在汤里加一些油脂进去，胡萝卜素也会释放进汤里并随着汤液被人体吸收。胡萝卜素主要储存在人体脂肪内，一旦过多补充胡萝卜素或维生素A，就容易出现胡萝卜素蓄积中毒的不适症状，如食欲减退、乏力、嗜睡等，部分胡萝卜素积存在皮下脂肪组织内，会导致皮肤发黄现象。

番茄红素也同样是脂溶性维生素，它在维护心脏功能、预防前列腺疾病等方面发挥着重要的作用。西红柿里的番茄红素含量较高，但是生吃西红柿虽然可以补充大量的维生素C，却吸收不了番茄红素。所以要想吸收番茄红素来增强心脏功能、预防前列腺疾病等，就应该多选择西红柿炒鸡蛋、西红柿鸡蛋汤、西红柿牛肉火锅汤、西红柿酸辣鱼汤等菜肴，或者在烹饪西红柿时放些油，番茄红素就会释放进汤里并随着汤液被人体吸收。

维生素E也是非常重要的一种脂溶性维生素，维生素E在维持生育功能方面起着重要作用，故又被命名为生育酚，此外维生素E在抗衰老、抗氧化、扩张血管以及预防心脑血管疾病、预防癌症、保护皮肤等多方面起着重要的作用。

维生素D是所有的维生素中唯一可由体内产生的营养素，它在提高机体血钙水平、满足骨骼生长方面发挥着重要的作用。维生素D需要日光中的紫外线照射才能转化产生，所以在阳光充沛的南方或热带地区一般不需要刻意补充，而在缺少阳光的北方或寒冷地带则需要适当补充维生素D。

（3）维生素服用时间：不管是水溶性维生素还是脂溶性维生素，都应该在餐后服用。水溶性维生素如果在餐前服用，一部分维生素会被较浓的胃酸破坏掉，其他的维生素会随着水分迅速吸收进入血液中，其中的大多数又会通过血液循环快速地从尿中排走，对身体健康起的作用较小，所以水溶性维生素应该在餐后服用，就可以随着食物慢慢消化吸收，而保留住大部分维生素的作用。脂溶性维生素如果在餐前服用，一方面许多维生素会被较浓的胃酸破坏掉，另一方面由于没有油脂存在，脂溶性维生素根本就吸收不了，对身体健康起不到应有的作用。大多数人会选择在中餐和晚餐时进食含油脂类的动物蛋白质等食物，所以笔者建议在中餐或晚餐后服用各类维生素，尤其是脂溶性维生素。

（4）维生素服用意义：维生素是维持人体正常生命活动所必需的元素，缺乏任何一种维生素都有可能造成身体某个方面的不适病症。目前有些因缺乏某种维生素而使得身体不舒服的患者，到了医院里不论做什么化验检查都难以得到阳性异常结果，也无法用仪器设备检查出具体的脏腑器质性病变，有时如果患者多去医院看几次病、服用消炎等药物后症状还是无法消除的话，一些对营养学了解较少的仅擅长西医学理论的医生甚至会给予这些患者癔病的诊断。但是有些这样的患者到了学西医营养学或者学中医养生学的医生那里，通过综合分析或辨证判断，适当补充相应的维生素等营养物质或给予中草药治疗，却能减轻症状甚至完全康复，究其原因，一方面是维生素或中草药独特的药理作用，另一方面是相关的中草药或营养物质里面含有人体所需要的却已经严重缺乏的维生素。

笔者建议读者或其亲朋好友等，如果出现身体轻度不适如肋间神经痛等症状的时候，可以先补充超量的复合维生素B、维生素C和常规剂量的维生素E，待不适症状减轻或消失后，就将所有的维生素都减为常规剂量再补充几天，这样就可以不用去医院看病了，而假如短时间内病情加重或三天左右不适症状没有减轻，则应该及时去正规医院诊治。

平时用脑多、容易失眠，或经常头晕头痛的人，除了应该适量补充维生素 B、维生素 C 和维生素 E 外，还要适当补充谷维素。

除维生素 D 外，其他维生素必须由食物或营养素提供，每天适量补充就行，但绝不能缺。尤其是复合维生素 B、维生素 C 和维生素 E 结合在一起，具有维护细胞膜结构、参与新陈代谢、提高免疫功能，以及抗氧化、清除自由基等多种功能和作用，这三种维生素一起补充是较重要的免疫排毒组合，一旦出现亚健康状况，就更应该马上适量补充。

笔者有一次接诊一位慕名来看病的中年患者，他因慢性咽炎在别的三甲医院用了两个月的抗生素等药物后仍然不见缓解。笔者在给患者做了简单检查后，详细询问了患者的工作和生活情况，得知该患者是海口市公安局一位领导，平时工作任务比较繁重、工作中时刻处于紧张状态，每周还要出两三次夜勤，生活方面有吸烟和喝酒的爱好，平时应酬也较多等，患者经常觉得疲惫不堪。笔者断定该患者是由于上述多种原因导致体内营养不均衡，存在多种维生素缺乏，尤其是维生素 B 族缺乏等状况，就告诉他平时生活和工作中该注意的事项，要求他停用所有的抗生素，并给他开了一味中成药的润喉片以及复合维生素 B 和维生素 C，由于复合维生素 B 和维生素 C 是水溶性维生素，不会引起蓄积中毒，因而吩咐他最初几天以超过正常剂量的三倍量服用复合维生素 B 和维生素 C，等症状基本消失后再改为常规剂量服用。结果 3 天后他又来到门诊，告诉笔者他的不适症状已基本消失而特意赶来表示感谢，并询问为何抗生素不起作用，而几个维生素就能治好他的慢性咽炎？笔者告诉他：这种慢性咽炎是由于他工作紧张、生活压力大以及不良生活习惯等多种原因，造成了其体内多种维生素尤其是某些维生素 B 的严重缺乏而引起，不是细菌或病毒引起，所以不需要服用抗生素，而用多了抗生素不但会对身体的肝、肾功能及免疫系统造成伤害，同时还会产生大量的毒素，进一步消耗储存在体内的多种维生素，并诱导相关炎症的产生，导致慢性咽炎一直难以愈合。患者听后表示以后要注意预防为重，不乱服药，并表示有不舒服的症状要尽早来大医院找好医生看。笔者告诉他：无论大医院的医生还是小医院的医生，只要是真心为病人着想的就是好医生。

2005 年 4 月笔者在耳鼻咽喉头颈外科门诊接诊了一位 18 岁的患者林红杰，他在妈妈的陪同下带着绝望的心情来本院门诊要求给他的伤口换药。笔者检查时发现瘦弱的患者戴着气管插管艰难地呼吸着，他颈前下部正中气管插管上方一道手术切口红肿溃烂，脓液在不停地从切口往外流。笔者给患者换完药后向他和他的妈妈详细了解情况，得知林红杰是海南华侨中学高三文科班成绩异常优秀的学生，他在 2004 年 11 月中旬的某天晚上学习时因颈前部红肿压迫气管，导致无法呼吸而被紧急送到笔者工作的医院抢救，当时诊断为颈前部脓肿而行"脓肿切开排脓术"，同时为了保持呼吸道通畅而做了"气管切开插管术"，术后将脓液做细菌培养检查却没有发现细菌生长，经病理确诊林红杰的疾病为"喉、气管周围非特异性炎症"。该病例较罕见，林红杰得病后已经先后接受了 5 次手术治疗，每次术后他的创口都在不断地流脓，也无法拔掉气管插管。林红杰的第五次手术是不久前在笔者母校中山医科大学附属肿瘤医院头颈肿瘤外科完成的，术后不久主管医生给还戴着气管插管的林红杰办了出院手续，告诉患者家属带着他回当地治疗。由于经济条件有限，患者几次求医后家里积蓄早已用光，全校师生几万元的两次捐款也已分文不剩，他的病情却在一天天加重，一家人已经走投无路。

看着年轻而绝望的林红杰，笔者作为医生感到心如刀绞。带着研究病案的心态，笔者让林红杰的妈妈拿来了林红杰几个月来所有的病案资料给笔者看。笔者对照查阅了大量的文献资料，又通过与笔者医院耳鼻咽喉头颈外科、放射科以及病理科等几位专家反复阅片、讨论，再结合考虑林红杰平时学习非常刻苦，在饮食习惯中进食的动物蛋白质是以猪肉为主、较少进食其他肉类、较少进食蔬菜和水果等等情况，笔者感觉林红杰的疾病可能是由于学习太紧张、加上营养不均衡，导致某些营养素尤其是多种维生素 B 等的严重缺乏而诱发，如果在手术前后补足营养，加上充分的手术准备，笔者认为应该有一线治愈的希望。本着做医生救死扶伤的天职，在反复征求了林红杰和他家人的意见后，笔者将他收入笔者工作医院所在的耳鼻咽喉头颈外科，并安置于笔者所主管的床位上，准备给林红杰进行第六次手术。

由于林红杰此前曾经在笔者所在科室由其他医生主管并做过手术，且后来又在上级医院（中山医科大学附属肿瘤医院）手术治疗也未能成功，所以笔者科室理所当然地不同意再次为林红杰进行手术治疗。由于患者家属坚持要求手术治疗，为了慎重起见，笔者科室安排了两次全院大会诊，其他临床科室的专家无一例外地都不同意手术治疗。由于医院制度所限，考虑到前后几次手术失败的经历，笔者也并没有太大的把握一定能做好手术，就只好无奈地告诉林红杰的家人只能放弃手术治疗，并准备办理出院手续。可紧接着笔者就意外地接到了医院医务处领导的电话，质问为什么有多名患者家属到医院办公楼围着院长办公室闹事，而闹事者的诉求却是指名道姓要求笔者为患者做手术治疗。这种"医闹"在笔者三十多年的行医生涯中只见到这一次。笔者即刻将患者求医的所有经过向院领导做了汇报，并进一步强调这无论从哪方面来说都绝不可能是笔者本人所为，而只是患者家属抱着哪怕只有一线希望也要尝试一下，在向白衣天使们做最后的恳求。院领导在征询了患者家属们的意见并要求所有的家属表态签字后，同意了笔者给林红杰施行手术治疗，同时指示笔者与各个相关的科室协调好关系，做好术前术后的各项准备工作等等。

笔者按院领导的指示在做了充分的准备后，给林红杰施行了"喉与气管周围炎性肉芽肿切除、环状软骨及第一和第二气管软骨切除、甲状软骨－气管端端吻合术"。手术前后笔者除了给予林红杰抗生素、激素等治疗外，还给予了大量复合维生素 B、维生素 C 以及其他营养素等补充治疗，术后两周顺利地拔除了林红杰生病后就一直戴了近半年的气管插管，手术获得了成功。林红杰在第六次手术后的第二年即 2006 年经过努力学习，成功地考上了 211 重点大学——厦门大学，他拿到大学录取通知书后，制作了感恩的锦旗，邀请多家新闻媒体与家属一起到院长办公室向笔者医院表达了隆重的谢意。看到经过那么多磨难打击过的林红杰仍然在坚持不懈地用功学习并最终取得成功，在场的所有人都被他的坚强毅力所感动，笔者也感到很欣慰。后来林红杰在手术回家后以及在大学读书期间先后又复发了几次，每次都出现了呼吸困难等同样的症状，且每次送到当地大医院急救时，急诊医生都要求马上施行"气管切开插管术"以挽救生命，林红杰只好让朋友打电话求助于笔者，笔者通过电话向当地急诊医生强调坚持不做气管切开，而是建议使用头孢类抗生素加激素以及大量复合维生素治疗，每次几乎都是在事后第三天就接到林红杰自己打来的电话：易主任，感谢您，我的病又治好了！目前林红杰在海口某家保险公司上班，每天充满正能量地、快乐地工作和生活着。

笔者详细地举出了上述两个典型病例的诊断和治疗经过，只是想告诉读者：短期内或轻度缺乏某种维生素可能只是引起身体的某些不适症状，而一旦长期或严重缺乏维生素就有可能导致致命的疑难或重大疾病！所以平时适当补充各种相应的维生素对防治身体不适以及预防重大疾病的发生非常重要。人们平时常说投入预防保健 1 元钱，可以节省诊治疾病 9 元钱，笔者认为这个 1 元钱应该主要投资于各种以维生素为主的营养保健品方面，笔者自己也正是这样做的，并已经坚持了十余年。

6. 矿物质元素

矿物质元素包括常量元素钙、磷、镁、钾、钠、氯和微量元素铁、碘、锌、硒、铜、铬、钼等，都是人体必需的元素，它们在维持身体组织器官架构、促进各种酶的合成、协调各种生理机制、促进机体的生长发育、帮助免疫排毒功能、预防肿瘤的发生等方面起着至关重要的作用。

钙元素是构建包括骨干、牙齿等人体骨骼组织最重要的元素，此外钙离子在人体血液、肌肉、神经等组织中起着至关重要的作用，在人体骨骼、皮肤、黏膜等组织缺损的修复过程中也起着重要作用，因此应注意各种状况下血钙水平的高或低，将对人类健康产生下列几个方面的不利影响。

一是当进食的钙元素含量较少或其他原因导致血钙水平下降时，将诱发龋齿、肌肉抽搐、骨关节炎、皮肤黏膜炎症、创伤难以愈合等。

二是当体内激素水平降低时，如在中老年群体里，女性雌性激素水平下降或男性雄性激素水平下降，将导致钙离子无法沉积在相应人群的四肢或脊柱主要骨干的骨组织内，引起骨质疏松，诱发中老年群体骨折发病率增高，此现象在激素水平较紊乱的更年期的女性群体和年龄 70 岁以上的男性群体中多见。

三是当上述原因导致血液中钙离子水平增高形成高钙血症时，将刺激甲状腺内分泌系统释放降钙素，促进血钙回收，由于钙有修复创伤的作用，因此回收的血钙就会主要沉积在身体最容易受伤的部位，而人体在白天活动时，无论是站立位或是坐立位，身体承重的地方如颈椎、腰椎等脊柱各关节部位，以及下肢各关节等部位，都容易因磨损而受到伤害，所以回收的血钙就主要会沉积在这些已经受损的关节处来起修复创伤的作用，结果就容易导致骨质增生、骨刺形成、腰椎间盘突出等病症。与此同时降钙素还会促进钙离子从泌尿系统排出体外，容易导致尿钙水平增高而诱发泌尿系统结石的形成。

四是经常进食高蛋白质营养者容易导致体内呈酸性环境，也将诱导主要骨干内的钙离子游离到血液中形成碱性的钙盐来中和血液中的酸性物质，这也将导致骨质疏松以及血钙水平增高。

五是经常饮用高钙离子的碱性矿泉水，也将导致血钙水平增高。高钙血症还会使肌肉、神经兴奋性降低，心脏传导减弱，出现应急能力下降、神情淡漠、精神障碍甚至心脏骤停等症状或疾病。

六是晒太阳将刺激人体对食物中钙元素的吸收，这一点在缺少阳光照射的北方寒冷地域及气候下的人群要特别引起注意，缺钙者一有机会就应多晒太阳。

碘在自然界中含量稀少，但在海水以及各种海产品中（如海带、紫菜、海螺、海虾、螃蟹、海鱼等）含量较高。碘元素是人体不可或缺的微量元素，主要存在于甲状腺组织中，维持甲状腺的正常功能运作，对人体健康起着调节蛋白质合成和分解、促进生长发育、促进糖和脂肪代谢、调节能量转换、促进维生素吸收、调节水盐平衡等多方面作用，当人体缺碘时，容易出现甲状腺弥漫性肿大、生长发育畸形、全身浮肿、乏力、萎靡不振等症状或疾病。

哪些人需要补充碘，以及在日常生活中该如何做，可从两个方面加以考虑。

一方面长期在内陆及高山地区生活的人们容易缺碘，容易出现前述甲状腺肿大等疾病，需要进食碘盐来补碘和预防相关病症。由于碘遇热后容易挥发掉，因此需要补碘的人在烹饪时应该在菜炒熟了准备起菜出锅时才放碘盐。

二方面沿海地区以及经常进食各种海产品较多的人群一般不会缺碘，不缺碘的人们进食碘盐过多的话，就容易诱发甲状腺功能亢进以及结节性甲状腺肿等疾病，因此这些人群在检查身体不缺碘的前提下，可以选用不含碘的钠盐来做菜。如果只有碘盐，则可以在锅内油加热之后（放菜之前）即放入碘盐，盐内含的碘元素就会在"喊……"的一声中随着热蒸汽基本全部挥发掉。

矿物质元素缺少或过多都容易导致身体某些不适或相关疾病的发生。例如：缺铁容易导致贫血，缺钙容易导致佝偻病，缺碘容易导致大脖子病，缺硒容易导致肝癌以及其他各种恶性肿瘤等；而血钙过多则容易导致肾结石，硒中毒容易导致头发脱落等。而现代耕种方式和烹调方式使得我们日常食物中所含的多数矿物质元素已经远远不够满足我们的日常生理需要了，所以一旦出现身体不适等亚健康状况或疾病状态，就应该马上去医院做相对应的化验检查，以及时补充或相应减少对矿物质元素的摄取。

在城市生活时间长的人们平时可以去乡村适当吃些农家乐里的野菜，因为多数野菜内含有现代城市里人们日常食物中已日渐缺乏的多种矿物质元素等，对机体健康有利。平时也可以适当选择摄入一些含有矿物质元素的食物如富硒大米、富硒地瓜、富硒水果等，以提高机体防治炎症或癌症的能力。

笔者建议平时可以常用各种中草药如党参、黄芪、红枣、枸杞子、淮山、百合、莲子等煲汤，一方面这些中草药有其独特的药理作用，对我们的身体健康有利，另一方面这些中草药内含有现代食物中较缺乏的各种微量元素，对人类养生保健、预防疾病等有很大的帮助。就这一点来说，大多数广东居民以及港澳台同胞在中餐或晚餐时都喜欢煲煮一些加了中草药的养生汤来喝的做法值得借鉴。

7. 膳食纤维

膳食纤维是碳水化合物中的一类非淀粉多糖，因其不产生能量却与人类健康密切相关而被列为单独一类营养素。膳食纤维主要含在各种蔬菜、水果、豆类、坚果、植物根茎和各种谷类等素食中，而精加工的谷类食品中含量较少。

膳食纤维主要分为两种，一种是可以溶于水的膳食纤维，简称可溶性膳食纤维，另一种是不能溶于水的膳食纤维，简称不溶性膳食纤维。部分可溶性膳食纤维可通过小肠消化吸收进入血液，起到降低血胆固醇、降血脂等作用，所以可溶性膳食纤维对预防肥胖、高胆固醇血症、高脂血症、高血压、脑梗死及心肌梗死等疾病的发生起到重要的预防作用。不溶性膳食纤维不被小肠消化和吸收，在随食物残渣通过大便排出体外的过程中吸附了大量的水分，有助于大便顺利排出，所以不可溶性膳食纤维对预防便秘、大肠炎、痔疮形成、结肠息肉、结肠癌等起着非常好的防治作用。

可溶性膳食纤维分子较小，多存在于轻易就能嚼成粉末状的食物淀粉中、果胶内、植物黏稠胶性液里以及各种植物渗出液中，如在黑木耳、海带、海藻、大蒜、洋葱、莴笋、西红柿、山药、苦瓜、南瓜、冬瓜、多种水果、豆类、坚果，以及多种谷类等食物中，就含有不少的可溶性膳食纤维。

不溶性膳食纤维分子较大，不被小肠消化吸收，多见于不容易被嚼烂成粉末状的素食食物中，多种带有杆茎类或带叶类食物如空心菜、大白菜、地瓜叶、芹菜、雪里蕻、茭白、芥菜、韭菜以及多种谷类皮壳等食物中，就含有大量的不溶性膳食纤维。

上述各种素食中除了含有大量的纤维素之外，还含有各种维生素，如绿颜色的蔬菜里含有大量的维生素 C，黄颜色或偏红色的蔬菜或水果里含有维生素 E 和多种维生素 B，红色且偏酸的西红柿含有丰富的番茄红素和维生素 C 等。多种素食中还含有各种各样的酶，如菠萝、诺丽果等水果中就含有多种助消化的酶。另外各种素食中还含有多种微量元素，如红苋菜、菠菜、黑木耳等蔬菜里就含有大量的铁元素。

现代西医营养学理论研究证明不溶性膳食纤维因具有吸水性而可以增加其本身的体积，各种蔬菜或水果内所含的丰富的不溶性膳食纤维进入体内后一遇到水，就能吸收水分而膨胀数倍以上，所以多吃各种含不溶性膳食纤维丰富的素食类食物容易有饱腹感。《黄帝内经》五行理论指出：五畜为益，五谷为养，五蔬为充，五果为助。其中五蔬为充的意思就是指各种蔬菜类素食可以用来作为填饱肚子的食物，所以应该放在适量进食了肉类蛋白质和五谷杂粮后吃。在饥荒年代依靠进食无毒的野草或树叶甚至树皮等能够充饥，也说明了这个道理。这是现代西医营养学理论与古中医学五行理论相互印证正确性的又一个典型例子。

《黄帝内经》五行养生饮食理论将五果为助排在最后，其意思是指各种水果是起着帮助消化作用的，由于五畜、五谷、五蔬等食物大多数已经通过烹饪加工过，这些食物内起着分解、消化、代谢等作用的酶或酵素中的大部分营养物质已经被破坏了，而各种新鲜水果里面含有大量的活性酶或酵素，对前面已经吃进去的食物能够起到很好的帮助消化等作用，所以水果要放在最后吃，且几千年来中国人都是按照这个理论而选择在餐后吃水果。如果餐前吃水果的话，水果里面含有的大量活性酶或酵素容易被浓浓的胃酸所破坏掉，而且在餐前空腹时吃酸味较浓的水果时，会刺激胃酸分泌增多而加重胃炎或胃溃疡病情，容易出现胃痛、嗳气等症状。所以新鲜水果应该餐后才吃，在平时就应该尽量做到餐后果，而不是近几年少数人提出的餐前果。笔者在美国留学的两年时间中，有美国人或西方人参与的饭局或盛大节日等聚餐中，水果在多数情况下也都是放在最后才端上来的。

笔者有位做生意的朋友血胆固醇较高，在一次聚会时向笔者请教如何降低血胆固醇？笔者简单告诉他要少吃高蛋白或油腻的食物、多吃新鲜绿色蔬菜。两个月后他见到笔者时质疑：为何连续吃了两个月的绿色蔬菜都不见血胆固醇降下来？笔者问他具体吃了什么蔬菜，他回答：每天无论是中餐或是晚餐，不是空心菜就是地瓜叶，都是带叶子的新鲜绿色蔬菜。笔者告诉他，他片面理解了新鲜绿色蔬菜的含义，绿色蔬菜是指应季的、无污染、无化肥或农药公害的各种颜色的新鲜蔬菜，不仅仅是单指纯绿颜色的蔬菜，而他只是选择了不被小肠消化吸收、以不溶性膳食纤维为主的蔬菜，所以对他的高血胆固醇没有起到太大的降低作用。

所以无论是减肥也好，还是降低血胆固醇、降血脂、降血糖也好，或是防治高血压病、预防心脑血管病等也好，在家做菜或是在外点菜时，含可溶性膳食纤维的食物以及含不溶性膳食纤维的食物两者都不可少、两者都要吃。平时也应该适当选择各种蔬菜、水果、坚果、五谷杂粮等素食。

西医营养学理论里的上述七种营养素是人体需要的主要营养素，均衡补充很重要，平时最好养成"早餐精、中餐饱，晚餐少点淀粉好。肉类五谷适量吃，蔬菜水果搭配妙"等好习惯。如平时常吃一些红薯、土豆、淮山、芋头、花生等土生土长食物以及众多干果、豆类或种子类食物，则上述七种营养素均可得到部分补充，尤其是可以补充人类最容易缺乏的矿物质常量元素和微量元素等。这也正是很多中草药之所以能对人体起着扶正固本作用的重要原因之一。所以平时常用养生中药材如补脾胃的党参、黄芪、红枣、枸杞子、莲子等煲鸡肉汤或煲猪排骨汤等，或用祛脾胃湿气的淮山、薏米等煲粥，对养生保健有较大的好处。

（二）中医五行理论对均衡营养的选择

1. 五行理论的来历

人类历史上有据可查的第一部经书是距今五千年前中华民族的始祖先贤写就的《易经》。

《易经》描述的是上古的先贤们在长期的生活和生产劳动中，发现不论是宇宙间的斗换星移、还是各地域方位的不同，或是各个季节变换导致的气候不同等，都会对世间万事的变化，以及万物的播种、生长、壮大、成熟、结果、衰弱、消亡等自然化生现象产生不同的影响，于是先贤们根据多年的观察、体会、实践、分析、和领悟，逐渐发现、记录、归纳、总结、把握了各种变化有可能对人类的身体健康、心灵健康、社会适应能力等产生哪些综合影响，并告诫人们应该如何了解、熟悉、应用这些运化规律去成为一个身心灵和社会适应能力都相对健康的人。所以笔者认为《易经》是一部归纳自然如何影响人类，人类如何适应自然的经验总结书。

《黄帝内经》是距今约三千年前中华民族的先贤们写成的并完整传承下来的人类历史上一部非常重要的预防疾病和养生保健的书籍。《黄帝内经》通过对现实生活中各种临床疾病案例的发生发展、症状变化、演变迁移、器官伤害、最终结果等长年累月的临证跟踪对照研究和多中心病例的大数据统计分析，全面阐述了《易经》理论里阴阳五行的变化有可能对人类身心灵健康和社会生存能力的影响及其规律，归纳、总结、创造出了适合万事万物变化规律的五行理论。

五行理论一经问世，就对人类社会产生了深刻的影响，该理论对当今社会各行各业的定位和发展，尤其是在预防疾病、养生保健等方面也同样起着重要的引领和指导作用。

五行理论对当今社会的影响主要体现在以下几个方面。

一是告诉世人如何通过五行养生理论对各种疾病不同的发病地域、气候、诱发原因、发病人群、症状特点、预防疾病重点以及预后等做出分析和判断，对疾病的发生发展用寻根探源的方式让人们做到自我警醒，举一反三，及时防范，从而让不同的五行人知道如何使自己或亲朋好友远离容易导致各种疾病的根源，或及时修复、纠正身心已遭受的伤害，真正做到精准防病，达到健康生存、延年益寿的目的。

二是用五行人理论提示人们其自身的健康生存、社会适应能力和各行各业的发展机会都应该做到道法自然，各尽其能，合作共赢。明示世人如何发挥每个人的正能量去积极提高自己和他人的生存能力、学习能力和社会适应能力，促进个人、家庭、团队、社会、产业、环境以及时代的融合和协调发展，并提示各地、各行、各业如何发挥其自有的天时、地利、五行人和等优势，组建优势团队，并相互间搭建平台、拓展链接、凸显优势、协调发展，产生更大的生产力，诞生更多、更好的健康产业集团。

三是通过五行养生理论可以指导各地、各行、各业生产更多更好的新产品，如新的食品配方（五行餐、五行烟酒茶、五行小吃等）、新的药膳（如防雾霾药膳、防癌药膳、防慢性病药膳等）、新的护理疗养产品（五行面膜、五行泡足液、五行推拿按摩技法等）、新的药品（新的清热解毒南药、新的温补祛寒北药、新的滋阴壮阳海洋制品等），以及新的医疗和康复设备等，全面提高各种五行人的生存和生活质量。

四是通过五行养生理论可以指导各个地方根据当地的五行特点而产生更多新的健康养生行业或产业，如各种特色的生命养护村、康养老年城、各种慢病或肿瘤病养生庄园等，形成全国甚至全球连锁，从而带动世界各地健康产业的发展，满足各种五行人的康养需求，并吸纳全世界康养需求者或康养机构加盟，引领全球的养、防、治、疗、康、游、乐等健康产业的特色发展。

五是通过五行养生理论可以指导各地农业、工业、第三产业、医院、学校等各行各业重新布局，形成全国甚至全球一盘棋，使得各行业全面协调发展，促进人类社会的发展和进步。

2. 五行的简单划分

《黄帝内经》里的五行理论将木、火、土、金、水这五种人们熟知的基本物质属性，与万事万物相对应的关系如方位、地域、季节、气候、动物、植物、粮食、人类、人的身体各脏腑、各脏腑所主导的系统组织、各脏腑所开窍的部位、各脏腑患病时所表现的形式等等各方面都有详细的叙述。下面简要叙述五行木、火、土、金、水与部分事物的对应关系。

五行木、火、土、金、水在地域方位方面分别对应于东、南、中、西、北，在季节方面分别对应于春季、夏季、长夏、秋季、冬季，在气候方面分别对应于风、热、湿、燥、寒，而在不同季节人类各脏腑患病时所表现的风、热、湿、燥、寒症状表现形式与气候方面的风、热、湿、燥、寒的表现形式完全相对应，所以中医理论要求：春季防风疏肝，夏季清热凉血，长夏（雨季）祛湿健脾，秋季润燥益肺，冬季防寒滋肾。

五行木、火、土、金、水在人体脏器方面分别对应于肝、心、脾、肺、肾，在人体腑器方面分别对应于胆、小肠、胃、大肠、膀胱，而中医理论认为肝和胆相表里、心和小肠相表里、脾和胃相表里、肺和大肠相表里、肾和膀胱相表里，所以中医理论概括：肝和胆属木、心和小肠属火、脾和胃属土、肺和大肠属金、肾和膀胱属水。

五行木、火、土、金、水在各脏器所发挥作用的身体组织结构方面分别对应于筋、血、肌、气、骨，所以中医理论推论：肝主筋、心主血、脾主肌、肺主气、肾主骨，同时在某些过度的行为习惯方面警示大家：久动伤肝筋，大喜伤心血，久坐伤脾肌，久卧伤肺气，久站伤肾骨。

五行木、火、土、金、水在各系统器官组织疾病发作时表现于体表部位方面分别对应于目、舌、口、鼻、耳和二阴，所以中医理论得出辨证经验：肝开窍于目、心开窍于舌、脾开窍于口、肺开窍于鼻、肾开窍于耳和二阴。

五行木、火、土、金、水在人类心理情绪方面分别对应于怒、喜、思、悲、恐，所以中医理论对不良情绪影响身心健康方面警示大家：大怒伤肝、大喜伤心、久思伤脾、大悲伤肺、惊恐伤肾。

五行木、火、土、金、水在动物的物种分类方面分别对应于毛、羽、裸、壳、鳞，所以中医理论归纳：长毛的动物蛋白质如牛肉、羊肉等补肝胆，有羽毛的动物蛋白质如鸡肉、鸭肉、鸽子肉等养心血，裸皮类动物蛋白质如黄鳝、墨鱼，以及动物内脏等健补脾胃，带壳类动物蛋白质如团鱼、虾、蟹、螺肉等润燥益肺，有鳞类动物蛋白质如有鳞鱼、有鳞蛇等滋阴养肾。

五行木、火、土、金、水在颜色方面分别对应于青、赤、黄、白、黑，所以中医理论归纳：绿色食物清肝毒，红色食物养心血，黄色食物健脾胃，白色食物润肺气，黑色食物滋肾阴。

五行木、火、土、金、水在味道方面分别对应于酸、苦、甘、辛、咸，所以中医理论总结：酸味入肝经利肝胆，苦味入心经清心热，甘味入脾经养脾胃，辛香味入肺经通肺肠，咸味入肾经滋肾阴。

综上所述，《黄帝内经》理论详细研究和分析了木、火、土、金、水这五种属性在自然界万事万物的对应方面，以及万事万物之间相互化生、相互影响、相互作用、相互促进、相互克制等，有可能对人体各脏腑系统的健康以及人类整体健康会造成什么影响等，并做出了系统的归纳和总结，形成了中医研究理论里经典的五行养生理论。

现在无论是报纸、杂志、广播电台、还是电视节目等，都有许多的养生保健栏目或节目，只要我们对五行养生理论有所了解，就能很容易地看明白、听清楚、读懂、理解并记住那些正规的养生保健节目或栏目里介绍的养生方式、方法及细节，有利于自己和亲朋好友的身心健康。

万事万物的五行对应分类如下。

（附：五行对应分类）

五行对应	木	火	土	金	水
对应方位	东方	南方	中部	西方	北方
对应季节	春季	夏季	长夏（雨季）	秋季	冬季
物种生长	生发	成长	成型	成熟	储藏
遵循守则	中规	中矩	中平	中衡	中权
对应时辰	上午	中午	下午	傍晚	深夜
对应气候	风	热	湿	燥	寒
对应脏器（脏属阴）	肝	心（君火）心包（相火）	脾	肺	肾（生殖系统）
对应腑器（腑属阳）	胆（神经系统）	小肠（君火）三焦（相火）	胃	大肠	膀胱（泌尿系统）
对应部位	四肢、指趾	头部	腹部	胸部、背部	腰部、足部
对应组织	筋	血	肌	皮、毛	牙、骨、头发
开窍器官	目	舌	口	鼻	耳、二阴
对应体液	泪液	汗液	涎液、口水	鼻涕、咳痰	尿、精液
五行颜色	青	赤	黄	白	黑
五行味道	酸	苦	甘	辛	咸
五畜为益（可食动物）	毛类：牛、羊、马、兔、狗、动物肝和筋等	羽类：鸡、鸭、鹅、鸽子、动物心和血等	裸皮类：黄鳝、鱿鱼、带鱼、动物胃和内脏等	壳类：虾、蟹、水鱼、生蚝、动物肺和大肠等	鳞类：草鱼、鲢鱼、石斑鱼、动物肾或鱼子等

五谷为养	青稞、麦子、绿豆、豌豆、蚕豆、木薯等	红米、红高粱、红豆、赤小豆、红薯等	小米、玉米、黄豆、土豆、甜薯等	大米、糯米、薏米、淮山、白扁豆、莲子等	黑米、紫米、黑豆、黑芝麻、芋头、紫薯等
五蔬为充	青瓜、上海青、地瓜叶、空心菜、绿豆芽等	西红柿、苦瓜、红苋菜、菠菜、红辣椒等	南瓜、黄豆芽、土豆、黄甜椒、胡萝卜等	白萝卜、莲藕、百合、茭白、香菜、芹菜等	冬瓜、茄子、黑豆芽、芋头、魔芋等
五果为助（鲜果、干果）	绿橙、诺丽果、杨桃、柑橘、柚子、橄榄、核桃、酸枣、黄皮等	红樱桃、草莓、山楂、火龙果、荔枝、枸杞子、莲雾、红枣等	哈密瓜、菠萝、榴莲、菠萝蜜、芒果、甜橙、桂圆、南瓜籽等	雪梨、香瓜、香蕉、山竹、花生、开心果、白果、白芝麻等	蓝莓、黑葡萄、腰果、黑枸杞、乌枣、西瓜籽、黑芝麻等
五行调料	陈醋、酸橘汁、糟粕醋等	鲜朝天椒、辣椒粉、辣椒酱等	生姜、糖、各种甜味调料等	蒜、葱、胡椒、茴香、料酒等	盐、酱油、蚝油等
五行食药材（泡茶、煲汤）	桑叶、蒲公英、夏枯草、决明子	枸杞、藏红花、当归、红参等	党参、鸡内金、黄芪、甘草等	山药、白茯苓、百合、玉竹等	熟地、肉苁蓉、黄精、锁阳等
五行酒类	竹叶青酒、青稞酒、桑椹酒	红葡萄酒、枸杞酒、白兰地	黄酒、啤酒、甜酒（醪糟）	白酒、伏特加、威士忌、马奶酒	劲酒、海马酒等药材滋补酒
五行茶类	各种春茶、绿茶	红茶、苦丁茶	黄茶、甘草茶	白茶、菊花茶	黑茶、普洱茶
五行音律	角（3、咪）	徵（5、嗦）	宫（1、哆）	商（2、唻）	羽（6、啦）
五行人类	木行人	火行人	土行人	金行人	水行人
五行八卦	巽卦、震卦	离卦	坤卦、艮卦	兑卦、乾卦	坎卦
五行阴阳	阳（巽阴震阳）	阳性	平（坤阴艮阳）	阴（兑阴乾阳）	阴性
对应年龄	0～20岁	20～40岁	40～60岁	60～80岁	80岁以上
行为特点	执着、外向	活跃、欢喜	稳重、平和	沉着、内敛	善变、冷静
运动方式	户外运动为主	户外运动为主	肌肉力量为主	室内运动为主	室内运动为主
习惯爱好	好出头、爱美物	喜欢动、闲不住	好抱团、说话多	爱美味、善辨析	多才艺、好表演
对应情绪	愤怒	喜悦	思虑	悲泣	惊恐
情绪伤身	大怒伤肝	大喜伤心	久思伤脾	大悲伤肺	惊恐伤肾
动作伤身	久动伤肝筋	久视伤心血	久坐伤脾肌	久卧伤肺气	久站伤肾骨

3. 各种食物的五行分类及选择原则

《黄帝内经》明确指出人类选择营养食物应注重做到五畜为益，五谷为养，五蔬为充，五果为助。意思是说选择各类营养物质要有轻重之别，还要有先后进食秩序，才会对身体健康起到较好的作用。在日常生活中具体进食秩序应遵循下述原则：动物蛋白质对身体健康最为有益，起到补充人类精、气、神的作用，所以要先吃；五谷杂粮主要对身体起滋养、发育、强壮的作用，仅次于蛋白质放在第二步吃；但是前面两种营养食物不能吃得过多，要用各种蔬菜等素食来填饱肚子，所以蔬菜放在第三位；最后再进食各种水果类食物来起着帮助食物消化和营养吸收的作用。有鉴于此，我们可以由《黄帝内经》五畜为益、五谷为养、五蔬为充、五果为助的理论得出下述结论。

一是动物蛋白质对构建人体基本组织架构有益，全素食并不利于人类身体健康。现代西医解剖学通过对各种动物解剖发现，肉食动物的肠道总长度约为其身长的 3 至 5 倍，而人类的肠道总长度大约为 8 米长，人类肠道总长度平均约为身高的 4 倍多，符合肉食动物肠道标准，说明人类自古以来就是肉食动物。只是因为人类各族群繁衍壮大后，自然界的动物蛋白质已经无法满足人类的需要，进而筛选其他素食类食物，尤其是五谷杂粮作为主要食物来填饱肚子和提供能量，再经过数千年，甚至数万年的适应，才形成了现在的饮食结构和习惯。现代西医营养学研究也证实了动物蛋白质内含有人类健康所需要的且容易被人体所吸收的所有的必需氨基酸，是构建人类各器官组织的基本成分，所以动物蛋白质被定义为人类所需的优质蛋白质，发达、富裕的西方国家就是将动物蛋白质作为其一日三餐的主要食物来满足人们的健康所需，且通常吃动物蛋白质较多的人群其体格较魁梧、身材较高大。这又一次证明了中医营养理论将五畜为益放在第一位、即进食时应该先吃动物蛋白质的正确性。但是一旦进食过多的动物蛋白质，由于多数动物蛋白质食材及其浓汤、腌制品等食物中含氮（N）元素的嘌呤较高，代谢后转化的尿酸就会增加，容易直接诱发痛风等病症，所以每天应该适量进食动物蛋白质。

二是五谷杂粮对人类正常生活、劳动和健康成长起主要作用。各种五谷杂粮内都含以碳水化合物为主的淀粉较多，这些淀粉在肠道中分解、吸收进入血管后就会转化为糖原。糖原主要储存在血液中以及肝脏和肌肉内，在维持血糖的正常水平以及通过燃烧释放能量为身体提供热量、使人有力气等方面起重要作用，并有利于促进身体的健康发育和成长，所以吃淀粉较多的、较胖的人通常其个子长得较快、肌肉力气也会较大。俗话说人是铁，饭是钢，一日不吃饿得慌，指的就是人如果一日不吃淀粉，就会导致血糖水平较低，容易引起头晕、乏力、低血糖休克等病症，吃了淀粉后血糖就会快速上升而缓解此类病症，所以人们应该适当进食五谷类食物。但如果进食过多的淀粉而留下较多的消耗不完的血糖，将会有三个去向，一是部分血糖会以高血糖的形式储存在血液中，二是大部分高血糖会通过三羧酸循环方式转化为甘油三酯，储存在肝脏中、腹腔肠系膜脂肪内、皮下脂肪等器官或组织中，三是在肾脏回收血糖功能减弱的状况下多余的血糖（甚至部分有用的血糖）会随着尿液排出体外，所以吃淀粉较多的人群容易出现高血糖、肥胖、脂肪肝、糖尿病等病症。由此可见，中医营养理论中，排在进食秩序前两位的动物蛋白质的益和五谷杂粮的养对人类身体健康和成长起着相得益彰的作用。

三是应该以各种蔬菜来填饱肚子。动物蛋白质等肉食和五谷杂粮等淀粉只能适量吃才对健康有利，而各种蔬菜内含有的丰富的纤维素进入体内后一遇到水，就能吸收水分而膨胀数倍以上，所以可以用含各种膳食纤维的蔬菜类素食来充实和填饱肚子，解除饥饿的感觉。各种蔬菜内所含有的可溶于水的、可被小肠吸收而进入血管内的水溶性纤维素能够起到清理血管壁上、血管腔内以及关节腔内等各种垃圾的作用，利于预防心脑血管系统疾病和骨关节疾病等。各种蔬菜内所含有的不溶于水的、不被小肠吸收而留在肠腔内的纤维素能够起到清理肠道内各种垃圾、吸收水分帮助肠内容物顺利排出等作用，有利于预防便秘、肠炎、肠息肉，甚至大肠癌等肠道疾病。另外在各种蔬菜类素食内还含有丰富的各类维生素、酶，以及各种矿物质或微量元素等，对人体的健康也起着非常重要的作用。所以在吃完适量的动物蛋白质和五谷杂粮后，要以各种蔬菜类素食来填饱肚子，《黄帝内经》理论将其概括为五蔬为充而排在中医营养理论中进食秩序的第三位。

四是各种果类起着帮助食物消化和吸收的作用，应该最后吃，其道理主要在几个方面：一方面现代形成的烹饪和进食方式在多数情况下会将前面三类营养食物进行加热或煮熟后再吃，高温作用将破坏这些食物内含的各种酶、维生素，以及微量元素等，而新鲜的各种果类食物除了其基本的营养物质保存完好之外，还含有多种帮助食物消化的酶，有利于帮助其他食物的消化和营养吸收，且不同的水果含有的独特的营养物质也对人类健康有辅助之益；另一方面如果在饭前空腹吃各种新鲜水果，果实内含有的多种帮助消化的酶（即人们常说的酵素），以及各种维生素和微量元素等营养物质，一旦遇到在胃里浓缩的胃酸，则其中大部分将会被胃酸破坏掉，剩余的一小部分就起不到应有的作用，而如果先喝一些温水、饮料或牛奶等稀释了胃酸，则各种果类所含有的营养物质就不容易被破坏掉；再一方面在空腹时吃口感味道较酸的水果时，还会诱导胃酸分泌增多，导致胃酸浓度增加，从而诱发胃炎或胃溃疡等症状加重，所以有不少人在空腹，尤其是早餐前吃酸味水果、吃酸菜或喝冷酸奶后会感觉胃痛，或想呕吐，所以如果想在空腹时吃酸味水果等食物，应该先喝一些温水、饮料或牛奶等将胃酸稀释了，就能减轻空腹吃酸味食物所造成的胃病加重的症状。综上所述，各种新鲜水果类食物都应该在餐后吃，以充分利用新鲜水果内所蕴含的各种有益健康的营养物质，而如果已经形成了餐前空腹吃水果的习惯，则应该先适量喝些温水或饮料后再吃水果，以便稀释胃酸，减少胃酸对水果内消化酶的破坏，并防止较酸的水果引起胃病加重。所以平时应该选择在餐后适量吃各种应季的、自己所喜爱的、对身体健康有辅助作用的水果，《黄帝内经》理论将其概括为五果为助而排在中医营养理论中进食秩序的最后一位。

五是前述营养都是人类健康生活所必需的，每日都应该均衡摄取。《黄帝内经》强调：平人不食，七日而死。意思是指健康的人如果七天之内不吃东西的话，就会因身体各器官组织功能衰竭而死亡，所以人类身体的健康离不开每日都选择进食均衡营养。

不同地域、不同环境、不同气候、不同种群、不同性别、不同年龄、不同体质，以及不同五行的人对食物的喜好和选择会有所不同，每一种食物都有可能对不同的人的身体健康造成不同的或好或坏的影响。下面将一些常见的各类食物根据五畜、五谷、五蔬、五果等做简单分类。

（1）五畜类食物

《黄帝内经》理论里的五畜食物指的是各种动物肉类蛋白质为主的食物，这类蛋白质为人类提供了各种人体必需的、易吸收的、优质的氨基酸，对于维持人类所有脏腑器官细胞的再生以及各种组织结构的稳定和修复等，起着至关重要的作用。

无论是天上飞的、地上爬的、水里游的、土里钻的动物，或是水里和地上都能存活的两栖动物，都可以按《黄帝内经》五行理论来将其细分为木行类动物、火行类动物、土行类动物、金行类动物和水行类动物。

《黄帝内经》里对五畜动物肉类的五行木、火、土、金、水分类主要是依据对应于动物外表毛、羽、裸、壳、鳞五种不同状况来划分，其具体分类依据为：身上长了毛的动物如牛、羊、鹿、狗、兔等长毛动物五行属木，以及动物的肝脏、大脑、筋腱等器官或组织五行属木；身上长了羽毛的动物如鸡、鸭、鹅、鸽子、鸵鸟等有羽毛动物五行属火，以及动物的心脏、血液、血管、小肠、脾脏、淋巴结等器官或组织五行属火；身上只有光溜溜的裸露皮肤的动物如黄鳝、鲶鱼、鳗鱼、鱿鱼、马鲛鱼等裸露皮肤类动物五行属土，以及动物的胃、胰腺、肌肉等器官或组织五行属土；身上长了壳的动物如乌龟、甲鱼、螃蟹、牡蛎、鲍鱼等有壳动物五行属金，以及动物的肺脏、大肠、皮肤、外壳等器官或组织五行属金；身上长了鳞的动物如草鱼、鲤鱼、柴鱼、石斑鱼、有鳞蛇等有鳞动物五行属水，以及动物的肾脏、膀胱、生殖器、睾丸、卵巢、子宫、输卵管、卵子、骨骼等器官或组织五行属水。

在五行属性的阴阳分类中，木行和火行属性偏阳性，土行属性偏中性，金行和水行属性偏阴性，所以五行不同的动物其活跃程度不一样：偏阳性的动物比较活跃，如小狗、小羊等喜欢在户外走来走去，各种鸟类也喜欢在白天飞来飞去，这些偏阳性的动物如果长期被关在笼子里饲养将不利于其健康成长；偏阴性的动物比较安静，如蜗牛喜欢夜里出来慢慢地爬，蛇在白天常蜗居在洞穴里等，这类动物如果经常让其在太阳下活动将不利于其健康生存；偏中性的五行属土的裸皮鱼类也会比那些偏阴性的五行属水的有鳞鱼类更为活跃，如黄鳝、鲶鱼等总是在水里和淤泥里上下翻滚，如果将这类动物养殖在没有泥土的、用钢筋水泥或塑料等材料砌成的水池里，将难以得到好的收获。

《黄帝内经》理论强调五畜为益，说明各类动物蛋白质对人体都有补益作用，但是不同的动物蛋白质具体适宜哪些人群，却要根据阴阳五行来分，即：木行和火行属性偏阳性，所以木行和火行类动物蛋白质以补阳为主，适合五行属性属阳的青少年人群进食；金行和水行属性偏阴性，所以金行和水行类动物蛋白质以滋阴为主，适合五行属性属阴的老年人群进食；土行属性偏中性，所以土行类动物蛋白质以补脾胃中气为主，适合五行属性偏中的中壮年人群以及做重体力工作的人群进食。

下面分别论述不同的动物肉类蛋白质食物的五行属性及对人类健康的作用。（注：下述所有动物的名称多数依据海南的民俗叫法）

木行类动物：

长毛类的动物即有毛动物，常以五行属木的植物如草、树叶、五谷、蔬菜、果子等为主食，这些有毛动物五行属性属木，如黄牛、水牛、牦牛、绵羊、山羊、梅花鹿、坡鹿、驯鹿、长颈鹿、黄猄、马、驴、骡子、骆驼、猴子、猩猩、猪、兔子、袋鼠、考拉、果子狸、竹鼠、松鼠、田鼠、家鼠等动物，以及有毛的蝴蝶幼虫等。另外长毛类的食肉动物五行也属木，如狮、虎、豹、熊、狼、豺、狐狸、黄鼠狼、狗、猫等。上述五行属木的动物偏阳性，热性较重，但其中以在洞穴中蜗居为主的有毛动物相对来说偏凉性，如猪、兔子、猫、家鼠等。

上述五行属木的、其中可食用的长毛类动物蛋白质偏阳性和温热性，总的来说有利于人类，尤其是有利于五行属木的木行人的肝胆系统、视力器官、大脑神经以及筋腱组织，但其阴阳五行也稍有区别，对人类的健康作用也稍有不同。

从生活环境来分：长期在户外，尤其是在西北方寒冷地域以及高山上生活的长毛类动物等蛋白质，其热性较重，有温补的作用，如牦牛、绵羊、山羊等；而长期生活在室内、洞穴内，或热带地方的长毛类动物等蛋白质，相对来说热性不太重或偏平性，有平补的作用，如猪、兔子、海南黄牛、海南黑羊等，因此这些热性不大的牲畜肉类膻味较小，适合所有人群一年四季补养身体，所以值得在海南等热带地区大力发展牛、羊等相关养殖产业，做成优质特异产品，行销全世界。

从其外观颜色、饮食习惯以及行为特点来分：以绿色植物为主食的牛、羊等长毛类动物蛋白质五行属性带木行，有利于补益人类肝胆系统和神经组织；平时较活跃的如马、狗等长毛类动物蛋白质五行属性带火行，有利于温补人类心血管系统和免疫系统；偏黄色的如黄牛等长毛类动物蛋白质五行属性带土行，有利于人类脾胃系统和肌肉组织；偏白色的如绵羊、白兔等长毛类动物蛋白质五行属性带金行，有利于人类呼吸系统和大肠以及皮肤组织；偏黑色的如黑羊、黑毛猪、黑牦牛、水牛、驴等长毛类动物蛋白质五行属性带水行，有利于人类泌尿、生殖系统和骨骼组织。

所有动物的肝脏五行属性也属木，对人类，尤其是对木行人其五行属性属木的肝胆系统有直接的补益作用，肝藏血，木生火，所有动物的肝脏对人类，尤其是木行人和火行人其五行属火的心血管系统和免疫系统也有直接的补益作用。五行属性属木的动物其肝脏的木行更强，作用更大，这类食物有牛肝、羊肝、猪肝、鹅肝、鸭肝、鸡肝等。

肝主筋，筋腱组织的五行属性也属木，当人类，尤其是木行人肝胆系统有问题时，其筋腱组织也容易出现相关病症，如木行人喜欢去户外散步走路，容易导致久动伤肝筋，经常打网球者容易诱导网球肘病症，喝多了酒容易伤害肝功能，喝酒多的人容易出现半夜小腿抽筋等。另外吃什么补什么，所有动物的筋腱也属木，对人类，尤其是对木行人劳累的属木的筋腱有直接的补益作用，人们常吃的这类食物有：牛蹄筋、羊蹄筋、猪蹄、凤爪、鸭掌、鹅掌等，以及其他所有动物的蹄筋。

肝胆系统五行属性属木，所谓胆子大的人意味着该人大脑神经组织功能较强大，所以胆对应于神经系统，因此大脑神经系统也属木。吃什么补什么，属木的动物的大脑组织如猪脑、羊脑等，对人类属木的大脑神经系统问题如记忆力减退、健忘、脑萎缩、老年痴呆、帕金森综合征等不适症状者，有着直接的补益作用。

上述可进食的偏阳性的木行类动物蛋白质食物以及属木的动物的肝脏、大脑组织、筋腱组织等以温补为主，也就是俗称的为热性食物，油炸或烧烤后其热性更高，有利于体质虚寒的木行人补养身体，尤其是对肝胆、神经系统较虚的如神经衰弱、抑郁症、迁延性肝硬化等病人的康复有益。但是如果为实热体质，尤其是肝胆系统、神经、筋腱组织等热毒较重者，如黄疸型肝炎、胆囊结石、肝癌等病人，则应少吃五行属木的动物蛋白质，或选择五行属木的动物蛋白质中偏凉性的肉类为主，如猪肉、兔子肉等，且进食这些五行属木的动物蛋白质时应以蒸、煮、清炖、白切或凉拌的方式，甚至佐以寒凉性的调料如酱油等，才不至于伤害身体太重。

《黄帝内经》五行理论告诉我们木生火，所以上述五行属木的动物蛋白质除了对人类的肝胆、大脑神经组织、筋腱组织等有补益作用之外，对人类属火的心血管系统和免疫系统也有直接的补益作用。

《黄帝内经》五行理论告诉我们木克土，所以如果经常进食上述五行属木的动物肉类、肝脏、筋腱等，将会加重五行属土的脾胃系统负担，引起胃、胰腺等脏腑组织湿气较重，久而久之容易诱发这些脏腑组织的炎症，甚至癌症等疾病的发生。

上述阴阳属性偏阳性的木行类动物蛋白质食物以及五行属性属木的动物的肝脏、神经、筋腱组织等，对所有五行人，尤其是木行人的五行属木的肝脏系统、神经和筋腱组织补益作用较强，因为木生火，这些食物对五行属火的人们也有较好的补益作用，所以木行人和火行人较喜欢吃这类动物蛋白质。而由于木克土，五行属土的土行人或五行属土的脾胃系统、肌肉组织有湿热问题的人们则要适当注意少吃这些五行属木的动物蛋白质食物，尤其是在五行属木的春季和五行属土的长夏雨季更要注意适量选择。

火行类动物：

高处不胜寒，飞得越高的动物其体内热性越足，所以身上长羽毛的动物五行多属火，如鸡、鹅、乌鸡、火鸡、锦鸡、珍珠鸡、鹌鹑、鸽子、鹦鹉、八哥、喜鹊、麻雀、燕子、蜂鸟、翠鸟、乌鸦、鹰、白鹭、孔雀、大雁、火烈鸟、军舰鸟、天鹅、企鹅等各种有羽毛类动物，以及各种蝴蝶、蛾、蜜蜂、蝉、蜻蜓、蝗虫、苍蝇、蚊子、有翅蚂蚁、白蚁等昆虫成虫。

上述五行属火的、可食用的有羽毛类动物蛋白质偏阳性和热性，总的来说有利于人类的心血管系统、免疫系统以及小肠组织，但其阴阳五行也稍有区别，对人类的健康作用也稍有不同。

从生活环境来分：不敢下水，或能高飞，或长期在寒冷地带生活的有羽毛动物蛋白质热性更重，对人类有补血、壮阳的作用，如鹌鹑、鸡、鸽子等；而喜欢下水，或在水面上睡觉为主，或长期生活在热带地方的有羽毛动物蛋白质相对来说温热性不太重，对人类有滋补、增强免疫力的作用，如文昌鸡、盐水鸭、温泉鹅等，因此这些热性不大的禽畜肉类适合所有人群一年四季滋补身体，所以值得在海南等热带地区大力发展鸡、鸭、鹅等养殖相关产业，行销全世界。

从其外观颜色来分：偏绿色的如绿头鸭等有羽毛类动物蛋白质五行属性带木行，有利于人类五行属木的肝胆系统和神经组织；偏红色的如公鸡、火鸡等有羽毛类动物蛋白质五行属性带火行，有利于人类五行属火的心血管系统和免疫系统；偏黄色的如黄母鸡、阉鸡、麻鸭、鹧鸪等有羽毛类动物蛋白质五行属性带土行，有利于人类五行属土的脾胃系统；偏白色的如北京鸭、白鹅、白鸽等有羽毛类动物蛋白质五行属性带金行，有利于人类五行属金的呼吸系统和大肠以及皮肤组织；偏黑色的如乌鸡、黑鹅等有羽毛类动物蛋白质五行属性带水行，有利于人类五行属水的泌尿生殖系统和骨骼组织。

所有动物的心脏和血液也属火，对人类，尤其是火行人五行属火的心血管系统和免疫系统有直接的补益作用，五行属火的动物的心脏和血液火行更强。人们常吃的这类食物有：鸡心脏或血、火鸡心脏或血、鸽子心脏或血、鸭心脏或血、鹅心脏或血、鹧鸪心脏或血等以及其他所有的动物心脏和血液。

油煎、油炸、烧烤的食物属火，如炸牛排、烧烤羊肉串、炸土豆片、炸红薯片等都属于热性食物，尤其是炸乳鸽、炸鸡翅、炸鸡腿、烧烤鸡块、烧鹅等食物热性更强，实热体质人群尤其是心血管系统和免疫系统热毒较重的人群应避免吃这些食物。

上述可进食的偏阳性的火行类动物蛋白质食物以及五行属性属火的动物的心脏、血液、血管、小肠组织等以温补为主，也就是俗称的为热性食物，油炸或烧烤后其热性更足，有利于在五行属水的冬季（水克火）体质虚弱者，尤其是心血管系统虚弱如贫血、低血压等人群，尤其是对五行属火的人群作用更强，事实上五行属火的人比较喜欢吃各种长羽毛类动物蛋白质，尤其是鸡肉。但是如果为实热体质，尤其是心血管系统或免疫系统热毒较重者，如有口腔溃疡、疖疮等症状的人，则应少吃五行属火的动物蛋白质，或选择五行属火的动物蛋白质中偏凉性的为主，如鸭肉等，且进食热性较重的动物蛋白质时应以白切或冷盘的方式，或佐以寒凉性的调料如酱油等，才不至于伤害身体太重。

各种动个不停的，尤其是有翅蚂蚁的五行属性属火，蚂蚁咬人后会产生炎症，而中医理论讲究以毒攻毒，所以中医利用蚂蚁来起消炎镇痛的作用，但其主要作用也会因蚂蚁的颜色不同而有所区别：白蚁五行属金，对应于呼吸系统，白蚁以五行属性属木的植物为主食，属于典型的金克木，木对应于有解毒功能的肝胆，肝胆有问题则容易患各种炎症或癌症，所以白蚁除了有消炎镇痛、止咳平喘等作用之外，对各种肝胆疾病以及多种癌症都有较好的治疗作用；红蚂蚁火行更重，咬人后炎症反应也较为严重，却在消炎、镇痛、防治贫血、提高免疫力、防治心血管疾病等方面有着重要的作用；黑蚁五行属性偏水行，水对应于中医的肾、即西医的泌尿生殖系统，肾主骨，所以几千年来的中医临床验方中就有将黑蚁用在治疗关节炎、风湿、痛风、泌尿生殖系统炎症，以及滋阴壮阳、延年益寿（如黑蚂蚁酒等）等方面。如能提炼出各种动个不停的、有翅蚂蚁类中有益的精华物质用于防治疾病方面，将对人类的健康做出巨大的贡献。

《黄帝内经》五行理论告诉我们火生土，所以上述五行属火的动物蛋白质除了对人类的心脏、血液、血管、小肠、淋巴免疫组织等有补益作用之外，对人类属土的脾胃消化系统和肌肉组织也有直接的补益作用。

《黄帝内经》五行理论告诉我们火克金，所以如果经常进食上述五行属性属火的动物蛋白质，尤其是经过油煎或烧烤过的火行类动物蛋白质，将会伤害到五行属性属金的呼吸系统和大肠组织，引起呼吸系统和大肠组织的炎症甚至癌症等疾病的发生，如在五行属性属火的南方或热带地区的人民，尤其是火行人，如果经常吃烧鹅、烧鸭、烧鸡等五行属火的食物，容易诱发鼻咽癌等呼吸系统疾病，这有待于现代医学真实世界大数据统计研究分析。

上述阴阳属性偏阳性的火行类动物蛋白质食物以及属火的动物的心脏、血液、血管、小肠组织等对所有五行人，尤其是对火行人的五行属性属火的心脑血管系统、免疫系统、小肠组织等补益作用较强，对五行属性属土的人们也有较好的补益作用，所以火行人和土行人较喜欢吃这类动物蛋白质食物，而五行属性属金的金行人或五行属性属金的呼吸系统、大肠和皮肤组织有实热问题的人们则要适当注意少吃五行属性属火的动物蛋白质，如油炸、烧烤食物，尤其是在五行属性属火的夏季和属金的秋季。

土行类动物：

身上无毛、无羽毛、无壳、无鳞即全身光溜溜的裸皮类动物的五行属性属土，如黄鳝、白鳝、鳗鱼、青蛙、蟾蜍、泥鳅、蚯蚓、蚂蟥、沙虫、大鲵、鱿鱼、墨鱼、章鱼、鲶鱼、黄刺骨、白骨鱼、江团鱼、鮰鱼、带鱼、马鲛鱼、鲸鱼、海参、海葵、河马、海豚、海狮、海象、壁虎、蜥蜴、坡马、地龙等动物，以及无毛的蝴蝶幼虫、蛾幼虫、蚕等，经常在泥土里钻来钻去的裸皮类动物如黄鳝、鳗鱼、蟾蜍、泥鳅、蚯蚓、沙虫等土行更重。

上述五行属性属土的、可食用的裸皮类动物蛋白质其阴阳属性偏中性，适合多数人们进食，总的来说有利于人类，尤其是有利于土行人的五行属性属土的脾胃系统。许多土行类动物既能在水里生活，也能在泥土里或岸上生存，表皮呈黏糊的状态，湿气较重，其阴阳五行属性也稍有区别，对人类的健康作用也稍有不同。

从生活环境来分：长期生活在水里的裸皮类动物如带鱼、马鲛鱼等相对来说偏凉性，阴阳属性属阴；可以在岸上生存的土行类动物如黄鳝、泥鳅、鳗鱼等相对来说热性偏重，阴阳属性属阳。

从其外观颜色来分：偏绿色的裸皮类动物如多宝鱼、鲶鱼等五行属性带木行，有利于人类肝胆系统和神经组织；偏红色的裸皮类动物如鲑鱼、金枪鱼、赤魟、江团鱼、章鱼等五行属性带火行，有利于人类心血管系统和免疫系统；偏黄色的裸皮类动物如黄刺骨鱼、黄蛙、黄鳝等五行属性带土行，有利于人类脾胃系统；偏白色的裸皮类动物如白鳝、带鱼、马鲛鱼、鲨鱼、带鱼、银鱼、鱿鱼、海蜇、沙虫等五行属性带金行，有利于人类呼吸系统和大肠以及皮肤组织；偏黑色的裸皮类动物如海参、鳗鱼、墨鱼、泥鳅、黑牛蛙等五行属性带水行，有利于人类泌尿生殖系统和骨骼组织。

这些土行类动物蛋白质食物中，绿色、红色和黄色的动物如多宝鱼、鲑鱼、金枪鱼、赤魟、江团鱼、黄鳝、鳗鱼、鲶鱼、黄腊丁、河豚、章鱼等稍偏热性，有利于体质虚弱人群，尤其是土行人其脾胃系统虚弱者，可以起到健脾胃的作用，但这些食物也有可能使得人类脾胃系统湿气加重，所以如果为实热体质人群尤其是脾胃系统湿热较重的人，则应尽量少吃这类食物。上述属土的白色动物蛋白质食物如白鳝、带鱼、马鲛鱼、鲨鱼、银鱼、鱿鱼、海蜇、沙虫等，以及深黑色的海参、鳗鱼、墨鱼、泥鳅、黑牛蛙等稍偏凉性，有利于实热体质人群，尤其是脾胃系统湿热较重的人群可以适当选择，而脾胃系统虚寒者则应少吃这类动物蛋白质，但如果这些凉性食物经过油炸或香煎后，如煎带鱼、煎马鲛鱼等，则凉性又变为中性或偏热性了，就适合于体质虚寒的人们进食了。

人类脾胃脏腑五行属性属土，所有的动物的胃、肚等优质蛋白质对人类的脾胃系统有直接的补益作用，且五行属土的动物的胃、肚等优质蛋白质其补益作用更强。人们常吃的这类食物有：鳖鱼肚、猪肚、牛肚（牛百叶）、羊肚、鸡胗、鸭胗、鹅胗等，以及其他所有动物的胃等优质蛋白质。事实上五行属性偏土性的黄皮肤的中国人，尤其是土行人，较喜欢吃五行属性属土的动物肉类、猪肚以及其他各种动物胃、肚等优质蛋白质。

上述阴阳属性偏中性的土行类动物蛋白质食物以温补脾胃为主，有利于体质虚弱尤其是脾胃系统虚寒、胃下垂、萎缩性胃炎、肌无力的人群，这些食物以油炸或香煎后作用更强（火生土），尤其是其中偏凉性的土行类动物如带鱼、马鲛鱼等更应该用油煎炸后再吃，才会有温补脾胃的效果。如果是有湿热体质的富贵病群体，尤其是脾胃系统湿气较重者，如表现为舌头胖大有齿印、经常觉得肚子饱、高血脂、胃溃疡、糖尿病、胰腺炎、肌肉炎性疾病等人群，则应少吃五行属性属土的动物蛋白质，或选择五行属土的动物蛋白质中偏凉性的为主，如沙虫、带鱼、马鲛鱼等，且进食湿气较重的动物蛋白质时应以清蒸、水煮的清淡方式或佐以辛香味的调料如芹菜、薄荷叶、紫苏叶等，才不至于伤害身体太重。

《黄帝内经》五行理论告诉我们脾主肌，当人类脾胃系统有问题时其肌肉组织也容易出现肌无力、劳损疼痛等症状，吃什么补什么，所有动物的肌肉蛋白质五行属性也属土，对人类五行属土的虚弱的肌肉组织有直接的补益作用，这类食物包括猪肉、牛肉、羊肉以及所有动物的肌肉类优质蛋白质。

　　《黄帝内经》五行理论告诉我们火生土，属火的动物肉类如鸡肉、鸭肉、鹅肉、鸽子肉等也对人类属土的肌肉系统有补益作用。油脂燃烧释放能量，因此油脂五行属性属火，所以土行人比较喜欢吃带肥肉的动物肉类。油煎、油炸、烧烤等食物的五行属性属火，如炸土豆、炸红薯片、炸鱿鱼、油煎马鲛鱼、红烧鳗鱼等，有利于温补人类属土的脾胃系统，但是如果为实热体质人群，尤其是脾胃系统湿热较重的人，则应尽量少吃这些五行属火的热性食物。

　　《黄帝内经》五行理论告诉我们土生金，所以上述五行属土的动物蛋白质除了对人类五行属土的脾胃、肌肉组织等有补益作用之外，对人类五行属金的呼吸系统和大肠组织也有直接的补益作用。

　　《黄帝内经》五行理论告诉我们土克水，所有的上述五行属土的动物蛋白质进食过量的话，将会伤害到五行属水的泌尿生殖系统和骨骼组织，引起泌尿生殖系统痛风、关节痛、骨质增生或骨刺增生、囊肿、结石、炎症，甚至恶性肿瘤等疾病的发生。内分泌科医师通常会告诫痛风病人尽量少吃黄鳝、蟹膏、动物内脏、大豆、豆腐、香菇等高嘌呤类食物，这些食物的五行属性大多数属土，吃多了就会伤害到五行属性属水的泌尿生殖系统，导致痛风等疾病的发作。

　　上述阴阳属性偏中性的土行类动物蛋白质食物以及五行属土的动物的脾胃、肌肉组织等对所有五行人，尤其是对土行人的五行属土的脾胃系统和肌肉组织补益作用较强，对五行属金的金行人也有较好的补益作用，所以土行人和金行人较喜欢吃这类动物蛋白质食物。而五行属性属水的水行人或五行属水的泌尿生殖系统、骨骼组织有虚弱问题的人们，则要适当注意少吃五行属性属土的动物蛋白质，尤其是在五行属性属土的长夏雨季和属水的冬季更要加以注意。

　　金行类动物：

　　古代打仗时，交战双方的将士们身上会披挂着用金属做成的盔甲，以保护自己身体的重要部位免受伤害，所以身上带了盔甲的、即在身上带了壳的动物五行属性属金，如乌龟、水鱼、海龟、玳瑁、鳄鱼、鳄鱼龟、穿山甲、蜗牛、田螺、蚌、砗磲贝、鲍鱼、牡蛎、螃蟹、虾、海马、海龙、海星、海胆、各种海螺等动物，以及其他各种甲壳类小动物或昆虫如蜈蚣、千足虫、蝎子、蟑螂、金龟子、屎壳郎、天牛、七星瓢虫等。

　　五行属性属金的动物蛋白质对人类五行属性属金的呼吸系统、大肠和皮肤组织有滋阴润燥的作用。金生水，所以这类属金的食物对人类五行属性属水的泌尿生殖系统和骨骼组织也有补益作用。

　　上述五行属性属金的、可食用的有壳类动物蛋白质其阴阳属性偏阴性，其肉类蛋白质大多属于凉性食物，对人体的作用以滋阴为主，总的来说主要是有利于人类的呼吸系统、大肠以及皮肤组织，但其阴阳五行也稍有区别，对人类的健康作用也稍有不同。

　　从生活环境来分：长期生活在水里的有壳动物如海蟹、海虾等相对来说凉性较重，对人体有祛燥热和滋阴的作用；长期生活在陆地上或山上的有壳类动物以及经常爬上岸晒太阳的有壳动物如蜗牛、鳄鱼等相对来说凉性没有那么重，故对人体有壮阳的作用。

从其外观颜色来分：偏绿色的有壳类动物如青口螺、太阳螺、青蟹、青龙虾、水鱼等五行属性带木行，有利于人类五行属性属木的肝胆系统和神经组织；偏红色的有壳类动物如红口螺、鸡腿螺、血螺、红海蟹、帝王蟹、灵芝蟹、基围虾、对虾、红龙虾等五行属性带火行，有利于人类五行属性属火的心血管系统、免疫系统和小肠组织；偏黄色的有壳类动物如油螺、凤尾螺、皇冠螺等五行属性带土行，有利于人类五行属土的脾胃系统；偏白色的有壳类动物如海白、生蚝、白虾等五行属性带金行，有利于人类五行属金的呼吸系统、大肠和皮肤组织；偏黑色的有壳类动物如虎斑贝、黑仔蟹、黑角虾、海胆、鳄鱼等五行属性带水行，有利于人类五行属水的泌尿生殖系统和骨骼组织。

上述阴阳属性偏阴性、凉性的、五行属金的动物蛋白质食物，以及五行属金的动物的肺脏、大肠、皮肤组织等，总的来说对人类，尤其是对金行人的五行属金的呼吸系统、大肠和皮肤组织有利，尤其是在五行属金的秋季，对仍然有呼吸系统、大肠和皮肤组织燥热等病症者有利，如咽喉炎、哮喘、肺炎、便秘、痔疮、大肠癌、皮癣、皮肤溃疡、疤痕增生、色素沉着、红斑狼疮等病症者。但是如果患者为虚寒体质，尤其是呼吸系统、大肠或皮肤组织虚寒症状较重者，如气虚、流清鼻涕、寒咳、肺结核、便溏、腹泻、痢疾、白癜风等疾病患者，则应少吃五行属金的动物蛋白质，或选择五行属金的动物蛋白质中凉性不太重的为主，如喂养的鳄鱼肉、蜗牛等，且进食凉性较重的动物蛋白质时应以油煎、烧烤的方式，或佐以热性的调料如胡椒、辣椒、生姜等，增强其热性，才不至于伤害身体太重。

肺主皮毛，当人类，尤其是五行属金的金行人其五行属金的呼吸系统和大肠组织有燥热等问题时，其五行属金的皮肤也容易出现皮疹、牛皮癣、红斑狼疮、皮肌炎等各种症状或疾病。所有动物的皮肤五行也属金，而以现代方式饲养的各种动物的皮肤及皮下脂肪组织里含有较多的对人类健康有害的脂溶性毒素，所以当人类，尤其是金行人其五行属金的呼吸系统、大肠和皮肤组织有问题时，尽量不要吃各种动物皮类，尤其是以现代方式饲养的动物皮如鸡皮、鸭皮、鹅皮、猪皮等，当出现牛皮癣、红斑狼疮、皮肌炎等症状或疾病时更要少吃各种动物皮类蛋白质及动物油脂。

有些五行属性属金的动物如乌龟、虾等其外壳含有大量的胶原蛋白、维生素和微量元素等营养素，对人类属金的皮肤（肺主皮毛）有好处，例如用五行属金的虾壳煮汤或煮面条等，对口腔溃疡的修复有益处。另外金生水，泌尿生殖系统及骨骼组织五行属水，所以五行属金的动物外壳（如龟壳中的龟板胶等）对滋阴、补肾以及强健筋骨有益。

《黄帝内经》五行理论告诉我们金生水，万事万物都可以一分为二，生也有两方面含义：一方面上述五行属性属金的动物蛋白质除了对人类的呼吸系统、大肠和皮肤组织等有清热去燥的作用之外，对人类五行属水的泌尿生殖系统、听力器官、脊柱和骨骼组织等也有直接的补益作用，也就是说许多五行属性属金的动物蛋白质对人类有滋阴壮阳、强壮骨骼的作用，因而我们可以理解民间传说的男虾女蟹（有人认为这种说法是因为虾肉含有的类雄性激素物质稍多，而蟹肉含有的类雌性激素物质稍多，这有待于现代西医实验学去做进一步的研究分析。）女性吃生蚝滋阴、男士喝海马酒壮阳等，其实说的就是这个道理，由此笔者推测未来重要的滋阴壮阳补品、孕育及保胎保健品等将有一部分会来自于五行属金的或属水的矿物、动物、植物、水源，以及芳香气体等物质里；另一方面经常过量吃以现代化方式大量饲养的五行属性属金的，尤其是带了泥沙的（如虾、蟹、螺等）动物蛋白质、内脏或膏脂等，容易使得体内嘌呤碱增高、重金属超标、微量元素平衡紊乱、性腺激素水平紊乱以及脂溶性毒素增加等，将会对五行属水的泌尿生殖系统、听力器官、关节、脊柱和骨骼组织等发生伤害，导致痛风、听力下降、耳聋、关节炎、脊柱病、骨质增生或骨质疏松、坐骨神经痛、泌尿生殖系统炎症或结石、甲状腺功能亢进、肾或肾上腺肿瘤、前列腺增生或肿瘤、畸胎瘤、生长发育畸形、睾丸肿瘤、卵巢肿瘤、乳腺癌、宫颈癌等症状或疾病的发生。

《黄帝内经》五行补虚泻实理论强调：虚则补其母、实则泻其子。这个理论告诉我们：金生水，水虚用金补，金泻土，土实用金泻。由此我们可以知道，这些五行属金的带壳类动物蛋白质对人类五行属水的泌尿生殖系统和骨骼组织有滋养作用，最典型的是已经进入中医药典籍的龟板胶，有滋阴、补肾以及健骨的作用，人们无论是肾阳虚还是肾阴虚都可以适当进补这些属金的食物，这是五行补虚泻实理论虚则补其母里金生水、金补水理论的意义。由于这类属金的动物蛋白质大多数为凉性食物，所以比较适合于实热体质人群，尤其是可以泻掉五行属土的脾胃系统的湿热，这就是五行补虚泻实理论实则泻其子里土生金、金泻土的意义。

《黄帝内经》五行理论告诉我们金克木，万事万物都可以一分为二，克也有两方面含义：一方面肝胆五行属木，肝胆为身体最重要的解毒器官，肝胆功能出问题就容易导致炎症，尤其是癌症的发生，而金克木，所以经常进食上述五行属金的、偏凉性的优质动物蛋白质，将会起到部分预防炎症和癌症的作用，如甲鱼等就有西医药理实验已经证明了的防癌作用，由此笔者推测未来重要的防癌药品、保健品，以及对五行属木的肝胆系统和神经组织疾病如肝炎、头痛、高血压等起着重要防治作用的药物，一部分将来自于五行属木或属金的矿物、动物、植物、水源，以及芳香气体等物质里；另一方面如果经常过量进食上述五行属金的、偏凉性的动物蛋白质，将会伤害到五行属木的、偏阳性的肝胆系统、视力器官、神经组织或筋腱组织等，引起肝胆系统结石、白内障、脑梗死、腱鞘囊肿、抑郁症、神经衰弱等疾病的发生；再一方面如果经常过量进食以现代化方式大量饲养的，尤其是带了泥沙的属金的动物蛋白质如海虾、海蟹、海螺等，将会因激素水平紊乱、脂溶性毒素增加等而伤害到五行属木的肝胆和内分泌系统组织，除了诱发甲状腺功能亢进等内分泌紊乱病症之外，还容易引起各种因肝胆功能损伤而导致的炎症，甚至癌症等疾病的发生。

上述阴阳属性偏阴性的金行类动物蛋白质食物对所有五行人，尤其是对金行人的五行属金的呼吸系统、大肠和皮肤组织等清热润燥作用较强，对五行属水的人们也有较好的滋阴壮阳作用，所以金行人和水行人较喜欢这类动物蛋白质食物。而五行属木的木行人或五行属木的肝胆系统、神经组织和内分泌系统有问题的人们则要适当注意对五行属金的动物蛋白质的选择，肝胆系统和神经组织等实热较重者可以适当选，而肝胆系统和神经组织等较虚弱时就要少选，尤其是在五行属性属金的秋季和属木的春季更要加以注意。

水行类动物：

身上长鳞的动物即有鳞类动物的五行属性属水，如青鱼、草鱼、鲤鱼、鲢鱼、红鱼、武昌鱼、鳊鱼、鳜鱼、鲫鱼、翘嘴鱼、鲈鱼、鲥鱼、鲮鱼、雄鱼、黑鱼、鳕鱼、鲷鱼、龙舌鱼、沙丁鱼、金鱼、罗非鱼、三文鱼、鲨鱼、石斑鱼、石头鱼、青衣、立鱼、鲳鱼、东星斑、黄鱼、有鳞水生鱼类等动物，以及海蛇、蟒蛇、眼镜蛇、银环蛇、五步蛇、竹叶青蛇、蝮蛇、响尾蛇、乌梢蛇等各种有鳞蛇类等动物。

上述五行属水的、可食用的动物蛋白质其阴阳属性偏阴性和寒凉性，总的来说有利于人类的泌尿生殖系统、听力器官，以及脊柱和骨骼组织等滋养阴精方面的作用，但其阴阳五行也稍有区别，对人类的健康作用也稍有不同。

从生活环境来分：长期生活在深海或热带海域的有鳞动物蛋白质相对来说寒凉性较重，对人体有清热和滋肾阴作用；长期在寒带海域生活的、长期在高海拔淡水中生活的，或洄游至高海拔淡水中产卵的有鳞鱼类等，相对来说寒性没有那么重，故对人体有补肾阳的作用。

从其外观颜色来分：偏绿色的如青鱼、草鱼、鲤鱼、青衣等有鳞鱼类五行属性带木行，有利于人类五行属木的肝胆系统和神经组织；偏红色的如金鱼、红鲤鱼、红鲳鱼、红鱼、东星斑等有鳞鱼类五行属性带火行，有利于人类五行属火的心血管系统、免疫系统和小肠组织；偏黄色的如大黄鱼、小黄鱼等有鳞鱼类五行属性带土行，有利于人类五行属土的脾胃系统；偏白色的如鳊鱼、白鲳鱼、白鲨鱼等有鳞鱼类五行属性带金行，有利于人类五行属金的呼吸系统、大肠和皮肤组织；偏黑色的如黑鱼、石斑鱼等有鳞鱼类五行属性带水行，有利于人类五行属水的泌尿生殖系统和骨骼组织等。

上述阴阳属性偏阴性、寒凉性的水行类动物蛋白质食物对泌尿生殖系统有滋阴的作用，适合泌尿生殖系统有燥热的人群，如有泌尿生殖系统炎症、结石、肿瘤、腰椎间盘突出、中耳炎、耳鸣等患者。在泌尿生殖系统虚寒时如果进食寒凉性的五行属水的动物蛋白质如有鳞鱼、可食用有鳞蛇等时，则应以红烧、油煎、烧烤等方式，或佐以热性的调料如辣椒、生姜等，才不至于伤害身体太重。

各种动物的肾脏、睾丸、蛋等优质蛋白质五行属水，这类蛋白质的阴阳属性偏阳性或温热性，对人类五行属水的泌尿生殖系统则有直接的补益或壮阳的作用。平时人们常吃的这类食物有：猪腰、羊腰、牛鞭、鸡春、鸡蛋、鸭蛋、鹅蛋、鸽子蛋、鹌鹑蛋、鱼籽等，这类动物蛋白有利于人们，尤其是有利于五行属水的水行人体质较为虚寒时，尤其是在五行属水的冬季其五行属水的泌尿生殖系统和骨骼组织虚寒较重时，如出现宫寒、阳痿、听力下降、牙齿松痛、骨质疏松、风湿性关节炎等病症时。但是这些动物内脏类蛋白质其五行属性偏土行，土克水，吃多了这些内含嘌呤类营养物较多的蛋白质容易诱发痛风症状，所以有痛风症状者或尿酸水平较高者应适量少吃。

肾主骨，当人类五行属水的泌尿生殖系统有问题时其五行属水的骨骼系统也容易出现如牙齿松痛、骨质疏松、骨质增生、椎间盘突出、骨刺增生、关节炎、痛风等症状或疾病，吃什么补什么，所有动物的骨骼系统五行也属水，对人类，尤其是水行人五行属水的骨骼系统有直接的补益作用，所以人们常用猪骨或牛骨等来熬汤喝，事实上五行属水的大多数人都喜欢喝各种骨头熬出来的高汤。

《黄帝内经》五行理论告诉我们水生木，不同阴阳属性的五行属水的动物蛋白质对人类五行属木的肝胆系统、视力器官、筋腱组织和大脑神经组织等作用不一样：阴阳属性偏阳性的五行属水的动物蛋白质在肝胆组织虚寒时有补益作用，但在肝胆组织实热时会导致肝胆实热加重，如吃多了猪腰、羊腰、鸡春、牛鞭等这类动物蛋白质和油脂，会导致肝火较为旺盛，引起眼结膜充血、身体发热、晚上失眠等症状，而且这类动物蛋白质含有的饱和脂肪酸较多，容易加重动脉粥样硬化或颈动脉斑块形成等，诱发以脑梗死为主的脑中风、健忘、帕金森综合征等神经组织疾病；阴阳属性偏阴性的五行属水的动物蛋白质在清热解毒方面有泻肝胆实热的作用，如经常吃有鳞鱼等动物蛋白质，能起到清肝明目、祛热消炎的作用，而且这类动物蛋白质和油脂所含有的ω-3不饱和脂肪酸较多，可以起到降低胆固醇、清理血脂的作用，从而减少动脉粥样硬化或颈动脉斑块形成发生的可能性，对预防脑中风、健忘、帕金森综合征等神经组织疾病有益。

中医临床直接应用五行属水的动物或其他动物的肝胆组织来应对某些疾病，更是因为显著的或立竿见影的效果而成为经典食疗方或经验方，如中医秘方用草鱼或青鱼胆汁治疗鼻泪管炎，以及云南民间喝牛黄汤有清热解毒作用等，都是中国民间所广泛应用的。由此笔者推测未来重要的清热解毒药物、防治肝炎药物，以及醒脑提神药物等，一部分将来自于五行属木的或属水的矿物、动物、植物、水源，以及五行属金的芳香气体等物质里。

《黄帝内经》五行理论告诉我们水克火，万事万物都可以一分为二，克也有两方面含义：一方面火对应于心血管系统、淋巴免疫系统和小肠组织，当热毒较重时就容易导致心肌炎、头面部疖疮、口腔溃疡、手足口病、登革热、丹毒、阑尾炎、高血压、脑溢血等疾病的发生，而水克火，所以经常进食上述五行属水的、偏寒凉性的动物蛋白质如有鳞鱼等，将会起到预防上述炎热性疾病的作用，由此笔者推测未来重要的防治手足口病、登革热、脑溢血等疾病的药品或保健品，一部分将来自于五行属水的矿物、动物、植物、水源，以及芳香气体等物质里；另一方面如果经常过量进食上述五行属水的、偏凉性的动物蛋白质，将会伤害到五行属火的、阴阳属性偏阳性的心血管系统、淋巴免疫系统和小肠组织，引起贫血、低血压、白细胞减少、血小板减少、坏血病、白血病、淋巴瘤、营养不良性消瘦等病症的发生。

记得小时候一到夏天，笔者和姐弟们的头面部就容易长出很多痱子，严重时还会长出疖肿。有一年夏天妈妈从一名老中医那里得知一个偏方，用一条菜花蛇熬汤，汤里只放了少许盐，等蛇肉熬烂后再让笔者和姐弟们一起喝汤吃蛇肉，仅仅几天后，笔者和姐弟们头面部的痱子就全部消掉了，而且从那个夏天以后就基本上不再长痱子了，后来几个邻居也用此方法防治他们的小孩夏天头面部长痱子，也都取得了好效果。这个偏方之所以管用，其道理在于用五行属性属水的有鳞的菜花蛇熬汤，没有加其他调料而只加了五行属水的咸味的盐，这个汤的水行就更重，水克火，水、有鳞蛇、盐这三个五行属水的食物加在一块，这个五行属水的汤就自然能防治五行属火的头面部长出五行属火的痱子或疖肿等病症。这个夏天喝蛇汤防治头面部疖疮的民间经验方就是五行相克理论中水克火理论的经典运用。

五行属水的有鳞类动物蛋白质食物既对清除人类五行属木的肝胆系统和神经组织的热毒有益处，也对清除人类五行属金的呼吸系统、大肠和皮肤组织的燥热毒素有益处，这也正是符合《黄帝内经》理论虚则补其母、实则泻其子里金生水、水泻金理论的意义。

《黄帝内经》五行相克理论强调水克火，我们可以从几个方面来理解其对健康养生的意义：一方面上述五行属水的、阴阳属性偏阴性的有鳞鱼类动物蛋白质大多数对人类五行属火的心血管系统和免疫系统有清热泻火的益处，当人们，尤其是火行人其五行属火的心血管系统、淋巴免疫系统和小肠组织等有实热问题时，可以多吃五行属水的、阴阳属性偏阴性的有鳞鱼类动物蛋白质；另一方面如果属火的心血管系统、淋巴免疫系统和小肠组织等较虚寒时，如出现贫血、白血病等症状或疾病时，尤其是在五行属水的寒冷的北方或冬季，则要少吃五行属水的偏阴性的有鳞鱼类动物蛋白质；再一方面有些属水的食物会伤害到属火的心血管系统或免疫系统，如带咸味的各种干咸鱼、咸猪肉干、咸牛肉干、咸腊肠、火腿、咸兔肉、咸鸡肉、咸鸭肉、咸鹅肉、卤肉、卤蛋、咸鸭蛋等等，这些食物吃多了容易伤害到五行属火的心血管系统和免疫系统，引起高血压加重、脑中风、心肌梗死等一系列心脑血管疾病，还容易诱发血液病等免疫系统疾病。

上述五行属水的动物蛋白质食物对五行属水的水行人的作用较强，对五行属木和五行属火的人们也有较好的作用，但要根据人类体质的寒热和动物蛋白质的阴阳属性适当注意选择：体质实热较重者可以多选阴阳属性偏阴性的有鳞鱼类动物蛋白质，少选阴阳属性偏阳性的动物蛋白质如猪腰、羊腰、鸡春、牛鞭等；体质较虚寒者可以多选阴阳属性偏阳性的动物蛋白质如猪腰、羊腰、鸡春、牛鞭等，少选阴阳属性偏阴性的有鳞鱼类动物蛋白质。这一点对于五行属水的水行人，尤其是在五行属水的冬季和属火的夏季更要加以注意。

上述阴阳属性偏阴性的水行类动物蛋白质食物对所有五行人，尤其是对水行人的五行属性属水的泌尿生殖系统、听力系统、骨骼组织等滋阴补肾作用较强，对五行属木的人们也有较好的清热解毒作用，所以水行人和木行人较喜欢吃这类动物蛋白质食物。而五行属火的火行人不太喜欢吃阴阳属性偏阴性的水行类动物蛋白质食物，所以五行属火的心脑血管系统、免疫系统和小肠组织有问题的人们，尤其是火行人，要适当注意对五行属水的动物蛋白质食物的选择，体质实热较重者可以适当选，而体质较虚弱时就要少选，尤其是在五行属火的夏季和五行属水的冬季更要加以注意。

（2）五谷类食物

《黄帝内经》养生理论里五谷为养的五谷，指的是各种含淀粉丰富的种子类或根茎类食物，无论是树上结果的、地上种植的、土里成熟的、还是水里生长的，只要是含淀粉多的，都可以归纳为五谷食物范畴里，如大米、麦子、小米、玉米、高粱、青稞、红薯、土豆、大豆、绿豆、红豆、黑米、黑豆等。中国现代饮食中的主要粮食基本上是以大米和麦子做的面食为主，所以中国人通常习惯于将大米和面食称之为主粮，而将主粮以外的淀粉类食物称之为五谷杂粮。

各种五谷类淀粉一旦被吸收进入血管后就被转化为糖原，储存在肝脏、肌肉等细胞里以及血管内，通过燃烧释放出热量使得人类有力气。糖原的五行属土，因此各种含淀粉多的五谷类食物对五行属土的脾胃系统都有补中益气、健脾和胃的作用，对体虚乏力、脾胃虚寒、呕吐腹泻等有益处。

所有的五行属土的五谷类食物都可以按五行理论来进行细分为木行类谷物、火行类谷物、土行类谷物、金行类谷物和水行类谷物。

《黄帝内经》五行理论里的木、火、土、金、水五行对应于五谷类食物的五行分类主要是依据青、赤、黄、白、黑五种不同谷物颜色来划分。

木行类谷物：

在各种五谷类食物里，以绿色或酸味为主要特征的食物多数五行属性属木，对人类五行属木的肝胆系统和神经系统有作用。常见的五行属木的富含淀粉类食物有：青稞、麦子、绿豆、豌豆、蚕豆、青豆等。

了解《黄帝内经》里的五行理论，通过五行相生相克和补虚泻实理论，把握五行属木的谷物在现实生活中的灵活运用，将对我们的养生保健起着积极的促进作用。

绿色的绿豆五行属性属木，绿豆多为夏季播种，秋季收获，所以绿豆的阴阳属性属阴，对人体来说偏凉性。绿豆对人体的健康有几个方面的作用：一方面绿豆对人类五行属木的肝胆系统和神经系统有益处，起着养肝明目、清热解毒、安神镇惊、改善失眠多梦和精神恍惚等作用，所以在春夏季节炎热气候下肝胆实热较重如出现容易发怒、眼睛红、失眠等症状时，可以适当煮一些绿豆粥吃，来缓解上述症状，这也对应于木生木理论；另一方面五行相生理论指出木生火，绿豆对人类属火的心血管系统有益处，例如以前的海员出海一段时间后会出现牙龈出血、胃肠道黏膜出血等坏血病症状，而一旦给这些海员吃绿豆粥、绿豆芽、青豆罐头、绿色蔬菜，或五行属木的酸的维生素 C 等，那些海员的黏膜出血现象就会停止；再一方面五行相克理论指出木克土，脾胃五行属土，吃多了属木的绿豆会导致人类五行属土的脾胃系统进一步虚寒而引起腹痛、腹泻等症状，尤其是在天气变冷的秋冬季节吃绿豆粥等更容易加重腹泻，且五行偏土性的黄皮肤的中国人一般来说普遍脾胃较虚弱，更要注意在体质虚寒时要少喝绿豆粥、少吃绿豆冰棍等阴性寒凉食物。

五行属性属木的麦子多数在西北寒凉地域生长，这种在寒凉地域生长、在寒凉气候条件下自然成熟的物种，尤其是在秋冬季播种、第二年的春夏季收割的冬小麦，多属于俗称的热性食物，阴阳属性属阳。阴阳属性属阴的西部或北方地域或寒冷气候条件下缺阳，平时需要补阳，因此阴阳属性属阳的食物适合阴阳属性属阴的西北方寒凉地域或寒冷气候条件下生活或工作的人们食用，所以西北方或寒凉地域的人们平时多是以热性的麦子做成的面食为主，如馒头、面包、面条等，尤其是香煎、烧烤、油炸过后热性更足，所以油条、煎饼、麻花、馕、饼干等类食物在西北方地域或寒冷季节及气候时就比较畅销，西方人喜欢吃的甜甜圈就属于此类食物。由于这类食物内含的热量和营养素较丰富，因此经常吃面食的人们就容易发胖。2017年对全中国肥胖人群分布的医学大数据统计结果发现，中国西北方人群的肥胖率明显高于东南方人群，这个结论说明了西北方人群除了与他们休息时间较多有关之外，还与他们经常吃热性的、含淀粉类粮食，尤其是经常吃面食较多有关。

《黄帝内经》五行理论指出木生火，五行属性属木的麦子也起着相应的作用：小麦对人类五行属火的心热症状如心悸不安、情绪起伏、失眠等有清凉泄热的作用，这正好对应于木生火理论；大麦可以降低人类血胆固醇水平，起着预防五行属火的心血管系统疾病如动脉粥样硬化、心绞痛等发病率，这也对应于木生火的理论。

《黄帝内经》五行理论指出：水生木、实则泻其子、木泻水。五行属木的大麦还对人类五行属水的风湿性疼痛等疾病有较好的治疗效果，这正好对应于木泻水理论。

绿色的青稞其五行属性属木，现代医学科学研究发现青稞对人类健康有几方面作用：一方面青稞含有丰富的黄酮类化合物如花青素等营养物质，对人类五行属木的肝胆系统解毒功能有较强的作用，对预防肝癌、肺癌、乳腺癌、大肠癌等有益，这对应于木生木理论；二方面青稞中含有活性神经递质成分，对人类五行属木的肝胆系统解毒功能、脑神经组织损伤的保护作用、抗应激过敏作用等有益，这也对应于木生木理论；三方面青稞对人类五行属火的心血管系统有降低胆固醇、降低低密度脂蛋白、降低餐后血糖、扩张血管、预防心衰等作用，这对应于五行相生理论里的木生火理论。

绿色的豌豆其五行属性属木，对人类健康有两个方面的作用：一方面豌豆有阻断外来致癌物活性的作用，从而对人类五行属木的肝胆系统解毒功能减弱导致的恶性肿瘤起到预防效果，这对应于木生木理论；另一方面豌豆对人类五行属土的脾胃功能起到健脾祛湿、防治糖尿病等作用，这对应于木克土理论。

绿色的蚕豆其五行属性属木，对人类健康有几方面作用：一方面蚕豆对人类五行属木的肝胆系统解毒功能减弱导致的恶性肿瘤疾病如胃癌、食管癌、宫颈癌等有作用，这对应于木生木理论；另一方面蚕豆对人类五行属土的脾胃功能起到健脾祛湿、防治膈食、预防肥胖等作用，这对应于木克土理论；再一方面蚕豆还对人类五行属水的慢性肾炎引起的水肿有明显的消肿效果，这正好对应于五行理论里实则泻其子中的水生木、木泻水理论，所以当五行属水的肾脏有炎症而导致水肿时，可以用五行属木的绿色的蚕豆来消肿。

综上所述，选择上述绿色的五行属木的五谷类食物时，要从几方面加以注意：一方面阴阳属性属阳的热性食物如麦子等，对体质较虚寒的五行人，尤其是对木行人的五行属性属木的肝脏系统、神经和筋腱组织有温补作用，而阴阳属性属阴的凉性食物如绿豆等，对所有五行人，尤其是对木行人的五行属性属木的肝脏系统、神经和筋腱组织的清热解毒作用较强；二方面木生火，这些五行属木的食物对五行属火的人们以及属火的心血管系统等也有较好的作用，所以木行人和火行人较喜欢吃这类五谷类食物；三方面木克土，当五行属土的土行人或五行属土的脾胃系统、肌肉组织等较虚寒者，就要注意少吃绿色的、五行属木的、凉性的五谷类食物如绿豆等，尤其是在五行属木和五行属土的长夏雨季时更要引起注意，而当五行属土的土行人或五行属土的脾胃系统、肌肉组织等有湿热问题的人们则要适当注意少吃五行属木的、热性的五谷类食物如各种面食等，尤其是在五行属土的长夏雨季时更要引起注意。

火行类谷物：

在各种五谷类食物里，以红色或苦味为主要特征的食物多数五行属性属火，对人类五行属火的心血管系统和免疫系统有作用。常见的五行属火的淀粉类食物有：红米、红高粱、赤小豆、红腰豆、花豆、红薯等。

五行属火的红色的红米对人类健康有几方面作用：一方面红米含有丰富的铁质，对人类五行属火的心血管系统功能减弱导致的贫血、营养不良等疾病有防治作用，这对应于火生火理论；另一方面红米对人类五行属木的肝胆系统功能减弱导致的疲劳失眠、精神不振等起作用，还对致癌物质有抑制作用，这对应于五行理论里的实则泻其子、火泻木的理论；再一方面红米对人类五行属金的结肠癌的预防作用更明显，这对应于五行相克理论里的火克金理论。

五行属火的红色的红高粱对人类五行属土的脾胃系统有温补脾胃、健脾益中的作用，起到防治小孩消化不良、止吐止泻的效果，这对应于五行相生理论里的火生土理论。

五行属火的红色的红薯对人类健康有几方面作用：一方面红薯含有丰富的蛋白质、氨基酸、胡萝卜素、维生素 A、维生素 E 等营养物质，对人类五行属火的心血管和免疫系统功能有补血益气、提高免疫力等作用，这对应于火生火理论；二方面红薯含有丰富的碳水化合物，对人类五行属土的脾胃系统有补益作用，食用后有饱腹感，精力旺盛，但经常过多食用者容易肥胖，不利于糖尿病患者进食，这对应于五行相生理论里的火生土理论；三方面红薯含有丰富的纤维素、黏蛋白和气化酶，对人类五行属金的大肠系统有刺激和加快蠕动作用，利于便秘患者进食，这对应于五行相克理论里的火克金理论；四方面生红薯内的乳白色浆汁对五行属金的皮肤疾病如湿疹、带状疱疹等有较好的疗效，这对应于五行相克理论里的火克金理论。

　　五行属火的红色的红腰豆一方面含有丰富的铁质，对人类五行属火的心血管和免疫系统有补血益气、提高免疫力等功能作用，这对应于火生火理论。另一方面红腰豆含有丰富的纤维素，对人类五行属土的脾胃系统有降糖消渴等功能作用，利于糖尿病患者进食，这对应于五行相生理论里的火生土理论。

　　五行属火的红色的赤小豆一方面含有丰富的铁质，对人类五行属火的心血管系统功能有促进血液循环、活血补血等作用，这对应于火生火理论。另一方面赤小豆对人类五行属土的脾胃系统功能有养胃生津、健脾祛湿等作用，这对应于五行相生理论里的火生土理论。

　　脾胃湿气较重时的典型表现是出现面部痤疮甚至酒糟鼻、舌体肥大、消化不良、腹胀不思饮食等，其原因主要是由于脾胃较虚弱时湿气难以排出。这时可以选择五行属火的赤小豆来补脾胃之气，此意为火生土，同时加上五行属金的薏苡仁，用来泻脾胃湿气，此举为土生金、实则泻其子、金泻土理论的意义，但在选择各自剂量时我们应该考虑轻补重泻，既补的力量可以稍弱一点，而泻的力量要稍强一些，所以此时可以选择一份赤小豆加两份薏苡仁一起煮粥吃，来增强脾胃之气，同时排除脾胃湿气。这是五行相生理论以及五行补虚泻实理论在现实生活中运用的经典范例。

　　花豆外表颜色也以红色为主，五行属火，一方面对人类五行属火的心血管系统有强化心脏功能、降低心胆固醇、预防心血管疾病的发生等作用，这对应于火生火理论。另一方面花豆对人类五行属金的大肠组织有防治便秘、预防大肠癌的作用，还对人类五行属金的皮肤有防治面部脂溢性皮炎的作用，这对应于五行相克理论里的火克金理论。

　　上述五行属火的五谷类食物对所有五行人，尤其是火行人的五行属火的心脑血管系统、免疫系统、小肠组织等补益作用较强，对五行属土的人们也有较好的补益作用，所以火行人和土行人较喜欢吃这些五谷类食物。而五行属金的金行人或五行属金的呼吸系统、大肠和皮肤组织有实热问题的人们则要适当注意少吃五行属火的、阴阳属性偏阳性的五谷类食物，尤其是在五行属火的夏季和属金的秋季要加以注意。

　　土行类谷物：

　　在各种五谷类食物里，以黄色或甜味为主要特征的食物多数五行属性属土，对人类五行属土的脾胃系统有作用。常见的五行属土的淀粉类食物有：小麦、大麦、燕麦、荞麦、小米、糙米、玉米、土豆、黄豆、板栗等。

　　五行属土的黄色的小米对人类五行属土的脾胃系统有健脾和胃的作用，对病后体虚、脾胃虚寒、呕吐腹泻有益处，这对应于土生土理论。解放军就是靠五行属土的黄色小米养好了脾胃这个后天之本，脾胃养好了就什么营养都容易吸收了，五行属土的肌肉就充满了力量，所以解放军依靠小米加步枪就充满活力地追着机械化的国民党军队打，顺利解放了全中国。

　　在饥荒年代，许多西方国家曾祈祷：请老天爷下土豆雨吧！风靡西方欧洲国家并成为某些国家主粮的、以黄颜色为主的土豆其五行属性属土。土豆是土里生长的，土行较重，对人体健康有多方面的作用：一方面土豆有和胃健脾的作用，对胃溃疡患者有益，这对应于土生土理论；二方面土豆含有降血压成分，对预防五行属火的高血压有益，这对应于五行补虚泻实理论里的火生土、实则泻其子、土泻火理论；三方面彩色的土豆如红色、紫色，尤其是五行属水的黑色土豆等含有较多的花青素，有益于五行属水的生殖系统，具有抗氧化、防衰老、滋阴壮阳、延年益寿的作用，这对应于五行相克理论里的土克水理论。

五行属土的黄色的玉米含有丰富的可溶性膳食纤维和不可溶性膳食纤维，对人体健康主要有两方面的作用：一方面玉米可溶性膳食纤维对人类五行属火的心血管系统起清理垃圾作用，对人类高血脂、动脉粥样硬化、心肌梗死等有益处，这对应于五行理论火生土、实则泻其子、土泻火的理论；另一方面不可溶性膳食纤维对人类五行属金的大肠有通便、预防便秘、预防大肠癌等益处，这对应于五行相生理论里的土生金理论。

五行属土的黄色的糙米一方面对人类五行属土的脾胃有益处，起到降低血胆固醇、减肥、预防糖尿病等作用，这对应于土生土理论，另一方面对人类五行属金的皮肤问题如青春痘、皮肤粗糙、皮肤皱纹、皮肤黑斑等症状有改善作用，这对应于五行相生理论里的土生金理论。

五行属土的黄色的大豆含有非常丰富的蛋白质等营养物质，对土行人的脾胃系统有益气、健脾、养肌、消积等作用，这对应于土生土理论。平时吃动物蛋白质较少的人，如佛教人士、素食主义倡导者等，只要多吃、并吃惯了大豆类制品，也会长肌肉、有力气，也会长成肥头大耳、大腹便便的富态。正因为大豆中含蛋白质较多，其所含有的氮（N）元素就会相应较多，经人体分解、吸收、消化后所产生的嘌呤类代谢物也会增多，所以吃多了以大豆做成的豆制品如豆腐、豆浆、腐竹等食物后容易加重痛风症状，这正好对应于五行相克土克水理论，即吃多了五行属土的大豆，就会伤害到五行属水的泌尿生殖系统，导致尿酸增高、痛风加重。

上述五行属土的五谷类食物对所有五行人，尤其是土行人的五行属土的脾胃系统和肌肉组织补益作用较强，对五行属金的金行人也有较好的补益作用，所以土行人和金行人较喜欢吃这类五谷类食物。而五行属水的水行人或五行属水的泌尿生殖系统、骨骼组织有虚弱问题的人们则要适当注意少吃五行属土的五谷类食物，尤其是在五行属土的长夏雨季和属水的冬季。

金行类谷物：

在各种五谷类食物里，以白色或辛香味为主要特征的食物多数五行属性属金，对人类五行属金的呼吸系统和大肠有作用。常见的五行属金的淀粉类食物有：粳米、糯米、薏米、怀山药、菱角、芡实、白扁豆、西米等。

五行属金的白色的粳米为春季播种、夏季收割，属于俗称的凉性食物，适合南方或温热地域的人们食用，所以南方或温热地域的人们平时都是以白米饭为主。

五行属金的白色的糯米也为春季播种、夏季收割，但却属于温热性、黏性食物，湿气稍重，虽然也适合南方或温热地域的人们食用，但却不适合有实热性疾病如各种发热性症状或炎症疾病等患者食用，所以有实热体征者尽量少吃以糯米为原料制作的粽子、糍粑等食物。

五行属金的白色的薏米对人体健康有多方面的作用：一方面薏米对人类五行属金的呼吸系统有清肺热作用，并能改善人类五行属金的皮肤问题如皮肤粗糙、粉刺、黑斑等症状，使得皮肤光滑、变白，这对应于金生金理论；另一方面薏米对人类五行属土的脾胃系统有健脾祛湿的作用，对应于《黄帝内经》土生金、实则泻其子、金泻土的理论；再一方面对人类五行属水的泌尿系统和生殖系统有益处，起着滋肾利尿、祛风湿、消水肿、镇痛等作用，且对人类五行属水的子宫癌有较明显的防治作用，这对应于五行相生理论里的金生水理论。

五行属金的白色的菱角一方面对人类五行属木的肝胆系统解毒功能出问题而诱发的恶性肿瘤有预防效果，对应于五行相克理论里的金克木理论，另一方面对人类五行属土的脾胃系统有益处、起到减肥健美的作用，对应于《黄帝内经》实则泻其子、金泻土的理论。

上述五行属金的五谷类食物对所有五行人，尤其是金行人的五行属金的呼吸系统、大肠和皮肤组织等清热润燥作用较强，对五行属水的人们也有较好的滋阴壮阳作用，所以金行人和水行人较喜欢这类五谷类食物。而五行属木的木行人或五行属木的肝胆系统和神经组织有问题的人们则要适当注意对五行属金的五谷类食物的选择，肝胆系统和神经组织实热较重者可以适当选，而肝胆系统和神经组织较虚弱时就要少选，尤其是在五行属金的秋季和五行属木的春季更要加以注意。

水行类谷物：

在各种五谷类食物里，以黑色或咸味为主要特征的食物多数五行属性属水，对人类五行属水的泌尿系统和生殖系统有作用。常见的五行属水的富含淀粉类食物有：黑米、黑豆、黑芝麻等。

五行属水的黑色的黑米含有白色大米所缺乏的较高成分的叶绿素、花青素、胡萝卜素、强心苷以及微量元素等，对人体健康主要有两方面的作用：一方面黑米对人类五行属水的泌尿系统和生殖系统有益处，起着滋阴、强肾、补精等作用，可用于防治肾阴亏虚、肾气不足、须发早白、妇女产后虚弱等症状，这对应于水生水理论；另一方面黑米对人类五行属火的心血管系统有益处，起着活血补血的作用，改善病后体虚、贫血等症状，对应于五行相克理论里的水克火理论。

五行属水的黑色的黑豆对人体健康有多方面的作用：一方面黑豆对人类五行属水的泌尿系统和生殖系统有益处，起着补肾滋阴、祛风除湿、利尿消肿等作用，可用于防治肾阴亏虚、肾气不足、须发早白、腰痛水肿等症状，这对应于水生水理论；另一方面黑豆对人类五行属金的大肠系统和皮肤系统有益处，既可以促进肠蠕动、预防便秘，又可以防治皮肤湿疹、神经性皮炎、白癜风等疾病，还有减少皮肤皱纹、养颜美容的作用，这对应于《黄帝内经》金生水、实则泻其子、水泻金的理论；再一方面黑豆对人类五行属木的肝胆系统和神经系统有益处，起着改善头晕目眩、视力模糊的作用，对应于五行相生理论里的水生木理论。

上述五行属水的五谷类食物对所有五行人，尤其是水行人的五行属水的泌尿生殖系统、听力系统、骨骼组织等滋阴壮阳、强肾健骨作用较强，对五行属木的人们也有较好的作用，所以水行人和木行人较喜欢吃这类五谷类食物。而五行属火的火行人或五行属火的心脑血管系统、免疫系统和小肠组织有问题的人们则要适当注意对五行属水的五谷类食物的选择，体质实热较重者可以适当选，而体质较虚弱时就要少选，尤其是在五行属水的冬季和五行属火的夏季更要加以注意。

（3）五蔬类食物

《黄帝内经》理论里五蔬为充的五蔬食物指的是各种含纤维素（膳食纤维）为主的可食用植物类食物，同时不同的五蔬食物还含有不同的维生素、酶、矿物质、微量元素等丰富的营养物质，有些还可做成各种菜肴或小吃等来填饱肚子或充饥。各种纤维素可以分为溶于水和不溶于水两大类：可溶于水的纤维素可以被小肠吸收进入血管内，起着清理血管垃圾、降低血脂等作用，同时被吸收进入血管的维生素、矿物质、微量元素等营养物质起着维持细胞结构、修复细胞或组织缺损、平衡体内酸碱平衡等作用，对防治痛风、高脂血症、高血压、脑中风、心肌梗死等病症有益；而不溶于水的纤维素留在肠道内，通过吸收水分、润滑肠道、促进肠蠕动、维持肠道菌群平衡、带走代谢废物等，帮助大便顺利排出体外，对防治肠炎、腹泻、便秘、痔疮，甚至大肠癌等病症起着重要的作用。

无论是树上的、地上的、地里的、还是水里的，都可以按五行理论来进行细分为木行类蔬菜、火行类蔬菜、土行类蔬菜、金行类蔬菜和水行类蔬菜。

《黄帝内经》里对五蔬类食物的五行分类主要是依据绿、红、黄、白、黑五种不同蔬菜颜色，以及酸、苦、甘、辛、咸五种不同蔬菜味道来划分。

木行类蔬菜：

在各种含膳食纤维的蔬菜里，以绿色或酸味为主要特征的食物多数五行属性属木，对人类属木的肝胆系统及神经系统有益处。常见的属木的富含膳食纤维的食物有：空心菜、地瓜叶、上海青、菜心、包菜、西兰花、绿叶甘蓝、南瓜藤、龙须菜、木耳菜、益母草、五指山野菜、冬苋菜、芦荟、芦笋、莼菜、荠菜、马齿苋、马兰头、蕨菜、枸杞叶、三叶草、百花菜、富贵菜、秋葵、仙人掌、蒲公英、青瓜、酸黄瓜、各种酸菜、节瓜、佛手瓜、葫芦、蒲瓜、绿豆、绿豆芽、蚕豆、荷兰豆、豌豆、豌豆苗、四棱豆、豇豆、刀豆、四季豆、贡菜、藜蒿、苔菜、西红柿、绿柿椒、草菇、松茸、牛肝菌、猴头菇、青灵芝等。

五行属木的绿色蔬菜大多数为凉性食物，许多都有清热、解毒、杀菌、消炎等作用，对帮助五行属木的肝胆系统的清热解毒、排出肝胆实热等有益，如蒲公英有杀灭多种细菌的功效，对肝炎、胆囊炎、黄疸等诸多炎症有治疗作用。

五行属木的绿色蔬菜里通常含有大量的维生素 C，对预防五行属木的一阵风过来就引起生病的花粉过敏、流感、红眼病、过敏性鼻炎、荨麻疹、神经性皮炎等疾病有益，同时对五行属木的肝胆系统疾病如肝炎、肝硬化、肝癌等有防治作用，有类似疾病时就应该多吃绿色蔬菜，或及时大量补充维生素C。

现代肿瘤医学研究发现，给予不能手术治疗的晚期肝癌患者每天静脉注射大量的维生素C（每天10克左右），会在肝癌肿瘤周围形成一层较厚的纤维组织膜，从而可以限制或延缓肿瘤的进一步长大或扩散，这些西医学的研究恰恰证明了中医五行相生理论中木生木理论的正确性。

五行属木的绿色蔬菜里通常含有大量的维生素C，对预防缺乏维生素C引起的五行属火的坏血病有治疗作用，例如以前各国的航海船员在海上漂泊几个月后，由于缺少绿色蔬菜而容易出现牙龈出血、胃肠道黏膜出血等坏血病症状，而中国航海船员会带足绿豆上船，用绿豆泡发绿豆芽当菜吃，就能预防此类出血症状的发生。现在远航船员都会带上绿色蔬菜罐头或维生素C等营养物质上船，则减少了坏血病发生的可能性。这个案例完全符合五行相生理论里的木生火理论。

以中医理论的临床经验方为基础、以西医理论实验研究方法为手段，从五行属木的绿色的青蒿里提炼、萃取出的"青蒿素"，对五行属火的红细胞受到疟原虫的破坏而致命的疟疾有预防和治疗作用，这个案例也完全符合五行相生理论里的木生火理论。

绿色五行属木，酸味五行也属木，带酸味的绿色蔬菜木行更足，要注意对机体健康有益和有害的双向作用，一方面对五行属木的肝胆系统的清热解毒功能更有益，这对应于木生木理论，另一方面五行属土的脾胃比较虚弱时，尤其是晨起空腹时吃这些木行较重的食物，容易加重脾胃虚寒而引起腹泻症状，这对应于五行相克理论里的木克土理论。所以吃早餐时或空腹时要尽量少吃绿色蔬菜，尤其是带酸味的绿色蔬菜如酸豆角、酸菜、酸黄瓜等木行较重的食物，此外酸奶、绿茶、酸橙子等食物在早餐或空腹时也要尽量少吃，而如果选择餐后吃这类木行食物则问题不大。

西红柿为红色食物五行属火，其味道为酸味则五行也属木，由五行理论我们知道木克土，人类吃多了五行属木的酸味的西红柿容易伤害到自己五行属土的脾胃，所以人类应尽可能地选择进食红色的、熟透了的、带甜味的西红柿，就不会伤害到脾胃，而绿色五行属木、绿色的酸味的西红柿木行更强，如果人类进食绿色的西红柿将导致严重的胃胀痛等中毒症状，甚至诱导死亡的发生，这符合五行相克理论里的木克土理论。

上述五行属木的绿色或酸味蔬菜对所有五行人，尤其是木行人的五行属木的肝胆系统、眼睛、神经和筋腱组织的清热解毒作用较强，所以有五行属木的肝胆系统、眼睛、神经组织等实热症状或疾病的人，尤其是木行人，可以适当多吃绿色的、酸味的蔬菜，并及时补充水分和维生素C，这对应于木生木理论。木生火，这些属木的食物对五行属火的人们也有较好的清热解毒作用，所以火行人也较喜欢吃这类食物。由于木克土，当五行属土的土行人或五行属土的脾胃系统、肌肉组织有虚寒问题如出现胃痛、腹泻、肌无力等症状时，要注意少吃木行类蔬菜，而当脾胃系统湿热较重如出现积食不化、面部痤疮增多等症状时，就可以适当选择木行类蔬菜食物来开胃、祛湿。

在五行属性属木的春季和属土的长夏雨季选择上述木行类蔬菜食物时更要加以注意。

火行类蔬菜：

在各种含膳食纤维的蔬菜里，以红色或苦味为主要特征的食物多数五行属性属火，对人类属火的心血管系统及免疫系统有益处。常见的属火的富含膳食纤维类食物有：红苋菜、红菜薹、紫包菜、紫背菜、紫苏、一点红、玫瑰茄、菠菜、雪里蕻、大芥菜、小芥菜、芥蓝菜、苦苣、苦瓜、西红柿、红柿椒、红辣椒、辣椒酱、樱桃萝卜、心里美萝卜、红灵芝等。

五行属性属火的苦味却是绿颜色的蔬菜大多数为凉性食物，许多这类苦味、绿色的蔬菜富含维生素 C 等营养物质，例如苦瓜、大芥菜等蔬菜都有败火、解毒、杀菌、消炎等作用，对帮助五行属火的心血管系统、免疫系统的清热解毒作用有益。五行属火的红色蔬菜大多数为补益性食物，许多属火的红色蔬菜富含胡萝卜素、维生素 B、维生素 E 等营养物质，如胡萝卜、西红柿、红辣椒、菠菜等蔬菜有补血、散瘀、活血、祛寒、补脾益气等作用，对帮助五行属火的心脑血管系统疾病如贫血、高血压、脑中风、心脏病等有益。

红色的西红柿五行属火，西红柿内含番茄红素，番茄红素有抗氧化、降低血胆固醇、预防动脉粥样硬化、提高机体免疫力等作用，大大小小的西红柿长得很像不同动物的心脏，对人类五行属火的心脑血管系统和免疫系统有益处，同时对男性的前列腺组织也有益处。但番茄红素是脂溶性维生素，需要与含油脂的动物蛋白质或油脂一起加热烹饪，其内含的番茄红素才能释放出来并为人体所吸收。所以有心脑血管系统病症者可以选择西红柿炖牛肉、西红柿鸡蛋汤、西红柿炒鸡蛋等菜肴来摄取其中的番茄红素。

五行属火的红色蔬菜里通常含有大量的铁元素，对人类五行属火的心血管系统有补益作用，如贫血患者可以适当选择红苋菜、红菜薹、紫包菜、紫背菜、菠菜、雪里蕻等蔬菜。另外大多数五行属火的红色蔬菜有活血散瘀的作用，也对心脑血管系统有益处。

胡萝卜素通常在五行属火的红色蔬菜里的含量较多，胡萝卜素有几个方面的作用：一是胡萝卜素可转化为维生素 A，有保护或修复呼吸系统、消化道、泌尿系统等上皮组织的功能和作用，对预防五行属土的肌肉或各内脏器官萎缩有益，这对应于火生土理论；二是胡萝卜素转化的维生素 A 对预防五行属木的夜盲症、白内障、结膜炎等疾病有益，即多吃五行属火的红色的胡萝卜对五行属木的眼睛有益，这对应于五行补虚泻实理论里的木生火、实则泻其子、火泻木理论；三是胡萝卜素有修复呼吸系统上皮细胞、祛痰、定喘等作用，对预防五行属金的肺炎、肺结核、肺癌等疾病有作用，这对应于五行相克理论里的火克金理论。但是值得注意的是，胡萝卜素也是脂溶性维生素，做相应菜肴时也要加入油脂，或与含丰富油脂的动物蛋白质一起烹饪，才能有效摄取其中的胡萝卜素。

五行属火的红色的红辣椒对身体健康有几个方面的作用：一方面红辣椒含有丰富的维生素C和胡萝卜素，对预防五行属火的心脏病、脑中风等有益，这对应于火生火理论；二方面红辣椒的辣椒素有促进唾液分泌、增强食欲以及健胃等作用，对五行属土的脾胃脏腑有益，这对应于火生土理论；三方面红辣椒的辣椒素可刺激五行属金的呼吸系统产生较多的分泌液，对防治感冒、鼻窦炎、支气管炎有益，这对应于五行相克理论里的火克金理论对人类健康有利的方面；四方面红辣椒的辣椒素可刺激五行属金的肠道黏膜，引起腹痛、腹泻、肛门烧灼刺痛、诱发痔疮增大或出血等症状，这对应于五行相克理论里的火克金理论对人类健康不利的方面。

五行属火的苦味蔬菜有清热、消炎、解毒的作用，如在五行属火的夏季吃苦瓜、芥菜等，可起到清心火、败热毒的作用，这对应于火生火理论。

五行属火的苦味的苦瓜含有类胰岛素物质，有较明显的降血糖作用，有益于五行属土的胰腺出了问题而导致的糖尿病患者食用，这对应于火生土理论。

吃多了五行属火的苦味的食物将伤害五行属金的肺气，引起咽喉不适、发声无力、声音嘶哑等症状，所以歌唱家应少吃苦味食物，这对应于火克金理论。

上述五行属火的红色或苦味蔬菜对所有五行人，尤其是火行人的五行属火的心脑血管系统、免疫系统、小肠组织等有作用，所以有五行属火的心脑血管系统、免疫系统、小肠组织等亚健康病症的人，尤其是火行人，可以适当选择五行属火的红色的、苦味的蔬菜，并及时补充水分和维生素E。由于火生土，这类食物对五行属土的人们也有较好的作用，所以土行人也较喜欢吃这类蔬菜食物。因为火克金，五行属金的金行人或五行属金的呼吸系统、大肠和皮肤组织有问题的人们则要适当注意加以选择。

所有人在选择五行属火的红色或苦味蔬菜食物时都要把握一个原则：体质实热者可以适当吃五行属火的、阴阳属性偏阴性的苦味蔬菜食物，少吃五行属火的、阴阳属性偏阳性的红色蔬菜食物；体质虚寒者可以适当吃五行属火的、阴阳属性偏阳性的红色蔬菜食物，少吃五行属火的、阴阳属性偏阴性的苦味蔬菜食物。

在五行属性属火的夏季和属金的秋季选择上述五行属火的食物时更要引起注意。

土行类蔬菜：

在各种含膳食纤维的蔬菜食物里，以黄色或甜味为主要特征的食物多数五行属性属土，对人类五行属土的脾胃有益处。常见的五行属土的富含膳食纤维的蔬菜类食物有：生姜、黄花菜、叶甜菜、南瓜花、黄柿椒、黄灯笼椒、槟榔花、胡萝卜、玉米笋、大豆、毛豆、黄豆芽、豆腐脑、豆腐、豆瓣酱、豆腐乳、腐竹、竹笋、土豆、南瓜、黄心地瓜、金针菇、滑菇、猪肚菇、香菇、黄灵芝等。

五行属土的黄色或甜味蔬菜大多数为阴阳属性偏中性食物，许多属土的黄色、甜味蔬菜富含淀粉、胡萝卜素、多种维生素、矿物质以及微量元素等营养物质，对五行属土的脾胃系统和肌肉组织有补益作用。

五行属土的黄色的大豆除了含有较多的可溶于水的膳食纤维以及淀粉之外，还因其他营养物质丰盛而对人类健康具有多种作用：一是大豆含有非常丰富的蛋白质和脂肪，且其蛋白质中含有多种氨基酸、包括人类所需要的必需氨基酸以及多种维生素、微量元素等，因而可以用大豆来代替动物蛋白质食物，起到补脾、益气、健肌的作用，这对应于土生土理论；二是大豆可以调节肠道内菌群平衡，有利于防治五行属金的大肠问题而导致的腹泻或便秘，这对应于五行相生理论的土生金理论；三是大豆中还含有丰富的维生素 E，可以破坏有害自由基的活性，对于预防五行属金的皮肤色素沉着、防止皮肤衰老起着良好的作用，这对应于土生金理论；四是大豆富含起双向调节作用的类雌激素物质，可以起到美容养颜的作用，并能有效地预防五行属水的妇科肿瘤、乳腺癌等，这对应于土克水理论中对健康有益的方面；五是大豆蛋白质中含氮元素较多，吸收进入体内血管后，容易导致血液中嘌呤增高，诱发五行属水的痛风、关节炎等症状或疾病，这对应于土克水理论中对健康不利的方面，所以西医内分泌科医生会建议痛风患者少吃豆腐类食物以避免痛风症状加重，这正说明了中医五行相克理论的土克水理论的正确性。

五行属土的黄色的南瓜除了含有较多的膳食纤维之外，还含有丰富的类胡萝卜素、多种氨基酸、矿物质以及微量元素等，对五行属土的脾胃系统起到保健作用，如降低血胆固醇浓度、控制餐后血糖升高、防治糖尿病等，并有预防消化道恶性肿瘤的作用，这对应于土生土理论。

五行属土的黄色的黄花菜对人类健康具有多种作用：一是黄花菜对五行属土的脾胃组织有益脾健胃的作用，这对应于土生土理论；二是黄花菜含有丰富的不溶于水的纤维素，能促进大便的排泄，对五行属金的大肠疾病，尤其是大肠癌等有积极的预防作用，这对应于土生金理论；三是黄花菜中含有丰富的卵磷脂，有清除五行属火的动脉血管内沉积物的作用，一方面起到疏通脑血管、营养大脑细胞、改善大脑功能的作用，另一方面能降低血胆固醇含量，起到预防高血压的作用，对应于五行补虚泻实理论里火生土、实则泻其子、土泻火理论。

五行属土的黄棕色的香菇除了含有大量的不溶于水的膳食纤维之外，还含有多种氨基酸、香菇多糖、芳香物质、矿物质以及微量元素等营养物质，气味芳香、营养丰富，所以在多个方面对人类健康发挥作用：一是香菇对五行属土的脾胃系统有健脾开胃、扶正补虚的作用，对神疲乏力、消化不良起着积极的防治作用，这对应于土生土理论；二是气味芳香的香菇含有丰富的不溶于水的纤维素，有祛风透疹、化痰理气、促进大便排泄等作用，对五行属金的呼吸系统、皮肤和大肠组织疾病，尤其是大肠癌等起到积极的预防作用，这对应于土生金理论；三是香菇中含有丰富的可溶于水的香菇多糖，有清除五行属火的动脉血管内沉积物以及各种毒素的功效，一方面起到降低血脂含量、预防高血压的作用，另一方面能疏通血管、解除毒菇中毒症状，这些都对应于五行补虚泻实理论里火生土、实则泻其子、土泻火理论。

上述五行属性属土的黄色或甜味蔬菜对所有五行人，尤其是对土行人的五行属土的脾胃系统、肌肉组织等补益作用较强，所以有五行属土的脾胃系统、肌肉组织等虚弱症状或疾病的人，尤其是土行人，可以适当多吃黄色的、甜味的蔬菜，并及时补充多种维生素B族，但如果五行属土的脾胃系统湿热较重时，则应少吃五行属土的有补益作用的蔬菜类食物。由于土生金，这类食物对五行属金的金行人也有较好的补益作用，所以金行人也较喜欢吃这类蔬菜食物。因为土克水，所以五行属水的水行人或五行属水的泌尿生殖系统、骨骼组织、听力系统等有问题的人们则要适当注意少吃五行属土的蔬菜食物，以免加重糖尿病、痛风、关节炎等症状或疾病。

在五行属性属土的长夏雨季和属水的冬季选择上述五行属土的食物时更要引起注意。

金行类蔬菜：

在各种含膳食纤维的蔬菜食物里，以白色或辛香味为主要特征的食物多数五行属性属金，对人类属金的呼吸系统和大肠有益处。常见的属金的富含膳食纤维类食物有：白萝卜、萝卜苗、西洋菜、大白菜、小白菜、香菜、生菜、香麻叶、香椿、人参菜、罗勒、薄荷叶、芹菜、水芹菜、茼蒿、皇帝菜、霸王花、菊花菜、白菜薹、白扁豆、茭白、冬瓜、丝瓜、秋葵、西葫芦、大头菜、葛薯、凉薯、莲藕、荸荠、慈姑、花菜、榨菜、竹笋、莴笋、百合、藠头、大蒜、蒜薹、蒜苗、葱、洋葱、韭菜、生姜、洋姜、胡椒、山胡椒、紫苏、鱼腥草、小茴香、银耳、白茅根、桔梗、竹荪、白灵菇、平菇、金针菇、鸡腿菇、鸡枞菌、白蘑菇、真姬菇、姬松茸、茶树菇、杏鲍菇、平芝（白灵芝）等。

中医五行理论认为白萝卜五行属金，对五行属金的呼吸系统有益，而西医理论研究证实白萝卜内含有大量的胡萝卜素，有修复呼吸系统上皮细胞、清热、理气、祛痰、定喘等作用，对预防呼吸系统疾病如肺炎、肺结核、肺癌等实热性疾病有作用，这是西医研究证明中医五行理论正确性的又一个典型例子。

中国民间常说的冬吃萝卜夏吃姜养生谚语里的萝卜即指白萝卜，意思是在寒凉季节可以用白萝卜、羊肉或牛肉一起煲汤，适当吃这些动物肉、萝卜或汤等食物，对清除人体呼吸系统和大肠组织的燥热有益。其原理在于寒冷季节人们一般都会进食较多的热性食物来对抗寒凉，结果容易造成体内实热较重，而五行属金、阴阳属性属阴的白萝卜内含有丰富的胡萝卜素，有修复呼吸道黏膜细胞、清热降燥、润肺祛痰的功效，还可以起到理气、通便等作用，所以在五行属金的秋季或者属水的冬季时，体质实热较重，尤其是呼吸系统燥热的人们、五行属金的金行人可以适当吃些白萝卜炖排骨汤等食物。

西医理论研究胡萝卜素是脂溶性维生素，必须有油脂在烹饪的菜肴或汤里，胡萝卜素才会分解出来被人体所吸收，所以白萝卜要与肉类蛋白质一起烹饪，或者至少要在此类菜肴或汤里加入油脂，才能起到应有的作用，这证明了中医系列养生药膳里的白萝卜羊肉汤或牛肉汤、鸡汁萝卜、鲫鱼萝卜汤等食谱的科学性。体质虚寒的人们应尽量少吃有清热泄气作用的白萝卜，以免加重体质虚寒。另外在服用人参、黄芪等补益身体的药材时也要少吃或不吃白萝卜，因为昂贵的人参等有补气的作用，而白萝卜却起着泄气的作用，所以在服用人参的同时吃白萝卜，将会泄除掉人参的补气作用，达不到人参滋补身体的效果。

芹菜对机体健康也有几个方面的作用：一是芹菜有强烈的芳香气味，五行属金，对五行属金的呼吸系统和大肠组织有润肺止咳、清肠通便等作用，这对应于金生金理论；二是芹菜的芳香气味对五行属木的肝胆、神经系统有益，起到清肝利胆、缓解头晕头痛等作用，对应于金克木理论；三是芹菜对五行属水的肾有益处，肾主骨，所以中医膳食营养理论里芹菜有强健骨骼组织的作用，现代西医研究发现芹菜内含有丰富的钙，对预防骨质疏松有益，这是西医理论证明中医五行金生水理论正确性的典型案例。

紫苏有强烈的芳香气味，五行属金，一方面对五行属金的呼吸系统有镇咳、平喘、祛痰等作用，这对应于金生金理论，另一方面紫苏有清泻肝胆实热、帮助五行属木的肝胆解掉各种鱼蟹毒等作用，对应于金克木理论。

笔者生活了几十年的海南岛民间据说有个生儿秘方，即在怀孕前后男女多吃淮山易生男孩。这个传说的科学性有待进一步研究，但是大数据统计显示海南当地人生男孩居多却是不争的事实。在中医理论里也有大量相关的描述和应用，如当机体有肾虚而出现骨关节疼痛、牙齿松痛、耳鸣、小便淋漓不尽等状况时，尤其是在五行属水的寒冷季节时，可以多用五行属金的白色的薏苡仁煲粥，或多吃淮山等，有滋补五行属水的肾阴的作用，这恰恰对应于五行相生理论里的金生水理论。

肾为先天之本，中医理论认为肾好则寿命更长久。所以笔者建议药物、药理专家以中医五行金生水理论为基础、以西医实验方法为手段，对五行属金的各类物质如牡蛎、虾、蟹、薏苡仁、淮山等做进一步研究分析，验证是否可以像挽救了全世界千百万疟疾患者生命的、从青蒿里提炼出的青蒿素一样，从五行属金或属水的矿物、植物或动物里萃取出五行属金或属水的滋阴壮阳的生命素，促进达成阴阳平衡、繁衍后代、延年益寿等人类共同追求的目标。

上述五行属金的、白色的或辛辣芳香类蔬菜对所有五行人，尤其是对金行人的五行属金的呼吸系统、大肠和皮肤组织等有益，所以有五行属金的呼吸系统、鼻腔、大肠和皮肤组织等亚健康病症的人，尤其金木行人，可以适当选择五行属金的白色的、辛辣芳香味的蔬菜，并及时补充水分和胡萝卜素。但在具体选择时要注意根据体质状况来决定：体质燥热者适当选择芳香类蔬菜以达到理气通便的作用，少吃辛辣味蔬菜；体质虚寒者可以适当选择辛辣味的蔬菜，少吃芳香类蔬菜以免加重气虚。由于金生水，五行属金的白色或辛辣或芳香蔬菜对五行属水的人们也有较好的滋阴壮阳作用，所以水行人也较喜欢这类蔬菜食物。因为金克木，五行属木的木行人或五行属木的肝胆系统和神经组织有问题的人们则要适当注意对五行属金的蔬菜食物的选择：肝胆系统和神经组织实热较重时如高血压等病症患者，可以适当选择芳香类蔬菜，少选辛辣味蔬菜；而肝胆系统和神经组织较虚弱时如抑郁症等患者，就要适当选择辛辣味蔬菜，少选芳香类蔬菜。

在五行属性属金的秋季和五行属木的春季选择上述五行属金的食物时更要引起注意。

水行类蔬菜：

在各种含膳食纤维的蔬菜食物里，以黑色或咸味为主要特征的食物多数五行属性属水，对人类属水的泌尿系统和生殖系统有益处。常见的属水的富含膳食纤维类食物有：黑紫色茄子、乌塌菜、海带、紫菜、发菜、石花菜、江蓠、芋头、魔芋、牛蒡、黑芝麻、黑木耳、地木耳、黑鲍菇、黑灵芝等。

西医实验学理论研究发现各种黑色或颜色偏深的蔬菜内都含有不同的花青素，花青素有抗氧化、清除自由基、抗基因突变、抗衰老等作用，从而起到提高免疫力、延长平均寿命的效果。中医五行养生理论认为黑色五行属水，对五行属水的肾有益，即吃黑色或颜色较深的食物有延年益寿的作用。这是现代西医学理论证明中医五行养生理论正确性的又一个方面。

黑木耳五行属水，中国人在数千年前就已经开始食用黑木耳了，并将黑木耳运用在药膳等多个方面：一是运用在五行属水的妇科疾病方面（如崩漏）以及化解肾结石等方面，这对应于水生水理论；二是大量应用于五行属火的心血管疾病的预防和治疗方面如滋阴补血、活血化瘀、治疗贫血等，这对应于水克火理论；三是用于五行属金的呼吸系统和大肠组织如清肺润肠、缓解血痢、痔疮、便秘等症状，这对应于五行补虚泻实理论里的金生水、实则泻其子、水泻金理论。

2015年美国医学科学家研究发现黑木耳有降血脂、降血糖、抗凝血等作用，有类似阿司匹林对心脑血管疾病的预防作用，却没有服用阿司匹林一段时间后容易诱发止不住的出血等副作用，因此发表医学论文建议在预防或治疗心脑血管系统疾病如心肌梗死、脑梗死等时候，可以用进食黑木耳的方式来取代服用副作用严重的阿司匹林。另外西医研究还发现黑木耳有提高免疫力、抗肿瘤、抗衰老等作用。这些西医研究得出的结论与中医五行理论数千年来的临床运用基本相符，这是现代西医学研究证明中医学五行养生理论正确性的一个典型实例。

紫黑色的茄子五行属水，现代西医实验室研究发现茄子主要也有两个方面的作用：一是有抗衰老、延年益寿等作用，这对应于水生水理论；二是还发现茄子有降血脂、降血压、预防心血管疾病的作用，对应于水克火理论。

上述五行属水的紫黑色或稍带咸味的蔬菜对所有五行人，尤其是水行人的五行属水的泌尿生殖系统、听力系统、骨骼组织等有滋阴壮阳、强肾健骨的作用，所以有五行属水的泌尿生殖系统、听力系统、骨骼组织等亚健康症状或疾病的人，尤其是水行人，可以适当多吃紫黑色的、稍带咸味的蔬菜，或及时补充水分和花青素。由于水生木，这类食物对五行属木的人们也有较好的作用，所以木行人也较喜欢吃这类蔬菜食物。因为水克火，五行属火的火行人或五行属火的心脑血管系统、免疫系统和小肠组织有问题的人们则要适当注意对五行属水的蔬菜食物的选择：体质实热较重者可以适当选，而体质较虚弱时就要少选。

在五行属水的冬季和五行属火的夏季选择上述五行属水的食物时更要引起注意。

随着中国经济的稳步发展，各种因营养物质丰盛而导致的富贵病已经成为危害我国人民身体健康的主要因素，所以建议养生的人们在适当个性化地进食各种优质动物蛋白质和五谷杂粮的同时，尽量做到个性化的五蔬为充，即根据自己的五行属性和身体阴阳虚实状况来选择各种五行的蔬菜填饱肚子，并在选择时有所优选或侧重，尤其是要经常选择颜色较深、较鲜艳的蔬菜，以补充各类花青素，积极抗氧化，达到强身健体、延年益寿的效果。

（4）五果类食物

《黄帝内经》理论里的五果类食物指的是各种含水分、纤维素、酶、微量元素等较丰富的、可食用的果实类食物，这类食物大多数可以直接生吃，有些可以做成各种果脯、罐头或饮料长期保存，还可做成或搭配在各种菜肴里食用。无论是树上结果的、地上种植的、还是水里生长的，都可以按五行理论来进行分类。《黄帝内经》里对五果的分类一方面可以依据绿、红、黄、白、黑五种不同果实颜色来划分，另一方面还可以依据酸、苦、甘、辛、咸五种不同果实味道来划分。

木行果类：

在各种水果或干果里，以绿色或酸味为主要特征的食物多数五行属性属木，对人类属木的肝胆系统和神经系统有益处。常见的属木的水果和干果类食物有：柠檬、绿橙、绿葡萄、诺丽果、橘子、枳椇子、番石榴、无花果、酸枣、青木瓜、牛油果、绿枣、番荔枝、李子、梅子、猕猴桃、橄榄、青苹果、槟榔等。

诺丽（Noni）果树生长于热带海洋气候地区，海南的西沙群岛有少量野生株生长。诺丽果树长成后一年四季开花结果，所结果实为绿色，成熟时稍偏黄。诺丽果成熟后如果稍微磕碰了一下，则在数分钟后就会以磕碰处为中心向周围发生颜色蔓延改变，即由浅灰色逐渐变为暗褐色，这个现象说明了诺丽果内含有各种丰富的酶类。诺丽果的味道酸、涩、苦，难以直接进食，一般是将诺丽果汁榨出来，经一段时间发酵后，再加入水分和其他配料饮用。诺丽果的颜色为绿色五行属木，酸涩味道五行也属木，对人体健康的主要作用有几个方面：一是诺丽果对五行属木的肝胆系统和神经组织有益，起着清热解毒、消炎止痛、改善睡眠、抗过敏等作用，这对应于木生木理论；二是诺丽果对五行属火的心血管和免疫系统有益，起着增强人体免疫功能、预防动脉硬化、防治高血压等作用，这对应于木生火理论；三是诺丽果对五行属土的脾胃系统有益，对消化不良、胃炎、糖尿病等疾病有治疗作用，这对应于木克土理论；四是诺丽果对骨骼疼痛疾病如关节炎、痛风等有缓解作用，肾主骨，五行属水，说明五行属木的诺丽果可以泻掉五行属水的肾的实热，且诺丽果还有抗氧化、抗衰老等作用，这都对应于中医五行补虚泻实理论里的水生木、实则泻其子、木泻水理论。目前海南省各市县在大面积种植诺丽果树，加工的诺丽果汁供不应求，发展前景良好，如果进一步进行深加工，有望形成国际大品牌，出口世界各地。

绿色的柠檬味道较酸，五行属木，对人体健康有几方面益处：一是柠檬含有丰富的维生素 C，对五行属木的肝胆系统有清热解毒、抗过敏、预防流感等作用，这对应于木生木理论；二是柠檬对五行属火的心血管和免疫系统有益，起着治疗坏血病、防治高血压、心肌梗死、抗菌消炎、增强免疫力等作用，这对应于木生火理论；三是柠檬对五行属土的脾胃系统有益，对厌食、脾湿重、高血糖等状况有防治作用，这对应于木克土理论；四是柠檬还有抗衰老、抑制色素沉着等作用，即柠檬可以缓解五行属水的问题，这对应于中医五行补虚泻实理论里的水生木、实则泻其子、木泻水理论。

上述五行属木的绿色或酸味果类食物对所有五行人，尤其是木行人的五行属木的肝胆系统、眼睛、神经和筋腱组织的清热解毒作用较强，所以有五行属木的肝胆系统、眼睛、神经组织等实热症状或疾病的人，可以适当多吃绿色的、酸味的果类食物，并及时补充水分和维生素 C。因为木生火，这些食物对五行属火的人们也有较好的清热解毒作用，所以火行人也较喜欢吃这类食物。而由于木克土，五行属土的土行人或五行属土的脾胃系统、肌肉组织有问题的人们则要注意选择，脾胃系统湿热较重时可以适当选择这类五行属木的绿色或酸味果类食物，而脾胃系统和肌肉组织较虚弱时则应注意少吃这些五行属木的绿色或酸味果类食物。

在五行属木的春季和属土的长夏雨季选择上述五行属木的果类食物时更要引起注意。

火行果类：

在各种水果和干果里，以红色或苦味为主要特征的食物多数属火，对人类属火的心血管系统和免疫系统有益处。常见的属火的水果和干果类食物有：红枣、枸杞子、红苹果、红葡萄、红西瓜、荔枝、石榴、火龙果、神秘果、百香果、山楂、柿子、桃子、樱桃、草莓、圣女果、覆盆子、李子、红柚、杨梅、莲雾、红毛丹、红桑椹、山竹、椰枣、海棠果等。

红色的火龙果五行属火，尤其是生长在属火的海南岛等热带地区的红心火龙果的火行更足，对人体健康主要作用有几方面：一是火龙果含有丰富的铁元素和花青素，对五行属火的心脑血管系统和免疫系统有益，起着预防贫血、防止血管硬化、降低血压、预防心梗或脑中风发作以及抗辐射、防病毒感染等作用，这对应于火生火理论；二是火龙果含有丰富的植物白蛋白，对五行属土的脾胃系统有益，起着预防重金属污染、养胃、降低血糖、减肥等作用，这对应于火生土理论；三是火龙果不但含有大量的水分，还含有丰富的维生素 C 和水溶性膳食纤维，对五行属金的皮肤和大肠组织有益，起着美白皮肤、预防便秘、预防大肠癌等作用，这对应于火克金理论；四是火龙果含有丰富的胡萝卜素，对改善视力等有作用，说明火龙果可以泻掉五行属木的肝的实热，这对应于中医五行补虚泻实理论里的木生火、实则泻其子、火泻木理论。海南省阳光充沛，各市县都适合种植火龙果，其产业发展前景良好。

绿色的槟榔五行属木，槟榔对属土的脾胃系统有消除积食、杀灭寄生虫等作用，这对应于木克土理论。但是那些经常嚼食烘烤、烟熏过的槟榔，或嚼食生槟榔使得唾液呈红色者，尤其是在五行属火的热带海南岛等地域的人们，容易诱发五行属火的口腔舌咽部恶性肿瘤，这对应于木生火理论。现代西医研究已经发现了槟榔内含有多种直接刺激口腔和舌咽表面黏膜细胞发生癌变的致癌物，这是西医理论证明中医五行理论正确性的又一个案例。事实上在西医学临床的大数据统计结果发现，在五行属火的南方地域如海南、广东、广西等省份，五行属火的头颈部恶性肿瘤如鼻咽癌等发病率居高不下，五行属火的口腔癌、舌癌、下咽癌等发病率也相当高。另外湖南省长沙市、湘潭市等地方的人们嚼槟榔者也非常多，其地域的口腔癌、舌癌、下咽癌等发病率也逐年升高。

上述五行属火的红色或苦味果类食物对所有五行人，尤其是火行人的五行属火的心脑血管系统、免疫系统、小肠组织等有作用，所以有五行属火的心脑血管系统、免疫系统、小肠组织等亚健康症状或疾病的人，尤其是火行人，可以适当选择红色的、苦味的果类食物，并及时补充水分和维生素E。由于火生土，这类食物对五行属土的人们也有较好的作用，所以土行人也较喜欢吃这类食物。因为火克金，五行属金的金行人或五行属金的呼吸系统、大肠和皮肤组织有问题的人们则要适当注意选择。

所有人在选择五行属火的红色或苦味蔬菜食物时都要把握一个原则：体质实热者可以适当吃五行属火的、阴阳属性偏阴性的苦味、红色并多水分（如西瓜、莲雾等）等果类食物，少吃五行属火的、阴阳属性偏阳性的红色（如红柿子、红苹果、红樱桃等）果类食物；体质虚寒者可以适当吃五行属火的、阴阳属性偏阳性的红色果类食物，少吃五行属火的、阴阳属性偏阴性的苦味食物。

在五行属火的夏季和属金的秋季选择上述五行属火的果类食物时更要引起注意。

土行果类：

在各种水果和干果类食物里，以黄色或甜味为主要特征的食物多数五行属性属土，对人类属土的脾胃系统有益处。常见的属土的水果和干果类食物有：芒果、菠萝、菠萝蜜、榴莲、桂圆、枇杷、黄皮果、甜橙、人参果、木瓜、甜瓜、哈密瓜、甘蔗、杏仁、板栗、南瓜子、花生等。

菠萝成熟后呈黄色并带甜味，五行属土，尤其是生长在属火的海南岛等热带地区的菠萝由于火生土的原因会更甜、因而土行更足。菠萝对人体健康主要有几方面作用：一是菠萝内含丰富的蛋白酶，对五行属土的脾胃系统有益，起分解蛋白质、促进消化、开胃解油腻等作用，这对应于土生土理论；二是菠萝含有丰富的糖分和纤维素，对五行属金的呼吸系统和大肠组织有益，起着预防支气管炎、便秘和大肠癌的作用，这对应于土生金理论；三是菠萝含有的菠萝蛋白酶等作用，对五行属火的心血管系统有益，起着稀释血脂、溶解血凝块、改善血循环、预防高血压等心脑血管疾病的作用，这对应于中医五行补虚泻实理论里的火生土、实则泻其子、土泻火理论。需要注意的是有时菠萝偏酸味，中医理论告诉我们酸味五行属木，木克土，吃多了属木的酸味的菠萝容易伤害到属土的脾胃，而现代西医理论告诉我们，菠萝含有丰富的蛋白酶，如果胃病患者空腹吃菠萝，其内含的蛋白酶将直接对原来就有创面的胃的黏膜组织起溶解和消化作用，另外空腹吃酸味水果会导致胃酸分泌增加，这两方面作用都容易引起胃炎加重，甚至诱导胃出血、胃穿孔等严重并发症。所以中医和西医两方面理论都在提醒人们尽量不要空腹时吃菠萝和其他酸味水果，而应该在饭后吃，确实想在空腹时吃类似食物者，可以先喝一杯温水或稍甜的饮料等将胃酸稀释或保护胃黏膜，然后再吃酸味较浓的菠萝及其他水果或食物，就不容易对胃组织造成严重伤害了。

上述五行属土的黄色或甜味果类食物对所有五行人，尤其是土行人的五行属土的脾胃系统、肌肉组织等补益作用较强，所以有五行属土的脾胃系统、肌肉组织等虚弱症状或疾病的人，尤其是土行人，可以适当多吃黄色的、甜味的果类食物，并及时补充多种维生素 B 族，但如果五行属土的脾胃系统湿热较重时，则应少吃五行属土的果类食物，而可以适当吃五行属木的果类食物。由于土生金，这类食物对五行属金的金行人也有较好的补益作用，所以金行人也较喜欢吃这些果类食物。因为土克水，所以五行属水的水行人或五行属水的泌尿生殖系统、骨骼组织有虚弱问题的人们则要适当注意少吃五行属土的甜味果类食物，以免加重糖尿病、龋齿、痛风、关节炎等症状或疾病。

在五行属土的长夏雨季和属水的冬季选择上述五行属土的果类食物时更要引起注意。

金行果类：

在各种水果和干果类食物里，以白色或辛香味为主要特征的食物多数五行属性属金，对人类属金的呼吸系统、大肠和皮肤组织有益处。常见的属金的水果和干果类食物有：香蕉、芭蕉、雪梨、椰子、荸荠、香瓜、白兰瓜、莲子、白果、夏威夷果、开心果、白芝麻等。

《黄帝内经》五行理论告诉我们金生水，所以上述五行属金的果类食物里的多种水果含有的水分较多，如雪梨、椰子、香瓜、白兰瓜、荸荠、香蕉等，这些食物一方面起着滋补津液、润喉通气等作用，有益于五行属金的鼻炎、咽喉炎、支气管炎、便秘、皮炎等病症，另一方面这类食物起着清热解渴、补水利尿的作用，有利于五行属水的泌尿生殖系统炎症患者，这对应于中医五行相生理论里的金生水理论。

梨成熟后果肉白嫩多汁、香甜可口，五行属金，对人体健康主要有几方面作用：一是梨子有润肺、化痰、止咳、通便等功效，对五行属金的呼吸系统和大肠组织有益，适宜于慢性咽喉炎、支气管炎、肺结核、喉癌、鼻咽癌、肺癌、便秘、大肠癌等患者食用，这对应于金生金理论；二是梨子含有丰富的水分、维生素、微量元素等，不但对五行属水的泌尿系统有利尿作用，还对五行属火的心脑血管系统有降血压、预防心脏病等作用，这对应于金生水、水克火理论；三是梨的营养丰富，在对五行属木的肝胆系统保养方面有解酒毒的作用，有利于喝酒较多的群体以及肝炎患者，这对应于金克木理论；四是梨芳香多汁、有养胃祛湿功效，在五行属土的脾胃湿气重时起着开胃生津、滋阴祛湿的作用，这对应于中医五行补虚泻实理论里的土生金、实则泻其子、金泻土理论。由于梨的上述特性，金行人一般比较喜欢吃五行属金的梨，而不太喜欢吃五行属火的红苹果（火克金）。

上述五行属金的白色或芳香果类食物对所有五行人，尤其是金行人的五行属金的呼吸系统、大肠和皮肤组织等有益，所以有五行属金的呼吸系统、大肠和皮肤组织等亚健康症状或疾病的人，尤其金行人，可以适当选择五行属金的白色的、芳香味的果类食物，并及时补充水分和胡萝卜素。但在具体选择时要注意根据体质状况来决定：体质燥热者适当选择多汁的、芳香类水果以达到理气润肺、润肠通便的作用，少吃干果；体质虚寒者可以适当选择干果，少吃多汁的、芳香类水果，以免加重气虚或腹泻。由于金生水，五行属金的白色或芳香果类食物对五行属水的人们也有较好的滋阴壮阳作用，所以水行人也较喜欢这类食物。因为金克木，五行属木的木行人或五行属木的肝胆系统和神经组织有问题的人们则要适当注意对五行属金的果类食物的选择：肝胆系统和神经组织实热较重者可以适当选择多汁的芳香类水果，少选干果；肝胆系统和神经组织较虚弱时就要适当选择干果，少选多汁的芳香类水果。

在五行属金的秋季和五行属木的春季选择上述五行属金的果类食物时更要引起注意。

水行果类：

在各种水果和干果食物里，以黑色或咸味为主要特征的食物多数五行属性属水，对人类属水的泌尿系统和生殖系统有益处。常见的属水的水果和干果类食物有：黑葡萄、蓝莓、黑加仑子、桑椹、西瓜子、葵花籽、乌枣、核桃、腰果、松子、榛子、杏仁等。

上述五行属水的颜色较深的果类食物如黑葡萄、蓝莓、黑加仑子、桑椹、乌枣等含有较多的花青素，其抗氧化能力和清除自由基能力较强，因此有较强的抗基因变异、维护生殖系统功能等作用，对保持人类生命活力、延年益寿以及预防癌症等方面有益。

蓝莓成熟后果呈深紫黑色，肉嫩多汁、酸甜可口，五行属水，对人体健康主要作用有几方面：一是蓝莓中的花青素有较强的清除自由基、预防细胞基因变异的作用，对五行属水的泌尿生殖系统有益，在延缓衰老、延年益寿，以及预防生殖系统恶性肿瘤等方面有帮助作用，这对应于水生水埋论；二是蓝莓中的花青素是强抗氧化剂，对五行属木的肝胆系统和神经组织有益，在预防近视、视网膜剥离、改善视力、增强记忆、减少阿尔兹海默症等方面起帮助作用，这对应于水生木理论；三是蓝莓含有丰富的水溶性纤维素、钾元素以及其他营养物质，对五行属火的心血管系统和免疫系统有益，在防止动脉内斑块形成、维持体液平衡、降血压、保护心脏、增强人体免疫功能等方面起帮助作用，这对应于水克火理论。

腰果的外形长得像动物或人类的肾脏，入肾经，五行属水，有补肾作用，符合中医以形补形理论。五行属水的腰果对人体健康有几方面的作用：一是腰果有补肾益精的作用，对于五行属水的泌尿生殖系统起到预防因肾虚引起的白发、耳鸣、腰痛、小便淋漓不尽等症状的效果，这对应于水生水理论；二是腰果含有丰富的油酸和不饱和脂肪酸，对于五行属火的心脑血管系统起到降低血脂、胆固醇、预防心脑血管系统疾病等作用，这对应于水克火理论；三是腰果含有丰富的油脂和纤维素，对于五行属金的大肠组织有润滑肠道、促进大肠蠕动的功效，起到预防肠炎、肠息肉、大肠癌的作用，这对应于中医五行补虚泻实理论里的金生水、实则泻其子、水泻金理论。但在吃腰果的时候要注意，用五行属水的咸味的食盐来炒腰果后再吃，则属水的咸味能够迅速地将腰果补肾益精的营养精华带入属水的肾经里起作用，而如果用五行属土的甜味的食糖来炒腰果后再吃，则由于土克水，属土的糖分会破坏属水的腰果补肾益精的作用，所以腰果加工成咸味后再吃，对人类属水的生殖系统的健康更有益。

上述五行属水的紫黑色或稍带咸味的果类食物，对所有五行人，尤其是水行人的五行属水的泌尿生殖系统、听力系统、骨骼组织等有滋阴壮阳、强肾健骨的作用，所以有五行属水的泌尿生殖系统、听力系统、骨骼组织等亚健康症状或疾病的人，尤其是水行人，可以适当多吃紫黑色的、稍带咸味的果类食物，并及时补充水分和花青素。由于水生木，这类食物对五行属木的人们也有较好的作用，所以木行人也较喜欢吃这类食物。因为水克火，五行属火的火行人或五行属火的心脑血管系统、免疫系统和小肠组织有问题的人们，则要适当注意对五行属水的果类食物的选择：体质实热较重者可以适当选择颜色较深或黑色的水果，少吃干果；体质较虚弱时就可以适当选择干果，少吃水果。

在五行属水的冬季和五行属火的夏季选择上述五行属水的果类食物时更要引起注意。

（5）五饮类食物

五饮类食物主要是指含有大量水分以及内含各种糖、维生素、酶、纤维素、微量元素等营养物质的液态饮料，其内含的营养物质主要是从可食用蔬菜、水果、干果、五谷杂粮、草本植物以及部分动物类制品等食物中，通过煎煮、炒制、搅碎、榨汁、萃取、发酵、浸泡、勾兑等方法而获得，对不同的个体健康起着不同的作用。

当今中国人、乃至全世界各国人民饮用最广泛的饮料类食物是茶。茶的饮用起始于神农氏尝百草，所以中国已有几千年的喝茶历史。各种茶叶的五行属性基本上都属木，根据其用热水煮泡出来的不同颜色和不同口感可以细分为绿茶、红茶、黄茶、白茶和黑茶。没有脾胃脏腑病症的木性人对五行属木的各种茶类饮料都喜欢喝。

咖啡由收集成熟变红的咖啡果的果仁，经烘焙、研磨成粉、加热水冲泡等步骤而成，因而咖啡的五行属性偏火行。咖啡作为广受世界各国人们喜爱的饮料，有着解乏解困、提神醒脑、振奋精神、暖身健胃等作用。由于低海拔地方，尤其是热带低海拔地域所产出的动物或植物以凉性为主，而高海拔地域所产出的动物或植物以热性为主，因而海拔平面较高的地方所产出的咖啡其提神醒脑、健胃暖身等作用会更强一些，火性更足，也更为人们所喜爱。目前全世界各国销量高的咖啡基本上都是海拔一千米以上地域所种植的，中国90%以上种植、产出的咖啡也来源于海拔一千米以上的云南地区。

在各种饮料中，酒作为一种特殊饮料类食物被世界各民族人们饮用已经有数千年的历史。医生的医字在中文繁体字里为"醫"，醫字的上半部分是殹字，意思为箭伤或殴打伤，而此字的下半部分是酉字，酉即是酒，一方面可以用酒来消毒，促进伤口愈合，另一方面酒本身就是一味良药，还可以做药引子等。这个"醫"字就说明了用酒来防治疾病在古中医里起着非常重要的作用。中国古代会用悬壶济世来尊称那些医术高超的医生，这些有名的医生一般会身背装满各种行医器械和药物的青花布袋，同时会悬挂一个葫芦形容器在腰间或拐杖上，葫芦形容器里通常会装满了有益脾胃的黄酒。这些名医在跋山涉水、走村串户、救济世人的行医过程中，当遇到病人疾病初起时，医生就会以推拿、刮痧、砭石、针灸、拔火罐等方式医治病人的欲病（将要发生之病），而当疾病已经侵入病人的脏腑发生了较严重的已病（已经发生之病）时，医生就会从所背的布袋中取出治病的药物让病人服用，同时用葫芦里的黄酒让病人将药物吞送入胃中，酒可以使得血管扩张，能够促进药物在胃中快速吸收而起到治病的效果。《黄帝内经》里就明确表示：酒为百药之长。即酒本身就是一味重要的消炎解毒、杀虫治病的药物，同时酒还具备活血通气、疏通经络等作用，所以酒在古代中医的医疗活动中起着非常重要的作用。酒作为芳香饮料其五行属金，在五行属金的各类酒中，黄酒的五行偏土性，对五行属土的脾胃组织起着温养脾胃的作用，适当喝黄酒有利于各种食物或药物的消化和吸收。

现代西医研究理论也证实，酒对于人类健康有几个方面的作用：一是激活大脑神经递质的活力及释放，使人心情愉悦、亢奋、充满激情和活力；二是扩张重要动脉血管，使得血压下降，有利于缓解高血压症状；三是扩张外周动脉血管，加快血液流动，有利于身体保暖防寒；四是扩张胃肠道毛细血管，有利于各种食物营养和药物的吸收；五是一定浓度的酒精可以直接杀灭敏感细菌、病毒和其他致病微生物，其原理在于酒精可以溶解致病微生物表面的，尤其是冠状病毒表面的脂质膜，使得致病微生物失去活性，因此现代医疗卫生系统，尤其是防疫部门已将高浓度酒精作为预防瘟疫或流行病的消毒液或杀菌剂而广泛使用，这一点，正好证明了中医临床几千年来用酒来防治瘟疫的爆发流行的正确性；六是各种酒类含有独特的多种氨基酸、糖、酶、维生素、矿物质和微量元素以及芳香物质等。总之，对酒精不产生过敏反应者适量喝酒对其身心健康有多方面益处。

综合上述中医和西医理论来看，酒类饮品对于人类健康起到了比较重要的作用，所以针对不同的个体，适当进食相对应的酒类饮料，对身心健康有益。但需要注意的是，各种含酒精的食物五行都属金，且以白酒的金行最强，少量饮用有刺激血液循环、活血化瘀、消炎镇痛等功效，过量饮用则会伤害到人类五行属木的肝胆系统、神经和内分泌组织，以及五行属金的大肠和皮肤组织等，产生肝炎、胆囊炎、胆囊息肉、酒精性脂肪肝、肝硬化、肝癌、健忘、早衰、脑中风、皮疹、皮癣、肠炎、便秘、痔疮、大肠息肉、大肠癌等一系列不适症状或疾病。

各种饮料类食物的成分，无论是树上结果的、地上种植的、水里生长的、还是人工萃取、发酵、勾兑等方法而获得的，都可以按五行理论来进行细分为木行类饮料、火行类饮料、土行类饮料、金行类饮料和水行类饮料。各种饮料类食物的五行分类一方面可以依据绿、红、黄、白、黑五种不同颜色来划分，另一方面可以依据酸、苦、甘、辛、咸五种不同味道来划分。

木行类饮料：

在各种液态食物里，以绿色或酸味为主要特征的液态食物多数五行属性属木，对人类，尤其是五行属木的木行人的五行属木的肝胆系统和神经组织有益处。常见的五行属木的液态食物有：各种绿茶、各种春茶、大麦茶、忧遁草茶、鹧鸪茶、柠檬汁、诺丽果汁、番石榴汁、杨桃汁、橘子汁、绿橙汁、青苹果汁、猕猴桃汁、酸枣汁、绿豆汁、酸奶、苹果醋、陈醋、醋精、青稞酒、青酒、苹果酒等。另外各种清肝、利胆、提神、明目、醒酒等茶饮或膏剂也在期待开发中。

绿茶五行属木，采用茶树的新叶或嫩芽不发酵，直接经杀青、整形、烘干等工艺制作而成，如西湖龙井、洞庭碧螺春、六安瓜片等。由于绿茶保持鲜叶成分较多，不能长期保存，所以在一年内使用完比较妥当。五行属木的绿茶含有丰富的茶多酚、茶氨酸、咖啡碱、抗氧化剂等物质，对人体健康有几方面益处：一是绿茶对五行属木的肝胆系统和神经系统有益，起着清热解毒、醒酒明目、提神解困、杀毒抑菌、预防流感等作用，这对应于木生木理论；二是绿茶对五行属火的心血管和免疫系统有益，起着清心消暑、降低血脂、抑制动脉粥样硬化、增强免疫、防癌抗癌等作用，适合夏天饮用，这对应于木生火理论；三是绿茶对五行属土的脾胃系统有加重胃酸浓度、导致胃炎或胃溃疡症状加重，不利于有脾胃虚寒症状者，尤其是不适合土行人饮用，多数土行人也不喜欢喝绿茶，由于上午为脾胃脏腑较虚弱时辰，所以尽量不要上午喝绿茶，这都对应于木克土理论；四是绿茶起着开胃生津、消食化痰、解油腻、除脾湿、去脂减肥等作用，有利于有积食不化、肥胖等富贵病实热体质症状者，这也对应于木克土理论；五是绿茶还有清除自由基、抗衰老、利尿等作用，即绿茶可以缓解五行属水的泌尿生殖系统问题，这对应于中医五行补虚泻实理论里的水生木、实则泻其子、木泻水理论。

青稞酒、青酒为五行属木的粮食或水果所制，带木行，少量饮用对人类五行属木的肝胆系统和神经组织有益处，起着活血化瘀、提神醒目、缓解疲劳、利于解毒排毒等作用。但是任何带酒精的饮料五行都属金，金克木，喝多了属金的酒精饮料就会伤害到五行属木的脏腑组织，所以肝胆系统和神经组织较虚弱的人们，尤其是木行人应尽量少喝酒精饮料，尤其是少喝金行较重的白酒。

五行相生理论指出木生火，所以上述五行属木的饮料食物里有许多食物对人类五行属火的心血管系统和免疫系统起到补益或清热作用，许多火行人喜欢吃此类饮食。

五行相克理论指出木克土，所以上述五行属木的饮料食物对机体五行属土的脾胃系统有两方面作用：一方面有部分食物对人类，尤其是五行属土的土行人的五行属土的脾胃系统有伤害作用，如空腹时喝多了绿茶、柠檬汁、醋等较酸的饮料容易导致胃炎或胃溃疡等症状加重，所以脾胃系统和肌肉组织较虚弱的人们，尤其是土行人，平时、特别是在空腹时，应尽量少喝绿茶、柠檬汁、醋等较酸的饮料；另一方面部分五行属木的饮料食物对人类五行属土的脾胃系统有开胃生津、祛除脾湿的作用，如酸奶、诺丽果汁、橘子汁等有祛除脾胃湿气、预防消化系统恶性肿瘤的作用等。这两方面都符合五行相克理论里的木克土理论。

火行类饮料：

在各种液态食物里，以红色或苦味为主要特征的液态食物多数五行属性属火，对人类，尤其是五行属火的火行人的五行属火的心血管系统、免疫系统和小肠组织等有益处。常见的五行属火的液态食物有：红茶、玫瑰花茶、牡丹花茶、苦丁茶、苦咖啡、紫薯汁、番茄汁、山楂汁、西瓜汁、荔枝汁、草莓汁、杨梅汁、百香果汁、樱桃汁、柑橘汁、红葡萄汁、红苹果汁、红葡萄酒、枸杞酒、红枣酒、草莓酒、杨梅酒、樱桃酒等。另外各种养心、补血、活血、通络、降压、清热、消炎等茶饮或膏剂也在期待开发中。

红茶五行偏火行，将茶叶经萎凋、揉捻、发酵、干燥等工艺制作而成，冲泡后茶汤呈红色，如祁门红茶、小种红茶、速溶红茶等。红茶为发酵茶，保存期较绿茶久，可以达到两年左右。五行属火的红茶含有丰富的胡萝卜素、维生素A、咖啡碱、多种氨基酸和微量元素等物质，对人体健康有几方面益处：一是红茶对五行属火的心脑血管系统有刺激兴奋作用，起着提神强心、清除自由基、发汗利尿等作用，这对应于火生火理论；二是红茶性偏温，对体质虚寒的人们有保护胃黏膜、防治胃溃疡等作用，适合每天上午脾胃脏腑较虚弱的时段饮用，这对应于火生土理论；三是红茶有杀菌、抑制病毒活性等作用，对于一阵风（风的五行属木）刮过来就容易引起的疾病如流感、瘟疫等起着防治作用，这对应于五行补虚泻实里的木生火、实则泻其子、火泻木理论；四是红茶有防治皮炎、皮癣（皮肤五行属金）等作用，这对应于火克金理论。因为火克金，阴阳属性偏阴性的金行人不太喜欢喝阴阳属性偏阳性的、五行属火的红茶。

红酒五行属火，多为五行属火的红葡萄、杨梅、枸杞子等水果所酿制而成，阴阳属性偏阳性，含有丰富的酒精、葡萄糖、酒石酸、单宁酸、果胶、矿物质和微量元素等，少量饮用对人类健康有多方面益处：一方面红酒对五行属火的心脑血管系统和免疫系统有益处，起到活血化瘀、缓解疲劳、增强抗氧化和免疫排毒功能、利于消炎止痛等作用，这对应于火生火理论；另一方面红酒对五行属金的皮肤起着抑制皮炎、减少色素斑形成、延缓皮肤细胞衰老、美白亮肤等作用，这对应于火克金理论。因为火克金，阴阳属性偏阴性的金行人不太喜欢喝阴阳属性偏阳性的、五行属火的红酒，金行人因喝红酒而醉的难受程度多数会超过喝白酒而醉的感受。

五行相生理论指出火生土，所以上述五行属火的饮料食物里的许多食物对人类五行属土的脾胃系统有补益作用，许多土行人喜欢吃此类饮食。

土行类饮料：

在各种液态食物里，以黄色或甜味为主要特征的液态食物多数五行属土，对人类，尤其是对五行属土的土行人的五行属土的脾胃系统有益处。常见的五行属土的液态食物有：蜂蜜、蜂蜜饮料、蜂王浆、姜糖水、姜茶、黄茶、石斛茶、益智茶、槟榔花茶、玉米汁、芒果汁、橙汁、哈密瓜汁、地瓜汁、豆浆、甜咖啡、咖啡酒、甜糯米酒、地瓜酒、桂花酒、芒果酒、红枣桂圆酒、人参酒、牛大力酒、黄酒、花雕酒、啤酒等。另外各种养胃、益脾、祛湿、减肥、降糖等茶饮或膏剂也在期待开发中。

黄茶五行偏土性，采用茶树的新叶或嫩芽经杀青、揉捻、闷黄、烘干等工艺制作而成，茶汤色呈黄色，如君山银针、蒙顶黄芽、广东大叶青等。黄茶属于轻发酵茶，与绿茶相似、不能长期保存，方法妥当可以保存一年半左右。五行偏土性的黄茶含有丰富的茶多酚、氨基酸、茶碱、抗氧化剂等物质，对人类五行属土的脾胃系统的消食化积有益处，在消化不良、食欲减低，以及肥胖和食管癌的防治等方面起作用。因为土克水，五行属水的水行人不太喜欢喝五行属土的黄茶。

石斛茶的干品呈黄色，五行偏土性，可以直接用新鲜石斛茎生吃、泡茶、煲汤等方式食用，亦可将新鲜石斛茎经过简单的洗净、焯水、晒干而制成石斛茶备用。石斛茶含有多种石斛碱、黏液质、纤维素、矿物质及微量元素等营养物质，具有开胃健脾、润咽生津、清热滋阴等功效。但由于石斛茶性偏寒，在病后虚热、阴伤津亏时可以适当饮用，而脾胃虚寒时应尽量少喝。

五行属土的土行人其五行属土的脾胃系统有实热症状时，可以适当喝五行属土的黄茶和石斛茶。

花雕酒亦称黄酒，为黄色、偏土行，甜糯米酒味甜、也偏土行，所以花雕酒和甜糯米酒五行属土，少量饮用此类属土的甜味酒对人类五行属土的脾胃系统有益处，起到健脾暖胃、生津除湿、增强胃动力、防治胃虚寒痛等作用。

啤酒是以小麦芽或大麦芽为原料，在添加了啤酒花、酵母和水后，经过糊化、糖化、发酵等工艺酿制而成。啤酒含有丰富的二氧化碳、多种氨基酸、低分子糖、维生素和各种酶等营养物质，因产出的热能高又被称为液体面包。颜色偏黄的啤酒五行属土，对人体健康起着多方面的作用：一是属土的啤酒对五行属土的脾胃系统有开胃健脾、增食欲、助消化等作用，这对应于土生土理论；二是属土的啤酒有清热解暑、减低动脉硬化发病率的作用，对五行属火的心脑血管疾病有益，这对应于五行补虚泻实理论里的火生土、实则泻其子、土泻火理论；三是喝多了属土的啤酒会影响五行属水的男性的生育能力，还容易加重痛风等症状，这对应于土克水理论，所以有痛风症状的人，尤其是五行属水的水行人应少喝啤酒。

五行相生理论指出土生金，所以上述五行属土的甜味饮料食物里，许多饮料，尤其是香甜饮料对人类五行属金的呼吸系统、大肠和皮肤组织有补益作用，这一类饮食也被许多金行人所喜爱。

五行相克理论指出土克水，所以上述五行属土的甜味饮料食物里，有许多食物对人类五行属水的泌尿生殖系统、听力和骨骼组织等有损害，容易加重龋齿、糖尿病、耳鸣、耳聋、体力下降、痛风和关节炎等病症，所以五行属水的水行人应少喝各种五行属土的甜味饮料。

金行类饮料：

在各种液态食物里，以白色或辛香味为主要特征的液态食物多数五行属性属金，对人类，尤其是对五行属金的金行人的五行属金的呼吸系统、大肠和皮肤组织有益处。常见的五行属金的液态食物有：牛奶、羊奶、马奶、白茶、秋茶、菊花茶、茉莉花茶、金银花茶、银耳汁、怀山汁、薏米汁、椰子汁、白葡萄汁、梨汁、秋梨膏、川贝枇杷膏、各种料酒、马奶酒、白葡萄酒、各种白酒等。另外各种润肺、益气、祛痰、润肠、通便等茶饮或膏剂也在期待开发中。

白茶五行稍偏金行，采用茶树的新叶或嫩芽经萎凋、轻揉、烘干等工艺制作而成，其芽头披白毫、似银雪而得名白茶，如白毫银针、白牡丹茶、贡眉等。白茶属于轻发酵茶，可以长期保存。五行偏金行的白茶含有丰富的茶碱、氨基酸、维生素、活性酶、抗氧化剂等物质，对人体健康起着多方面的作用：一是白茶对人类五行属金的呼吸系统有消炎解毒、清热润肺的作用，还有解酒醒酒（酒属金）的作用，这对应于金生金理论；二是白茶对人类五行属木的肝胆系统出问题而引起的肝火过旺有益，起着清热护肝、预防癌症的功效，且白茶含有丰富的维生素A原，对五行属木的眼睛可以起到预防夜盲症和干眼病等作用，这对应于金克木理论；三是白茶含有丰富的活性酶，对五行属土的脾胃系统起着控制胰腺酶的分泌、促进脂肪分解、维持血糖平衡等作用，这对应于五行补虚泻实理论里的土生金、实则泻其子、金泻土理论。

白酒在各种含酒精的液态食物中金行最强，少量饮用有刺激血液循环、活血化瘀、消炎镇痛、通气通便等功效，过量饮用则会伤害到人类五行属木的肝胆系统、神经和内分泌组织以及五行属金的大肠和皮肤组织，产生肝炎、胆囊炎、胆囊息肉、酒精性脂肪肝、肝硬化、肝癌、健忘、早衰、脑中风、皮疹、皮癣、肠炎、便秘、痔疮、大肠息肉、大肠癌等一系列不适症状或疾病，所以体质较虚的人，尤其是五行属木的木行人在五行属木的肝胆系统、神经和内分泌组织虚弱时应尽量少喝白酒，五行属金的金行人在五行属金的大肠和皮肤组织有问题时也应尽量少喝白酒。

五行相生理论指出金生水，所以上述五行属金的饮料食物里的许多食物如怀山汁、薏米汁等对人类五行属水的泌尿生殖系统、骨骼组织等有补益作用，许多水行人也喜欢吃此类饮食。

五行相克理论指出金克木，所以上述五行属金的饮料食物里，一方面有部分食物对人类五行属木的肝胆系统有伤害作用，如喝多了五行属金的高度白酒容易伤害到五行属木的肝胆系统和神经组织，而另一方面有些五行属金的饮料食物能帮助五行属木的肝胆系统清热解毒，如菊花茶、金银花茶等就有帮助肝脏解毒、从而起到预防肝胆系统炎症以及恶性肿瘤等作用。这两方面都属于金克木的范畴。

水行类饮料：

在各种液态食物里，以黑色或咸味为主要特征的液态食物多数五行属性属水，对人类，尤其是对五行属水的水行人的五行属水的泌尿生殖系统和骨骼组织有益处。常见的五行属水的液态食物有：黑芝麻糊、黑茶、普洱茶、桑椹汁、黑葡萄汁、蓝莓汁、黑加仑果汁、黑枸杞汁、核桃汁、盐水、老盐柠檬汁、老盐橘汁、黑木耳汁、蓝莓酒、劲酒、锁阳酒、肉苁蓉酒、何首乌酒、海马酒、蛤蚧酒、黑蚂蚁酒以及其他各种中药材浸泡酒等。另外各种滋阴壮阳、健骨益寿、缓解痛风、通淋利尿、生发黑发等茶饮或膏剂也在期待开发中。

黑茶五行偏水行，采用茶树的新叶或嫩芽经杀青、揉捻、渥堆、干燥等工艺制作而成，因成品茶偏黑色而得名黑茶，如安化黑茶、云南普洱茶、广西六堡茶。黑茶属于后发酵茶，可以长期保存。五行偏水行的黑茶含有丰富的茶氨酸、多种有机化合物、维生素、抗氧化物质、矿物质和微量元素等营养物质，对人体健康起着多方面的作用：一是黑茶对人类五行属水的泌尿生殖系统有益，起着抗氧化、延缓衰老、滋肾利尿等作用，这对应于水生水理论；二是黑茶对人类五行属木的肝胆系统和神经组织有镇静安神的作用，起着保护肝脏、改善睡眠质量、预防神经衰弱的功效，所以黑茶可以晚上喝，还可以隔夜喝，尤其是在黑茶内添加了五行属木的桑叶后，则该黑茶的清肝明目作用会更强，这对应于水生木理论；三是黑茶对人类五行属火的心血管系统有益，起着清除自由基、降血脂、降血糖、舒张血管、降低血压等功效，还有消炎、防辐射等特殊功效，这对应于水克火理论；四是黑茶含有的多种有机化合物对五行属金的大肠和皮肤组织有益，起着理气通便、美白养颜等作用，这对应于五行补虚泻实理论里的金生水、实则泻其子、水泻金理论。因为水克火，阴阳属性偏阳性的、五行属火的火行人不太喜欢喝阴阳属性偏阴性的、五行属水的黑茶类饮料。

五行属金的高度白酒里加入五行属水的滋阴壮阳的中药材浸泡，金生水，酒精可以将药材内的有效成分吸纳出来而溶于酒中，此类药材泡制酒的水性会更足，如十全大补酒、人参酒、枸杞子酒等，经常适量饮用此类养生酒对人类五行属水的泌尿生殖系统、听力和骨关节组织等有益处，起到活血化瘀、缓解痛经、增强精子和卵子活力、利于生育、预防耳聋、减轻痛风或关节炎症状等作用。

五行相生理论指出水生木，所以上述五行属水的饮料食物里的许多食物如黑茶、桑椹汁、黑葡萄汁、蓝莓汁对人类五行属木的肝胆系统和神经组织有补益作用，许多木行人喜欢吃此类饮食。

五行相克理论指出水克火，上述五行属水的饮料食物里的许多食物一方面对人类五行属火的心血管系统和免疫系统有清心热、除热毒的作用，这方面对人体健康有益，但是另一方面少数五行属水的食物却对人类、尤其是对火行人五行属火的心脑血管系统和免疫系统有伤害作用，如过多饮用盐水、老盐柠檬汁、老盐橘汁等，容易加重高血压等症状。以现代西医为主的大医院里的心血管内科专家会告诉血压偏高的人或患了高血压病的患者在烹饪菜肴时不能做得太咸，平时也要少吃盐，否则容易诱发高血压或加重高血压症状，而了解五行理论的人们就知道，盐为咸味、五行属水，水克火，吃多了五行属水的咸味食物就容易伤害到人类，尤其是伤害到火行人五行属火的心脑血管系统和免疫系统，诱发或加重高血压的症状。

综上所述，对所有可以进食的五畜、五谷、五蔬、五果、五饮等食物，不但要分不同的五行地域、方位、季节、时辰等进行选择，还要按照各五行属性食物的阴阳属性、凉热属性、虚补实泻等不同，再根据每个人的五行属性特点，以及结合判定其机体各个五行脏腑的虚实来加以选择，才能做到个性化地、更好地维护人类机体健康。

四、熟悉五行理论，促进各业发展

《黄帝内经·灵枢》第六十四章·阴阳二十五人理论指出：天地之间、六合之内、不离于五、人亦应之。即指自然界中的万事万物运化规律均可用五行理论来推演、分析、总结、预判和指导，人类也不例外，也可分为五种属性人，即：木行人、火行人、土行人、金行人、水行人。《黄帝内经》里对各个五行分类人的各方面都有较为详细的描述，即对木行人、火行人、土行人、金行人和水行人的体型、肤色、行为特点、饮食习惯、作息规律、运动方式、易患疾病、养生要点等等，都有详细的描述和解释，但对于具体如何确定各个五行分类人的五行属性却没有做出说明，如刚出生的婴儿如何划分五行而给予其相对应的保养？困难时期人们普遍比较消瘦、富裕年代人们普遍比较富态，此时又如何判定其五行属性呢？

（一）五行人确定的意义及方法

我是谁？我从何而来？我为什么会这样？我有何用？我该往何处去？等等，这是几个历经了无数个世纪、困扰了无数人而难以找到答案的难题。

笔者通过多年对《易经》《黄帝内经》《中华万年历》以及现代西医学和中医学的多种科学理论的研究，并通过生活中或临床上成千上万个案例的对比分析，总结了推算每个人的五行属性的方法，并制作成了《五行人分类查询表》，填补了《黄帝内经》成书两千多年来的空白。在此基础上，笔者于2011年3月和2016年4月先后编著、出版了《五行与养生》和《五行养生·手册》两本专著，其中《五行养生·手册》于2018年12月获得了海南省社科联颁发的优秀著作证书。读者只需知道被查询者准确的出生年、月、日和时辰，就可以对照《五行人分类查询表》查出被查询者的五行属性，这样就能知道被查询者身心的基本状况、行为习惯、饮食爱好、作息规律、易患疾病、患病因素、防病方法等，从而帮助或指导被查询者通过阅读本书而了解适合被查询者自己的正确的养生原则和防病方法。

各人的五行属性不同，则身体状况不同、性格特点各异、行为习惯不一、个人强项有别、相互影响难免等。对这些因素了解清楚并知道一个人的五行属性后，即可根据这个人的饮食习惯、作息规律、易患疾病、性格特点、社会适应能力等多方面做出预判：一方面从这个人一出生开始，就可以给予适宜的养生保健食物，养成适宜的作息和运动规律，时刻提前预防不同方位、不同季节或不同气候下可能会引起的重大疾病，或在疾病初起时就能及时治疗和康复，做到因病治宜、精准防病；另一方面还可以提前有意识地规划孩子未来个性化的学习和发展方向，提高孩子在家庭、团队和社会中的适应能力，做到因势利导，因材施教；再一方面对不同的五行人的社会发展方向做到天生我材必有用、有的放矢，同时对不同的五行人在社会中承担的责任以及起到的作用可以做到不拘一格降人才、人尽其才、各显神通，打造出一个又一个的优秀团队，促成不同的五行人团队个性化全面发展，做到万紫千红、争奇斗艳、水到渠成，创造出辉煌的成就，更利于和谐社会的建设。这样，各个五行人就能活得明白，活得健康，活得积极，活得有意义，活得有益于社会发展和进步。

1.《中华万年历》计时法

中国古代贤人在数千年前，通过多年来对宇宙中日月星辰变换、地域方位改变、季节交替更换、气候变化影响，以及其他各种因素相互影响等研究，推衍、创造、总结出了两种计时法：一种是根据月亮每个月的十五月圆计算出的计时法；另一种是根据太阳在地球上照射出的影子而计算出的天干地支计时法，该计时法将地球绕太阳一周的一年时间平均分为二十四个节气，故又称为节气计时法。

在阴阳属性中，月亮属阴，太阳为阳，所以十五月圆计时法是中国古代计时法的阴历，而依照太阳的影子而计算出的天干地支计时法为中国古代计时法的阳历。

中国古代计时法中，无论是阴历还是阳历，每一年的年、月、日和时辰都可以推算出来，一直可以推算千秋万代、绵延不绝。中国的许多历法推算者将中国古代阴历和阳历合二为一，并放在同一本历法书中体现出来，该类历法书即是从古代一直延续至今的《中华万年历》。由于许多中国人自认为是黄帝的后代，所以《中华万年历》在中国民间又俗称为黄历。由于《中华万年历》中阳历的二十四节气推算法对指导中国农作物的耕种、施肥和收割等起着至关重要的作用，而阴历的月圆月缺等变化也对潮汐、气候、人类健康等产生较大的影响，因此阳历和阴历合二为一的《中华万年历》在中国民间又俗称为农历。而由西方国家传过来的公元计时法，在中国民间俗称为公历。

中国自古以来对年、月、日、时辰的计时法都是以《中华万年历》为准。古代编算历法者在万年历的阳历计时法中用十个天干甲（jiǎ）、乙（yǐ）、丙（bǐng）、丁（dīng）、戊（wù）、己（jǐ）、庚（gēng）、辛（xīn）、壬（rén）、癸（guǐ）和十二个地支子（zǐ）、丑（chǒu）、寅（yín）、卯（mǎo）、辰（chén）、巳（sì）、午（wǔ）、未（wèi）、申（shēn）、酉（yǒu）、戌（xū）、亥（hài）分别两两组合，来代表不同的年、月、日以及时辰。

十天干的排列顺序中的甲、丙、戊、庚、壬为单数，乙、丁、己、辛、癸为双数，十二地支的排列顺序中的子、寅、辰、午、申、戌为单数，丑、卯、巳、未、酉、亥为双数。将单数天干与单数地支相组合，而双数天干与双数地支相组合，不同的天干与地支两两相对、两两组合，天干在前，地支在后，不但代表不同的年份（如甲子年、乙丑年、丙寅年、丁卯年等连续类推），也代表不同的月份（如甲子月、乙丑月、丙寅月、丁卯月等连续类推），还代表不同的日期（如甲子日、乙丑日、丙寅日、丁卯日等连续类推）以及代表每天不同的十二时辰（如甲子时、乙丑时、丙寅时等连续类推），共60年一个轮回（10和12的最小公约数），即60年后又重复回到甲子年、乙丑年、丙寅年等年份以及相对应的月份等，简称六十甲子。六十甲子年的年、月、日和时辰都可以循环推衍，周而复始，万年不绝，故可依此顺序分毫不差地编著《中华万年历》。

中国古代智者根据太阳光线每年、每月、每日等对地球照射的位置往复、各个季节变换带来的气候变化，以及所有变化因素对万事万物的影响等，在《中华万年历》的阳历中将每年的日数分别归纳、命名为：五日为一候，三候为一气，两气为一月，三气为一节，六气为一时，四时为一年。所以每年有十二个月，共二十四气，二十四气中包含有八节，简称二十四节气。二十四节气排列顺序依次为立春、雨水、惊蛰、春分、清明、谷雨、立夏、小满、芒种、夏至、小暑、大暑、立秋、处暑、白露、秋分、寒露、霜降、立冬、小雪、大雪、冬至、小寒、大寒，其中的八节分别是指立春、春分、立夏、夏至、立秋、秋分、立冬、冬至。

阳历每年的天干地支变更日期是从立春日开始计，即立春日为阳历年的第一天。阳历每年固定在 365 天多一点，这一方面与公历相同，即每年占时 365 天 5 小时 48 分 46 秒，所以大约每四年就会有一个 366 天的年份。中国民间将 366 天的年份俗称为"闰年"，在公历中闰年的二月有 29 天。

阴历每年的变更日期是从当年的正月初一开始计，每个月的第一天也是按照阴历月圆月缺的初一开始计。阴历按十二个月为一年来计算的话，其每年的日数将比阳历每年的日数少大约 11 天，所以在多出了将近 30 天的某些阴历年中，就会根据月圆月缺的时间变化相应增加一个闰月。每十九个农历阴历年中有七个闰月出现。

阳历每年按照天干地支来排序的月份只有十二个月，每月的天干地支变更日期是按照阳历二十四节气排列顺序中的单数节气的当天开始计为该月的第一天，双数节气的末日记为该月的最后一天，即阳历按照天干地支来排序的十二个月的起止日期分别为：一月（正月）从立春之日起、至雨水末日止；二月从惊蛰之日起、至春分末日止；三月从清明之日起、至谷雨末日止；四月从立夏之日起、至小满末日止；五月从芒种之日起、至夏至末日止；六月从小暑之日起、至大暑末日止；七月从立秋之日起、至处暑末日止；八月从白露之日起、至秋分末日止；九月从寒露之日起、至霜降末日止；十月从立冬之日起、至小雪末日止；十一月（冬月）从大雪之日起、至冬至末日止；十二月（腊月）从小寒之日起、至大寒末日止。循环往复，万年不绝。

2. 年、月、日、时辰的天干地支推算法

六十甲子年中，年的十天干要依次轮转六次，年的十二地支则依次轮转五次。每年阳历的天干和地支平时该如何推算呢？

《中华万年历》中阳历年份的十天干与现代公历年份对应和记忆方法有两种：一种方法是记住甲、乙、丙、丁、戊、己、庚、辛、壬、癸分别固定对应于公历年份尾数 4、5、6、7、8、9、0、1、2、3；另一种方法是用公历年份数减 3 后除以 10，所得余数 1、2、3、4、5、6、7、8、9、10（0）分别对应于阳历天干甲、乙、丙、丁、戊、己、庚、辛、壬、癸。这两种方法都容易记忆。

《中华万年历》中阳历代表年份的十二地支与公历年份的对应也有两种方法：一种方法是用公历年份数减 3 后除以 12，所得余数 1、2、3、4、5、6、7、8、9、10、11、12（0）分别对应于阳历地支子、丑、寅、卯、辰、巳、午、未、申、酉、戌、亥；另一种方法是记住阳历年份的十二地支子、丑、寅、卯、辰、巳、午、未、申、酉、戌、亥分别对应于阳历生肖属性的鼠、牛、虎、兔、龙、蛇、马、羊、猴、鸡、狗、猪，知道某年的阳历生肖属性的话，也就知道了该年的地支。

例如公历 2021 年对应的阳历天干地支判定方法：公历尾数 1 固定对应于阳历十天干的辛，或用 2021 减 3 得 2018，2018 除以 10 得余数 8，8 对应于阳历十天干的辛；2021 减 3 得 2018，2018 除以 12 得余数 2，2 对应于农历十二地支的丑，或如果知道 2021 年阳历生肖的属性是牛，也就知道对应于阳历十二地支的丑；天干为辛、地支为丑，这样我们就可清楚地知道公历 2021 年为《中华万年历》阳历辛丑年。

《中华万年历》中阳历月份的天干地支记忆方法：首先记住月份的十二地支与每年十二个月有固定的对应关系，即代表月份的十二地支"子、丑、寅、卯、辰、巳、午、未、申、酉、戌、亥"分别固定对应于阳历月份中的十一月（冬月）、十二月（腊月）、一月（正月）、二月、三月、四月、五月、六月、七月、八月、九月、十月；其次要记住每年的年份天干与该年正月的天干地支对应关系，分别是年天干甲和己的正月为丙寅月、年天干乙和庚的正月为戊寅月、年天干丙和辛的正月为庚寅月、年天干丁和壬的正月为壬寅月、年天干戊和癸的正月为甲寅月。

例如公历 1974 年和 1979 年对应阳历每月的天干地支判定方法：由前述年份天干地支记忆法可以知道，公历 1974 年和 1979 年分别是阳历甲寅年和己未年，年天干甲和己的正月为丙寅月，其后二月、三月、四月的天干地支分别是丁卯月、戊辰月、己巳月。同理，1975 年和 1980 年分别是阳历乙卯年和庚申年，年天干乙和庚的正月为戊寅月，其后二月、三月、四月的天干地支分别是己卯月、庚辰月、辛巳月。

《中华万年历》中阳历日期的天干地支推算方法：一是首先记住十天干甲、乙、丙、丁、戊、己、庚、辛、壬、癸分别固定对应于数字 1、2、3、4、5、6、7、8、9、0，十二地支子、丑、寅、卯、辰、巳、午、未、申、酉、戌、亥分别固定对应于数字 1、2、3、4、5、6、7、8、9、10、11、12（0）；二是记住以公历日期来计算的公式"[（年 –1）×5+（年 –1）+ 该年已过天数]"；三是用计算后得到的余数除以 10，所得余数对应的天干即为该日天干，用计算后得到的余数除以 12，所得余数对应的地支即为该日地支。

例如 2023 年 6 月 22 日其日期天干地支推算方法：该年已过天数 =31+28+31+30+31+22=173，[（2023–1）×5+（2023–1）+173] = [10110+505（取整数）+173] = 179 余 48，48 该日天干即为辛，48 该日地支即为亥，所以 2023 年 6 月 22 日的日期天干地支为辛亥日。

《中华万年历》中阳历时辰的天干地支记忆方法：首先记住每天十二个时辰的十二地支与公历 24 小时有相对固定的对应关系，即代表十二时辰的十二地支子、丑、寅、卯、辰、巳、午、未、申、酉、戌、亥分别固定对应于公历 24 小时中的 23 点至 1 点、1 点至 3 点、3 点至 5 点、5 点至 7 点、7 点至 9 点、9 点至 11 点、11 点至 13 点、13 点至 15 点、15 点至 17 点、17 点至 19 点、19 点至 21 点、21 点至 23 点；其次要记住每日的日期天干与该日期子时的天干地支对应关系，分别是日期天干甲和己的子时为甲子时、日期天干乙和庚的子时为丙子时、日期天干丙和辛的子时为戊子时、日期天干丁和壬的子时为庚子时、日期天干戊和癸的子时为壬子时。如果某日的 23 点至 1 点为甲子时，则 1 点至 3 点、3 点至 5 点、5 点至 7 点就分别为当日的乙丑时、丙寅时、丁卯时，其他时辰的天干地支可依次类推。

例如公历 1988 年 8 月 7 日 0 点 30 分对应阳历年、月、日和时辰的天干地支判定方法：由前述年份、月份天干地支记忆法以及万年历中查询阳历可以知道，公历 1988 年 8 月 7 日 0 点 30 分的阳历天干地支分别是戊辰年、庚申月、甲午日、子时，日期天干甲对应的子时为甲子时，所以可以确定公历 1988 年 8 月 7 日 0 点 30 分的阳历天干地支分别为戊辰年、庚申月、甲午日、甲子时。如果某人正好于此时出生，则戊辰、庚申、甲午、甲子八个字即代表此人的生辰。而 1988 年 8 月 7 日 1 点 30 分出生、即晚一个小时出生的人的生辰为戊辰、庚申、甲午、乙丑。

推算出某个人的生辰，我们就可以用《易经》理论里阴爻和阳爻排卦的方式来推断此人的卦象，并进而根据该卦象所对应的五行关系，即可判定此人的五行属性，结合此人出生的时辰规律，则可以对这个人出生以后的饮食习惯、性格特点、适应能力、作息规律、易患疾病、发病原因、防治疾病方法等方方面面做出预判。

3. 人类生辰所对应的卦象和五行

《易经》理论告诉我们：易有太极，太极生两仪，两仪生四象，四象生八卦。太极所生的两仪用两个基本符号来代表，一个符号是"－－"，称为阴爻，另一个符号是"－"，称为阳爻。《易经》预测理论指出：三爻排一卦。即将三个阴爻或阳爻组合在一起，就可以排列出一个卦象，一共可以排列组合出八个卦象，简称八卦，分别是震卦☳、巽卦☴、离卦☲、坤卦☷、兑卦☱、乾卦☰、坎卦☵、艮卦☶。八个卦象分别与五行木、火、土、金、水有相对应的归属关系，即震卦和巽卦属木、离卦属火、坤卦和艮卦属土、兑卦和乾卦属金、坎卦属水，所以得到一个卦象后就可以知道该卦象对应的五行属性了（后附：八卦名称与五行属性对应）。

附：八卦名称与五行属性对应

八卦卦象	☳	☴	☲	☷	☶	☱	☰	☵
八卦卦名	震卦	巽卦	离卦	坤卦	艮卦	兑卦	乾卦	坎卦
五行属性	震木	巽木	离火	坤土	艮土	兑金	乾金	坎水

在人类出生年、月、日和时辰所对应的天干地支生辰方面，我们将甲、乙、丙、丁、戊、己、庚、辛、壬、癸十个天干按次序来排列可分别计为 1、2、3、4、5、6、7、8、9、10，其中排为单数者（甲、丙、戊、庚、壬）计为阳爻，以"－"来表示，

排为双数者（乙、丁、己、辛、癸）计为阴爻，以"－－"来表示。每一天相对应的年、月、日、时辰都有一个天干，即都有相对应的年天干、月天干、日天干和时辰天干，共有四个天干，这四个天干的阴爻或阳爻有两种排列组合方式：一种是将前三个天干即年天干、月天干、日天干所代表的阳爻或阴爻上下排在一起就可以得到一个卦象，简称前卦；另一种是将后三个天干即月天干、日天干和时辰天干所代表的阳爻或阴爻上下排在一起也可以得到另一个卦象，简称后卦。

时辰天干的阴或阳一方面可以按照上述单数天干为阳、双数天干为阴的方法来分，另一方面将十二时辰的十二个地支子时、丑时、寅时、卯时、辰时、巳时、午时、未时、申时、酉时、戌时、亥时按次序来排列可分别计为1、2、3、4、5、6、7、8、9、10、11、12，其中排为单数者（子时、寅时、辰时、午时、申时、戌时）为阳，与阳天干（甲、丙、戊、庚、壬）相对应，可记为阳爻"一"，而排为双数者（丑时、卯时、巳时、未时、酉时、亥时）为阴，与阴天干（乙、丁、己、辛、癸）相对应，可记为阴爻"－－"。因此只要知道出生时辰所对应的地支，就可以判定该时辰的阴阳属性，得出时辰卦爻的阴阳，而不需要再去推算天干的阴阳属性了。

同一天出生的人前卦相同，后卦有可能不一样，即同一个前卦也会因时辰的天干地支的阴阳属性不同而排出两个不同的后卦。（后附：同一日前卦与后卦对应）

附：同一日前卦与后卦对应

前卦	震木		巽木		离火		坤土		艮土		兑金		乾金		坎水	
后卦	艮土	坤土	乾金	兑金	巽木	坎水	艮土	坤土	巽木	坎水	离火	震木	乾金	兑金	离火	震木

例如公历1988年8月7日1点30分（农历天干地支分别为戊辰年、庚申月、甲午日、乙丑时）出生：此人的年天干、月天干、日天干都是阳爻"一"，排列组合成"☰"，即此日期出生之人的前卦为乾卦☰，乾卦的五行属性属金、即乾金；此人的出生时间在1点至3点之间，对应的地支为丑时、属阴爻"－－"，所以其月天干、日天干和时辰天干是由两个阳爻"一"和一个阴爻"－－"组成，即此时辰出生之人的后卦为兑卦☱，兑卦的五行属性也属金、为兑金。

一个人的前卦对应于其相应五行较全面、较抽象的方面，如饮食习惯、性格特点、适应能力、作息规律，以及青少年时期易患相应系统重大疾病等，而一个人的后卦则对应于其相应五行较具体的方面，如食物选择、具体工作，以及成年后易出现的机体相应系统器官组织重大疾病等。即同一天出生的人由于出生的时辰不同，也会出现多个方面的不一样性。

例如公历1988年8月8日16点30分（农历天干地支分别为戊辰年、庚申月、乙未日、丙申时）出生：此人的年天干、月天干、日天干是由两个阳爻"一"和一个阴爻"－－"组成，即此日期出生之人的前卦为兑卦☱，兑卦的五行属性属金、即兑金；

　　此人的出生时间在 15 点至 17 点之间，对应的天干地支为丙申时、属阳爻"━"，所以其月天干、日天干和时辰天干分别是由两个阳爻"━"夹一个阴爻"━ ━"组成，即此时辰出生之人的后卦为离卦☲，离卦的五行属性属火、为离火。对于这个时间出生的人，我们要从两个方面加以注意：一是这一天出生之人前卦的五行属性为兑金，为金行人，要注意保养呼吸系统、大肠和皮肤组织，尤其是要注意预防呼吸系统方面的疾病，如鼻炎、咽喉炎、肺炎、肺结核、肺癌等；二是这一天丙申时出生之人后卦的五行属离火，即该金行人带火行，除了要注意保养呼吸系统、大肠和皮肤组织，尤其是要注意预防呼吸系统方面的疾病之外，还要注意预防五行属火的心血管、小肠和免疫系统等器官组织方面的问题，如口腔溃疡、舌癌、阑尾炎、心肌梗死、白血病等病症。

　　下面分别列出各个五行人的前卦与相对应的后卦，以及在健康方面应该注意的事项。

　　木行人：木行人分为震木和巽木两类人，震木为阳木，巽木属阴木。

　　前卦为震木者，此类人在注意预防阳腑胆囊、大脑神经和内分泌系统器官组织疾病的同时，还须留意有艮土和坤土两个后卦，艮土为阳土，坤土属阴土，所以后卦为艮土者还要注意预防胃、食管和十二指肠等方面的疾病，而后卦为坤土者还要注意预防胰腺、腮腺和颌下腺等方面的疾病。

　　前卦为巽木者，此类人在注意预防阴脏肝脏的各类疾病或恶性肿瘤疾病的同时，还要留意有乾金和兑金两个后卦，乾金为阳金，兑金属阴金，所以后卦为乾金者还要注意预防阳腑大肠、皮肤等器官组织方面的疾病，而后卦为兑金者还要注意预防阴脏呼吸系统等器官组织方面的疾病。

　　火行人：

　　卦象为离火的火行人，此类人在注意预防心脏、小肠、血管，以及免疫系统等器官组织疾病的同时，还要留意有巽木和兑金两个后卦，后卦为巽木者还要注意预防阴脏肝脏的各类疾病或恶性肿瘤等方面的疾病，而后卦为兑金者还要注意预防阴脏呼吸系统等器官组织方面的疾病。

　　土行人：土行人分为艮土和坤土两类人，艮土为阳土，坤土属阴土。

　　前卦为坤土者，此类人在注意预防阴脏脾脏对应的胰腺、腮腺和颌下腺等器官组织疾病的同时，还要留意有艮土和坤土两个后卦，后卦为艮土者还要注意预防阳腑胃、食管和十二指肠等方面的疾病，而后卦为坤土者更要重点注意预防胰腺、腮腺和颌下腺等方面的疾病。

　　前卦为艮土者，此类人在注意预防阳腑胃、食管和十二指肠等器官组织方面疾病的同时，还要留意有巽木和坎水两个后卦，后卦为巽木者还要注意预防阴脏肝脏的各类疾病或恶性肿瘤等方面的疾病，而后卦为坎水者还要注意预防泌尿、生殖系统以及听力和骨骼等各器官组织方面的疾病。

　　金行人：金行人分为乾金和兑金两类人，乾金为阳金，兑金属阴金。

　　前卦为兑金者，此类人在注意预防阴脏呼吸系统等器官组织方面疾病的同时，还要留意有离火和震木两个后卦，后卦为离火者还要注意预防心脏、小肠、血管，以及免疫系统等器官组织方面的疾病，而后卦为震木者还要注意预防阳腑胆囊、大脑神经和内分泌系统等器官组织方面的疾病。

前卦为乾金者，此类人在注意预防阳腑大肠和皮肤等器官组织方面疾病的同时，还要留意有乾金和兑金两个后卦，后卦为兑金者还要注意预防阴脏呼吸系统器官组织等方面的疾病，而后卦为乾金者则要重点注意预防阳腑大肠和皮肤等器官组织方面的疾病。

水行人：

卦象为坎水的水行人，此人在注意预防泌尿、生殖系统以及听力和骨骼等各器官组织方面疾病的同时，还要留意有离火和震木两个后卦，后卦为离火者还要注意预防心脏、小肠、血管，以及免疫系统等器官组织方面的疾病，而后卦为震木者还要注意预防阳腑胆囊、大脑神经和内分泌系统等器官组织方面的疾病。

（二）五行人分类及对健康的指导意义

1. 五行人属性查询方法

每个人出生的年、月、日和时辰都可以从《中华万年历》的阳历中查出相对应的天干地支，从而组成该出生年、月、日、时辰四个方面的天干地支，据此可在一定程度上预测此人出生后的健康状况。

通过一个人的出生年、月、日相对应的天干地支排卦，即可得到八卦震卦、巽（xùn）卦、离卦、坤卦、兑（duì）卦、乾卦、坎（kǎn）卦和艮（gèn）卦中的其中一个卦象，即可知道该人的基本五行属性。如1980年3月20日出生的人，其年、月、日相对应的天干地支为庚申、己卯、壬辰，该年月日对应于《易经》八卦中的离卦，离卦五行属性属火，则这一天出生之人即为火行人。

笔者根据《中华万年历》中的阳历编录了《五行人分类查询表》，根据每个人准确的出生年、月、日在本书附录的《五行人分类查询表》中对号入座，即可知道被查询者的五行属性。

如1958年6月28日出生者，由"五行人分类查询表"中查出这一天对应卦象为乾卦，乾卦对应于五行属金，所以这一天出生的这个人的五行属金，为金行人。再如农历1949年十月初一日出生者，由"五行人分类查询表"中查出这一天对应卦象为艮卦，艮卦对应于五行属土，所以这一天出生的这个人五行属土，为土行人。

具体五行人与卦象对应关系及名称如下。

木行人：对应于震卦和巽卦，又称震木人和巽木人。

火行人：对应于离卦，又称离火人。

土行人：对应于坤卦和艮卦，又称坤土人和艮土人。

金行人：对应于乾卦和兑卦，又称乾金人和兑金人。

水行人：对应于坎卦，又称坎水人。

附：八卦名称及与五行对应

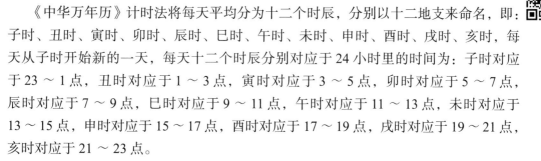

八卦卦象	☷	☴	☲	☷	☶	☱	☰	☵
八卦卦名	震卦	巽卦	离卦	坤卦	艮卦	兑卦	乾卦	坎卦
五行属性	木	木	火	土	土	金	金	水
五行人	木行人	木行人	火行人	土行人	土行人	金行人	金行人	水行人

另外扫描本书最后"五行人属性查询二维码",输入每个人准确的公历或农历的出生年、月、日,也可知道被查询者的五行属性。(注意:每天晚上的子时、即 23 点之后应该归于第二天)

2. 五行人出生时辰对健康的影响

《中华万年历》计时法将每天平均分为十二个时辰,分别以十二地支来命名,即:子时、丑时、寅时、卯时、辰时、巳时、午时、未时、申时、酉时、戌时、亥时,每天从子时开始新的一天,每天十二个时辰分别对应于 24 小时里的时间为:子时对应于 23 ~ 1 点,丑时对应于 1 ~ 3 点,寅时对应于 3 ~ 5 点,卯时对应于 5 ~ 7 点,辰时对应于 7 ~ 9 点,巳时对应于 9 ~ 11 点,午时对应于 11 ~ 13 点,未时对应于 13 ~ 15 点,申时对应于 15 ~ 17 点,酉时对应于 17 ~ 19 点,戌时对应于 19 ~ 21 点,亥时对应于 21 ~ 23 点。

《黄帝内经》里的"子午经络流注"理论(见本章"五、掌握子午作息,预防系统疾病")指出,每天十二个时辰分别对应于十二脏腑经络,即每个时辰里都有相对应的某个脏或腑的经络在流注、运行,其具体流注、运行时辰对应关系是:胆经流注于子时;肝经流注于丑时;肺经流注于寅时;大肠经流注于卯时;胃经流注于辰时;脾经流注于巳时;心经流注于午时;小肠经流注于未时;膀胱经流注于申时;肾经流注于酉时;心包经流注于戌时;三焦经流注于亥时。

各个脏或腑的经络流注并运行在相对应的时辰里时,正是各脏或腑比较虚弱而需要保养之时,六脏和六腑互为表里,相表里的脏腑在相对应的时辰里都需要注意保养,即:子时和丑时要注意保养胆腑和肝脏;寅时和卯时要注意保养肺脏和大肠腑;辰时和巳时要注意保养胃腑和脾脏;午时和未时要注意保养心脏和小肠腑;申时和酉时要注意保养膀胱腑和肾脏;戌时和亥时要注意保养心包脏和三焦腑。

《中华万年历》将每个时辰里的前半个时辰计为初,后半个时辰计为正,即每个时辰对应的两个小时中,前一小时为初、后一小时为正,如子时对应的 23:00 ~ 1:00 里的 23:00 ~ 24:00 计时为子初,而寅时对应的 3:00 ~ 5:00 里的 4:00 ~ 5:00 计时为寅正。

《黄帝内经》指出:子时一阳生,午时一阴生。在十二时辰中每个时辰的初和正的时间段里,我们还要注意其阴和阳的区别,以及对健康的几个方面的指导意义:一是从子时开始到午时,阴气由盛渐衰,阳气由弱渐强,要注意补阳,而从午时开始到子时,阳气由盛渐衰,阴气由弱渐强,要注意滋阴;二是由前述原因我们可以将从子时开始到午时前的六个时辰的前半个时辰计为阴、后半个时辰计为阳,而将从午时开始到子时前的六个时辰的前半个时辰计为阳、后半个时辰计为阴；三是从子时开始到午时前的六个时辰的前半个时辰（初时）要注意各相关脏腑的阴盛方面的问题，后半个时辰（正时）要注意各相关脏腑的阳虚而需要补阳等方面的问题，而从午时开始到子时前的六个时辰的前半个时辰（初时）要注意各相关脏腑的阳亢方面的问题，后半个时辰（正时）要注意各相关脏腑的阴虚而需要滋阴等方面的问题。（见下文附：十二时辰与十二脏腑经络流注对应）

如某个人是 2014 年 7 月 2 日上午 10 点 38 分出生的，用《中华万年历》的天干地支计时法来记录此人出生年月日和时辰的话，即可记为：甲午年、庚午月、甲戌日、巳正时，所以甲午、庚午、甲戌、巳正即成了我们通常俗称的这个人的生辰。巳时对应于脾经，巳正对应于脾脏阳虚方面的问题，提示此人要注意脾经阳虚方面所诱发的疾病，如胰腺、腮腺或颌下腺等器官组织分泌液减少，容易导致口干、消化不良、食物不耐受、糖尿病等病症，此人平时就应该多补脾胃阳气。

附：十二时辰与十二脏腑经络流注对应

时辰	子时		丑时		寅时		卯时		辰时		巳时		午时		未时		申时		酉时		戌时		亥时	
小时	23	24	1	2	3	4	5	6	7	8	9	10	11	12	13	14	15	16	17	18	19	20	21	22
初正	初	正	初	正	初	正	初	正	初	正	初	正	初	正	初	正	初	正	初	正	初	正	初	正
阴阳	阴	阳	阴	阳	阴	阳	阴	阳	阴	阳	阴	阳	阳	阴	阳	阴	阳	阴	阳	阴	阳	阴	阳	阴
脏腑	胆经		肝经		肺经		大肠经		胃经		脾经		心经		小肠经		膀胱经		肾经		心包经		三焦经	

根据《中华万年历》的阳历对于生辰的交替变动，我们要注意以下几个方面：一是每年的第一天、即每年的天干地支两个字的变动并不是以大年初一作为新年开始的第一天，而是以二十四节气中的第一节立春这一天作为新年开始的第一天，即这一天的年份天干地支两个字决定了新的一年的全年天干地支，且与前一年的全年天干地支两个字不同了；二是每月的第一天也不是以每月的初一作为当月的第一天，而是以二十四节气中的 12 个单数节气日（立春、惊蛰、清明、立夏、芒种、小暑、立秋、白露、寒露、立冬、大雪、小寒）作为每月开始的第一天，即这一天的月份天干地支两个字决定了新的一月的全月天干地支，且与前一月的全月天干地支两个字不同了；三是每日的天干地支两个字依次按顺序规律而变更，但是新的一天是从地支的子时开始计算，即到了晚上 23 点，就算是新的一天开始了。

3.二十五种五行人的划分及意义

《黄帝内经》里的五行理论告诉我们，一个人从出生至长大成人后的体型长相、性格特点、行为习惯、饮食爱好、健康状况、易患疾病等与这个人的出生年、月、日和时辰等有着密不可分的关系，也就是说古中医理论认为人的出生五行和时辰在很大程度上影响了这个人的人生。出生五行和时辰不同的人在不同的季节、不同的气候环境下以及不同的作息时辰里，需要重点保养与其五行和出生时辰相对应的脏腑器官组织的健康，以预防其生命周期中出现相关重大疾病的可能性。即在某个年、月、日和时辰出生的人，不但此人具备了该年、月、日所对应五行的特点，需要重点预防该五行所对应的脏腑有可能发生的重大疾病，而且此人还具备了在出生相对应的时辰里所对应的脏腑经络流注的部分五行属性特点，且其出生时辰相对应的脏腑也会比较虚弱，在其生命周期中也需要重点预防该虚弱脏腑有可能发生的重大疾病。

《黄帝内经》五行养生理论指出相表里的六脏和六腑与五行的对应关系为：肝、胆五行属木；肺、大肠五行属金；脾、胃五行属土；心、小肠五行属火（君火）；肾、膀胱五行属水；心包、三焦五行属火（相火）。由此我们就可以知道每天十二个时辰与五行的对应关系为：子时、丑时对应于胆经和肝经的流注时辰，所以子时和丑时五行属木；寅时、卯时对应于肺经和大肠经的流注时辰，所以寅时和卯时五行属金；辰时、巳时对应于胃经和脾经的流注时辰，所以辰时和巳时五行属土；午时、未时对应于心经和小肠经的流注时辰，所以午时和未时五行属君火；申时和酉时对应于膀胱经和肾经的流注时辰，所以申时和酉时五行属水；戌时和亥时对应于心包经和三焦经的流注时辰，所以戌时和亥时五行属相火。其中君火和相火的五行都属火，因此午时和未时以及戌时和亥时的五行都属火。（下附：十二时辰与十二脏腑经络流注及五行对应）

附：十二时辰与十二脏腑经络流注及五行对应

十二时辰	子时	丑时	寅时	卯时	辰时	巳时	午时	未时	申时	酉时	戌时	亥时
脏腑经络	胆经	肝经	肺经	大肠经	胃经	脾经	心经	小肠经	膀胱经	肾经	心包经	三焦经
五行属性	木	木	金	金	土	土	君火	君火	水	水	相火	相火

综合每个人出生年、月、日所确定的五行以及出生时辰所对应的五行脏腑，我们可以简单归纳为：胆、肝五行属木，除了木行人要注意保养肝胆系统健康之外，在子时和丑时有胆经和肝经流注之时出生之人也具备了木行人的部分特点，也要注意保养肝胆系统、神经和内分泌系统相关器官组织的健康；肺、大肠五行属金，除了金行人要注意保养肺和大肠系统健康之外，在寅时和卯时有肺经和大肠经流注之时出生之人也具备了金行人的部分特点，也要注意保养肺和大肠系统及相关器官组织的健康；胃和脾五行属土，除了土行人要注意保养脾胃系统健康之外，在辰时和巳时有胃经和脾经流注之时出生之人也具备了土行人的部分特点，也要注意保养脾胃系统和相关器官组织的健康；心和小肠五行属火（君火），除了火行人要注意保养心脏和小肠系统健康之外，在午时和未时心经和小肠经流注之时出生之人也具备了火行人的部分特点，也要注意保养心脏和小肠系统及相关器官组织的健康；膀胱和肾五行属水，除了水行人要注意保养泌尿生殖系统健康之外，在申时和酉时有膀胱经和肾经流注之时出生之人也具备了水行人的部分特点，也要注意保养泌尿生殖系统相关器官组织的健康；心包和三焦五行属火（相火），除了火行人要注意保养心包和三焦系统健康之外，在戌时和亥时有心包经和三焦经流注之时出生之人也具备了火行人的部分特点，也要注意保养心脑血管和免疫系统及相关器官组织的健康。

例如上述的某个人是 2014 年 7 月 2 日上午 10 点 38 分出生的，用《中华万年历》

的天干地支计时法来记录此人出生年、月、日和时辰的话，即可记为：甲午年、庚午月、甲戌日、巳正时，所以甲午、庚午、甲戌、巳正即构成了这个人的生辰。根据此人出生年、月、日的六个字甲午、庚午、甲戌用《易经》组爻排卦的方式可以得到相对应于八卦中的乾卦，乾卦五行属金，则这一天出生之人五行都属金，即此人为金行人。根据此人出生的时辰巳正对应于脾经，脾五行属土，则此人也具备了土行人的部分特点，也要注意保养脾胃系统和相关器官组织的健康。所以根据此人出生年、月、日的五行和出生时辰，提示此人应该从两方面来注意自己的健康保养：一方面此人年、月、日的五行属金，金对应于肺和大肠，则该年、月、日出生的人在生命的全周期中要重点预防有可能出现的与肺和大肠相关联的重大疾病，如肺炎、肺结核、肺癌、便秘、大肠癌等，因此该年、月、日出生的人在每天的肺经和大肠经相对应的寅时至卯时两个时辰里（3～7点）要注意做好相对应的规律作息，以保养肺和大肠系统器官组织的健康；另一方面此人出生时辰为巳正，巳时（9～11点）对应于脾经，中医理论认为脾经和胃经相表里，因而此人还要注意保养与脾胃相关的系统器官组织，尤其是与脾经相关的系统器官组织的健康，中医理论的脾经对应于西医的胰腺、腮腺、颌下腺等器官组织，对进食的营养物质起着分解、消化的作用，巳正属阳的时辰要注意预防脾脏组织阳虚方面的疾病，所以该时辰出生的人在每天的胃经和脾经相对应的辰时和巳时两个时辰里（7～11点）也要注意做好相对应的规律作息，以保养脾胃系统器官组织的健康，尤其是注意预防与胰腺、腮腺、颌下腺等器官组织有关的阳虚方面的疾病，如涎液分泌少、口干、消化不良、食物不耐受、糖尿病等病症。

综上所述，从一个人出生的年、月、日可以知道此人的卦象五行及其特点，由一个人出生的时辰又可以知道此人的时辰五行及其特点，综合年、月、日得出的五行人分类和不同时辰得出的五行人分类，我们就可以在根据出生年、月、日分出的木行人、火行人、土行人、金行人和水行人五种五行人的基础上，再根据出生时辰分别分出木、火、土、金、水五种属性，即每种五行人又可细分出五种属性，这样就可以排列出《黄帝内经·灵枢》第六十四章·阴阳二十五人理论里归纳出的二十五种五行人，即：木行人可以细分为木木人、木火人、木土人、木金人、木水人五种木行人；火行人可以细分为火木人、火火人、火土人、火金人、火水人五种火行人；土行人可以细分为土木人、土火人、土土人、土金人、土水人五种土行人；金行人可以细分为金木人、金火人、金土人、金金人、金水人五种金行人；水行人可以细分为水木人、水火人、水土人、水金人、水水人五种水行人。上述二十五种五行人不但要注意保养其年、月、日五行所对应的脏腑健康，还要注意保养其出生时辰五行所对应的脏腑健康，例如木土人意为此人出生年、月、日的五行属木，对应于肝胆，出生时辰的五行属土，对应于脾胃，则此人不但有木行人为主的各种特点，还有土行人的部分特点，在此人的生命周期内不但要注意保养其五行属木的肝胆系统、神经和内分泌等器官组织的健康，还要注意保养其五行属土的脾胃系统器官组织的健康。

具体二十五种五行人应该重点保养的脏腑系统可见下附：二十五种五行人重点保

养脏腑对应。

附：二十五种五行人重点保养脏腑对应

出生时辰	子时、丑时	寅时、卯时	辰时、巳时	午时、未时	申时、酉时	戌时、亥时
对应小时	23点～3点	3点～7点	7点～11点	11点～15点	15点～19点	19点～23点
木行人	木木人	木金人	木土人	木君火人	木水人	木相火人
五行脏腑	胆、肝	胆、肝	胆、肝	胆、肝	胆、肝	胆、肝
时辰脏腑	胆、肝	肺、大肠	胃、脾	心、小肠	膀胱、肾	心包、三焦
火行人	火木人	火金人	火土人	火君火人	火水人	火相火人
五行脏腑	心脑血管	心脑血管	心脑血管	心脑血管	心脑血管	心脑血管
时辰脏腑	胆、肝	肺、大肠	胃、脾	心、小肠	膀胱、肾	心包、三焦
土行人	土木人	土金人	土土人	土君火人	土水人	土相火人
五行脏腑	胃、脾	胃、脾	胃、脾	胃、脾	胃、脾	胃、脾
时辰脏腑	胆、肝	肺、大肠	胃、脾	心、小肠	膀胱、肾	心包、三焦
金行人	金木人	金金人	金土人	金君火人	金水人	金相火人
五行脏腑	肺、大肠	肺、大肠	肺、大肠	肺、大肠	肺、大肠	肺、大肠
时辰脏腑	胆、肝	肺、大肠	胃、脾	心、小肠	膀胱、肾	心包、三焦
水行人	水木人	水金人	水土人	水君火人	水水人	水相火人
五行脏腑	膀胱、肾	膀胱、肾	膀胱、肾	膀胱、肾	膀胱、肾	膀胱、肾
时辰脏腑	胆、肝	肺、大肠	胃、脾	心、小肠	膀胱、肾	心包、三焦

4. 五行人划分的中医理论和现代科学依据

上述对每个人的五行的分类是笔者多年来对《黄帝内经》里的五行理论的深入研究，以及运用《易经》卦象的推算方法反复排序、并以大数据不断验证来确定的，是否有科学依据呢？笔者从几个方面加以论述。

一是中医理论方面：

《黄帝内经》理论认为，根据不同的出生年、月、日，人类从一出生就已经确定了五行，如果排除自然灾害、战争、重大瘟疫等意外状况，在正常的生活状态下，不同的五行人将按照自己的生命轨迹去生活，即人们常说的命理天注定。在《黄帝内经》里对五行人各方面诸如身型、骨骼、头型、脸型、胸背、四肢、肌肉、肤色、性格、走路姿态、气势、行为习惯、饮食爱好、易患疾病等等，都有详细的描述，而在近十年来有成千上万的人通过本人独创的《五行人分类查询表》中查出来的各个人的五行属性后发现，每个人的各方面特性与《黄帝内经》里的描述基本相同。通过归纳统计相关的大数据后，本人申请了海南省社科联的科研课题，于2016年以近50万字的专著《五行养生·手册》正式结题并出版发行，该专著于2018年12月获得了海南省社科联颁发的优秀著作成果奖，取得了较大的社会效益。

二是民俗婚姻方面：

中国数千年来，民间红娘（俗称媒婆）给适婚男女牵线搭桥时，都会要求双方拿出各自的生辰，即出生年、月、日、和出生时辰，媒婆根据双方的生辰推算出双方的五行后再做是否牵线搭桥的决定：如果两个人五行相同、相生或相补，则双方性格、脾气、爱好、饮食、作息等特性相同或能相容，成家后会比较和谐，此类型夫妻一般都能白头偕老，媒婆就会恭喜双方相合并积极撮合成婚；如果两个人五行相克，尤其是一人五行属火而另一人五行属水时（水火不相容），婚后双方容易争嘴斗气，造成家庭不和谐，夫妻难以善终，媒婆就会以不合为理由推辞该门婚事的牵线搭桥事宜。

三是现代科学方面：

2010 年 12 月 12 日"中国锦屏地下实验室"在四川雅砻江锦屏水电站揭牌并投入使用，该地下实验室上方的垂直岩石覆盖高度达 2400 米，是目前全世界岩石覆盖最深的实验室。当记者采访设计工程师并询问为何要建这么深时，工程师回答：宇宙中的高能粒子对地球地表的辐射时时刻刻都像狂风暴雨一样，对许多实验有较大的影响，而到了地底这么深时，剩下的辐射粒子就很少了，对许多实验就不会产生什么影响。从这一段采访记录中我们可以明白几个方面的道理：一方面宇宙中各个星系的天体与地球一样都是在不停的有规律的运动和变化过程中，随着宇宙各个星系天体，尤其是太阳系的运动和变化，宇宙中的各种高能粒子、暗物质或引力波等对地球各个地域的辐射影响也会随着发生相应的改变；二方面人类从出生到逝世，一直在遭受着宇宙中各种高能粒子、暗物质或引力波等放射性射线辐射的影响，从而对人类的基因成型以及变异产生影响，宇宙中的各种高能粒子、暗物质或引力波等等亿万年来对地球各个表面的辐射或影响因角度或数量的不同而产生的效果不一样，导致了不同地域人类的各种差异，形成了各种民族特性、文化文明、宗教信仰、生活习惯、饮食偏好、体格状况、多发疾病等等方面的不同；三方面不管哪个地域的人，胎儿在妈妈肚子里时，妈妈承受了绝大多数的高能粒子或放射性射线的辐射，当胎儿出生的那一刻起，所有的辐射就会全部照射在该新生儿身上，引起该出生婴儿基因的某些位点发生变异并定型，从而造成不同地域、不同时刻出生的孩子会形成不同的长相、肤色、骨骼、体质、脾气、行为特点、饮食嗜好、能力擅长、运动方式以及易患疾病等等差异，导致生活在一起的吃着同样饭菜的一家人却可能出现爱好不一样、性格不同、长大后还可能会患不同疾病等现象。

2011 年 6 月，英国牛津大学神经学和生物学季节性问题专家拉塞尔·福斯特教授通过对美国、英国、丹麦、奥地利等多国的多份调查结果和统计资料研究分析得出结论：人类的寿命、智商、健康状况以及易患疾病等与出生的月份有关，文中并详细列表显示 12 个月中具体哪个月出生的人分别容易患哪些疾病（下附：出生月份与易患病种对应），如表中详细列出 9 月、10 月、11 月出生的人易患哮喘，并强调影响相当明确，我们无法不受出生季节的影响。

附：出生月份与易患病种对应

月份	易患病种
1 月	老年痴呆症、躁郁症、节段性回肠炎、癫痫症、精神分裂症
2 月	老年痴呆症、躁郁症、节段性回肠炎、饮食失调、癫痫症、嗜睡症
3 月	酗酒、老年痴呆症、哮喘、躁郁症、饮食失调、癫痫症、霍奇金淋巴瘤、嗜睡症、人格失常、季节性情绪失调
4 月	酗酒、哮喘、孤独症、躁郁症、糖尿病、饮食失调、青光眼、霍奇金淋巴瘤、低智商、运动神经元疾病、嗜睡症、帕金森氏症、人格失常、季节性情绪失调
5 月	酗酒、哮喘、孤独症、糖尿病、饮食失调、青光眼、运动神经元疾病、低智商、帕金森氏症、人格失常
6 月	酗酒、哮喘、孤独症、糖尿病、唐氏综合征、青光眼、低智商、运动神经元疾病、多发性硬化症、近视、帕金森氏症
7 月	酗酒、哮喘、孤独症、唐氏综合征、运动神经元疾病、近视
8 月	哮喘、孤独症、唐氏综合征、运动神经元疾病
9 月	哮喘
10 月	哮喘
11 月	哮喘
12 月	节段性回肠炎、精神分裂症

在上表中可以看到，9 月、10 月、11 月出生的人们容易患的疾病只列出了一个哮喘，《黄帝内经》里的五行理论告诉我们，公历的 9 月、10 月、11 月对应于农历一年四季中的秋季，五行属金，金对应于肺、即呼吸系统，而哮喘就是呼吸系统疾病的一种，所以秋季出生的人们容易患哮喘病这一结论符合中医理论内涵，这充分说明了该项西医理论研究已经接近了中医理论研究的范畴。《黄帝内经》五行理论在研究人类的自然寿命、身心特点、饮食习惯、健康状况以及易患疾病等方面明确指出，这些因素不仅仅与出生的月份有关，而且与出生的年、月、日和时辰都有关系。上述研究项目标示着西医理论研究也已开始着手研究人类的出生时间等因素对人类健康未来影响因素的预测，而且其研究结论显然已经越来越接近中国古老经典医学《黄帝内经》里有关人类养生保健、预防疾病等理论。

综合上述古代中医理论、民间婚姻习俗，以及现代科学研究等三个方面，我们可以得出以下几个结论：一是养生保健应该从培育好种子、培养好土地开始，即在孕育新生命之前及整个抚养生命过程中，男女双方都应该注意调养好自己的身心健康；二是每个人从出生的年、月、日起，就注定了自己生命的基本五行属性，而从出生的那一刻起就注定了自己的时辰五行属性，如果不出现特殊状况，每个人都有可能按照一定的特性和规律个性化成长，根据五行理论适当予以扬长避短，则每个人都可以避免走弯路或少走歧途，并发挥自己的优势而快速成长，做到出类拔萃、与众不同，成为有利于社会的合格人才；三是根据每个人出生的年、月、日和时辰，即可以知道每个人的生命基本五行属性以及时辰五行属性，在生命的成长过程中，了解并遵循正确的养生之道去做，每个人都可以积极地、有的放矢地精准预防未病，从而活得更健康、更快乐、更长寿；四是家庭成员之间互相知道对方的五行属性，就能增加彼此的理解、宽容和矛盾的化解，利于家和万事兴；五是师生之间如果能够互相知道对方的五行属性，尤其是教师知道每个学生的五行属性，就能更好地因材施教，激励学生个性化成长，为国家各行各业培养更多的适用人才；六是单位同事间如果能够互相知道对方的五行属性，尤其是领导知道下属的五行属性，就能更好地将不同的人才用于适合的岗位，发挥各自强项，打造出一个个优秀的团队；七是根据各个地域、各类气候，以及相对应人群五行属性的不同，重点研发、布局不同的健康产业，有利于当地人类种族的健康繁衍和壮大；八是国家高屋建瓴者根据地域、方位、气候、年运（五运六气）、物产、易患疾病或易发灾害等五行属性的不同，就可以预判由于气候反常、自然灾害、疫情暴发等不利因素对各种物产、人民健康以及国家安全可能造成的危害或重大影响，并提前制定出应对预案和措施，做到防患于未然。

（三）五行人的特点、易患疾病及防治方法

1. 木行人的特点、易患疾病、防病要点

根据《易经》和《黄帝内经》理论，震卦、巽卦五行属性都属木，即如果从文后"五行人分类查询表"中查出被查询者出生日期的那一天为震木或巽木者，都是木行人。

（1）木行对应方面

我们可以从上文 67~68 页的"五行对应分类"中初步了解五行属木所对应的方面以及对人类健康的指导意义。

木行基本对应方面：方位对应于东方；季节对应于春天；自然界气候对应于风；生长属性对应于生发；谷物粮食对应于麦子或青稞；豆类粮食对应于绿豆；动物对应于有毛动物如牛羊等；颜色对应于绿色、青色；味道对应于酸味；茶饮对应于各种茶类，尤其是绿茶；酒类对应于青稞酒、竹叶青酒等。

人类木行对应方面：五行属性对应于木行人；年龄对应于青少年；人体脏腑对应于肝和胆，胆还对应于神经和内分泌系统；人体组织对应于筋、肌腱等；所开窍器官对应于目；分泌或排泄的液体对应于眼泪；在人体对应于四肢、对应于爪；饮食习惯对应于爱吃牛羊肉，爱吃绿色蔬菜，爱吃酸甜味水果，爱喝酸味饮料或各种茶饮，尤其是爱喝绿茶，多数木行人不喜欢喝高度白酒；爱好对应于爱美，喜欢漂亮的事物；习惯动作对应于走，爱好户外走路等运动；意志表现对应于愤怒，容易突发脾气；行为特征对应于出头，表现在为人处世争强好胜、出类拔萃等。

木行属性对健康的指导意义可简单归纳为：春天来时，万物生发，枯枝见绿、嫩草发芽，动物交配怀孕以使物种延续；春季时节一阵风吹过来就容易发病，所以在春天很多人容易对花粉产生过敏，出现过敏性鼻炎的爆发现象；传染病如红眼病、流感，

甚至瘟疫等疾病也容易在春季流行，且此类疾病尤以东部地区多见；春季有些人容易迎风流泪、眼睛充血，甚至出血；肝胆相表里，胆还对应于神经组织和内分泌系统，所以春天容易神疲乏力、健忘，神经末梢炎症导致手足麻木、神经性皮炎等，面瘫也多发生在春季；肝脏疾病导致门静脉高压病症时容易产生肝性脑昏迷症状；春季要养肝，吃麦子做成的面食或有毛动物肉如牛肉、羊肉（食草动物及以食草动物为食的长毛兽类五行属木）等有利于温补身体，但是肝胆一般以实热证候多见，所以吃多了这些热性食物也容易肝火上炎；而多吃五行属木的绿豆以及绿色果蔬或酸味食物如西红柿等有利于清肝明目；平时运动时要注意走多了容易引起脚筋痛，且手指筋痛、肌腱痛、腱鞘囊肿、脚抽筋等也多发生在春季；木行的行为特征对应于争强好胜，是指任何草木都要向上生长，去接受更多的阳光和雨露，都想出类拔萃，寓意着木行人做事有韧劲，总想做成事，也容易出人头地；但是木秀于林、风必摧之，所以秀木容易被大风摧折，失败后即容易产生愤怒的情绪，而大怒容易伤害到肝等等。

值得注意的是东方的人们易患肝脏疾病，以前的中国人被称为东亚病夫，即指在世界的东方国家，尤其是中国，患黄疸型肝炎疾病的人群较多，中华人民共和国成立后患黄疸型肝炎疾病的人群急剧减少，但是全世界的医学大数据统计结果显示，以中国为主的世界东方地区国家为肝癌高发区，且在中国也恰恰是以上海为中心的中国东部地区的肝癌发病率最高。所以在世界东方的中国人，尤其是中国东部地区的人们要特别注意对肝胆系统的保养。

（2）木行人的特点

根据人们的出生年、月、日，从文后"五行人分类查询表"中可以查出木行人分为震木人和巽木人两类，无论是震木的木行人、还是巽木的木行人，都有着共同点和不同点。

巽木人和震木人的共同点：木行人肤色多呈苍青色，头小面长呈瓜子脸型，体型如树木般修长，身躯挺直，肩背宽大，手足小；木行人较有才气，喜欢用心机，总是为各种事务烦心劳神；木行人喜欢春天百花盛开的季节，喜欢美丽漂亮的人和物，木行人到了春天也特别美丽动人，且多为眉清目秀、修美稳重型，目光炯炯有神；木行对应于生发，木行人就像树苗、藤蔓一样，总要往上生长，哪怕被石头压着也要通过石头缝隙出头，所以大多数木行人好施心机、有才智，就算为各种事务困扰，做事也特别有韧性，百折不挠，总想做成事，也容易做成事，木行人也因而较早就容易出类拔萃、出人头地，并成为各行业领袖人物；有些木行人过于随和顺从、遇事畏缩不前；有些木行人虚荣心强，不愿默默无闻埋头工作，好沾沾自喜，好自我表现，好自我宣扬；还有些木行人太急功近利，为人处世却刚正而缺乏灵活；而一旦木秀于林、风必摧之，所以部分木行人又容易遭受强风摧折，半路铩羽而归，并因而木行人非常容易发怒；《阴阳五行》理论中木行属阳，对应于有毛的动物如牛、羊、狗等，所以木行人就像这些有毛类动物一样，比较喜欢户外走路等运动，而不太喜欢安安静静地待在室内。

　　巽木人和震木人的不同点：如果拿一棵树来比喻木行的话，震木可以说是空中的树枝、树叶以及鲜花的木，而巽木则是树干以及土里树根的木，天空属阳，大地属阴，所以震木属阳，巽木属阴；属阴的树根较属阳的树干、树枝更粗，所以巽木人的头部、肢体和骨骼等较震木人显得更为粗大些；属阳的震木比属阴的巽木接受的阳光雨露以及风吹雨打更多一些，枝头的树叶以及鲜花更漂亮，所以属阳的震木人比巽木人更想出类拔萃，因而更富有表现力和亲和力，更爱美好的事物，更愿意展现自己，更愿意参与户外活动，行为表现更为主动积极，显得更为美丽动人，也更吸引眼球；属阴的巽木人则像树根一样只想把根扎深一些以吸收更多的营养，让树干长得更为粗壮，因而常给人留下扎实稳重、埋头苦干的印象；属阳的震木人出人头地的欲望更强、变化更多、行动更快、更愿意改革创新，因而也容易快速取得耳目一新的成就；属阴的巽木人相对来说做事要扎实、稳重一些，看上去行动迟缓，却持续努力，终有一天能长成参天大树，成为栋梁之材，因而巽木人更容易被提拔或重用；木秀于林、风必摧之，因而出类拔萃的、树梢的、属阳的震木，相比沉稳的、树干或树根的、属阴的巽木来说，更容易被风雨所摧残而折断，也就是说震木人较巽木人因在工作中或事业上更容易争强好胜而更容易犯错，更容易受到各方的指责、批评以及被上级处分。因上述不同的原因，震木人较巽木人行为更积极主动，但脾气更大，更容易发怒，更容易被狂风摧折；酒属金，金克木，多数木行人不喜欢喝酒，能喝酒的属阴的巽木人酒量较大，多数属阳的震木人不能喝高度白酒且喝酒时容易出现脸红、出皮疹等过敏现象。

　　除了上述木行人的主要特点之外，每个木行人出生的时辰不同，则又拥有了各个时辰归属五行所具备的部分特点。

　　木木人的特点：子时和丑时（23点～3点）是胆经和肝经流注的时辰，肝胆五行属木，此时出生的木行人为木木人，这种木行人禀受木气较全，拥有的上述木行人的特点较为明显，为人处世表现得正直、柔美，给人安全感，较引人注目。

　　木火人的特点：午时和未时（11点～15点）以及戌时和亥时（19点～23点）是心经、小肠经、心包经和三焦经流注的时辰，五行属火，此时出生的木行人为木火人，这种木行人禀受木气不太全，除了拥有上述木行人的部分特点之外，还拥有火行人的部分长相和性格特点，为人处世表现得比较积极进取，但有时会过于活跃而显得欠稳重。

　　木土人的特点：辰时和巳时（7点～11点）是胃经和脾经流注的时辰，脾胃五行属土，此时出生的木行人为木土人，这种木行人禀受木气不太全，除了拥有上述木行人的部分特点之外，还拥有土行人的部分长相和性格特点，为人处世有时会表现得正直不阿却缺乏变通。

　　木金人的特点：寅时和卯时（3点～7点）是肺经和大肠经流注的时辰，肺和大肠五行属金，此时出生的木行人为木金人，这种木行人禀受木气不太全，除了拥有上述木行人的部分特点之外，还拥有金行人的部分长相和性格特点，为人处世有时会表现得柔软、退缩不前。

木水人的特点： 申时和酉时（15点～19点）是膀胱经和肾经流注的时辰，肾和膀胱五行属水，此时出生的木行人为木水人，这种木行人禀受木气不太全，除了拥有上述木行人的部分特点之外，还拥有水行人的部分长相和性格特点，为人处世有时会表现得比较随和、顺从。

了解把握了五类木行人的性格和行为特点后，有利于各企事业单位对木行人才的选拔、安置、培养和重用，有利于对五行属木的学生的"因材施教"以及专科选择，有利于培养"栋梁之材"。

（3）木行人易患疾病及防病要点

木行人较适应温暖的春季和夏季，这两个季节的木行人就像靓丽的鲜花盛开的春季和夏季一样肤色较白，显得特别美丽和妩媚动人。木行人不太喜欢寒凉的秋季和冬季，这两个季节的木行人肤色较暗青，显得面容憔悴。

木行对应于风，所以一阵风过来就容易让木行人发生五行属木行的疾病，如迎风流泪、红眼病、眼结膜出血、流感、过敏性鼻炎、神经性皮炎、哮喘等，遭受风吹雨打更多的属阳的震木人比属阴的巽木人更容易患这些疾病。体质热性较重的木行人在春节和夏季容易出现热感、红眼病、眼结膜出血、干咳、过敏性鼻炎、神经性皮炎、哮喘、失眠等实热性病症，而体质较虚寒的木性人在秋季和冬季容易出现迎风流泪、寒感、抑郁、健忘、末梢神经炎、帕金森综合征等病症。

木行对应于肝、胆、神经和内分泌系统，所以木行人肝胆系统解毒功能较差，如经常熬夜则容易患肝胆系统疾病（如肝炎、胆囊炎、胆囊息肉、肝胆系统肿瘤等）、神经和内分泌系统疾病（末梢神经炎、神疲乏力、健忘、老年痴呆、帕金森综合征、脑中风、脑肿瘤等），以及因肝脏无法有效解毒、毒素郁积太多而导致的其他系统肿瘤（乳腺肿瘤、子宫肌瘤、卵巢肿瘤、甲状腺肿瘤、肾上腺肿瘤、前列腺肿瘤等）。肝经和胆经相表里，胆经对应于胆囊、神经和内分泌系统，当肝脏有器质性病变如重症肝炎、肝硬化或肝癌晚期等而引起肝功能衰竭时，因门脉高压而使得胃肠道系统回流的静脉血无法进入肝脏内解毒，这些静脉血内的有害物质将通过旁路静脉分支回流进入心脑血管系统内而诱发肝性脑病。

《黄帝内经》理论告诉我们：春季五行属木，春季里五行属木的动物的肝胆功能较弱，肝脏内积累的毒素较多，所以春季要少吃动物肝脏如猪肝等食物。

《黄帝内经》理论指出：腑为阳、脏属阴，上为阳、下属阴，阳为实热、阴为虚寒。属阳的震木人更容易患肝胆系统实热性疾病，尤其是属阳的胆囊方面的疾病以及大脑神经和内分泌系统方面的疾病，容易因实热导致失眠。属阴的巽木人则更容易患肝胆系统阴虚性疾病，尤其是属阴的肝脏方面的疾病，容易因虚寒引起脂肪肝或肝硬化，也更容易因肝脏解毒功能减弱而诱发各种良性或恶性肿瘤疾病。

《黄帝内经》理论告诉我们：久动伤肝筋，久视伤心血，久坐伤脾肌，久卧伤肺气，久站伤肾骨。即经常重复同样的动作容易伤害到属木的肝筋（肝主筋），如经常行走时间太长的话容易引起脚筋、跟腱等部位疼痛，经常打乒乓球、羽毛球、网球等时间太长的话也容易伤害到手掌或手臂筋腱而引起腱鞘囊肿、网球肘等病症的发生。木行人尤其要注意这一点。

《黄帝内经》理论还告诉我们：怒伤肝，喜伤心，思伤脾，悲伤肺，恐伤肾。即大怒容易伤害到肝胆系统而引起肝胆系统或神经组织和内分泌系统疾病突发，如大怒容易诱发健忘、短暂意识障碍、突然昏迷、癫痫发作、精神病发作等疾病。所以木行人尤其要注意对愤怒情绪的克制。

"子午经络流注"理论提示我们，子时和丑时两个时辰（23:00～3:00）正是五行属木的胆经和肝经两条经络较虚弱而需要保养的时辰，此时应注意木行人的五行属木的肝、胆经，以及大脑神经组织和内分泌系统等器官组织更需要保养，了解肝胆系统以及神经组织和内分泌系统疾病发生的原理和规律，把握养生节奏，就可以做到精准防治相关的未病或欲病：子时（23:00～1:00）对应于胆经，胆囊、大脑神经和内分泌系统的器官组织功能较虚弱，此时是一天中气温较低、阴气较盛、阳气初起之时，紧张、劳累了一天的人类的大脑神经组织和内分泌系统此时需要尽早休息，经常此时不休息者容易出现失眠、两鬓斑白、神经衰弱、健忘、四肢末梢麻木、帕金森氏综合征、脑梗死、脑组织神经瘤、胆囊炎、胆囊息肉、胆结石、甲状腺功能异常等病症；丑时（1:00～3:00）对应于肝经，肝胆脏腑较虚弱，此时还没有休息，尤其是还在继续吃宵夜甚至喝酒者，容易出现脂肪肝、肝炎、肝硬化、肝囊肿、肝血管瘤，甚至肝胆恶性肿瘤等疾病；胆经和肝经相表里，经常在子时和丑时不休息者将导致肝胆解毒功能减弱以及合成蛋白质和各种酶的功能变差等，容易引起甲胎蛋白、血转氨酶和胆红素等指标升高，还容易诱发其他各脏腑器官组织炎性疾病，甚至恶性肿瘤如乳腺癌等疾病的发生。所以木行人要注意在子时和丑时不要熬夜。

木行人要养肝、春季要养阳，吃五行属木的麦子做成的面食或有毛动物如牛肉、羊肉等有利于温补木行人的身体，但是肝胆属阳，平时肝胆疾病一般以实热证多见，所以吃多了这些热性食物也容易肝火上炎而导致失眠、眼结膜出血等症状；木行人对属木的酸味情有独钟，喜欢吃酸性食物（西红柿、酸奶、柠檬汁等），喜欢吃绿青色及清热泻火的食物（绿豆、上海青、绿茶等），这些都有利于清除肝胆系统的热毒。

东部地区如上海、南京等地五行属木，这些地域的人们，尤其是五行属木的人们其肝胆方面较为虚弱，容易患与肝胆相关的疾病，而现代西医大数据统计结果恰恰得到了类似结论，如20世纪50年代前中国这个东方国家是黄疸型肝炎发病率最高的地方，而现代全世界的肝癌高发区也集中在以中国为首的东方国家，而中国的肝癌高发区又集中在以上海为中心的东部地区，这是又一个证明中医五行理论正确性的现代真实世界大数据实例。

除了上述木行人的易患疾病之外，每个木行人出生的时辰不同，各个时辰归属的五行脏腑易患疾病也会不同，应引起所有木行人注意。

木木人易患疾病及防病要点：五行属木的时辰即子时和丑时（23点～3点）出生

的木行人为木木人，木木人不但出生年、月、日所对应的五行属木，提示其属木的肝胆系统以及神经组织和内分泌系统器官组织容易患病，其出生时辰所对应的五行也属木，也提示其属木的器官组织容易患病，所以木木人特别容易患失眠、流感、眼结膜出血、筋痛、腱鞘囊肿、肝炎、肝硬化、胆囊炎、胆囊息肉、胆结石、抑郁症、帕金森氏症，甚至属木的器官组织恶性肿瘤等疾病，因此木木人在日常生活中要特别注意在五行属木的每年的春季，以及每天的子时和丑时（23点～3点）等时间段，重点保养属木的肝胆系统以及神经组织和内分泌系统器官组织。

木火人易患疾病及防病要点：五行属火的时辰即午时和未时（11点～15点）以及戌时和亥时（19点～23点）出生的木行人为木火人，木火人的出生年、月、日所对应的五行属木，提示其属木的肝胆系统以及神经和内分泌器官组织容易患病，其出生时辰所对应的五行属火，提示其属火的心脑血管系统、免疫系统和小肠组织也容易患病，所以木火人除了容易患失眠、流感、眼结膜出血、筋痛、腱鞘囊肿、肝炎、肝硬化、胆囊炎、胆囊息肉、胆结石、抑郁症、帕金森症，甚至属木的器官组织恶性肿瘤等疾病之外，还容易患属火的器官组织疾病，如口腔溃疡、高血压、心梗、脑梗、脑溢血、贫血、白血病、阑尾炎等，因此木火人在日常生活中要特别注意在五行属木和属火的每年的春季和夏季，以及每天的子时和丑时（23点～3点）、午时和未时（11点～15点）、戌时和亥时（19点～23点）等时间段，一方面要重点保养其属木的肝胆系统以及神经组织和内分泌系统器官组织，另一方面还要注意保养其属火的心脑血管系统、小肠组织和免疫系统器官组织。

木土人易患疾病及防病要点：五行属土的时辰即辰时和巳时（7点～11点）出生的木行人为木土人，木土人的出生年、月、日所对应的五行属木，提示其属木的肝胆系统以及神经组织和内分泌系统器官组织容易患病，其出生时辰所对应的五行属土，提示其属土的脾胃系统和肌肉组织等也容易患病，所以木土人除了容易患失眠、流感、眼结膜出血、筋痛、腱鞘囊肿、肝炎、肝硬化、胆囊炎、胆囊息肉、胆结石、抑郁症、帕金森症，甚至属木的器官组织的恶性肿瘤等疾病之外，还容易患属土的器官组织疾病，如流涎、脱发、胃下垂、积食不化、呕吐、胃炎、胃息肉、胃溃疡、胃出血、胰腺炎、糖尿病、肌无力、肌肉劳损，甚至胃癌、胰腺癌等，因此木土人在日常生活中要特别注意在五行属木和属土的每年的春季和长夏季（夏季和秋季之间），以及每天的子时和丑时（23点～3点）、辰时和巳时（7点～11点）等时间段，一方面要重点保养其属木的肝胆系统以及神经组织和内分泌系统器官组织，另一方面还要注意保养其属土的脾胃系统和肌肉组织等。

木金人易患疾病及防病要点：五行属金的时辰即寅时和卯时（3点～7点）出生的木行人为木金人，木金人的出生年、月、日所对应的五行属木，提示其属木的肝胆系统以及神经组织和内分泌系统器官组织容易患病，其出生时辰所对应的五行属金，提示其属金的呼吸系统、大肠和皮肤组织也容易患病，所以木金人除了容易患失眠、流感、眼结膜出血、筋痛、腱鞘囊肿、肝炎、肝硬化、胆囊炎、胆囊息肉、胆结石、抑郁症、帕金森症，甚至属木的器官组织恶性肿瘤等疾病之外，还容易患属金的器官组织病症，如皮炎、鼻炎、咽喉炎、支气管炎、哮喘、肺炎、肺结核、硅肺、腹泻、便秘、痔疮、结肠炎、大肠息肉，甚至皮肤癌、肺癌、大肠癌等，因此木金人在日常生活中要特别注意在五行属木和属土的每年的春季和秋季，以及每天的子时和丑时（23点～3点）、寅时和卯时（3点～7点）等时间段，一方面要重点保养其属木的肝胆系统以及神经组织和内分泌系统器官组织，另一方面还要注意保养其属金的呼吸系统、大肠和皮肤组织等。

木水人易患疾病及防病要点： 五行属水的时辰即申时和酉时（15点～19点）出生的木行人为木水人，木水人的出生年、月、日所对应的五行属木，提示其属木的肝胆系统以及神经组织和内分泌系统器官组织容易患病，其出生时辰所对应的五行属水，提示其属水的泌尿生殖系统、听力和骨组织也容易患病，所以木水人除了容易患失眠、流感、眼结膜出血、筋痛、腱鞘囊肿、肝炎、肝硬化、胆囊炎、胆囊息肉、胆结石、抑郁症、帕金森症，甚至属木的器官组织恶性肿瘤等疾病之外，还容易患属水的器官组织疾病，如白发、耳鸣、耳聋、脊椎病、关节炎、痛风、肾囊肿、肾炎、膀胱炎、结石、阳痿、月经不调、痛经、不孕不育、妇科炎症、乳腺疾病、甲状腺疾病、肾上腺肿瘤、前列腺疾病，甚至泌尿生殖系统恶性肿瘤等，因此木水人在日常生活中要特别注意在五行属木和属水的每年的春季和冬季，以及每天的子时和丑时（23点～3点）、申时和酉时（15点～19点）等时间段，一方面要重点保养其属木的肝胆系统以及神经组织和内分泌系统器官组织，另一方面还要注意保养其属水的泌尿生殖系统、听力和骨组织等。

（4）木行人五行相生

《黄帝内经》五行相生理论指出木生火、火生土、土生金、金生水、水生木，其中与木行有关的理论有水生木和木生火，在养生保健时应适当注意其关联性。

水生木

水生木寓意是只要有水，禾苗或树木就会生长得非常茂盛，由金生水和水生木的道理，我们就能明白安徽的黄山、海南岛的五指山等石头山上的树木之所以生长得郁郁葱葱，得益于坚硬的岩石五行属金，到了晚上其表面温度较周围空气的温度低，表面容易凝聚水汽，有了水，树木自然生长得挺拔健壮。水行对应于北方、冬季、寒、有鳞类动物、黑色或咸味食物，以及泌尿生殖系统（肾和膀胱）、精、耳、牙、骨组织器官等，木行对应于东方、春季、温暖、风、有毛类动物、绿色或酸味食物，以及肝胆系统、神经和内分泌器官组织、筋、眼睛等组织或器官，所以水生木理论对于木行人在健康方面有许多有益的方面。

五行属木的肝胆系统是全身最重要的解毒器官，肝脏分泌出来通过胆道排泄到小肠的胆汁有分解脂肪、对食物解毒，以及排除部分肝脏细胞毒素等作用，同时所有的经过小肠吸收的物质都要经过肝脏分解、转化、合成为身体需要的营养素，肝脏还要生产合成各种蛋白消化酶或凝血酶等供当天或第二天使用，而所有的这些肝胆系统正常功能的发挥都离不开足够的水的作用。木行人属木的肝胆系统容易出问题，喝水较少的木行人容易出现口苦、眼结膜出血、过敏、失眠、易发脾气等肝胆系统毒素淤积而诱发的肝火上炎症状，也容易出现四肢末梢麻木、健忘、神经衰弱等肝胆神经系统营养不良而引起的功能减弱的状况，此时只要及时补充水分，扩充血容量，使水分及时进入肝细胞促进肝胆系统排出毒素并推动营养物质输送等，则上述许多问题都会迎刃而解。

五行属水的食物如黑芝麻等有明目、养肝、利胆、降脂、补脑等作用，五行属水的有鳞鱼和有鳞蛇类等有清热解毒的作用，这也是水生木理论对木行人健康有利的方面。

肝开窍于目，五行属木的眼睛因熬夜、看书或看电视时间长而产生干涩症状时，可以用干净的凉水洗一洗眼睛，视力短时间就会变得清晰起来，这也是水生木理论对木行人健康有利的方面。

"子午经络流注"理论提示我们，子时和丑时（23:00～3:00）正是肝经和胆经两条经络最虚弱、最需要保养的时辰。此时肝胆系统需要大量的水分帮助排毒、自我修复，以及合成新的酶和蛋白质等，应注意了解肝胆系统和神经组织疾病发生的原理和规律，把握养生节奏，精准防治相关的未病或欲病：一方面喝水较少的人会感到半夜或晨起时口干、口苦，只要睡前喝够水或半夜喝够水，口干口苦等症状就会减轻；二方面在这两个时段因肝火旺盛容易导致失眠，此时及时喝一杯水，有利于迅速入眠，就算是因喝水半夜需起床小便而影响睡眠，只要小便后再喝一些水，又能快速入眠；三方面在这两个时段因肝胆系统需要大量的水分而导致血液循环系统血容量减少，入睡后血流速度又会较慢，如果没有及时补充血容量，就容易半夜诱发心肌梗死或脑梗死，所以心肌梗死和脑梗死常发生在下半夜，年轻的心肌梗死患者半夜常被痛醒，老年心肌梗死患者入睡后就有可能不再醒来，而普通脑梗死患者半夜或凌晨醒来就会发现半边脸及半边肢体已经活动不便，或说话含糊不清了。

中医"阴阳五行"理论里对男女阴阳区别的定义是：男为阳、女属阴，左为阳、右属阴。所以通常是男性出现左侧脑梗死较多，表现为左脸及右侧肢体偏瘫，女性出现右侧脑梗死较多，表现为右脸及左侧肢体偏瘫。所以木行人在睡前及半夜喝够水对预防失眠、肝胆系统疾病、神经衰弱、脑梗死等症状或疾病有利，这些都属于水生木理论对木行人健康有利的方面。

通过喝水来帮助肝胆系统和神经系统解毒、排毒时应注意要喝白开水、矿泉水或纯净水，即喝没有添加其他物质的低渗透压水，而不是浓汤、奶类、茶水、咖啡、甜饮料，或各种果汁等有浓度的高渗透压水。因为低渗透压水才容易被迅速吸收进入毒素积累较多的渗透压较高的细胞内，帮助细胞内毒素的排出，尤其是在有任何因素直接伤害肝胆神经系统之时（如大量喝酒时等），更要多喝低渗透压水。所以木行人在喝酒，尤其是喝白酒、更要命的是在子时或丑时还在喝白酒时，应尽量做到多喝低渗透压水（矿泉水或纯净水等），以保护自己的肝胆系统和神经系统的健康。

木生火

木生火寓意为木点燃了可以生成火。木行对应于东方、春季、温暖、风、有毛类动物、绿色或酸味食物，以及肝胆系统、神经和内分泌组织、筋、眼睛等组织或器官，火行对应于南方、夏季、热、有羽毛类动物、红色或苦味食物，以及血、心脑血管、小肠、免疫系统、头部、口舌等组织器官，所以木生火理论对于木行人在健康方面有很多的提示意义。

属木的春季百花盛开、万物生发，逐渐过渡到炎热的属火的夏季，温度越高、病毒越不容易存活，所以春季的一阵风就能带来的流行性疾病如流感、瘟疫等到了夏季就逐渐消失，这是气候方面木生火理论对木行人健康有利的方面。

木行人喜欢吃的五行属木的牛羊肉、动物肝脏等有治疗贫血的作用，绿豆有防治坏血病的作用，菠菜、雪里蕻等蔬菜有补血的作用，蒲公英、绿茶、酸醋等有清热解毒、预防流感的作用等等，都属于木生火理论对木行人健康有利的方面。

许多属木的东西对木行人的心脑血管系统和免疫系统的保养有利，也有些属木的东西不利于木行人的心脑血管系统和免疫系统的健康，应引起木行人注意。

阴阳五行理论指出，木属阳，属阳性的木行人容易上火，在吃了木行人自己喜欢吃的五行属木的牛羊肉后容易上火，尤其是烧烤牛羊肉、油炸羊排等热性食物后，更容易上火，容易诱发急性胆囊炎、眼结膜出血、急性阑尾炎发作等疾病，尤其是在春季和夏季气温上升之气候下更明显，这是木生火理论对木行人健康不利的方面，应引起木行人注意。

木少火弱，五行属木的器官组织出问题了，也会引起五行属火的系统组织出问题。例如：五行属木的大脑神经组织通常会消耗掉四分之一至三分之一的血氧，经常过度用脑的人，会刺激心脏泵出更多的血液为大脑神经组织供氧，久而久之就会加重心脏的负担，诱发心脑血管疾病或相关疾病，如消瘦、贫血、白血病、健忘、帕金森综合征、老年痴呆、心肌梗死等病症。现实生活中我们也可以看到，经常过度动用脑力活动者如电影或电视里扮演会计、师爷、书呆子等群体的形象都显得较瘦弱，当代许多科学家的体型也不太胖。

（5）木行人五行相克

《黄帝内经》五行相克理论指出木克土、土克水、水克火、火克金、金克木，其中与木有关的理论有金克木和木克土，在养生保健时应适当注意其关联性。

金克木

金克木的本意是指金属做的利器如砍刀等可以砍伐草木。金行对应于西方、秋季、燥、有壳类动物、白色或芳香辛辣味食物，以及呼吸系统、大肠、皮肤等器官组织，木行对应于东方、春季、温暖、风、有毛类动物、绿色或酸味食物，以及肝胆系统、神经组织、筋、眼睛等器官组织，所以金克木理论对于木行人在健康方面有很多的提示意义。

许多属金的东西对木行人的健康不利：酒精为芳香辛辣类食物、属金，金克木、肝属木，所以各种酒类喝多了都会伤害到属木的肝胆系统或神经系统，尤其是金行更重的白酒更容易直接造成对木行人肝胆系统以及神经和内分泌系统的伤害，引起酒精过敏、醉酒、记忆力减退、帕金森综合征、肝炎、脂肪肝、胆囊息肉、肝癌、甲状腺炎、甲状腺功能亢进等疾病；属金的大肠癌除了容易转移到属金的肺脏组织外，还非常容易转移到属木的肝门区或肝脏，同样属金的肺癌大多数容易转移到属木的大脑组织，这也是金克木的某种表现形式；当环境中属金的空气出现问题时如缺氧、异常气味或空气污染等，木行人容易受到伤害而出现打喷嚏、流鼻涕、突发刺激性干咳或哮喘等症状；秋季属金，金克木、故木行人在秋天一定要注意对属木的肝胆系统以及神经组织和内分泌系统的保养，预防流感、四肢末梢麻木、四肢筋痛、神经性皮炎、记忆力减退、帕金森综合征等五行属木的病症。

近年来美国科学家已经研究证实，吃白萝卜的同时喝白酒，将对肝脏产生较大的毒性伤害，其产生的原理科学家并没有说明。这里有个很有意思的问题：为什么是白萝卜，而不是胡萝卜或红萝卜？为什么是白酒，而不是红酒、啤酒、黄酒、洋酒或养生药酒？

从中医五行理论我们知道，白萝卜为白色、五行属金，白酒既为辛辣芳香味属金、又为白色属金、所以白酒较其他颜色酒的金行更重，肝脏五行属木，金克木，白萝卜和白酒两个金一起克一个木，此木岂有不受伤害之理！这就是典型的金克木对健康的指导意义例子之一。事实上越来越多的现代西医理论科学研究正在逐步证明中国古中医系统医学理论的正确性和重要性，笔者预测未来西医理论科学研究的重大发展如真实世界大数据研究等，其理论基础将大多根源于古中医理论。

"子午经络流注"理论提示我们：子时和丑时（23:00～3:00）正是肝经和胆经两条经络最虚弱、最需要保养的时辰。金克木，所以木行人在子时和丑时不宜喝五行属金的酒类饮料，尤其不宜喝白酒，也不适宜吃五行属金的辛香、麻辣的饮食，以防伤害到属木的肝胆系统和神经系统，诱发胆囊炎、胆囊息肉、肝炎、肝硬化、肝囊肿、健忘、神经衰弱，甚至恶性肿瘤等疾病。

《黄帝内经》告诉我们：大怒伤肝，大喜伤心，久思伤脾，大悲伤肺，惊恐伤肾。所以我们要注意各种不良情绪对木行人的伤害：怒的情绪属木、大怒容易伤害到属木的肝胆系统而导致肝火上炎等，而一旦有五行属金的悲伤事物出现，则可以迅速平息愤怒，转化为悲伤，这是金克木的一种表现形式；木行人遇到五行属金的悲伤的事情容易伤害到自己五行属木的肝胆以及神经和内分泌系统，导致抑郁症等症状产生，这是金克木理论对木行人健康不利的方面，此时如果能经常听一些五行属金的悲壮、激昂的音乐，或经常吃一些五行属金的芳香或辛辣的食物，可以让木行人逐渐从抑郁的情绪中走出来。这些都是金克木理论对木行人健康有利的方面。

木行人容易出现晚上失眠、神经衰弱、脑中风等五行属木的神经系统问题，如果经常闻一闻五行属金的香囊或熏香，就容易解决这些问题，这也是金克木理论对木行人健康有利的方面。

其他属性的人们也要注意许多属金的东西容易伤害到属木的肝胆系统和神经系统而出现一系列问题。

木克土

木克土寓意为禾苗或树木都可以破土而出。木行对应于东方、春季、温暖、风、有毛类动物、绿色或酸味食物，以及肝胆系统、神经、内分泌系统、筋、眼睛等器官组织，土行对应于中部、夏秋交界时（长夏）、湿、裸皮类动物或动物内脏、黄色或甜味食物，以及胃和胰腺（脾胃）、口唇、肌肉组织器官等，所以木克土理论对于木行人在健康方面有很多的提示意义。

木行人喜欢吃五行属木的绿色蔬菜以及酸味食物如酸奶、柠檬茶等，许多绿色食物为凉性的，吃多了容易使得脾胃虚寒，比如吃多了绿豆、蒲公英等容易引起腹泻，酸味食物容易诱导胃酸分泌过多而加剧胃酸的浓度，使得胃炎、胃溃疡症状进一步加重，尤其是在乍暖还寒的春季、晨起、空腹、胃酸浓聚、脾胃寒凉等时候吃绿色蔬菜或酸味食物，对胃的伤害会更为严重。这是木克土理论在饮食方面首先应引起人们，尤其是木行人和土行人要重视的方面。

在五行属木的东部地区的人们，尤其是喜欢吃木行食物的木行人更容易出现五行属土的脾胃虚寒等不适，可以将此种木克土理论现象称为"木缺土"，缺什么就应该补什么，甘甜食物五行属土，可以补益木行人的脾胃虚寒，即吃甜的饮食会让木行人觉得脾胃更舒服，所以五行属木的东部地区如上海、南京等地的木行较重的人们在许多菜肴里，甚至是一些汤菜里都要放糖，这样吃起来才合他们的胃口，但是这就注定了糖尿病将在属木的东部地区高发。

"子午经络流注"理论提示我们：辰时和巳时（上午 7:00 ~ 11:00）正是胃经和脾经两条经络最虚弱、最需要保养的时辰。木克土，所以木行人在辰时和巳时应尽量控制少吃自己喜欢的五行属木的饮食如绿色蔬菜、酸味水果、冰冻酸奶、柠檬茶等，尤其是在空腹时、体质较虚时、在天气乍暖还寒或逐渐变寒冷时进食这些寒凉食物，容易加重脾胃虚寒而直接引起反胃、呕吐、拉肚子等不适症状，久而久之，就容易诱发胃幽门螺杆菌阳性、胃炎、胃溃疡甚至胃癌等疾病。

木行人自身属木的肝胆系统以及神经和内分泌系统器官组织比较虚弱、容易生病，而一旦木行人这些属木的器官组织出现问题，也因为木克土而导致木行人的脾胃系统也比较容易受到伤害，应引起木行人的注意：木行人属木的肝胆系统出现疾病如急性肝炎、急性胆囊炎，或肝功能受到伤害（如肝转氨酶升高、胆红素增高等）时，往往会出现食欲下降、厌油腻食物、进食后呕吐等属土的脾胃系统不适症状；属木的肝硬化或肝癌引起门脉高压，容易引起属土的胃或食管下端静脉大出血；属木的胆汁不能顺利排入小肠而返流入胃的话，容易引起胆汁反流性胃炎、幽门梗阻、十二指肠溃疡等疾病；属木的肝胆系统产生结石如肝胆管结石堵塞胰胆管壶腹口时，会引起属土的胰腺分泌的胰液难以排出而导致急性胰腺炎发作；属木的神经系统出现问题如迷走神经功能紊乱时，容易出现嗳气、打嗝、返酸、呃逆不停、反胃、腹痛、胃炎、胃溃疡等。这些都是木克土理论对木行人的属土的脾胃脏腑健康不利的方面。

五行属木的大脑神经组织通常会消耗掉机体四分之一至三分之一的血氧，经常过度用脑的人，一方面会刺激心脏泵出更多的血液为大脑神经组织供氧，久而久之就会加重心脏的负担，诱发心脑血管系统相关疾病，另一方面大脑神经组织供血量多了，相应的五行属土的脾胃器官组织供血量就会减少，尤其是在脾胃系统功能较弱的上午以及一日三餐的时间段还在用脑思考问题或高谈阔论者，容易诱发脾胃系统疾病如厌食、积食不化、消化不良、消瘦、胆结石、萎缩性胃炎、胃十二指肠溃疡，甚至胃癌等病症。这一点不但对应于木克土理论，也对应于《黄帝内经》里的"久思伤脾胃"理论。

所以木行人，尤其是五行属木的东部地区的木行人一方面要注意保养好自己属木的肝胆系统和神经组织，另一方面还要注意保养好自己属土的脾胃系统。其他属性的人们也要注意，属木的脏腑组织出现问题，也会因为木克土原因容易伤害到其五行属土的脾胃系统而导致一系列问题的出现。

（6）木行人补虚泻实

《黄帝内经》五行补虚泻实理论指出虚则补其母、实则泻其子，从五行相生理论我们知道木生火、火生土、土生金、金生水、水生木，其中与木有关的理论有水生木和木生火，即属水的东西是属木的母，属火的东西是属木的子，所以当属木的脏腑组织虚弱时，要用其母、属水的东西来补，此即为水补木，而当属木的脏腑组织有实热时，要用其子、属火的东西来泻、即火泻木。

水补木

水补木有多方面的表现：当木行人肝胆系统虚弱而失眠时，晚上睡前用温水泡脚（温暖脚底属水的肾经涌泉穴）或按摩属水的肾经涌泉穴等，有利于帮助入眠；如果因为喝酒较多而导致肝胆功能受到伤害，可以直接多喝水来帮助肝胆系统清热解毒；平时木行人多吃属水的黑豆、黑芝麻、蓝莓、有鳞鱼类、黑茶、普洱茶等，尤其是五行属水的有鳞鱼类的油脂含有的不饱和脂肪酸较为丰富，有降低血脂和胆固醇的作用，有利于预防五行属木的神经系统疾病如高血压、失眠、健忘、老年痴呆症、帕金森综合征、神经系统肿瘤等疾病。

木泻水

《黄帝内经》五行补虚泻实理论告诉我们：水生木，木为水之子，木泻水。五行属木的东西可以泻掉五行属水的泌尿、生殖系统的实热症状。如出现尿频、尿急、尿痛等泌尿系统炎性病症时，可以用五行属木的绿色的车前草、蒲公英等草药煎汤喝，可以减轻或根除上述泌尿系统发炎症状，此即为典型的木泻水。

火泻木

当木行人属木的肝胆系统实热较重而需要清热解毒、即泻火时，一方面可以吃一些五行属火的红色食物如西红柿、西瓜、草莓、桑椹、莲雾等来清热，另一方面可以吃一些五行属火的苦味食物如苦瓜、大芥菜、小芥菜、苦丁茶等来解毒，双管齐下泻掉属木的肝胆系统的实热，以预防肝炎、胆囊炎、脂肪肝、肝胆系统肿瘤等疾病的发生，此即为典型的火泻木。

总之，木行人要特别注重对属木的肝胆系统、神经和内分泌系统等器官组织的保养，以及预防因属木的脏腑组织出问题而带来的其他系统的一系列疾病。

2. 火行人的特点、易患疾病、防病要点

根据《易经》和《黄帝内经》理论，离卦五行属火，即如果从"五行人分类查询表"中查出被查询者出生日期的那一天为离火者，都是火行人。

（1）火行对应方面

我们可以从前文67~68页的"五行对应分类"中初步了解五行属火行所对应的方面以及对人类健康的指导意义。

火行基本对应方面：方位对应于南方；季节对应于夏天；自然界气候对应于热；生长属性对应于成长；谷物粮食对应于红米或红高粱；豆类粮食对应于红豆或赤小豆；动物对应于有羽毛动物；颜色对应于红色；味道对应于苦味；茶饮对应于红茶；酒类对应于红酒等。

人类火行对应方面：五行属性对应于火行人；年龄对应于中年；人体脏腑对应于心、小肠、心包、三焦；人体组织对应于血、脉管、骨髓、淋巴结等；所开窍器官对应于口、舌；分泌或排泄的液体对应于汗液；在人体对应于头部；饮食习惯对应于爱吃五行属火的有羽毛的动物肉类如鸡肉、鸭肉等，爱吃红色或苦味蔬菜，爱吃红色水果如红苹果等，爱喝酸甜味饮料，爱喝红茶，能喝酒者爱喝红酒；习惯动作对应于视，爱看书或视频等，爱好户外跑步、打球等变化较多的运动；意志表现对应于喜悦情绪，总给人无忧无虑的感觉；行为特征对应于为人处世性情较急躁、好动、静不下来，总是不停地在找事做等。

火行属性对健康的指导意义可简单归纳为：五行属火的夏天到了，气候炎热，尤以南部地区酷暑难耐，容易出汗；此时植物枝繁叶茂，动物也在迅速苗壮成长；吃多了五行属火的热性的长羽毛动物如鸡、鸽子（高处不胜寒、越能高飞的鸟类热性越大）等或煎炸、烧烤、麻辣等热性食物时容易导致热毒蓄积，出现头部出疹、长疮，或全身高热难退等症状，口腔溃疡也多见于体内热毒多的人；夏季也是南方或热带地区的手足口病、登革热等疾病高发期，出血性病毒感染、如五行属火的非洲热带地区的出血性埃博拉病毒感染就容易在属火行的夏季传播；夏季是心肌炎、心绞痛、心肌梗死、脑出血、猝死等心脑血管病发作的高发季节，应注意防范；中午是一天中阳气最高、火气最大的时候，所以中午五行属火，事实上中午也是心肌梗死导致猝死最容易发生的时候；体内热毒多的人平时可多吃五行属火的红色的西瓜、西红柿或苦味的苦瓜、芥菜等清热解毒；平时吃红米、红豆、红菠菜等可以补心血；五行属火的行为特征对应于好动，是指像燃烧的火焰不停地在跳动，寓意五行属火的人难以安静下来、总像燃烧的火一样热血沸腾、总想找事做；注意久视伤心血，是指平时长时间看书、看电脑、看手机多了即会伤害到心血方面的器官组织，容易引起口腔溃疡、贫血、免疫力下降，甚至血液病；注意大喜伤心血，是指突然大喜就容易因太激动而诱发心绞痛、心肌梗死、脑出血等心脑血管病突发。

火行属性在人体对应于头部，值得注意的是南方或热带地区的人们易患头部恶性肿瘤疾病。最为典型的就是鼻咽癌，其高发区就在广东、广西、海南等南方省份，而一旦这些省份的人们移民到美国或其他非热带地区，其鼻咽癌的发病率就与当地人群无显著差异了。另外海南岛的口腔癌、舌癌、头面部（尤其是直接晒到太阳的鼻尖部位）的皮肤癌等头部恶性肿瘤的发病率也居高不下，全世界统计结果也显示头面部皮肤癌高发于晒太阳多的澳大利亚人，这些现象都应该引起生活在南方及热带地区或晒太阳多的人们高度重视。

在人类群体自然属性分类中，男属阳、女属阴，青少年属阳、中老年属阴，所以老年群体属于阳气日渐衰落的群体，尤其是女性老年人更需要补阳气。南方地区以及热带地区属火，阳气较足，较适合阳气日渐衰落的老年人群体。中国的最南方、最热的地方为海南岛，而海南岛的最南方、最热的地方是三亚，也就是说海南的三亚地区阳气最足，最适合老年人群体，尤其是适合老年女性群体居住生活、吸收阳气、延年益寿。事实上海南岛是世界公认的长寿之乡，三亚地区百岁以上的老年人，尤其是老年女性最多。人们常说福如东海，寿比南山，在海南岛最南端的三亚南山的国家五A级风景区里有个"不二法门"，笔者认为此不二两字即寓意着海南岛是全中国较适宜养老的地方，在海南岛上养老，尤其是冬天来海南长住、吸纳补足阳气，是延年益寿的不二选择。

（2）火行人特点

火行人头部较小，脸较尖瘦，五官位置较集中，因齿根宽广使得头部形状多像火焰一样呈额面上部尖形；火行人颜面肤色多偏红色、有些火行人甚至能看到皮下血管网；火行人身体显得较浑厚，肩背腰腹肌肉丰满，手脚较小，发育较好；火行人因心性较急，不但吃饭较快，步履也较快，有时走路会像火苗摆动一样有摇肩动作；火行人爱喝凉水或冰水，平时较怕热，出汗较多；火行对应于好动，所以火行人平时就像火苗一样动个不停，总想找事做；火行人为人处世时总是表现得积极乐观、怡然自得、无忧无虑，常常是乐呵呵的喜悦表情，似乎永远不知道疲倦或忧愁是何物，常带给周围人们快乐的氛围；有些火行人做事有气魄，对钱财不太看重，但缺乏信用；有些火行人疑心较重，或做事鲁莽；有些火行人好高骛远、自吹自擂、高傲自负、妄自尊大，即使做错了事也毫无悔改之意；有些火行人观察和分析事物非常敏锐、深刻而透彻，通晓事理且做事正大光明，讲求实效、雷厉风行，所以火行人容易成为各行业出色的领头人、组织者、联络员或推销员，也特别容易成为各种营销界、体育竞技界、文化娱乐界以及新闻媒体界精英；阴阳五行理论中火行属阳，对应于有羽毛的动物如鸡、鸭、鹅、鸽子、大雁等，所以火行人比较喜欢户外运动，不太喜欢安安静静地待在室内。

除了上述火行人的主要特点之外，每个火行人出生的时辰不同，则又拥有了各个时辰归属五行所具备的部分特点。

火木人的特点： 子时和丑时（23点～3点）是胆经和肝经流注的时辰，肝胆五行属木，此时出生的火行人为火木人，这种火行人禀受火气不太全，除了拥有上述火行人的部分特点之外，还拥有木行人的部分长相和性格特点，为人处世有时会表现得比较光明正直。

火火人的特点： 午时和未时（11点～15点）以及戌时和亥时（19点～23点）是心经、小肠经、心包经和三焦经流注的时辰，五行属火，此时出生的火行人为火火人，这种火行人禀受火气较全，拥有的上述火行人的特点较为明显，为人处世表现得对事物认识较为深刻，追求实际效果，办事果断而迅速。

火土人的特点： 辰时和巳时（7点～11点）是胃经和脾经流注的时辰，脾胃五行属土，此时出生的火行人为火土人，这种火行人禀受火气不太全，除了拥有上述火行人的部分特点之外，还拥有土行人的部分长相和性格特点，为人处世有时会表现得比较乐观自得。

火金人的特点： 寅时和卯时（3点～7点）是肺经和大肠经流注的时辰，肺和大肠五行属金，此时出生的火行人为火金人，这种火行人禀受火气不太全，除了拥有上述火行人的部分特点之外，还拥有金行人的部分长相和性格特点，为人处世有时会表现得比较欢欣踊跃。

火水人的特点： 申时和酉时（15点～19点）是膀胱经和肾经流注的时辰，肾和膀胱五行属水，此时出生的火行人为火水人，这种火行人禀受火气不太全，除了拥有上述火行人的部分特点之外，还拥有水行人的部分长相和性格特点，为人处世有时会表现得比较多疑。

了解把握了五类火行人的性格和行为特点后，有利于各企事业单位对火行人才的选拔、安置、培养和重用，有利于对五行属火的学生的因材施教以及专科选择，有利于培养急需的栋梁之材。

（3）火行人易患疾病及防治要点

火行人较适应春季和夏季，在属阳的春季和夏季，火行人可以适当补充阳气，但实热体质的火行人在炎热的夏季容易患炎热性、阳亢性疾病。火行人多数不喜欢冬季，其中体质较虚的火行人在秋季，尤其是寒冷的冬季容易出现头晕、脑梗死、心肌梗死等病症，但其中体质热性较重的火行人却能够耐受寒冷而从事冬泳运动。

多数火行人在中午阳气较足的时候，尤其是在属火的夏季中午难以安静下来睡午觉，长期中午不休息者容易导致心脏病突发而猝死

人体头部属火、足部属水，一方面因为高处不胜寒，越高处越寒冷，寒冷处的动物、植物，甚至矿物都偏热性（如热带的翡翠偏凉性，而寒带的和田玉偏温性）等，头部在高处，所以头部偏热性属火，另一方面是因为头部距太阳近、接受阳光照射较多、吸收热量较多，所以火行人的头、面、额部容易长出红疹子或疖肿，容易有口腔溃疡，在属火的夏季尤其明显；火行人较其他属性人更容易有头部恶性肿瘤如头颅肿

瘤、头面鼻部皮肤癌、口腔癌、舌癌、鼻咽癌、下咽癌、腮腺癌、颌下腺癌等，此类恶性肿瘤疾病在五行属火的南方地区如广东、广西、海南等省份的发病率是较高的，就恰恰证明了中医五行理论的正确性。

火行对应于心脑血管系统、小肠、心包、三焦（免疫）系统，所以火行人容易患阑尾炎（最小的小肠）、心脑血管疾病（心绞痛、心肌梗死、脑出血等）、高血压、血管瘤、淋巴管瘤、血液病（白血病、恶性淋巴瘤等）等器官组织疾病。

《黄帝内经》告诉我们：久动伤肝筋，久视伤心血，久坐伤脾肌，久卧伤肺气，久站伤肾骨。所以火行人看手机、电脑、电视太多或读书太累容易伤心血，导致脑出血、高血压、心绞痛、贫血、皮下淤血、血管瘤、血液病等五行属火的病症。

《黄帝内经》告诉我们：大怒伤肝，大喜伤心，久思伤脾，大悲伤肺，惊恐伤肾。即情绪中的喜悦五行属火，突然大喜等过度激动时，容易诱发属火的心脑血管疾病，导致高血压突然加重，诱发脑出血或心肌梗死。笔者曾工作的医院有一个退休的老领导晚餐后在家摸麻将时拿了一手好牌，当即告诉大家要自摸了，第一轮没摸到，第二轮又没摸到，第三轮终于自摸到了而大喜，结果在高兴地大声宣布"自摸、胡了"而推牌时，自己却往后一仰倒在地上，送医院急诊行 CT 检查、确诊脑溢血，经积极救治后转危为安、安享寿年。所以我们要注意在大喜的时候不能太激动，要有喜事时偷着乐，以免诱发心脑血管疾病突发，尤其是容易患心脑血管疾病的火行人更要注意这一点。

"子午经络流注"理论提示我们：午时和未时两个时辰（中午 11:00 ～ 15:00）正是五行属火（君火）的心经和小肠经两条经络较虚弱而需要保养的时辰，此时应注意火行人的五行属火的心经和小肠经对应的器官组织更需要保养，了解心脑血管系统和小肠组织疾病发生的原理和规律，把握养生节奏，就可以做到精准防治相关的未病或欲病：午时（11:00 ～ 13:00）是一天中气温较高、阳热较足之时，此时人类体表毛细血管容易扩张而出汗较多，血液循环系统内的血容量容易减少，如果此时不好好休息，心脏需要泵出更多的血液供大脑或全身使用而使得心脏负担加重，同时此时也正是进食中餐之时（古人类及许多动物每日只有中午进食一餐），需要大量血液向胃肠道集中帮助食物消化、吸收，导致血液循环系统内的血容量进一步减少，心脏负担更重，所以中午不休息者容易诱发心绞痛或心肌梗死导致猝死，此时段却有许多火行人难以午睡，导致火行人的心肌梗死发病率较高；未时（13:00 ～ 15:00）是小肠接纳从胃腔而来的食物，准备将食物做进一步解毒、分解、消化、并吸收营养之时，中医理论强调此时应该注意"饱养肠"，即此时如果没有足够的营养物质供小肠消化吸收，将导致小肠功能逐渐减弱，久而久之就会诱发营养不良、消瘦、贫血等症状或疾病，尤其是在五行属火的热带地区更应注意在炎热的中午要进食足够的营养物质；海南岛许多本地小孩消瘦比例较高，地中海贫血也是全国发病率最高的，调查发现许多本地居民家庭有给已经能走路的小孩仍然喂食的习惯，各地经常可以看到年长的女人追着孩子，尤其是追着男孩子的屁股后面喂食，而中午天气炎热的原因使得孩子们更不愿意进食，这个习惯是否就是导致海南岛地中海贫血高发的主要原因之一，值得医学研究人员做进一步统计和分析；心经和小肠经相表里，经常在午时和未时两个时间段不休息者将导致心脑血管系统器官组织功能减弱以及营养物质消化吸收的功能变差等，容易引起心电图检查结果异常、红细胞或血红蛋白指标降低等。所以火行人把握中午的规律作息显得尤为重要。

"子午经络流注"理论提示我们，戌时和亥时两个时辰（晚上19:00～23:00）正是五行属火（相火）的心包经和三焦经两条经络较虚弱而需要保养的时辰，此时应注意火行人的心包经和三焦经器官组织更需要保养。笔者认为心包经对应于血管压力系统，三焦经对应于免疫系统，了解血管压力系统和免疫系统疾病发生的原理和规律，把握养生节奏，就可以做到精准防治相关的未病或欲病：戌时（19:00～21:00）是心包经虚弱之时，心包经对应于血管压力系统，此时如果血容量不足，或情绪激动，容易导致血管痉挛、使得血压异常波动，刺激血压突然升高而诱发脑溢血；亥时（21:00～23:00）是三焦经虚弱之时，中医的三焦经对应于西医学的免疫系统，此时如果喝水不够、血容量不足导致体内毒素难以排出，或在此时长久地待在有空气污染的环境中如新装修的房子里，或经常在此时还在耗心伤神如学龄孩子用心做作业等，就非常容易诱发免疫系统疾病如白血病等；心包经和三焦经相表里，经常在戌时和亥时不好好放松休息和注意保养者，将导致血管功能受到伤害以及免疫功能变差等，容易引起动脉粥样硬化、血管壁斑块形成、白细胞数、淋巴细胞数、血小板数等指标异常；心包经和三焦经相表里，在此两个时段喝够水、及时补充血容量、及时多排毒，并结合轻松愉悦的休闲活动或静养，就能有效预防脑溢血或白血病等严重疾病的发生。

火行人尤其要注意在午时、未时、戌时、亥时对心脑血管系统、小肠以及免疫系统等器官组织的保养，否则会更容易出现上述状况。

火行人要注意养心血，在夏季养心血应多以清热的方式、而在冬季养心血要多以温补的方式，但有时候火行人在夏季因下火清热而吃过多的冰水、寒凉食物等容易导致脾胃虚寒，此时也需要温补，所以民间养生有夏吃姜的说法，即用热性的姜来祛除脾胃的寒气。五行属火的有羽毛类动物蛋白质如鸡肉、鹅肉、鸽子肉等以及红米、红枣等食物有利于温补火行人的身体，所以许多火行人特别喜欢吃鸡肉。五行属火的红色食物或苦味食物如西瓜、西红柿、苦瓜、大芥菜、小芥菜等有利于火行人的清热解毒，所以火行人酷爱吃西瓜、苦瓜等食物。

随着物质生活水平的提高、现代的火行人的心血管疾病一般以实热余毒多见，尤其是夏季更明显，所以火行人吃多了属火的油炸、烧烤等食物更容易导致心火上炎而引起口腔溃疡、头面部疖肿等属火的症状。

《黄帝内经》指导我们，按压听宫穴，可以降低六腑阳热。六脏属阴，六腑属阳，听宫穴是五行属火的阳腑小肠经的最后一个穴位，小肠经对应于中午未时（13:00～15:00）需要睡午觉之时，所以当火行人体内热性较大而在阳热最旺的中午时间段却难以午睡时，可以适当按摩一下听宫穴，即可降低全身阳腑的阳热，帮助在中午快速入眠。随着全世界，尤其是中国的经济快速发展，营养物质的供应日渐丰盛，实热性疾病，尤其是富贵病的群体逐渐增多，所以笔者认为听宫穴是清除阳热最重要的一个穴位，火行人经常在头晕脑胀、眼花耳鸣时按摩听宫穴，有助于保持头脑清醒、静心安神，有助于预防富贵病的发展。其他五行人也可以用此方法来促进中午安静地入眠，以及预防富贵病的进一步发展。

南方地区如广东、广西、海南等地五行属火，这些地域的人们，尤其是五行属火的人们其五行属火的心脑血管系统、免疫系统，以及头部器官组织等方面较为虚弱，容易患与火行相关的疾病，而现代西医大数据统计结果恰恰得到了类似结论，如海南是地中海贫血、口腔舌咽癌等疾病的高发区，鼻咽癌在广东、广西、海南等省份发病率较高，而移民至美国的广东人其鼻咽癌发病率却与美国人的鼻咽癌发病率无明显差别，这是又一个证明中医五行理论正确的真实世界大数据研究实例。

总之，火行人，尤其是长期工作或生活在南部地区或热带地区的火行人要特别注重对心脑血管系统、小肠、心包、三焦（免疫）系统的保养，以及预防因这些系统出问题而带来的一系列疾病。

除了上述火行人的易患疾病之外，每个火行人出生的时辰不同，各个时辰归属的五行脏腑易患疾病也会不同，应引起所有火行人注意。

火木人易患疾病及防病要点： 五行属木的时辰即子时和丑时（23 点～3 点）出生的火行人为火木人，火木人出生年、月、日所对应的五行属火，提示其属火的心脑血管系统、免疫系统和小肠组织容易患病，其出生时辰所对应的五行属木，提示其属木的肝胆系统以及神经和内分泌器官组织也容易患病，所以火木人除了容易患口腔溃疡、高血压、心梗、脑梗、脑溢血、贫血、白血病、阑尾炎等疾病之外，还容易患失眠、流感、眼结膜出血、筋痛、腱鞘囊肿、肝炎、肝硬化、胆囊炎、胆囊息肉、胆结石、抑郁症、帕金森症、甲状腺炎、甲状腺功能亢进，甚至肝胆以及神经和内分泌器官组织的恶性肿瘤等疾病，因此火木人在日常生活中要特别注意在五行属火和属木的每年的夏季和春季，以及每天的午时和未时（11 点～15 点）、戌时和亥时（19 点～21 点）、子时和丑时（23 点～3 点）等时间段，一方面要重点保养其属火的心脑血管系统、免疫系统和小肠组织，另一方面还要注意保养其属木的肝胆系统以及神经和内分泌器官组织。

火火人易患疾病及防病要点： 五行属火的时辰即午时和未时（11 点～15 点）以及戌时和亥时（19 点～23 点）出生的火行人为火火人，火火人不但出生年、月、日所对应的五行属火，其出生时辰所对应的五行也属火，提示其属火的心脑血管系统、免疫系统和小肠组织特别容易患病，所以火火人特别容易患口腔溃疡、高血压、心梗、脑梗、脑溢血、贫血、白血病、阑尾炎等疾病，因此火火人在日常生活中要特别注意在五行属火的每年的夏季，以及每天的午时和未时（11 点～15 点）以及戌时和亥时（19 点～23 点）等时间段，重点保养心脑血管系统、免疫系统和小肠组织。

火土人易患疾病及防病要点： 五行属土的时辰即辰时和巳时（7 点～11 点）出生

的火行人为火土人，火土人的出生年、月、日所对应的五行属火，提示其属火的心脑血管系统、免疫系统和小肠组织容易患病，其出生时辰所对应的五行属土，提示其属土的脾胃系统和肌肉组织也容易患病，所以火土人除了容易患口腔溃疡、高血压、心梗、脑梗、脑溢血、贫血、白血病、阑尾炎等疾病之外，还容易患流涎、脱发、胃下垂、积食不化、呕吐、胃炎、胃息肉、胃溃疡、胃出血、胰腺炎、糖尿病、肌无力、肌肉劳损，甚至胃癌、胰腺癌等疾病，因此火土人在日常生活中要特别注意在五行属火和属土的每年的夏季和长夏季（夏季和秋季之间），以及每天的午时和未时（11点～15点）、戌时和亥时（19点～23点）、辰时和巳时（7点～11点）等时间段，一方面要重点保养其属火的心脑血管系统、免疫系统和小肠组织，另一方面还要注意保养其属土的脾胃系统和肌肉组织。

火金人易患疾病及防病要点：五行属金的时辰即寅时和卯时（3点～7点）出生的火行人为火金人，火金人的出生年、月、日所对应的五行属火，提示其属火的心脑血管系统、免疫系统和小肠组织容易患病，其出生时辰所对应的五行属金，提示其属金的呼吸系统、大肠和皮肤组织也容易患病，所以火金人除了容易患口腔溃疡、高血压、心梗、脑梗、脑溢血、贫血、白血病、阑尾炎等疾病之外，还容易患皮炎、红斑狼疮、鼻炎、咽喉炎、支气管炎、哮喘、肺炎、肺结核、硅肺、腹泻、便秘、痔疮、结肠炎、大肠息肉，甚至皮肤癌、肺癌、大肠癌等疾病，因此火金人在日常生活中要特别注意在五行属火和属金的每年的夏季和秋季，以及每天的午时和未时（11点～15点）、戌时和亥时（19点～23点）、寅时和卯时（3点～7点）等时间段，一方面要重点保养其属火的心脑血管系统、免疫系统和小肠组织，另一方面还要注意保养其属金的呼吸系统、大肠和肌肉组织。

火水人易患疾病及防病要点：五行属水的时辰即申时和酉时（15点～19点）出生的火行人为火水人，火水人的出生年、月、日所对应的五行属火，提示其属火的心脑血管系统、免疫系统和小肠组织容易患病，其出生时辰所对应的五行属水，提示其属水的泌尿生殖系统、听力和骨组织也容易患病，所以火水人除了容易患口腔溃疡、高血压、心梗、脑梗、脑溢血、贫血、白血病、阑尾炎等疾病之外，还容易患白发、耳鸣、耳聋、脊椎病、关节炎、痛风、肾囊肿、肾炎、膀胱炎、结石、阳痿、月经不调、痛经、不孕不育、妇科炎症、乳腺疾病、甲状腺疾病、肾上腺肿瘤、前列腺疾病，甚至泌尿生殖系统恶性肿瘤等疾病，因此火水人在日常生活中要特别注意在五行属火和属水的每年的夏季和冬季，以及每天的午时和未时（11点～15点）、戌时和亥时（19点～23点）、申时和酉时（15点～19点）等时间段，一方面要重点保养其属火的心脑血管系统、免疫系统和小肠组织，另一方面还要注意保养其属水的泌尿生殖系统、听力和骨组织。

（4）火行人五行相生

《黄帝内经》五行相生理论指出木生火、火生土、土生金、金生水、水生木，其中与火有关的理论有木生火和火生土，在养生保健时应适当注意其关联性。

木生火

木生火寓意为木点燃了可以生成火。木行对应于东方、春季、温暖、风、有毛类动物、绿色或酸味食物，以及肝胆系统、神经和内分泌器官组织、筋、眼睛等组织或器官，火行对应于南方、夏季、热、有羽毛类动物、红色或苦味食物，以及血、心脑血管、小肠、免疫系统、头部、口舌等组织器官，所以木生火理论对于火行人在健康方面有很多的提示意义。

五行属木的温暖的春季百花盛开、万物生发，逐渐过渡到炎热的五行属火的夏季，这是气候方面的木生火。

许多属木的东西有利于火行人身心健康：火行人平时，尤其是在属火的夏季容易出现属火的心脑血管系统、小肠、心包、三焦（免疫）系统不适，如头面部疖肿、阑尾炎、高血压、脑中风、心绞痛、心肌梗死等症状或疾病，多吃五行属木的绿色食物如绿豆粥、苦瓜、大芥菜、小芥菜、蒲公英、绿茶等，以及五行属木的酸味食物如柠檬、绿橙、维生素 C 等，有利于火行人的清热解毒，有利于预防火行人发生上述一系列的症状或疾病；体内火气太大、热毒太重，或免疫功能出问题而导致经常出现口腔溃疡症状时，可以用五行属木的绿豆粥、夏枯草煎汤、蒲公英煎汤等食疗方式来消炎降火、清热解毒，也可以用原本是五行属木的绿色的、而一加热就会变成五行属火的红色的青虾壳、青蟹壳等食物来煲汤或煮面条吃，及时补充虾青素，容易使得口腔溃疡这一病症得到迅速康复；酸味（属木）而又带红色（属火）的西红柿、草莓、桑椹等食物对心脑血管有活血作用；长期在海洋中远航的航海人容易出现五行属火的牙龈出血、胃肠道黏膜出血等坏血病症状，而一旦给予五行属木的绿色蔬菜或酸性的维生素 C，则对坏血病有立竿见影的治疗作用；当火行人出现五行属火的心血管系统虚弱如贫血、血压低等心血方面虚弱症状时，一方面可以用动物血（吃什么补什么）来补益，另一方面也可以适当食用五行属木的有毛动物肉如羊肉、牛肉、驴肉、兔肉等，或食用动物肝脏（肝藏血）等，将有利于改善火行人心血管系统虚弱的症状。

有些属木的东西不利于火行人身心健康的，应引起火行人注意：如果火行人出现属火的心血管系统实热症状如头面部疖肿、口腔溃疡、高血压等不适时，还食用属木的有毛动物肉如羊肉、牛肉、驴肉、动物肝脏等，或食用属火的烧烤、油炸食物等，将不利于改善火行人心血管系统实热的症状，甚至非常容易加重上述症状。

火生土

火生土寓意为物体燃烧后变成灰烬或形成土。火行对应于南方、夏季、热、有羽毛类动物、红色或苦味食物，以及血、心脑血管、小肠、免疫系统、头部、口舌等组织器官，土行对应于中部、夏秋交界时（长夏）、湿、裸皮类动物或动物内脏、黄色或甜味食物，以及胃和胰腺（脾胃）、口唇、肌肉组织器官等，所以火生土理论对于火行人在健康方面有很多的提示意义。

大火过后，只留下一片灰烬，成为土壤的一部分，且过火后的草地其土壤会更肥沃，这是自然界意义上的火生土。

属火的夏季过后带来了属土的雨季（长夏），即夏季过渡到秋季之间时，在全国大部分地区都有一个雨季过程，往往大的洪灾就发生在这个时候，且多泛滥在五行属土的中原地带如黄河、长江流域等，这就是长夏季节，这是气候方面的火生土。

在属火的南方热带地区，如海口（尤其是海南的中部山区热带雨林等地）在夏天的上午，尤其是中午气温较高、骄阳似火、酷热难耐，可一到下午往往就会伴随着一场倾盆大雨，遍地淋湿。所以热带地方往往湿气较重，这是天气和地域方面的火生土范畴。

许多五行属火的东西有利于火行人五行属土的脾胃健康：火行人平时喜欢吃五行属火的有羽毛的食物如鸡肉、鸽子肉等，或者适当吃一些五行属火的红色的食物如红米、红枣、红薯等，都有利于温补火行人自己属土的脾胃；当属土的脾胃虚寒引起腹泻时，可以用五行属火的红枣，加上温补脾胃的甜味的桂圆（桂圆壳是黄色，干桂圆肉也是黄色，黄色属土，甘味属土，适宜温补脾胃。）一同加入属土的黄色小米里一起熬粥吃，只需几次，就能从根本上治愈因脾胃虚寒引起的腹泻；在腹痛时，如果以手按压腹痛部位或以热物贴在腹部疼痛部位马上觉得舒服，就说明这是脾胃虚寒引起的腹痛，这时用加热的生姜（生姜是黄色的、属土，性热、属火，加热后火行更大）贴在肚脐上，就能迅速缓解脾胃虚寒引起的腹痛，这时如果在生姜上再施以艾灸（属火），则效果更好更快。

有些五行属火的东西不利于火行人五行属土的脾胃健康，应引起火行人注意：在属火的热带地区，火行人往往喝水多、吃冷饮多，这些人就特别容易导致五行属土的脾胃虚寒或脾胃湿气重，引起腹泻；火行人平时比较喜欢吃一些五行属火的油炸、烧烤的食物如炸薯条、炸油条、炸麻花、煎饼、炸鸡翅鸡腿、烧烤羊肉串、煎牛排，以及麻辣火锅等，但是如果这类五行属火的食物摄取过于频繁、量过多的话，容易出现五行属土的脾胃湿热郁积，进而导致积食不化、食欲不振、头面部湿疹、面部痤疮、酒糟鼻等不适症状。

（5）火行人五行相克

《黄帝内经》五行相克理论指出木克土、土克水、水克火、火克金、金克木，其中与火有关的理论有水克火和火克金，在养生保健时应适当注意其关联性。

水克火

水克火的本意是指大多数的火灾都可以用水来扑灭，如房屋起火、山林火灾等。水行对应于北方、冬季、寒冷、有鳞类动物、黑色或咸味食物，以及泌尿生殖系统（肾和膀胱）、精、耳、牙、骨等器官组织，火行对应于南方、夏季、热、有羽毛类动物、红色或苦味食物，以及血、心脑血管、小肠、免疫系统、头部、口舌等器官组织，所以水克火理论对于火行人在健康方面有很多的提示意义。

在自然界中有许多与水克火、冰火两重天等有关的有趣的现象：

地心是熔炉，所以海平面越低的地方越热，即水越深之处或地下越深处的温度越高。结冰多数只在水的表面，可见冰面下温度较高。在温度高的地方能够生长的动物或植物普遍偏寒凉性，这样才能够对抗炎热，所以多数深海鱼类、海带等动植物其性偏寒凉、五行偏水行。

高处不胜寒，喜马拉雅山脉一年四季都是白雪皑皑，所以海拔越高之处气候越寒冷。在寒冷地带能够生存的动物或植物普遍偏热性，这样才能够对抗寒凉，所以高山雪莲、东北人参、多数长羽毛的动物如鸽子等动植物多为大热的补品，其五行偏火行。

就粮食来说，在寒冷的冬季播种、春季成熟、收割的麦子属热性，所以寒冷地区的北方人喜欢吃热性的面食；在春季播种、夏季成熟、收割的稻谷属凉性，所以温热地区的南方人喜欢吃凉性的白米饭。

五行属火的长羽毛的家禽中，春暖鸭先知，鸭子亲水、距温度高的水平面近，所以鸭肉偏凉性，适合实热性疾病患者；鸡、鸽子不敢下水，距温度低的天空近，所以鸡肉、鸽肉偏热性，适合虚寒性疾病患者。所以热感时应该吃鸭肉，而寒感时可以喝鸡汤。

而对于五行属火的长羽毛的鹅来说，是由能飞越万水千山的大雁繁殖而来，多数偏热性较重，所以有些中医古籍里会警示人们：有实热性疾病时吃鹅肉（尤其是烧鹅）会导致发痼疾，提醒人们有疾病时不要乱吃鹅肉，尤其是有实热性疾病时不能吃热性的烧鹅肉或烤鹅肉。

西北寒凉地带生长的羊肉热性大、膻味重，而海南热带地方生长的羊肉偏平凉性、无膻味，所以海南的羊肉一年四季都为人们所喜爱，白切或炖煮的烹饪吃法对身体健康都不会引起太大的问题。如果利用海南草木丰盛的有利条件，在海南大力开发牧羊产业，生产出无热性、无膻味的羊肉行销世界各地，将有非常好的发展前景。

炎热的夏季，是西瓜收获的较好季节，所以夏季以及热带地区的西瓜性偏寒凉，红色属火行、对应于心血管，所以炎热时吃红色多汁的凉性西瓜会迅速导入心血管系统而有利于清热、降火。而在寒冷的冬季，尤其是在北方地区则不适宜吃属水的寒凉性的西瓜，特别是在海南热带地域生长的西瓜寒凉性更重，很容易导致脾胃虚寒而引起对食物消化吸收不良，甚至产生肚子疼、急性腹泻等病症。所以平时常吃应季瓜果益处多，而吃反季节瓜果时要多加注意，区分凉热。

夏季属火，五行属火的心脑血管系统和免疫系统较弱，容易出问题。而冬季属水，水克火，冬季也是属火的脑梗死和心肌梗死高发的季节，免疫系统疾病也多起病在冬季。典型的例子就是某年春节联欢晚会上表演节目的某可爱童星，表演结束回家后就被确诊为急性白血病。故火行人在夏季和冬季（尤其是冬天的夜晚）一定要注意对属火的心脑血管系统、小肠、心包、三焦（免疫）系统等器官组织的保养。

《黄帝内经》告诉我们：大怒伤肝，大喜伤心，久思伤脾，大悲伤肺，惊恐伤肾。所以我们要注意各种不良情绪对火行人的伤害：喜的情绪属火、大喜容易伤害到属火的心脑血管系统而导致突发心肌梗死、神智迷乱、脑溢血等疾病，而一旦有五行属水的惊恐事物出现，则因为水克火可以迅速平息神智迷乱，而转化为恐惧情绪、继而转为正常情绪。"范进中举"的故事描述了范进因高中举人而出现神志谵妄，却通过被自己所恐惧的岳父一巴掌打醒而恢复正常，这个典型案例就完整地体现了中医五行理论中大喜伤心、水克火理论的正确性和实用性。

火行人遇到五行属水的惊恐的事情容易伤害到自己五行属火的心脑血管系统，导致突发心肌梗死而被吓死，或突发脑中风而被吓傻的现象，这是水克火的一种表现形式。如果火行人能经常听一些五行属水的轻松、平缓的音乐，或经常喝够水，或经常吃一些五行属水的食物，可以让火行人平复烦躁的情绪，这也是水克火的一种表现形式。

自然规律无时无刻不在提示我们，对于健康也应该道法自然，即遵循自然界的规律去养生保健才能够更好地维护我们的身心健康。

许多五行属水的东西不利于火行人的身体健康，应引起火行人注意：火行人在五行属水的寒冷的冬季，尤其是在五行属水的北方地域，因天气寒冷等原因使得体内热量消耗较大，体质虚弱，当营养物质补充不够时，容易伤害到五行属火的心脑血管系统和免疫系统组织而引起血压偏低、脑梗死、心肌梗死、白细胞减少、贫血加重、四肢末梢缺血性坏死等疾病；因外部天气寒冷的原因使得火行人体表血管收缩导致体内血管血容量增加，容易加重五行属火的心脑血管压力而出现心绞痛、高血压、头痛、脑溢血等症状或疾病；因天气寒冷的原因使得火行人进食热性食物较多，容易因高血糖、高血脂等因素而诱发五行属火的高血压、心肌梗死、脑中风等疾病；火行人吃多了五行属水的咸味食物如食盐、咸鱼、咸肉、咸菜等食物容易伤害到五行属火的心脑血管系统而引起高血压加重、心脑血管壁受损加重等，西医理论研究结果也早已证实吃盐过多会加重高血压病症状，事实上多数火行人对咸味非常敏感，菜肴稍微有一点咸他们就不喜欢吃了；属水的肾脏一旦出现了严重疾病，非常容易诱发或加重属火的心脑血管疾病，如肾炎患者常合并有肾性心脑血管疾病、肾性高血压等。上述实例都证明了中医水克火五行理论的正确性。

许多五行属水的东西有利于火行人的身体健康：有鳞的动物五行属水，火行人经常吃淡水或深海有鳞鱼如草鱼、鲤鱼、鲢鱼、雄鱼、柴鱼、鳜鱼、红友鱼、石斑鱼、三文鱼等，有利于五行属火的心脑血管系统祛火清热，防止火行人容易产生的头部疖肿、口舌溃疡形成、红斑狼疮等症状或疾病；黑色或颜色较深的食物五行属水，火行人经常吃这类食物如黑芝麻、黑豆、黑木耳、蓝莓、茄子等，有助于疏通血管并清除心脑血管内的高血脂、高胆固醇，以及其他血液内毒素等，可起到预防火行人容易高发的心脑血管系统疾病如脑中风、心肌梗死、白血病、贫血、血小板减少等疾病的作用。

西方医学理论有许多证实中医五行理论中的水克火理论正确性的例子：西方医学科学家多年前就研究证实了经常吃深海鱼或淡水鱼有利于预防心脑血管疾病，并开发了深海鱼油等一系列养生保健产品；西方医学研究者通过科学研究发现鲨鱼较少患恶性肿瘤疾病，并研究开发出了鲨鱼骨类产品用于治疗白细胞减少等免疫系统疾病；美国医学科学家近年来研究发现经常吃黑木耳可以替代阿司匹林用于预防脑梗死、心肌梗死等心脑血管疾病。这些都证明了中医五行理论中水克火理论的正确性。

火克金

火克金的本意顾名思义是指炽热的烈火能够熔化所有的金属物质。火行对应于南方、夏季、热、有羽毛类动物、红色或苦味食物，以及血、心脑血管、小肠、免疫系统、头部、口舌等器官组织，金行对应于西方、秋季、燥、有壳类动物、白色或芳香辛辣味食物，以及呼吸系统、大肠、鼻、气、皮肤等器官组织，所以火克金理论对于火行人在健康方面有很多的提示意义。

地域方面：五行属火的南方热带地区一方面多发五行属火的心脑血管和免疫系统疾病如心绞痛、脑出血、猝死、恶性淋巴瘤等疾病，另一方面因为火克金，炽热的烈火可将金属熔化，所以五行属火的南方热带地区多发五行属金的鼻咽癌、鼻面部皮肤癌、肺炎、肺结核等疾病。2003年影响全国的著名的非典型性肺炎就是在初夏季节由五行属火的南方地区之广东省向全国扩散，这是火克金的一个典型表现。五行相克理论提示了为何呼吸系统等急性传染病经常会在南方热带地区的温热季节开始发起，有待于国家疾病预防部门的进一步研究。

季节方面：五行属火的炎热的夏季，一方面容易出现五行属火的疾病如口腔溃疡、心肌炎、心绞痛、脑出血、猝死、急性阑尾炎、白细胞增高、手足口病、登革热、出血性病毒感染（如属火行的热带非洲地区的属火行的出血性埃博拉病毒感染就容易在属火行的夏季传播）等等，国际社会应该对相关疾病提前防控，及早救治，另一方面因为火克金，所以在炎热的夏季容易使得五行属金的呼吸系统受到伤害而引起皮肤疖肿、红斑狼疮、鼻炎、咽喉炎、哮喘、肺炎等，还容易使得五行属金的大肠受到伤害而引起肠炎、腹泻或便秘、便血、痔疮加重等，这些方面也应引起人们的高度重视。

饮食习惯：五行属火的南方地区人们一方面其属火行的心脑血管系统和免疫系统容易出问题，所以平时多吃属火行的红色蔬果如红萝卜、西红柿、红薯、红枣、红豆、红米、草莓、红樱桃、枸杞子等食物对补益心脑血管系统和免疫系统有好处，另一方面火克金，意味着属火行的南方地区人们其属金行的呼吸系统和大肠普遍较虚弱，俗称缺金，缺什么就应该补什么，禽畜的皮肤五行属金，芳香、辛辣味道五行属金，这些食物可以引导营养物质迅速进入肺经和大肠经，起到润肺通气的作用，所以南方地区如广东、广西、海南等地的人们多喜欢吃五行属金的禽畜的皮（如文昌鸡皮、烤鸭皮、烧鹅皮、烤乳猪皮等）、喜欢吃香蒜蓉、喜欢吃白米饭，而且南方地区的五行属金的辣椒、胡椒、槟榔等特别香，是很多南方人的最爱。

食物选择：火行对应于热性、苦味、红色，对应于红肉，尤其是有羽毛的动物肉（鸡、鸭、鹅、鸽子等），饮食不当容易对火行人健康造成伤害：一方面火行人平时比较喜欢吃一些五行属火的油炸、烧烤的食物如炸薯条、炸油条、炸麻花、煎饼、炸鸡翅鸡腿、烤鸭、烧烤羊肉串、煎牛排等，但是如果这类属火的食物摄取过于频繁、量过多的话，容易引起火行对应的心脑血管、小肠，以及免疫系统疾病如口腔溃疡、心肌炎、心绞痛、猝死、脑出血、急性阑尾炎、白细胞增高等，例如经常嚼烘烤、烟熏过的熟槟榔（带火行）以及生槟榔（嚼一嚼唾液就呈红色）等，容易诱发口腔癌；二方面因为火克金，吃多了热性食物如油煎炸、烧烤食品等，容易伤到属金行的呼吸系统、大肠和皮肤组织而引起皮炎或痤疮加重、鼻炎发作、咽喉炎加重、支气管炎或肺炎发作、肠炎、便秘加重、痔疮出血、鼻咽癌、肺结核、肺癌或大肠癌等严重疾病等；三方面经常吃红肉，尤其是油炸、烧烤过的红肉如煎牛排、烤羊肉串等也容易诱发属金的肺癌和大肠癌的发生；四方面经常吃五行属火的有羽毛的家禽，尤其是油炸、烧烤过的且连皮吃的家禽如烧鸡、烧鸭、烧鹅、烤乳鸽等，更容易诱发属金的肺癌和大肠癌的发生（动物的皮及皮下脂肪里含有大量的致癌的脂溶性毒素）。所以火克金的理论提示吃多了部分属火行的垃圾食物容易诱发肺癌和大肠癌，且是这两种癌症（位列全球高发癌症前三名）的主要诱发原因之一，警示人们平时尽量少吃这类垃圾食物。

疾病方面：火行对应于心脑血管系统和免疫系统，金行对应于呼吸系统，火克金，所以属火行的心血管系统有疾病时容易伤害到属金行的呼吸系统，如心衰容易导致肺淤血引起粉红色泡沫痰等症状。

点燃的香烟五行属火，不少的火行人喜欢抽烟，火克金，抽烟多者，尤其是将烟雾吸到肺里去的人容易伤害到五行属金的呼吸系统，关于这一点要提醒抽烟者，尤其是喜欢抽烟的火行人的注意。

抽烟对人类只有部分好处：一方面烟碱与茶碱、咖啡因等一样都属于神经递质的一种，都是人类生活中所必需的，对于提神、防健忘、预防老年痴呆等有益处，烟碱在许多蔬菜等植物里都含有，但在烟叶里的含量最高，人们每天抽 5 支左右香烟所吸收的烟碱量就够机体一天激活大脑之所需了，所以喜欢抽烟者应尽量控制在每天五支左右；另一方面抽烟者的口腔和鼻咽腔表面经常有焦油、尼古丁等有害物质，而这些有害物质却可以直接杀灭病毒等微生物，这就好比烟熏的腊肉表面霉菌、细菌等微生物难以存活，因而腊味食品不容易腐烂；再一方面烟雾颗粒弥漫布散在抽烟者的口腔和鼻咽腔黏膜表面后，会刺激体内的免疫细胞等集中到这些黏膜下，起到吞噬、化解和排泄污染烟雾颗粒的作用，因而抽烟者的口腔和鼻咽腔黏膜下布满了免疫细胞，一旦有细菌或病毒等微生物接触到口腔或鼻腔黏膜，就会被早就准备在黏膜下的免疫细胞所吞噬和消灭。所以抽烟者除了大脑比较灵活和清醒之外，一般还不容易患流行性感冒等传染病，事实上在非典肆虐期间，吸烟的人群较少病倒，新冠病毒肺炎在全球大流行期间，许多国家报道抽烟人群发病率较低，就充分说明了这个道理。

但是，抽烟的害处却远远大于益处，因为烟雾一旦吸到肺里去，则不管每天抽多少支香烟，都容易对肺组织造成直接伤害，引起尘肺、肺炎、肺癌等呼吸系统疾病。尤其是被动吸二手烟者更容易受到伤害，一方面是因为吸二手烟者对污染烟雾没有多少免疫力而容易受到伤害，另一方面是因为吸一手烟者烟雾里的大部分大颗粒烟尘留在了抽烟者口、鼻咽腔黏膜表面上，从其口或鼻孔里喷吐出来的烟雾基本上都是PM2.5 的小颗粒了，不但会被吸二手烟者吸入肺里引起肺组织的伤害，这些小颗粒还会被吸二手烟者吸收进入五行属火的血液里并进入各类细胞中，尤其是进入免疫细胞中导致五行属火的免疫系统疾病。所以抽烟者要杜绝吸烟入肺，还要注意有不抽烟的人在场时尽量不抽烟。在此警示有烟瘾的瘾君子要注意改变抽烟习惯和方式，一方面不要一群人聚在一起抽烟防止诱发相互伤害，另一方面不要在人多的地方抽烟以免伤害他人，尤其是在密闭空间里时更要注意这两点，预防抽烟对自己和周边人们的伤害。

所以火行人，尤其是南方热带地区的火行人一方面要注意保养好自己属火的心脑血管系统、小肠、心包、三焦（免疫）系统，另一方面还要注意保养好自己属金的呼吸系统和大肠组织。其他五行人在此方面也要加以注意。

（6）火行人补虚泻实

《黄帝内经》告诉我们：虚则补其母，实则泻其子。从五行相生理论我们知道木生火、火生土，即属木的东西是属火的母，属土的东西是属火的子。所以当属火的心脑血管系统、小肠、心包、三焦（免疫）系统虚弱时，要用其母、属木的东西来补，即木补火，而当属火的心脑血管系统、小肠、心包、三焦（免疫）系统有实热时，要用其子、属土的东西来泻、即土泻火。

木补火

远海航行的人如果长期缺乏绿色蔬菜或维生素 C 的补给，非常容易因为血虚发生坏血病，出现牙龈出血、皮下淤血、胃肠道黏膜出血等症状，而一旦补充绿色杂粮、果蔬或维生素 C，则上述症状都会得到改善；平时火行人多吃属木的绿色而又稍带点红色的蔬菜如菠菜、雪里蕻、红苋菜等，或直接吃一些五行属木的动物肝脏如羊肝、鸡肝等，将有利于属火的血虚状况如贫血等疾病的改善。

火泻木

五行属火的人本身容易心脑血管系统和免疫系统虚弱，《黄帝内经》五行补虚泻实理论告诉我们：木生火，火为木之子，火泻木。所以火行人也容易泻掉其机体五行属木的精气，诱发五行属木的肝胆系统和大脑神经组织病症。

土泻火

不少中医理论书籍里记载有一个偏方：当皮肤出现疖肿时，在疖肿表面贴一片土豆片，将有利于疖肿的消散和愈合。其实我们只要知道五行理论实则泻其子的原理就能很容易地明白其中的道理，即：皮肤感染出现疖肿时属火，土豆为土里生长得物种，通体黄色，五行属土，火生土、土为火之子、实则泻其子，所以火热就要用五行属土的东西来泻。这个偏方恰恰就是总结了五行补虚泻实理论中的土泻火的原理而巧妙地运用到生活当中的经典例子之一。

总之，火行人要特别注重对属火的心脑血管系统、小肠、心包、三焦（免疫）系统的保养，以及预防因这些系统出问题而带来其他系统的一系列疾病。

3. 土行人的特点、易患疾病、防病要点

坤卦、艮卦五行都属土，即如果从"五行人分类查询表"中查出被查询者出生日期的那一天为坤土或艮土者，都是土行人。

（1）土行对应方面

我们可以从上文 67~68 页的"五行对应分类"中初步了解五行属土行所对应的方面以及对人类健康的指导意义。

土行基本对应方面：方位对应于中部；季节对应于长夏（夏季和秋季之间的雨季）；自然界气候对应于湿；生长属性对应于成熟；谷物粮食对应于小米、玉米；豆类粮食对应于黄豆、土豆；动物对应于裸皮动物如黄鳝、墨鱼等；颜色对应于黄色；味道对应于甘甜味；茶饮对应于黄茶及甜味饮料；酒类对应于黄酒（花雕酒）及啤酒等。

人类土行对应方面：五行属性对应于土行人；年龄对应于壮年；人体脏腑对应于脾和胃；人体组织对应于肌肉；所开窍器官对应于唇；分泌或排泄的液体对应于口水即涎液；在人体对应于内脏组织；饮食习惯对应于爱吃动物肉和动物内脏如五花肉、猪肚等，爱吃面食等温胃食物，爱吃黄色、甜味蔬菜或水果，爱喝甜味饮料，不爱喝绿茶，能喝酒者各种酒量，尤其是啤酒量较大；行为爱好对应于多言善语，喜欢高谈阔论，会唱歌者常是麦霸；动作对应于坐，爱好肌肉力量型运动如健身、打篮球、举重等；意志表现对应于深思熟虑、考虑周到等；行为特征对应于为人处世较稳重、平和，常给予周围人较中肯的意见，容易形成小圈子，做事容易成功。

土行属性对健康的指导意义可简单归纳为：土行季节对应于夏季和秋季相交的时节，叫作长夏，自然界的植物果实趋向于成熟，此时正好是雨季来临，各地湿润，有时连天暴雨，洪水灾害也多在黄河或长江的中部地域泛滥；脾胃湿气重者容易嘴唇肥厚、颜色变深，脾胃虚寒不适者流口水较多；多吃甘味食物如桂圆、黄色食物如小米、黄豆等可以温补脾胃；解放军依靠小米温补脾胃，脾胃为后天之本，脾胃好了就容易吸收各种营养物质滋养机体，肌肉得到滋养就有力气去行军打仗，所以人民军队依靠小米加步枪就能击败对手；五行属土的黄鳝、泥鳅、鲶鱼、马鲛鱼、鱿鱼、墨鱼等等裸皮类动物以及动物内脏如猪肚、羊肚、牛百叶等，对脾胃虚寒者更是滋补佳品；平时坐久了且运动少的人容易引起肌肉抽搐或肌疲乏力等症状；行为特征对应于说话多、善言，打个比方，中土地区幅员辽阔、物储粮丰，往往谁能够得中原就能得天下，谁就是老大，所以土行人对任何事物都想提出自己认为中肯的意见，都想有话语权，因而在人群中的土行人总是话最多的，喜欢唱歌的土行人也容易成为歌厅的麦霸；但是土行人思虑过多的话就容易伤到脾胃组织而引起茶饭不思等。

值得注意的是中部地区或盆地湿气较重地带的人们易患脾胃疾病，如腹泻、胃痛、胃炎、胃溃疡、胃癌、食管癌等就多发于河南、湖北、湖南、四川、重庆等中原地区，糖尿病和胰腺炎也在这些地区高发，这些现象应该引起生活在中部地区或湿气较重地带的人们高度重视。

（2）土行人的特点

根据人们的出生年、月、日从"五行人分类查询表"中可以查出土行人分为坤土人和艮土人两个类型，无论是坤土的土行人，还是艮土的土行人，都有共同的特点：土行人头大，面部较圆，身形如大地一样较宽厚，肩背丰满，腰腹壮大，两腿健壮，肌肉发达，全身上下比较匀称，步态稳健；土行人肤色偏黄，土行人用化妆品也难以达到美白等满意的效果；有些土行人如大地般性情安稳，从容稳重，沉着冷静，品行端正，性格温和，作风光明磊落，举止大方，善于团结，为人诚恳而忠厚，心情开朗，左右逢源，待人和蔼可亲，助人为乐，举止适度，喜欢做有益他人之事，处事条理清晰，不骄不躁，不争权夺势，不患得患失，心中坦荡，以理服人，尤其是过了中年以后，多给人以成熟的可依赖感；有些土行人因土行不足而过于柔顺、低声下气，时常神情呆滞；土行对应于中（中国人自认为居于世界的中心，在世界上也被称为黄种人），所以土行人喜欢居中坐大，平时思虑问题较多，喜欢给予他人中肯的意见，因而在群体中土行人比较好说，给予建设性意见也较多；有些土行人好说也好唱，所以著名的歌唱家中以土行人居多；土行属中，而中性代表着包容性较强，所以人们也喜欢与形态胖胖的、肉嘟嘟的、稳重而温和的土行人交往，做生意的土行人因而容易做大、做强；集合上述特点的土行人较适合从事居委会主任、工会主席、办公室主任、协调谈判专家、外交家、歌唱家、总经理、董事长等一类的职务；土行人对应于喜欢在土里靠肌肉力量钻来钻去的裸皮类动物如黄鳝、泥鳅、鲶鱼等，中气较足的土行人肌肉力量较大，所以土行人比较喜欢肌肉力量型运动如举重、打篮球、打高尔夫球、摔跤、柔道等。

坤土的土行人和艮土的土行人有上述许多共同点，也有着下述不同点。

如果拿地球来比喻土行的话，坤土可以说是大地的土，是辽阔平原的土，是车马可以畅行无阻的地带；而艮土则是高山的土，是丘陵和沟壑地带的土，是车马受到梗阻而难以通行的地域。由此我们知道坤土较艮土的土更平稳、更厚实一些，所以坤土人较艮土人的土行更强一些。

低处阴阳属性属阴，高处阴阳属性属阳，所以坤土属阴，艮土属阳，属阴的坤土人相对来说更实在一些，属阳的艮土人相对来说显得较清高一些。

坤土人就像辽阔的中原大地一样，疆域更宽广、土壤更肥沃，其五官显得更圆润，体型也显得更胖，尤其是肚子会显得更大一些；艮土的土行人虽然体型也容易发胖，但是面部骨骼相对来说较突出、棱角较分明。

坤土人就像辽阔的平原物产更丰富、更富有生机一样，坤土人表现得更稳重、更沉得住气、更有亲和力、人气凝聚力更旺，也更愿意接纳、体会、包容别人的意见，所以坤土人更容易汇聚人气和财气，更容易做成大生意、成为大老板；艮土人就像高山或者沟壑容易阻挡各方的来路一样，有时说话比较呛人，常喜欢表达与众不同的意见，相对来说也容易做成小生意或小店铺老板，而一旦将此呛人的习惯改为积极的建议，就能将事情做得更好，或将生意做得更大，更容易成功。

除了上述土行人的主要特点之外，每个土行人出生的时辰不同，则又拥有了各个时辰归属五行所具备的部分特点。

土木人的特点：子时和丑时（23点～3点）是胆经和肝经流注的时辰，肝胆五行属木，此时出生的土行人为土木人，这种土行人禀受土气不太全，除了拥有上述土行人的部分特点之外，还拥有木行人的部分长相和性格特点，为人处世有时会表现得比较独立。

土火人的特点：午时和未时（11点～15点）以及戌时和亥时（19点～23点）是心经、小肠经、心包经和三焦经流注的时辰，五行属火，此时出生的土行人为土火人，这种土行人禀受土气不太全，除了拥有上述土行人的部分特点之外，还拥有火行人的部分长相和性格特点，为人处世有时会表现得比较圆滑、灵活。

土土人的特点：辰时和巳时（7点～11点）是胃经和脾经流注的时辰，脾胃五行属土，此时出生的土行人为土土人，这种土行人禀受土气较全，拥有上述土行人的特点较为明显，为人处世表现得忠厚、诚实。

土金人的特点：寅时和卯时（3点～7点）是肺经和大肠经流注的时辰，肺和大肠五行属金，此时出生的土行人为土金人，这种土行人禀受土气不太全，除了拥有上述土行人的部分特点之外，还拥有金行人的部分长相和性格特点，为人处世有时会表现得比较持重。

土水人的特点：申时和酉时（15点～19点）是膀胱经和肾经流注的时辰，肾和膀胱五行属水，此时出生的土行人为土水人，这种土行人禀受土气不太全，除了拥有上述土行人的部分特点之外，还拥有水行人的部分长相和性格特点，为人处世有时会表现得比较平和、柔顺。

了解把握了五类土行人的性格和行为特点后，有利于各企事业单位对土行人才的选拔、安置、培养和重用，有利于对五行属土的学生的因材施教及报考大学的专科选择，有利于培养稳重型人才。

（3）土行人易患疾病及防治要点

土行人较适应夏季和多雨的长夏季节而不太适应春季，木克土，脾胃较虚的土行人在属木的春季容易出现嗳气、厌食、腹痛、便溏、腹泻等病症。体质湿气较重的土行人在夏季和长夏季节进食动物蛋白质、糖和淀粉较多的话，容易产生面部痤疮、酒糟鼻、脱发、秃顶、高血糖、高血脂、肥胖等现代富贵病。

土行人因喜欢吃淀粉、甜味食物，以及带肥肉的红肉类蛋白质、动物内脏（如猪肚、猪肠）等而容易造成肥胖、高血脂、高血压、高胆固醇、胆固醇结石等；土行人脾胃虚寒时流口水较多、口唇颜色较深暗，也容易引起腹泻，而湿气重时容易导致难治的面部皮肤湿疹、痤疮，甚至酒糟鼻，以及下肢皮疹等病症。

《黄帝内经》理论指出脏属阴、腑为阳，因而脾脏属阴、胃腑属阳、坤土属阴、艮土属阳，所以坤土人和艮土人的疾病表现方面会有所不同。

属阴的坤土人更喜欢吃富含脂肪的肉食如毛氏红烧肉、动物内脏如猪肚等，以及富含碳水化合物的甜食或淀粉，如面食、包子、馒头、蛋糕、米饭、土豆、红薯等食物，因而坤土人的头型和身型会显得更圆、更胖，容易患脾胃系统阴盛方面的疾病，尤其是属阴的脾脏方面的，即与胰腺、腮腺或颌下腺等器官组织有关的消化和代谢方面的疾病，如流涎、高血糖、肥胖、高脂血症、高胆固醇血症、胆结石、糖尿病、胰腺炎、胰腺癌等现代富贵病，在湿气较重时容易出现面部痤疮、酒糟鼻、脱发、秃顶等症状。而如果坤土人的头型和身型不太圆胖，则要注意胰腺方面的疾病会较重。

属阳的艮土人更愿意吃红肉或瘦肉，吃甜食者相对较少，其头型和身型不像坤土人那么圆或胖，容易患脾胃系统实热性疾病，尤其是属阳的胃腑方面的疾病，如胃下垂、胃炎、胃或十二指肠溃疡、胃癌、食管癌等疾病。

《黄帝内经》告诉我们，胃是后天之本，胃养好了，则其他营养物质也容易消化吸收了。土行人都会下意识地通过吃五行属土的食物如糖、米面类淀粉、肥肉、动物内脏等来保养脾胃，所以土行人通常都较胖，而一旦发现五行属土的人比较消瘦，无论是艮土人还是坤土人，都要高度警惕其胃病或胰腺疾病等发生，其中艮土人胃病的发病率会更高一些。

属阴的坤土人较属阳的艮土人更容易出现脾胃阴盛阳虚症状，也更容易出现腹泻、黏液便、便溏、肌无力等病症。

属阴的坤土人较属阳的艮土人更喜欢通过大吃大喝来补益虚寒的脾胃，容易诱导胆汁的大量产生、储存和分泌，所以坤土人更容易患胆结石病症。

五行相克理论指出土克水，寓意土可以将水围住，尤其是高山土石塌方会直接梗阻、堵塞河流造成堰塞湖，因此属阳的艮土人更容易出现肾囊肿、肝囊肿等病症。

《黄帝内经》告诉我们：久动伤肝筋，久视伤心血，久坐伤脾肌，久卧伤肺气，久站伤肾骨。即在各种动作方面，坐久了容易伤害到属土的肌肉（脾主肌），引起腰肌劳损、四肢肌肉抽筋等不适，脾胃湿气重的土行人，尤其是属阴的坤土人更要注意这一点。

《黄帝内经》告诉我们：大怒伤肝，大喜伤心，久思伤脾，大悲伤肺，惊恐伤肾。即在各种意识方面，思虑过度容易伤害到属土的脾胃，引起茶饭不思、胃口不开、形体消瘦等病症，脾胃虚寒的土行人，尤其是属阳的艮土人更要注意这一点。

"子午经络流注"理论提示我们，辰时和巳时（上午 7:00 ～ 11:00）正是五行属土的胃经和脾经两条经络较虚弱而需要保养的时辰，此时应注意土行人的五行属土的脾胃器官更需要保养，了解脾胃组织疾病发生的原理和规律，把握养生节奏，就可以做到精准防治相关的未病或欲病：辰时（7:00 ～ 9:00）对应于胃经，胃功能较虚弱，此时不能让胃太劳累，所以中医理论提出早上要饥养胃。"饥"字由食字旁加一个几字组成，即提示人们早餐吃几样东西就可以了，经常在早餐吃得太多的人，如上午要做重体力活而早餐吃得较多的工农兵群体等，容易加重胃的负担，诱发胃下垂、消化不良、打嗝、胃炎、胃溃疡、胃出血，甚至胃癌等症状或疾病，而早餐适当吃一些面食、粥、粉等容易消化的食物，就可以预防此类疾病的发生；辰时（7:00 ～ 9:00）对应于胃经，此时胃腔内的胃酸较浓，胃较虚寒，胃为阳腑，需要温补，如果经常在此时不吃早餐或喝冰凉的酸奶等，容易导致胃酸更浓、胃更虚寒，久而久之就会诱发胃幽门螺杆菌阳性、胆结石、十二指肠溃疡、食管反流性胃炎、萎缩性胃炎、胃溃疡，甚至胃癌等病症，而此时先喝一杯温开水，再适当吃一些热的容易消化的食物，就可以预防此类疾病的发生；巳时（9:00～11:00）对应于脾经，中医的脾经对应于西医的胰腺等消化系统，此时胰腺功能较虚弱，各种消化酶还没有足够分泌，如果经常在此时进食量大或种类多的食物者，如部分南方人养成每日喝早茶的习惯等，容易因胰腺组织细胞长期要大量分泌各种消化酶而导致胰腺细胞劳累、劳损，最终就会诱发肥胖、糖尿病、胰腺炎、甚至胰腺癌等疾病；脾经和胃经相表里，经常在辰时和巳时不吃早餐者、吃太多早餐，或早餐进食时间较长者，都容易伤害到脾胃功能，诱发各种脾胃组织器官疾病，土行人更要注意对五行属土的脾胃系统的保养，否则会更容易出现上述状况。

中国文字的每个字、每个词、每个中草药名、人体每个穴位名称等都有其特殊的含义，上述一个"饥"字就为我们提示了保养胃腑的深刻道理。有些外国文字也有类似的意义，如英语早餐BREAKFAST就有两层含义：一层含义是FAST为斋月禁食的意思，而BREAK是打破的意思，两个字合在一起即为打破禁食，这就告诉大家早餐必须吃；另一层含义是FAST为快的意思，而BREAK是简短的意思，两个字合在一起即为简短地、快快地完成，明确告诉大家早餐不能吃太多或太久。所以英语早餐单词BREAKFAST与中医养胃理论完全吻合，可见部分英语单词也是和中国文字一样，是从长期的现实生活实践中提炼而来。

土行人脾胃虚寒时要注意补益脾胃，而脾胃湿热重时要注意清热祛湿。

当土行人脾胃虚寒时可以吃黄色淀粉食物（如小米、面食、土豆、大豆、红薯、木瓜等）、甜味食物（红糖、蜂蜜、甘草、党参、桂圆、香蕉、菠萝蜜等）来温补脾胃，也可以吃属土的裸皮类动物如黄鳝、白鳝、泥鳅、鲶鱼、马鲛鱼等，以及肥瘦兼有的动物五花肉或动物内脏等蛋白质滋补食物来补益身体，所以多数土行人特别喜欢吃甜食，而肥瘦兼有的动物五花肉如毛氏红烧肉、猪肚等食物是土行人的最爱。可一旦到了属土的长夏季节雨季来临、脾胃湿气较重而难以祛除湿气时，则应少吃上述甜味或湿气较重的腻味食物，以免加重脾胃湿气、造成胃下垂、糖尿病、胰腺炎等脾胃系统疾病。

中原地带如河南、湖北、湖南等地的人们，尤其是五行属土的人们其脾胃需要保养，动物内脏和裸皮动物五行属土，可以温补脾胃，由此在湖南产生了一道名菜叫猪肚煲墨鱼，成为经济困难时期因营养物质不够而导致许多脾胃虚寒的湖南人的最爱。

当土行人因吃甜食或腻味食物较多而伤害脾胃系统导致糖尿病、胰腺炎等疾病时，可以吃板栗、南瓜等五行属土的黄色食物来代替主食、缓解病情，也可以吃一些五行属木的绿色食物（木克土）如苦瓜、桑叶等来清热解毒，控制此类疾病的发展。

现代西医研究出来的西药黄连素和土霉素等，在中医理论里五行都属土，对属土的脾胃有益处，而西医临床上又恰恰是将黄连素和土霉素多应用于属土的脾胃问题如腹泻等疾病的时候，这是典型的中西医理论相符合的例子之一。

中国位于赤道和北极之中间，中国人以黄皮肤为主，中和黄的五行都属土，所以中国人的土性较重，其五行属土的脾胃系统较虚弱，容易患与脾胃相关的疾病，而现代西医大数据统计结果恰恰得到了类似结论，如全世界胃幽门螺杆菌发病率最高的人群就是中国人，这是又一个证明中医五行理论正确的真实世界大数据实例。

中国的中原地带如河南、湖北、湖南、江西、四川等地五行属土，这些地域的人们，尤其是五行属土的人们其脾胃方面较为虚弱，容易患与脾胃相关的疾病，而现代西医大数据统计结果恰恰得到了类似结论，如食管癌在河南高发，胃癌高发于湖北、湖南、四川等地，这是又一个证明中医五行理论正确的真实世界大数据实例。

如果以中医理论为基础，辅佐以西医研究来验证，在医学领域从深层次进行中西合璧，将演变出一个又一个中西医相结合来防治疾病的经典，为人类生命健康的进步做出巨大的贡献。

除了上述土行人的易患疾病之外，每个土行人出生的时辰不同，各个时辰归属的五行脏腑易患疾病也会不同，应引起所有土行人注意。

土木人易患疾病及防病要点：五行属木的时辰即子时和丑时（23点～3点）出生的土行人为土木人，土木人出生年、月、日所对应的五行属土，提示其属土的脾胃系统和肌肉组织容易患病，其出生时辰所对应的五行属木，提示其属木的肝胆系统以及神经和内分泌器官组织也容易患病，所以土木人除了容易患流涎、脱发、胃下垂、积食不化、呕吐、胃炎、胃息肉、胃溃疡、胃出血、胰腺炎、糖尿病、肌无力、肌肉劳损，甚至胃癌、胰腺癌等疾病之外，还容易患失眠、流感、眼结膜出血、筋痛、腱鞘囊肿、肝炎、肝硬化、胆囊炎、胆囊息肉、胆结石、抑郁症、帕金森症，甚至肝胆及神经组织的恶性肿瘤等疾病，因此土木人在日常生活中要特别注意在五行属土和属木的每年的长夏季和春季，以及每天的辰时和巳时（7点～11点）、子时和丑时（23点～3点）等时间段，一方面要重点保养其属土的脾胃系统和肌肉组织，另一方面还要注意保养其属木的肝胆系统以及神经和内分泌器官组织。

土火人易患疾病及防病要点：五行属火的时辰即午时和未时（11点～15点）以及戌时和亥时（19点～23点）出生的土行人为土火人，土火人出生年、月、日所对应的五行属土，提示其属土的脾胃系统和肌肉组织容易患病，其出生时辰所对应的五行属火，提示其属火的心脑血管系统、免疫系统和小肠组织也容易患病，所以土火人除了容易患流涎、脱发、胃下垂、积食不化、呕吐、胃炎、胃息肉、胃溃疡、胃出血、胰腺炎、糖尿病、肌无力、肌肉劳损，甚至胃癌、胰腺癌等疾病之外，还容易患口腔溃疡、高血压、心梗、脑梗、脑溢血、贫血、白血病、阑尾炎等疾病，因此土火人在日常生活中要特别注意在五行属土和属火的每年的长夏季和夏季，以及每天的辰时和巳时（7点～11点）、午时和未时（11点～15点）、戌时和亥时（19点～23点）等时间段，一方面要重点保养其属土的脾胃系统和肌肉组织，另一方面还要注意保养其属火的心脑血管系统、免疫系统和小肠组织。

土土人易患疾病及防病要点：五行属土的时辰即辰时和巳时（7点～11点）出生的火行人为土土人，土土人的出生年、月、日所对应的五行属土，其出生时辰所对应的五行也属土，提示其属土的脾胃系统和肌肉组织特别容易患病，所以土土人特别容易患流涎、脱发、胃下垂、积食不化、呕吐、胃炎、胃息肉、胃溃疡、胃出血、胰腺炎、糖尿病、肌无力、肌肉劳损，甚至胃癌、胰腺癌等疾病，因此土土人在日常生活中要特别注意在五行属土的每年的长夏季（夏季和秋季之间），以及每天的辰时和巳时（7点～11点）等时间段，要重点保养其属土的脾胃系统和肌肉组织。

土金人易患疾病及防病要点：五行属金的时辰即寅时和卯时（3点～7点）出生的土行人为土金人，土金人的出生年、月、日所对应的五行属土，提示其属土的脾胃系统和肌肉组织容易患病，其出生时辰所对应的五行属金，提示其属金的呼吸系统、大肠和皮肤组织也容易患病，所以土金人除了容易患流涎、脱发、胃下垂、积食不化、呕吐、胃炎、胃息肉、胃溃疡、胃出血、胰腺炎、糖尿病、肌无力、肌肉劳损，甚至胃癌、胰腺癌等疾病之外，还容易患皮炎、鼻炎、咽喉炎、支气管炎、哮喘、肺炎、肺结核、硅肺、腹泻、便秘、痔疮、结肠炎、大肠息肉，甚至皮肤癌、肺癌、大肠癌等疾病，因此土金人在日常生活中要特别注意在五行属土和属金的每年的长夏季和秋季，以及每天的辰时和巳时（7点～11点）、寅时和卯时（3点～7点）等时间段，一方面要重点保养其属土的脾胃系统和肌肉组织，另一方面还要注意保养其属金的呼吸系统、大肠和肌肉组织。

土水人易患疾病及防病要点：五行属水的时辰即申时和酉时（15点～19点）出生的土行人为土水人，土水人的出生年、月、日所对应的五行属土，提示其属土的脾胃系统和肌肉组织容易患病，其出生时辰所对应的五行属水，提示其属水的泌尿生殖系统、听力和骨组织也容易患病，所以土水人除了容易患流涎、脱发、胃下垂、积食不化、呕吐、胃炎、胃息肉、胃溃疡、胃出血、胰腺炎、糖尿病、肌无力、肌肉劳损，甚至胃癌、胰腺癌等疾病之外，还容易患白发、耳鸣、耳聋、脊椎病、关节炎、痛风、肾囊肿、肾炎、膀胱炎、结石、阳痿、月经不调、痛经、不孕不育、妇科炎症、乳腺疾病、甲状腺疾病、肾上腺肿瘤、前列腺疾病，甚至泌尿生殖系统恶性肿瘤等疾病，因此土水人在日常生活中要特别注意在五行属土和属水的每年的长夏季和冬季，以及每天的辰时和巳时（7点～11点）、申时和酉时（15点～19点）等时间段，一方面要重点保养其属土的脾胃系统和肌肉组织，另一方面还要注意保养其属水的泌尿生殖系统、听力和骨组织。

（4）土行人五行相生

《黄帝内经》五行相生理论指出木生火、火生土、土生金、金生水、水生木，其中与土有关的理论有火生土和土生金，在养生保健时应适当注意其关联性。

火生土

火生土寓意为大多数物体燃烧后即变成灰烬或形成土。火行对应于南方、夏季、热、有羽毛类动物、红色或苦味食物，以及血、心脑血管、小肠、免疫系统、头部、口舌等组织器官，土行对应于中部、夏秋交界时（长夏）、湿、裸皮类动物或动物内脏、黄色或甜味食物，以及胃和胰腺（脾胃）、口唇、肌肉组织器官等，所以火生土理论对于土行人在健康方面有很多的提示意义。

大火过后，只留下一片灰烬，而过火后的草地其土壤更肥沃，这是文字意义上的火生土。

属火的夏季过后带来了属土的雨季（长夏），这是气候方面的火生土。即夏季过渡到秋季之间时，在全国大部分地区都有一个雨季过程，往往大的洪灾就发生在这个时候，且多泛滥在中原地带如黄河、长江流域等，这就是长夏季节，属土。在此时节，多数动植物从成长趋于成熟，果实开始变得饱满。

在属火的南方热带地区，如海口（尤其是海南热带雨林等地）在夏天的上午、骄阳似火、酷热难耐，一到下午往往就会伴随着一场倾盆大雨，遍地淋湿。所以热带地方往往湿气较重，这是火生土理论在天气和地域方面的典型对应关系案例。

许多五行属火的东西有利于土行人五行属土的脾胃系统等健康：当属土的脾胃虚寒引起腹泻时，可以用五行属火的红枣，加上温补脾胃的甜味的桂圆（桂圆壳是黄色，干桂圆肉也是黄色，黄色属土，甘味属土），一同加入属土的黄色小米里一起熬粥吃，只需几次，就能从根本上治愈因脾胃虚寒引起的腹泻；腹痛时、如果以手按压腹痛部位或以热物贴在疼痛部位马上觉得舒服，就表明这是脾胃虚寒引起的腹痛，这时用加热的生姜（生姜是黄色的、属土，性热、属火，加热后火行更大）贴在肚脐上，就能迅速缓解脾胃虚寒引起的腹痛，这时如果在生姜上再施以艾灸（属火），则效果更好更快；当重病或久病过后需要康复时，可以用五行属火的有羽毛的鸽子或鸡来煲汤给患者喝，其汤中含有的丰富的蛋白质、小分子肽等营养物质可以迅速由脾胃吸收而恢复脾胃组织和机体其他器官组织功能，脾胃为后天之本，脾胃功能复原后其他营养物质就容易吸收了，机体就能够康复得更快。这些都是典型的火生土理论在食疗之中应用的案例，在中医临床实践中，真实世界大数据比比皆是。

许多五行属火的东西不利于土行人五行属土的脾胃系统等健康，应引起土行人的注意：属火的热带地区，人们往往喝凉水多、吃冷饮多，这些人就特别容易脾胃虚寒或脾胃湿气重，引起腹泻，这属于火生土对健康不利方面的例子；另外吃多了属火的油煎、油炸、烧烤食物如烤羊肉串、煎牛排、炸排骨、炸油条等，容易引起土行人属土的脾胃湿气加重而导致难治性面部痤疮等不适症状，这也是典型的火生土引起疾病的例子。

土生金

土生金寓意为土壤里面产出各种金属。土行对应于中部、夏秋交界时（长夏）、湿、裸皮类动物或动物内脏、黄色或甜味食物，以及胃和胰腺（脾胃）、口唇、肌肉器官组织等，金行对应于西方、秋季、燥、有壳类动物、白色或芳香辛辣味食物，以及呼吸系统、大肠、鼻、气、皮肤等组织或器官，所以土生金的理论对于土行人在健康方面有很多的提示意义。

属土的长夏（雨季）季节过后，就迎来了属金的干燥的秋季，这是气候方面的土生金。

秋天气候逐渐变凉，体质虚弱的人如小孩、老人等容易感受风寒引起属金的呼吸系统虚弱而诱发感冒、咳嗽，甚至肺炎等疾病，这时用属土的黄芪、人参、党参、桂圆、甘草、生姜等煎汤饮用，既可以对土行人体质弱的脾胃系统起到固本扶正的作用，也可以对土行人五行属金的肺虚寒引起的疾病起到预防作用，同时还可以起到润肠通气、解除便秘的作用，这都是典型的土生金理论在治未病和治欲病时的应用。

（5）土行人五行相克

《黄帝内经》五行相克理论指出木克土、土克水、水克火、火克金、金克木，其中与土行有关的理论有木克土和土克水，在养生保健时应适当注意其关联性。

木克土

木克土的本意是指禾苗或者树苗都能破土而出。木行对应于东方、春季、温暖、风、有毛类动物、绿色或酸味食物，以及肝胆系统、神经和内分泌器官组织、筋、眼睛等组织或器官，土行对应于中部、夏秋交界时（长夏）、湿、裸皮类动物或动物内脏、黄色或甜味食物，以及胃和胰腺（脾胃）、口唇、肌肉器官组织等，所以木克土理论对于土行人在健康方面有很多的提示意义。

大多数属木的东西不利于土行人的身心健康，尤其是对土行人的脾胃系统的保养不利，应引起我们的注意。

由于土行人先天脾胃系统较虚弱，容易出现问题，所以土行人从小都喜欢吃五行属土的甜食、面食等碳水化合物，以及动物蛋白质和动物内脏等，而不喜欢吃五行属木的食物，几乎绝大多数属木的绿色蔬菜、酸味食品、绿茶等都可能被土行人所排斥，除非土行人已有觉悟认识到属木的食物对身体健康有利，才会勉为其难并慢慢习惯去接受属木的食物。

当脾胃湿气重表现为积食不化、厌食等消化不良症状时，此时可以适当吃一些酸味食物、酸味水果、绿色蔬菜，或喝绿茶等，可以打开胃口，增加土行人的食欲，这是木克土理论对土行人健康有利的表现形式。

绿色的槟榔五行属木，木克土，按五行理论来说五行属木的槟榔可以作用于属土的脾胃疾病。黄色的南瓜五行属土，南瓜子在南瓜的中间，土行更重，按五行理论来说属土的南瓜子也可以作用于属土的脾胃疾病。所以中医理论里有个民间偏方，将槟榔和南瓜子结合起来一起吃，可以用来驱除五行属土的胃肠道内的寄生虫如绦虫等。这是中医临床以五行理论来指导治疗疾病的又一个经典案例，这种治疗方法也早已得到西医理论研究的证明并已列入西医学理论《寄生虫学》的教材里。

五行属木的肝胆系统受到伤害或有疾病时容易伤害到五行属土的脾胃组织，如酗酒伤肝会引起反胃呕吐，胆汁返流入胃就会引起胆汁返流性胃炎，肝管结石堵塞胆总管和胰管壶腹部出口容易诱发急性胰腺炎，肝硬化晚期容易导致胃和食管下段静脉曲张，甚至大出血等，这些都是木克土理论在临床中的典型表现案例。

《黄帝内经》告诉我们春季五行属木，木克土，所以在属木的春季里脾胃比较虚寒，此时土行人应少吃五行属木的食物，如绿色蔬菜、酸味水果、冰冻酸奶、绿茶等，以防脾胃受伤。

"子午经络流注"理论提示我们：辰时和巳时（上午 7:00 ～ 11:00）正是胃经和脾

经两条经络较虚弱而需要保养的时辰。木克土，所以土行人在辰时和巳时应尽量控制少吃自己不喜欢的五行属木的饮食，如绿色蔬菜、酸味水果、冰冻酸奶、绿茶等，尤其是在早晨空腹时、脾胃及体质较虚时，或在天气变冷时进食这些寒凉食物，更容易加重脾胃虚寒而直接引起反胃、呕吐、拉肚子等不适症状，久而久之，就会诱发胃幽门螺杆菌阳性、胃炎、胃溃疡甚至胃癌等疾病。如果不得不吃这类食物，应选择午餐或晚餐后吃，而上午尽量不吃或少吃，或者至少应该在喝了温开水后或吃了热的早餐后再吃。

《黄帝内经》告诉我们：大怒伤肝，大喜伤心，久思伤脾，大悲伤肺，惊恐伤肾。所以我们要注意各种不良情绪对土行人的伤害：思的情绪五行属土、思虑问题太久容易伤害到属土的脾胃系统而导致胃口不开、茶饭不思等现象，久而久之容易诱发十二指肠溃疡、胃酸反流性食管炎、萎缩性胃炎、胃溃疡等疾病的发生，而一旦有五行属木的愤怒的事物出现，则可以让久思不决者马上清醒过来并迅速做出决断，这是木克土的一种表现形式；土行人遇到五行属木的大怒的事情容易伤害到自己五行属土的脾胃系统导致脾气暴躁等症状产生，这是木克土的另一种表现形式，此时如果能听一些五行属木的有情调的音乐或歌曲，或看一些五行属木的漂亮的画面，可以让土行人逐渐平复暴躁的脾气，这也是木克土的一种表现形式。

土克水

土克水的本意是指用土可以围住水，如山土滑坡阻断河流会形成堰塞湖，以土围堤可以蓄水成湖等。土行对应于中部、夏秋交界时（长夏）、湿、裸皮类动物或动物内脏、黄色或甜味食物，以及胃和胰腺（脾胃）、口唇、肌肉组织器官等，水行对应于北方、冬季、寒、有鳞类动物、黑色或咸味食物，以及泌尿生殖系统（肾和膀胱）、精、耳、牙、骨组织器官等，所以土克水理论对于土行人在健康方面有很多的提示意义。

地域方面：土行对应于中部地区、对应于内脏组织、对应于脾胃系统，水行对应于泌尿生殖系统。在属土行的中部地区的人们一方面多发属土行的胃炎、胃癌、食管癌、胰腺炎、糖尿病等疾病，另一方面因为土克水，"山土滑坡阻断了河流形成堰塞湖"，所以属土行的人们多发属水行的泌尿生殖系统囊肿、痛经、肾结石、肾炎、痛风等症状或疾病。

季节方面：土行对应于长夏（即夏、秋交接时期的雨季）、对应于湿气、对应于消化性疾病，所以在属土的防洪排涝的雨季，一方面容易出现土行对应的脾胃系统疾病如消化不良性腹泻、面部痤疮加重、肌肉劳损等，另一方面因为土克水，所以容易使得属水的泌尿系统受到伤害而引起尿急、尿痛、排尿不畅、风湿或关节炎加重、泌尿系囊肿或结石形成等，也容易使得属水的生殖系统受到伤害而引起月经量改变、痛经加重、卵巢囊肿或巧克力囊肿症状加重等。

饮食习惯：五行属土的中部地区人们一方面其属土的脾胃系统容易虚寒或湿气重，所以平时多吃属土的黄色蔬果如南瓜、土豆、红薯、红枣、桂圆、黄豆等食物以及甜味食物对补益脾胃有好处，另一方面土克水，意味着属土的中部地区人们其属水的泌尿生殖系统普遍较虚弱，俗称缺水，缺什么就应该补什么，咸味属水，咸味可以引导食物的营养物质迅速进入肾经，对泌尿生殖系统的补益有好处，所以中部地区如湖南、湖北、河南等地的多数菜肴偏咸，而且中部地区的人们喜欢吃用盐腌制的食品如腊肉、腌泡菜等，这样吃起来才合他们的胃口，才对他们的泌尿生殖系统健康有益。

食物选择：土行对应于甘甜味、对应于黄色、对应于裸皮的动物（黄鳝、鲶鱼、白骨鱼、鳗鱼、鱿鱼、墨鱼、海蜇、马鲛鱼等）以及各种动物内脏，饮食不当一方面容易引起土行对应的脾胃系统疾病如酒糟鼻、血糖升高、血脂升高、胆固醇升高、肥胖、胰腺炎等，另一方面因为土克水，所以也容易引起属水的泌尿生殖系统的不适症状：土行人吃多了五行属土的甜味食物或淀粉（淀粉在体内转化为糖）容易伤害到属水的泌尿生殖系统而引起脱发、龋齿、骨质疏松、不孕症、糖尿病等；五行属土的黄色食物多为温热性，吃多了容易使得泌尿生殖系统实证加重，如吃多了黄豆做的豆腐容易引起结石症状加重以及痛风加重等；五行属土的裸皮动物大多数与土有关（如黄鳝、鲶鱼可以在泥土里钻等），营养价值高，对脾胃虚寒者及体质瘦弱者有较好的补益脾胃的作用，但是裸皮动物表皮多黏湿滑腻、湿气较重，吃多了属土的裸皮动物或属土的动物内脏容易加重属水的泌尿生殖系统的不适症状，典型的表现有腰椎痛、关节炎、风湿、痛风加重等。西医理论里含嘌呤碱等较高的加重痛风症状的食物，在中医理论里恰恰大多数都是五行属土的食物，如黄鳝、豆腐、香菇、动物内脏、无鳞鱼等，在这方面西医理论又一次证明了中医五行相克理论的正确性。

疾病方面：土行对应于脾胃，所以脾胃受到伤害或有疾病时容易伤害到属水的泌尿生殖系统，如长期高淀粉、高糖、高脂饮食容易引起血糖增高、高脂血症、急慢性胰腺炎发作等，在此过程中大量的炎性毒素或代谢废物需要从肾脏排出，久而久之累积在肾脏里的毒素越来越多，当最终突破肾脏排毒阈值时，肾炎、糖尿病、痛风等疾病或症状就发生了。那些喜欢吃糖或甜食的孩子，无论如何讲究口腔卫生，都难以预防龋齿的发生，其原理就是因为土克水。

《黄帝内经》告诉我们：脏属阴，腑为阳。中医五行理论中的肾和膀胱五行属水，其中肾脏对应于生殖系统、偏阴性，膀胱腑对应于泌尿系统、偏阳性，所以阴性较重的坤土人容易出现偏阴性的生殖系统方面的问题，如白发、脱发、耳鸣、牙痛、骨质疏松、脊椎病、痛风、痛经、阳痿、卵巢囊肿、子宫肌瘤、不孕不育等症状或疾病，而阳性较重的艮土人容易有偏阳性的泌尿系统方面的问题，如肾囊肿、前列腺肥大、泌尿系统炎症、结石、肿瘤等病症。

《黄帝内经》警示所有研习中医理论及中医临床诊治者：不知《易》者难以成大医，就是在告诉人们要想成为高明的医生，必须要懂得《易经》原理，要知道阴阳五行理论的基本知识。这个道理越来越值得现代所有行医者、无论是中医还是西医的高度反省和重视。

（6）土行人补虚泻实

《黄帝内经》告诉我们：虚则补其母，实则泻其子。从五行理论我们知道火生土，土生金，即属火的东西是属土的母，属金的东西是属土的子。所以当属土的脾胃系统虚弱时，要用其母、属火的东西来补，即火补土，而当属土的脾胃系统有实热时，要用其子、属金的东西来泻，即金泻土。

火补土

五行属土的人本身容易脾胃虚弱，在属木的春季、就更容易脾胃虚寒（木克土），此时给予红米、大枣、红糖、鸡肉、鸽子肉、动物血等属火的食物，将改善因脾胃虚寒而引起的胃痛、腹泻等症状。这方面的案例在前文火生土部分已有详述。

土泻火

五行属土的人本身容易脾胃虚弱，《黄帝内经》五行补虚泻实理论告诉我们：火生土，土为火之子，土泻火。所以土行人也容易泻掉其机体五行属火的精气，诱发五行属火的心脑血管系统和免疫系统疾病。

某著名的节目主播人出生于1961年5月29日，根据"五行人分类查询表"可查出其五行属艮土，而其体型外貌、五官长相以及善于说话等特点与艮土人相符。其因长期的紧张而繁重的工作于2009年因恶性淋巴瘤去世，恶性淋巴瘤属于五行属火的免疫系统疾病范畴，该案例符合《黄帝内经》五行补虚泻实理论中的土泻火理论。

某著名演员出生于1957年10月2日，根据"五行人分类查询表"可查出其五行属坤土，而其体型外貌、五官长相以及善于说话等特点与坤土人相符。其于2009年突发脑溢血而送医院急救，脑溢血属于五行属火的心脑血管系统疾病范畴，该案例符合《黄帝内经》五行补虚泻实理论中的土泻火理论。

金泻土

五行属土的中原地带的人们，尤其是土行人容易体内湿气重，表现为面部痤疮、酒糟鼻等症状，芳香辛辣的味道五行属金，常吃芳香辛辣属金的食物一方面可以激活五行属金的呼吸系统功能、加快呼吸频率、促进呼吸系统毒素的排出，另一方面可以刺激皮肤汗毛孔的张开，增加汗液的外流，帮助泻掉体内的湿气，所以湖南、四川、江西、贵州、湖北等地域的人们普遍喜欢吃香辣的食物，以除去体内湿气，预防面部痤疮、酒糟鼻等症状的出现，因此这些地区的喜欢吃香辣食物的人们肤色姣好，辣椒、胡椒、花椒就成了这些地域人们厨房里的必备调料。这个饮食方面的习俗就是金泻土理论在日常生活中的应用。

夏季和秋季之间的长夏（雨季）季节五行属土，属土的脾胃湿气较重，土行人容易出现消化不良、厌食、食欲差、无胃口等症状，说明属土的人此时脾胃虚弱而又湿气较重，此时除了可以用五行属金的白色的中药茯苓煎水喝来祛除脾胃的湿气之外，还可以用一份赤小豆配两份薏苡仁煲粥，以祛除脾胃的湿气。其原理在于：因为脾胃虚，故要补脾胃，用红色属火的赤小豆来补益脾胃，符合虚则补其母的原理，即火生土；湿气排不出去，就要泻脾胃湿气，用白色属金的薏苡仁泻除脾胃湿气，符合实则泻其子的原理，即金泻土；此方以祛湿为主、补益为辅，所以要用一份赤小豆配两份薏苡仁才比较见效。

2011年12月14日下午5点20分，在北京工作的23岁的姑娘方言曾经发微博"求胃药……疼死了"。微博信息在当时被转发了4万多次。据悉，12月14日，她忍着胃痛还在上班，15日被确诊为急性胃炎，16日因急性胃溃疡导致失血性休克而去世。

针对上述事件，2012年5月10日晚，贵州卫视邀请了京城四大名医之一的传人做了一场胃病防治的讲座。在这次讲座中，该中医传人将其祖传秘方奉献给了观众，即：胃虚寒时服用生姜煲红糖；胃实热时用梨、莲藕、白茅根、荸荠等煎汤喝。

其实该中医传人的这个祖传秘方恰恰就是按照虚则补其母、实则泻其子的原理来配的方子：生姜性热起温补作用，属火的红色为属土的黄色之母，故选择红糖（而非白糖或冰糖等）配伍生姜来温补属土的脾胃；梨、莲藕、白茅根、荸荠全为白色的食物，属金的白色为属土的黄色之子，所以这些白色属金的食物可以起泻除属土的脾胃湿热的作用。

现在无论是报纸、杂志、广播电台、还是电视节目等，都有许多的养生保健栏目或节目，只要我们理解了五行理论，就能很容易读懂、听清楚、看明白、并实实在在地记住那些正规的养生保健栏目或节目里介绍的养生方式、方法及细节，从而正确应用于自己生活的方方面面。

总之，土行人，尤其是长期工作或生活在中原地区的土行人其脾胃系统比较虚弱，容易患病，平时要特别注重对属土的脾胃系统的保养，以及预防因属土的脾胃系统出问题而带来的一系列病症。

4. 金行人的特点、易患疾病、防病要点

乾卦、兑卦五行都属金，即如果从"五行人分类查询表"中查出被查询者出生日期的那一天为乾金或兑金者，都是金行人。

（1）金行对应方面

我们可以从前文67~68页的"五行对应分类"中初步了解五行属金行所对应的方面以及对人类健康的指导意义。

金行基本对应方面：方位对应于西方；季节对应于秋天；自然界气候对应于燥；生长属性对应于坚固；谷物粮食对应于大米；豆类粮食对应于白豆、薏苡仁；动物对应于有壳动物如鲍鱼、生蚝、虾蟹、水鱼等；颜色对应于白色；味道对应于辛香味；茶饮对应于白茶；酒类对应于白酒等。

人类金行对应方面：五行属性对应于金行人；年龄对应于暮年；人体脏腑对应于肺和大肠；所主物质对应于气；所开窍器官对应于皮毛、鼻；分泌或排泄的液体对应于鼻涕和痰；在人体对应于胸背部；饮食习惯对应于爱吃各种香辣食物，以及虾蟹、水鱼等有壳类动物肉，爱吃有香味的各色蔬菜，爱吃香味多汁的浅色水果如雪梨、香瓜等，爱喝香味饮料或各种花茶如菊花茶等，不喜欢喝红茶，有酒量者爱喝高度白酒，喝红酒多时容易醉且较难受；爱好对应于爱收藏，喜欢有内在价值的事物；动作对应于卧，好静而不太喜欢户外剧烈运动；意志表现对应于悲伤，情绪容易出现波动而产生莫名的伤感；行为特征对应于为人处世沉着冷静，孤芳自赏，善于归纳、统计，明察秋毫，做事喜欢快刀斩乱麻等。

金行属性对健康的指导意义可简单归纳为：秋天来了，气候干燥，尤以西部区域如新疆等地区多以干燥气候为主；自然界的多数植物果实多已长出坚固的外壳准备等待收割；秋季燥热的气候容易伤害到人体的肺气，引起皮肤干痒、出疹、粉瘤、咽喉痒痛、胸背部痛、干咳、哮喘、肺炎、肺结核等呼吸系统疾病，或迫使体液回收而诱发便秘、便血、痔疮等大肠问题，深秋季节逐渐转凉的气候还容易引起流清鼻涕、咳痰、呼吸无力、腹部胀气、便溏、腹泻等问题；皮肤也是人体重要的呼吸器官之一，皮肤通过排出汗液和油脂来帮助人体排毒，在西部地区此现象尤为明显，所以西部地区人们的体味普遍较重；白萝卜、大米等有利于清除燥热、滋阴润肺；白色的大蒜有防感冒、清肺热、治肺结核的作用；白色的糯米粉煮熟后与中药白及粉捏成药丸对治疗肺结核（尤其是空洞、出血型肺结核）有特效；平时应多吃梨子、莲子、百合、银耳等白色食物来滋润肺阴，也可以适当吃些螃蟹、水鱼、螺类等有壳动物蛋白质来滋阴养肺、润肠通便；注意避免在室内床上久卧会伤肺气，应多去户外空气清新处做适度运动或深呼吸；金行人的行为特征对应于好吃，是指秋天硕果累累，人们可以享用丰收的喜悦，金行人也特别喜欢吃香辣属金的食物；秋天气候逐渐寒凉，秋收之后草黄叶落、满目疮痍，容易使人产生悲伤的情绪。

值得注意的是最新统计结果显示，肺癌已成为全世界每年新发恶性肿瘤病例以及因恶性肿瘤而死亡病例的第一位，大肠癌成为全世界每年新发恶性肿瘤病例的第三位。

导致肺癌高发的原因第一个方面是由于人工化学气体污染、新装修的房间尤其是密闭空调房间空气污染，以及新汽车内空气污染或汽车尾气污染所导致，另一方面是因为自然界大气污染如雾霾等引起，再一个就是长期主动吸一手烟或被动吸二手烟的人们容易患肺癌。目前肺癌高发区域仍然是以西方经济发达国家为主，但是以中国北京、上海、广州、西安为代表的经济发展地区的肺癌发病率正在直线上升，这应该引起金钱越来越多、生活越来越富裕的人们高度重视。

导致大肠癌高发的主要原因是由于晚上应酬多、喝酒多、吃高蛋白多而早晨又经常不及时大便所引起，在这种状况下，晚餐时胆汁将大量分泌以帮助食物解毒、分解、消化和吸收。现代医学科学研究已经证明了胆汁中有一种诱发大肠癌的坏胆汁酸，每天随着三餐分泌出来的胆汁中的坏胆汁酸也将随着排泄物于第二天早晨进入大肠并刺激大肠，如果经常不及时排出宿便，久而久之就容易诱发大肠癌。这也应该引起金钱越来越多、生活越来越富裕、应酬越来越多、却没养成早晨排大便习惯的人们高度重视。

中国古代的音律里只有五个音，即：角、徵、宫、商、羽，它们分别对应于五行理论里的木、火、土、金、水。也就是说属金的音命名为商，因而古人将做贸易赚金钱的行为称之为经商，将赚金钱之人称之为商人。然而随着社会越来越进步、经济越来越发达、金钱越来越多，富裕地区的人们，尤其是有钱商人的属金的肺癌和大肠癌也呈现越来越高发的趋势，事实上全世界的肺癌和大肠癌的患者恰恰是以经济发达地区，尤其是西方经济发达国家的有权人或有钱人居多。"属金 – 商音 – 商人 – 金钱 – 肺癌和大肠癌"在无形中形成了紧密的联系，这为我们透彻理解五行理论对应健康所应该注意的方面提出了警示意义。

（2）金行人的特点

根据人们的出生年、月、日，从"五行人分类查询表"中可以查出金行人分为乾金人和兑金人两个类型。

无论是乾金人、还是兑金人，都有着共同的特点。

金行人一般脸面呈方形，骨骼显露，棱角分明，肤色较白，体型及四肢骨骼较瘦；金行人身体显得比较轻捷，行走轻快，清俊洒脱，有仙风道骨之气；金属多深埋于土中，所以金行人平常性格较为含蓄内敛，沉着冷静，善于算计，判断精准，廉洁自律；金行人有秋天般的肃杀之气，表现为明察秋毫，威严庄重，给人以震慑感；金行人性格急躁，如快刀斩乱麻般的行动迅猛，严厉而冷酷，强悍异常，具有政法领导才能；有些金行不足之人外貌状似清高，实则贪图小利，暗藏贱心，生性嫉妒，幸灾乐祸，心怀忌恨，好伤害别人，不懂感恩报德；金行人通常比较讲义气，对朋友可以做到两肋插刀；金行对应于白色，所以金行人肤色较其他属性人偏白，而且就全世界来说，五行属金的西方人肤色偏白色，所以人们也习惯地将属金的西方人俗称为白种人；到了秋天，春天出生的动物长大了，春天播种的农作物此时可以收割了，各种果实也可以采摘了，好吃的东西多了，所以金行人平时比较开心，金行人也特别好吃，尤其喜欢吃辛辣、芳香、刺激等有味道的食物，多数金行人也能喝酒（酒味芳香、五行属金），尤其是喜欢喝白酒；五行中金对应于气，金行人对气味特别敏感，金行人经常会比其他属性人先闻到空气中的异味，空气中缺乏氧气时会使得金行人难受，所以金行人不太适应狭小的环境，尤其是密闭的空间会让金行人产生窒息感；秋风萧瑟、落叶纷纷、满目疮痍，自然界的景象却容易带给金行人悲伤的情绪，所以金行人有时容易莫名的悲伤而义愤填膺；金代表富有、代表收获，所以金行人一般都喜欢漂亮的首饰或艺术品，尤其是爱好收藏有价值的东西；秋天是收获季节，要收割、清点、收纳劳动成果，所以金行人普遍推理、归纳能力较强，适合从事纪检、法官、律师、会计、医师、教师、精算师等行业；阴阳五行理论中金行属阴，对应于属阴的有壳类动物如乌龟、田螺、生蚝、鲍鱼、虾、螃蟹等，所以金行人与这类动物一样，比较喜欢室内运动，不太喜欢剧烈的、阳光普照的户外运动。

乾金的金行人和兑金的金行人也有着不同的方面。

高处阴阳属性属阳，低处阴阳属性属阴，所以乾金属阳，兑金属阴。

乾金为大气中变化无常的金，属于深秋肃杀的、千锤百炼的、好钢用在刀刃上的硬金，属于萧瑟秋风扫落叶的金，表现得更为粗犷、更为锋利、更有煞气。兑金的兑字是愉悦的悦字的一半，兑金是可以用来做悦目的首饰的金，属于被挖掘、雕刻、储藏的软金，属于秋天收割粮食、采摘果实、丰收喜庆的金，表现得比较细腻、喜庆，让人愉悦。

在性格方面，属阳的乾金人的阳刚之气比属阴的兑金人更为明显，行动更为积极主动，行为方式显得更加张扬，更有号召力。而属阴的兑金人表现得较为内敛和细腻，少主动，多附和。

在体格方面，属阳的乾金人的体型更为健壮，头颅较大，肢体骨骼更为粗壮和硬朗，毛发或须眉也更为粗硬，显得气宇轩昂。属阴的兑金人的体格较为瘦小，头颅较小，肢体骨骼较为纤细，五官棱角较为精致，毛发较细软且容易脱落，给人以精雕细琢的感觉。

金行人做事多数会义字当先、披荆斩棘、雷厉风行，其中经过千锤百炼用在刀刃上的乾金人行动起来砍得更快、更准、更深、更狠，因而更让人胆寒（胆属木，金克木），且乾金人不达目的誓不罢休，所以乾金人更适合从事政法、纪检、公安等有煞气的行政部门的工作。兑金人相对来说碰到难关时表现得较软一些，就好像软刀碰到比较硬的木头时只砍在表面就砍下不去了，所以兑金人更适合从事统计、归纳、总结、分析、推理等方面的工作，如财务、医疗、文化、教育、科研、才艺等技术部门的工作。

除了上述金行人的主要特点之外，每个金行人出生的时辰不同，则又拥有了各个时辰归属五行所具备的部分特点。

金木人的特点：子时和丑时（23点～3点）是胆经和肝经流注的时辰，肝胆五行属木，此时出生的金行人为金木人，这种金行人禀受金气不太全，除了拥有上述金行人的部分特点之外，还拥有木行人的部分长相和性格特点，为人处世有时会表现得比较潇洒、舒缓。

金火人的特点：午时和未时（11点～15点）以及戌时和亥时（19点～23点）是心经、小肠经、心包经和三焦经流注的时辰，五行属火，此时出生的金行人为金火人，这种金行人禀受金气不太全，除了拥有上述金行人的部分特点之外，还拥有火行人的部分长相和性格特点，为人处世有时会表现得比较廉洁、自守。

金土人的特点：辰时和巳时（7点～11点）是胃经和脾经流注的时辰，脾胃五行属土，此时出生的金行人为金土人，这种金行人禀受金气不太全，除了拥有上述金行人的部分特点之外，还拥有土行人的部分长相和性格特点，为人处世有时会表现得比较庄重、威严。

金金人的特点：寅时和卯时（3点～7点）是肺经和大肠经流注的时辰，肺和大肠五行属金，此时出生的金行人为金金人，这种金行人禀受金气较全，拥有的上述金行人的特点较为明显，为人处世表现得比较果敢、决断。

金水人的特点：申时和酉时（15点～19点）是膀胱经和肾经流注的时辰，肾和膀胱五行属水，此时出生的金行人为金水人，这种金行人禀受金气不太全，除了拥有上述金行人的部分特点之外，还拥有水行人的部分长相和性格特点，为人处世表现得多才多艺、性格内敛、善察是非。

了解把握了五类金行人的性格和行为特点后，有利于各企事业单位对金行人才的选拔、安置、培养和重用，有利于对五行属金的学生的因材施教以及专科选择，有利于培养技术人才。

（3）金行人易患疾病及防治要点

金行人多数为燥性体质，比较适应长夏雨湿节气和秋冬寒凉季节，而不太喜欢温热的春夏季节，尤其是体质燥热较重的金行人，在炎热的夏季容易出现鼻窦炎、干咳、便秘、痔疮、皮疹、脚气、皮癣等实热病症。

《黄帝内经》理论指出：腑为阳、脏属阴，阳为实热、阴为虚寒，阴阳五行理论中大肠属阳，肺脏属阴，因而属阳的乾金人更容易患呼吸系统和大肠组织实热性疾病，尤其是属阳的大肠器官组织方面的疾病如大肠炎、便秘、痔疮、大肠癌等，属阴的兑金人则更容易患呼吸系统和大肠组织阴虚性疾病，尤其是属阴的肺脏方面的疾病如鼻炎、咽喉炎、肺炎、肺结核、肺癌等呼吸系统疾病。肺开窍于皮毛，肺和大肠相表里，所以金行人，尤其是乾金人更容易患皮肤病如皮疹、脚气、皮癣等。肺和大肠相表里，所以五行属金的大肠癌容易发生肺转移。

肺主气，金行人对空气的改变如缺氧、有异味、空气污染等环境特别敏感，一切污染的空气都容易对金行人的呼吸系统造成伤害，如雾霾、毒气、汽车尾气、化学气体、腐烂气味、霉味、烟雾等，在这种环境中金行人容易出现打喷嚏、流鼻涕、突发刺激性干咳等五行属金的呼吸系统病症，这些环境也有可能成为诱导人们，尤其是诱导金行人产生肺炎、肺癌等疾病的致命毒素。所以污染的空气是导致呼吸系统疾病尤其是肺癌的主要罪魁祸首。

《黄帝内经》告诉我们：久动伤肝筋，久视伤心血，久坐伤脾肌，久卧伤肺气，久站伤肾骨。即经常嗜睡太长时间的话会伤害到属金的呼吸系统，容易导致一系列呼吸系统疾病如鼻炎、肺炎、肺结核，甚至肺癌等疾病。其实现代西医理论研究已经证明了这一点：无论仰卧或俯卧，都会压迫胸腔胸壁的一部分，使得胸部不能充分扩张，从而影响呼吸功能。所以睡眠时间过长容易导致缺氧而诱发呼吸系统疾病，尤其是在新装修的居室内长期久睡，因室内空气污染的原因更容易诱发肺癌等严重疾病的发生。金行人尤其要注意这一点。

《黄帝内经》告诉我们：大怒伤肝，大喜伤心，久思伤脾，大悲伤肺，惊恐伤肾。即大悲的情绪属金，大悲容易伤害到属金的肺脏而导致肺气不足，诱发呼吸系统疾病如鼻窦炎、肺炎、皮炎等，所以金行人尤其要注意克制悲伤的情绪。

阴阳五行理论中，金行属阴性，所以金行人要注意滋养肺阴。在属金的干燥的秋天，属金的白色食物如白萝卜、大蒜、洋葱、茭白、雪梨、银耳、白及等有利于金行人的滋阴润肺，尤其是大蒜和白及对金行人的属金的肺结核疾病有直接的治疗作用。在属金的秋季，属金的有壳动物如螃蟹、田螺、河蚌、生蚝等也都成熟了，这些食物对金行人清除燥热的干咳、便秘等症状，以及滋阴润肺等都有好处。而随着深秋的来临，天气逐渐转为寒凉，金行人又容易出现虚寒症状（如怕冷、流清鼻涕、咳嗽无力、腹泻等），此时进补属金的有壳动物蛋白质如甲鱼、乌龟等，或进食属金的白色食物如糯米、淮山、莲子、薏苡仁等，对金行人的身体健康都有补益作用。

"子午经络流注"理论提示我们，寅时和卯时（凌晨3:00～7:00）正是五行属金的肺经和大肠经两条经络最虚弱、最需要保养的时辰，此时应注意金行人的五行属金的呼吸系统和大肠器官组织更需要保养，了解呼吸系统和大肠组织疾病发生的原理和规律，把握养生节奏，就可以做到精准防治相关的未病或欲病：寅时（3:00～5:00）对应于肺经，呼吸功能较虚弱，此时如果有空气污染（如新装修的住房、户外雾霾较重却开窗等）而吸入新鲜空气不够、肺排出气态或液态毒素不顺畅，或者气温较寒凉等，都容易伤害到呼吸系统器官组织，诱发咳嗽、打喷嚏、感冒、喉炎、肺炎、肺结核，甚至肺癌等症状或疾病，注意保持卧室空气清洁、温度适宜、适当喝水或更换睡觉姿势帮助呼吸系统排毒等，就可以预防上述不良因素对呼吸系统的伤害；卯时（5:00～7:00）对应于大肠经，此时大肠较虚弱，大便积累在大肠腔内，进一步加重了大肠的负担，如果经常在此时不及时排出大便者，容易导致大肠腔内代谢废物中的各种固态毒素、脂溶性毒素、水溶性毒素，以及气态毒素等直接刺激、伤害大肠壁组织，久而久之就会诱发大肠炎、便秘、痔疮、大肠息肉，甚至大肠癌等病症，而此时只要适当喝些水，使得大肠腔有足够的分泌液并促进大便及时排出，就可以预防此类疾病的发生。肺经和大肠经相表里，金行人更要注意在寅时和卯时对五行属金的呼吸系统和大肠器官组织的保养，注意避开寒凉或污染的空气，并及时排出大便，否则会更容易出现上述病症。

金行人的呼吸系统、大肠、和皮肤组织容易出问题，芳香、辛辣的味道属金，金行人经常吃这类食物后，既有益处，也有不利的方面：芳香的饮食如香菜、薄荷、大蒜等有利于呼吸顺畅排毒，而辛辣的食物却会诱发鼻炎、咽喉炎等症状；芳香的饮食如芹菜、小茴香等有利于大肠通气而顺畅排便，而辛辣的食物却会诱发便秘、痔疮等症状；芳香的饮食如葱花汤、胡椒汤等有利于皮肤出汗排毒，而辛辣的食物如麻辣烫、麻辣火锅等却会诱发皮肤干燥、皮疹等症状。

肺主气，深呼吸运动，尤其是练气功，是中国祖传的各种传统运动形式的一种，各种气功方式万变不离其宗，都是以深呼吸运动为基础，所以气功有利于人体属金的呼吸系统，尤其是金行人的呼吸系统的健康。

记得20世纪80年代初笔者在中山医科大学读书期间，班上的几个同学跟着广州的气功师学习练气功，回来后说对强身健体，尤其是对慢性鼻炎等病症有好处。当时笔者已经患慢性鼻窦炎数年，长期鼻腔有堵塞感，所以马上就跟着同学一起练气功。笔者练了三天后鼻腔堵塞感明显减轻，一周后鼻腔就完全通畅了。对于这种练气功方式的具体名称，同学没有详细说明，笔者将其称为"深呼吸意念疗法"。此后笔者只要一有感冒鼻塞症状，或是别的不舒服症状如疲劳引起的头痛等，马上采用深呼吸意念疗法的方法练功，常常能收到立竿见影的好效果。深呼吸意念疗法的练习方法是：选择白天或晚上任意时间段，尤其是不适症状或疼痛发作时更是治疗的好时机，于空气清新处，采用站、坐、卧位均可，双眼微闭，双手自然放于身体两侧，排除一切杂念进行深呼吸；深呼吸时从口进气，然后感觉气沉丹田（肚脐下方三寸），然后用意念感觉气向周身发散，发散至四肢末梢都有发热的感觉，并且感觉气在强烈冲击身体不适部位或疼痛部位；等到憋不住气时感觉让气从丹田出发向后背流动，沿着后脊梁上升，经过头颅顶，从鼻腔缓缓呼出。此方法对疲劳引起的头痛可以马上见效，而对于慢性疾病或不适，采用此方法循环往复练习，每次持续 10 分钟至 15 分钟，一天两次左右，数日后即可以收到明显效果。

唱歌可以说也是深呼吸运动的一种，是非常好的、对身心健康都有益处的一种有氧运动形式：一方面唱歌时感觉心旷神怡，可促进唱歌者心理健康；二方面唱歌时胸腔的扩张和回缩可以对胸腔和腹腔各脏腑器官组织起到按摩和刺激蠕动等作用，有利于激活各脏腑器官功能；三方面能够帮助扩大肺活量，促进肺泡气体交换，尤其是边唱歌、边喝水、再促进排尿，可以帮助更多的气态毒素和液态毒素的排出。所以经常唱歌有利于属金的呼吸系统，尤其是金行人的呼吸系统的健康，也有利于泌尿系统的健康。

西部地区如山西、陕西、甘肃、西藏、新疆等地五行属金，这些地方空气中氧气较稀薄，水资源也较匮乏，人体容易因缺水而燥热，所以西部地域的人们，尤其是五行属金的人们其呼吸系统和大肠组织方面较为虚弱，容易患与肺和大肠组织与燥热相关的疾病，而现代西医大数据统计结果恰恰得到了类似结论，几乎全世界各个国家的西部地区，其硅肺、肺结核、肺癌、便秘、痔疮、大肠癌等疾病的发病率都高于其本国的其他地区，这是又一个证明中医五行理论正确的真实世界大数据研究实例。

除了上述金行人的易患疾病之外，每个金行人出生的时辰不同，各个时辰归属的五行脏腑易患疾病也会不同，应引起所有金行人注意。

金木人易患疾病及防病要点： 五行属木的时辰即子时和丑时（23 点～3 点）出生的金行人为金木人，金木人出生年、月、日所对应的五行属金，提示其属金的呼吸系统、大肠和皮肤组织容易患病，其出生时辰所对应的五行属木，提示其属木的肝胆系统以及神经和内分泌器官组织也容易患病，所以金木人除了容易患皮炎、鼻炎、咽喉炎、支气管炎、哮喘、肺炎、肺结核、硅肺、腹泻、便秘、痔疮、结肠炎、大肠息肉，甚至皮肤癌、肺癌、大肠癌等疾病之外，还容易患失眠、流感、眼结膜出血、筋痛、腱鞘囊肿、肝炎、肝硬化、胆囊炎、胆囊息肉、胆结石、抑郁症、帕金森症，甚至肝胆及神经组织的恶性肿瘤等疾病，因此金木人在日常生活中要特别注意在五行属金和属木的每年的秋季和春季，以及每天的寅时和卯时（3 点～7 点）、子时和丑时（23 点～3 点）等时间段，一方面要重点保养其属金的呼吸系统、大肠和皮肤组织，另一方面还要注意保养其属木的肝胆系统以及神经和内分泌器官组织。

金火人易患疾病及防病要点： 五行属火的时辰即午时和未时（11 点～15 点）以及戌时和亥时（19 点～23 点）出生的金行人为金火人，金火人出生年、月、日所对应的五行属金，提示其属金的呼吸系统、大肠和皮肤组织容易患病，其出生时辰所对应的五行属火，提示其属火的心脑血管系统、免疫系统和小肠组织也容易患病，所以金火人除了容易患皮炎、皮癣、鼻炎、咽喉炎、支气管炎、哮喘、肺炎、肺结核、硅肺、腹泻、便秘、痔疮、结肠炎、大肠息肉，甚至皮肤癌、肺癌、大肠癌等疾病之外，还容易患口腔溃疡、高血压、心梗、脑梗、脑溢血、贫血、白血病、阑尾炎等疾病，因此金火人在日常生活中要特别注意在五行属金和属火的每年的秋季和夏季，以及每天的寅时和卯时（3点～7点）、午时和未时（11点～15点）、戌时和亥时（19点～23点）等时间段，一方面要重点保养其属金的呼吸系统、大肠和皮肤组织，另一方面还要注意保养其属火的心脑血管系统、免疫系统和小肠组织。

金土人易患疾病及防病要点：五行属土的时辰即辰时和巳时（7点～11点）出生的金行人为金土人，金土人出生年、月、日所对应的五行属金，提示其属金的呼吸系统、大肠和皮肤组织容易患病，其出生时辰所对应的五行属土，提示其属土的脾胃系统和肌肉组织也容易患病，所以金土人除了容易患皮炎、鼻炎、咽喉炎、支气管炎、哮喘、肺炎、肺结核、硅肺、腹泻、便秘、痔疮、结肠炎、大肠息肉，甚至皮肤癌、肺癌、大肠癌等疾病之外，还容易患流涎、脱发、胃下垂、积食不化、呕吐、胃炎、胃息肉、胃溃疡、胃出血、胰腺炎、糖尿病、肌无力、肌肉劳损，甚至胃癌、胰腺癌等疾病，因此金土人在日常生活中要特别注意在五行属金和属土的每年的秋季和长夏季（夏季和秋季之间），以及每天的寅时和卯时（3点～7点）、辰时和巳时（7点～11点）等时间段，一方面要重点保养其属金的呼吸系统、大肠和皮肤组织，另一方面还要注意保养其属土的脾胃系统和肌肉组织。

金金人易患疾病及防病要点：五行属金的时辰即寅时和卯时（3点～7点）出生的金行人为金金人，金金人不但出生年、月、日所对应的五行属金，其出生时辰所对应的五行也属金，提示其属金的呼吸系统、大肠和皮肤组织特别容易患病，所以金金人特别容易患皮炎、鼻炎、咽喉炎、支气管炎、哮喘、肺炎、肺结核、硅肺、腹泻、便秘、痔疮、结肠炎、大肠息肉，甚至皮肤癌、肺癌、大肠癌等疾病，因此金金人在日常生活中要特别注意在五行属金的每年的秋季，以及每天的寅时和卯时（3点～7点）等时间段，重点保养呼吸系统、大肠和皮肤组织。

金水人易患疾病及防病要点：五行属水的时辰即申时和酉时（15点～19点）出生的金行人为金水人，金水人出生年、月、日所对应的五行属金，提示其属金的呼吸系统、大肠和皮肤组织容易患病，其出生时辰所对应的五行属水，提示其属水的泌尿生殖系统、听力和骨组织也容易患病，所以金水人除了容易患皮炎、鼻炎、咽喉炎、支气管炎、哮喘、肺炎、肺结核、硅肺、腹泻、便秘、痔疮、结肠炎、大肠息肉，甚至皮肤癌、肺癌、大肠癌等疾病之外，还容易患白发、耳鸣、耳聋、脊椎病、关节炎、痛风、肾囊肿、肾炎、膀胱炎、结石、阳痿、月经不调、痛经、不孕不育、妇科炎症、乳腺疾病、甲状腺疾病、肾上腺肿瘤、前列腺疾病，甚至泌尿生殖系统恶性肿瘤等疾病，因此金水人在日常生活中要特别注意在五行属金和属水的每年的秋季和冬季，以及每天的寅时和卯时（3点～7点）、申时和酉时（15点～19点）等时间段，一方面要重点保养其属金的呼吸系统、大肠和皮肤组织，另一方面还要注意保养其属水的泌尿生殖系统、听力和骨组织等。

（4）金行人五行相生

《黄帝内经》五行相生理论指出木生火、火生土、土生金、金生水、水生木，其中与金有关的理论有土生金和金生水，在养生保健时应适当注意其关联性。

土生金

土生金寓意为土壤里面产出各种金属。土行对应于中部、夏秋交界时（长夏）、湿、裸皮类动物或动物内脏、黄色或甜味食物，以及胃和胰腺（脾胃）、肌肉、口唇等组织或器官，金行对应于西方、秋季、燥、有壳类动物、白色或芳香辛辣味食物，以及呼吸系统、大肠、鼻、气、皮肤等组织或器官，所以土生金理论对于土行人在健康方面有很多的指导意义。

属土的长夏（雨季）季节过后，就迎来了属金的干燥的秋季，这是气候方面的土生金。

秋天里，多数谷物、豆类及硬壳果实由成熟到坚固、并最终可以收割，大多数饲养的禽畜如鸡、鸭、鹅、牛、羊、猪等经过一年的成长也已成熟可供屠宰，尤其是五行属金的带壳的肥腴多膏的秋螃蟹成为许多餐桌上一道亮丽的风景。

秋天是收获的季节，有条件的人们在此时大吃大喝，尤其是吃香喝辣后容易导致大肠燥热，诱发便秘、痔疮发作等，这时吃一些蜂蜜（色黄、味甜属土）、香蕉（香蕉皮黄、味甜属土，肉白属金）有利于缓解大肠燥热引发的便秘症状，这是五行理论土生金在现实生活中运用的典型案例。

在西北比较干燥地区的人们，尤其是五行属金的金行人容易出现五行属金的鼻咽干痒、皮肤干燥、干咳、哮喘等症状，而一旦去到五行属土的、湿气较重的中原地带，或去到空气湿润的南方地区（南属火、火生土）如广东、海南等地，则鼻咽干痒、皮肤干燥、干咳、哮喘等症状就会迅速好转，这也是五行理论土生金在现实生活中对金行人健康有益的典型案例之一。

深秋气候逐渐变凉，体质较虚弱的人们以及免疫力较差的小孩、老人等容易感受风寒，尤其是金行人更容易引起属金的呼吸系统虚弱而诱发感冒、咳嗽，甚至肺炎等疾病，这时用五行属土的黄芪、人参、党参、桂圆、甘草、生姜等煎水饮用，可以对体质虚弱的人起到润肺补气等固本扶正的作用，对肺虚寒引起的疾病起到预防作用，这也是五行理论土生金在治未病中的现实应用。

金生水

金属的表面温度低于周围空气的温度，所以水汽容易凝聚在金属器物表面，这是文字意义上的金生水。金行对应于西方、秋季、燥、有壳类动物、白色或芳香辛辣味食物，以及呼吸系统、大肠、鼻、气、皮肤等器官组织，水行对应于北方、冬季、寒、有鳞类动物、黑色或咸味食物，以及泌尿生殖系统（肾和膀胱）、精、耳、牙、骨等器官组织，所以金生水理论对于金行人在健康方面有很多的提示意义。

属金的凉爽的秋天过后，迎来了属水的寒冷的冬季，这是气候方面的金生水。

属金的有壳生物如水鱼、螃蟹、螺、蚌、牡蛎等其生活习性多与水不可分割，而这些生物体内的蛋白质中含有丰富的对人体健康有益的微量元素和激素，因而除了对属金的肺和大肠有极好的滋补肺阴、润肠通便等作用外，还有良好的滋补肾阴、滋阴壮阳等作用，即五行属金的带壳的动物蛋白质对五行属水的生殖系统有补益作用，且中国民间传说中有男虾女蟹的说法，即虾和蟹有壮阳滋阴的功效，这些都是典型的金生水理论在现实生活中的应用。

在五行属水的寒冷的冬季，人们，尤其是阴阳属性属阴的金行人容易产生泌尿生殖系统虚寒的症状，具体表现为小便滴沥不尽、牙痛、关节痛、痛经等，这时除了可用五行属水的黑米、黑豆、黑芝麻等来补益之外，还可以用五行属金的白色薏苡仁、白色的淮山等熬粥吃，几次之后就可以较好解决因肾虚引起的小便滴沥不尽等症状，这也是金生水理论在现实生活中运用的案例之一。在海南岛还有吃淮山易生男孩的传说，有待于真实世界大数据研究统计以及现代医学科学的进一步研究分析。

（5）金行人五行相克

《黄帝内经》五行相克理论指出木克土、土克水、水克火、火克金、金克木，其中与金有关的理论有火克金和金克木，在养生保健时应适当注意其关联性。

火克金

火克金的本意顾名思义是指烈火能够熔化所有的金属物质。火行对应于南方、夏季、热、有羽毛类动物、红色或苦味食物，以及血、心脑血管、小肠、免疫系统、头部、口舌等组织器官，金行对应于西方、秋季、燥、气、有壳类动物、白色或芳香辛辣味食物，以及呼吸系统、大肠、鼻、皮肤等器官组织，所以火克金理论对于金行人在健康方面有很多的提示意义。

阴阳属性属阴的金行人在属阴的西北地区，尤其是在属阴的秋季或冬季容易出现五行属金的呼吸系统疾病如鼻窦炎、过敏性鼻炎、哮喘等，而一旦此时去到五行属火的热带地区如广东，尤其是海南等地生活一段时间，则这些症状就容易得到改善，这是火克金理论对金行人健康有益的现实应用。所以体质虚弱、有呼吸系统虚寒症状的人们，尤其是金行人等，在寒凉的秋冬季节可以去南方热带地区度度假，以便及时恢复呼吸系统的健康。

金行人喜欢吃芳香、辛辣的食物，但是如果金行人经常吃五行属火的烧烤、煎炸、麻辣食物，如烧烤牛羊肉、烤乳猪，尤其是五行属火的有羽毛的动物蛋白质如炸鸡、烧鹅、烧鸽子等食物的火行更重，这些食物吃多了容易引起皮炎、皮癣、红斑狼疮、鼻炎、鼻窦炎、咽喉炎、气管炎、大肠炎、便秘、痔疮，甚至鼻咽癌、肺癌或大肠癌等病症。在五行属火的南方热带地区如广东、广西、海南等地的人们，尤其是金行人，平时、特别是在五行属火的夏季吃这些五行属火的食物时更要注意防范上述病症的发生。医学大数据统计结果显示，鼻咽癌就是在五行属火的南方热带地区如广东、广西、海南等地发病率最高，这是较典型的五行相克理论中火克金理论对真实世界大数据研究较有价值的案例。2003 年影响全国的著名的非典型肺炎就是在五行属火的初夏季节由属火行的南方地区广东省向全国扩散，这也是火克金理论对真实世界大数据研究有价值的案例之一。对这些日常生活中的真实世界大数据案例的研究有利于国家疾病预防政策的落地实施和进一步发展。

2005 年 4 月，笔者在海南省人民医院耳鼻咽喉头颈外科工作时曾救治了一位 18 岁名叫林红杰的患者，他因颈部前面痈肿逐渐长大压迫气管导致无法呼吸而于 2004 年 11 月的一天夜晚入住了笔者医院并做了"颈前痈肿切开排脓术"和"气管切开插管术"，细菌培养未发现有细菌生长，取病变组织行病理活检检查确诊林红杰的疾病为"喉、气管周围非特异性炎症"，先后经 6 次手术治疗后治愈。术后患者曾因食用热性食物而复发三次，经本人指导给予相应对症治疗后均及时康复。林红杰告诉笔者他的出生日期是 1986 年 4 月 18 日，出生时间为中午 13 点刚过，即出生时辰为未时的未初，此时阳气较足，未时为小肠经流注时间，小肠经与心经相表里，同属君火，心为阴脏，小肠为阳腑，从"五行人分类查询表"中可以查出来林红杰的出生日期卦象为乾金，即林红杰为偏阳性金行人，而他的出生时辰为阳性君火的、且阳气较足的未初，所以为阳气较足的金火人，金火人容易患呼吸系统疾病和炎热性疾病。结合林红杰患病、诊断、治疗等全过程，与《黄帝内经》五行理论里的二十五种人分类均能一一对应上：林红杰五行属金，他第一次发病时间是在属金的秋天，他患的病又恰恰是属金的呼吸系统疾病，他身居五行属火的海南热带地域，患的是属火的热性炎症疾病，而几乎每次都是因为食用热性食物导致病情发作或术后复发，正好对应于五行相克理论中的火克金理论。这一典型案例警示人们在养生保健时要注意自己的阴阳五行类别以及五行理论对身体健康指导的重要性。

所以有实热体质的金行人，尤其是生活在五行属火的南方热带地区的金行人应该少吃热性较重的食物，尤其是油炸的五行属火的动物蛋白质类食物如炸鸡、烧鹅、炸鸽子等，更要少吃这类动物食物的皮和皮下脂肪（该类动物的皮及皮下脂肪里含有大量的致癌的脂溶性毒素），以积极预防由火克金引起的对五行属金的呼吸系统、皮肤和大肠组织的伤害。

点燃后的香烟五行属火，火克金，抽香烟者，尤其是将烟雾吸到肺里去的人们容易出现鼻炎、喉炎、肺炎，甚至肺癌等病症。金行人呼吸系统较弱，所以金行人应该尽量不抽烟，且所有人在抽烟时都不应该将烟雾吸入肺里，以减少对呼吸系统和血液系统的伤害。

苦味食物五行属火，如苦瓜、大芥菜、小芥菜等，吃多了这类食物容易伤害到五行属金的呼吸系统、大肠、皮肤等器官组织，导致体质虚弱的人们，尤其是金行人出现皮疹、喉炎、咳嗽无力、肺炎、肺结核、便溏或腹泻等症状，这也是火克金理论对金行人健康不利的影响案例之一。所以体质较虚寒的人们，尤其是五行属金的、阴性的兑金人，特别是在气候寒凉的秋冬季节时，应该少吃五行属火的苦味的素食类食物，以减少对五行属金的呼吸系统、大肠和皮肤等器官组织的伤害。

火行对应于心脑血管系统和免疫系统，金行对应于呼吸系统疾病，火克金，所以属火行的心血管系统有疾病时也容易伤到属金行的呼吸系统，如心肌梗死时部分患者会出现胸闷、胸痛、憋气或气促等症状，心衰患者容易因肺淤血而出现粉红色泡沫痰的症状等。所以在防治呼吸系统疾病的同时，应该注意预防由心血管疾病所引起的可能性。

《黄帝内经》告诉我们：大怒伤肝，大喜伤心，久思伤脾，大悲伤肺，惊恐伤肾。所以我们要注意各种不良情绪对金行人的伤害：大悲的情绪属金、大悲容易伤害到属金的肺而导致呼吸系统症状或疾病，如皮疹、鼻窦炎、咳嗽、气喘、肺炎、肺结核等，喜庆的情绪属火，火克金，所以当某人因悲伤难过时，告诉他一个喜庆的消息就能马上转悲为喜，从而解除因悲伤对呼吸系统造成的伤害，这是火克金的一种表现形式；金行人遇到五行属火的大喜的事情容易产生喜极而泣等现象，这是火克金的另一种表现形式；悲伤的金行人如果能经常听一些五行属火的喜庆、愉悦的音乐或歌曲，尤其是自己亲自唱，就能激活阴阳五行属阴的金行人的阳刚之气（动则生阳）而快乐起来，这是火克金理论对健康有益的一种表现形式。

金克木

金克木的字面意思是指用金属的刀具可以砍伐树木。金行对应于西方、秋季、燥、有壳类动物、白色或芳香辛辣味食物，以及呼吸系统、大肠、鼻、气、皮肤等器官组织，木行对应于东方、春季、温暖、风、有毛类动物、绿色或酸味食物，以及肝胆系统、神经组织、筋、眼睛等器官组织，所以金克木理论对于火行人在健康方面有很多的提示意义。

由于金行对应于呼吸系统和大肠、木行对应于肝胆系统以及神经和内分泌系统，所以金克木理论在健康方面有很多的提示意义。

地域方面：金行对应于西部地区、对应于胸背部、皮肤、对应于呼吸和大肠，木行对应于肝胆和神经系统。在属金行的西部地区的人们，一方面多发属金行的肺炎、硅肺、肺癌、皮炎、肠炎、大肠癌等疾病，另一方面因为金克木，所以多发属木行的肝胆和神经系统疾病，如肝胆结石、肝硬化、肝癌、抑郁症、脑中风等疾病。西部地区的人们性格刚烈、脾气暴躁，一发怒起来就刀兵相见，就是金克木的典型表现之一。

季节方面：金行对应于秋季、对应于燥、对应于皮肤，所以在属金的秋高气爽的秋季，一方面容易出现金行对应的呼吸系统和大肠疾病如哮喘、硅肺、肺结核、皮炎、鼻窦炎、鼻出血、肠炎、腹泻、便秘、痔疮出血等不适，另一方面因为金克木，所以也容易使得属木的肝胆系统以及神经和内分泌系统受到伤害而引起急性肝炎或胆囊炎发作、面瘫、四肢末梢麻木、精神病发作、突发脑中风等。病毒性脑炎、癫痫病、抑郁症等五行属木的疾病多在五行属木的春季发作，而五行属金的秋季也是这些疾病的高发季节，这就是金克木理论的典型现实案例。

饮食习惯：五行属金的西部地区人们其五行属金的呼吸系统和大肠容易有燥热或虚寒的不适，如皮肤特别容易干燥、容易便秘等，所以在日常饮食中，西部地域人们喜欢喝酥油茶来解渴，也喜欢拿羊奶、马奶等奶茶来当饮料，还喜欢吃油脂含量丰富的牛羊肉以及这些动物的内脏组织蛋白质等，利用这些食物中的油脂来润滑、保护皮肤以及大肠组织。由五行相克理论中的金克木理论告诉我们，五行属金的西部地区人们其五行属木的肝胆系统以及神经和内分泌系统也普遍较虚弱，俗称缺木，缺什么就应该补什么，所以西部地区的人们在日常生活当中养成了独特的饮食习惯：喜欢吃以草为食物而长大的属木的牛肉、羊肉；喜欢吃青色属木的青稞面、莜麦面；喜欢喝用青稞酿造而成的属木的青稞酒或竹叶青酒；吃多数食物时都喜欢蘸着山西老陈醋（酸味属木）来吃等。这是西部地区的人们几千年来祖祖辈辈按五行理论的指导所养成的养生保健的习惯，他们觉得这样吃才合自己的胃口，但是同时也导致有此饮食习惯和爱好的西部地区的人们因为高蛋白、高脂肪、高糖饮食而容易产生高脂血症、肥胖、糖尿病、高血压、脑中风、心肌梗死等疾病。所以对五行理论的解读有利于国家对西部地区养生保健政策的制定以及对重点疾病的防控。

食物选择：金行对应于辛辣芳香味食物（大蒜、洋葱、奶酪、马奶酒等）、对应于白色食物（梨子、香蕉、白萝卜、百合、杏仁、莲藕、莲子、淮山、薏苡仁等）、对应于有壳的生物（乌龟、水鱼、虾、螃蟹、牡蛎、田螺、河蚌、鲍鱼等），饮食不当一方面容易引起五行属金对应的呼吸系统和大肠疾病如腹泻或便秘等，另一方面因为金克木，所以容易引起属木的肝胆系统的不适症状。如辣椒和花椒等为辛辣、芳香类食物，五行属金，金克木，肝胆以及神经和内分泌系统属木，所以吃多了属金的辣椒和花椒等会伤害到属木的肝胆系统以及神经和内分泌系统，容易引起肝区隐痛、手指末梢麻痛、舌头麻木、头脑发胀和头晕目眩等病症的发生。

金行人大多数能喝五行属金的芳香的酒类，金克木、肝属木，所以各类酒喝多了都会伤害到金行人属木的肝胆系统以及神经和内分泌系统，尤其是金行最重的白酒更容易直接造成对肝胆系统以及神经和内分泌系统的伤害，引起酒精过敏、醉酒、记忆力减退、帕金森综合征、肝炎、脂肪肝、胆囊息肉、肝癌等疾病，而晚上喝多了酒引起胆汁酸大量分泌并刺激大肠壁黏膜细胞基因突变，又会诱发金行人容易患的五行属金的大肠癌等。

近年来美国医学科学家经过科学研究得出结论：吃白萝卜的同时喝白酒，将对肝脏产生较大的毒性伤害。这里有个很有意思的问题：为什么是白萝卜，而不是胡萝卜或红萝卜？为什么是白酒，而不是红酒、啤酒、黄酒、洋酒或养生酒？从中医五行理论我们知道，白萝卜为白色、属金，白酒既为辛辣芳香味属金、又为白色属金、所以白酒较其他颜色酒的金行更重，肝脏属木，金克木，两个金在一起克一个木，此木岂有不受伤害之理？这就是典型的金克木理论对健康的提示意义。现代西医科学理论研究结论一次又一次地证实了几千年前的古中医理论的正确性。

事实上越来越多的现代西医理论科学研究正在逐步证明中国古中医系统医学理论的正确性和重要性。笔者预测未来西医理论科学研究的重大发明其理论基础将大多根源于古中医理论。

疾病方面：金行人五行属金的呼吸系统和大肠组织容易患病，木行对应于肝胆系统和神经系统，金克木，意味着金行人呼吸系统或大肠组织有疾病时也容易伤害到肝胆系统或神经系统。如缺氧时容易导致脑死亡，肺癌容易发生大脑神经组织转移，大肠癌除了容易发生肺转移之外，也容易发生肝门淋巴结转移、肝转移，以及大脑神经组织转移等，这些都是金克木的典型例子，可以说五行相克理论早已归纳、解释了现代西医理论已经研究、总结、证实了的肺癌转移和大肠癌转移的规律。

所以金行人，尤其是西部地区的金行人一方面要注意保养好自己五行属金的呼吸系统和大肠组织，另一方面还要注意保养好自己五行属木的肝胆系统以及神经和内分泌系统，这是金克木理论对金行人养生保健的提示意义。

（6）金行人补虚泻实

《黄帝内经》告诉我们：虚则补其母，实则泻其子。从五行理论我们知道土生金，金生水，即五行属土的东西是五行属金的母，五行属水的东西是五行属金的子。所以当属金的呼吸系统或大肠组织虚弱时，要用其母、五行属土的东西来补，即土补金，而当属金的呼吸系统或大肠组织有实热时，要用其子、五行属水的东西来泻，即水泻金。

土补金

当金行人五行属金的呼吸系统或大肠组织虚寒而出现畏寒、流清涕、腹泻等症状时，可以选择五行属土的人参、党参、西洋参、黄芪等来补益属金的肺气，这是虚则补其母理论对金行人健康的提示意义。

记得 20 世纪 80 年代初笔者在中山医科大学读书期间，每年秋天到了润肺的季节，学校食堂会提供两种汤菜供师生选择，一种是黄芪煲西洋菜，另一种是白萝卜煲猪排骨。对于这两种汤菜我们该如何进行选择呢？

在选择之前我们应该先弄清楚自己的身体状况，以及弄清楚这两种汤菜的作用。在五行属金的秋季，天气由燥热逐渐转为寒凉，五行属金的呼吸系统容易受到伤害而引起感冒等问题。感冒分为热感和寒感，如为热感则应当用泻法，如为寒感则应该用补法。如果选择反了，不但起不到预防或治疗作用，反而会加重原来的病情。

人参、党参、黄芪等为黄色、五行属土，肺和大肠属金，土生金，所以属土的人参、党参、黄芪等对属金的呼吸系统和大肠组织有补益的作用；白萝卜为白色、五行属金，其性偏凉性、有泄热毒的作用，所以白萝卜有平复肺和大肠燥热的作用。如果感到有干咳、咽喉痛、鼻塞、流脓涕、咳脓痰、体内发热、便秘等症状，说明属金的呼吸系统和大肠组织有实热表现，此时应当选择白萝卜煲猪排骨汤等来泻除属金的肺和大肠的实热；如果感到身体发冷、流清鼻涕、咳嗽无力、咳白痰、腹泻等症状，说明属金的呼吸系统和大肠组织有虚寒表现，此时应当选择属土的黄芪煲西洋菜等来补益属金的肺和大肠组织的虚寒。

有些人认为猪排骨汤有滋补作用，因而在肺有燥热症状时不敢选择白萝卜煲猪排骨汤，只敢选择吃生白萝卜。其实这些人没有很好地理解白萝卜所含营养素的成分和作用方式。生白萝卜有其相应的营养素，但是人体却吸收不了生白萝卜内含有的对肺泡、支气管黏膜细胞有良好修复作用的胡萝卜素，因为胡萝卜素是脂溶性维生素，在烹饪时必须借助油脂才能溶解、释放出来，再被人体吸收。所以厨师一般在烹饪白萝卜汤时会加入含油脂的猪骨头、猪排骨、鲫鱼或鸡汤，甚至仅仅是加入一些烹饪油脂等，这些汤里就会溶入对人体呼吸系统有益的胡萝卜素了。每到秋冬季节，为抵御寒凉气候，人们会食用大量热性的高蛋白、高脂肪食物，一方面容易造成脾胃湿气过重，另一方面油炸或火锅里的高蛋白热性食物五行属火，火克金，所以容易加重肺的燥热，对呼吸系统造成伤害，此时食用白萝卜可以起到泻热祛毒的作用，将大大缓解这两方面对身体的危害。民间有秋冬白萝卜赛人参的传说，并不是说白萝卜有滋补的作用，而是指在秋冬季节进补过多时，适当食用白萝卜可以起到祛热泻毒、平复呼吸系统和大肠组织的燥热、使得体内五脏六腑达到阴阳平衡的作用。

同样，西红柿里也含有各种营养素，其中对人体心血管系统和男性前列腺等器官组织起着良好作用的番茄红素也属于脂溶性维生素，需要在加热并含有油脂的状况下才会释放出来。所以若想吸收番茄红素来预防心血管疾病或前列腺疾病，就应该在烹饪好的含油脂的西红柿炒鸡蛋、西红柿鸡蛋汤、酸辣西红柿牛肉汤等食物里去寻找。

五行属土的人参或党参有补肺气、去寒凉的作用，而白萝卜有泻肺实热的作用，如果一起食用，则人参或党参的补益肺气的作用将会大打折扣，所以人参或党参与白萝卜最好不要同时食用。熟悉五行理论就能指导人们在日常养生保健方面做出正确的选择。

金泻土

五行属金的人本身容易呼吸系统、大肠和皮肤组织功能虚弱，《黄帝内经》五行补虚泻实理论告诉我们：土生金，金为土之子，金泻土。所以金行人也容易泻掉其机体五行属土的精气，诱发五行属土的脾胃系统器官组织功能减弱病症。如金行人容易出现消化、吸收功能减弱以及便溏、腹泻等病症，金行人外貌体型普遍呈仙风道骨特征，与其脾胃功能减弱存在着某些联系。

水泻金

五行理论告诉我们：木、火、土、金、水分别对应于风、热、湿、燥、寒，即金行人的五行属金的呼吸系统、大肠和皮肤组织容易出现燥热的问题，多数金行人怕热不怕冷。实则泻其子理论告诉我们，一旦金行人出现五行属金的呼吸系统、大肠和皮肤组织燥热现象，就应该用其子、即五行属水的东西来泻。

金行人属金的呼吸系统或大肠组织常会比较燥热，容易出现发热、干咳、脓痰、便秘、痔疮发作等症状，此时可以选择五行属水的食物来解除，如白开水、黑豆、黑芝麻、黑木耳、蓝莓、有鳞鱼、乌鸡等，这是实则泻其子、水泻金对金行人健康的指导意义。

含水分较多、较香甜的水果如雪梨、蜜瓜、香瓜等水行较足，可以帮助泻掉金行人的燥热，所以多数金行人喜欢吃含水分较多的雪梨或香瓜，却不太喜欢吃水分含量较少的红苹果、山楂等酸涩水果。

"子午经络流注"理论提示我们，寅时和卯时两个时辰（凌晨 3:00 ～ 7:00）正是五行属金的肺经和大肠经两条经络较虚弱而需要保养的时辰，应注意了解呼吸系统和大肠组织疾病发生的原理和规律，把握养生节奏，精准防治相关的未病或欲病：寅时（3:00 ～ 5:00）归肺经，此时呼吸系统功能较弱，在此时遭受寒凉容易诱发感冒、鼻炎、肺炎等疾病，许多因呼吸系统疾病而有咳嗽症状的人也常会在凌晨 3:00 左右将自己咳醒，此时如果多喝几口提前放在床旁的白开水，就能迅速平复呼吸系统的燥热，促进呼吸系统黏膜细胞的分泌而使得痰液稀释并容易咳出，平时因浓痰难以咳出来而干咳时，也可以依靠多喝水来帮助将浓痰咳出来；卯时（5:00 ～ 7:00）归大肠经，此时是保养大肠、解除大肠负担的较重要时刻，如果因为晚上或半夜喝水较少，将导致大肠蠕动减弱、大肠分泌黏液减少、大便秘结等而产生便秘、痔疮等症状，大便就难以在此时段及时排出，久而久之就容易诱发大肠癌等疾病，在此时段及时喝一杯白开水，甚至是凉的白开水，就能迅速平复大肠燥热、刺激大肠蠕动并分泌黏液、稀释大便，从而帮助大便顺利排出来。这些都是典型的实则泻其子、水泻金理论在现实生活中的应用。

所有人都要注重对五行属金的呼吸系统、大肠和皮肤等器官组织的保养，特别是在五行属金的西部地域或秋季，尤其是金行人更要注意，以预防一系列症状或疾病的发生。

5. 水行人的特点、易患疾病、防病要点

坎卦五行属水，即如果从"五行人分类查询表"中查出被查询者出生日期的那一天为坎水者，就是水行人。

（1）水行对应方面

我们可以从前文 67～68 页的"五行对应分类"中初步了解五行属水行所对应的方面以及对人类健康的指导意义。

水行基本对应方面：方位对应于北方；季节对应于冬天；自然界气候对应于寒；生长属性对应于收藏；谷物粮食对应于黑米；豆类粮食对应于黑豆；动物对应于有鳞动物如有鳞鱼类、有鳞蛇等；颜色对应于黑色；味道对应于咸味；茶饮对应于黑茶和普洱茶；酒类对应于用滋阴壮阳的中药材炮制的养生酒等。

人类水行对应方面：五行属性对应于水行人；年龄对应于晚年；人体脏腑对应于肾（生殖系统）和膀胱（泌尿系统）；人体组织对应于骨、牙、发；开窍器官对应于耳、二阴；分泌或排泄的液体对应于尿液和精液；在人体对应于腰背部、足部；饮食习惯对应于爱吃水生类食物如有鳞鱼肉、海带等，爱吃黑深色蔬菜，爱吃咸味菜肴，爱吃深黑色水果如黑葡萄、蓝莓等，爱喝黑茶或咸味清淡饮料，能喝酒者爱喝养生酒或白酒，酒量深不可测；动作对应于站，爱好户内表演类活动；意志表现对应于恐惧，容易产生莫名的害怕感；行为特征对应于快速适应、多变善演，为人处世表现为小心慎微、随遇而安等。

水行属性对健康的指导意义可简单归纳为：北方寒冷的冬天到来得较早，自然界的动物们如松鼠等早早就将秋天成熟坚固的果子收藏好了以备冬季食用；冬季有鳞鱼类又大又肥，利于身体营养和健康，适于大量捕捞；北方菜肴味道普遍咸味较重；天气变冷了，容易诱发肾虚寒，导致下肢尤其是足部寒凉、骨关节疼痛加重、痛经加重、经血变黑且郁结成块、膀胱收缩乏力、尿液淋漓不尽等；寒带地区人们的生殖能力也普遍较低；平时应多吃乌鸡、黑米、黑豆、黑芝麻或颜色较深的黑色食物以滋养肾阴；注意性生活频繁的人精液排泄过多的话，容易伤害肾精而引起腰痛、骨痛、牙齿松动、白发、脱发、耳鸣、耳塞、听力下降、脊柱病变等不适症状加重，站久了也容易有类似状况发生；肾气虚的人性格较为内向，对未知之事较为恐惧，肾开窍于二阴，许多人，尤其是水行人在受到惊吓时有时会表现出屁滚尿流的狼狈情景；行为特征对应于适应，是指水行人像水一样比较精明，能够适应各种环境，如受到冷遇就变成寒霜或冰雪，被限制行动则是一湾静水，有了高度也会拾阶而下，疏畅通道就是奔腾的江河，给予热量就成为蒸汽飘飘然飞去云里雾里等。

值得注意的是全世界医学统计结果显示，北方或寒带地域如俄罗斯、冰岛等国家的人们除了生殖率普遍较低之外，其患肾癌、膀胱癌等泌尿系统肿瘤和睾丸肿瘤、前列腺肿瘤、子宫肿瘤、卵巢肿瘤等生殖系统肿瘤的发病率也居高不下，而一旦这些地区的人们移民到赤道附近等热带地区生活或工作，则不但其生殖率明显升高，而且其泌尿、生殖系统肿瘤的发病率也显著降低，且与当地人群的类似疾病的发病率无显著性差异。所以对中医称之为肾、而西医对应于泌尿系统和生殖系统等器官组织健康的维护，应该引起生活在北方或寒带地区，尤其是在冬季寒冷气候环境中的人们的高度重视。

（2）水行人的特点

水行人多体现为头大脸宽，面颊清秀，眉毛较粗，眼睛较大，骨齿坚实，肩小腹大，腰背较长、臀骶部较低，体格柔软，肌肤圆润，手舞足蹈，灵动如水，走路时身体显得比较摇摆；水行人多数肤色较黑，部分肤色白者却呈无血色的惨白色，许多水行人稍微熬一下夜，双眼就变成了熊猫眼，且容易皮肤色素沉着；水行人给人感觉文静而清高，待人多表现为无敬无畏、不卑不亢；有些水行人为人处世人格卑下，内心贪婪而不仁，好得恶失，不识时务，只知利己，邪恶奸诈，善于欺骗，常因犯奸作恶而惹官司，犯下杀身之祸；水有固态（寒冰）、液态（流水）、气态（蒸汽、云雾）三种形态，所以水行人聪明、灵活，适应各种环境，但却因此水行人的性格也多变，时而像寒冷的冬天自感卑微拘束、郁闷不舒，时而如一池静水般的安静宅家，时而像欢快奔腾的江河，时而如暴雨巨浪，时而像绚丽的彩云，时而如能容纳天地的汪洋大海，时而又如令人恐惧的幽暗深渊。所以性格多变的水行人既可成为积极的活跃分子，也可安静地做个宅家人，适应能力较强，并善于表现，总会以各种面貌出现在世人面前，让人捉摸不定，因此各行各业都有五行属水的优秀人才，尤其是在文艺界的佼佼者中水行人较多；《黄帝内经》阴阳五行理论中水行属阴，对应于有鳞类动物如有鳞鱼、有鳞蛇等，所以水行人比较喜欢室内运动，尤其是表演类活动等。

除了上述水行人的主要特点之外，每个水行人出生的时辰不同，则又拥有了各个时辰归属五行所具备的部分特点。

水木人的特点：子时和丑时（23 点～ 3 点）是胆经和肝经流注的时辰，肝胆五行属木，此时出生的水行人为水木人，这种水行人禀受水气不太全，除了拥有上述水行人的部分特点之外，还拥有木行人的部分长相和性格特点，为人处世有时会表现得比较洁身自好。

水火人的特点：午时和未时（11 点～ 15 点）以及戌时和亥时（19 点～ 23 点）是心经、小肠经、心包经和三焦经流注的时辰，五行属火，此时出生的水行人为水火人，这种水行人禀受水气不太全，除了拥有上述水行人的部分特点之外，还拥有火行人的部分长相和性格特点，为人处世有时会表现得比较洋洋自得。

水土人的特点：辰时和巳时（7 点～ 11 点）是胃经和脾经流注的时辰，脾胃五行属土，此时出生的水行人为水土人，这种水行人禀受水气不太全，除了拥有上述水行人的部分特点之外，还拥有土行人的部分长相和性格特点，为人处世有时会表现得不管善恶都可以周旋。

水金人的特点：寅时和卯时（3 点～ 7 点）是肺经和大肠经流注的时辰，肺和大肠五行属金，此时出生的水行人为水金人，这种水行人禀受水气不太全，除了拥有上述水行人的部分特点之外，还拥有金行人的部分长相和性格特点，为人处世有时会表现得比较平静、稳定而拘谨。

水水人的特点：申时和酉时（15 点～ 19 点）是膀胱经和肾经流注的时辰，肾和膀胱五行属水，此时出生的水行人为水水人，这种水行人禀受水气较全，拥有的上述水行人的特点较为明显，为人处世表现得人格比较卑下。

了解把握了五类水行人的性格和行为特点后，有利于各企事业单位对水行人才的选拔、安置、培养和重用，有利于对五行属水的学生的因材施教以及专科选择，有利于培养出随机应变的杰出人才。

（3）水行人易患疾病及防治要点

阴阳属性属阴的水行人较能耐受寒冷的秋冬季节，不太喜欢闷热、潮湿的长夏雨季，水性人遇到多雨的、湿冷的气候时容易加重寒湿体质而诱发痛风、风湿性关节炎等病症。水克火，水性人缺火，所以五行属水的北方地区的水行人，一到了寒冷的冬季，就想去热带地方生活以补充火气。

中医理论中属水的膀胱和肾对应于泌尿系统和生殖系统，所以水行人这两个系统比较虚弱、容易出问题。水行人常见的与泌尿生殖系统有关的不适症状有白发、脱发、牙痛、耳鸣、耳塞、耳聋、阳痿、遗精、性冷淡、痛经、月经失调、双足寒凉、腰痛、骨关节痛、骨折等；水行人常见的与泌尿生殖系统有关的疾病有中耳炎、泌尿系结石、肾囊肿、肾炎、肾病综合征、生殖系统肿瘤、前列腺炎、畸胎瘤、不孕、流产、脊柱骨质增生、关节炎、风湿病、痛风、骨质疏松、黑色素瘤等。肾主骨，所以泌尿生殖系统的恶性肿瘤如肾癌、精原细胞瘤、前列腺癌等也容易发生骨转移。

水行人阴阳属性属阴，消耗的热量没有阴阳属性属阳的木行人和火行人多，因而水行人普遍喝水较少且经常忘记喝水。人体生理调节机制较强，当一个人每天喝水量不足时，此人的生理调节机制会自动启动身体的节水和储水机制，不让水轻易排出体外，所以喝水较少的人在排出体内水溶性毒素方面容易出现几个问题：一方面容易患各种囊肿性疾病如肾囊肿、卵巢囊肿、肝囊肿等疾病；另一方面因排尿量少也使得大量代谢废物等有害物质堆积在肾脏里，因而也容易患肾炎、肾病综合征等疾病；再一方面因喝水较少而出汗少，容易导致皮肤色素沉着、面部黑色斑等现象。女性阴阳属性属阴，较阴阳属性属阳的男性喝水少，所以肾炎、肾病综合征等严重的肾脏疾病多发生在喝水较少的女性，以及多发于因担心上课时尿多或害怕晚上尿床等而特意减少喝水量的正在读书的青少年女性。五行属水的水行人因平时喝水较少而更要注意这一点。所以不管是谁，在养生保健时必须要喝够每天所需的水量，即成人每天每千克体重40～50毫升水，并视具体情况适当加减：属阳的夏天适当增加，属阴的冬季适当减少；属阳的男性适当增加，属阴的女性适当减少；属阳的青壮年适当增加，属阴的中老年适当减少；属阳的温热体质者适当增加，属阴的湿寒体质者适当减少。

《黄帝内经》告诉我们：久动伤肝筋，久视伤心血，久坐伤脾肌，久卧伤肺气，久站伤肾骨。即站立时间过久容易伤害到属水的泌尿生殖系统而导致属水的一系列不适症状或疾病如耳鸣、腰痛、腰椎间盘突出、骨质增生、骨质疏松等。水行人更要注意这一点。

《黄帝内经》告诉我们：大怒伤肝，大喜伤心，思虑伤脾，悲泣伤肺，惊恐伤肾。即恐惧的情绪五行属水，经常恐惧、害怕则容易伤害到属水的泌尿生殖系统导致痛经、月经失调、阳痿、性冷淡、不孕不育、生长发育畸形等，水行人更要注意避免或克服因恐惧和害怕的情绪对自己身心的伤害。

"子午经络流注"理论提示我们，申时和酉时（下午15:00～19:00）正是五行属水的膀胱经和肾经两条经络较虚弱而需要保养的时辰，此时应注意水行人的五行属水的泌尿生殖系统器官组织更需要保养，了解泌尿生殖系统疾病发生的原理和规律，把握养生节奏，就可以做到精准防治相关的未病或欲病：申时（15:00～17:00）对应于膀胱经，中医的膀胱经对应于西医的泌尿系统，此时泌尿系统功能较虚弱，如果经常在此时段因为喝水量较少而使得尿液无法顺利排出去，一方面水溶性毒素和部分固态毒素长期对泌尿系统刺激后容易诱发泌尿系统的尿急尿痛、结石、炎症、息肉，甚至恶性肿瘤等症状或疾病，另一方面部分水溶性毒素被重吸收经血液循环转移至皮下汗腺中，长期汗少就会积存在皮下引起皮肤色素沉着，导致皮肤色斑形成，此时只要喝够水并抽空去做运动，同时及时排尿、深呼吸、适当出汗等，就可以预防此类疾病的发生，就算没有时间去运动，在此时段喝够水、适当做深呼吸运动、及时排尿，也能帮助水溶性毒素和部分固态毒素以及气态毒素的排出，利于及时预防泌尿系统疾病的发生；酉时（17:00～19:00）对应于肾经，中医的肾经对应于西医的生殖系统，此时生殖系统的阴阳调和功能较虚弱，如果经常在此时段因各种原因导致人们体内阴阳激素水平无法平衡，容易诱发耳鸣、白发、脱发、骨质疏松、阳痿、痛经、月经失调、不孕不育、生殖系统炎症、息肉、畸胎瘤，甚至恶性肿瘤等症状或疾病，此时只要以积极的心态参加活动，尤其是有男女共同参与的集体活动，激活身心的激素水平，并注意喝够水、并及时排尿、深呼吸、适当出汗、互相交流感情等，就可以预防此类疾病的发生，就算没有时间去参加类似活动，在此时段喝够水、适当做深呼吸运动、及时排尿，同时适当与周围人相互间开开玩笑，或自己看看笑话、愉悦一下心情等，也能帮助体内激素水平的提升和平衡，并及时排出水溶性毒素、部分固态毒素、气态毒素，以及生殖系统的毒素等，预防生殖系统疾病的发生；膀胱经和肾经相表里，平时喝水较少的水行人在申时和酉时更要注意对五行属水的泌尿生殖系统的保养，预防与泌尿生殖系统有关的系列疾病。

中医养生的"子午经络流注"理论中十二时辰规律作息对申时和酉时的命名是有其深刻含义的：申字为伸张一词中伸字的一半，顾名思义申时就是到了需要将身体多多伸张的时候了，所以申时做体育活动最佳，在校学生的体育课安排在此时段有利于学生体质的健康成长；酉字为酒字的一半，其含义就是代表酒，顾名思义酉时就是到了可以通过适当喝点酒来扩张血管、加快血液循环速度、利于各种毒素的排出、激活体内激素分泌和平衡、有益于后代繁衍和延年益寿等的时候了。自古至今，世界上许多地方都有一个类似的风俗习惯，即在特定的节日，或庆典欢乐时，或有朋自远方来时，在傍晚时分都会点燃一堆篝火，男女老少围着篝火载歌载舞、喝酒吃肉，等到仪式结束或篝火熄灭后，有情的男男女女就会双双牵手去约会了。这种习俗恰恰是无意中就有利于对人们泌尿、生殖系统的保养，有益于族群的繁衍和壮大，完全符合中医"子午经络流注"理论中申时和酉时的作息规律。五行属水的多才多艺的水行人在此时段多参加集体活动，多展示自己的才华，对自己五行属水的泌尿生殖系统会有非常好的保养作用。

在饮食味道等方面，水行人有几个地方需要引起注意：咸味五行属水，在烹饪时放入太多的咸的食用盐会导致水行人的泌尿系统和生殖系统受到伤害，所以水行人较喜欢、也应该多选择清淡的饮食；土克水，五行属土的甜味食物吃多了容易伤害到五行属水的泌尿生殖系统，如吃多了糖、甜水果或甜的饮料容易导致泌尿系统结石或坏牙齿等，所以水行人平时一般不太喜欢、也应该少吃太甜的食物；土克水，五行属土的裸皮类动物或动物内脏蛋白质以及黄色食物等吃多了容易伤害到五行属水的泌尿生殖系统，如吃多了黄鳝、鳗鱼、鱿鱼、猪大肠、黄豆做的豆腐等食物，容易引起或加重痛风症状等，所以水行人平时应该少吃此类食物；水克火，即水行人缺火，缺什么就要补什么，所以水行较重的北方人喜欢吃五行属火的食物如烧烤北京鸭、烧烤牛羊肉、火锅、油煎饼等，油炸天津麻花也是寒冷气候下北方人的最爱，水行人在体质较虚寒时可以适当吃些这类食物。

水行人在属水的寒冷的冬季要滋阴壮阳，平时，尤其是在冬季时，多食用颜色较黑或较深的食物如黑米、黑豆、黑芝麻、黑木耳、黑葡萄、茄子、蓝莓、乌鸡，以及有鳞鱼类等，对水行人属水的泌尿系统和生殖系统都有很好的补益作用。

北方地区如俄罗斯、冰岛、中国的东北等地域五行属水，这些地域的人们，尤其是五行属水的人们其泌尿、生殖系统方面较为虚弱，容易患与泌尿、生殖系统相关的疾病，而现代西医大数据统计结果恰恰得到了类似结论，如北方国家的人们不但生育率较低，其泌尿、生殖系统方面的恶性肿瘤发病率也明显高于温热带国家，而一旦改变生存环境，如俄罗斯人移民到赤道一带的非洲国家，则不但其生育率明显上升，其泌尿、生殖系统方面的恶性肿瘤发病率也明显下降，这是又一个证明中医五行理论正确的真实世界大数据实例。

总之，长期工作或生活在北部地区或寒冷地域的人们，尤其是水行人，要特别注重对属水的泌尿系统和生殖系统的保养，以及预防因这些系统出问题而带来的一系列相关的疾病。

除了上述水行人的易患疾病之外，每个水行人出生的时辰不同，各个时辰归属的五行脏腑易患疾病也会不同，应引起所有水行人注意。

水木人易患疾病及防病要点：五行属木的时辰即子时和丑时（23点～3点）出生的水行人为水木人，水木人出生年、月、日所对应的五行属水，提示其属水的泌尿生殖系统、听力和骨组织容易患病，其出生时辰所对应的五行属木，提示其属木的肝胆系统以及神经和内分泌器官组织也容易患病，所以水木人除了容易患白发、耳鸣、耳聋、脊椎病、关节炎、痛风、肾囊肿、肾炎、膀胱炎、结石、阳痿、月经不调、痛经、不孕不育、妇科炎症、乳腺疾病、甲状腺疾病、肾上腺肿瘤、前列腺疾病，甚至泌尿生殖系统恶性肿瘤等疾病之外，还容易患失眠、流感、眼结膜出血、筋痛、腱鞘囊肿、肝炎、肝硬化、胆囊炎、胆囊息肉、胆结石、抑郁症、帕金森症，甚至肝胆及神经组织的恶性肿瘤等疾病，因此水木人在日常生活中要特别注意在五行属水和属木的每年的冬季和春季，以及每天的申时和酉时（15点～19点）、子时和丑时（23点～3点）等时间段，一方面要重点保养其属水的泌尿生殖系统、听力和骨组织健康，另一方面还要注意保养其属木的肝胆系统以及神经和内分泌器官组织健康。

水火人易患疾病及防病要点：五行属火的时辰即午时和未时（11点～15点）以及戌时和亥时（19点～23点）出生的水行人为水火人，水火人出生年、月、日所对应的五行属水，提示其属水的泌尿生殖系统、听力和骨组织容易患病，其出生时辰所对应的五行属火，提示其属火的心脑血管系统、免疫系统和小肠组织也容易患病，所以水火人除了容易患白发、耳鸣、耳聋、脊椎病、关节炎、痛风、肾囊肿、肾炎、膀胱炎、结石、阳痿、月经不调、痛经、不孕不育、妇科炎症、乳腺疾病、甲状腺疾病、肾上腺肿瘤、前列腺疾病，甚至泌尿生殖系统恶性肿瘤等疾病之外，还容易患口腔溃疡、高血压、心梗、脑梗、脑溢血、贫血、白血病、阑尾炎等疾病，因此水火人在日常生活中要特别注意在五行属水和属火的每年的冬季和夏季，以及每天的申时和酉时（15点～19点）、午时和未时（11点～15点）、戌时和亥时（19点～23点）等时间段，一方面要重点保养其属水的泌尿生殖系统、听力和骨组织健康，另一方面还要注意保养其属火的心脑血管系统、免疫系统和小肠组织健康。

水土人易患疾病及防病要点： 五行属土的时辰即辰时和巳时（7点～11点）出生的水行人为水土人，水土人出生年、月、日所对应的五行属水，提示其属水的泌尿生殖系统、听力和骨组织容易患病，其出生时辰所对应的五行属土，提示其属土的脾胃系统和肌肉组织也容易患病，所以水土人除了容易患白发、耳鸣、耳聋、脊椎病、关节炎、痛风、肾囊肿、肾炎、膀胱炎、结石、阳痿、月经不调、痛经、不孕不育、妇科炎症、乳腺疾病、甲状腺疾病、肾上腺肿瘤、前列腺疾病，甚至泌尿生殖系统恶性肿瘤等疾病之外，还容易患流涎、脱发、胃下垂、积食不化、呕吐、胃炎、胃息肉、胃溃疡、胃出血、胰腺炎、糖尿病、肌无力、肌肉劳损，甚至胃癌、胰腺癌等疾病，因此水土人在日常生活中要特别注意在五行属水和属土的每年的冬季和长夏季（夏季和秋季之间），以及每天的申时和酉时（15点～19点）、辰时和巳时（7点～11点）等时间段，一方面要重点保养其属水的泌尿生殖系统、听力和骨组织健康，另一方面还要注意保养其属土的脾胃系统和肌肉组织健康。

水金人易患疾病及防病要点： 五行属金的时辰即寅时和卯时（3点～7点）出生的水行人为水金人，水金人出生年、月、日所对应的五行属水，提示其属水的泌尿生殖系统、听力和骨组织容易患病，其出生时辰所对应的五行属金，所以水金人除了容易患白发、耳鸣、耳聋、脊椎病、关节炎、痛风、肾囊肿、肾炎、膀胱炎、结石、阳痿、月经不调、痛经、不孕不育、妇科炎症、乳腺疾病、甲状腺疾病、肾上腺肿瘤、前列腺疾病，甚至泌尿生殖系统恶性肿瘤等疾病之外，还容易患皮炎、鼻炎、咽喉炎、支气管炎、哮喘、肺炎、肺结核、硅肺、腹泻、便秘、痔疮、结肠炎、大肠息肉，甚至皮肤癌、肺癌、大肠癌等疾病，因此水金人在日常生活中要特别注意在五行属水和属金的每年的冬季和秋季，以及每天的申时和酉时（15点～19点）、寅时和卯时（3点～7点）等时间段，一方面要重点保养其属水的泌尿生殖系统、听力和骨组织健康，另一方面还要注意保养其呼吸系统、大肠和皮肤组织健康。

水水人易患疾病及防病要点： 五行属水的时辰即申时和酉时（15点～19点）出生的水行人为水水人，水水人出生年、月、日所对应的五行属水，其出生时辰所对应的五行也属水，提示其属水的泌尿生殖系统、听力和骨组织特别容易患病，所以水水人特别容易患白发、色素沉着、黑色素瘤、耳鸣、耳聋、脊椎病、关节炎、痛风、肾囊肿、肾炎、膀胱炎、结石、阳痿、月经不调、痛经、不孕不育、妇科炎症、乳腺疾病、甲状腺疾病、肾上腺肿瘤、前列腺疾病，甚至泌尿生殖系统恶性肿瘤等疾病，因此水水人在日常生活中要特别注意在五行属水的每年的冬季，以及每天的申时和酉时（15点～19点）等时间段，要重点保养其属水的泌尿生殖系统、听力和骨组织健康。

（4）水行人五行相生

《黄帝内经》五行相生理论指出木生火、火生土、土生金、金生水、水生木，其中与水有关的理论有金生水和水生木，在养生保健时应适当注意其关联性。

金生水

金属的表面温度低于周围空气的温度，所以水汽容易凝聚在金属器物表面，这是文字意义上的金生水。金行对应于西方、秋季、燥、有壳类动物、白色或芳香辛辣味食物，以及呼吸系统、大肠、鼻、气、皮肤等器官组织，水行对应于北方、冬季、寒、有鳞类动物、黑色或咸味食物，以及泌尿生殖系统（肾和膀胱）、精、耳、牙、骨等器官组织，所以金生水理论对于水行人在健康方面有很多的提示意义。

属金的凉爽的秋天过后、迎来了属水的寒冷的冬季，这是气候方面的金生水。

水行人因平时喝水较少而容易出现泌尿生殖系统问题，五行属金的食物多数都有益于水行人的泌尿生殖系统健康：属金的有壳动物如水鱼、螃蟹、螺、蚌、牡蛎、生蚝等其生活习性多与水不可分割，而这些动物体内蛋白质含有丰富的对人体健康有益的微量元素和性激素等，因而除了有极好的滋补肺阴和清除大肠燥热的作用外，还有良好的滋补肾阴、促进阴阳平衡的作用，有利于水行人繁衍后代以及延年益寿；在属水的寒冷的冬季，人们容易产生泌尿生殖系统虚寒的症状，具体表现为小便淋漓不尽、牙痛、关节痛、痛经等，这时除了可用五行属水的黑米、黑豆、黑芝麻等来补益之外，还可以用五行属金的白色薏苡仁熬粥吃，几次之后就可以较好解决因肾虚引起的小便淋漓不尽的症状；五行属金的白色食物如淮山等有滋阴壮阳的作用，海南岛本地就流行有多吃淮山易生男孩的传说，这有待于真实世界大数据的统计研究。所以水行人可以适当多选择五行属金的食物，以保养自己的泌尿生殖系统健康。

水生木

水生木寓意是只要有水，禾苗或树木就会生长得非常茂盛，这是文字意义上的水生木。水行对应于北方、冬季、寒冷、有鳞类动物、黑色或咸味食物，以及泌尿生殖系统（肾和膀胱）、精、耳、牙、骨等器官组织，木行对应于东方、春季、温暖、风、有毛类动物、绿色或酸味食物，以及肝胆系统、神经和内分泌器官组织、筋、眼睛等器官组织，所以水生木理论对于水行人在健康方面有很多的提示意义。

由金生水和水生木的道理，我们就能明白安徽的黄山、海南岛的五指山等石头山上的树木之所以能生长得郁郁葱葱，得益于石头属金，到了晚上其表面温度较周围空气的温度低，表面容易凝聚水汽（金生水），有了水，树木自然生长得挺拔健壮。这是水生木理论在自然界中的典型表现形式。

水行人平时较少喝水，水少则难以滋润树木的生长，所以喝水量少对五行属木的肝胆系统解毒排毒功能不利，尤其是晚上睡觉前少喝水的水行人，更容易因肝火旺而难以入睡，导致经常失眠，并常出现担心害怕、神经衰弱、黑眼圈等症状，如果水行人在睡前喝半杯水（约120毫升左右），将对帮助肝胆功能正常运作、平息肝火、快速入睡等有很大的益处，这是水生木理论在日常生活中的典型应用案例。

水行人在平时因较少喝水容易肝火旺而产生眼睛干涩、视物模糊症状时，可以用干净的凉水洗一洗眼睛，眼睛马上就会觉得舒服、看东西也会立刻就变得清晰起来，这也是水生木理论在日常生活中的典型应用案例之一。

（5）水行人五行相克

《黄帝内经》五行相克理论指出：木克土、土克水、水克火、火克金、金克木，其中与水有关的理论有土克水和水克火，在养生保健时应当注意其关联性。

土克水

土克水的本意是指将水围住的池塘围基以及江河堤坝可以用土来夯成，即土可以困住水，如山土滑坡阻断水流会形成堰塞湖、以土围堤可以蓄水成湖等，中国俗语兵来将挡，水来土掩，就是指的这个道理。土行对应于中部、夏秋交界多雨时（长夏）、湿、肌、裸皮类动物或动物内脏、黄色或甜味食物，以及胃和胰腺（脾胃）、口唇、肌肉等器官组织，水行对应于北方、冬季、寒、精、有鳞鱼类、黑色或咸味食物，以及泌尿生殖系统（肾和膀胱）、耳、牙、骨等器官组织，所以土克水理论对于水行人在健康方面有很多的提示意义。

水行人的五行属水的泌尿系统和生殖系统比较虚弱，容易出现早生白发、耳鸣、耳聋、牙痛、骨质疏松、关节痛、风湿病、痛风、痛经、月经紊乱、泌尿系统结石、泌尿生殖系统囊肿，甚至泌尿生殖系统肿瘤等症状或疾病，五行属土的许多食物不利于水行人的泌尿系统和生殖系统的保养，应引起我们的注意。

记得在中山医科大学读书期间，有一次一位从广东东莞来的同学回家乡带了一大麻袋鲜红的香甜荔枝到学校请宿舍的同学品尝。看到同学们饿狼般的样子，该同学提醒大家吃新鲜甜荔枝要悠着点，应适可而止，并告诉大家有些人会对荔枝过敏，荔枝吃多了还容易引起肾结石，他还形象地比喻东莞人因为吃荔枝、龙眼等甜味水果太多，通过外科手术取出来的肾结石和膀胱结石已经可以建一堵高墙了。

在现代西医理论里、上述例子可以解释为：吃多了酸甜味水果等除了导致人体血糖增高之外，留在血液循环内需要排泄出去的草酸等水平也会增加，将使得血液 pH 值呈弱酸性，而人体是一个可以自我综合调节的机体，此时就会动员人体最大的碱性物质、即钙盐来中和血液中酸性环境，这样大量的钙元素就会从人体骨干中游离到血液中，而其中一部分钙会通过泌尿系统排出体外，当这些钙在肾脏或膀胱内遇到排泄出来的酸甜水果里丰富的草酸类物质后，就极易牢牢地结合成草酸钙结晶，久而久之就形成了肾结石和膀胱结石。

而中医理论虽然无法像西医理论一样做到如此精辟的理论分析，但是在几千年前中国古代医学家就明确地告诉大家：土克水，吃多了属土的甜味食物就容易伤害到属水的泌尿生殖系统而引起相关疾病。

经常生活在五行属水的北方或寒冷地域的人们，尤其是水行人，容易患骨关节炎、风湿病、痛风等疾病，西医内科医师会指导这类疾病患者尽量少吃糖、豆腐、蘑菇、黄鳝、鱿鱼、墨鱼、五花肉，以及动物内脏等食物，并告诉患者因为这些食物中含有较高的嘌呤碱，会加重痛风或风湿病等疾病的症状。而熟悉《易经》《黄帝内经》五行理论的中医学者知道，这些西医专家不建议痛风患者吃的食物恰恰都是五行属土的，如豆腐多为属土的黄豆所制，黄鳝、鱿鱼、墨鱼都是属土的裸皮动物，五花肉以及动物内脏等食物也都属土，土克水，吃多了属土的食物自然会伤害到水行人五行属水的泌尿生殖系统而引起痛风或风湿病等疾病症状加重。这是现代西医理论证实中医理论正确性的又一个强有力的证据，用现代西医科学方法去深度挖掘、验证古中医的经典案例，推广古代中医理论的实用经验，总结出中西医相结合的真实世界大数据统计结果，将揭晓一个又一个现代医学界的未解之谜，创造一个又一个现代医学界的神话。

水行人在五行属土的脾胃系统受到伤害或有疾病时也容易伤害到自己五行属水的泌尿生殖系统，如长期高淀粉、高糖、高脂饮食容易引起持续的血糖增高、高脂血症等，加重胰腺负担，久而久之就有可能导致胰腺功能减弱或引起急、慢性胰腺炎发作等，长期大量的炎性毒素或代谢废物需要从肾脏排出，肾脏负担越来越重，肾功能会越来越差，毒素越来越难以排出，久而久之累积在肾脏组织、血液循环里，以及其他器官组织内的毒素就会越来越多，肾炎、关节炎、痛风等疾病或症状就发生了，而当肾脏最终无法全部回收尿里的糖分时，血糖随尿排出体外得到尿糖阳性检查结果，糖尿病就形成了。所以中医理论将关节炎、痛风、糖尿病等疾病归于肾虚范畴，多数临床中医师通过结合对五行属水的肾功能的保养来预防和医治类似疾病，往往会取得较好的效果。

"子午经络流注"理论提示我们：申时和酉时两个时辰（下午 15:00 ～ 19:00）正是五行属水的膀胱经和肾经两条经络较虚弱而需要保养的时间，尤其是水行人更要注意对泌尿生殖系统的保养。此时到了喝下午茶以及吃晚餐的时间，五行属水的泌尿生殖系统有问题的人，尤其是水行人，在此时间段应尽量少吃五行属土的饮食，如含糖饮料、甜咖啡、甜点心、甜水果、烤鱿鱼、红烧鳗鱼、黄鳝、白骨鱼、马鲛鱼、鱼籽、动物内脏、豆腐、香菇等，这类食物也恰恰就是现代西医内分泌科医生嘱咐有牙痛、痛风、关节炎或糖尿病等疾病患者尽量少吃的食物。

《黄帝内经》告诉我们：大怒伤肝，大喜伤心，久思伤脾，大悲伤肺，惊恐伤肾。所以我们要注意各种不良情绪对水行人的伤害：惊恐的情绪五行属水，经常担心、害怕或曾经遭遇到严重的恐怖事件者，容易伤害到其五行属水的泌尿生殖系统，导致耳鸣、听力减弱、白发、腿软、尿失禁、阳痿、痛经、月经不调、不孕不育、骨质疏松、骨关节炎、生长发育障碍等症状或疾病，而一旦通过五行属土的认真思考、分析、理清头绪后，结合一些其他的滋阴壮阳的方法，就有可能使得水行人从惊恐的情绪中慢慢恢复过来，从而起到预防或治疗一系列相关疾病的好效果。这也是土克水理论的一种表现形式。

水行人长时间听到五行属土的较高分贝的噪音后容易伤害到自己五行属水的泌尿生殖系统，出现耳鸣、听力下降，甚至耳聋等症状或疾病，这也是土克水的一种表现形式。此时如果能转换到一个比较安静的环境中生活，并经常按摩耳前的听宫穴和耳周围其他穴位，结合一些其他的滋阴壮阳的方法，就有可能使得水行人逐渐恢复听力健康。

水克火

水克火的本意是指大多数的火灾都可以用水来扑灭，如房屋起火、山林火灾等。水行对应于北方、冬季、寒、有鳞类动物、黑色或咸味食物，以及泌尿生殖系统（肾和膀胱）、精、耳、牙、骨等器官组织，火行对应于南方、夏季、热、有羽毛类动物、红色或苦味食物，以及血、心脑血管、小肠、免疫系统、头部、口舌等器官组织，所以水克火理论对于水行人在健康方面有很多的提示意义。

地域方面：在五行属水的北方地区的人们，尤其是水行人一方面多发与五行属水的泌尿生殖系统相关的症状或疾病如耳鸣、听力减弱、白发、阳痿、痛经、不孕不育、骨质疏松、骨关节炎、痛风，甚至恶性肿瘤等，另一方面因为水克火，流动的血液之火被水给扑灭，所以也多发五行属火的心肌梗死、脑梗死、白血病等疾病。

季节方面：水行对应于冬季、对应于寒气、对应于泌尿生殖系统疾病，所以在五行属水的千里冰封、万里雪飘的冬季，水行人一方面容易出现水行对应的疾病如耳鸣、排尿不畅或小便淋漓不尽、痛经加重、双下肢寒凉、风湿或痛风加重、脊椎病加重等，另一方面因为水克火，所以在寒冷冬季的人们，尤其是水行人，容易使得属火的心脑血管系统受到伤害而引起血压偏低、脑梗死、心肌梗死等症状或疾病，也容易使得属火的免疫系统受到伤害而引起免疫功能下降的表现，如白细胞减少、血小板减少、贫血加重等。

食物选择：属水行的北方寒带地区的人们，尤其是水行人一方面其属水的泌尿生殖系统较虚弱而容易出现耳鸣、耳聋、白发、脱发、龋齿、骨质疏松、不孕症、痛风、肾炎甚至恶性肿瘤等症状或疾病，所以在运用五行相克水克火理论选择营养食物时可以从下述几方面多加考虑：平时在体质实热较重时可以多吃五行属水的深黑色食物（如茄子、芋头、黑豆、黑芝麻、黑米、黑木耳、蓝莓等）以及有鳞的动物蛋白质（草鱼、鲤鱼、鲢鱼、雄鱼、柴鱼、鳜鱼、红友鱼、石斑鱼、三文鱼、有鳞蛇等），此类食物对泌尿生殖系统的清热消炎方面有好处；经常吃黑色或颜色较深的食物如黑芝麻、黑豆、黑木耳、蓝莓、茄子等有助于清理血液内毒素、降低血脂和胆固醇、疏通血管、防止动脉斑块形成、增强人体免疫功能等，并可促进脑梗死、心肌梗死等疾病向着好的方面发展；有鳞动物含有较多的低胆固醇优质蛋白质，经常吃此类食物有助于降低血脂和胆固醇，对各种心脑血管疾病有益；水克火，意味着属水的北方地区人们，尤其是水行人其属火的心脑血管和免疫系统也普遍较虚弱，俗称缺火，缺什么就应该补什么，面食、火锅、油炸或烧烤的食物等热性较足，五行属火，对补充能量、增强活力有好处，所以北方地区如东北、内蒙古、河北等地的人们喜欢吃热性的面食、喜欢吃油炸或烧烤的食物，最典型的例子就是天津麻花等，是多数北方人所喜爱的食物；咸味五行属水，所以北方地区的人们，尤其是水行人的日常食物以咸味为主，但是水克火，吃多了咸味食物容易伤害到属火的心脑血管系统而引起高血压症状加重等，西医大数据统计结果得知吃盐多的群体高血压病发病率较高，而中医五行相克理论却早已揭示了吃盐多会加重高血压病症状是因为水克火的道理。

美国医学科学家在 21 世纪初经研究发现食用黑木耳可以替代阿司匹林，有帮助清理心脑血管内的垃圾、防止血凝块或动脉斑块形成等作用，起到预防脑梗死、心肌梗死等疾病的发生，并可以大幅度减少因常服阿司匹林而引起的消化道大出血等副作用，而中医五行相克理论在几千年前就已经阐明了类似食物有这方面的作用符合水克火等道理，所以中医五行理论值得各类医学专家用中西医结合的方式在养生保健方面做进一步深入研究和挖掘。

疾病方面：水行人自身五行属水的泌尿生殖系统比较虚弱、容易生病，而一旦水行人属水的泌尿生殖系统出现问题，也因为水克火而容易导致水行人五行属火的心脑血管或免疫系统等器官组织受到伤害，如肾炎容易引起高血压（肾性高血压）的发展或加重，糖尿病容易引起微血管病变导致脑中风、心肌梗死，以及四肢尤其是五行属水的下肢末端出现缺血性坏死等疾病发作。中医五行相克理论指明属水的肾脏有问题时会导致属火的心血管疾病加重，提醒所有从医者要全方位考虑导致疾病的各种综合因素，避免走入头痛医头、脚痛医脚的误区。如果所有学西医的医师都能稍微懂点《黄帝内经》五行理论知识的话，就很容易给患者做出中西医相结合的合理解释，并让患者牢牢记住在预防疾病过程中如何选择养生保健饮食的要点。

水行人，尤其是北方寒冷地区的水行人一方面要注意保养好自己属水的泌尿系统和生殖系统，另一方面还要注意保养好自己属火的心脑血管、小肠、心包和三焦（免疫系统）等器官组织，这是水克火理论对水行人健康的重要指导意义。

（6）水行人补虚泻实

《黄帝内经》告诉我们：虚则补其母，实则泻其子。从五行理论我们知道金生水，水生木，即属金的东西是属水的母，属木的东西是属水的子，所以当属水的泌尿系统及生殖系统虚弱时，要用其母、属金的东西来补，即金补水，而当属水的泌尿系统及生殖系统有实热时，要用其子、属木的东西来泻，即木泻水。

金补水

属金的食物多有利于水行人的身心健康，尤其是对水行人的泌尿系统和生殖系统的保养有利，我们应该多加以了解。

水行人平时，尤其是在五行属水的冬季容易出现五行属水的泌尿生殖系统虚寒不适，出现面部色素沉着增多、眼圈易黑、听力下降、脊柱疼痛、骨关节疼痛、小便清长、淋漓不尽、阳痿、阴冷、痛经等症状，此时可以多吃一些属金的食物如薏苡仁、淮山、百合、莲子、水鱼、烤生蚝、虾、姜炒蟹等，以及适量的五行属金的活血的壮阳养生酒等，有利于水行人的滋阴养肾，并有利于预防水行人发生上述一系列的症状或疾病，中国民间传说男虾女蟹、生蚝滋阴壮阳，以及海南民间传说吃淮山易生男孩等，都是五行补虚泻实理论虚则补其母中金补水理论在现实生活中的应用。

水泻金

五行属水的人本身容易泌尿、生殖系统功能虚弱，《黄帝内经》五行补虚泻实理论告诉我们：金生水，水为金之子，水泻金。所以水行人也容易泻掉其机体五行属金的精气，诱发五行属金的呼吸系统、大肠和皮肤组织功能减弱相关病症。如水性人喝水较少时排尿量也会减少，尿液中的水溶性毒素排出也会减少，过多的毒素就会转而回流到呼吸系统或皮肤毛囊汗腺组织内去借道排出，久而久之就容易诱发呼吸系统器官组织和皮肤组织的炎性病症。

木泻水

水行人如果平时吃了太多的热性食物或因某些原因出现属水的泌尿系统和生殖系统实热不适，可能会出现耳痛、化脓性中耳炎、急性关节炎发作、尿频、尿急、尿痛、血尿、脓尿、白带腥臭、宫颈炎等症状或疾病，此时可以选择一些五行属木的绿色、酸味食物或药材如绿豆、车前草、蒲公英、淡竹叶、金银花、板蓝根、诺丽果汁等，以帮助水行人清热解毒、达到防治疾病的作用。这是五行补虚泻实理论实则泻其子中木泻水理论在现实生活中的应用。

总之，五行属水的水行人，尤其是在属水的北方地区以及属水的寒冷季节要特别注重对五行属水的泌尿生殖系统的保养，预防因属水的泌尿生殖系统出问题而带来的一系列全身性疾病。

西医理论强调：一个人是否健康，20% 由先天基因所决定，80% 由后天生活方式所决定。所以现代西医学对人类基因方面的研究越来越深入，期望对未来人类机体有可能出现的重大疾病提前预防。《黄帝内经》理论中的五行理论告诉我们，人类的五行属性是从出生的时刻就已经命里注定了，一旦知道了某个人的具体出生年、月、日和时辰所对应的五行这个 20% 的先天基因是什么，就可以预测此人后天在正常生活和工作状态下的体质状况、性格特点、行为方式、饮食爱好、易患疾病等，就可以有的放矢地指导此人 80% 的后天生活方式该如何更好地去做，从而达到更健康的延年益寿的目的。在这个方面，现代西医理论研究的方向已经与古典中医理论越来越接近。

（四）五行人对五行养生食物的选择原则

人类的阴阳五行分类大致可以概括为：木行人和火行人属阳，金行人和水行人属阴；男性属阳，女性属阴；青少年属阳，中老年属阴；外部体表器官或组织属阳，内部脏腑器官或组织属阴；十二脏腑中的胆、小肠、胃、大肠、膀胱、三焦等空腔性腑器属阳，肝、心、脾、肺、肾、心包等实质性脏器属阴；头部、项部、背腰部和四肢外侧部属阳，面部、颈部、胸腹部和四肢内侧部属阴；身体上半部属阳，身体下半部属阴；身体左半部属阳，身体右半部属阴。

不同的阴阳五行人选择营养食物的大致原则是：年轻的阴阳属性属阳的青少年群体平时可以多选择五行属木和属火的偏阳性食物、适当吃五行属金或属水的偏阴性食物，而年长的阴阳属性属阴的中老年群体平时可以多选择五行属金或属水的偏阴性食物、适当吃五行属木和属火的偏阳性食物；体质或脏腑有实热症状者应多选择五行属金或属水的偏阴性食物、少吃五行属木和属火的偏阳性食物；体质或脏腑有虚寒的表现者应多选择五行属木和属火的偏阳性食物、少吃五行属金或属水的偏阴性食物。

五行不同的人有各自相对应的特点，在选择五行养生食物时应根据地域、方位、季节、时辰、天气变化、自身五行、身体虚实状况、症状具体表现等等的不同，来适时选择和调整适合自己的五行养生食物。

下面根据五行人的具体特性来简要阐述个性化五行养生食物的选择原则。

1. 木行人选择食物原则

五行中的木行对应的特点包括：方位对应于东方；季节对应于春天；自然界气候对应于风；生长属性对应于生发；谷物粮食对应于麦子或青稞；豆类粮食对应于绿豆；动物对应于有毛动物；颜色对应于绿色、青色；味道对应于酸味；人体脏腑对应于肝胆和神经系统；人体组织对应于筋；所开窍器官对应于目；分泌或排泄的液体对应于眼泪；在人体对应于四肢、对应于爪；动作对应于动；行为特征对应于出头；意志表现对应于愤怒等等。

根据上述木行对应的特点，我们可以逐步概括木行人选择食物的原则，即在不同的状况下，应该多吃什么，或少吃什么。

方位对应于东方：中国在全球范畴内属于东方国家，上海在中国范畴内属于东方地域，所以中国人，尤其是中国东部地区如上海等地的木行人，平时应该适当吃五行属木的食物，如牛肉、羊肉、羊肝、各种绿色蔬菜或酸甜味食物等，事实上中国人均进食的各类蔬菜等素食量远多于西方国家；由于木克土，东方地域的木行人其五行属土的脾胃容易受伤害，所以这些地域的人们，尤其是木行较重的人喜欢在各种菜肴里加糖，来温补自己的脾胃；由于金克木，木行人平时应少吃五行属金的食物如辣椒、咖喱等芳香辛辣食物，以及烈性白酒等，以免伤害到五行属木的肝胆系统和神经组织。

季节对应于春天：五行属木的、温暖的、属阳的春天，是木行人比较适应、比较舒服、比较开心、行动比较积极的季节，本来其颜值就相对比较高的木行人更会显得如沐春风、容光焕发，此时体质较虚的木行人可以适当选择五行属木的热性食物如牛肉、羊肉等，少吃五行属金或属水的寒凉或芳香类食物如冻蟹、薄荷叶、酱油等。

自然界气候对应于风：在乍暖还寒的春天，或天气突然变凉的时候，体虚的人，尤其是木行人容易因一阵风刮过来而受寒感冒，此时可以采取喝够水（水生木、喝水利肝胆）、多吃维生素C（酸味属木、利肝胆），以及多按摩风池穴和肩井穴（此两穴位属于胆经的重要穴位，多按摩利肝胆）、多睡觉、多发汗排毒等方式，则可以短时间内迅速改善感冒症状。有实热体质的木行人也容易因一阵风刮过来而产生过敏性疾病，如红眼病、花粉过敏、过敏性鼻炎、神经性皮炎等，平时喝够水、出足汗、适当吃绿色和酸味食物、适当补充维生素C、少喝酒、少熬夜等，就可以减少类似疾病的发作概率或减轻症状。

生长属性对应于生发：木行人在五行属木的、鲜花盛开的春季时比较容光焕发、激情四射，所以木行人应注意把握春季时对饮食的选择，适当吃温热性食物，少吃寒凉性食物，这样不但有利于自己的体质健康，也有益于下一代的播种、孕育和成长。

谷物粮食对应于麦子或青稞：五行属木的麦子或青稞为西北寒凉地域以及寒凉季

节生长和成熟的谷物，阴阳属性属阳、偏热性，体质虚寒的人，尤其是木行人体质虚寒者可以适当选择食用，而实热体质的人应少吃。麦子或青稞所含有的营养物质较大米丰盛，因而以面食为主食的北方人较以大米为主食的南方人其体型就显得更为肥壮，现代医学大数据统计结果显示，北方人群肥胖率明显高于南方人群，就正好说明了五行理论的正确性。

豆类粮食对应于绿豆：五行属木的绿色的绿豆其性偏寒凉，在气候炎热时，有肝胆实热较重的人，尤其是木行人可以适当选择食用，而在寒凉季节或平时体质较虚寒的人，尤其是木行人应少吃，因为木克土，吃多了绿豆容易伤害到木行人五行属土的脾胃系统，导致便溏、腹泻等症状。

动物对应于有毛动物：长毛的动物蛋白质如牛肉、羊肉等五行属性属木，对五行属木的、阴阳属性属阳的木行人有温补作用，尤其是在寒凉的秋冬季节时且体质较虚寒时，适当进食这类有毛动物蛋白质更是滋补佳品。这类属木的、可食用的有毛类动物肉内含有丰富的优质蛋白质、饱和脂肪酸、维生素、微量元素等，对人类的健康有多方面的益处：一方面对五行属木的肝胆系统、大脑神经等器官组织起着温补、壮阳、提神醒脑等作用，对多种病症如营养不良、消瘦、寒感、疲劳乏力、失眠、健忘、帕金森综合征等有益；另一方面这类热性较重的动物蛋白质对五行属火的心脑血管系统、免疫系统等器官组织有益，起着补血益气、提高免疫力等作用，这对应于五行相生理论里的火生土理论。但是这类热性较重的动物蛋白质经人体分解、吸收、消化后所产生的脂溶性毒素和低密度脂蛋白胆固醇类代谢物较多，吃多了以后容易加重富贵病如肥胖、高脂血症、脂肪肝、胆囊炎、动脉粥样硬化、高血压、冠心病等病症。所以如果木行人体质以实热为主，肝火旺盛，则应少吃类似动物蛋白质，尤其是煎炸过的如烧烤牛羊肉、油炸牛羊排等。

颜色对应于绿色、青色：五行属木的绿色或青色食物如上海青、桑椹叶、薄荷叶、绿豆、绿茶等有清热解毒的作用，平时适当进食这类食物对木行人有实热症状的肝胆系统的解毒和排毒作用有益，但是如果木行人是虚寒体质时，特别是伴随腹痛、腹泻症状时，则应少吃这类食物，尤其是在早晨或上午脾胃虚寒时段更应少吃，以免加重腹泻症状。木行人平时可以适当喝绿茶、红茶、黄茶、清酒、红酒或啤酒等饮食，而由于金克木的缘故，木行人应少喝白茶、白酒等五行属金的饮食。

味道对应于酸味：五行属木的酸味食物如柠檬、酸橙、酸奶、酸菜等对肝胆系统有实热症状的人，尤其是木行人，在收敛其肝胆实热的同时，还起着清热解毒的作用，但是如果木行人虚寒体质者，尤其在空腹时，应少吃这类食物，以免诱发腹痛、腹泻症状，甚至加重胃炎、胃溃疡等病情。

人体脏腑对应于肝胆以及神经和内分泌系统：木行人的肝胆系统以及神经和内分泌器官组织平时容易遭受伤害，所以木行人应重点注意对肝胆系统以及神经和内分泌器官组织的保健。应酬喝酒多者容易引起胆囊息肉、肝炎，甚至肝癌等疾病，喝够水、出足汗、适当吃绿色或酸味食物、适当补充维生素 C 等，对有实热体质的木行人肝胆系统有益。经常在半夜子时和丑时肝胆经虚弱时还在熬夜的木行人，容易引起手足末梢麻木、健忘，甚至帕金森综合征等症状或疾病，体质虚弱而经常晚上失眠的木行人较容易产生抑郁症状，所以体质虚弱的木行人平时适当进食高胆固醇食物如动物肝脏、鸡蛋、鱼子等蛋白质，适当吃含油脂多的干果如核桃、杏仁、花生等，可以补充大脑组织需要的胆固醇，对木行人容易受到伤害的神经组织有益。有神经组织症状的木行人适当补充谷维素、复合维生素B、维生素C等营养保健品，对预防和治疗木行人神经组织疾病有益。

人体组织对应于筋：木行人喜欢户外运动，尤其是喜欢散步。久动伤肝筋，走路过快、过久的话，都容易损伤筋腱组织，引起膝关节或脚后跟筋痛。同理，某个部位用力过度或过久，也容易损伤该部位的筋腱组织，引起相应症状，如腱鞘囊肿、网球肘等。所以木行人在做重复动作时要适可而止，尤其是中老年木行人一定要遵循适度运动的原则，以免产生病理性组织损伤。木行人平时适当进食动物的筋腱组织如牛蹄筋、羊蹄筋、猪蹄筋等，对木行人容易受到伤害的筋腱组织有益。

所开窍器官对应于目：木行人有时会因肝火旺盛而引起眼结膜变黄，甚至引起眼结膜出血，在五行属木的春天更应注意预防因风带过来的病毒感染而产生红眼病等。木行人平时喝够水、少熬夜、经常用干净的水清洗眼睛、适当吃绿色蔬菜、适当吃维生素C等营养保健品，对木行人易受伤害的眼睛有益。

分泌或排泄的液体对应于眼泪：木行人平时容易有迎风流泪等现象，所以木行人尽量不要让风对着身体吹，尤其是不要直接对着眼睛吹。木行人平时适当吃酸味食物或补充维生素C等，对减少木行人流泪症状有益。

人体对应于四肢、对应于爪：阴阳属性属阳的木行人如果运动过度，容易引起四肢筋腱的损伤，神经组织有问题的木行人容易产生手足末梢麻木、抽筋等症状。按上述原则适度运动、并选择相应食物或保健品如鸡爪、鸭掌等，可以防治木行人相关症状或疾病的发生。

动作对应于动：阴阳属性属阳的木行人喜欢户外运动，如散步、打网球等，尤其是喜欢像五行属木的有毛类动物如牛、羊、狗等一样走路运动，但走路要坚持适度运动的原则，且在均衡营养、喝够水的前提下去运动，才会对身体健康有益。《黄帝内经》指出久动伤肝筋，告诫人们同样的动作做久了，就容易伤害到筋腱组织，如走路久了会引起脚跟腱痛、常打网球容易导致网球肘、常打乒乓球时手腕处容易出现腱鞘囊肿等，所以应注意同样的动作不要做得太久，以免肌腱劳损。

意志表现对应于愤怒：有实热体质的木行人有时会因肝火旺盛而容易产生愤怒情绪，水生木，木行人平时喝够水、适当进食绿色、酸味或清凉饮食，对减少实热体质的木行人愤怒情绪发作的次数有益。一旦木行人发怒时，被发怒的对象或在旁的亲朋好友及时递上一杯水、绿茶或清凉饮料，并说"来来来，请喝一杯水，您的肝火又旺盛了，喝了这杯水，消消火气，再发怒也不迟"等等，对于木行人在静息喝水时暂停发怒、平息肝火、静心醒脑、并最终喝完水后不再发怒，常可起到立竿见影的效果。

行为特征对应于出头：木行人就像五行属木的树木、花草，或禾苗一样，总想往上生长以获取更多的阳光，所以木行人做事较积极、认真、执着，尤其是阳性较足的木行人做事喜欢争先，追求出类拔萃。而木秀于林，风必摧之，所以追求上进的木行人平时应注意平衡各方关系，才不至于对自己的事业以及身心造成伤害。保持营养均衡、使身心充满活力，才是木行人事业成功的保障。

2. 火行人选择食物原则

五行中的火行对应的特点包括：方位对应于南方；季节对应于夏天；自然界气候对应于热；生长属性对应于成长；谷物粮食对应于红米或红高粱；豆类粮食对应于红豆；动物对应于有羽毛动物；颜色对应于红色；味道对应于苦味；人体脏腑对应于心、小肠、心包、三焦；人体组织对应于血；所开窍器官对应于口、舌；分泌或排泄的液体对应于汗液；在人体对应于头部；动作对应于视；意志表现对应于喜悦；行为特征对应于好动等等。

根据上述火行对应的特点，我们可以逐步概括火行人选择食物的原则，即在不同的状况下，应该多吃什么，或少吃什么。

方位对应于南方：中国处于北极和赤道之间，非洲各国接近赤道热带地域在全球范畴内属于南方国家，广东、广西、海南，尤其是南海在中国范畴内属于南方地域，所以热带非洲人，以及中国南部地区如广东、广西、海南等地的火行人，平时应该适当吃五行属火的食物，如白切鸡、咸水鸭、动物血或心、各种红色蔬菜、水果或苦味食物等；由于火克金，南方地域的火行人其五行属金的呼吸系统、大肠和皮肤组织容易受伤害，所以这些地域的人们，尤其是火行较重的人喜欢吃辛辣、芳香的食物，来理气、通便、发汗；由于水克火，一方面火行人平时可以多吃五行属水的食物如有鳞鱼、黑木耳、蓝莓等，以起到清热降火、预防心脑血管系统疾病的作用，但是另一方面火行人应少吃五行属水的咸味食物如食盐、咸腊肉、咸蛋、咸菜、酱油等，以免伤害到五行属火的心脑血管系统、免疫系统和小肠组织。

季节对应于夏天：五行属火的、阴阳属性属阳的火行人比较适应五行属火的、温暖的、属阳的夏天，所以属阳的夏季是火行人比较舒服、比较开心、行动比较积极的季节，本来就比较好动的火行人此季节会更活跃。在夏季体质较虚的火行人可以适当选择五行属火的热性食物如鸡肉、鹅肉、鸽肉、红萝卜、西红柿、红葡萄、樱桃、山楂等，少吃五行属水的寒凉或咸味较重的食物如咸肉、海带、酱油等，而体质实热较重的火行人可以适当选择五行属火或属水的凉性食物如鸭肉、鸭蛋、有鳞鱼、黑木耳、海带等。

自然界气候对应于热：在炎热的夏天，体质热性较重的人，尤其是火行人容易因气候炎热而导致体内热毒增加，引起口渴、口腔溃疡、头面部长痱子、多汗、乏力等不适，此时可以采取喝够水（水克火、喝够水有利于心脑血管系统排毒）、适当吃复合维生素 B（修复皮肤和黏膜细胞缺损）、维生素 E（扩张血管、减轻心脑血管负担）、减少无氧运动量、坚持睡午觉、适当选择五行属水的凉性食物如有鳞鱼、黑木耳、海带等方式，以及多按摩听宫穴等，则可以减轻体内热毒蓄积症状。听宫穴在耳屏前上方的凹陷内，此穴位属于小肠经的最后一个穴位，《黄帝内经》强调按摩听宫穴，可以降六腑阳热，而现代人的慢性疾病多以富贵病为主，所以不论何时、何地、何人，尤其是在夏季的热带地域的火行人，当感觉体内实热较重时如出现耳鸣、眼花、头晕、脑涨、发热、失眠、胸闷、心悸等心脑血管瘀堵不适症状时，都可以赶紧用自己的双手（或请人）按摩双侧的听宫穴，可迅速起到清热降火、疏通心脑血管的效果。笔者认为听宫穴是现代富贵病群体清热静息、醒脑安心、防未病和治欲病的非常重要的穴位，有体内实热症状或心脑血管瘀堵症状时就应即刻按摩。

生长属性对应于成长：火行人在五行属火的夏季时精力旺盛、行动积极，所以火行人应注意把握夏季时对饮食的选择，适当吃温热性食物以养阳，而吃寒凉性食物不能太多，以免造成外热内寒而导致腹泻，尤其是体质较热的、阴阳属性属阳的、正在长身体的青少年更应注意。

谷物粮食对应于红米、红高粱等：五行属火的红米、红高粱为西北寒凉地域或高海拔地域，或寒凉季节生长和成熟的谷物，阴阳属性属阳、偏热性，体质虚寒的人，尤其是火行人在虚寒体质状况时如贫血、营养不良等时可以适当选择食用，而实热体质的人应少吃。

豆类粮食对应于红豆、赤小豆等：五行属火的红色的红豆、赤小豆等性偏温热，在气候炎热时，有心脑血管系统实热较重的人，尤其是火行人应少吃，而在寒凉季节或平时体质较虚寒的人，尤其是火行人可以适当选择食用。火生土，当五行属土的脾胃系统虚寒而出现便溏、腹泻等症状时，适当进食红豆、赤小豆等将有助于温补脾胃、恢复正常。

动物对应于有羽毛动物：高处不胜寒，能在寒冷地带生存的动物、植物或矿物其性偏温热，所以有羽毛的、可以展翅高飞的动物都五行属火，尤其是能飞过冰天雪地的喜马拉雅山的大雁，其肉类更是属于热补的蛋白质。这类属火的、可食用的有羽毛类动物肉内含有丰富的优质蛋白质、饱和脂肪酸、维生素、微量元素等，对人类的健康有多方面的益处：一方面对五行属火的心血管系统、免疫系统等器官组织起着补血、壮阳、提高免疫力等作用，对多种病症如贫血、消瘦、寒感、过劳乏力、大病初愈等有益；另一方面这类火性较重的动物蛋白质对五行属土的脾胃组织等有益，起着补益中气、健胃生肌等作用，这对应于五行相生理论里的火生土理论。但是这类火气较重的动物蛋白质经人体分解、吸收、消化后所产生的脂溶性毒素和低密度脂蛋白胆固醇类代谢物较多，吃多了以后容易加重富贵病如肥胖、高脂血症、动脉粥样硬化、高血压、冠心病等。所以火行人在寒凉的秋冬季节、且体质较虚寒时适当进食这类五行属火的、阴阳属性属阳的、有温补作用的长羽毛动物蛋白质如鸡肉、鹅肉、鸽子肉等比较适宜，但是如果火行人的体质以实热为主，则应少吃类似动物蛋白质，尤其是煎炸过的如炸鸡、炸鸽子、烧鹅等食物。

颜色对应于红色：五行属火的红色食物如动物血、动物肝脏、红西瓜、西红柿、红苋菜、樱桃、红葡萄等对五行属火的心脑血管系统有益，当火行人有实热症状时可以适当进食西红柿、红西瓜、莲雾等富含水分且有清热解毒作用的食物，但是如果火行人是虚寒体质时，则可以适当选择吃动物血、动物肝脏、西红柿、红苋菜、樱桃、红葡萄、红苹果、山楂等食物。火行人平时可以适当喝红茶、黄茶、白茶、红酒、啤酒或白酒等饮食，而由于水克火的缘故，火行人应少喝盐水、养生酒等五行属水的饮食，以免加重心血管负担。

味道对应于苦味：五行属火的苦味食物如苦瓜、大芥菜、小芥菜、苦丁茶等对有实热症状的火行人其心脑血管系统、免疫系统、小肠组织等清热解毒作用有益，但是如果火行人是虚寒体质时，如血压偏低、红细胞减少、血红蛋白减少、白细胞减少、血小板减少等，则应少吃这类食物，以免诱发消瘦、低血压、贫血、出血、白血病等症状或疾病。

人体脏腑对应于心、小肠、心包、三焦：中医五行理论里五行属火的心、小肠、心包、三焦分别对应于西医解剖学里的心脑血管系统、免疫系统和小肠组织等，作息不规律是导致这些系统发生重大疾病的主要诱因：过度疲劳且中午不休息者，尤其是火行人或水行人（水克火），容易引起突发心肌梗死；不吃午餐或午餐较少且以垃圾食品为主者，容易导致低血压、营养不良、贫血等症状或疾病；喜好饮酒且已有高血压病而在晚餐时情绪较激动者，容易突发脑溢血；过度疲劳而晚上经常还要劳心劳力者，容易诱发白血病。所以每个人，尤其是火行人平时应注意规律作息、劳逸结合，以重点注意对心脑血管系统、免疫系统和小肠组织的保养。在现代营养富足时代，喝够水，出足汗，并适当吃偏凉性的有羽毛动物蛋白质如海鸭肉、热带乌骨鸡肉、红色或苦味食物，适当补充番茄红素、维生素 E 和维生素 C 等，对火行人的心脑血管系统、免疫系统和小肠组织有益。

人体组织对应于血：火行人平时活动度较大，《黄帝内经》指出阴生阳、动生阳、静滋阴，活动多的火行人需要更多的阴来生出更多的阳，而阳却不能生阴，所以火行人耗散的阴血较多，一旦阴精衰竭时就不能再产生阳气了，人就会因为阳气衰竭而出现暴病而亡、即猝死的现象，由此中医理论强调要注意阳亡必先阴亡的道理，对于活动度较大的人，尤其是火行人，需要经常劳逸结合地静养来滋补阴血，以免突然断了阳气而出现过劳死。平时适当吃五行属火的有羽毛动物的血、肉、肝等蛋白质食物，或适当吃红萝卜、西红柿、山楂等红色食物，以及适当补充番茄红素、维生素 E 等营养保健品，对火行人滋补阴血有益。

所开窍器官对应于口、舌：火行人有时会因心血热毒而引起口腔或舌头黏膜溃疡，在五行属火的夏天，尤其是经常吃油炸、烧烤等热性食物后更容易发生。火行人平时喝够水、少吃热性食物或垃圾食品、适当吃凉性的红色多汁的水果、适当吃复合维生素 B 和维生素 C 等营养保健，对火行人清热解毒、预防口腔溃疡有益。

分泌或排泄的液体对应于汗液：火行人平时因经常活动度较大而出汗多，如果不及时补充水分，容易因血容量减少而诱发高血压或低血压、心动过速、心衰等症状或疾病，所以火行人应时刻注意喝够水，适当吃富含水分的水果、红茶等饮食，适当补充维生素 E 等保健品。

人体对应于头部：阴阳属性属阳的火行人如果活动过多、产生阳气过多，容易引起头面部长痒子、疖肿、口腔溃疡等病症。按前述原则规律作息、适度运动，并选择相应食物或保健品，可以防治火行人相关症状或疾病的发生。

动作对应于视：五行属火的有羽毛动物飞在高空时要俯瞰地上或远处的事物，所以火行人看东西比较专注，但是久视伤心血，如果火行人在静养时却还在不停地看书、注意力高度集中、劳累心神，就容易进一步耗竭阴精，导致贫血、心悸、低血压等症状或疾病，尤其是长时间看电视、电脑、手机者，还容易受到辐射而诱发五行属火的免疫系统疾病。平时适当吃五行属火的有羽毛动物的血、肉、肝等蛋白质食物，或适当吃菠菜、红萝卜、西红柿、山楂等红色食物，以及适当补充维生素 A、番茄红素、维生素 E 等营养保健品，对火行人滋补阴血有益。

意志表现对应于喜悦：怒、喜、思、悲、恐五行情绪中，喜悦情绪五行属火，天性好动的五行属火的火行人面部经常呈现喜笑颜开的表情，就算偶尔发脾气，但过一会儿就忘了，所以有火行人在的时候不会有太多的烦恼。但是大喜伤心血，突然而来的、期待已久的，或超出意料之外的喜讯会让火行人心脏加速跳动，引起血压骤然升高，导致突发心神紊乱或脑溢血等意外事件的发生。典型的大喜导致心神紊乱的例子就是范进中举的故事：一向窝囊的范进突然得知中了举人（相当于现代考生拿到了大学录取通知书）的消息，由不相信而转入狂喜、继而突然心神癫狂发作而在野地里乱跑，直到有懂五行水克火理论、即懂得恐惧情绪可以克制因喜悦情绪而导致心神紊乱道理的人，叫来了范进平时最害怕的岳父，并鼓动其岳父打了范进一个大耳刮子，终于救醒了范进。所以平时容易因喜出望外而诱发心脑血管疾病的火行人应该尽量喝够水，保持足够的血容量，一方面水克火，喝够水可以避免心脏紧急快速搏动时却因血容量不足而导致突发心衰，另一方面水生木，喝够水可以避免因血容量不足而导致的血管痉挛，有效地预防突发脑中风。

行为特征对应于好动：火行人就像燃烧的火焰一样，总是动个不停，总想找事做，一刻也静不下来，甚至在火气较旺的、心脏压力较大而需要保养的中午，其他五行人以及大多数动物都在午休，多数火行人却还在忙碌，而这种习惯却容易加重火行人五行属火的心脑血管负担，引起突发心脑血管疾病。所以动个不停的火行人要注意劳逸结合，尤其是要注意吃过午餐后适当午休。平时适当吃五行属火的有羽毛动物的血、肝、瘦肉等蛋白质食物，或适当吃菠菜、红萝卜、西红柿、樱桃、山楂等红色食物，以及适当补充番茄红素、维生素 E 等营养保健品，对火行人保持旺盛的活力有益。

3. 土行人选择食物原则

五行中的土行对应的特点包括：方位对应于中部；季节对应于长夏（夏季和秋季之间的雨季）；自然界气候对应于湿；生长属性对应于成熟；谷物粮食对应于小米；豆类粮食对应于黄豆；动物对应于裸皮动物；颜色对应于黄色；味道对应于甘味；人体

脏腑对应于脾和胃；人体组织对应于肌肉；所开窍器官对应于唇；分泌或排泄的液体对应于口水即涎液；在人体对应于内脏器官组织；动作对应于坐；意志表现对应于思虑；行为特征对应于好说等等。

根据上述土行对应的特点，我们可以逐步概括土行人选择食物的原则，即在不同的状况下，应该多吃什么或少吃什么。

方位对应于中部：中国处于寒冷的北极和炎热的赤道之间的中部地域，中五行属土，黄皮肤的黄五行属土，所以中国人土行较重，土行对应于脾胃，土行人脾胃系统较虚弱。现代医学大数据统计，中国人，尤其是中国中部及靠近中部的地带（如河南、湖北、湖南、江西、四川等地方）的人们，胃幽门螺杆菌阳性率全球最高，胃炎、胰腺炎、胃溃疡、胃癌、食管癌等疾病发病率也是最高的，所以中国中部地区如河南、湖北、湖南等地的土行人，平时应该适当吃五行属土的食物，如黄鳝、泥鳅、鲶鱼、墨鱼等等裸皮类动物蛋白质，或动物肉、内脏尤其是猪肚、羊肚、牛百叶等蛋白质，以及各种黄色五谷杂粮、蔬菜、甜味水果或饮料等。湖南的一道名菜猪肚煲墨鱼汤，恰恰就是五行理论在现实生活中的经典应用。由于木克土，中原地带的土行人应少在空腹时吃五行属木的绿色、酸味食物，如腌泡菜、酸奶、柠檬饮料、绿茶等，以免伤害土行人虚弱的、五行属土的脾胃系统。由于土克水，中原地带的人们，尤其是土行人，如果经常吃五行属土的食物如黄鳝、鲶鱼、动物内脏、甜食、大豆做的豆腐、香菇等，容易伤害到五行属水的泌尿生殖系统，一方面会诱发泌尿系统炎症、结石、肿瘤等疾病，另一方面会诱发痛风、关节炎、脊柱疾病、龋齿、不孕不育、发育畸形，以及生殖系统炎症、肿瘤等症状或疾病，尤其是在现代营养物质丰盛年代，这类疾病的发病率将会越来越高。

季节对应于长夏：五行属土的长夏季节对应于夏季和秋季之间的多雨季节，此时全国许多地方会下雨而湿气较重，尤其是五行属土的长江和黄河流经的中原地带有时会出现暴雨成灾的异常气候。体质较虚的土行人在此季节可以适当选择五行属火或属土的动物蛋白质如鸡肉、鹅肉、黄鳝、鲶鱼、猪肚、羊肚以及各种瘦肉等，以及五行属性属土的黄色或甜味食物如小米、大豆、面食、黄糖、红枣、桂圆等，而体质湿气较重的土行人如出现腹胀、消化不良、厌食等症状者，则应少吃上述食物，而适当吃一些五行属金的食物如薏米、茯苓、淮山、白茶、茉莉花茶等来泻掉脾胃的湿气。

自然界气候对应于湿气：在湿气较重的长夏季节，体质实热较重的人，尤其是土行人，如果仍然大吃大喝五行属土的湿气较重的食物如黄鳝、鲶鱼、动物内脏等，或五行属火的热性较重的食物如炸鸡、烧鹅、炸乳鸽等，就容易导致体内湿气滞留，引起舌胖有齿痕、皮肤湿疹、面部痤疮加重、酒糟鼻、消化不良、大便稀溏难以排尽等症状，此时可以采取喝够水、出足汗、深呼吸、适当运动、及时排出大小便等措施，帮助排除体内湿气，同时适当吃复合维生素 B（修复皮肤和胃肠道黏膜细胞缺损）、维生素 C 等方式，减轻体内湿毒蓄积症状。

生长属性对应于成熟：五行属土的土行人因性格比较沉稳而显得成熟，自然界的多数动物或植物在长夏季节正逐步趋向成熟、并开始结出丰盛的果实。土行人应注意把握长夏季节时对饮食的选择，适当吃温热性食物如鸡肉、鸭肉、鹅肉、黄鳝、动物内脏等以滋养脾胃，而寒凉性、湿气重的食物如白鳝、白骨鱼、鱿鱼等则不能吃太多，以免造成胃肠寒湿较重而导致便溏或腹泻。

谷物粮食对应于小米：五行属土的黄色的小米是主要在黄河流域生长和成熟的谷物，有健脾、养胃、清热、补肾等功效，在脾胃不和、消化不良时可以适当食用。在20世纪中国解放战争期间，共产党领导的解放军将士们长期吃小米强健脾胃，从而可以更好地吸收其他营养，使得肌肉充满了力量，结果解放军仅仅依靠双腿跑动加步枪，就战胜了配备机械化装备和武器的国民党部队，并最终取得全国解放。

豆类粮食对应于黄豆：五行属土的黄色的大豆含有非常丰富的蛋白质等营养物质，对土行人的脾胃系统有益气、健脾、养肌、消积等作用。平时吃动物蛋白质较少的人，只要多吃大豆，也会长成肥头大耳、大腹便便的富态。正因为大豆中含蛋白质较多，其所含有的氮（N）元素就会相应较多，经人体分解、吸收、消化后所产生的嘌呤类代谢物也会增多，所以吃多了以大豆做成的豆制品如豆腐、豆浆、腐竹等食物后容易加重痛风症状，这正好对应于五行相克中的土克水理论，即吃多了五行属土的大豆，就会伤害到五行属水的泌尿生殖系统，导致尿酸增高、痛风加重。所以脾胃系统虚寒的土行人可以适当吃大豆制品，而脾胃湿气较重者则应少吃类似食物。

动物对应于裸皮动物：所谓裸皮类动物是指那些身上无毛、无羽毛、无壳、无鳞的动物，即表皮滑溜溜、显得湿气较重的动物，如黄鳝、鲶鱼、蚯蚓、鱿鱼、墨鱼等。这类属土的、可食用的裸皮类动物体内含有丰富的优质蛋白质、不饱和脂肪酸、微量元素、生长激素等，对人类的健康有多方面的益处：一方面对五行属土的脾胃系统起着补脾益气、健胃生肌等作用，对多种脾胃病症如打嗝、反酸、胃痛、腹胀、胃下垂、肌肉萎缩、萎缩性胃炎、浅表性胃炎、胃溃疡等有益；另一方面这类湿气较重的动物蛋白质对五行属金的呼吸系统、大肠和皮肤组织等有益，起着补肺益气、润燥通便等作用，这对应于五行相生理论里的土生金理论。但是这类湿气较重的裸皮类动物蛋白质经人体分解、吸收、消化后所产生的嘌呤类代谢物较多，吃多了以后容易加重痛风症状，这也正好对应于五行相克理论中的土克水理论，即吃多了五行属土的裸皮类动物蛋白质，就会伤害到五行属水的泌尿生殖系统，导致尿酸增高、痛风加重。所以脾胃系统虚寒的土行人可以适当选择裸皮类动物蛋白质，而脾胃湿气较重者则应少吃类似食物。

颜色对应于黄色：五行属土的黄色食物如黄鳝、黄刺骨鱼、土豆、桂圆、芒果、菠萝、榴莲、哈密瓜等对五行属土的脾胃系统有益，尤其是属火的热带地域所产的水果菠萝蜜（火生土），既是黄色的又是甜味的，土行更重，深受五行属土的中原地带如湖南、湖北等地人们，尤其是土行人的喜爱。脾胃系统虚寒的土行人可以适当选择温性的黄色食物，而脾胃湿气较重者则应少吃类似食物。土行人平时可以适当喝黄茶、红茶、普洱茶、啤酒、白酒或养生酒等饮食，而由于木克土的缘故，土行人应少喝酸奶、绿茶、竹叶青酒等五行属木的饮食。

味道对应于甜味：各种甜味的糖的五行属土，尤其是黄糖土行更重，而五谷杂粮中所含的丰富的淀粉会在小肠中分解为糖和其他营养物质而被吸收进入血管，一方面滋养胃肠道，并使身体更强壮，另一方面糖燃烧后释放热量而使得肌肉充满了力量，所以土行较重的中原地带的人们，尤其是长得较肥胖的土行人特别喜欢吃各种含淀粉丰富的五谷杂粮，就算是吃多了大鱼大肉和各种蔬菜或水果，如果没有吃甜食以及淀粉类主食，总觉得自己没有吃饱，得不到饱腹的满足感。可是没有被燃烧所消耗的糖一部分储存在血管内而导致高血糖，甚至糖尿病之外，大多数会转化为脂肪储存在血管壁或血液里、肝细胞内、腹腔内、体表等部位，导致动脉粥样硬化、高甘油三酯、脂肪肝、肥胖等富贵病。所以在活动量少的时段，尤其是在晚餐时吃多了甜食或含淀粉丰富的五谷杂粮，其能量却在餐后没有被完全消耗掉，是导致人们，尤其是土行人产生富贵病的罪魁祸首。

人体脏腑对应于脾、胃：中医五行理论里，五行属土的脾、胃脏腑分别对应于西医解剖学里的胰腺、食管、胃、十二指肠等上消化道组织，黄皮肤的中国人土行较重，脾胃普遍较虚寒，需要温养脾胃，尤其是土行人更要注意预防容易受到伤害的脾胃系统疾病。人体脾胃系统在辰时和巳时（7:00～11:00）比较虚弱，而脾胃系统主要是对所进食物起到搅碎、分解和消化作用，所以一日三餐，尤其是早餐进食不规律是导致脾胃系统发生重大疾病的主要诱因：早餐不进食一方面很容易导致低血糖、胆汁反流性胃炎、十二指肠溃疡、胆结石等症状或疾病，另一方面会使得胃酸浓聚、胃较虚寒，容易导致胃幽门螺杆菌大量繁殖，并进而诱发胃炎、胃溃疡，甚至胃癌等疾病，再一方面更容易导致肥胖；早餐进食过多者容易导致腹胀、胃动力不足、胃下垂、消化不良、胃炎、胃溃疡，甚至胃癌等症状或疾病，常见于上午工作任务较重者如工、农、兵，以及渔民等；经常上午大吃大喝（早茶丰盛）者容易诱发急性胰腺炎发作、慢性胰腺炎复发、糖尿病或胰腺癌等疾病；所吃的食物忽冷忽热时或经常暴饮暴食者，容易诱发胃大出血；木克土，所以在属土的脾胃系统较虚弱的早晨和上午，应尽量少吃五行属木的食物，如冷酸奶、冷绿豆粥、带叶和梗的绿色蔬菜、绿茶等，以及少吃偏寒凉性食物，实在是想吃这类食物的话，也应该等吃完温热的早餐后、至少是应该喝了适量的温水而稀释了胃酸后再吃。平时适当补充复合维生素 B 等营养素，对土行人的脾胃系统和肌肉组织有益。

人体组织对应于肌：多数五行属土的裸皮类动物靠肌肉扭来扭曲而活动，土行人也喜欢做肌肉用力类型的运动，如踢足球、打篮球、高尔夫、摔跤、拳击等，因此土行人的肌肉容易受到伤害。胃为后天之本，脾胃养好了，各种食物内的营养物质就容易被消化和吸收了，肌肉就会及时得到修复并充满了力量，因此土行人平时喜欢吃五行属土的裸皮类动物蛋白质、动物内脏、甜食、含淀粉丰富的五谷杂粮、甜水果、甜饮料等食物，但是这样的土行人容易出现营养过剩，也容易在体内淤积过多的毒素，因而大多数土行人显得肥胖，容易出现一系列富贵病症状。所以土行人更应积极地选择适当运动以消耗多余的热量，同时喝够水、出足汗、深呼吸、勤排便以排除体内淤积的毒素。

所开窍器官对应于唇：当土行人五行属土的脾胃系统湿气较重或有健康问题时，会出现口唇颜色加深、口唇形态稍变大、下唇外翻等现象，尤其是在下雨较多的五行属土的长夏季节出现的概率较大。此时土行人应注意益气、健脾、祛湿，少吃油炸、烧烤等五行属火的热性食物以及湿气较重的五行属土的裸皮类动物蛋白质、动物内脏、甜食等，适当吃五行属金的、白色的、祛湿类食物，如淮山、薏米、茯苓等，适当吃复合维生素 B 和维生素 C 等营养保健品。

分泌或排泄的液体对应于涎液：人类的腮腺、颌下腺、舌下腺等分泌的涎液内含有较多的酶类物质，在帮助食物的咀嚼、解毒、杀灭微生物方面，以及食物进入胃里进一步消化等方面起作用，所以在人们进食时涎液的分泌会较多。而当食物在胃里消化不良时，或脾胃系统较虚时，也会通过迷走神经的反馈，刺激和增加涎液的分泌，出现流口水现象，这类人通常会显得较为瘦弱。所以经常流口水的人要注意保养脾胃系统，可以适当吃五行属火的或属土的动物蛋白质类食物、红色或黄色甜食、红茶或黄茶等，适当补充复合维生素 B 等保健品。

人体对应于内脏器官组织：内脏器官组织在人体腹腔和胸腔的中间，所以人体的内脏器官组织五行属土。同理，各种动物的内脏器官组织也属土，尤其是动物的胃组织如猪肚、羊肚、牛百叶等土行更足。所以当人们，尤其是中原地域的土行人其脾胃系统虚弱时，可以适当选择进食动物的内脏组织蛋白质或裸皮类动物蛋白质，来保养自己的脾胃，如湘菜里有一道名菜猪肚煲墨鱼，正是起着这方面的作用。

动作对应于坐：多数体型较胖、性格较为稳重的土行人无论在哪里都喜欢找地方坐着，所以多数土行人臀部较大、臀围较长。《黄帝内经》五行理论指出久坐伤脾肌，即坐得太久一方面会影响到脾胃系统，使人，尤其是土行人的脾胃消化功能减弱，导致脾湿淤积、积食不化等，另一方面经常久坐的人，其肌肉系统得不到锻炼，容易引起肌无力、肌肉废用性萎缩等不良结果。所以土行人平时应该适当少坐多动，或久坐后适当用力伸展肢体。经常久坐者平时可以适当进食动物瘦肉蛋白质、五行属金的芳香祛湿的食物等，少吃肥腻食物，适当补充钙片等营养保健品。

意志表现对应于思：天性稳重的五行属土的土行人思考问题较为全面，为人处世比较中庸，很少走极端。怒、喜、思、悲、恐五行情绪中，思的情绪五行属土，《黄帝内经》五行理论指出久思伤脾胃，即思考问题过久，或对某件事过于忧虑，会影响脾胃系统功能，导致胃酸分泌减少、胃肠蠕动减慢、消化功能减弱、脾胃湿气加重，最终容易产生不思饮食，甚至厌食等不良后果。所以土行人平时应尽量不要对某件事思虑过多或过分忧虑，经常思考问题较多者可以适当进食五行属木的酸味饮食以开胃，并适当进食五行属金的芳香、辛辣食物以泻掉脾胃湿气，还可以适当选择复合维生素 B、维生素 C、谷维素等营养保健品。

行为特征对应于好说：天性稳重的五行属土的土行人因思考事情较多、考虑问题较为周全、处理问题比较中立等而好为人师，经常会主动挑起话题并发表自己的见解，也常会给他人提出较为中肯的意见，解决、处理双方矛盾时多数会不偏不倚，喜欢唱歌而又擅于唱歌的土行人经常会成为 KTV 等歌厅场馆中的麦霸。但是说话或唱歌太多的人，尤其是土行人，容易耗散津液，已经有脾胃系统问题的土行人说话或唱歌多者，更容易加重脾胃系统的虚弱而导致乏力、面黄肌瘦、上消化道炎症、贫血、早衰等症状。所以说话或唱歌太多的人，尤其是土行人，在没有糖尿病的状况下，可以适当选择进食温热的五行属火或属土的动物蛋白质、红色或黄色的五谷杂粮、甜味水果或饮食等，还可以适当选择复合维生素 B、维生素 E、胡萝卜素等营养保健品。

4. 金行人选择食物原则

五行中的金行对应的特点包括：方位对应于西方；季节对应于秋天；自然界气候对应于燥；生长属性对应于坚固；谷物粮食对应于大米；豆类粮食对应于薏苡仁；动物对应于有壳动物；颜色对应于白色；味道对应于辛味；人体脏腑对应于肺和大肠；所主物质对应于气；所开窍器官对应于皮毛、鼻；分泌或排泄的液体对应于鼻涕和痰；在人体对应于胸背部；动作对应于卧；意志表现对应于悲伤；行为特征对应于好静等等。

根据上述金行对应的特点，我们可以逐步概括金行人选择食物的原则，即在不同的状况下，应该多吃什么或少吃什么。

方位对应于西方：《黄帝内经》五行理论告诉我们，西方或西部地域五行属金，不但是中国、整个地球范围，以及世界上大多数国家的西部地域相对其他地域来说，高山较多或矿业较发达，而气候也会显得较凉爽，各不同民族间西部地域的人们其肤色也相对较白，尤其是五行属金的金行人其肤色更白，其五官骨骼像刀削似的棱角更加分明。西方五行属金，金对应于肺和大肠，金行人的呼吸系统、大肠和皮肤组织较虚弱，而据现代医学大数据统计，西方国家，以及世界各国的西部地域的人们，硅肺、肺结核、肺癌、大肠癌、皮肤癌等发病率都较其他地域高。金克木，许多国家西部比较荒凉、缺少茂密的森林，五行属木的各种绿色的蔬菜、水果类食物也较少，五行属木的酸味食物就自然而然地取而代之，成为西部地域人们的美食，如中国的山西老陈醋就是西部地域人们餐桌上不可或缺的主要调料。

季节对应于秋季：秋收季节是一年当中物产最为丰盛的，民以食为天，所以秋天是人们获得感较强、较开心的季节，人们，尤其是金行人在秋季比较欢喜，其中兑金人会更为喜悦。人们用金属做的农具如镰刀、锄头等将农作物收割回来，进行分门别类的清点、归纳、储藏，所以金行人普遍擅长于统计、分析、归纳、总结。秋季要注意从两个方面养生：中秋节气前因燥气较盛，容易导致人们，尤其是金行人五行属金的呼吸系统、大肠和皮肤组织等出现燥热现象，此时应采取措施通过理气、清燥、润肺、通便等方式保养身体，可以适当进食五行属金或属水的食物如螃蟹、甲鱼、生蚝、白萝卜、海带、薄荷、雪梨等，来清泻燥热；中秋节气后天气转为凉寒，容易导致人们，尤其是金行人五行属金的呼吸系统、大肠和皮肤组织等出现虚寒症状，此时应采取措施通过补气、健脾、滋阴、养肺等方式保养身体，可以适当进食五行属金或属土的食物如虾、蟹、水鱼、猪肺、猪大肠、淮山、薏苡仁、莲子等，来滋阴祛寒。

自然界气候对应于燥气：秋高气爽，长夏季节较重的湿气逐渐蒸发后就迎来了干燥的五行属金的秋季，此时容易导致人们，尤其是对空气污染最为敏感的金行人其五行属金的呼吸系统、大肠和皮肤组织等出现燥热现象，如鼻痒、咽喉干痒、干咳、便秘、皮癣发作等症状或疾病。此时可以从以下几个方面来清除体内燥气：一方面可以适当进食五行属金或属水的食物如螃蟹、甲鱼、有鳞鱼、薏米、白萝卜、白茅根、香菜、香菇、海带、黑木耳、雪梨、香瓜、银耳、莲子等，起到益气、润肺、通便等作用；另一方面可以采取喝够水、适当深呼吸或运动、及时排出大小便等措施，帮助及时清除体内燥气；再一方面可以适当吃胡萝卜素、复合维生素 B、维生素 C 等营养保健品，及时修复受伤害的呼吸系统和肠道黏膜组织。

生长属性对应于坚固：金秋季节，正是五行属金的带壳动物如螃蟹、龙虾、甲鱼、鲍鱼、生蚝等外壳最为坚固、最适合收获的时候，这是大自然对人类的馈赠。此时人类，尤其是金行人应把握自然的节律，多吃带壳动物蛋白质，一方面对五行属金的呼吸系统、大肠和皮肤组织的健康有益，另一方面金生水，多吃五行属金的带壳类动物蛋白质对五行属水的泌尿生殖系统健康有益，所以中国民间就有了男虾女蟹、吃生蚝滋阴壮阳等传说。

谷物粮食对应于大米：在谷物粮食中，白色的大米五行属金，对人体五行属金的呼吸系统、大肠和皮肤组织有利。大米有健脾益气、滋阴润肺、清燥解渴等功效，有助于减轻干咳、便秘、皮肤干痒等不适症状，所以适合热带地域人们，或有燥热体质的人们，尤其是呼吸系统和大肠组织有燥热的金行人食用。以大米所做成的各地特色米粉，更是长江以南各省市的地方特产，闻名遐迩的就有螺蛳粉、桂林米粉、广州河粉、海南粉等。温热季节所生长的大米性平或稍偏凉性，其所含有的营养物质比不上寒凉季节生长的温性的麦子那么丰盛，因而以大米为主食的南方人其体型较以面食为主食的北方人就显得瘦弱，现代医学大数据统计结果显示，北方人群肥胖率明显高于南方人群，就正好说明了五行理论的正确性。

豆类粮食对应于薏苡仁：五行属金的秋季成熟的、白色的薏苡仁五行属金，对人体多脏腑功能有益：薏苡仁偏凉性，对五行属金的呼吸系统、大肠和皮肤组织有治肺痈、排脓痰、清肠痈、解毒散结等作用；薏苡仁可用于祛除脾湿，对应于五行补虚泻实理论中的土生金、实则泻其子、金泻土理论；薏苡仁可用于肾虚水肿、小便不利等泌尿生殖系统虚寒的人，对应于五行相生理论中的金生水理论。所以薏苡仁可用于五行属土或属金的脏腑器官组织有实热症状的人们食用，也可用于五行属水的脏腑器官组织有虚寒症状的人们食用。

动物对应于有壳动物：多数五行属金的有壳动物如螃蟹、龙虾、水鱼等，是在春季产卵、孵化，到了五行属金的秋季长大、成熟，随着经济水平的发展，秋季里肥硕的螃蟹就成了许多家庭餐桌上的靓丽的风景。这类属金的、可食用的有壳类动物肉内含有丰富的优质蛋白质、不饱和脂肪酸、维生素、微量元素、生长激素等，对人类的健康有多方面的益处：一方面这类属金的动物蛋白质偏寒凉性，适合有实热体质的人们食用，尤其是对清除五行属金的呼吸系统、大肠和皮肤组织等燥热方面有益；另一方面对五行属水的泌尿生殖系统健康有益，起着滋阴、养肾、利尿、固齿、预防骨质疏松、调节男女性功能、优生优育、延年益寿等作用，这对应于五行相生理论里的金生水理论。值得注意的是，这类有壳动物蛋白质经人体分解、吸收、消化后所产生的嘌呤类代谢物较多，吃多了以后容易加重痛风症状，这也正好对应于五行相生理论里的金生水理论，即吃多了五行属金的有壳类动物蛋白质，就会伤害到五行属水的泌尿生殖系统，导致尿酸增高、痛风加重。五行属金的金行人在体质实热时可以适当食用有壳动物蛋白质，而在体质虚寒时则应少吃，尤其是少吃冻蟹，以免加重大肠组织负担，诱发腹泻症状。

颜色对应于白色：五行属金的白色食物如雪梨、百合、银耳、鱼腥草、莲子、川贝、香瓜、香蕉等，对五行属金的呼吸系统、大肠和皮肤组织有益，有干咳、便秘、皮疹等实热症状体质的人们，尤其是金行人可以适当食用，而在秋冬寒冷季节，尤其是体质虚寒时则应少吃类似白色食物。金行人平时可以适当喝白茶、黄茶、普洱茶、白酒、啤酒或养生酒等饮食，而由于火克金的缘故，金行人应少喝红茶、红酒等五行属火的饮食。

味道对应于辛辣、芳香味：各种辛辣、芳香味的食物五行属金，如辣椒、胡椒、花椒、薄荷、芹菜、香菜、茴香、大蒜、大葱、桂花、玫瑰花、茉莉花、咖啡、沉香、麝香等。这类辛香味食物的共同特点是可以释放出较为强烈的香味，被许多人，尤其是金行人所喜爱。这类辛香味食物对人体多方面起作用：对五行属金的呼吸系统、大肠和皮肤组织可以起到理气、发汗、通窍、祛痰、润肺、通便等作用；对五行属木的肝胆系统、大脑组织可以起到疏肝解郁、清热利胆、提神醒脑等作用，对顽固性失眠、抑郁症、狂躁症、高血压等症状或疾病有预防和治疗作用，这对应于五行相克理论里的金克木理论；对五行属土的脾胃系统可以起到健脾理气、缓解胃肠痉挛、促进胃酸分泌、增强食欲等作用，这对应于五行补虚泻实理论里的土生金、实则泻其子、金泻土理论。

人体脏腑对应于肺、大肠：中医五行理论里，呼吸系统、大肠和皮肤组织五行属金，金行人的呼吸系统、大肠和皮肤组织较其他属性人更为虚弱，而现代医学大数据统计，西方国家，以及世界各国的西部地域的人们，硅肺、肺结核、肺癌、大肠癌、皮肤癌等发病率都较其他地域高。所以人们，尤其是金行人要根据自己的体质选择适宜的饮食：一方面体质实热较重的人，尤其是金行人，如果仍然大吃大喝阴阳属性属阳的热性较重的食物如炸鸡、烧鹅、炸乳鸽烧烤牛羊肉串、炸牛羊排等，就容易伤害五行属金的呼吸系统、大肠和皮肤组织，导致热性流感、鼻炎、咽喉炎、肺炎、便秘、皮疹等症状或疾病；另一方面体质较虚寒的人，尤其是金行人，如果经常吃一些阴阳属性属阴的寒凉的、清热解毒的食物如苦瓜、大芥菜、蒲公英、海带、绿豆冰棒、冻螃蟹等食物，也容易伤害五行属金的呼吸系统、大肠组织，导致寒性流感、气虚、咳痰无力、肺结核、便溏、腹泻等症状或疾病。

所主物质对应于气：五行属金的呼吸系统主要功能就是吸入新鲜富氧的清洁空气、在肺泡内与静脉血发生氧化等作用，将代谢废物交换出来、呼出体外，五行属金的大肠组织的一个重要功能也是将从口吞入的空气、经过参与胃肠道食物的氧化、消化、吸收过程后所产生的废气，以及在肠道内食物代谢产生的废气等，通过放屁的方式排出体外。所有的人，尤其是金行人，通过上述两种方式排出体外的气态毒素味道较大时，说明其相对应的器官组织有健康问题，尤其是对气味最为敏感的金行人更要注意所排泄气体味道的改变。一旦这两种排泄废气的过程受到阻碍，如出现鼻炎、肺炎、肺癌、大肠肿瘤、肠梗阻等症状或疾病时，则一方面会因大肠胀气导致腹胀难耐，另一方面会因吸入的氧气少、血氧分压低而导致全身多脏腑伤害并诱发一系列严重的器官功能衰竭。所以金行人应选择适当运动以帮助排出气态毒素，但在没有条件运动时，可以采取深呼吸、喝够水、适当出汗、勤排小便等方式以排除体内淤积的气态和液体毒素，同时适当选择五行属金的食物如萝卜、芹菜、香菜、银耳、薏苡仁、薄荷、茴香、大蒜等，并适当补充胡萝卜素、复合维生素 B 等保健品，对修复肺和大肠黏膜细胞以及排出废气等有益。用五行属金的芳香草本制作成香囊，以闻香的形式可以帮助患者理气、开窍、润肺、通便，达到顺利排出气态毒素的效果。

所开窍器官对应于皮毛、鼻：当金行人五行属金的呼吸系统和大肠组织燥气较重或有健康问题时，其排毒功能会受到影响，需要通过这些系统器官排出去的部分毒素如气态毒素、水溶性毒素，以及脂溶性毒素等，会通过鼻腔或皮肤排泄出去，就会出现鼻塞、流鼻涕、皮疹、皮癣等症状或疾病。出现这些症状的人们，尤其是金行人应注意下述几方面的养生保健：一方面适当运动、喝够水、适当出汗、及时排尿，或多做深呼吸等，都可以帮助将瘀积在呼吸系统、大肠和皮肤组织内的燥热毒素排出去；另一方面适当吃五行属金的、白色的、清燥类食物，如白萝卜、雪梨、香瓜、荸荠、银耳、鱼腥草等，以及适当吃胡萝卜素、复合维生素 B 和维生素 C 等营养保健品，对呼吸系统、大肠和皮肤等器官组织的滋阴、润燥有益处；再一方面少吃油炸、烧烤等五行属火的热性食物，以免刺激金行人体质更加燥热，加重鼻炎或皮疹等症状，这对应于五行相克理论中火克金理论。

分泌或排泄的液体对应于鼻涕和痰：呼吸系统产生的水溶性毒素、脂溶性毒素、固态毒素，以及因大肠或皮肤组织排毒有问题而需转由呼吸系统排泄的毒素，主要是通过痰和鼻涕的形式排泄出来。当人们，尤其是金行人所排出来的痰或鼻涕的量较少、黏稠度较大、味道较重时，说明其五行属金的系统器官组织的体质燥热较重，此时需要采取措施来理气、清肺、润燥、通便，而当排出来的痰或鼻涕的量较多、黏稠度较稀、味道不大时，说明其五行属金的系统器官组织的体质较虚寒，此时需要采取措施如用人参、黄芪、胡萝卜、猪肺、水鱼等煲汤喝的方式来补气、养肺、祛寒。

人体对应于胸背部：古代战士穿的盔甲与现代警察穿的防弹衣多含有金属成分，且主要是为了保护胸背部，人类的肋骨与许多有壳动物一样，也是以保护胸背部为主，所以人类的胸背部五行属金。当人们，尤其是金行人呼吸系统有燥热等问题时，一方面会出现干咳时伴胸痛等症状，另一方面还容易出现背部皮疹增多等表现。此时可以适当选择进食有壳动物蛋白质，如螃蟹、水鱼、生蚝等动物蛋白质，来清热、降燥、理气、润肺。

动作对应于卧：五行属金的肺和大肠在寅时和卯时（3:00～7:00）两个时辰比较虚弱，一般人在这个时间段还在睡觉或准备排泄大便的时候。《黄帝内经》指出久卧伤肺气，即过度卧床睡觉会因始终压迫胸壁的一面导致呼吸力度减弱，而从 7:00 左右开始是大气中污染空气往上升发的时候，继续睡觉会增加呼吸系统毒素的积累，对呼吸系统的排毒是弊大于利。此时还是排便的最佳时间段，长时间不及时早晨排大便者，容易导致大肠内各种毒素反向流向呼吸系统器官以及皮肤组织，诱发咳嗽、口臭、皮疹等症状。所以人们，尤其是金行人，在平时，尤其是五行属金的秋季的早晨尽量不要睡懒觉，以减轻呼吸系统的负担，预防呼吸系统疾病。金行人平时应该适当做深呼吸运动以充分扩张胸腔，经常久卧者平时可以适当进食有壳类动物蛋白质、五行属金的白色的、芳香理气类的食物等，少吃烧烤、油炸类垃圾食物，适当补充胡萝卜素片等营养保健品。

意志表现对应于悲：秋风起、叶草黄，渐寒凉、人悲怅。怒、喜、思、悲、恐五行情绪中，悲的情绪五行属金，比较讲义气的金行人在深秋季节容易产生悲壮的情绪，有时甚至在秋风中无端端迎风流泪，而真正遇到悲伤的事情时则更加泣不成声。《黄帝内经》五行理论指出大悲伤肺气，即悲伤过度时会影响呼吸系统功能，刺激呼吸频率过快，导致痰液、鼻涕分泌过多，使得血氧含量减少，最终容易产生心悸、头晕、头痛，甚至晕厥等不良后果。所以金行人平时应尽量不要对已发生的事情过分悲伤，而应及时采取深呼吸、闻香囊、喝够水、促排尿等方法，预防悲伤的事情对呼吸系统的伤害。

行为特征对应于好静：五行属金的带壳类动物给人的感觉不好动，如生蚝、鲍鱼总待在原地生活长大，平时偶尔看见的乌龟或甲鱼在晒太阳时也是一动不动；多数五行属金的、阴阳属性属阴的金行人也特别好静，不太喜欢去做户外运动，尤其是不喜欢在太阳下做运动；少数阳气足的乾金人喜欢打乒乓球、羽毛球等，其他多数金行人，尤其是兑金人只喜欢室内不太剧烈的运动如气功、下棋、打牌、绘画、阅读、唱歌等。因而好静的金行人要从两方面注意预防五行属金的呼吸系统、大肠和皮肤组织疾病：乾金人较为健壮，中气足，体质表现较为实热，应注意通过理气、清燥、润肺、通便等原则来保健；兑金人显得瘦小，中气较弱，体质容易表现为虚寒，应注意通过补气、滋阴、养肺、健脾等原则来保健。平时适当运动、深呼吸、喝够水、出足汗、勤排小便、及时大便等，以及适当选择胡萝卜素、复合维生素 B 等营养保健品等，有益于金行人预防呼吸系统、大肠和皮肤组织疾病，或从疾病状态中快速康复。

5. 水行人选择食物原则

五行中的水行对应的特点包括：方位对应于北方；季节对应于冬天；自然界气候对应于寒；生长属性对应于收藏；谷物粮食对应于黑米；豆类粮食对应于黑豆；动物对应于有鳞类动物；颜色对应于黑色；味道对应于咸味；人体脏腑对应于肾（生殖系统）和膀胱（泌尿系统）；人体组织对应于骨、牙、头发；所开窍器官对应于耳、二阴；分泌或排泄的液体对应于尿液和精液；在人体对应于腰部、足部；动作对应于站；意志表现对应于恐惧；行为特征对应于适应等等。

根据上述水行对应的特点，我们可以逐步概括水行人选择食物的原则，即在不同的状况下，应该多吃什么或少吃什么。

方位对应于北方：《黄帝内经》五行理论告诉我们，北方或北部地域五行属水，这是中国祖先站在中国大地上所定的方位，如果是赤道以南的国家或地域，则其东南西北方向与赤道以北相反，即炎热的赤道为南方，寒冷的南极为北方。不论哪个国家或地区，其北方气候较其他区域会显得较寒冷，因阳光照射较少，部分地区长时间处于冰封大地的状况，植被稀疏，生物繁衍相对较困难，其生育率也较低，所以物种较稀少。由于晒太阳较少，许多北方人面部肤色较暗，或呈现缺少血气的惨白色，且黑色素沉积或皮肤黑斑较多。北方五行属水，水行对应于肾和膀胱，水行人的泌尿生殖系统较虚弱，而现代医学大数据统计结果显示，北方国家，以及世界各国的北部地域的人们，不但其生育率较低，且其泌尿生殖系统的炎症、结石、恶性肿瘤等疾病以及关节炎、痛风等疾病都明显高于其他地区，因此北方地域的健康管理应重点关注泌尿生殖系统领域方面。

季节对应于冬季：北国风光，千里冰封、万里雪飘。到了寒冷冬季的北方，野外难以见到动物活动的踪影，有些猎食性动物如蛇、熊等由于找不到食物而进入冬眠状态，人类也不例外，多数人，尤其是水行人减少了户外活动次数以及活动量，并开始了养膘的节奏，有时稍不留神，就容易导致某些严重富贵病的产生：一方面为了对抗寒冷的气候，许多人会选择进食高热量食物如动物油脂、面食等，天津麻花就是典型的北方人喜欢的小吃，这些热性食物吃多了就容易造成脾胃湿气重、消化不良、厌食等不适，以及高脂血症、高血糖、动脉粥样硬化、高血压、肥胖等症状或疾病，最终诱发心脑血管系统问题如心肌梗死、脑中风等严重疾病；另一方面寒冷的天气造成人们体表血管收缩，增加了心脏和主要大血管的血容量，人们，尤其是水行人会无意识地减少水分的摄入，导致血流速度变慢，并引起排尿少、出汗少等现象，天气寒冷时人们还不敢做深呼吸运动，结果人体血液里不但营养物质不断累积难以消耗掉，体内的毒素也在不断地增加，既容易诱发泌尿生殖系统的炎症、结石，甚至肿瘤等疾病，又容易造成心脑血管系统主要血管堵塞，诱发心肌梗死、脑中风等严重疾病。现代医学大数据统计结果也证明，每年的冬季，都是北方寒冷地区心脑血管系统疾病大范围爆发的时候，这也正好证明了中医五行相克理论中水克火理论的正确性，即到了五行属水的冬季，容易伤害到五行属火的心脑血管系统，诱发心肌梗死、脑中风等严重疾病。由于北方冬季寒冷气候时大气雾霾颗粒凝聚下降，加上室内因烧煤、供暖或新装修等问题，造成室内、室外空气污染都非常严重，容易诱发人们五行属火的免疫系统产生疾病如白血病等，这也对应于中医五行相克理论中的水克火理论。在冬季养生保健、预防重大疾病方面应注意下述几点：在避寒保暖、避免污染空气的同时，要注意适当运动或深呼吸、喝够温水、勤排小便、及时大便、适当出汗、适当洗浴，以尽可能地维持正常血液循环，并排除体内毒素；适当选择富含油脂的干果类食物如花生、核桃、杏仁、榛子、松子等，既可增加能量储存，又可以降低胆固醇、预防心脑血管系统疾病；适当控制糖和淀粉类食物的摄入，以减少消耗不了的多余的糖转化为脂肪，预防高脂血症、高血糖、动脉粥样硬化、脂肪肝、高血压、肥胖等症状或疾病的发病率；在气候寒冷、空气污染严重、肺功能容易受到伤害，而又同时进食温热食物过多、营养过剩、脾胃湿气较重时，可以适当选择白萝卜煲牛羊肉等菜肴，利用其汤里所含的丰富的胡萝卜素，既可理气润肺、修复肺黏膜缺损，又可消积化食、祛除脾胃湿热，这也是俗话冬季萝卜赛人参的由来；冬季可以适当选择人参、黄芪、灵芝等中草药煲鸡汤或泡茶，适当喝红茶或黑茶，适当选择花青素、胡萝卜素等营养保健品，以补充人体阳气，提高免疫力，维护人体健康。

自然界气候对应于寒气：在寒流来袭的气候环境中，人体会产生大量的热能来抵御寒冷对身体的伤害，可一旦人体热能耗尽，就有可能因阳气衰竭而危害生命。《黄帝内经》阴阳五行养生理论指出：男性属阳，女性属阴；青少年属阳，中老年属阴；木行人和火行人属阳，金行人和水行人属阴。阴阳属性属阳的人阳气较足，不惧寒冷，如笔者故乡冬泳队的几名青壮年主力队员就是五行属火的火行人，他们在每年寒冷的冬季都会坚持冬泳。而阴阳属性属阴的人，尤其是水行人需要养足阳气，所以属阴的老年女性在阳气不足的、寒冷的冬季要注意保暖，少去空气质量欠佳的、寒冷的户外活动，有机会就多晒太阳。在寒冷的冬季可以适当进食温热性的面食类食物如包子、馒头、油条、面条、面包、烙饼、羊肉泡馍等，少吃平性或凉性的绿豆粥、大米稀饭、米粉等食物，更应少吃冻蟹、海带、反季节西瓜等寒性食物。

生长属性对应于收藏：春生、夏长、秋收、冬藏，在寒冷的冬季到来之前，自然界许多动物会储藏食物准备过冬，人类也会如此，尤其是北方的冬季，许多人将过冬物资如玉米、白萝卜、大白菜等堆满了房前屋后。食物匮乏的、冬眠的动物在冬季会体重减轻，而在现代经济发达地区，冬季却是食物丰富的人类增重、长膘、富贵病发病率急剧增高的时候，富裕的中国人在过完春节后此类现象更明显。其原因一方面是由于热性食物摄入过多后，营养物质消耗不了而储藏在体内，另一方面由于冬季运动少、出汗少、排尿少等，毒素瘀藏在体内排不出去。当代中国在消除贫困人群后的主要健康问题以富贵病为主，所以过完春节后做健康体检更能及时发现与富贵病有关的身体隐患。

谷物粮食对应于黑米：在谷物粮食中，黑颜色的黑米五行属水。黑米含有丰富的花青素、蛋白质、淀粉、维生素、纤维素、铁元素及微量元素等，在多方面对人体健康起作用：一方面对五行属水的泌尿生殖系统健康有益，如黑米对白发、耳鸣、腰膝酸软、肾虚水肿等亚健康状况有益，起着滋阴补肾、利尿补精、延年益寿的作用；另一方面黑米有清肝明目的功效，可以改善头晕、目眩、夜盲等症状，对五行属木的肝胆系统健康有益，这对应于五行相生理论里的水生木理论；再一方面黑米对五行属火的心血管系统有活血补血、维持血管通透性、改善心肌活性、调节免疫等作用，对改善贫血、预防血管破裂等有益，这对应于五行相克理论里的水克火理论。所以黑米适合少年白发、妇女产后血虚、贫血、老年肾虚等亚健康人群食用，尤其是适合阴虚的水行人食用。

豆类粮食对应于黑豆：黑颜色的黑豆五行属水，黑豆含有丰富的蛋白质、脂肪、不饱和脂肪酸、淀粉、维生素、性激素、纤维素，以及微量元素等，在多方面对人体健康起作用：一方面黑豆对五行属水的泌尿生殖系统健康有益，有清除自由基、乌发、补肾、调节男女性功能、延年益寿的作用；另一方面黑豆有清热解毒、健脑明目的功效，对五行属木的肝胆系统和神经组织的健康有益，这对应于五行相生理论里的水生木理论；再一方面黑豆对五行属火的心血管系统有改善造血功能、降低血液黏度、降低血脂和血胆固醇、调节免疫等作用，对治疗贫血、预防动脉粥样硬化、预防高血压和脑梗死等有益，这对应于五行相克理论里的水克火理论。有上述亚健康问题的人们，尤其是水行人可以适当选择黑豆制品。

动物对应于有鳞动物：身上有鳞的鱼类、蛇类等动物五行属水，这类属水的、可食用的有鳞类动物体内含有丰富的优质蛋白质、不饱和脂肪酸、维生素、微量元素等，对人类，尤其是水行人的健康有多方面的益处：一方面对五行属水的泌尿生殖系统健康有益，起着滋阴、养肾、利尿、固齿、护肤、美容、美发、防脱发、减少耳鸣耳聋、预防骨质疏松、促进乳汁分泌、调节男女性功能、延年益寿等作用；另一方面对五行属木的肝胆系统和神经组织的健康有益，起着清肝利胆、健脑解郁、提神明目等功效，这对应于五行相生理论里的水生木理论；再一方面对五行属火的心脑血管系统和免疫系统健康有益，起着清热、消炎、祛瘀、补血、促进伤口愈合、造血、降低血脂和血胆固醇、调节免疫等作用，对贫血、动脉粥样硬化、高血压、心肌梗死、脑中风、烧伤、静脉曲张、血管瘤、恶性肿瘤等有益，这对应于五行相克理论里的水克火理论。值得注意的是，这类有鳞动物蛋白质经人体分解、吸收、消化后所产生的嘌呤类代谢物较多，吃多了以后容易加重痛风症状。所以五行属水的水行人在有实热症状时可以适当食用有鳞动物蛋白质，而在体质虚寒时则应少吃，以免加重泌尿、生殖系统器官组织虚寒，诱发牙痛、耳聋、腰疼、痛经、小便淋漓不尽等病症。

颜色对应于黑色：黑色的五行属水，五行属水的中国东北地区依靠着肥沃的黑土地物产丰盛，而成为中国的大粮仓。经常在夜深的黑夜里还不休息者容易影响五行属水的泌尿生殖系统健康，引起黑眼圈、皮肤黑色素沉着、白发、脱发、骨质疏松、不孕不育等症状，以及容易诱发泌尿生殖系统炎症、结石，甚至肿瘤等疾病。五行属水的黑色食物如黑鱼、乌鸡、乌枣、黑葡萄、蓝莓、黑米、黑芝麻、黑西瓜子、黑茄子、黑木耳、黑茶、滋阴壮阳养生酒等，对人们，尤其是对水行人的多方面健康有益：一方面对五行属水的泌尿生殖系统的健康有益；另一方面对五行属火的心脑血管系统和免疫系统健康有益，这对应于五行相克理论里的水克火理论；再一方面对五行属木的肝胆系统和大脑神经组织健康有益，这对应于五行相生理论里的水生木理论。所以身体虚弱而需要滋阴养肾的人们、需要清热消炎、预防心脑血管系统实热性疾病的人们，以及需要清肝明目、提神醒脑的人们等，都可以选择进食这类黑色食物。

味道对应于咸味：《黄帝内经》五行理论指出咸味五行属水，对应于先天之本的肾，即咸味在维护五行属水的泌尿生殖系统的健康方面起着不可或缺的重要作用，五行属水的北方地区其菜肴的主要味道就是咸味为主，多数水行人对食物的味道没有太高的要求，有点咸味就行。咸味主要是因为食盐等调味品所致，食盐在参与维持身体各器官组织细胞内外的渗透压平衡、体内酸碱平衡、维持神经和肌肉的正常兴奋等生命功能中起着重要的作用，所以人类的一生中都离不开食盐。由于食盐中的主要成分氯化钠储存在细胞外液中，所以食盐既不能进食过多，也不能进食太少，否则会对身体健康产生不利影响：进食过多食盐，将使得细胞外液渗透压增高，大量细胞内液渗透到细胞外，导致口渴、尿多、出汗多、血容量减少，心跳加快、血压升高等症状或疾病，这对应于五行相克理论中的水克火理论，即吃多了五行属水的盐就会伤害到五行属火的心脑血管系统，此时应及时补充水分，预防心脑血管系统疾病的发生；进食的食盐太少，将使得细胞外液渗透压减低，大量细胞外液渗透到细胞内，导致尿少、汗少、人体出现浮肿、乏力等现象，此时不能盲目地、简单地减少水分的摄入，而需要适度补充盐分、适当利尿或补水，维持细胞内外的渗透压平衡。

人体脏腑对应于肾、膀胱：中医五行理论里，肾和膀胱五行属金，中医理论里的肾对应于西医解剖学理论里的生殖系统，而中医理论里的膀胱对应于西医解剖学理论里的泌尿系统。五行属水的地域、气候下的人们，尤其是水行人，其泌尿生殖系统较为虚弱而需要保养。现代医学大数据统计，五行属水的北方地域如俄罗斯、冰岛、芬兰等国家的人们，不但其生育率较低，其泌尿生殖系统的炎症以及恶性肿瘤的发病率也高于其他国家，而一旦这些地域的人转去近赤道地域生活，则其生育率和泌尿生殖系统疾病的发病率就与热带当地人们的基本一致。需要保养泌尿生殖系统的人，尤其是水行人，要根据自己的体质选择适宜的、阴阳属性属阴的、五行属金或属水的食物，即有壳类或有鳞类动物蛋白质如螃蟹、虾、甲鱼、有鳞鱼等，以及白萝卜、淮山、薏苡仁、茄子、黑木耳等食物。另外水克火寓意着水行人往往缺火，所以体质比较虚寒的人，尤其是水行人，可以适当选择阴阳属性属阳的、五行属木或属火的食物，即有毛类或有羽毛类动物蛋白质如猪肉、猪腰、羊肉、牛肉、羊腰、羊肝、羊血、乌鸡、鸭肉等，以及西红柿、红萝卜、枸杞子、红葡萄、红酒等食物。中老年水行人平时适当晒太阳、适度运动、深呼吸、喝够水、出足汗、勤排尿、睡足觉，适当选择维生素E、钙片等营养保健品，对泌尿生殖系统的健康和延年益寿有益。

人体组织对应于骨、牙齿、头发：《黄帝内经》五行养生理论告诉我们肾主骨、主发，即明确指出骨骼和头发的健康与泌尿生殖系统的健康有关，所以骨、牙齿、头发等组织五行属水。骨和牙组织里的主要成分是钙，因此人们，尤其是水行人要从保养泌尿生殖系统、维持细胞内外钙离子的平衡等方面来关注骨、牙齿和头发组织的健康：一方面当肾功能减弱、阴阳平衡紊乱、体内激素水平降低时，如中老年群体里女性雌性激素水平下降或男性雄性激素水平下降，将导致钙离子无法沉积在骨组织内，引起骨质疏松，诱发更年期女性和70岁以上男性等中老年群体骨折发病率增高；二方面当进食高动物蛋白质、高糖等食物较多时，血液呈酸性环境，钙离子容易脱出骨组织进入血液内，引起骨质疏松、软骨病、龋齿等疾病，血液中钙离子水平增高后，还将使得尿钙水平增高，诱发泌尿系统结石和炎症等疾病；三方面任何原因导致血液中钙离子水平增高，都将刺激甲状腺内分泌系统释放降钙素，使钙离子回收沉积在骨骼经常承重、摩擦而容易受伤的部位，如脊柱、膝关节等部位，导致骨质增生、骨刺增生、腰椎间盘突出等病理性改变，诱发坐骨神经痛、关节痛、脊椎病等病症，《黄帝内经》五行养生理论指出久站伤肾骨，即指这种状况；四方面任何原因导致体质虚寒、肾虚腰痛时，都有可能产生不论喝冷水或热水都会感觉牙齿松动、牙根酸痛的症状，此时如能适当叩齿，尤其是在小便时不停地叩齿，则能快速起到固齿补肾、消除牙痛症状的作用；五方面如因晒太阳少、熬夜、房事过度等导致体质虚弱时，既会因钙的吸收过少引起骨质疏松症，也会由于肾亏血虚而诱发头发干枯、开叉、白发等现象；六方面如经常进食过多高蛋白质、高油脂、高热量等肥腻食物，会导致五行属土的脾胃湿热积滞，容易产生油性发质，诱导脱发、秃顶等现象，这对应于五行相克理论中土克水理论。了解了上述诱发骨、牙齿和头发组织不健康的因素后，人们，尤其是水行人就可以采取相对应的措施有针对性地纠偏，如喝够水、少吃油腻食物、适当运动、适度晒太阳、按时休息、不久站、多叩齿、多梳头、洗发吹干后才睡等，以及适当进食核桃、杏仁、黑米、花生、黑芝麻、黑豆、乌鸡、枸杞，以及钙片等保健品，维持体内阴阳平衡和酸碱平衡，维护全身的骨骼、牙齿、头发组织的健康。

所开窍器官对应于二阴、耳：当人们，尤其是水行人其五行属水的泌尿生殖系统有问题时，将导致二阴（二阴包括前阴和后阴，前阴是指男女生殖器官和尿道口，后阴是指肛门）和听力系统等相应器官组织功能失调，我们可以从实热和虚寒两个不同的方面加以注意。当泌尿生殖系统有实热问题时，会出现尿频、尿急、尿热、大便秘结、便秘、痔疮形成、白带味重、耳鸣、耳塞、听力下降等症状或疾病，此时可从几个方面适时调整：一方面在确定各器官组织不适症状为非微生物感染的前提下，应尽量喝够水，少吃阴阳属性属阳的热性食物，同时可以适当选择螃蟹、生蚝、白萝卜、雪梨、鱼腥草等五行属金的、阴阳属性属阴的、滋阴清热的食物，这对应于五行相生理论里的金生水理论；二方面可以适当选择绿豆、车前草、蒲公英等五行属木的、清热解毒的食物，及时缓解尿热、便秘等症状，这对应于五行补虚泻实理论中的水生木、实则泻其子、木泻水理论；三方面在确定或清理干净外耳道无明显耵聍或炎症问题后，可以用双手食指和中指呈剪刀状上下按摩耳廓前后部位，尤其是重点按摩双侧耳屏前上方凹陷处的听宫穴，听宫穴是小肠经的最后一个穴位，《黄帝内经》理论明确告诉我们按摩听宫穴，可以降六腑阳热，所以当出现耳鸣、听力下降等实热症状时，就应即刻按摩听宫穴等穴位，直到耳鸣症状消失为止，以避免造成永久性耳鸣。当泌尿生殖系统有虚弱问题时，会出现尿少、遗尿、尿失禁、排尿淋漓不尽、痛经、月经不调、遗精、阳痿、不孕、流产、便溏、腹泻、牙痛、耳聋等症状或疾病，此时可从几个方面适时调整：一方面可以适当选择甲鱼、淮山、葛根、薏苡仁等五行属金的、滋阴壮阳的食物，这对应于五行相生理论里的金生水理论；二方面可以适当选择猪腰、羊腰、鸡春、乌鸡、黑米、黑芝麻、黑豆等五行属水的、滋阴补肾的食物；三方面可以适当选择花青素、虾青素、六味地黄丸、养生滋补酒等滋阴补肾、延年益寿的养生保健品；四方面养成适当运动、按时休息、不久站、不熬夜、不过度劳累等好习惯；五方面在五行属水的下午时段或晚上睡觉前可以适当练习提肛运动，即有意识地、有节奏地收缩和放松会阴部位的肌肉群，增强二阴关闭的力量，减少发生二便失禁的概率。

分泌或排泄的液体对应于尿液：体内水溶性毒素最主要的、第一步的排除方式是通过五行属水的泌尿系统形成尿液排出体外，其次是呼吸或出汗。排尿时出现异常状况，将反映体内的问题，应及时予以解决：当出现尿频、尿急、尿痛、尿热、尿味较浓、尿液颜色改变等症状时，提示体内实热较重、水溶性毒素较多，要注意喝水利尿、清热解毒；当出现遗尿、尿失禁、排尿淋漓不尽等现象时，提示体质弱、肾阳虚等，要注意滋阴补肾；如果因为喝水较少而导致尿少时，水溶性毒素将随血液流向呼吸系统和皮肤组织，冀望由呼气或出汗的方式排出体外，由于水分少以及水溶性毒素的蓄积和刺激，就容易出现干咳、浓痰难以咳出、皮疹、皮肤色素沉着等表现，此时应尽快喝够水，以及时解除不适症状；当膀胱内有尿液却憋尿不排或来不及小便时，将导致膀胱内尿液向输尿管回流，一方面水溶性毒素刺激输尿管黏膜产生输尿管平滑肌痉挛，会诱发突然腰痛，另一方面久而久之容易导致肾盂膨大积液，再一方面容易导致泌尿系统结石形成，所以尽量不要憋尿，或在没有排尿的感觉前喝一些水，刺激尿液快速产生，提前排尿。

人体对应于腰部、足部：中医理论认为人的肾脏在腰部，一旦出现腰大肌劳损、腰椎间盘突出、腰椎压缩性骨折、腰痛、坐骨神经痛、骨刺增生、足底痛等症状或疾病时，则要重点关注五行属水的泌尿生殖系统有可能出问题。如肾气虚会导致腰大肌劳损，泌尿系统结石有可能导致腰痛症状，各种原因引起的骨质疏松有可能导致腰椎间盘突出、腰椎压缩性骨折、骨质增生、足底痛等。上述症状容易发生在阴阳属性属阴的中老年群体，尤其是五行属水的水行人更要加以注意。此时应从几个方面注意保养：一方面应多休息，尽量减少腰部的活动量，减轻腰部肌肉或骨骼的压力；另一方面注意平躺以放松脊柱各关节的挤压，此时既可用牵引方式将各椎间空隙拉开，也可用自己摇摆方式使得脊柱各关节位置回复正常状态，如能依靠电动摇摆机来被动放松脊柱则效果更好，即身体仰卧，将左右足踝放置于摇摆机上，通电后机器匀速定时摇摆，带动整个身体跟着摇动，以充分放松人体所有的关节，尤其是摇动、放松整个脊柱，起到预防、缓解，或治愈腰部问题的作用，在防治坐骨神经痛方面更是有立竿见影的效果；再一方面可以适当选择进食五行属金的或属水的饮食来滋阴壮阳，还可以适当补充钙剂、花青素、六味地黄丸等保健品。平时可以选择太极拳、八段锦等运动方式来锻炼、增强腰部和下肢的力量。

动作对应于站：《黄帝内经》指出久站伤肾骨，即站立时间过久一方面使得脊柱椎体之间互相压迫、磨损伤害加重，容易导致颈椎病、腰椎病、腰椎间盘突出、腰椎压缩性骨折、坐骨神经痛等症状或疾病，另一方面还容易引起髋关节、膝关节、足关节等受压劳损，导致关节炎、足痛等症状或疾病。所以平时经常久站的人们，尤其是水行人，一方面应适当找机会坐下或躺平，以减少对脊柱和下肢各关节的伤害，另一方面可以适当选择进食五行属金的或属水的饮食来滋阴壮阳，还可以适当补充钙剂、花青素、六味地黄丸等保健品。机体缺钙的人们容易出现下肢肌肉抽筋的现象，尤其多发于夜间睡觉时，此时可以立即起床站立，并尽量将手臂高举，左下肢抽筋举右手、右下肢抽筋举左手、双下肢抽筋举双手，就容易将挛缩的肌肉快速拉开，迅速解除下肢抽筋症状，如果有不方便下床者，躺着直接将手向头顶方向伸直，有时也能缓解下肢抽筋症状。

意志表现对应于恐：《黄帝内经》五行理论指出怒、喜、思、悲、恐五行情绪中，恐惧的情绪五行属水，在五行属水的寒冬腊月季节，尤其是黑夜里，饥寒交迫的人们，尤其是水行人，容易产生恐惧的情绪。此时人们，尤其是水行人可以采用五行相克理论里土克水的理论方法来解决恐惧的问题：一方面可以用五行属土的深思熟虑，来克服五行属水的恐惧情绪，找到解决问题的办法；另一方面可以用五行属土的不断与人说话，或自言自语，以及大声唱歌或听音乐等方式，来克服五行属水的恐惧心理；再一方面可以用温饱五行属土的脾胃、即吃好喝好，来滋阴壮阳、解除饥寒交迫的困惑。

行为特征对应于适应：自然界的水一般以固态、液态、气态这三种形态存在，五行属水的、阴阳属性属阴的水行人的性格脾气也像自然界的水一样，经常出现三种状况：在遭受寒冬般的严厉打击后，水行人就像冰一样寒气逼人、死气沉沉；给予顺畅的通道，水行人就成了欢快的小溪、奔腾的河流，行动积极；经常受到加温、激励，水行人就变成了蒸发的水汽，飞去云里雾里。所以水行人既可成为积极的活跃分子，也可安静地做个宅家人，适应能力较强，并善于表现，总会以各种面貌出现在世人面前，让人捉摸不定。五行属水的水行人就像五行属水的有鳞类动物喜欢在水里游来游去一样爱好表演，不太喜欢晒太阳，总是忘记喝水。适应能力较强的水行人可以从以下几方面注意预防五行属水的泌尿生殖系统、骨骼、头发等器官组织的疾病：一方面经常参加男女共同参与的游戏或活动，以促进体内阴阳激素达到平衡；二方面减少晒太阳的时间，以防黑色素沉着、恶性黑色素瘤等病症；三方面平时适当做有氧运动、深呼吸、喝够水、出足汗、勤排小便等，以预防泌尿生殖系统炎症、结石或肿瘤等疾病；四方面可以适当选择五行属金或属水的饮食，并适当选择花青素、钙剂、六味地黄丸等营养保健品，有益于水行人预防疾病，或从疾病状态中快速康复。

（五）把握方位五行，发展健康产业

中国古代晏子使楚的故事含有五行方位不同则所产物种不同的寓意：齐国的臣相晏子出使楚国，楚王为羞辱晏子，命士兵抓了一个犯盗窃罪的齐国人，楚王问晏子是否齐国的人都善于盗窃？晏子直接怼了回去：橘生长于淮河南边的是香甜可口的橘子，而橘生长于淮河北边的则是酸涩难吃的枳子，这是因为土壤和气候不同造成的。齐国人在齐国是好公民，而到了楚国怎么就变坏了？难道是楚国的风气容易滋养出坏人吗？晏子机智的回答弄得楚王尴尬不已。这个故事里的橘生淮南为橘、橘生淮北为枳的道理，恰恰说明了五行方位和气候的不同会造成物种各异，即：南边五行属火，火生土，土行对应于甜味，所以淮南的橘子甜；北边五行属水，水生木，木对应于酸味，所以淮北的橘子酸。

从上述故事可见，不同地域、不同方位、不同气候等条件下，所产的物种是有区别的，而且这种区别与五行属性有着密切的关系。由此我们可以推断，如果根据全国各地，甚至全球各地五行属性的不同、地域方位的差异，以及季节气候的变化、人类种族文化的多样性等多方面的因素综合考虑，大力发展不同的经济产业，将取得事半功倍的好效果。

笔者1986年夏天从中山医科大学毕业后就来到了海南岛工作和生活至今，深深地眷念着这片热土，时时关注其各方面的发展。下面笔者就以海南岛为例子，从五畜、五谷、五蔬、五果，以及南药种植等几个产业的发展方面，浅谈如何把握方位或气候的五行，优选、增产优质的五行经济作物。读者可以根据自己所在的地域和气候条件，做举一反三的推断。

1. 海南五畜产业

地处亚热带的海南岛对应于中国来说，其方位的五行属火，阴阳属性属阳，属火、属阳的海南地域及热带气候下生长的动物有几方面特点：一是热带地域的多数动物相对北方寒冷地域来说偏平性或凉性，如海南的鸡肉、羊肉、牛肉、猪肉等，整体偏平性，热性不大，膻味不重，不论男女老少，或是体弱病残，都可以食用，因而海南文昌鸡受到全世界人民的欢迎，而如果在海南大力发展牛和羊等畜牧养殖和加工业，也可以远销世界各地；二是就海南岛本地域来说，越靠近海边，尤其是越低于海平面的地方温度越高，其物种属性越偏凉性，如大多数深海有鳞鱼类等偏凉性，有清热滋阴的作用，而越高于海平面的高山地区如五指山、保亭等地区温度相对来说偏低，其物种属性偏热性，如山区饲养的鸡、鹅、鸽子、牛肉等偏热性，有滋补壮阳的作用；三是就海南岛全岛方位的阴阳五行来说，岛东、岛南方位五行分别属木、属火，阴阳属性都属阳，四季气温更高，其物种属性偏平性或凉性，当地饲养的五行属木和属火、阴阳属性属阳的动物如牛、羊、鸡、鸭、鹅等肉类蛋白质热性相对不重、也会偏平性，因而会适合更多人的胃口，岛西、岛北方位五行分别属金、属水，阴阳属性都属阴，四季，尤其是冬季气温较低，其物种属性偏温性或热性，当地饲养的五行属金和属水、

阴阳属性属阴的动物如水鱼、螃蟹、虾、有鳞鱼等凉性相对较轻、也会偏平性，因而会适合更多人的胃口，而岛中部地区如屯昌、白沙、琼中等区域五行属土，其物种属性偏中性，当地饲养的五行属土的牛蛙、黄鳝、白鳝、白骨鱼、鲶鱼以及各种动物的内脏等会更加肥美，更加适合需要温补脾胃的人们；四是海南是全国海洋面积最大的省份，直接面对物产丰盛的南海，应充分利用其优势大力发展咸水动物养殖产业的一系列产品开发和深加工，如有清热作用的咸水鸭和咸鸭蛋产业、海产品生殖医药产业等，尤其是在经济日益发展的当代中国，高血糖、高血脂、高血压等富贵病群体急剧增加，更应大力发展富含不饱和脂肪酸的优质深海鱼类等蛋白质产品的开发和深加工，以改善人们的饮食结构，减少富贵病发生率，促进平均寿命的增长。

五行属火的海南岛一年四季湿度较大（火生土），水源充沛，土壤肥沃，全岛各地植被丰富，适合各种动物的饲养，可以从几个方面考虑加大海南优质动物种子产业的发展：一是牲畜类动物如种牛、种羊、种猪等产业发展，这类动物在亚热带海南地域吃着各种有清热解毒药性作用的绿草长大，经过精心培育，可以繁殖出阴阳属性适中、不热不寒、营养可口、适宜全世界老、少、病、弱等人们食用的优质肉类蛋白质；二是禽类动物如种鸡、种鸭、种鹅、种鸽等产业发展，五行属火的亚热带海南地区容易多发五行属火的心脑血管系统以及免疫系统疾病，如贫血、白血病、登革热、儿童手足口病等，而这些亚热带禽类动物虽然五行属火，却生长在五行属火的热带地区，因而阴阳属性适中，热性不大，尤其是海边养殖的咸水鸭和鸭蛋，其蛋白质更是偏凉性，对各类火行疾病有着较好的补充血红蛋白、防治贫血、提高免疫力、清热降火等功效，所以更值得花大力气培育、发展，造福世界人民；三是上述海南亚热带地域繁衍的各类动物，如果喂以不同的饲料，其肉类蛋白质将有不同的功效，就拿鸡肉来说，吃蒲公英、榕树籽、椰子肉等植物为主食而长大的鸡肉有清热泻火的功效，吃蝗虫等昆虫为主食而长大的鸡肉有补血壮阳的功效，吃蚯蚓或其他裸皮类蠕虫为主食而长大的鸡肉有养胃健脾的功效，吃蜈蚣等为主食而长大的鸡肉有解毒的功效，吃鱼、虾、蟹、螺等为主食而长大的鸡肉有理气润肺、滋阴补肾的功效等等。

根据上述五行理论而认真开发出的五畜产业产品，内涵越独特、效果越好、效益越佳。

2. 海南五谷产业

海南岛生长的五行属性不同的五谷类粮食作物也有几方面特点：一是热带地域的五谷类粮食作物相对北方寒冷地域来说偏平性或凉性，所以海南岛适合种植偏凉性的优质稻谷，各地独特的大米粥、稀饭、米粉等食物符合热带地域的人们或体质较热人群的口味，深得海南人的喜爱，而温性或热性的五谷类粮食作物如麦子、青稞、红高粱、小米等在海南岛难以种植成功，这些五谷类粮食加工品在海南岛销量不佳；二是就海南岛本地域来说，越靠近海边，尤其是越接近于海平面的地方温度越高，其物种属性越偏凉性，所以岛周围平坦地带适合种植稻谷，所产生的大米有平补滋阴的作用，而海拔越高的高山地区如五指山、保亭等地区温度相对来说偏低，其物种属性偏热性，所以海拔较高的山区适合种植红米，有补血、壮阳的作用；三是就海南岛全岛方位的阴阳五行来说，岛东、岛南方位五行分别属木、属火，阴阳属性都属阳，四季气温较高，其物种属性偏凉性，更适合种植五行属金和属水、阴阳属性属阴的含淀粉类粮食作物，如淮山、芋头、莲子、黑芝麻等，有祛湿、滋阴等作用，在海南岛的东部或南部区域种植的黑米其滋阴补肾的功效会更强，岛西、岛北方位五行分别属金、属水，阴阳属性都属阴，四季，尤其是冬季气温较低，其物种属性偏温性或热性，更适合种植五行属木和属火、阴阳属性属阳的含淀粉类粮食作物，如红色的红薯、红土豆、木薯、紫皮山药等，有补血壮阳、健脾益气等作用，而岛中部地区如屯昌、白沙、琼中等区域五行属土，其物种属性偏中性，适合种植五行属土的黄色的地瓜、黄土豆、大豆、玉米等。

海南岛陆地面积较少，土地资源紧缺，不适合种植占地面积太多的五谷杂粮类农作物，应依托全国农业大省的支持，重点开发只适合海南当地生产的、国计民生必需的、且高效、优质的五谷粮食产业，如优质稻谷种子繁育、红米改良研发、紫皮山药种业研发等。

3. 海南五蔬产业

海南岛生长的五行属性不同的蔬菜类农作物也有几方面特点：一是五行属火的热带地域的蔬菜类农作物相对来说多数偏凉性或寒性，所以海南岛适合种植偏寒凉性的、有清热作用的蔬菜，如大芥菜、小芥菜、香菜、芹菜、地瓜叶、空心菜、紫背菜、鹿舌菜、苦瓜、冬瓜、青瓜等，这类清热泻火的蔬菜符合热带地域人们或体质较热人群的胃口，深得海南人的喜爱，许多海南人还喜欢用清热解毒的中草药如地胆头等草药来煲汤；二是长期受到阳光照射的原因，部分植物由于吸收了过多的能量而结出热性的种子，如在夏季温度较高的气候环境中生长成熟的辣椒热性较大，而以日照较久的海南地区生长的黄辣椒、朝天椒等含的辣椒碱较多，因此更辣、火行更大，海南的胡椒也是属于热性较大的农作物，另外海南的生姜也较全国其他地方所产的生姜更辣、热性更重；三是就海南岛全岛方位的阴阳五行来说，岛东、岛南方位五行分别属木、属火，阴阳属性都属阳，四季气温更高，适合种植五行属木和属火的绿色或红色、酸味或苦味等蔬菜，如地瓜叶、大芥菜、小芥菜、紫背菜、鹿舌菜、绿辣椒、红辣椒、西红柿、红萝卜、酸笋、豇豆、苦瓜等，岛西、岛北方位五行分别属金、属水，阴阳属性都属阴，四季气温较低，适合种植五行属金和属水的白色或深色、香味或咸味等蔬菜，如白萝卜、白瓜、冬瓜、茄子、紫苏、香菜、水芹菜等，岛中部地区如屯昌、白沙、琼中等五行属土，其物种属性偏中性，适合种植五行属土的黄色或甜味的蔬菜，如木瓜、南瓜、南瓜花、土豆等。不过海南岛陆地面积较少，土地资源紧缺，不适合种植占地面积太多的蔬菜类农作物。

4. 海南五果产业

海南岛属于亚热带地域，其五行属性属火，所以海南岛部分水果热性较大，如荔枝、菠萝蜜等，同时火生土，土对应于甜味，所以海南岛出产的许多热带水果非常甜，如芒果、荔枝、番荔枝、龙眼、香蕉、木瓜、菠萝、菠萝蜜、葡萄、金瓜、香瓜、西瓜、火龙果等，其香甜可口有目共睹。但是就海南岛全岛方位的阴阳五行来说，海南岛盛产的各种水果也因为种植的地域不同、气候有差异等而有着不同的典型的味道或特点：海南岛东部五行属木，木对应于绿色和酸味，适合种植绿色的椰子、槟榔、诺丽果、杨桃等水果，东部市县生长的芒果、荔枝、黄皮、菠萝等水果相对来说稍酸；海南岛南部五行属火，火对应于红色，同时火生土，土对应于甜味，所以南部三亚等地的水果如芒果、西瓜、木瓜、荔枝、莲雾、菠萝、菠萝蜜、红葡萄、火龙果等水果相对来说味道更甜；海南岛西部五行属金，金对应于白色和芳香味，同时金生水，所以西部市县种植的香蕉、金瓜、白瓜、荔枝、诺丽果、番荔枝、黑葡萄等水果汁液饱满、芳香四溢，另外腰果入肾经，有补肾益精的作用，故腰果五行属水，所以西线各市县还适宜大量种植腰果等经济作物；海南岛北部五行属水，水生木，木行对应于酸味，所以海南岛北部地域的许多水果如芒果、荔枝、菠萝、黄皮、杨桃等味道稍偏酸味；海南岛中部五行属土，土对应于黄色和甜味，所以中部市县适宜种植桂圆、芒果、黄皮、菠萝、菠萝蜜、芭蕉等甜味水果，同时土生金，金行对应于芳香味道，所以中部市县还适宜种植香蕉、荔枝、金瓜、白瓜、香瓜等香甜水果。不过海南岛陆地面积较少，土地资源紧缺，不适合种植占地面积太多的水果类农作物。

5. 海南南药产业

海南岛名气最大的道地药材有槟榔、益智仁、砂仁、巴戟天，被誉为四大南药，这些药材含有多种丰富的氨基酸、维生素、微量元素，以及其独有的药素等，对人体健康起着不同的作用：槟榔一方面有杀灭胃肠道寄生虫，尤其是与南瓜子一道食用可以起到杀灭肠道绦虫的作用，因而在中医药界久负盛名，另一方面爱吃生槟榔或烟熏制槟榔的客户遍布全国，尤以湖南人和海南本地人居多，所以槟榔种植产业成为海南岛四大南药之首；益智仁一方面有益脾、补肾等作用，可用于改善因脾胃虚寒而引起的流涎、食欲欠佳、呕吐、腹痛、腹泻、尿频、遗精等症状，另一方面有强心、增加记忆功能等作用，可用于学生改善学习记忆能力，这也是其取名益智仁的由来；砂仁有健脾、和胃等作用，可用于改善消化不良、胃寒呕吐、腹痛腹泻等症状；巴戟天有补肾、强筋等作用，可用于遗精遗尿、阳痿不举、月经不调、宫寒不孕、筋骨痹痛等患者。

上述四大南药的共同特点是有补虚的作用，尤其是以补脾胃虚寒为主，可见在南方热带地区的人们因气候影响而普遍进食寒凉性食物较多，尤其是进食寒凉性的水产品食物较多而导致脾胃虚寒、身体出现相应不适症状等，而当地的上述药材正好可以调理当地人们的脾胃虚寒，改善相关症状，所以四大南药闻名遐迩。以养胃生津为主要作用的石斛及相关产品得以在海南大量生产和销售也主要是基于这个原因。这些现象与北方寒冷地域在秋冬寒凉季节要吃白萝卜的道理一样，白萝卜有清热润肺、利尿通便的作用，北方寒冷地域的许多人会经常进食温补的食物，尤其是到了秋冬寒凉季节更会选择各种滋补食物或药材，容易导致体内热毒淤积、湿气难排，而吃白萝卜就起到了清热祛湿的作用，所以廉价的白萝卜却得到了冬季萝卜赛人参的美誉。

不同气候条件下其地域的物产效用不一样，高海拔寒冷地域出产的动物或植物以热性为主，如冰山雪莲、东北人参、鹿茸等药用产品起着补虚壮阳等作用，而低海拔热带地域出产的动物或植物以凉性为主，如海南岛当地盛产的忧遁草、鹧鸪茶、地胆头等草本植物有清热、消炎、降脂、祛湿等作用。所以海南岛沿海低海拔地域的更热地带出产的动物或植物滋阴清热效果更好，而海南岛中部高海拔山区出产的动物或植物滋补壮阳的效用稍强。

另外，不同气候地域环境下的物产有相互补充的作用：北方寒冷气候及地域环境五行属水，水克火，北方缺火，火对应于心脑血管系统，北方的人们需要补血壮阳，因此北方地域出产的人参、鹿茸、阿胶等药用产品补血壮阳作用更强；而南方热带气候及地域环境五行属火，火克金，南方缺金，金对应于呼吸系统和芳香味道，南方的人们需要滋阴润肺，因此南方地域出产的动物或植物不但清凉、滋阴、润肺，而且许多带特殊香味的植物或动物在海南可以得到较好的繁衍、种植和发展，如香草兰、香茅、迷迭香、沉香、花梨木、胡椒等各种有药用价值的浓香味草本植物都能在海南岛得到很好的培育和发展，甚至能产出猫屎咖啡的麝香猫也能在海南岛得到较好的繁殖。所以可以在地处亚热带的海南岛引进全世界有药用价值的香草、香花、香果类植物或动物，开发出更多的有滋阴清热、通鼻润肺、提神醒脑、静心降压、除烦安眠等作用的高价值产品。

橘生淮南为橘、橘生淮北为枳，即同样的物产在不同的地域养殖，其产出的效用也不一样，依据此理论对不同地域的物产在异地加以引进、移植、改良，也许会取得更好的效果。在这方面海南岛已经积累了不少成功的案例，如引种到海南岛的哈密瓜更甜，在海南岛培育成功的葡萄不仅个大汁多、且更香甜可口等。所以在北方地域盛产的、有清热解毒作用的本草，如黄连、穿心莲、菊花、金银花、蒲公英、薄荷、鱼腥草、板蓝根等，如果能够成功引种到海南岛来，其清热解毒的作用将会更强，另外还有更多的以清热解毒作用为主的药用产品值得在海南岛种植、研发和生产。就算同样病症的患者使用同样作用的药物，如果到了不同的地域，其得到的效果也会不同，因此就需要进行改良，如北方的"六味地黄丸"给南方的患者服用，就可以另外增加枸杞、菊花两味药，组成"杞菊地黄丸"，才会达到同样的效果。所以各个地域的药方在其他地域使用时应该根据当地状况进行改良和完善，将北药南种、北药南用等理论运用到疾病防治方面如北病南治、冬病夏治等，并逐渐推广到全国，甚至全世界，则许多地方疾病，尤其是疑难杂症等都有可能会迎刃而解，得到预防和治愈。

综上所述，上述亚热带海南地域繁衍的所有牲畜类动物蛋白质、五谷杂粮、蔬菜、水果、南药产品等食物，其阴阳属性多数偏中性或凉性，对于经济不断发展的当代中国社会普遍营养富余、实热性富贵病群体急剧增加的状况下的人们，可以起着清热排毒、祛湿滋阴等作用，充分利用海南岛阳光充足、海洋辽阔、物产丰盛等优势，把握各方位、气候等五行属性特点，大力开发各类优质健康产业，海南岛将寸土寸金、不富都难。

6. 全国健康产业

全国各地，甚至世界各地都可以依据上述原理开发适合当地气候、方位、环境、人类族群等因素的特色健康产业，再互相取长补短、互通有无，则发展、繁荣、平衡、和谐、安定的人类命运大同世界就一定会到来。

东部地区：东部地区如上海、浙江、安徽、山东、福建等方位五行属性属木，可从下列几个方面考虑健康产业布局。

一是木对应于肝胆系统和大脑神经组织等，要重点关注肝胆系统疾病（如流感、瘟疫、青光眼、白内障、肝炎、肝癌、胆结石、胆囊炎等）高发，以及大脑神经组织疾病（如脑中风、脑膜炎、颅脑肿瘤等）高发，所以可重点投入肝胆专科医院、颅脑专科医院、眼病专科医院等的建设，以及相关医药产品（如养肝利胆、清热解毒、醒脑明目等药物）、医疗器械、诊治设备、预防机构、康养企业等产业的发展。

二是木克土，土对应于脾胃系统和肌肉组织等，还要重点关注脾胃系统疾病（如胃炎、胃溃疡、胃癌、食管癌、腮腺炎、腮腺肿瘤、胰腺炎、糖尿病、胰腺癌等）高发，以及肌肉组织疾病（如重症肌无力、进行性肌萎缩症等）高发，所以可兼顾投入胃病专科医院、胰腺病专科医院、糖尿病专科医院、肌病专科医院等的建设，以及相关医药产品（如养胃生肌、健脾祛湿、降脂减肥等药物）、医疗器械、诊治设备、预防机构、康养企业等产业的发展。

三是木对应于有毛类动物蛋白质（如牛肉、羊肉、兔肉等）、绿色食物（如青稞、绿豆、绿色蔬菜、绿橙、绿茶、青稞酒等）、酸味食物（如酸笋、酸枣、酸梅、酸李子、苹果醋、酸奶等），可重点开发相关养生保健食物及休闲饮食产品。

四是木克土，即缺土，需补土，土对应于裸皮类动物和动物内脏蛋白质（如黄鳝、鲶鱼、鳗鱼、鱿鱼、墨鱼、带鱼、猪肚、羊肚、牛百叶、鸡胗、鸭胗、鱼肚等）、黄色食物（如小米、玉米、大豆、土豆、南瓜、黄花菜、黄酒、啤酒、黄茶等）、甜味食物（如糖醋鱼、甜菜、八宝粥、蜂蜜、奶糖等），可重点开发相关养生保健食物及休闲饮食产品。

五是可重点关注和研发中西医相结合的养眼、护肝、提神、养胃、减肥等方面的防未病保健品。

南部地区：南部地区如广东、广西、海南等方位五行属性属火，可从下列几个方面考虑健康产业布局。

一是火对应于心脑血管系统、免疫系统、小肠组织、头部器官组织等，要重点关注心脑血管系统疾病（如冠心病、心肌梗死、心肌炎、风湿性心脏病、脑梗死、脑溢血等）高发、免疫系统疾病（如登革热、小儿手足口病、白血病、地中海贫血、恶性淋巴瘤等）高发、小肠组织疾病（如阑尾炎等）高发，以及头部器官组织疾病（如鼻咽癌、口腔舌咽癌、头面部皮肤癌等）高发，所以可重点投入心脏病专科医院、脑中风专科医院、热带传染病专科医院、白血病专科医院、地中海贫血专科医院、恶性淋巴瘤专科医院、鼻咽癌专科医院、口腔舌咽癌专科医院、头面部皮肤癌专科医院等的建设，以及相关医药产品（如救心补血、消炎去火、提高免疫力等药物）、医疗器械、诊治设备、预防机构、康养企业等产业的发展。

二是火克金，金对应于呼吸系统、大肠和皮肤组织等，还要重点关注呼吸系统疾病（如鼻炎、肺炎、肺结核、肺癌等）高发、大肠组织疾病（如大肠炎、痔疮、大肠癌等）高发，以及皮肤组织疾病（如皮癣、皮肌炎、红斑狼疮等）高发，所以可兼顾投入肺结核病专科医院、肺癌专科医院、痔疮专科医院、大肠癌专科医院、皮肤病专科医院等的建设，以及相关医药产品（如消炎杀菌、滋阴养肺、润肠通便等药物）、医疗器械、诊治设备、预防机构、康养企业等产业的发展。

三是火对应于有毛羽类动物蛋白质（如鸡、鸭、鹅、鸽子等）、红色食物（如红米、红薯、西红柿、红萝卜、草莓、莲雾、火龙果、红葡萄、红茶、红酒等）、苦味食物（如苦瓜、大芥菜、小芥菜、苦丁茶等），可重点开发相关养生保健食物及休闲饮食产品。

四是火克金，即缺金，需补金，金对应于有壳类动物蛋白质（如虾、蟹、水鱼、生蚝、田螺等）、白色食物（如大米、山药、白萝卜、大蒜、洋葱、椰子、荔枝、山竹、白糖、白茶、白酒等）、芳香食物（如香瓜、香蕉、芒果、菠萝、菠萝蜜、胡椒、辣椒、槟榔、薄荷、香草兰、香茅、沉香、咖啡等），可重点开发相关养生保健食物及休闲饮食产品。

五是可重点关注和研发中西医相结合的养心、醒脑、消炎、润肺、通便、护肤等方面的防未病保健品。

中部及靠近中部的地区：如湖南、湖北、江西、河南、四川等方位五行属性属土，可从下列几个方面考虑健康产业布局。

一是土对应于脾胃系统和肌肉组织等，要重点关注脾胃系统疾病（如胃炎、胃溃疡、胃癌、食管癌、腮腺炎、腮腺肿瘤、胰腺炎、糖尿病、胰腺癌等）高发，以及肌肉组织疾病（如重症肌无力、进行性肌萎缩症等）高发，所以可重点投入胃病专科医院、胰腺病专科医院、糖尿病专科医院、肌病专科医院等的建设，以及相关医药产品（如养胃生肌、健脾祛湿、降脂减肥等药物）、医疗器械、诊治设备、预防机构、康养企业等产业的发展。

二是土克水，水对应于泌尿生殖系统、听力系统、骨骼和头发组织等，还要重点关注泌尿生殖系统疾病（如炎症、结石、恶性肿瘤、阳痿、痛经、月经失调、发育畸形、不孕症等）高发、听力系统疾病（如耳鸣、听力下降、耳聋、炎症、肿瘤等）高发，以及骨骼和头发组织疾病（如龋齿、白发、秃顶、痛风、骨质疏松、关节炎、腰椎间盘突出症、坐骨神经痛等）高发，所以可兼顾投入肾病专科医院、男性专科医院、女性专科医院、生殖专科医院、骨骼病专科医院、脊柱病专科医院、牙病专科医院、耳病专科医院等的建设，以及相关医药产品（如消炎排石、滋阴壮阳、调经止痛、生发固齿等药物）、医疗器械、诊治设备、预防机构、康养企业等产业的发展。

三是土对应于裸皮类动物和动物内脏蛋白质（如黄鳝、鲶鱼、鳗鱼、鱿鱼、墨鱼、带鱼、猪肚、羊肚、牛百叶、鸡胗、鸭胗、鱼肚等）、黄色食物（如小米、玉米、大豆、土豆、南瓜、黄花菜、黄酒、啤酒、黄茶等）、甜味食物（如甜菜、八宝粥、蜂蜜、甜酒等），可重点开发相关养生保健食物及休闲饮食产品。

四是土克水，即缺水，需补水，水对应于有鳞类动物蛋白质（如草鱼、鲢鱼、鲤鱼、石斑鱼、鳜鱼等）、黑色食物（如黑米、黑芝麻、黑豆、茄子、蓝莓、芋头、养生酒、黑茶、普洱茶等）、咸味食物（如咸鱼茄子煲、腊肉、咸蛋、腌咸菜、老盐柠檬汁等），可重点开发相关养生保健食物及休闲饮食产品。

五是可重点关注和研发中西医相结合的养胃、祛湿、减肥、养发、调经、健骨、滋阴壮阳、延年益寿等方面的防未病保健品。

西部地区： 西部地区如新疆、西藏、青海、山西、陕西等方位五行属性属金，可从下列几个方面考虑健康产业布局。

一是金对应于呼吸系统、大肠和皮肤组织等，要重点关注呼吸系统疾病（如鼻炎、肺炎、硅肺、肺结核、肺癌等）高发、大肠组织疾病（如大肠炎、痔疮、大肠癌等）高发，以及皮肤组织疾病（如皮癣、皮肌炎、红斑狼疮等）高发，所以可重点投入硅肺专科医院、肺结核病专科医院、肺癌专科医院、痔疮专科医院、大肠癌专科医院、皮肤病专科医院等的建设，以及相关医药产品（如消炎杀菌、滋阴养肺、润肠通便等药物）、医疗器械、诊治设备、预防机构、康养企业等产业的发展。

二是金克木，木对应于肝胆系统和大脑神经组织等，还要重点关注肝胆系统疾病（如流感、瘟疫、青光眼、白内障、肝炎、肝癌、胆结石、胆囊炎等）高发，以及大脑神经组织疾病（如脑中风、脑膜炎、颅脑肿瘤等）高发，所以可兼顾投入肝胆专科医院、颅脑专科医院、眼病专科医院等的建设，以及相关医药产品（如养肝利胆、清热解毒、醒脑明目等药物）、医疗器械、诊治设备、预防机构、康养企业等产业的发展。

三是金对应于有壳类动物蛋白质（如虾、蟹、水鱼、田螺等）、白色食物（如大米、糯米、白萝卜、大蒜、洋葱、大葱、鱼腥草、白茶、白酒等）、芳香食物（如胡辣汤、香瓜、哈密瓜、葡萄、辣椒、薄荷、薰衣草等），可重点开发相关养生保健食物及休闲饮食产品。

四是金克木，即缺木，需补木，木对应于有毛类动物蛋白质（如牛肉、羊肉、兔肉等）、绿色食物（如青稞、莜麦、绿豆、绿色蔬菜、绿茶、青稞酒、竹叶青酒等）、酸味食物（如酸枣、酸李子、陈醋、苹果醋、酸奶等），可重点开发相关养生保健食物及休闲饮食产品。

五是可重点关注和研发中西医相结合的消炎、润肺、通便、护肤、养肝、提神、明目等方面的防未病保健品。

北部地区： 北部地区如内蒙古、东三省、河北、北京、天津等方位五行属性属水，可从下列几个方面考虑健康产业布局。

一是水对应于泌尿生殖系统、听力系统、骨骼和头发组织等，要重点关注泌尿生殖系统疾病（如炎症、结石、恶性肿瘤、阳痿、痛经、月经失调、发育畸形、不孕症等）高发、听力系统疾病（如耳鸣、听力下降、耳聋、炎症、肿瘤等）高发，以及骨骼和头发组织疾病（如龋齿、白发、秃顶、痛风、骨质疏松、关节炎、腰椎间盘突出症、坐骨神经痛等）高发，所以可重点投入肾病专科医院、男性专科医院、女性专科医院、生殖专科医院、骨骼病专科医院、脊柱病专科医院、牙病专科医院、耳病专科医院等的建设，以及相关医药产品（如消炎排石、滋阴壮阳、调经止痛、生发固齿等药物）、医疗器械、诊治设备、预防机构、康养企业等产业的发展。

二是水克火，火对应于心脑血管系统、免疫系统、小肠组织、头部器官组织等，还要重点关注心脑血管系统疾病（如冠心病、心肌梗死、心肌炎、风湿性心脏病、脑梗死、脑溢血等）高发、免疫系统疾病（如登革热、小儿手足口病、白血病、地中海贫血、恶性淋巴瘤等）高发、小肠组织疾病（如阑尾炎等）高发，以及头部器官组织疾病（如鼻咽癌、口腔舌咽癌、头面部皮肤癌等）高发，所以可兼顾投入心脏病专科医院、脑中风专科医院、热带传染病专科医院、白血病专科医院、地中海贫血专科医院、恶性淋巴瘤专科医院、鼻咽癌专科医院、口腔舌咽癌专科医院、头面部皮肤癌专科医院等的建设，以及相关医药产品（如救心补血、消炎去火、提高免疫力等药物）、医疗器械、诊治设备、预防机构、康养企业等产业的发展。

三是水对应于有鳞类动物蛋白质（如鲤鱼、草鱼、鲢鱼、鳜鱼等）、黑色食物（如黑米、黑芝麻、黑豆、茄子、蓝莓、黑葡萄、芋头、养生酒、黑茶、普洱茶等）、咸味食物（如腊肉、咸鱼、咸蛋、腌咸菜、老盐柠檬汁等），可重点开发相关养生保健食物及休闲饮食产品。

四是水克火，即缺火，需补火，火对应于有毛羽类动物蛋白质（如鸡、鸭、鹅、鸽子等）、红色食物（如红高粱、红薯、西红柿、红萝卜、山楂、柿子、红樱桃、红葡萄、红茶、红酒等）、苦味食物（如苦瓜、苦菊、大芥菜、小芥菜等），可重点开发相关养生保健食物及休闲饮食产品。

五是可重点关注和研发中西医相结合的养发、调经、健骨、滋阴、壮阳、养心、醒脑、延年益寿等方面的防未病保健品。

（六）五行理论在人才培养方面的提示作用

笔者在读书期间发现一些有趣的现象：爱学习的学生遇到自己喜欢或尊重的老师，则该门功课成绩往往会比较优秀或越来越好，而一旦遇到不喜欢的老师，则该门功课成绩可能会越来越差；有些学习成绩比较差的学生一旦得到某个老师的启蒙或点悟，有可能学习成绩就会突飞猛进；理科成绩较差的学生往往喜欢文科，文科成绩较差的学生可能理科成绩较好，文理科都不喜欢的学生可能有着文娱或运动天赋；学习成绩好的同学会经常在一起讨论和娱乐，学习成绩较差的同学也经常会聚在一起调皮捣蛋，让老师和其他同学头疼，而这两类同学平时基本上玩不到一块。

其实每个人都有其独特的个性和才能，如何培养、挖掘、激励、发挥、应用每个人的长处和优势，去创造更多的社会价值，才是值得我们深思的课题。

1. 五行不同的学生如何分班

下面根据五行相生相克理论探讨如何根据学生和老师的不同五行属性特点来进行分班，使得有相同兴趣爱好和行为习惯的学生分在一起，并将与班上学生五行相生的各科老师匹配到教学组里，不但使得班上同学间融洽相处，而且使得老师和学生间也相敬相爱，从而在个性化培养学生的聪明才智的同时、全面提高每个学生的基本素质，为社会各行各业的各个岗位培养出有用的人才。

从五行相生理论我们知道：木生火、火生土、土生金、金生水、水生木，从五行相克理论我们又知道：木克土、土克水、水克火、火克金、金克木，所以我们可以大致按如下原则来对各年级学生进行分班，尤其是小学一年级、初中一年级或高中一年级在分班时更应该充分注意和考虑。

五行属木的学生一方面与五行属木的学生性格相同比较合得来，另一方面与五行属水的学生以及五行属火的同学也合得来，所以在以木行学生为主的班里可以加进水行学生或火行学生。但是水克火，水行学生尽量不要与火行学生分在同一个班里，以免发生矛盾，影响学习，且水生木，水行同学对木行同学有帮助，而火泻木，火行同学会分散部分木行同学的学习注意力，所以在以木行学生为主的班里，可以适当加入一些水行同学，少加入火行同学。

五行属火的学生一方面与五行属火的学生性格相同比较合得来，另一方面与五行属木的学生以及五行属土的同学也合得来，所以在以火行学生为主的班里可以加进木行学生或土行学生。但是木克土，木行学生尽量不要与土行学生分在同一个班里，以免发生矛盾，影响学习，且木生火，木行同学对火行同学有帮助，而土泻火，土行同学会分散部分火行同学的学习注意力，所以在以火行学生为主的班里，可以适当加入一些木行同学，少加入土行同学。

五行属土的学生一方面与五行属土的学生性格相同比较合得来，另一方面与五行属火的学生以及五行属金的同学也合得来，所以在以土行学生为主的班里可以加进火行学生或金行学生。但是火克金，火行学生尽量不要与金行学生分在同一个班里，以免发生矛盾，影响学习，且火生土，火行同学对土行同学有帮助，而金泻土，金行同学会分散部分土行同学的学习注意力，所以在以土行学生为主的班里，可以适当加入一些火行同学，少加入金行同学。

五行属金的学生一方面与五行属金的学生性格相同比较合得来，另一方面与五行属土的学生以及五行属水的同学也合得来，所以在以金行学生为主的班里可以加进土行学生或水行学生。但是土克水，土行学生尽量不要与水行学生分在同一个班里，以免发生矛盾，影响学习，且土生金，土行同学对金行同学有帮助，而水泻金，水行同学会分散部分金行同学的学习注意力，所以在以金行学生为主的班里，可以适当加入一些土行同学，少加入水行同学。

五行属水的学生一方面与五行属水的学生性格相同比较合得来，另一方面与五行属金的学生以及五行属木的同学也合得来，所以在以水行学生为主的班里可以加进金行学生或木行学生。但是金克木，金行学生尽量不要与木行学生分在同一个班里，以免发生矛盾，影响学习，且金生水，金行同学对水行同学有帮助，而木泻水，木行同学会分散部分水行同学的学习注意力，所以在以水行学生为主的班里，可以适当加入一些金行同学，少加入木行同学。

2. 教师如何根据五行调配教研组

孩子都依靠父母而长大，每个父母都希望自己的子女成才，如果各科老师将每个学生都当作自己的子女来对待，则会赢得学生的充分信赖和喜爱，学生的基本素质和学习成绩就容易全面提高。所以我们可以大致按如下原则来对各年级学生进行老师教研组的调配，尤其是小学一年级、初中一年级或高中一年级在各班各科老师调配时更应该充分考虑。

在五行属木的学生为主的班里，多数学生会比较认真、积极、主动地学习，常表现得出类拔萃。该类班级的各门学科可从下面几方面选配老师：水生木，首先考虑调配五行属水的老师，多数水行老师会像对待自己的孩子一样对待木行学生，木行学生们会像尊重父母一样信赖各位水行老师，从而认真听课，努力学习，各科成绩优异；其次是五行属木的老师，容易与木行学生们交朋友而融洽相处，学生们的学习兴趣也会较浓，成绩全面提高；木生火，火泻木，如果是五行属火的老师，则部分木行学生们可能会认为火行老师学识不比自己懂得多，有时会不服，甚至不屑于被火行老师管教，难以达到教学目的；由于金克木，因此在以五行属木的学生为主的班里尽量不要挑选五行属金的老师分在同一个班里，以免金行老师对木行学生管教过于严厉，容易压抑木行学生才能的培养，限制木行学生的个性发展。

在五行属火的学生为主的班里，多数学生会比较活泼，注意力转换较快，难以静下心来学习不感兴趣的理论知识。该类班级的各门学科可从下面几方面选配老师：木生火，首先考虑调配五行属木的老师，多数木行老师会像对待自己的孩子一样对待火行学生，火行学生们会像尊重父母一样信赖各位木行老师，从而认真听课，努力学习，各科成绩优异；其次是五行属火的老师，容易与火行学生们交朋友而融洽相处，学生们的学习兴趣也会较浓，成绩全面提高；火生土，土泻火，如果是五行属土的老师，则部分火行学生们可能会认为土行老师学识不比自己懂得多，有时会不服，甚至不屑于被土行老师管教，难以达到教学目的；由于水克火，因此在以五行属火的学生为主的班里尽量不要挑选五行属水的老师分在同一个班里，以免水行老师对火行学生管教过于严厉，容易压抑火行学生才能的培养，限制火行学生的个性发展。

在五行属土的学生为主的班里，多数学生会比较沉稳，爱思考、好说话，常主动与其他同学或老师讨论和沟通。该类班级的各门学科可从下面几方面选配老师：火生土，首先考虑调配五行属火的老师，多数火行老师会像对待自己的孩子一样对待土行学生，土行学生们会像尊重父母一样信赖各位火行老师，从而认真听课，努力学习，各科成绩优异；其次是五行属土的老师，容易与土行学生们交朋友而融洽相处，学生们的学习兴趣也会较浓，成绩全面提高；土生金，金泻土，如果是五行属金的老师，则部分土行学生们可能会认为金行老师学识不比自己懂得多，有时会不服，甚至不屑于被金行老师管教，难以达到教学目的；由于木克土，因此在以五行属土的学生为主的班里尽量不要挑选五行属木的老师分在同一个班里，以免木行老师对土行学生管教过于严厉，容易压抑土行学生才能的培养，限制土行学生的个性发展。

在五行属金的学生为主的班里，多数学生上课时遵守课堂纪律，比较安静，且善于分析规律、解答难题。该类班级的各门学科可从下面几方面选配老师：土生金，首先考虑调配五行属土的老师，多数土行老师会像对待自己的孩子一样对待金行学生，金行学生们会像尊重父母一样信赖各位土行老师，从而认真听课，努力学习，各科成绩优异；其次是五行属金的老师，容易与金行学生们交朋友而融洽相处，学生们的学习兴趣也会较浓，成绩全面提高；金生水，水泻金，如果是五行属水的老师，则部分金行学生们可能会认为水行老师学识不比自己懂得多，有时会不服，甚至不屑于被水行老师管教，难以达到教学目的；由于火克金，因此在以五行属金的学生为主的班里尽量不要挑选五行属火的老师分在同一个班里，以免火行老师对金行学生管教过于严厉，容易压抑金行学生才能的培养，限制金行学生的个性发展。

在五行属水的学生为主的班里，多数学生适应性较强，既安静、又较有才艺，爱好广泛且善于表现。该类班级的各门学科可从下面几方面选配老师：金生水，首先考虑调配五行属金的老师，多数金行老师会像对待自己的孩子一样对待水行学生，水行学生们会像尊重父母一样信赖各位金行老师，从而认真听课，努力学习，各科成绩优异；其次是五行属水的老师，容易与水行学生们交朋友而融洽相处，学生们的学习兴趣也会较浓，成绩全面提高；水生木，木泻水，如果是五行属木的老师，则部分水行学生们可能会认为木行老师学识不比自己懂得多，有时会不服，甚至不屑于被木行老师管教，难以达到教学目的；由于土克水，因此在以五行属水的学生为主的班里尽量不要挑选五行属土的老师分在同一个班里，以免土行老师对水行学生管教过于严厉，容易压抑水行学生才能的培养，限制水行学生的个性发展。

每个家庭里长辈对孩子的教育，也可以参考上述五行理论调配家长角色，培养出个性化的、优秀的孩子。

3. 教师与学生五行相克并发生矛盾时如何化解

从五行相克的木克土、土克水、水克火、火克金、金克木理论中我们知道：如果是老师的五行相克学生的五行，则该老师对学生的管教可能会过于严厉，那样将会压抑学生才能的培养，限制学生的个性发展；而如果是学生的五行相克老师的五行，则该学生可能会对老师由瞧不起到产生逆反心理，甚至经常与老师对着干。这样的矛盾问题确实存在于现实教学中。

老师是成年人，是给来学习者答疑解惑的，多数学生是未成年人，是到学校来接受老师的教育的，很少有天生的笨孩子，只是多数笨孩子还没到醒悟的时候，所以化解上述矛盾的关键还是在各位老师身上。作为老师可以大致把握下面一些原则来缓解与五行相克的学生之间的矛盾。

木克土：如果老师属木、学生属土，土行学生容易被木行老师压抑，则木行老师要对做事较稳重、却喜欢说话、喜欢搞小圈子的土行学生的性格特点和行为习惯有所了解，对学生少批评、少发脾气，多做言语沟通，多向工商管理、文秘协调、党政机关等学科领域方面培养学生；如果学生属木、老师属土，木行学生往往看不起土行老师，则土行老师要对做事执着认真、百折不挠、争强好胜、却容易发脾气的木行学生的性格特点和行为习惯有所了解，对学生少评判、少说教，多以身作则，多往组织、策划、攻关、科研方面培养学生。

土克水：如果老师属土、学生属水，水行学生容易被土行老师压抑，则土行老师要对性格多变、能动能静、思维缜密、能言善辩、有表演才能的水行学生的性格特点和行为习惯有所了解，对学生少说教，多鼓励，多往演艺、文娱、财会、文秘等学科方面培养学生；如果学生属土、老师属水，土行学生往往看不起水行老师，则水行老师要对做事较稳重、却喜欢说话、喜欢搞小圈子的土行学生的性格特点和行为习惯有所了解，严肃认真地与学生共同参与讨论，多往公关、工商、文秘、党政领域等学科方面培养学生。

水克火：如果老师属水、学生属火，火行学生容易被水行老师压抑，则水行老师要对精力旺盛、满脸朝气、嬉皮笑脸、动个不停、不知疲倦、兴趣多变、难以自我约束的火行学生的性格特点和行为习惯有所了解，对学生少泼冷水，多做引导和规划，多往文体、行销、传媒、救助等领域方面培养学生；如果学生属水、老师属火，水行学生往往看不起火行老师，则火行老师要对性格多变、能动能静、思维缜密、能言善辩、有表演才能的水行学生的性格特点和行为习惯有所了解，在学生面前多约束自己火热的心情，对学生多鼓励，多往文娱、演艺、财会、文秘等学科方面培养学生。

火克金：如果老师属火、学生属金，金行学生容易被火行老师压抑，则火行老师要对遵纪守法、沉着内敛、善于归纳分析、不爱好户外体育运动的金行学生的性格特点和行为习惯有所了解，少批评、刺激学生，多引导学生参与集体活动、融入团队，多往科研创新、文教卫、公检法等学科方面培养学生；如果学生属火、老师属金，火行学生往往看不起金行老师，则金行老师要对精力旺盛、满脸朝气、动个不停、不知疲倦、兴趣多变、难以自我约束的火行学生的性格特点和行为习惯有所了解，对学生少点严厉管制、少泼冷水，多做分析、引导，多往文体、行销、传媒、应急救助等学科方面培养学生。

金克木：如果老师属金、学生属木，木行学生容易被金行老师管制和压抑，则金行老师要对做事执着认真、百折不挠、争强好胜、却容易发脾气的木行学生的性格特点和行为习惯有所了解，对学生少说风凉话，多做分析和引导，多往组织、策划、公关、科研等学科方面培养学生；如果学生属金、老师属木，金行学生往往看不起木行老师，则木行老师要对循规蹈矩、沉着内敛、善于归纳分析、不好户外体育运动的金行学生的性格特点和行为习惯有所了解，对学生少发脾气，多引导学生积极向上，多带领学生参与集体活动，多往科研创新、文教卫、公检法等学科方面培养学生。

每个家庭里各家长和孩子之间存在五行相克的状况时，也可以参考上述五行理论去调配家长角色，化解矛盾，培养出个性化的、优秀的孩子。

4. 五行不同的学生对运动和课余活动的选择

任何事物都分阴阳五行，阴阳五行属性不同的学生其课余爱好、运动方式等也会不一样：木行人和火行人属阳性，在春天和夏天属阳性季节出生的木行人和火行人其阳性更足，阳性足的人偏感性、较积极、较热情、较活跃，所以阳性足的木行和火行学生喜欢较热闹的、户外的、集体参与的活动，如晨练、跑步或快步走、篮球、足球、远足、爬山、旅游、冬泳等，而在秋天和冬天属阴性季节出生的木行人和火行人其阳性就不是太足，相对来说稍显被动，喜欢参与朋友聚会、散步、骑自行车、郊游、游泳等活动；金行人和水行人属阴性，在秋天和冬天属阴性季节出生的金行人和水行人其阴性更足，阴性足的人偏理性、较冷静、较含蓄、较内敛，所以阴性足的金行和水行学生喜欢较安静的、偏户内的活动，如看书、下棋、书画、打牌、玩电子游戏、练气功、太极拳、看电影、听音乐、唱歌、跳舞、智力活动、看会展、玩收藏等，而在春天和夏天属阳性季节出生的金行人和水行人其阳性稍足，相对来说较为活跃、较为主动，喜欢散步、打乒乓球、羽毛球、郊游、游泳等活动；土行人属中性，在春天和夏天属阳性季节出生的土行人其阳性较足，阳性足的土行人较主动、较热情、较圆融、较健谈，所以阳性足的土行学生喜欢以自己为中心的、众人围绕身边的活动，如谈心、讲故事、说八卦、辩论会、唱歌、聚餐、足球、篮球、排球、街舞等，而在秋天和冬天属阴性季节出生的土行人其阴性较足，阴性足的土行人相对来说更偏爱肌肉力量爆发型运动，如健身、扳手腕、举重、摔跤、拳击、高尔夫、羽毛球、网球、铅球、标枪、射箭、长跑、跳高、跳远、体操等运动或课余活动。

综上所述，不同五行的学生在运动和课余活动等方面各有偏好和长处，应该让他们选择各自擅长的方式，去训练、开发他们的脑力或体力潜能和天赋，培养出利国利民的合格人才。

5. 五行不同的大学生对报考专业和就读地区的选择

五行属性不同、阴阳属性不同的学生们，其性格特点、行为表现、专业优势、适合岗位、饮食习惯、健康状况等各方面都会有所差异，因此在报考大学时应该选择什么专业、去哪个地区上学等，都可以根据阴阳五行理论等帮助抉择。

（1）木行学生

五行属性属木、阴阳属性属阳的木行学生多数为人处世较积极主动，就像禾苗或树木一样，总想往上生长去接受更多的阳光雨露而茁壮成长。木行学生对待学习也会比较认真、积极、主动，韧性较足，多能按时完成老师布置的作业或任务，常表现得出类拔萃。积极向上的木行大学生适合报考的专业范围可从以下两方面予以考虑：一是文科文字功底较扎实的木行学生，应从毕业后可以从事党政各单位领导岗位、组织或秘书部门等公务员行政工作方面去考虑选择院校和专业；二是理科理论知识较全面的木行学生，可以重点关注将来在各门类科研课题攻关方面有所作为的院校和专业。

木行学生对就读地区的选择如以健康为主的话，可以多从五行相生相克等理论方面予以考虑：水生木，寓意着五行属水的东西对木行人健康有益，北方地区五行属水，所以木行学生，尤其是五行属木的东部地区的木行考生，可以首先考虑就读北方地区的院校，对木行学生在校期间的身心健康，尤其是其五行属木的肝胆系统、神经和内分泌器官组织的健康会有所助益；中医理论有以形补形理论，即木补木，寓意着五行属木的东西对木行人健康有益，东部地区五行属木，所以木行学生也可以考虑就读东部地区的院校，对木行学生多年形成的五行属木的肝胆系统、神经和内分泌器官组织的健康状态不会有太大的改变；木克土，寓意着木行人缺五行属土的东西，中原地区五行属土，可以补充属土的东西，所以木行学生还可以考虑就读中原地区的院校，对木行人在校期间的身心健康，尤其是其较虚弱的五行属土的脾胃系统和肌肉组织的健康会有所助益；木生火，火泻木，寓意着五行属火的东西容易使得木行人体质虚弱、阴阳平衡失调，对木行人健康不利，南方地区五行属火，所以木行学生应慎重选择南方地区的院校，以免对木行学生在校期间的身心健康不利，尤其是在其五行属木的肝胆系统、神经和内分泌器官组织较虚弱时更应注意，而机体健壮、体质较温热的木行学生，则可以选择南方地区的院校；金克木，寓意着五行属金的、阴阳属性属阴的东西对木行人健康不利，西部地区五行属金，所以木行学生，尤其是五行属木的东部地区的木行考生，应慎重选择西部地区的院校，以免对木行学生在校期间的身心健康，尤其是对其五行属木的肝胆系统、神经和内分泌器官组织的健康不利。

木行学生学业有成后在选择工作岗位和生活地域方位时，也可以参考上述几个方面。

（2）火行学生

五行属性属火、阴阳属性属阳的火行学生多数在学习或生活中就像燃烧的火焰一样，总是动个不停，部分火行人中午都不休息。火行学生通常会比较活泼，注意力转换较快，难以静下心来学习不感兴趣的理论知识，上课时容易开小差。风风火火、难以消停、行动积极的火行大学生适合报考的专业范围可从以下两方面予以考虑：一是文理科知识较全面的火行学生，可以重点关注网络、电子、传媒、管理等方面的院校和专业；二是体格健壮、有运动才能的火行学生，可以考虑各类竞技运动、营销、中介、医疗救护、野外勘察等方面的院校和专业。

火行学生对就读地区的选择如以健康为主的话，可以多从五行相生相克等理论方面予以考虑：木生火，寓意着五行属木的东西对火行人健康有益，东部地区五行属木，所以火行学生，尤其是五行属火的南方地区的火行考生，可以首先考虑就读东部地区的院校，对火行学生在校期间的身心健康，尤其是其五行属火的心脑血管系统、免疫系统和小肠组织的健康会有所助益；中医理论有以形补形理论，即火补火，寓意着五行属火的东西对火行人健康有益，南方地区五行属火，所以火行学生也可以考虑就读南方地区的院校，对火行学生多年形成的五行属火的心脑血管系统、免疫系统和小肠组织的健康状态不会有太大的改变；火克金，寓意着火行人缺五行属金的东西，西部地区五行属金，可以补充属金的东西，所以火行学生还可以考虑就读西部地区的院校，对火行人在校期间的身心健康，尤其是其较虚弱的五行属金的呼吸系统、大肠和皮肤组织的健康会有所助益；火生土，土泻火，寓意着五行属土的东西容易使得火行人体质虚弱、阴阳平衡失调，对火行人健康不利，中原地区五行属土，所以火行学生应慎重选择中原地区的院校，以免对火行学生在校期间的身心健康不利，尤其是在其五行属火的心脑血管系统、免疫系统和小肠组织较虚弱时更应注意，而机体健壮、体质较炎热的火行学生，则可以选择中部地区的院校；水克火，寓意着五行属水的、阴阳属性属阴的东西对火行人健康不利，北方地区五行属水，所以火行学生，尤其是五行属火的南方地区的火行考生，应慎重选择北方地区的院校，以免对火行学生在校期间的身心健康，尤其是对其五行属火的心脑血管系统、免疫系统和小肠组织的健康不利。

火行学生学业有成后在选择工作岗位和生活地域方位时，也可以参考上述几个方面。

（3）土行学生

五行属性属土、阴阳属性偏中性的土行学生就像沉静的、肥沃的中原大地上浑厚的土壤一样，平时比较沉稳，思考问题较多，遇事有自己的主见，常会主动表达自己的观点，深得同学或老师的喜爱，容易形成自己的小圈子。土行学生通常喜欢参加各种研讨或辩论会，对文科理论知识方面的学习较感兴趣。土行大学生适合报考的专业范围可从以下两方面予以考虑：一是文科知识较全面的土行学生，可以重点关注文史地理、理论研究、公共关系、公司运营、组织管理等方面的院校和专业；二是体格肌骨健壮、有爆发力的土行学生，可以考虑各类力量型运动、工程、救援等方面的院校和专业。

土行学生对就读地区的选择如以健康为主的话，可以多从五行相生相克等理论方面予以考虑：火生土，寓意着五行属火的东西对土行人健康有益，南方地区五行属火，所以土行学生，尤其是五行属土的中原地区的土行考生，可以考虑就读南方地区的院校，对土行学生在校期间的身心健康，尤其是其五行属土的脾胃系统和肌肉组织的健康会有所助益；中医理论有以形补形理论，即土补土，寓意着五行属土的东西对土行人健康有益，中原地区五行属土，所以土行学生也可以考虑就读中原地区的院校，对土行学生多年形成的五行属土的脾胃系统和肌肉组织的健康状态不会有太大的改变；土克水，寓意着土行人缺五行属水的东西，北方地区五行属水，可以补充属水的东西，所以土行学生还可以考虑就读北方地区的院校，对土行人在校期间的身心健康，尤其是其较虚弱的五行属水的泌尿生殖系统、听力系统和骨骼组织的健康会有所助益；土生金，金泻土，寓意着五行属金的东西容易使得土行人体质虚弱、阴阳平衡失调，对土行人健康不利，西部地区五行属金，所以土行学生应慎重选择西部地区的院校，以免对土行学生在校期间的身心健康不利，尤其是在其五行属土的脾胃系统和肌肉组织较虚弱时更应注意，而机体健壮、体质较湿热的土行学生，则可以选择西部地区的院校；木克土，寓意着五行属木的东西对土行人健康不利，东部地区五行属木，所以土行学生，尤其是五行属土的中原地区的土行考生，应慎重选择东部地区的院校，以免对土行学生在校期间的身心健康，尤其是对其五行属土的脾胃系统和肌肉组织的健康不利。

土行学生学业有成后在选择工作岗位和生活地域方位时，也可以参考上述几个方面。

（4）金行学生

五行属性属金、阴阳属性属阴的金行学生中的多数人就像有壳的动物一样注意保护自己，不主动出击，为人处世较内敛。金行学生上课时比较安静，认真听课，且善于统计、分析、归纳、总结，善于寻找规律、解答难题，多能提前完成老师布置的作业或任务，所以金行学生升学率较高。成绩一般较好的金行大学生适合报考的专业范围可从以下三个方面予以考虑：一是文科文字功底较扎实、逻辑推理能力较强的金行学生，可以选择毕业后可以从事教师、律师、公检法系统等工作的院校和专业；二是理科理论知识较全面、计算能力较强的金行学生，可以重点关注医药、财务、科技创新等方面有所作为的院校和专业；三是对应于五行属金的、物产丰盛的秋收季节的金行学生，还可以选择厨艺、书画、收藏、评估等方面的院校和专业。

金行学生对就读地区的选择如以健康为主的话，可以多从五行相生相克等理论方面予以考虑：土生金，寓意着五行属土的东西对金行人健康有益，中原地区五行属土，所以金行学生，尤其是五行属金的西部地区的金行考生，可以首先考虑就读中原地区的院校，对金行学生在校期间的身心健康，尤其是其五行属金的呼吸系统、大肠和皮肤组织的健康会有所助益；中医理论有以形补形理论，即金补金，寓意着五行属金的东西对金行人健康有益，西部地区五行属金，所以金行学生也可以考虑就读西部地区的院校，对金行学生多年形成的五行属金的呼吸系统、大肠和皮肤组织的健康状态不会有太大的改变；金克木，寓意着金行人缺五行属木的东西，东部地区五行属木，可以补充属木的东西，所以金行学生还可以考虑就读东部地区的院校，对金行人在校期间的身心健康，尤其是其较虚弱的五行属木的肝胆系统、神经和内分泌器官组织的健康会有所助益；金生水，水泻金，寓意着五行属水的东西容易使得金行人体质虚弱、阴阳平衡失调，对金行人健康不利，北方地区五行属水，所以金行学生应慎重选择北方地区的院校，以免对金行学生在校期间的身心健康不利，尤其是在其五行属金的呼吸系统、大肠和皮肤组织较虚弱时更应注意，而机体健壮、体质较燥热的金行学生，则可以选择北部地区的院校；火克金，寓意着五行属火的东西对金行人健康不利，南方地区五行属火，所以金行学生，尤其是五行属金的西部地区的金行考生，应慎重选择南方地区的院校，以免对金行学生在校期间的身心健康，尤其是对其五行属金的呼吸系统、大肠和皮肤等器官组织的健康不利。

金行学生学业有成后在选择工作岗位和生活地域方位时，也可以参考上述几个方面。

（5）水行学生

五行属性属水、阴阳属性属阴的水行学生中的多数人既像水有固态、液态、气态三种形态一样适应性强，又像有鳞鱼类等动物一样灵活多变、善于表演。水行学生思维缜密，既安静又较有才艺，可以宅在家数日不出门，也可天天出去开心快乐。水行学生适合报考的专业范围可从以下两个方面予以考虑：一是比较活跃的、有表演才能的水行学生，可以选择毕业后可以从事文艺、表演、体育等方面工作的院校和专业；二是比较沉稳、平时喜欢宅在家的水行学生，可以重点关注毕业后在财务、律师、机构管理等方面有所作为的院校和专业。

水行学生对就读地区的选择如以健康为主的话，可以多从五行相生相克等理论方面予以考虑：金生水，寓意着五行属金的东西对水行人健康有益，西部地区五行属金，所以水行学生，尤其是五行属水的北方地区的水行考生，可以首先考虑就读西部地区的院校，对水行学生在校期间的身心健康，尤其是其五行属水的泌尿生殖系统、听力和骨骼组织的健康会有所助益；中医理论有以形补形理论，即水补水，寓意着五行属水的东西对水行人健康有益，北方地区五行属水，所以水行学生也可以考虑就读北方地区的院校，对水行学生多年形成的五行属水的泌尿生殖系统、听力和骨骼组织的健康状态不会有太大的改变；水克火，寓意着水行人缺五行属火的东西，南方地区五行属火，可以补充属火的东西，所以水行学生还可以考虑就读南方地区的院校，对水行人在校期间的身心健康，尤其是其较虚弱的五行属火的心脑血管系统、免疫系统和小肠组织的健康会有所助益；水生木，木泻水，寓意着五行属木的东西容易使得水行人体质虚弱、阴阳平衡失调，对水行人健康不利，东部地区五行属木，所以水行学生应慎重选择东部地区的院校，以免对水行学生在校期间的身心健康不利，尤其是在其五行属水的泌尿生殖系统、听力和骨骼组织较虚弱时更应注意，而机体健壮、体质较实热的水行学生，则可以选择东部地区的院校；土克水，寓意着五行属土的东西对水行人健康不利，中原地区五行属土，所以水行学生，尤其是五行属水的北方地区的水行考生，应慎重选择中原地区的院校，以免对水行学生在校期间的身心健康，尤其是对其五行属水的泌尿生殖系统、听力和骨骼组织的健康不利。

水行学生学业有成后在选择工作岗位和生活地域方位时，也可以参考上述几个方面。

（七）熟悉亲人五行，共建和睦家庭

家庭是社会存在的基础，无数个家组成国，家好国安，家和万事兴。多数家庭都是由两个以上的成员组成，其各自的五行存在多种可能性：家庭成员之间五行相同的，则其成员间性格特点、行为习惯、为人处世、饮食爱好、作息规律，甚至身心健康状况等都会比较一致，其关系会较融洽，是夫妻关系的成员容易白头偕老，偶尔有点小矛盾，也只是针尖对麦芒，好比互相照镜子，容易化解彼此矛盾；家庭成员之间五行相生的，则其成员间会比较包容，在母位的成员会比较关爱、照顾在子位的成员，如水生木，水行人会比较关爱木行人；家庭成员之间五行相克的，则其成员间性格特点、行为习惯、为人处世、饮食爱好、作息规律，甚至身心健康状况等都会有所不同，成员之间容易发生矛盾，如水克火，水行人对火行人较排斥。

在和谐家庭的建设中，满足家庭生活的物质基础以及每个家庭成员的心理健康是比较重要的两点，二者缺一不可。在当代经济越来越好的中国，家庭成员的心理健康就显得尤为重要。《黄帝内经》五行理论指出，五行木、火、土、金、水在心理情绪方面分别对应于怒、喜、思、悲、恐，并提示我们大怒伤肝，大喜伤心，久思伤脾，大悲伤肺，惊恐伤肾。从五行理论我们可以得出如下结论：木行人容易发怒，暴怒对其肝胆系统、神经和内分泌器官组织功能健康有害；火行人比较喜悦，大喜过望却对其心脑血管系统健康不利；土行人考虑问题较多，思虑过久就会伤害其脾胃功能；金行人时有悲伤情绪，悲伤过度有损其肺功能；水行人有时莫名恐惧，意外惊吓会影响其肾功能健康。

现代家庭成员结构中，大多数家庭是夫妻和未成年孩子共同生活在一起。中国古代社会讲究夫唱妇随，即男性是户主，占主导地位，而女性是家属，处于从属地位，全家都是围着丈夫转，所有的大小事宜都是听丈夫的、即户主的指挥。而在现代家庭里有越来越多的女性成为户主，占主导地位，而男性则变成家属，处于从属地位。不论户主是男还是女，户主的情绪变化在家庭和谐方面起着举足轻重的作用，因此户主与家属之间五行不同的家庭就要避免相应的不良情绪出现，或一旦出现不良情绪时即刻醒悟，及时予以相互提醒、指出或纠正，以预防对家庭成员身心健康的伤害。

1. 木行人户主家庭

木行人当户主的家庭中，因木行人总想出类拔萃、出人头地的性格容易引发木秀于林、风必摧之的结局，因而容易导致木行人户主肝火上炎而出现愤怒情绪。从五行理论的角度，木行人户主的家庭应注意下述几方面：一是当木行人户主发怒时，家庭成员不要火上浇油，而应及时端上一杯凉开水递给木行人户主，并告知喝杯凉水，可以平息肝火等，如此往往能及时平抑木行人户主的怒气，这对应于五行相生理论中水生木理论；二是赶快告诉木行人户主一个好消息，也能泻掉木行人户主的怒气，这对应于五行补虚泻实理论中木生火、实则泻其子、火泻木理论，或告诉木行人户主某个令人悲愤的消息，也可以抑制其怒气的延续，即五行属金的悲愤的情绪可以克制五行属木的怒气，这对应于五行相克理论中金克木理论；三是在家里可以经常播放一些春天的故事之类的五行属木的抒情音乐，来舒展家庭成员，尤其是木行人户主的紧张情绪，减少怒气发生的环境；四是家里应适当做一些有鳞类和有毛类动物蛋白质菜肴，如有鳞鱼、牛羊肉、羊肝等，以及黑色或绿色五谷杂粮、蔬菜、酸甜味的水果等五行属水和属木的营养均衡美食，并适当注意补充花青素、维生素 C 等营养素，适当喝绿茶或酸奶，适当用夏枯草、决明子等泡茶喝，少吃含各种有害激素多的动物，尤其是有壳类动物的肉和油脂，少喝伤肝的白酒等，以帮助家庭成员清肝明目，提高身体对病毒等有害微生物的免疫力；五是经常保持家里家具、衣物，以及各房间处于通风和干燥的环境，及时用含酒精的消毒液喷洒各处，以及用碱性清洁剂洗手等，以破坏病毒包膜、灭活病毒，并杀灭附着在物体表面的其他致病微生物；六是早晨和晚上空气质量较差的时段，尤其是在春秋季节，可以在家里适当燃烧艾叶等有清热灭菌作用的中草药制作的熏香，以及时杀灭随雾霾颗粒飘浮在空气中的病毒、细菌、霉菌等致病微生物，减少瘟疫发生的可能性；七是木行人户主可以经常带着家庭成员一起郊游、远足、眺望等，引领大家适当运动，积极向上；八是木行人户主家庭成员应尽量做到晚上子时（23点）前睡觉，结合适当午睡，以保持清醒的头脑和旺盛的精力；九是在木行人户主家庭内外适当布置一些绿色、红色的植物、景观或美丽的图片，或适当参观美术画展等，使家庭成员都能醒脑养目；十是木行人户主及家庭成员少穿刺眼的纯白色的衣物，而以鲜艳的黑色、绿色或花色为主；十一是木行人户主及家庭成员在佩戴项链或手链等首饰的材质方面可选择以木质为主，如绿檀木、沉香木等，在选择可以防自然界辐射的天然玉石方面，可尽量以绿色或红色为主，如翡翠、碧玉、绿水晶、岫岩玉、红玛瑙等，少佩戴白金首饰；十二是在选择办公或住房时可少选五行属金（金克木）的尾数为四或九的楼层，以及西边的方位，如果选择了这些地方，则可以在西边窗口或阳台处放置可以防自然界辐射的天然玉石摆件，如岫岩玉、翡翠、碧玉、水晶、玛瑙等摆件，以避免户外放射性辐射对所有家庭成员，尤其是对木行人户主身体的伤害。

2. 火行人户主家庭

火行人当户主的家庭中，因火行人积极乐观、活跃好动的性格而比较忙碌，火行人户主中午较少睡午觉，平时性格较急，甚至有时在等待好消息时会出现急得像热锅上的蚂蚁等状况，逐渐引发心力交瘁的结果，而一旦听到大喜过望的好消息，容易导致心跳突然加快、血压急剧增高，诱发急性心脑血管系统疾病。从五行理论的角度，火行人户主的家庭应注意下述几方面：一是平时火行人户主家庭成员应尽量放慢火行人户主的工作或生活节奏，告诉火行人户主有喜事偷着乐，并将大喜消息以轻言细语（说话五行属土）的方式逐步透露，以避免火行人户主情绪波动过大而诱发心脑血管疾病，这对应于五行补虚泻实理论中火生土、实则泻其子、土泻火理论；二是当有大喜的消息时，家庭成员应及时端上一杯凉开水（水克火）递给火行人户主，以延缓、平复火行人户主激动的心绪，或在火行人控制不住时告知其一些恐惧（恐惧五行属水）的消息，或直接让火行人面对恐惧的人或事，也可以平抑其狂喜的情绪，使其恢复正常理智（范进中举的故事就是一个较好的案例）；三是在家里可以经常放一些喜洋洋之类的五行属火的欢快乐曲，来激活和调动家庭成员，尤其是火行人户主的喜悦情绪；四是家里应适当做一些有毛类和有羽毛类动物蛋白质菜肴，如牛羊肉、鸡鸭肉、鸭血、羊血等，以及绿色和红色五谷杂粮、带酸味和苦味的蔬菜、绿色和红色而富含水分的水果等五行属木和属火的营养均衡美食，适当煲西红柿鸡蛋汤，在冬季适当用人参、红枣、枸杞子等泡茶喝或煲汤喝，并适当注意补充维生素C、维生素E、番茄红素等营养素，适当喝绿茶、红茶或红酒，少吃含各种有害激素多的动物，尤其是人工饲养的有鳞鱼的肉和油脂，少喝容易导致血压波动的高度烈酒等，以帮助家庭成员补气养血，强健身体，提高免疫力；五是经常保持家里家具、衣物，以及各房间处于通风和干燥的环境，及时用含酒精的消毒液喷洒各处以及用碱性清洁剂洗手等，以破坏病毒包膜、灭活病毒，并杀灭附着在物体表面的其他致病微生物；六是早晨和晚上蚊虫较多的时段，尤其是在春夏和长夏季节，可以在家里适当燃烧零陵香等有醒脑驱蚊作用的中草药制作的熏香，以及时驱赶携带了致病微生物的蚊子或苍蝇，减少传染病发生的可能性，同时可以用中草药如香茅草等制作成香囊随身携带，以静心降压，减少高血压、心肌梗死等疾病的发病率，预防突发脑中风、猝死等疾病的可能性；七是火行人户主可以经常带着家庭成员一起进行打羽毛球、打乒乓球等欢快的运动，促进家庭成员身体健康；八是火行人户主家庭成员应尽量做到中午在未时（13～15点之间）睡午觉，结合晚上及时休息，以避免心脏过分疲劳，减少心脑血管疾病如脑中风、猝死等发病率；九是在火行人户主家庭内外适当布置一些红色、黄色的喜庆的景观或图片，或适当观看体育赛事等，使家庭成员都能开开心心，激情洋溢；十是火行人户主及家庭成员少穿沉闷的黑色或深暗颜色的衣物，而以鲜艳的绿色、红色或白色为主；十一是火行人户主及家庭成员在佩戴项链或手链等首饰方面可选红色为主，如红檀木、南红玛瑙等，在选择可以防自然界辐射的天然玉石方面，可尽量以绿色、红色或黄色为主，如碧玉、南红玛瑙、黄龙玉等，少佩戴黑色首饰如黑玛瑙、黑曜石等；十二是在选择办公或住房时可少选五行属水（水克火）的尾数为一或六的楼层，以及北边的方位，如果选择了这些地方，则可以在北边窗口或阳台处放置可以防自然界辐射的天然玉石摆件，如岫岩玉、翡翠、碧玉、水晶、玛瑙等摆件，以避免户外放射性辐射对所有家庭成员，尤其是对火行人户主身体的伤害。

3. 土行人户主家庭

土行人当户主的家庭中，因土行人勤于思考、善于表达的性格而说话较多，长此以往却容易引发久思伤脾胃、多话损中气等问题，导致土行人户主因脾胃虚寒而出现消瘦、营养不良等状态，或因土行人户主吃肉类、糖或淀粉较多导致脾胃湿气较重而呈富贵病表现。从五行理论的角度，土行人户主的家庭应注意下述几方面：一是当土行人户主久虑不思饮食时，家庭成员应泡上温补脾胃的大麦茶或蜂蜜水，以及时开胃、生津、化积，而当土行人户主经常性地说话较多而"多话损中"时，家庭成员应尽量少在吃正餐时挑起话题，或及时岔开土行人户主的话题，以减少其中气的损耗；二是当土行人户主久思伤脾胃时告诉土行人户主气愤的消息，激起其愤怒的情绪（怒的五行属木，木克土），也能使得土行人户主迅速从过度思虑的状态中转为愤怒的情绪，并进而积极行动起来；三是在家里可以经常放一些古典的、描述宫廷之类的五行属土的沉稳音乐，来舒缓家庭成员，尤其是土行人户主的情绪，形成和谐的家庭氛围；四是家庭成员，尤其是土行人户主应尽量做到在早晨起床后及时喝温开水，并适当地进食温胃的、容易消化的早餐，如馒头、面包、面条、米粉、五谷杂粮粥等，以保养土行人户主容易受到伤害的脾胃器官组织；五是在家里应适当做一些有羽毛类动物蛋白质、裸皮类动物蛋白质或动物内脏等菜肴，如鸡鸭肉、黄鳝、猪肚等，以及红色或黄色五谷杂粮、蔬菜、甜味的水果等五行属火和属土的营养均衡美食，适当用黄芪、党参等煲汤，并适当注意补充维生素 E、复合维生素 B 等营养素，适当喝红茶、石斛茶、普洱茶，少吃含各种有害激素多的饲养的陆生动物，尤其是有毛类动物的肉、皮和油脂等，少喝绿茶、少吃酸菜及酸味水果，以帮助家庭成员，尤其是土行人户主补脾养胃、益气生津；六是经常保持家里家具、衣物，以及各房间处于通风和干燥的环境，尤其是在早春和长夏季节雨水较多、空气中湿度较大时，可以配置抽湿机，及时将室内空气中过多的湿气抽除出去，及时用含酒精的消毒液喷洒各处以及用碱性清洁剂洗手等，以破坏病毒包膜、灭活病毒，并杀灭附着在物体表面的其他致病微生物；七是在春季和长夏季节湿气较重时段，可以用中草药如薄荷、藿香等制作成香囊随身携带，可以及时缓解因脾胃湿气重而诱发的积食不化、胃口不开、便秘或腹泻等症状；八是土行人户主可以经常带着家庭成员一起做骑自行车、划船、打篮球、健身等较消耗体力的运动，以增强肌肉力量，并在感觉疲倦时及时休息，减少富贵病的发生；九是在土行人户主家庭内外内适当布置一些以高山或大地为背景的沉稳、大气的装饰画，以及家庭成员或伟人的相片，适当参与辩论会或讨论会，使得家庭成员之间明辨是非、增强凝聚力；十是土行人户主及家庭成员少穿绿色调为主的衣物，而以红色、黄色或黑色为主；十一是土行人户主及家庭成员在佩戴项链或手链等首饰的材质方面可选择较重材质为主，如黄金、黄龙玉等，在选择可以防自然界辐射的天然玉石方面，可尽量以黄色或白色为主，如黄龙玉、黄蜡石、白水晶、玛瑙等，少佩戴较轻的木质首饰；十二是在选择办公或住房时可少选五行属木（木克土）的尾数为三或八的楼层，以及东边的方位，如果选择了这些地方，则可以在东边窗口或阳台处放置可以防自然界辐射的天然玉石摆件，如黄龙玉、黄蜡石、翡翠、白水晶、玛瑙等摆件，以避免户外放射性辐射对所有家庭成员，尤其是对土行人户主身体的伤害。

4. 金行人户主家庭

在金行人当户主的家庭中，因金行人为人耿直、意气用事的性格，经常出现被人利用、上当受骗的结局，因而容易导致金行人户主大悲伤肺气。从五行理论的角度，金行人户主的家庭应注意下述几方面：一是当金行人户主悲泣时，家庭成员不要数落，而应尽量避开，让孤傲的金行人自己慢慢平复；二是当金行人户主悲泣时赶快告诉金行人户主一个好消息（欢喜在五行属火，而火克金），也能使金行人户主转悲为喜，化解掉其悲泣的情绪；三是在家里可以经常放一些雄昂、豪迈之类的、五行属金的激情乐曲，来激发家庭成员，尤其是金行人户主的阳刚之气和信心，产生积极、进取的动力；四是让金行人户主在晚上睡觉前、半夜以及早晨起床时可以及时喝够水，以随时滋润咽喉、平复肺的燥气，并使得早晨起床时大肠内有足够的分泌液，帮助早晨大便顺利排出；五是家里应适当做一些裸皮类和有壳类动物蛋白质菜肴，如黄鳝、虾蟹或水鱼等，以及黄色或白色五谷杂粮、蔬菜、香甜味的水果等五行属土和属金的营养均衡美食，适当用银耳、百合等煲汤，并适当注意补充复合维生素 B、胡萝卜素等营养素，适当喝菊花茶，少吃含各种有害激素多的饲养的陆生动物，尤其是油炸或烧烤的有羽毛类动物的肉、皮和油脂等，少喝红茶或红酒等，以帮助家庭成员，尤其是金行人户主补气清燥、润肺通肠；六是经常保持室内各房间处于通风或洁净空气的环境，家里尽量不要摆放有化学气味的家具或装饰品，有任何异味时应该及时清理，晚上睡觉时段注意防止空气污染，尤其是在深秋至早春季节天黑时大气中雾霾颗粒浓聚并下降而导致空气污染较为严重的时段，此时应尽量少出户外活动，或天黑时段少去树林密集的地带活动，以减少呼吸系统疾病的发病率，及时用含酒精的消毒液喷洒各处以及用碱性清洁剂洗手等，以破坏病毒包膜、灭活病毒，并杀灭附着在物体表面的其他致病微生物；七是平时在傍晚至早晨空气质量变差时，尤其是在深秋至早春季节大气中雾霾颗粒浓聚并下降而导致空气污染较为严重的时段，可以在家里适当燃烧蒲公英等有清热解毒作用的中草药制作的熏香，以及时杀灭随雾霾颗粒飘浮在空气中的病毒、细菌、霉菌等致病微生物，减少瘟疫发生的可能性，也可以用薄荷等中草药制作成香囊随身携带，以润肺通气，增强机体免疫力，减少因空气污染而诱发传染病的可能性；八是金行人户主可以经常带着家庭成员一起做深呼吸、气功、太极拳、散步、唱歌等不太剧烈的、不太消耗体力的有氧运动，同时适当喝够水，适当出汗、排尿，以理气润肠，减少呼吸系统、大肠和皮肤组织等实热性疾病的发病率；九是在金行人户主家庭内外适当布置一些以秋天美景或丰收喜悦为背景的装饰画，适当参观工艺品展览或美食展，以使家庭成员，尤其是金行人户主舒展胸怀、享受当下；十是金行人户主及家庭成员少穿红色调为主的衣物，而以黄色、白色或绿色为主；十一是金行人户主及家庭成员在佩戴项链或手链等首饰的材质方面可选择较重材质为主，如水晶、玛瑙、和田玉、白金、白银等，在选择可以防自然界辐射的天然玉石方面，可尽量以白色或绿色为主，如和田玉、翡翠、玛瑙、水晶、岫岩玉等，少佩戴较轻的木质首饰或红色首饰如红檀木、红玛瑙等；十二是在选择办公或住房时可少选五行属火（火克金）的尾数为二或七的楼层，以及南边的方位，如果选择了这些地方，则可以在南边窗口或阳台处放置可以防自然界辐射的天然玉石摆件，如和田玉、水晶、玛瑙、翡翠等摆件，以避免户外放射性辐射对所有家庭成员，尤其是对金行人户主身体的伤害。

5. 水行人户主家庭

在水行人当户主的家庭中，因水行人就像自然界的水在遇到各种状况时会出现不同的状态一样，水行人也会因环境变化而改变，适应性较强，但是各种人事的变化往往出乎意料，使得水行人措手不及，因而水行人常常会产生恐惧害怕的心理，导致水行人户主惊恐伤肾。从五行理论的角度，水行人户主的家庭应注意下述几方面：一是当水行人户主因恐惧而心如寒冰、情绪低落时，家庭成员绝不能再冷言冷语，而应尽量给予水行人户主温馨开导，慢慢恢复其热情；二是当水行人户主出现恐惧心理时应让一个德高望重、有说服力的人与其详细分析利弊（说话五行属土，土克水），使水行人户主慢慢理清思路、克服恐惧心理；三是在家里可以经常放一些行云流水、丝路花雨之类的五行属水的曼妙乐曲，使家庭成员，尤其是水行人户主的生理、心理和阴阳激素平衡，延年益寿；四是在下午和傍晚（15:00至19:00）时段让家庭成员，尤其是水行人户主喝够水，并随时排尿，预防泌尿生殖系统疾病，或于此时加入男女共同参与的各种活动，保持愉快的心情，刺激双方的阴阳激素分泌，延长年轻状态；五是家里应适当做一些有壳类或有鳞类动物蛋白质菜肴，如虾蟹、水鱼、有鳞鱼等，以及白色或深黑色五谷杂粮、蔬菜、白色和深黑色或淡香味的水果等五行属金和属水的营养均衡美食，适当以熟地黄、枸杞子等中药材煲汤，并适当注意补充胡萝卜素、花青素等营养素，适当喝菊花茶、普洱茶或黑茶，少吃含各种有害激素多的饲养的动物蛋白质，尤其是裸皮类动物的肉、皮和油脂等，少喝黄茶、黄酒或啤酒，以帮助家庭成员，尤其是水行人户主滋阴壮阳、达到阴阳平衡；六是平时注意防寒，尤其是冬季寒冷季节应经常保持室内各房间处于温暖的环境，少去寒冷、湿凉地域活动，以减少水行人户主易患的泌尿生殖系统疾病如关节炎、痛风、痛经、阳痿、不孕等疾病的发病率；七是在深秋至早春寒冷季节，注意及时在家里各处喷洒含酒精的消毒液，以及用碱性清洁剂洗手等，以破坏病毒包膜、灭活病毒，并杀灭附着在物体表面的其他致病微生物，也可以在家里适当燃烧淡竹叶等有清热解毒作用的中草药制作的熏香，以及时杀灭随雾霾颗粒飘浮在空气中的病毒等致病微生物，还可以用野菊花等中草药制作成香囊随身携带等，以各种方式减少瘟疫发生的可能性；八是水行人户主可以经常带着家庭成员一起跳广场舞、做游戏、游泳、散步、唱歌等不太剧烈的、不太消耗体力的有氧运动，适当参观艺术展览或文艺晚会，促进体内激素达到平衡状态，同时适当喝够水，适当出汗、排尿，以减少泌尿生殖系统、听力系统和骨组织等疾病的发病率；九是在水行人户主家庭内外适当布置一些以红鱼戏水或戏曲舞蹈为背景的装饰画，以活跃家庭成员，尤其是水行人户主的艺术细胞；十是水行人户主及家庭成员少穿黄色调为主的衣物，而以白色、黑色或红色为主；十一是水行人户主及家庭成员在佩戴项链或手链等首饰的材质方面可选择较重材质为主，如黑曜石、黑玛瑙、和田墨玉、黑翡翠等，在选择可以防自然界辐射的天然玉石方面，可尽量以黑色或青色为主，如和田青玉、黑翡翠、黑曜石等，少佩戴较轻的木质首饰或黄色首饰如黄花梨、黄龙玉等；十二是在选择办公或住房时可少选五行属土（土克水）的尾数为五或十的楼层，以及居中方位，如果选择了这些地方，则可以在四边窗口或阳台处放置可以防自然界辐射的天然玉石摆件，如和田青玉、岫岩玉、和田墨玉、黑玛瑙、黑曜石等摆件，以避免户外放射性辐射对所有家庭成员，尤其是对木行人户主身体的伤害。

综上所述，每个家庭里不管是把握大事、说话做主的户主，还是处于辅助、随从地位的家属，每个家庭的户主与家属之间，以及每个家庭成员之间，如果能够互相了解各自的五行属性，对彼此的性格、脾气、习惯、爱好都能知根知底，各成员之间将五行理论在日常生活中加以灵活运用，做到互相关心，互相尊重，互相谦让，互相调和，互相促进，则容易形成家和万事兴的氛围和局面。

五、掌握子午作息，预防系统疾病

（一）"子午经络流注"理论由来

古中医阴阳五行养生理论指出，不同的时间和气候下要注意不同的养生方法，并具体提出几方面的要求：一方面当一年四季的气候和环境发生改变时，人们在为人处世等方面要做到春要中规、夏要中矩、秋要中衡、冬要中权，即中规中矩、权衡利弊，按规矩办事，适应法制内的自由，创造良好的社会环境，维护身心健康；二方面在一年四季更替、气候发生变化时，要根据阴阳五行养生理论相对应的时间节点知晓春生、夏长、秋收、冬藏的规律，并把握春季要养肝，夏季要清热，雨季要祛湿，秋季要润肺，冬季要滋阴等季节养生节奏，而且在每个季节还要根据24节气的变化去调整相对应的养生保健措施；三方面明确强调在每天的十二个时辰（24小时）的不同时段里，要采取不同的作息规律并对十二脏腑进行不同形式的保养，而一旦经常在某个时辰作息不当，就有可能引起该时辰对应的脏腑系统组织器官的伤害，其中尤其是以子时（晚上23点至1点）和午时（中午11点至13点）对相应脏腑的保养更为重要。因此在古中医的《黄帝内经》理论里提出了"子午经络流注"理论概念（后简称子午流注），系统的归纳和总结出在每天各个时辰是如何通过规律作息来预防相对应的各个脏腑系统器官组织疾病的。

子午流注理论基础起源于《黄帝内经》，至明朝逐渐完善，是古中医理论里非常具有特色的宝贵理论，是在世界各国不同的医学体系中最早开创时间医学理论研究的先驱。

现代西医理论里的时间医学发展也有了数十年的历史。2017年10月9日，2017年诺贝尔生理学或医学奖授予了杰弗里·霍尔、迈克尔·罗斯巴什和迈克尔·杨三位科学家，以表彰他们发现了生物体昼夜节律的分子机制。对该获奖研究项目的现代西方医学评论内容是：三位科学家发现并阐明了植物、动物和人类是如何适应他们的生物节奏并使其与地球的旋转同步，让人类得以一窥生物钟分子机理的奥秘。该研究成果首次揭示了身体"时钟"携带的秘密，开创了现代西医学"时间医学"理论的先河。在笔者看来，该获得诺贝尔奖的研究成果恰恰是以轰动世界的方式证明了古中医子午流注理论的正确性。由此笔者断言，通过对子午流注理论的更加深入的中西医相结合的研究，将产生更多的划时代的时间医学研究成果，突破更多的医学瓶颈，造福于人类。

下面简述子午流注理论的内涵，以帮助读者把握在十二个时辰里具体应该如何通过简单、明了的养生方法，去更好地预防各个脏腑系统器官组织疾病，也就是说让每个人都能明白每天什么时候该做什么事，才能让自己更健康。

（二）子午流注对应关系

1. 生辰对健康的重要性

《中华万年历》计时法中，十天干（甲、乙、丙、丁、戊、己、庚、辛、壬、癸）和十二地支（子、丑、寅、卯、辰、巳、午、未、申、酉、戌、亥）两两相对应，天干在前，地支在后，组成两个字，分别对应于各年份（如甲子年、乙丑年、丙寅年等连续类推，60年一个轮回，即60年后又重复回到甲子年、乙丑年、丙寅年等，俗称六十甲子）。对应于各月份（如甲子月、乙丑月、丙寅月等连续类推）、对应于各日期（如甲子日、乙丑日、丙寅日等连续类推），以及对应于各时辰（如甲子时、乙丑时、丙寅时等连续类推）。每个人出生的年、月、日都可以从《中华万年历》中查出相对应的天干和地支两个字，如1980年3月20日出生的人，其年、月、日相对应的天干和地支两个字分别为庚申、己卯、壬辰，该年月日的六个字用《易经》组爻排卦的方式可以得到相对应于八卦中的离卦，离卦五行属火，则这一天出生之人五行属火、即为火行人。

同时万年历计时法中将每天平均分为十二个时辰，分别以十二地支来命名，即：子时、丑时、寅时、卯时、辰时、巳时、午时、未时、申时、酉时、戌时、亥时，每天从子时开始新的一天，每天十二个时辰分别对应于24小时里的时间为：子时对应于23～1点，丑时对应于1～3点，寅时对应于3～5点，卯时对应于5～7点，辰时对应于7～9点，巳时对应于9～11点，午时对应于11～13点，未时对应于13～15点，申时对应于15～17点，酉时对应于17～19点，戌时对应于19～21点，亥时对应于21～23点。每个时辰里的前半个时辰计为初，后半个时辰计为正，即每个时辰对应的两个小时中，前一小时为初、后一小时为正，如子时对应的23:00～1:00里的23:00～24:00计时为子初，而寅时对应的3:00～5:00里的4:00～5:00计时为寅正。出生年月日的六个字结合出生时辰的两个字，即构成一个人出生的生辰。

《黄帝内经》养生理论指出，一个人从出生至长大成人后的体型长相、性格特点、行为习惯、饮食爱好、健康状况、易患疾病等与这个人的出生年月日和时辰等有着密不可分的关系，也就是说古中医理论认为人的五行属性和生辰注定了这个人的一生状况。不同的五行属性和生辰的人在不同的时辰里需要重点保养与其五行属性和出生时辰相对应的脏腑器官组织的健康，预防该脏腑组织重大疾病出现的可能性。

2. 十二时辰与人体十二脏腑经络对应关系

人体的实质性器官称为脏，如肝脏、心脏、脾脏、肺脏、肾脏，简称五脏；人体的空腔性器官称为腑，腑即是空房子的意思，如胆、小肠、胃、大肠、膀胱、三焦，简称六腑，脏和腑加在一起就是我们通常俗称的五脏六腑所指的器官。

肝脏、心脏、脾脏、肺脏、肾脏这五脏再外加心包，构成六脏，与六腑里的胆、小肠、胃、大肠、膀胱、三焦两两相对应，即肝脏与胆相对应、心脏与小肠相对应、脾脏与胃相对应、肺脏与大肠相对应、肾脏与膀胱相对应、心包与三焦相对应。

上述六脏和六腑相对应的脏和腑之间在生理和病理上存在着密切的联系，所以我们通常将这些有密切联系的两两对应的脏腑关系称为相表里，即：肝脏与胆腑相表里、心脏与小肠相表里、脾脏与胃腑相表里、肺脏与大肠相表里、肾脏与膀胱相表里、心包与三焦相表里。

上述六脏加上与其相表里的六腑，就是我们通常俗称的十二脏腑。每个脏或每个腑都有其相对应的经络，即：胆经、肝经、肺经、大肠经、胃经、脾经、心经、小肠经、膀胱经、肾经、心包经、三焦经，我们统称为十二脏腑经络。

人体十二脏腑经络与十二时辰的对应关系来自影响深远的古中医子午经络流注理论。子午经络流注理论基础起源于《黄帝内经》，至明朝逐渐完善，是古中医理论里非常具有特色的防病养生理论。

子午流注里的子午是指各个时辰，经络即指十二脏腑经络，流是流动，注是灌注，子午经络流注顾名思义是指每天的十二个时辰分别对应于人体的十二脏腑经络，每个时辰有相对应的经络之气在运行，随着时辰的推移，各脏腑经络之间的气也在按照一定的顺序有规律地在各脏腑组织间自然接续流动。

古中医先贤发现自然界时间周期的循环往复流注与人体气血的流转是相对应的，即人体的十二脏腑经络的气血运行与每天的十二时辰流注一样也是循环往复的，即脏腑经络的气血运行也是从一个脏或腑流注到另一个脏或腑，其循环往复也是有规律的，且每一个脏或每一个腑的经络流注于相对固定的一个特定时辰，即：胆经流注于子时；肝经流注于丑时；肺经流注于寅时；大肠经流注于卯时；胃经流注于辰时；脾经流注于巳时；心经流注于午时；小肠经流注于未时；膀胱经流注于申时；肾经流注于酉时；心包经流注于戌时；三焦经流注于亥时。

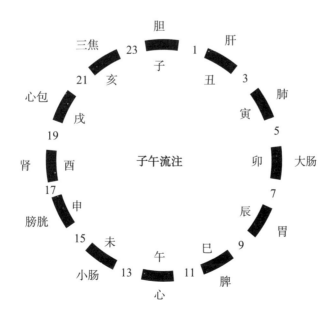

每当某个脏或腑的经络流注于其相对应的时辰时，就是这个脏或腑的经络较虚弱、较容易受到伤害、而需要好好保养之时，同时也是这个脏或腑的经络在有效自我调整和运作之时。

3. 十二时辰与十二脏腑保养的对应关系

根据《黄帝内经》的阴阳五行养生理论和子午经络流注理论，我们可以从下面几个层次来了解气候变化以及十二时辰不同时与人类体质健康的关联性。

（1）六十甲子的气象按照五运六气的规律发生变化，每六十年循环往复一次。

（2）每一年的四季气温也在按照一定的规律发生变化：春夏渐热、秋冬渐寒；冬至一阳生、夏至一阴生。

（3）每天的气温也在变化：子时一阳生，从子时到午时气温渐高，阳气渐升，至午时阳热最高，所以从子时到午时的阴阳属性属阳；午时一阴生，从午时到子时则气温渐低，阴气渐起，至子时阴气最盛，所以从午时到子时其阴阳属性属阴。

（4）每个时辰对应于相应脏腑经络时其阴阳之气的流注转换也遵循着规律而发生强弱改变：从子时到午时气温渐高的过程中，阴气越来越虚、阳气越来越旺，到午时阳气最旺，即从子时到午时每个时辰的前半个时辰、即初时的一个小时内阴气流注渐少，后半个时辰、即正时的一个小时内阳气流注渐多，我们可以将子初、丑初、寅初、卯初、辰初、巳初记为阴，将子正、丑正、寅正、卯正、辰正、巳正记为阳；而从午时到子时的气温渐低的过程中，阳气渐衰、阴气渐长，到子时阴气最盛，即午时到子时每个时辰的前半个时辰初时的一个小时内阳气流注渐少，后半个时辰正时的一个小时内阴气流注渐多，我们可以将午初、未初、申初、酉初、戌初、亥初记为阳，午正、未正、申正、酉正、戌正、亥正记为阴（见下文附：十二时辰与十二脏腑经络对应）。

（5）十二脏腑中的脏器属阴，属阴的脏器方面要注意从子时到午时的时辰里阴脏（肝脏、肺脏、脾脏）的阴气渐虚，阳气渐旺，这三个属阴的脏器的初时阴气较盛、阳气不足，正时阴气渐虚，阳气渐旺，所以在丑初、寅初、巳初时辰里要注意防范肝脏、肺脏和脾脏阴气过盛、阳气不足而导致的寒冷症状问题，在丑正、寅正、巳正时辰里要注意防范肝脏、肺脏和脾脏阴气渐虚、阳气渐旺而导致的实热症状问题，而从午时到子时的时辰里阴脏（心脏、肾脏、心包脏）的阳气渐衰、阴气渐盛，这三个属阴的脏器的初时阳气渐少、阴气渐多，正时阳气渐衰、阴气渐盛，所以在午初、酉初、戌初时辰里要注意防范心脏、肾脏和心包脏的阴气虚弱、阳气尚足而导致的实热症状问题，在午正、酉正、戌正时辰里要注意防范心脏、肾脏和心包脏的阳气衰减、阴气过盛而导致的寒冷症状问题。

（6）十二脏腑中的腑器属阳，属阳的腑器方面要注意从子时到午时的时辰里阳腑（胆、大肠、胃）的阳气渐盛、阴气渐虚，这三个属阳的腑器的初时阳气较虚、阴气渐少，正时阳气较盛，阴气渐虚，所以在子初、卯初、辰初时辰里要注意防范胆、大肠和胃阳气不足、阴气尚多而导致的虚寒症状问题，在子正、卯正、辰正时辰里要注意防范胆、大肠和胃阴气渐虚、阳气渐旺而导致的实热症状问题，而从午时到子时的时辰里阳腑（小肠、膀胱、三焦）的阳气渐少、阴气渐盛，这三个属阳的腑器的初时阳气尚足、阴气渐多，正时阳气渐衰、阴气渐盛，所以在未初、申初、亥初时辰里要注意防范小肠、膀胱和三焦的阳气尚旺、阴气较虚而导致的实热症状问题，在未正、申正、亥正时辰里要注意防范小肠、膀胱和三焦的阳气衰弱、阴气渐盛而导致的虚寒症状问题。

（7）各种五行的人要注意与自己五行相对应的脏腑和时辰之间的关系：木行人对应于肝和胆，分别对应于子时和丑时；火行人对应于心、小肠、心包和三焦，分别对应于午时、未时、戌时和亥时；土行人对应于脾和胃，分别对应于辰时和巳时；金行人对应于肺和大肠，分别对应于寅时和卯时；水行人对应于膀胱和肾，分别对应于申时和酉时。不同的五行人要注意在与自己五行相对应的时辰里保养相对应的脏腑，尤其是在相对应的时辰里出生的人，更要注意对该时辰所对应脏腑的保养。

所以在每天的每个时辰里阴气或阳气流注发生改变时，就是该时辰对应的脏腑需要清热解毒或滋阴壮阳、即需要把握阴阳平衡之时。根据各种气象变化和时辰变化，把握"子午经络流注"养生规律，即把握在每天的十二个时辰里十二脏腑经络运行的规律和养生原则，分别对不同的五行人的各个脏腑进行个性化地保养，则可以助益精准预防各系统器官组织疾病。

如某个人是2014年7月2日上午10点38分出生的，用中华万年历的天干地支计时法来记录此人出生年月日和时辰的话，即可记为：甲午年、庚午月、甲戌日、巳正时，所以甲午、庚午、甲戌、巳正即成了这个人的生辰。根据此人的生辰，提示此人应该从两方面来注意自己的健康保养：一方面此人年月日的六个字甲午、庚午、甲戌用《易经》组爻排卦的方式可以得到相对应于八卦中的乾卦，乾卦五行属金，则这一天出生之人五行属金，即此人为金行人，金对应于肺和大肠，则该年月日出生的人在生命的全周期中要重点预防肺和大肠有可能出现的重大疾病，因此该年月日出生的人在每天的肺经和大肠经相对应的寅时至卯时两个时辰里（3～7点）要做好相对应的规律作息，以保养肺和大肠系统器官组织的健康；另一方面此人出生时辰为巳正时，巳时（9～11点）对应于脾经，中医理论认为脾经和胃经相表里，因而此人还要注意保养与脾胃相关的系统器官组织，尤其是与脾经相关的系统器官组织的健康，中医理论的脾经对应于西医的胰腺、腮腺、颌下腺等助消化的器官组织，对进食的营养物质起着分解、消化的作用，巳正时辰要注意预防脾脏组织阴虚阳亢方面的疾病，所以该时辰出生的人在每天的胃经和脾经相对应的辰时至巳时两个时辰里（7～11点）要做好相对应的规律作息，以保养脾胃系统器官组织的健康，尤其是注意预防与胰腺、腮腺、颌下腺等助消化的器官组织有关的阴虚阳亢方面的疾病，如糖尿病、腮腺炎、胰腺炎，甚至胰腺癌等。

附：十二时辰与十二脏腑经络对应

时辰	子时		丑时		寅时		卯时		辰时		巳时		午时		未时		申时		酉时		戌时		亥时	
脏腑	胆经		肝经		肺经		大肠经		胃经		脾经		心经		小肠经		膀胱经		肾经		心包经		三焦经	
小时	23	24	1	2	3	4	5	6	7	8	9	10	11	12	13	14	15	16	17	18	19	20	21	22
初正	初	正	初	正	初	正	初	正	初	正	初	正	初	正	初	正	初	正	初	正	初	正	初	正
阴阳	阴	阳	阴	阳	阴	阳	阴	阳	阴	阳	阴	阳	阳	阴	阳	阴	阳	阴	阳	阴	阳	阴	阳	阴

（三）十二时辰作息规律及对健康养生的意义

子午流注理论具体阐述了十二时辰作息规律对维护各个脏腑健康的意义，这是几千年来中医系统理论里的一个非常重要的研究内容，这个理论研究了人体各个系统、组织、器官等在相应时间段的状况特点、功能作用、易患疾病、防病治病以及保养要点等，是中医理论里的一个非常重要的组成部分。可喜的是目前西医理论也在三十年前逐步开始进行时间医学方面的系统研究。

子午流注理论告诉我们，每天人体的十二经络的流注、运作及其强弱规律随着十二时辰的变换而不同，循环不息、周而复始。每个脏或腑的经络流注于与其相对应的时辰里时，正是这个脏或腑的经络在有效自我调整和运作之时，同时也恰恰是这个脏或腑的经络较虚弱、容易受到伤害、需要好好保养之时。如果在各个时辰对相对应的脏或腑的经络保养不当，即作息不规律，容易引发这个脏或腑主管系统的相关器官组织疾病。

下面简要叙述人们在十二个时辰里该如何掌握正确的作息规律，如何以恰当的方式保养相表里的各个脏腑系统，从而预防相应的各系统疾病。

1. 子时和丑时作息规律及对肝脏、胆腑的保养

子时为深夜 23:00 ～ 1:00，古称夜半，属于六腑里的胆经流注于此时刻。中医的胆经一方面对应于胆囊组织，二方面对应于大脑神经系统，三方面对应于内分泌系统。

丑时为深夜 1:00 ～ 3:00，古称鸡鸣，属于脏器里的肝经流注于此时刻。中医的肝经主要对应于肝脏组织的各项功能。

胆经和肝经相表里，所以子时和丑时即 23:00 ～ 3:00 这一段时间里胆经和肝经的功能作用较弱，要注意对肝胆系统、大脑神经系统和内分泌系统的保养。

（1）子时保养胆经、强健神经、平衡内分泌功能

子时为深夜 23:00 ～ 1:00，古称夜半，属于六腑里的胆经流注于此时刻。中医理论系统里的胆经的功能作用对应于西医理论系统里的胆囊组织、大脑神经组织和内分泌系统的功能作用。

其一，中医的胆经对应于西医解剖学里胆囊本身的功能作用：在白天进食早、中、晚三餐后，当食物从胃里进入十二指肠时，刺激胆囊收缩排出胆汁，同时刺激胰腺分泌出含多种消化酶的胰液，胆汁汇合胰液由开口于十二指肠的胰胆管壶腹进入小肠；

胆汁一方面对进入小肠的食物进行解毒，另一方面对食物内的脂肪组织或油脂进行分解和消化等代谢作用；小肠黏膜细胞将消化、代谢后的各种胆固醇、激素、维生素等物质吸收进肠系膜静脉，再通过门静脉系统输入肝脏细胞内为人体所用。

其二，中医的胆经还对应于西医解剖学里大脑神经组织的功能作用。神经系统通过接受全身各处传入的信息，再分泌传递信息的神经递质或各种激素等，主导着人体对外界或对自身的各种生理活动或心理活动等反应功能。大脑神经组织细胞分泌的各种神经递质或激素等主要包括胆碱类、单胺类、氨基酸类和神经肽类等，而合成这些物质的基本材料如胆碱等多数来源于动物的肝脏和各种动物的蛋黄如鸡蛋、鸭蛋、鹅蛋之类食物，再通过好的胆汁对食物油脂，尤其是对动物蛋白质和油脂内各种有效成分的消化和吸收，提供给大脑神经组织细胞利用。当肝胆功能正常而分泌好的胆汁，同时进食好的蛋白质和油脂并正常消化、代谢和吸收，就会促进大脑神经组织细胞合成并分泌好的、相对平衡的、机体活动所需的神经递质或激素，大脑神经系统功能就会较强；当肝胆功能受到伤害而分泌不好的胆汁，或进食不好的蛋白质和油脂，或消化、代谢、吸收功能异常，就会使得大脑神经组织细胞合成并分泌不好的、相对不平衡的神经递质或激素，大脑神经系统功能就会较弱，就容易出现健忘、老年痴呆症、帕金森综合征等病症。

其三，中医的胆经还对应于西医理论的内分泌系统各器官组织的功能作用。内分泌系统一方面包括脑垂体、松果体、甲状腺、甲状旁腺、胸腺、肾上腺等内分泌器官，另一方面包括胰腺、卵巢、睾丸等器官组织内的部分内分泌细胞，其中脑垂体位于大脑神经组织中间部位，分泌多种激素如生长激素、促性腺激素、促甲状腺激素、促肾上腺激素、促黑素、催乳素、催产素、加压素、抗利尿激素等，是人体中较小、却最重要的内分泌腺。内分泌系统分泌人类在生殖、妊娠、发育、哺乳、代谢、生长、延寿等生命活动中所需的大多数重要的调节激素，如生长激素、性激素、孕激素、泌乳素、甲状腺素、甲状旁腺激素、肾上腺素、前列腺素等，是与神经系统相辅相成的另一重要机能调节系统。内分泌系统器官组织分泌的各种激素合成的基本材料等也多数来源于动物的蛋白质和油脂之类的食物，再通过好的胆汁对动物蛋白质，尤其是动物油脂内各种有效成分的消化和吸收，提供给内分泌系统组织细胞利用。当肝胆功能正常而分泌好的胆汁，同时进食好的蛋白质和油脂并正常消化、代谢和吸收，就会促进内分泌系统组织细胞合成并分泌好的、相对平衡的、机体活动所需的各类激素，内分泌系统功能就会较强；当肝胆功能受到伤害而分泌不好的胆汁，或进食不好的蛋白质和油脂，或消化、代谢、吸收功能异常，就会使得内分泌系统器官组织细胞合成并分泌不好的、相对不平衡的激素，内分泌系统器官组织的功能就会较弱，就容易出现内分泌系统相对应的一系列器官组织症状或疾病，如脑垂体瘤、乳腺增生、乳腺癌、甲状腺功能亢进、甲状腺功能低下、甲状腺瘤、甲状腺癌、肾上腺肿瘤、前列腺炎、前列腺增生、前列腺癌、错构瘤、畸胎瘤、生长发育畸形等。

由胆经的功能作用对应于胆囊组织理论我们就知道，如果在 23:00 ～ 1:00 这一时段里没有好好保养胆经，容易诱发胆囊方面的疾病：一是经常加班、熬夜、宵夜，尤其是宵夜时还喝酒者，每次都会促使大量胆汁排出，久而久之，肝胆功能因劳累过度而逐渐减弱，容易诱发血胆红素增高、肝转氨酶升高、胆囊炎、胆结石、胆囊息肉、肝炎，甚至胆囊癌或肝胆管细胞癌等症状和疾病；二是一旦不加班、熬夜、吃宵夜时，因惯性产生的大量的胆汁无法排出，大量胆汁在胆囊内浓缩容易形成胆结石；三是不加班、熬夜、吃宵夜时，因惯性产生的大量的胆汁淤积在胆囊里或肝胆管内，容易诱发急性化脓性胆管炎，笔者于中山医科大学毕业后第一年在海南省人民医院普通外科值急诊夜班时，曾接诊了几例急性化脓性胆管炎患者，其发病时间也是多发于此时段；四是胆经在功能减弱时，其分泌的胆汁成分将发生改变，一方面无法充分对食物进行解毒，容易诱发腹胀、腹泻、病毒性肠炎等症状或疾病，另一方面无法对食物中的油脂进行正常的分解，导致油脂中的胆固醇、激素等成分无法正常消化、代谢和吸收，容易诱发机体激素平衡紊乱、神经功能和内分泌功能失调等。

另外在没有进食的情况下十二指肠不会蠕动，胆囊又容不下太多胆汁，惯性产生的大量的胆汁由胆总管排入十二指肠后容易反流到胃里，碱性胆汁腐蚀、烧伤胃壁就容易引起胆汁返流性胃炎，而在不吃宵夜时因惯性产生的大量的胃液通过幽门排入十二指肠，酸性胃液腐蚀、烧伤十二指肠壁，又容易引起十二指肠溃疡。这些因肝胆功能保养不当而影响到胃肠问题等，正是属于五行相克理论里木克土原理，即五行属木的肝胆隐患伤害了五行属土的脾胃组织而诱发了相关疾病。

由胆经的功能作用对应于大脑神经组织理论我们就知道，如果在23:00～1:00这一时段里没有好好保养胆经，还容易诱发与大脑神经组织相关的疾病。经过白天紧张的工作、学习和生活，大脑神经组织已经释放了许多积极的神经递质或激素，如果经常在此时段还没有好好休息，大脑神经组织系统处于虚弱和疲惫状态，将难以再合成或释放出更多的积极的神经递质或激素，而消极的、不好的神经递质或激素的合成和释放将相对增加，此时要注意与大脑神经组织相关疾病发生的可能性：一方面人们的胆子变得较小，即神经系统较脆弱、比较担心害怕；另一方面释放出的不好的神经递质或激素等容易诱发头痛、失眠、抑郁症、神经衰弱、精神病发作、末梢神经炎、面瘫、双手或头部颤动、健忘、早衰、脑梗死、脑萎缩、脑痴呆、帕金森综合征、脑中风，甚至脑肿瘤等症状或疾病；再一方面因激素消化或吸收不良引起的各种激素水平不平衡，或神经递质释放不平衡，也容易诱发系列疾病，如乳腺癌、甲状腺肿瘤、甲状腺功能亢进、垂体瘤、子宫肌瘤、卵巢囊肿等疾病。

由于胆经的经络在头部起始处就环绕在鬓角部位，所以子时不好好休息者，胆经的经络通行不畅，鬓角气血滋养不足，容易产生两鬓斑白现象。

（2）丑时保养肝经，维持解毒功能

中医理论系统里的肝经的功能作用主要对应于西医理论系统里的肝脏组织的各项功能：一方面对小肠吸收并从门静脉血管流入肝脏的各种营养物质进行分解和解毒；另一方面储存糖原，合成多种胆固醇、维生素、激素、酶和蛋白质等，并将所有这类有益的营养物质通过肝静脉输入下腔静脉，回流入心脏，通过肺脏有氧活化，再回流心脏后通过动脉系统输布到全身，对身体各个器官组织产生相应的作用；再一方面将肝细胞内所产生的脂肪酶等物质以及新陈代谢所产生的排泄废物等汇合成胆汁，通过肝胆管积存于胆囊内，当胃内容物离开幽门进入十二指肠时，胆囊开始收缩，将胆汁推出胆囊，并与胰腺液汇合一起排入十二指肠和小肠，共同参与对食物进行解毒、分解、消化和吸收等代谢过程，同时将胆汁内的肝脏代谢废物通过大肠随着大便排出。

肝脏的功能作用告诉我们，进食任何饮食，经过胃或小肠消化、吸收后，都会汇入门静脉进入肝脏代谢。白天一日三餐使得肝脏劳累了一天，如果经常在半夜子时即1:00～3:00这一时段里没有使肝经好好休养，如经常加班、熬夜、宵夜，甚至喝酒者，容易诱发各种与肝脏功能减弱相关方面的疾病：一是容易诱发血胆红素增高、肝转氨酶升高、脂肪肝、肝囊肿、肝血管瘤、肝炎、肝硬化，甚至肝癌等症状和疾病；二是容易引起视力模糊、视力减退、眼结膜充血或出血、红眼病、手足筋痛、腱鞘囊肿等症状或疾病，这一点对应于肝开窍于目、肝主筋等理论；三是当发生脂肪肝、肝炎、肝硬化，甚至肝癌等疾病时，由于门静脉高压，胃、肠血液难以通过门静脉流入肝脏，胃、肠静脉内的有害物质将通过其他的分支静脉血管回流到心脏并最终进入大脑神经组织，诱发肝性脑病的发生，这一点对应于中医的"肝胆相表里、胆对应于大脑神经组织"理论。

另外当发生脂肪肝、肝炎、肝硬化，甚至肝癌等疾病时，由于门静脉高压，胃肠血液难以通过门静脉流入肝脏，转而由胃底或食管下段等分支静脉血管回流到心脏，容易引起胃底或食管下段等分支静脉扩张，诱发胃胀、呕吐、胃或食管下段静脉出血、便血等症状或疾病，且由于肝脏合成凝血酶减少，又会使得出血难以止住，容易出现胃大出血状况。这些因肝胆功能保养不当而影响到胃肠问题等，正是属于五行相克理论里的木克土原理，即五行属木的肝胆隐患伤害了五行属土的脾胃组织而诱发了相关疾病。

（3）胆经和肝经相表里

胆经与肝经相表里，所以子时和丑时这两个时间段即23:00～3:00这四个小时必须好好保养胆经、肝经，如果没有按规律好好作息的话，就非常容易导致上述各系统器官组织的疾病。

肝脏在西医理论里是全身最重要的解毒器官，而在中医理论里肝脏号称剿灭毒素的将军之官，当肝胆组织功能虚弱、解毒功能欠佳时，尤其是在春季（春季属木，肝胆功能较虚弱）和秋季（秋季属金，金克木，肝胆功能容易出问题）时，此两季节的大气温度变化适宜各类致病微生物，尤其是适宜病毒的繁衍，一方面容易诱发随风而来的各类流感、伤寒、瘟疫、红眼病，及其他急慢性传染病等症状或疾病，另一方面容易诱发神经性皮炎、过敏性鼻炎、脚气等症状或疾病。

现代西医理论研究证明，除了急性创伤、急性中毒、生物侵袭等因素所致意外疾病外，85%以上的慢性疾病（各类炎症、功能失调、组织坏死等），包括恶性肿瘤等疾病的最主要诱发因素，是由于各种毒素导致器官组织受到伤害或基因突变等原因所引起，西医治疗这些疾病的原则以治标（如治疗器官炎症或切除肿瘤等）为主，而中医理论强调导致慢性疾病包括恶性肿瘤等疾病的一个重要原因却是肝脏解毒功能减弱，导致体内毒素积累太多而引起，所以中医治疗这些疾病的原则以补虚（扶持肝胆功能等）和泻实（清热解毒等）为主。笔者认为以中医理论作为战略指导、以中西医相结合的技术实施战术治疗的战略与战术相结合的防病治病原则，才是现代医学发展的正确方向。

综上所述，对胆经和肝经系统的保养要注意以下几方面。

其一要做到不主动熬夜，在晚上子时前、即 23 点前睡觉。长期熬夜者一方面容易使体内毒素聚集难以解除而诱发产生各种炎症或肿瘤类疾病，另一方面容易导致生理激素平衡失调，诱发与肝胆系统和大脑神经组织相关的一系列症状或疾病。海南省每年各大单位体检结果统计分析结果显示，乳腺癌以医疗系统的女性员工发病率最高，这与其职业特点高度相关，即医师值夜班、被动熬夜，第二天还要查房、写病历、做手术等，而护士经常三班转轮流值班等，较少有正常作息时间，体内生理激素长期处于紊乱状态，所以作息不规律是导致乳腺癌高发的主要罪魁祸首之一。另外，在一年四季中具体的睡觉时间还可以在不同的气候条件下略做调整，遵循"春季早睡早起、夏季晚睡早起、秋季晚睡晚起、冬季早睡晚起"等基本原则，根据个人的身体状况选择适宜自己的作息时间。

其二要做到防失眠。长期失眠或严重失眠者也会伤害到肝胆系统和大脑神经组织功能，导致相关的一系列不适症状或疾病。有严重失眠症状者可以试试下述多种方法来加以改善：一是晚餐熬小米粥，加入适量干桂圆（连核一起）和枸杞子，以此为主食，或是晚上睡前一小时左右煮一碗桂圆（连核一起）加枸杞子的果茶汤，喝汤吃果肉；二是因饿了而失眠者可以睡前一小时左右吃一把干果如核桃仁、杏仁、花生等，这些带壳的果仁类食物，尤其是核桃仁的形状与人类外围为骨质的大脑相似，且这类食物多数含有较丰富的不饱和脂肪酸，起到降低胆固醇、清理血脂、预防动脉粥样硬化、预防动脉内壁斑块形成的作用，对头颅血管有益，有助于改善大脑神经组织功能；三是睡前准备一杯水（250 毫升左右），先喝半杯再睡，就容易快速入眠，如果半夜有尿意而醒了，就在小便后再喝几口水，则又能安然入睡了，其原理在于五行理论告诉我们水生木，而肝胆属木，所以睡前喝水有助于肝胆流注时辰对肝胆系统各种生理功能的调整；四是睡前用温水泡脚，可以刺激脚底肾经的涌泉穴，帮助睡眠，其原理在于五行理论告诉我们水生木，而肾属水、肝胆属木，所以温补肾阴有助于肝胆流注时辰的休养；五是睡前可以适当按摩胆经上的两个重要穴位风池穴（风池穴附近有个奇穴睡眠穴）和肩井穴，经常失眠或熬夜者这两个穴位会比较酸痛，睡前按摩这两个穴位有助于清除胆经和肝经的实热，利于快速入眠，睡醒后按摩这两个穴位有助于失眠或熬夜者缓解疲劳症状。

其三要做到少喝酒，尤其是不喝宵夜酒，少吃宵夜。酒（尤其是白酒）性芳香，五行属金，肝胆属木，金克木，所以喝多了属金的酒容易直接造成对属木的肝、胆脏腑和大脑神经组织的损害。经常在子时和丑时两时段吃麻辣宵夜者（多数人宵夜时喜欢吃刺激性食物），如果又有喝酒的情况，由于麻辣食物和酒都是辛辣芳香性质的，五行都属金，肝胆系统和神经系统属木，金克木，那就更容易直接造成对肝、胆脏腑和神经组织的损害。如果非得应酬需要喝酒，建议喝酒的同时大量喝水，以帮助酒精快速从胃内排出，且快速通过吸收酒精较多的十二指肠段，减少酒精在胃和十二指肠内的吸收，减轻酒精对肝脏的伤害。注意喝酒时选择喝的大量的水应以温开水、矿泉水，或纯净水为主，即选择低渗透压的水，而不是浓茶、牛奶、甜饮等渗透压较高的水，低渗透压的水会比较容易进入含毒素较多的、高渗透压的肝细胞内，帮助肝细胞排出毒素，利于维护肝细胞的正常生理功能。同时多吃五行属水和属木的黑色及绿色蔬菜。如因肚饿难耐，非吃宵夜不可者，可以在喝一杯水（约250毫升左右）的基础上，吃一把（自己的手掌一握即可）干果如核桃、杏仁、腰果、花生等，这些干果既能充饥，又因含有不饱和脂肪酸油脂而有益于心脑血管系统，有助于睡眠，或是吃一些同样属木的，帮助肝胆清热解毒的绿色蔬菜来填饱肚子（五蔬为充）。

其四要做到平时多喝水，多排尿、多出汗。多喝水一方面能极大地帮助肝脏的解毒功能和生理功能作用，另一方面通过多排尿能将积累在体内的各种水溶性毒素快速地排除清理出去。多出汗一方面能排出较多的水溶性毒素，另一方面能将积累在体表皮下脂肪里以及皮脂腺里的各种脂溶性毒素大量排出。所以当某人汗液特别油腻或身体味道尤其是汗味特别重时，说明此人体内的脂溶性毒素比较多，需要好好排毒了。

其五要做到平时适当吃绿颜色的五谷、蔬菜或酸味水果，因为绿色和酸味的五行属木，对五行属木的肝胆系统的实热有清热祛毒作用，如绿豆、夏枯草、上海青、绿茶、柠檬汁、诺丽果汁、绿橙、青橘等。

其六要做到平时适当吃苦味或红色食物。因为苦味食物的五行属火，从前面的理论我们已知道木生火、实则泻其子、火为木之子、火泻木，所以苦味食物能清除肝胆系统的热毒，如苦丁茶、苦瓜、大芥菜、小芥菜等，对清除肝胆热毒的作用较为明显，红色的食物五行属火，如西红柿、草莓、西瓜等，也有益于清除肝胆热毒。

其七在肝胆虚弱时可以食用五行属木的有毛牲畜肉如牛肉、羊肉，或动物的肝脏等蛋白质来温补。但多数状况下肝细胞内蓄积的毒素较多，所以肝胆系统问题以实热为主，此时要尽量少吃这类食物，更要少吃烧烤牛羊肉、炸牛羊排等热性食物，以及少吃有羽毛（五行属火）的动物肉如鸡肉、鹅肉、鸽子肉等，避免火上浇油。

其八要做到平时尽量少吃或不吃油煎、油炸、烟熏、烧烤、腌腊等食物，如炸薯片、炸鸡翅等。一方面这些食物多属于火性食物，不利于清除肝胆实热；另一方面这些食物内的营养物质已经被大量破坏掉了，而且又附加了大量的致癌毒素。所以经常吃这样的食物会加重肝脏的解毒负担，导致肝脏解毒功能受损，容易诱发各种炎症或恶性肿瘤。

其九要做到平时尽量少吃或不吃以现代速成方式饲养的禽畜的皮、皮下脂肪以及油脂，如鸡皮、鸭皮等。因为现代速成方式会在喂给禽畜类动物吃的饲料里添加各种促生长激素以加速禽畜的快速生长，同时还会给这些动物施以多种抗生素以防止禽畜染上各种疾病或瘟疫等，而这些促生长激素和抗生素大多数是脂溶性毒素，它们会蓄积在禽畜的脂肪里并随着脂肪的运输大量集中在禽畜的皮下脂肪和皮脂腺里准备排出。当人们吃这些禽畜的皮和皮下脂肪时，那些禽畜们不需要的脂溶性毒素就会大量转存到人的体内，打乱人体内生理激素的平衡，诱导人体细胞基因变异，刺激人类细胞的不正常生长，导致性早熟、生长发育不良、畸形、畸胎瘤、不孕不育、内分泌紊乱以及各种恶性肿瘤，尤其是乳腺癌等症状或疾病。经济越发达，人工繁殖、消耗的禽畜肉就越多，吸收到人体内的脂溶性毒素就越多，因此经常吃人工繁殖的禽畜皮或禽畜脂肪是现代人类恶性肿瘤，尤其是乳腺癌等疾病越来越多的主要罪魁祸首之一，所以平时要尽量少吃或不吃以现代速成方式饲养的禽畜的皮、皮下脂肪以及油脂，尤其是油炸、油煎、烧烤过后的，如炸鸡翅、烤鸭皮、烧鹅皮等，因为食物油炸后含致癌物更多。

其十是《黄帝内经》告诉我们，人类的情绪发生改变或过激时容易诱发疾病，即：大怒伤肝，大喜伤心，久思伤脾，大悲伤肺，大恐伤肾。经常发怒的人容易伤害到肝胆系统和大脑神经组织，一方面会引起肝气郁结，刺激肝细胞新陈代谢加快而产生、排泄大量代谢废物随胆汁进入胆囊，除了引发眼结膜充血之外，还容易诱发胆绞痛、胆囊炎、胆囊息肉、胆囊结石、肝胆管结石等一系列症状或疾病，另一方面打乱了大脑神经组织释放各种神经递质和激素等步骤，导致内分泌系统紊乱，容易诱发头痛、癫痫、脑中风、生长发育不良、不孕不育、各种恶性肿瘤，尤其是乳腺癌等症状或疾病。因此经常生闷气、发脾气，也是诱导乳腺癌高发的主要罪魁祸首之一。所以在保养肝胆功能和大脑神经组织时要注意尽量不要生气，更不要愤怒。

其十一是要在不同的季节来重点养护肝经和胆经。春季五行属木、对应于肝，所以在春季更要重点防范肝经和胆经所容易发生的疾病，如红眼病、流感、脑膜炎、过敏性疾病、传染性肝炎、脑膜炎等症状或疾病；平时要多吃应季食物，例如各个季节的绿色蔬菜等，尽量少吃反季节食物，更不能吃容易诱发肝癌的发霉食物，如发霉的花生、瓜子、豆子、玉米、饼干等，以及过期变馊了的花生油、豆油等。

其十二是要在不同的地域来重点养护肝经和胆经。东部五行属木、对应于肝，东部地区的人们容易肝胆上火（木生火），容易患胆囊炎、肝炎、肝癌等疾病。中华人民共和国建立前中国人被称为东亚病夫，就是因为中国人患黄疸型肝炎者较多，后来虽然控制住了肝炎的发病率，摘掉了东亚病夫的帽子，但是现代西方医学研究在对全世界恶性肿瘤发病率统计的结果显示：以中国为中心的多个东方地域的国家肝癌发病率较高，在中国国内也恰恰是以上海为中心的东部地区肝癌发病率最高。所以长期工作或生活在东部地区的人们要从各方面来重点养护肝胆系统和大脑神经组织，预防其系列疾病。西部属金、金克木，西部绿色植被以及绿色蔬菜较少，长期工作或生活在西部地区的人们肝胆系统得不到滋养，肝胆功能较虚弱，容易引起各种与肝胆系统、大脑神经组织和内分泌系统有关的疾病，所以西部地区的人们喜欢吃牛肉、羊肉等来温补肝脏，喜欢在吃任何食物时都蘸醋，因为牛肉、羊肉等有毛动物五行属木，酸味也属木，这些属木的食物都能弥补属木的绿色蔬菜缺少的先天不足，对五行属木的肝胆系统、大脑神经和内分泌组织等有补益作用。所以健康管理方案和养生保健计划的实施应根据不同的地域有所侧重。

对于五行属木的木行人来说，由于其属木的肝经和胆经的功能作用较弱，其肝胆系统、大脑神经和内分泌组织比较容易出问题，所以木行人在子时和丑时即23:00 ～ 3:00 这两个时间段更要注意加强对肝胆系统和大脑神经和内分泌组织的保养，预防本系统和其他系统的各种疾病。

（4）乳腺癌的诱发因素及预防

2020 年世界卫生组织的大数据研究报告显示，乳腺癌已经超过肺癌成为全球第一高发的恶性肿瘤，这与许多国家经济越来越发达、饲养的禽畜类动物肉脂越来越多、美女们吃进体内的有毒物质越来越多等，有着密不可分的关系。

笔者曾工作过的海南省人民医院的体检中心每年都要接待多个企事业单位员工来体检，经统计各个单位的体检结果后发现，本院的女性员工乳腺癌的发病率每年都排在第一位！

笔者认为，导致女性医护人员乳腺癌高发的原因主要来自三个方面：一是女性医护人员值夜班多，往往医生值通宵夜班后第二天还要查房或做手术，而护士经常是三班倒，晚上也会休息不好，导致生活作息没有规律，这些因素会引起肝脏各方面的功能减弱，包括合成蛋白质、酶以及维生素等功能、分解或合成激素功能、降解毒素功能等无法正常进行，导致体内激素水平紊乱以及毒素积累体内无法分解和排泄，从而诱发各种炎症、各种性腺类或其他类肿瘤疾病的发生；二是医护人员在工作中面对的是有各种较严重的生理疾病，甚至包含心理疾病的患者及其家属或朋友，这些人因患者的痛苦而心情焦急，对待医护人员难免就不会给出好脸色，而有着多年医德医风教育的医护人员在非常辛苦、极度劳累，以及受到委屈时也不便表现出来，只好强压在心里，久而久之因负面情绪积累太多，对身体有害的激素就会分泌较多，导致体内激素水平紊乱以及毒素积累体内无法分解和排泄，容易诱发乳腺癌等恶性肿瘤疾病；三是由于前面两个方面的原因会导致女性医护人员出现面容憔悴、精神萎靡、肢体乏力等现象，而医护人员在高强度的工作中又必须时刻保持神清目明、动作灵活、情绪激昂等状态，许多人就会下意识地喜欢食用一些含激素水平较高的食物，因此，人工方式饲养的、添加了各种性腺激素或促生长激素的、富含各种激素及较高水平脂溶性毒素的、飘溢着诱人的激素香味的各种禽畜的油脂和皮，就成了女性医护人员的最爱，所以患乳腺癌的女性医护人员几乎个个都喜欢吃鸡皮、鸭皮，或猪蹄等动物皮脂类食物，这又进一步加重了女性医护人员体内激素水平的紊乱，更容易诱发性腺类疾病，尤其是诱发乳腺癌的形成。

笔者曾经与一个平时比较活跃的、已经患了乳腺癌并做了手术＋化疗＋放疗联合根治性治疗的护士长聊天，笔者问她：是否喜欢吃海南的文昌鸡？她回答：很喜欢。笔者有针对性地再问：吃鸡皮吗？她爽快地回答：当然了，文昌鸡皮太好吃了。笔者郑重地劝她：以后不要再吃鸡皮了，经常吃禽畜皮的话容易引起各种癌症，尤其是性腺类恶性肿瘤，还容易诱导癌症治疗后复发。她不相信、并反驳：那不行，不吃鸡皮的话，那吃文昌鸡还有什么意义呢？结果不到一年，该护士长的乳腺癌复发了，她不得不再次接受化疗＋放疗的联合治疗方式。笔者再一次找到她，讲明多吃禽畜皮的危害，并赠送笔者所著的《五行养生》书籍给她看，劝她：以后不要再吃人工饲养的禽畜皮了。这次她回答得相当痛快：以后再也不吃了。该护士长后来一直保持愉快的心情和积极的生活方式，经常参加集体活动如唱歌以及骑自行车等运动，多年来不再受乳腺癌疾病复发的困扰。

由上述案例可以归纳出，乳腺癌的诱发因素主要有三个方面：一是饮食方面不注意，平时进食了过多的富含各种激素和脂溶性毒素的禽畜油脂和皮，胆囊分泌的胆汁无法对这些油脂进行充分的解毒、分解、消化和代谢，使得许多有害机体的激素和脂溶性毒素被吸收进入体内，导致体内激素水平紊乱以及毒素积累，从而诱发乳腺癌等恶性肿瘤疾病的发生；二是心理方面的困扰，会使得大脑神经组织和内分泌组织分泌出较多对身体有害的激素，而构成这些激素的基础材料也是来源于胆汁对富含各种激素和脂溶性毒素的禽畜油脂的分解、消化和代谢，因此就会激发机体对禽畜油脂和皮类食物的摄取，进一步导致体内激素水平紊乱以及毒素积累，诱发乳腺癌等疾病；三是作息方面不规律，如经常在胆经和肝经的功能较弱的子时和丑时还在熬夜，甚至在宵夜时还大量喝酒等，就会伤害到肝胆功能以及神经和内分泌组织的功能，其分泌出的胆汁内所含的毒素就会较多，对禽畜油脂的分解、消化和代谢等不利，不但会使得许多有害机体的激素和脂溶性毒素被吸收进入体内，而且还会使得神经和内分泌组织合成和分泌出不好的激素类物质，加重体内激素水平紊乱以及毒素积累，诱发乳腺癌等恶性肿瘤疾病的发生。

综上所述，维持身心健康、预防各种疾病的对应措施离不开心理健康、均衡营养、避毒排毒、适当运动和规律作息，而具体到预防和降低乳腺癌的高发率，则应重点把握三点：一是少吃现代方式饲养的禽畜油脂和皮类食物等，适当多吃绿色蔬菜和富含维生素C的酸味水果，并喝够水，帮助肝胆系统排毒解毒；二是保持心理平衡，时刻以宽容和积极的心态对待所发生的任何事情；三是注重作息规律，尤其是晚上子时和丑时前的休息，注意保护肝胆功能以及大脑神经和内分泌组织功能维持正常。

（5）良性肿瘤和恶性肿瘤的诱发因素及预防

现代医学将在正常器官组织上新生的异常组织统称为肿瘤，并将肿瘤分为两大类，一类为良性肿瘤，另一类为恶性肿瘤。

良性肿瘤一般是指没有浸润生长或转移生长能力的肿瘤。良性肿瘤的主要特点：一是细胞形态接近正常细胞，分化程度较高，复制速度较慢，所以肿瘤生长速度较慢，对周围破坏性较小，短期内不会引起致命性伤害；二是多数体表良性肿瘤表面皮肤完整、肿瘤质地较软，边界较清，无明显压痛（神经瘤除外），而机体内的良性肿瘤在做影像学检查时也显得边界清楚，质地较均匀；三是肿瘤容易被手术完整切除，复发率较少，治愈率较高，预后较好。如脂肪瘤、乳腺纤维瘤等。

恶性肿瘤一般是指具有破坏周围组织而浸润生长的能力、并有发生远处浸润生长能力的肿瘤。恶性肿瘤的主要特点：一是细胞形态与正常细胞有明显区别，分化程度较低而显得不成熟，复制速度较快，因而多数肿瘤生长速度较快，对周围组织破坏性较大，在不断发展过程中容易引起正常器官组织功能障碍而诱发致命性伤害；二是体表恶性肿瘤表面皮肤破溃或呈菜花样、肿瘤质地较硬，边界不清，有明显压痛，而机体内的恶性肿瘤在做影像学检查时也显得边界不清楚，质地不均匀；三是肿瘤不容易被手术完整切除，手术或放疗、化疗等根治性治疗后复发率较高，且容易发生远处转移，治愈率较低，预后较差。如肝癌、肺癌等。

中华文明源远流长，中国文化博大精深，尤其是在有着八千多年历史记载的中国文字方面更是表现得淋漓尽致。中国文字以象形字为主，每个字或词语都有其独特的意义。中国民间一般将良性肿瘤简称为瘤，而将恶性肿瘤简称为癌，我们可以通过分析这两个字在象形上的区别来了解其深刻含义。

瘤的含义：瘤字由偏旁疒＋留字构成；疒为床的形象，寓意为生病了躺在床上，而留＝畱，由丣＋田构成；丣＝酉，一方面代表酒，另一方面代表吃晚餐的酉时（晚上 17～19 点）；田字寓意为土壤里所产食物，以五谷类粮食为主。

结合上述寓意，瘤字寓意为晚餐吃多了田里种植的五谷类粮食、喝多了酒，过多的营养物质被吸收、储留，人就会臃肿、肥胖，并长出良性肿瘤。

癌的含义：癌字由偏旁疒＋嵒字构成；疒为床的形象，寓意为生病了躺在床上，而嵒＝岩，为坚硬的岩石的意思；嵒由三个口＋山构成；三个口寓意着一日进食三餐，为吃得较多的意思；山字寓意为山上所产的食物，以飞禽走兽等五畜类食物为主。

结合上述寓意，癌字寓意为一日三餐吃多了山上的飞禽走兽等五畜类动物的肉和油脂，人就会长出像坚硬的岩石一样的恶性肿瘤。

现代西医理论研究证明，五谷类粮食以含淀粉为主，尤其是以现代工艺加工过的精米或精面等食物含淀粉比例更多，淀粉进入血管后变成糖，糖燃烧释放出热量有利于人类成长和工作，肾脏会将血液里的糖原全部回收，多余的糖会转变为甘油三酯或以脂肪形式储存，所以吃多了五谷类食物就容易患良性肿瘤和富贵病，如脂肪瘤、心肌梗死、脑中风等。

现代西医理论研究还告诉我们，陆地上的飞禽走兽类动物的肉和油脂内含饱和脂肪酸为主，尤其是随着人类数量剧增，人工饲养的、添加了大量促生长激素和抗生素等有害激素的飞禽走兽类动物也被大量繁殖，这些动物体内的有害激素和脂溶性毒素多数储存在动物油脂内，这些动物油脂被摄入人体后，会导致人类自身机体激素的不平衡，进而会严重影响各器官组织细胞的分裂、复制和成长，以及诱导细胞基因变异的产生，最终引发恶性肿瘤等疾病。

所以西医理论对良性肿瘤、富贵病，以及恶性肿瘤等疾病的诱发因素的研究，与中国文字瘤和癌所象征的寓意完全相符。

原湖南省娄底市某医院心血管内科主任医师、体检中心某医生，因长期熬夜等辛苦工作而导致肝功能衰竭，在做完肝移植手术几年后，又因工作辛苦等原因患上了恶性淋巴瘤而住院化疗，在治疗效果不佳时，他经朋友介绍改吃全素饮食，并停用化疗药，后身体逐渐好转，直至完全康复。这一案例，正好说明了在停止食用动物蛋白质和饱和脂肪酸油脂后，就减少了动物激素以及脂溶性毒素对身体的伤害，也大大减少了细胞基因变异的诱发因素，使得恶性肿瘤不药而愈。

所以预防良性肿瘤和富贵病等疾病的一个重要原则是：少吃含淀粉多的、加工过的五谷类食物。而预防恶性肿瘤等疾病的一个重要原则是：少吃陆地上的、人工饲养的飞禽走兽类动物的肉和油脂。

在治疗恶性肿瘤方面值得注意的是，现代医学大数据统计结果发现，心脏和小肠这两个器官组织很少发生恶性肿瘤疾病，到目前为止现代西医学对这个现象还没有完整的解释，但是知道心脏和小肠这两个器官组织的温度，是全身机体组织中较高的。中医五行理论认为，心和小肠相表里，五行分类都属君火，而癌字寓意为一日三餐吃多了山上的飞禽走兽等五畜类动物的肉和油脂，人就会长出像坚硬的岩石一样的恶性肿瘤，即恶性肿瘤比较结实和坚硬，其五行分类应属金类。五行相克理论指出火克金，所以不论是原发的还是远处转移来的恶性肿瘤细胞，都不容易在属于君火的心和小肠两个脏腑组织内存活，这两个器官就难以产生恶性肿瘤。现代西医临床也已有多个报道，有些晚期恶性肿瘤患者在得了炎症感染性疾病而诱发高烧后，肿瘤竟然奇迹般消失不见了，这恰恰符合中医五行相克理论中的火克金理论。从这个意义上来说，通过中医理念和现代医学技术相结合，极有可能从具有五行分类属火的、或热性的、或红色的、或入心经和小肠经等特性的中药或其他物质中，提炼出预防或治疗恶性肿瘤的新药，对此，笔者充满了信心。

（6）恶性肿瘤的转移方式

当机体免疫功能减弱时，不仅容易产生恶性肿瘤，也容易发生恶性肿瘤转移。

目前全世界西医学理论界公认的癌症转移方式主要有几种：一是癌细胞像螃蟹足一样向局部周围组织延伸、侵袭、扩展（英文CANCER词意是癌的意思，其原意却是巨蟹座的意思，表明癌症就像巨蟹的多个足一样向周围延伸、扩展）；二是癌细胞通过机体的淋巴管网转移，如器官组织局部淋巴结转移，或淋巴干转移，如胃或食管的癌细胞顺着胸导管出现左锁骨上窝淋巴结转移、左肺下叶或右肺的癌细胞顺着右支气管纵隔淋巴干出现右锁骨上窝淋巴结转移等；三是癌细胞脱落、种植转移，如胃癌引起胃溃疡穿孔后，胃癌细胞脱落掉入盆腔底，引起胃癌盆腔种植转移等；四是癌细胞破坏并进入血管，随着静脉血液回流，由于全身的静脉血液和淋巴液都要回流到心脏，再通过肺动脉进入肺泡组织，所以绝大多数机体癌症都有可能发生肺转移；五是部分腹腔脏腑如胃、脾、胰腺、小肠、大肠等静脉血液回流会先通过门静脉进入肝脏，所以这些脏腑的癌症也容易发生肝转移；六是肺部的恶性肿瘤细胞可以随着肺静脉回流到心脏，再流向全身器官组织，所以肺癌可以发生全身器官组织转移等。

但是癌细胞的转移途径仍然有几个疑问有待澄清：一是单个肝癌肿瘤切除后，为什么会容易在原肿瘤组织周围迅速出现肝癌转移卫星灶，就算是做了肝移植手术，也容易在短期内出现周围相邻组织发生癌变，如胃癌的发生？二是为什么炎性乳腺癌一发现就是晚期，而且除了发病侧的整个乳腺有癌变之外，对侧乳腺也会快速出现全乳腺癌变？三是黑色素瘤恶性程度高、转移快，发生于足部的黑色素瘤，其癌细胞转移途径一方面是通过下腔静脉直接进到心脏，另一方面是通过淋巴管网转移到腹股沟淋巴结，再通过淋巴腰干和胸导管进入心脏，静脉血液和淋巴液汇合后一起流入到肺组织里引起肺转移，黑色素瘤癌细胞在这两方面的转移过程中都没有直接进入到肝脏里，可是为什么临床上发现许多患者下肢的黑色素瘤早期就容易出现肝转移？

2002年上半年笔者在美国宾夕法尼亚州匹兹堡大学医学院肿瘤研究所从事助理研究员（Research Associate）工作时曾做了一个有意思的实验：将人类肺癌细胞种植于小鼠皮下，待肿瘤长大后提取肺癌组织间的淋巴细胞，置入培养皿内做提纯和培养，准备研究这类淋巴细胞的抗癌特性，可是经过几天的培养后，原本小小圆圆的、可以移动的淋巴细胞，却在一夜之间全部变成了三角形的、不可移动的、贴壁的、与肺癌细胞形态一样的恶性肿瘤细胞。这个实验引起了实验室里其他员工和老板的高度关注，因为在两三年前他们也发现了类似现象，在做进一步深入研究时却因没能重复做出这第一步而放弃了研究，现在这第一步又被笔者无意中做了出来，所以大家比较兴奋。可惜当时笔者已经决定辞去工作，希望回国后将在美国所学到的肿瘤外科方面的新技术和新方法用于国内的临床医疗工作实践中，并已提前购买了回国机票，所以没有接着开展进一步的研究。

上述研究结果使笔者深思并相信，恶性肿瘤细胞的复发以及淋巴结转移或远处转移可能有另外一个途径，即恶性肿瘤不一定通过恶性肿瘤细胞本身的分裂、复制以及转移来产生局部复发以及淋巴结转移或远处转移，而有可能会通过恶性肿瘤组织内产生一种遗传或复制因子来诱导发生致癌变作用，这些致癌因子可以将正常的细胞、不管是干细胞还是免疫细胞等，诱导转变为相类似的恶性肿瘤细胞，形成术后复发以及淋巴结或远处转移，来延续恶性肿瘤细胞自身的传宗接代。

所以各种生物、植物，甚至癌细胞等，都会极尽所能地保持其生存、繁殖和传宗接代的功能。人类也不例外：例如红区出生长大的儿童，虽然红军战士全部转移走了，一旦条件成熟，这些从小受到革命理念熏陶的儿童就有可能长大后变成又一批新的红军战士；又例如在强盗窝里或掠夺环境中长大的孩子，大的强盗或掠夺者没有了或老了之后，那些近墨者黑的小孩子也较容易在长大过程中变成新一批的强盗或掠夺者。

有鉴于此，笔者认为癌细胞转移的途径除了上述六个方面之外，一定还有某种致癌因子或毒素在刺激正常细胞癌变，进而发生术后复发以及淋巴结转移或远处转移这个途径。正因为如此，我们就可以解释清楚上述肝癌、炎性乳腺癌和黑色素瘤等恶性肿瘤不同寻常的复发和转移方式的原因，也可以理解为什么起着免疫作用的肺癌组织间的淋巴细胞会短时间内变成肺癌细胞的原因。

笔者在美国另外还做了一批用不同剂量的化疗药抗击癌细胞的实验：将一定数量的人类癌细胞和人类正常细胞分置于四组培养皿中，第一组用大剂量的抗癌药来杀灭癌细胞和人类正常细胞，第二组用中剂量的抗癌药来杀灭癌细胞和人类正常细胞，第三组用小剂量的抗癌药来杀灭癌细胞和人类正常细胞，第四组不用抗癌药，只是常规培养癌细胞和人类正常细胞来作为对照组；持续培养所有的癌细胞和人类正常细胞并不断重复类似实验。

实验结果发现：应用大剂量抗癌药来培养的癌细胞和正常人类细胞组，经过几次用药后，癌细胞基本全部被杀灭，人类正常细胞也全部死亡，而且正常细胞死亡速度快于癌细胞死亡的速度；应用中剂量抗癌药来培养的癌细胞和正常人类细胞组，经过几次用药后，癌细胞刚开始被杀灭的多，后来死亡的癌细胞数量逐步减少，而正常人类细胞死亡的数量却越来越多；应用小剂量抗癌药来培养的癌细胞和正常人类细胞组，该组正常人类细胞死亡的数量也在逐步缓慢减少，可是癌细胞刚开始有少量死亡，但是经过几次用药后，就发现有更多的癌细胞生长，且其生长的癌细胞数量远远多于不用抗癌药而只是作为对照组常规培养的第四组的癌细胞数量；上述所有的癌细胞组一旦停药，则残存的癌细胞，尤其是大剂量组和中剂量组的癌细胞就会快速繁殖；在其他类似的运用不同的抗癌药去杀灭不同的癌细胞的实验中，也基本得到相类似的结果。

由上述这批实验我们可以得出几个结果：一是人类承受不了的大剂量抗癌药在消灭癌细胞前会先消灭人类自己；二是人类可以承受的中剂量抗癌药会对人类机体产生较大的伤害，却无法彻底消灭癌细胞，一旦停药，恶性肿瘤就会迅速复发；三是小剂量抗癌药作为毒素也会对人类机体细胞产生某种程度的伤害，但是对于癌细胞来说，这些小剂量的、伤害机体的毒素反而会成为促进癌细胞生长的营养。

我们可以由上述两个方面的实验得出以下结论：一是恶性肿瘤组织会产生维持其自身生长、复发或转移的致癌因子或毒素，就算是以手术方式彻底切除了机体的恶性肿瘤组织，这些致癌因子或毒素也可以诱导机体的正常干细胞或免疫细胞变异成同类型恶性肿瘤细胞而引起复发、淋巴结转移，甚至远处转移；二是目前西医研究的各种化学抗癌药物无法彻底消灭癌细胞，却会成为伤害到人类机体各种正常细胞的毒素，导致人类各系统器官组织生理功能下降、整体免疫力低下等一系列化疗并发症；三是伤害机体的各种毒素都有可能刺激恶性肿瘤细胞的生长、复制和转移，所以避免接触各种毒素、及时清除各种毒素、快速修复各种毒素对机体的伤害，是预防恶性肿瘤生长、维持身心健康的重要原则之一。

（7）恶性肿瘤的治疗原则

笔者曾经听过一个传闻：两个有胃痛的好朋友邀约一起去医院做胃镜检查，病理检查报告显示其中一个是胃癌，另一个是胃炎，可是因为某种差错原因，这两个人分别拿到了对方的检验报告，结果不到一年，原本是胃炎疾病却拿到胃癌诊断报告的患者在到处求医问药后还是去世了，而原本是胃癌疾病却以为是胃炎者在没有接受过多治疗的状况下还活着。

现实生活中可以看到，有些人一旦被诊断出患了某种疾病，尤其是患了癌症后就如同天塌下来了一样担心害怕，到处寻医问药，一两天就换一个医生，殊不知这样做犯了治病的大忌，会加快病情的进展，其危害主要体现在几个方面：一是因为精神紧张会诱导大脑神经组织细胞释放出大量的对机体不利的激素或神经递质，从而搅乱患者自身的心理平衡和生理平衡，容易加重病情的发展；二是随意用药，尤其是乱用抗生素及化疗药也会产生大量的毒素并对机体细胞造成伤害；三是不同医生对疾病诊治的意见不一样的话，又会耽误对疾病的及时、有效的判断和治疗，使得病情进一步加重等。

另外从中医理论来看，《黄帝内经》五行理论指出恐伤肾，过度的担心害怕情绪会造成肾功能减弱，肾开窍于耳和二阴，肾主骨，肾主发，笔者在三十几年的临床工作中就见过多个患者，当被诊断为癌症后就以为是不治之症，结果因恐惧而迅速发生机体状况的改变，有很快出现尿失禁者，也有牙痛或牙齿脱落者，还有一夜满头青丝变白发者，等等。

上述几个方面的因素都有可能会加速病情的进展而导致疾病迅速恶化，这也正是许多人原来身体好好的没有什么大的不舒服的感觉，可一旦诊断出来患了恶性肿瘤后机体状况就迅速恶化，甚至短时间内就去世了的主要原因，民间将这类患者的去世原因俗称为"被吓死的"。

当代西医学理论对多种恶性肿瘤疾病的治疗仍然是一个没有攻克的难题。由于恶性肿瘤的治愈率较低，目前各种恶性肿瘤治疗后的平均五年生存率也较低。曾有对中国患恶性肿瘤生存率的统计报告显示：没有学过医的普通平民百姓患了恶性肿瘤疾病后，因缺乏基本的医学常识以及对医疗方面不正确的认识，容易导致心理方面对疾病的恐惧、生理方面的不适应状态、不知道该如何应对、在治疗方面存在病急乱投医行为，甚至出现对医疗系统的不信任而不配合诊疗现象等各种问题，所以诊治后平均五年生存率只有 35% 左右；学过医的医护工作者患了恶性肿瘤后，多数人容易理解疾病发生的原理和诊治方案的选择，能够配合开展正规的诊疗措施，所以诊治后平均五年生存率高达 85% 左右。从 35% 到 85%，这是一个巨大的差别。

可是毕竟只有少数人群学过相关医学理论，且其中也只是少数健康管理工作者稍微懂得一些养生常识。所以目前世界各国医疗工作者在治疗恶性肿瘤疾病过程中，都将早查、早诊、早治作为提高恶性肿瘤五年生存率的重要原则和措施。

很多人患有重大疾病前都有先兆，如：耳鸣、头晕、全身乏力等症状常为高血压或脑梗死等心脑血管疾病的先兆；面色苍白、长期低热等应注意白血病的可能；常出现鼻血或皮下瘀斑者应赶快做血液检查以提前预防血小板减少等血液病。

目前全世界医学界提出重点关注的癌症危险信号主要有下述十个方面。

一是感觉到乳腺或全身其他部位有可触及的或长期不消的肿块，要注意患乳腺癌、甲状腺癌、恶性淋巴瘤等疾病的可能。

二是发现脸上或肢体容易摩擦部位的痣、疣等出现明显的变化，如颜色加深、体积增大、瘙痒、掉毛、渗液、溃烂、出血等，要小心恶变为黑色素瘤的可能性。

三是出现持续性地消化不良，要注意消化系统的恶性肿瘤如胃癌、肝癌、胰腺癌等疾病发生的可能性。

四是隐隐感觉胸部闷胀不适、食管内或吞咽时有异物感，或上腹部时常疼痛等，要注意患食管癌、胃癌等疾病的可能性。

五是出现耳鸣、听力减退、鼻咽分泌物带血、头疼、颈部肿块等现象，要高度警惕患鼻咽癌、头颅肿瘤等疾病的可能性。

六是经常有月经期出血量过多、月经期外或绝经后不规则的阴道出血、性交时接触性阴道出血等现象，要注意患宫颈癌等妇科恶性肿瘤的可能性。

七是出现持续性声音嘶哑、干咳、痰中带血等病症，要及时检查是否有喉癌、肺癌等疾病。

八是发现原因不明的大便出血、腹泻，或便秘等症状，以及原因不明的血尿等症状，要注意患大肠癌、膀胱癌等疾病的可能性。

九是有久治不愈的创口溃疡出现，应注意患皮肤癌、恶性淋巴瘤等疾病的可能性。

十是出现原因不明的体重持续减轻，需要做全身全面和详细的检查，以查清病因，及时治疗。

任何人的机体一旦出现上述十个方面的异常表现，就应该尽快去正规医疗机构进行相关方面的检查，以尽量做到早查、早诊、早治，提高恶性肿瘤治疗的五年生存率。

手术切除、化学药物治疗、放射线治疗仍然是目前全世界治疗恶性肿瘤的三大主要措施。对于确诊为早期恶性肿瘤者多数可以通过手术切除来治疗，而对于晚期恶性肿瘤或不能手术切除者，则主要依靠化疗或放疗的方式来治疗。化疗和放疗的治疗原理是以杀灭增生活跃的细胞为主，由于当前医疗水平发展的局限性，所以在实施根治性化疗或放疗时往往会产生对机体伤害更大的杀敌八百、自伤一千的结果。根治性化疗或放疗对机体的伤害主要表现在两个方面：一方面如果对机体再生活跃的皮肤或黏膜细胞、造血或免疫细胞、生殖细胞等造成伤害，就会出现脱发、皮炎、口腔或鼻咽黏膜炎症、胃肠道黏膜炎症、贫血、出血、各种感染、不孕不育等病症；另一方面如果对机体修复不活跃的神经组织、骨组织等造成伤害，就会出现痴呆、耳聋、眼瞎、骨头坏死等病症。

不光是前面介绍的笔者在美国所做的实验所显示的化疗抗癌结果，目前全世界在对恶性肿瘤治疗方面都发现，在目前医疗发展水平下，大多数恶性肿瘤都无法通过化疗或放疗来彻底治愈。有鉴于此原因，世界卫生组织提倡：对于目前难以根治的恶性肿瘤，要努力争取做到与癌共存！即对于不能手术根治的、晚期恶性肿瘤疾病，不再实施消灭癌细胞的根治性化疗或放疗方式，而只是采取对症治疗的方式，以减轻患者痛苦，争取延长寿命。

现代西医这种与癌共存的理念已经开始接近中医养生理念，因为中医养生理念的宗旨恰恰是以养扶正气，不让敌人侵犯进来，或不让毒素在机体内部破坏等为主，而不是以杀灭敌人为目的。

结合古典中医学理论和现代西医学理论，我们可以了解到产生各种疾病的原因主要是心理压力大、毒素太多、排毒不畅、营养不均衡、缺乏适度运动、作息不规律、诊治不及时等，所以我们在防治疾病时就应该采取愉悦心情、积极避开毒素、尽量排除毒素、选择均衡营养、适度有氧运动、保持规律作息、早查、早诊、早治等对策，做到健康的延年益寿。

2. 寅时和卯时作息规律及对肺脏、大肠腑的保养

寅时为下半夜 3:00 ～ 5:00，古称平旦，属于脏器里的肺经流注于此时刻。中医的肺经一方面对应于呼吸系统的各器官组织功能，另一方面对应于皮肤组织功能。

卯时为凌晨 5:00 ～ 7:00，古称日出，属于六腑里的大肠经流注于此时刻。中医的大肠经主要对应于大肠组织的各项功能。

肺经和大肠经相表里，所以寅时和卯时即 3:00 ～ 7:00 这一段时间要注意对呼吸系统、皮肤组织，以及大肠组织的保养。

（1）寅时保养肺经，呼吸新鲜空气

寅时为后半夜 3:00 ～ 5:00，属于脏器里的肺经流注于此时刻。此时肺经的功能较为虚弱、需要好好保养。

中医的肺经主要对应于呼吸系统的各项功能：人类在主动呼吸空气时会产生扩胸和缩胸或扩腹和收腹动作，此时首先由鼻腔过滤空气中的大粉尘颗粒，并对吸入的空气进行甄别和预警，一旦鼻黏膜细胞感受到有对身体不利的气味出现，即通过神经末梢迅速反馈到大脑，引发打喷嚏、流鼻涕等排斥毒素反应；从鼻孔吸入的空气经过咽喉、气管、支气管、细支气管等器官组织通道，并由这些器官组织表面黏膜细胞过滤掉有害物质如微生物、空气中大颗粒污染物以及有害化学气体等等后，最后进入肺泡；肺泡间的呼吸膜将空气中的氧气与从肺动脉来的被全身各器官组织利用过的缺氧并含代谢废物的静脉血里的废气（如二氧化碳等）进行交换；经过氧化等气体交换过程处理后，富氧的动脉血由肺静脉向心脏回流，通过动脉血管系统供全身各器官组织利用；同时经由细支气管、支气管、气管、咽喉、鼻腔等器官组织呼出含有多种有害废物的气体，以及通过这些器官组织细胞表面的纤毛有规律的运动，排出呼吸系统里所产生的废物如痰、鼻涕等。

在上述过程中的任何一个环节出现问题，即鼻和鼻腔对空气的过滤、喉腔和咽腔之间的会厌对气体和食物进行分流、气管和支气管作为吸入新鲜空气并排出呼吸系统废物的通道、肺泡对吸入氧气与静脉血中废气的交换等等过程中出现问题，都将诱发呼吸系统不适症状或疾病。

由于呼吸系统的主要功能是吸入好空气，呼出代谢过的废气，所以上述所有环节中的任何一个环节或器官出问题，都会导致呼吸系统疾病。所以导致呼吸系统疾病的主要原因包含下述几方面：一是吸入了坏空气，即吸入的空气中各种毒素太多，如寒气、含病毒或细菌等有害微生物气体、雾霾、灰尘、矿物或植物粉尘、烟雾、腐败气体、有害化学气体以及各种毒气等，尤其是经常吸烟者，容易导致流感、急性肺炎、肺结核、过敏性鼻炎、鼻窦炎、哮喘、硅肺、肺癌等疾病，甚至死亡；二是代谢后的废气和分泌物难以排出，可导致鼻窦炎、慢性支气管炎、肺大泡、气胸、肺脓肿、大叶性肺炎、肺炎性肉芽肿、肺癌等疾病；三是其他脏腑疾病牵连影响到呼吸系统，如大肠癌引起的肺转移癌等。另外在长期遭受空气污染时，大量小的 PM2.5 以下的污染颗粒经过肺泡吸收进入血液循环中，又容易诱发免疫系统疾病如白血病等。

人类在离开母体后做的第一件事就是张口呼吸，直至生命终结的时刻都离不开正常有效的呼吸。正常的普通人在七天不进食、三天不喝水的情况下可能会有生命危险，而其中大多数人却不能忍受一刻不呼吸，可见呼吸系统对人类生命的重要性。人生无时无刻不在呼吸，因此呼吸系统无论是白天还是黑夜，都在辛苦劳作，而最容易导致呼吸系统受到伤害的就是有污染的空气。

现代气象学家研究发现，气温降低时空气中的雾霾颗粒或污染物质容易凝聚并向下降到地表，会导致人类呼吸的空气污染加重。在一年四季中，秋天和冬天的温度较低，从深秋到早春的大气温度较低的时间段里，寒冷的北方地域的空气中的污染颗粒容易凝聚，所以大范围的雾霾天气通常会发生在深秋到早春的北方地区。

同理，在一天 24 小时当中，白天大气的温度高于夜晚的温度，晚上 7 点到早晨 7 点温度较低，为空气容易污染的时间，所以白天的空气质量会好于晚上的空气质量。上午 10 点左右和下午 4 点左右是大气温度较平和的时候，是户外空气质量较好的时候，适宜做深呼吸和户外运动。中国劳动人民几千年来总结的日出而作，日落而息等中医养生理论，以及强调夜不出户、即天黑后经常待在户外对人体健康有危害等，其正确性已经无疑地得到了现代西方科学理论的验证。

现代生命科学和现代气象学理论研究分析，造成晚上空气质量差于白天空气质量的主要原因有几个方面：一方面是晚上气温降低，空气中的各种污染废气逐渐下降到离地面较低的地方，晚上 7 点左右较浓的空气污染废气或雾霾颗粒从高空降低到地表，而凌晨开始以后气温逐渐升高、空气污染废气或雾霾颗粒也开始逐渐由地表向高空扩散，早晨 7 点左右较浓的空气污染废气和雾霾颗粒大量升空，所以晚上 7 点左右和早晨 7 点左右为对人体有害的空气污染较为严重的时间，许多有哮喘或过敏性鼻炎的患者恰恰就是在这两个时间段容易发作，其中哮喘症状容易在晚上 7 点后发作，而过敏性鼻炎症状容易在早晨 7 点左右发作；另一方面是树叶或小草等绿色植物在白天接受阳光释放出阳气，到了夜间就会排放出大量的二氧化碳气体，所以晚上空气质量一般都会较白天的空气质量差，尤其是户外森林里的空气更差；再一方面是室内装修或其他原因形成的户内污染废气在夜间也不容易扩散到户外高空中去，使得室内休息区域的空气质量也容易变差，尤其是在寒冷的天气状况下家里有烧煤、烧炭，或烧暖气的室内空气污染会更重。

寅时（3:00～5:00）既是肺经的功能较虚弱之时，也是一天中空气温度由较低时段开始升温之时，此时地表空气污染颗粒开始逐渐向上升起，人类容易吸入更多的空气污染颗粒。所以到了空气污染较重的寒冷的冬天里的深夜，妈妈们都会在半夜起床为孩子盖好被子，以防孩子半夜着凉引起感冒或肺炎，许多有呼吸系统疾病的患者常在半夜因咳嗽而醒来，如果此时看看时间，大多数咳嗽时刻刚刚好过了 3:00 左右，这是典型的肺经在寅时（3:00～5:00）较为虚弱而需要好好保养的例子。所以在寅时呼吸系统处于虚弱和疲惫状态时受到伤害的可能性增大，此时需要好好保养肺经。肺经保养不好的话，将导致呼吸系统对应的一系列器官组织症状或疾病，如：鼻炎、鼻窦炎、咽喉炎、鼻咽癌、气管炎、支气管炎、哮喘、肺炎、肺结核、肺癌等病症。

世界卫生组织大数据统计研究结果显示，在 2020 年前全世界发病率最高的恶性肿瘤就是肺癌，其高发人群以经济发展和发达地区或国家为主。我们知道诱发肺癌的最主要原因就是环境中的空气污染，而经济发展越快的地方，其各种环境污染往往会越严重。所以在快速发展经济的同时，如何做好环境保护、控制重大疾病的发生率、提高人们的平均健康寿命，是健康管理工作者需要与政府管理者携手好好研究的重要课题。

（2）卯时保养大肠经，及时排便防肠癌

卯时为凌晨 5:00～7:00，属于六腑里的大肠经流注于此时刻。此时大肠组织较为虚弱而需要好好保养。

中医理论系统里的大肠经的功能作用对应于西医解剖理论系统里的大肠组织即结肠、直肠、肛门等组织和器官的功能作用，其主要作用一方面是存留和排出食物里不能消化吸收的油脂、纤维组织、代谢废物等垃圾，并排出随着食物进入大肠的空气以及排出肠道菌群经对食物残渣消化过程中产生的废气等，另一方面是回收大肠内的排泄物里对身体有用的大部分水分，便于大便呈干结的条带状排出。所以大肠组织是组成人体最重要的四大排毒方式（呼吸、出汗、大便、小便）之一的器官组织。

大多数人经过对白天早、中、晚三餐进食的营养物质的分解、消化和吸收，到了第二天早晨，肠道内的代谢废物均汇集于大肠组织内有待排出体外，所以大肠经流注的卯时（5:00～7:00），是大肠组织负担较重的时刻，此时大肠组织较虚弱，在此时及时排出大便，解除大肠组织的负担，让大肠组织得以放松和休息，就能对大肠经起到及时的保养作用。

没有养成早晨排大便习惯者或经常在早晨来不及排大便者，或者大肠经的功能有问题而使得排毒过程不顺畅并出现便秘症状时，一方面将导致部分脂溶性毒素、固态毒素、液态毒素、气态毒素等转而从皮肤的毛囊孔（内含皮脂腺）随着汗液排出体外，或转而从咽喉、扁桃体，或鼻腔排出，容易引起皮炎或呼吸系统疾病，所以经常有便秘的患者，以及常进食飞禽走兽类动物油脂较多而导致体内脂溶性毒素较多的人，其身体的油腻汗味或呼吸异味较浓，还容易诱发皮炎、皮疹、银屑病、鼻窦炎、扁桃体炎、干咳等症状或疾病。

现代西医学理论研究已经证实：人类在每天的一日三餐时，由胆囊收缩排出的大量有用的胆汁主要起着帮助食物解毒、分解和消化脂肪，以及帮助小肠吸收油脂内的胆固醇和激素等作用，可是在胆汁的肝脏排泄废物内有一种对身体有害的坏胆汁酸，该坏胆汁酸不参与脂肪的消化、吸收过程，却对大肠壁的黏膜组织直接形成不良刺激，诱导大肠黏膜细胞发生癌变。

现代社会的发展形成了大多数人的工作规律和生活规律，即大多数人都是一日三餐。在一日三餐的进食过程中，都会有大量的胆汁进入小肠的肠道帮助食物的解毒和脂肪的消化吸收，有害的坏胆汁酸也跟着混迹于其中，伴随着食物代谢残渣及需要排泄的大肠废物进入大肠内，其中早餐的排泄物在下午已经进入大肠内，中餐的排泄物在晚上已经进入大肠内，晚餐的排泄物在第二天的卯时（5:00 ~ 7:00）也已进入大肠内。

所以人类每天两次大便（早晨一次、下午或晚上一次）为非常健康的排毒方式，至少也应该每天一次，尤其是早晨大便这一次更重要。

由于大肠的主要功能是回收大肠中的水分，排出浓缩的固态废物、油脂类废物、不溶于水纤维素，以及部分气态毒素，所以上述所有环节中的任何一个环节出问题，都会导致大肠组织的疾病，其主要发病原因包含下述几方面。

一是在神经营养不良导致支配平滑肌的神经功能紊乱导致平滑肌呈麻痹状态时，或血钙水平较低导致平滑肌细胞收缩乏力等状况时，都有可能诱发大肠壁的平滑肌收缩乏力，引起肠胀气、肠梗阻、巨结肠等疾病的发生。

二是当食物在小肠中没有全部消化而代谢不完全时，或食物诱发肠道发生过敏反应时，或食物在消化过程中产生大量气体时等，都有可能使得大肠在短期内分泌大量的液体而产生腹泻。

三是当天气变冷、腹部受寒时，阴阳属性属阳的大肠（肺与大肠相表里，肺脏属阴，大肠属阳）受到寒凉刺激时会分泌大量的液体进入大肠腔，导致腹泻。

四是当大肠内微生物过多或菌群比例失调时将诱发大肠壁黏膜发生炎症，大量免疫细胞以及体液进入大肠腔内帮助排毒，会导致腹泻，如细菌性痢疾、阿米巴痢疾、急性细菌或病毒性肠炎等。

五是当喝水不够导致身体缺失水分时，大肠会将排泄物中的水分全部回收造成大便干结，产生便秘。这种状况以不敢喝水的中老年人居多，严重者大肠内会形成粪结石而导致肠梗阻。

六是平时吃蔬菜较少，尤其是不溶于水的纤维素较少者，以及吃油脂较少者，大便容易干结而引起便秘。

七是经常便秘的患者在大便过程中会憋住呼吸增加腹部压力，以挤压大肠迫使大便排出，腹压增大将导致肛周静脉血液回流障碍，久而久之就导致了痔疮的形成。

八是当大肠内有肠息肉病变时，或形成肿瘤时，由于大便对肿瘤表面的摩擦刺激作用，将诱发肠壁分泌过多的液体而导致大便变稀，而息肉或肿瘤过大则会导致肠梗阻。肿瘤位于直肠内时将导致大便形状变细，部分患者肿瘤表面黏膜破损会出现大便带血现象。

九是经常便秘者，或在早晨大肠组织较虚弱、需要保养、需要及时排空时却不排便者，容易诱发大肠息肉或大肠癌，这是由于大肠内的排泄废物中含有某种由肝脏分泌出来的可以诱发大肠壁黏膜直接发生癌变的坏胆汁酸所诱发的，尤其是前一天应酬多、喝酒多以及熬夜多者肝脏受到伤害更大，产生的代谢废物和坏胆汁酸更多，不及时将大便排出去的话，坏胆汁酸就会持续刺激大肠壁黏膜细胞诱发癌症。

《现代肿瘤外科学》理论描述：大肠癌70%以上发生在乙状结肠以下，而其中50%以上通过肛门指检的简单检查方式就能发现。笔者在临床肿瘤外科工作时，对怀疑为大肠癌的患者都会做肛门指检，发现食指大概能进入肛门内7厘米左右，而直肠的长度平均为14厘米左右，所以大多数大肠癌的肿瘤已经到了直肠下端。这是为什么？西医教科书里只有大数据统计结果，却没有分析原因。另外，笔者在多年的肿瘤外科临床工作中发现，大肠癌患者较多见的群体为晚上应酬较多、喝酒较多的企事业单位的干职员工，其次是以做生意的老板居多，这又是为什么？

笔者认为这就是由于生活在现代社会当中应酬多、喝酒多的干职员工和生意场老板没有养成良好的晨起大便这一生活习惯所导致的结果。干职员工和生意场老板的大多数应酬、喝酒等都会选择在晚餐时间较充裕时进行，在此过程中大量的高蛋白、高油脂、高淀粉、高糖的饮食，会导致大量的胆汁和胰液进入肠道，再加上大量饮酒的话，酒为味道芳香类饮料，五行属金，金克木，即喝多了酒就会伤害到五行属木的肝脏组织，导致肝脏细胞加强解毒、排毒等新陈代谢作用，并分泌、排泄出更多的胆汁和代谢废物，有害胆汁酸也会排出更多，并随着需要排泄的大便于早晨卯时到了大肠内，形成了对大肠壁黏膜细胞的直接刺激。问题是许多头天晚上喝醉了的人往往第二天早晨不想早起，但干职员工们却必须要按时去上班或开会，所以许多人就会省下早晨排大便的时间而多睡一会，将排大便行为推迟到中午或下午，甚至到晚上有时间了才解决。推迟到中午排大便者，头天晚上进食后形成的代谢废物已经进到了乙状结肠内，而推迟到下午或晚上才排大便者，头天晚上进食后形成的代谢废物多数就会进到了直肠内。

综上所述，我们就可以知道西医理论得出上述大肠癌70%以上发生在乙状结肠以下，而其中50%以上通过肛门指检的简单检查方式就能发现等大数据，以及应酬多的干职员工易患大肠癌的几方面原因：一是早晨卯时不排大便而等到下午或晚上才排大便，是直肠癌高发的主要原因；二是晚上应酬喝酒多，第二天早晨不想早起，或没有时间排大便，是企事业单位的干职员工群体大肠癌高发的主要原因；三是做生意的老板们多数可以不用赶早点去上班，睡醒后有时间可以优哉游哉地解决大便问题后再去喝早茶、谈生意，所以不用按时上下班的老板们群体的大肠癌发病率没有需要按时上下班的、晚上应酬喝酒多的干职员工群体高。

世界卫生组织近几年来的大数据统计结果显示，大肠癌的发病率越来越高，多年来高居全世界恶性肿瘤发病率第三位，这是为什么？西医科学理论对此结果没有明确的解释。

笔者认为其真实原因与经济条件越来越好有关：一方面经济越来越发展或发达的国家或地区，进食动物肉类和油脂的量就会越来越多，同时喝酒量也会越来越多，随着现代工作和生活方式的变化，使得许多人将晚餐作为每天的主餐来对待，即晚餐时吃动物蛋白质和油脂的也会较多，会刺激胆汁的排出量增多，如果同时有喝酒者，晚餐时排出的胆汁量和肝脏代谢废物就会更多，有害胆汁酸也会排出更多，第二天卯时进入大肠内的有害胆汁酸也会更多，对大肠壁的刺激也会更厉害；另一方面随着网络信息化的发展，无论是都市还是农村，越来越多的人习惯于熬夜到下半夜还不休息，结果打乱了胆经和肝经的作息规律，损害了肝细胞功能，导致肝细胞分泌更多的代谢废物以排除毒素，有害胆汁酸也会更多地排入大肠组织内；再一方面如果经常在早晨卯时大肠需要保养的时段因各种原因（多数是要赶着去上班）而不及时排出大便，不及时解除有害胆汁酸对大肠壁的刺激，久而久之就容易诱发大肠癌的产生。所以越来越多的人在晚餐吃动物蛋白质和油脂多、喝酒多、晚上熬夜多、早晨却不按时排大便，是导致全世界大肠癌第三高发的主要原因。

由中医的五行理论我们知道，大肠属金、对应于风、热、湿、燥、寒里的燥，而大肠的作用之一就是吸收大肠腔里的水分，使大肠腔内的排泄物干燥形成条状物，以便于排出体外。当大肠腔里的水分被过度回收，大便过于干燥，大肠内的油脂或分泌液减少时，就容易形成便秘，经常如此，则容易诱发痔疮、大肠炎、大肠息肉甚至大肠癌。而当体内湿气过重导致大肠内的水分难以回收、大肠内油脂较多、大肠分泌液较多时，就容易形成便溏或腹泻。

所以在形成便秘的各种原因里，身体呈现燥热缺水状态，或阴虚内热状态、大肠壁扩张太久使得肠壁平滑肌收缩乏力、大肠内的大便过于干燥而难以推动等，是形成便秘的几个主要原因。

解决习惯性便秘患者的痛苦，可从以下几方面加以注意：一是应直接给予足够的水分补充，增加大肠的分泌液；二是应给予足量的粗纤维蔬菜，其中多种不溶于水的纤维素可吸收、储存水分并随着大便排出，利于缓解便秘症状；三是可以适当吃些香蕉、蜂蜜甚至油脂等，起着润肠通便的作用；四是习惯性便秘患者平时还可以多吃些五行属金的白色食物如淮山、百合、莲藕、雪梨、甘薯、荸荠、莲子、芝麻等，以帮助属金的大肠滋阴清燥，润肠通便；五是适当进食五行属金的辛香味食物如芹菜、香菜、小茴香等，产生气体并刺激大肠蠕动，推动大便下行；六是可以适当进食五行属金的带壳类食物如水鱼、螃蟹、螺类和蚌壳类动物蛋白质等，以帮助属金的大肠滋阴补阳，增强大肠平滑肌收缩的力量，以解除习惯性便秘；七是选择适宜的坐便器，使身体各方面处于放松状态，有利于在大便时增大腹压，推动乙状结肠和直肠内的排泄废物下行，而且还有利于预防或减少下肢静脉曲张、起身时体位性低血压等症状；八是在坐便器旁边安装手控水管，或直接安装可冲洗会阴部的装置，用凉水冲洗肛门时会平息肛门部的燥热，并刺激直肠下段黏膜分泌黏液，以及刺激肛门括约肌开放，有利于排气和排便，同时凉水刺激肛门黏膜下血管收缩，有利于肛门部静脉血液回流而减少痔疮形成的发生概率。

（3）肺经和大肠经相表里

《黄帝内经》里的五行理论指出：肺经和大肠经相表里。呼吸系统和大肠的五行都属金，在医院肿瘤临床科室也会经常看到大肠癌引起远处肺转移的病例，所以当大肠组织经常有不适症状时也要注意对呼吸系统的保养。五行属金的金行人更要积极保养五行属金的呼吸系统、大肠和皮肤组织等。

肺经和大肠经相表里，肺主皮毛，在寅时和卯时即 3:00 ～ 7:00 这一段时间内如果不对肺经和大肠经好好保养，将诱发呼吸系统、大肠组织和皮肤组织相关的各种疾病。

如果肺经或大肠经的功能出现问题而使得排毒过程不顺畅，将导致部分脂溶性毒素、固态毒素、气态毒素、液态毒素等转而从皮肤的毛囊孔（内含皮脂腺）排出体外，容易诱发皮疹、皮癣、皮炎等病症。

由于肺经在 3:00 ～ 7:00 是需要保养的时段，且晚上户外空气质量差，所以中医养生理论讲究夜不出户，即晚上要在户内静养，各种锻炼身体的户外运动也不应该在天黑的时段进行，尤其是在雾霾较重或空气污染严重的地区更要尽量减少户外活动。空气污染不严重的地方如海南、云南、青海、贵州等地域的人们也要注意，天黑时段做户外运动时应尽量选择空旷少树的地方进行。呼吸系统功能较差者或是五行属金的金行人尤其要注意上述各点。

可喜的是现代西医科学家也开始着手对这些方面进行研究，如美国医学科学家有一项研究发现，有晨练习惯的人群中肺癌的发病率高于普通人群，另有一项研究发现在不抽烟的女性中，做厨师者肺癌的发病率较高。由前述气象研究理论我们知道，天黑时空气污染较重，天黑后做户外运动较多者其呼吸系统容易受伤害、肺癌发病率较高，可为什么是早晨起来锻炼的人群肺癌发病率较高、而不是傍晚天黑后锻炼的人呢？为什么是做厨师的女性肺癌发病率较高呢？

结合古中医理论和现代西方气象医学理论，我们不难发现原因：中医的子午流注理论认为寅时和卯时即 3:00 ～ 7:00 天快亮时肺经较弱，容易受伤害，所以中医认为早晨起来锻炼的人群肺癌发病率会较高；现代西方气象医学认为晚上雾霾颗粒下降，早晨雾霾颗粒上升，而人们在锻炼身体呼吸空气时其鼻孔基本上是垂直向下的，所以在早晨雾霾颗粒上升时做锻炼并深呼吸，鼻孔会将更多的雾霾颗粒吸入到肺中；同理，做餐饮时的烟雾直接往上升，容易被垂直向下的鼻孔吸入更多的烟雾污染颗粒，所以就算是不抽烟的女性中，做厨师者肺癌的发病率也会较高。

经常晚上不洗澡就睡觉的人，其皮肤毛囊孔就容易被白天活动所出汗液里的脏东西所堵塞，皮肤出汗是人体最重要的 4 个排毒方式（呼吸、出汗、大便、小便）之一，在 3:00 ～ 7:00 肺经（其华在皮毛）需要保养的时间段，皮肤的呼吸功能受到抑制的话，一方面皮肤排毒功能减弱，非常容易引起皮疹、皮脂腺囊肿（俗称粉瘤、此疾病多见于洗澡较少的监狱囚犯）、皮炎、银屑病等疾病，另一方面会加重咽喉排毒、鼻腔排毒以及呼吸排毒等其他排毒功能的负担，引起感冒、咽喉炎、鼻窦炎、肺炎、肺结核甚至肺癌等呼吸系统疾病。所以有呼吸系统疾病和皮肤疾病患者以及五行属金的金行人一定要坚持晚上睡前洗澡，并尽量不穿化学布料所做的睡衣，而以全棉的睡衣和棉被为主，以预防皮肤和呼吸系统疾病。

《黄帝内经》强调：久动伤肝筋，久视伤心血，久坐伤脾肌，久睡伤肺气，久站伤肾骨。这个理论告诉我们，成人睡眠时间不能太长，因为人体呈站立状态时不会对胸壁产生任何压迫，而不论以何种体位睡觉，都会压迫到胸壁的一部分从而限制了胸腔的充分扩张，不利于人体需要吸入的清新空气以及急需排出的废气之间的充分交换。所以经常卧床或睡眠时间长的人容易患呼吸系统疾病，也容易得口腔溃疡、皮疹等疾病。金克木，五行属金的呼吸系统功能减弱导致缺氧，容易诱发五行属木的大脑神经系统疾病如记忆力减退、脑梗死、脑出血、帕金森综合征、抑郁症等，尤其是五行属金的金行人更要注意这一点。

西部地区五行属金、秋季属金，属金的肺和大肠相表里，在属金的地区和季节里风干气燥，人们要注意容易患属金的呼吸系统、大肠和皮肤组织方面的系列疾病，尤其是属金的金行人更要注意这些方面的问题，以便及时预防呼吸系统、大肠和皮肤组织的疾病。

世界卫生组织大数据研究统计，在2020年前全世界发病率最高的三大恶性肿瘤中，肺癌和大肠癌分别排在第一位和第三位，高发人群以经济发展较快的地区或国家、即金钱较多的地方为多。目前中国因为经济发展越来越快，导致各种污染越来越重，所以中国的肺癌和大肠癌患者也在急剧增加，足见环保排污、预防疾病的重要性。

可喜的是中国各大城市都越来越重视环境保护，城市道路上的洒水车和雾炮车也越来越多地进入人们的视线。但是应该什么时候多洒水、什么时候多打雾炮才能做到事半功倍地减轻大气中的污染呢？由前述理论我们知道，一天中在晚上天黑时雾霾颗粒开始向下降、早晨天亮时雾霾颗粒开始向上升，而一年中是深秋天气寒凉时雾霾颗粒开始向下降、早春天气变暖时雾霾颗粒开始向上升，所以从天黑后到半夜时间段，尤其是天气寒凉时的深秋到寒冬的天黑后到半夜时间段，出动洒水车开始冲洗路面的工作，可以较多地将下降到地表的雾霾颗粒凝结成土块或冲入下水道，而从半夜到天亮时间段，尤其是天气变暖时的寒冬到早春的半夜到天亮时间段，出动雾炮车开始喷水雾工作，可以更多地将正在上升的雾霾颗粒打压下来，降下来的一部分雾霾颗粒随着水雾滴珠飘散开来变成养育树木和花草的泥土，同时跟进的洒水车冲洗路面时又可将另一部分雾霾颗粒凝结成土块或冲入下水道。这样因时、因地制宜，双管齐下，就可做到事半功倍、较好地减轻大气中的污染。这方面有待城市环保工作者进一步研究和实践。

（4）呼吸系统疾病高发群体及预防

常见的呼吸系统疾病种类大致包括流感、慢性鼻炎、慢性咽喉炎、过敏性鼻炎、哮喘、慢性支气管炎、肺气肿、硅肺、肺炎、肺结核、鼻息肉、鼻咽癌、肺癌等。呼吸系统疾病主要集中在有以下几类不良生活习惯的人群中：一是长期吸入坏空气的人群，如吸烟及吸二手烟者、油漆工、木工、矿工、厨师、常闻汽车尾气（如交警等）者、环卫工人、养殖场工作者、实验室工作者、雾霾中生活或锻炼者、新装修房屋或开新车却少通风者等，以及所有工作或生活环境中常有异味者；二是经常熬夜，尤其是在空气质量较差的室内（如打麻将并吸烟）者；三是经常在天黑时间段在户外锻炼身体，尤其是晨练者；四是经常天黑时间段在户外树林密集的地方活动（或休息）者；五是经常进食垃圾食品（如烧烤、煎炸食物），尤其是异香味较重的垃圾食品（如炸臭豆腐、炸鸡皮、烤鸭皮、烧鹅皮、烤乳猪皮等）者；六是经常运动较少、喝水较少、出汗较少、排尿较少、深呼吸较少者；七是长期心情较悲愤者；八是经常赖床，尤其是在新装修的房间、空调环境或通风较差的环境里睡懒觉者。

我们由上述概括的呼吸系统疾病好发群体可以知道，导致呼吸系统疾病，尤其是引起肺癌的最主要原因就是经常呼吸到不干净的空气。

20世纪80年代末，在笔者工作的医院里有一名颅脑外科主治医师，他既不抽烟，也不酗酒，却因肺癌去世，享年才28岁。究其原因，与其做手术过程中经常闻到或吸入电刀切割或烧灼机体组织时冒出的烟雾有密切的关联。

2001年笔者在美国宾夕法尼亚州匹兹堡大学医学院肿瘤研究所做助理研究员工作时得到消息，有两位在匹兹堡大学医学院做研究工作的年轻华人女性因肺癌离世，年纪不到40岁。这两人既不抽烟，也不酗酒，究其患肺癌的原因，主要是由于她们工作的实验室基本是全封闭状态，每天大多数时间她们都是在密闭的、不自然的空气环境中呼吸。

所以预防越来越高发的呼吸系统疾病，尤其是全世界恶性肿瘤发病率排第一位的肺癌，应该着重注意下述几个方面。

一是保持心情舒畅：《黄帝内经》里的五行理论指出大悲伤肺气，即长时间过度悲伤会导致气血不足，诱发呼吸系统疾病如过敏性鼻炎、鼻窦炎、肺结核、肺癌等。

二是戒烟并避免吸入坏空气：不管是香烟、雪茄、还是电子烟，只要吸到肺里，都容易引起呼吸系统疾病，尤其是肺癌在吸烟入肺的群体中发病率较高，所以应该戒烟，实在戒不掉的也应该尽量不要将烟雾吸入肺里；尽量不要长期在有各种空气污染的地方工作、生活或娱乐，实在不得已时应注意带干净的正规口罩，预防各种呼吸系统疾病，尤其是肺癌的发生；家里新装修时应选择含甲醛等有害物质少的环保材料，并注意多开窗通风；新车气味大时更应该积极通风、除味。总之，戒烟，或闻到异味就尽快解决、防护，或离开，对预防呼吸系统疾病有利。

三是注意防寒：天冷时寒气侵入呼吸道和皮肤气孔后会导致机体阳气不足，容易诱发流感、肺炎等疾病。

四是天黑时少做户外活动：中医养生讲究天黑不出门，并不是由于害怕天黑后外面有鬼，而是因为天黑后户外空气污染更严重，做户外活动会呼吸不好的空气，对身体健康不利。这个理论已经得到了前面叙述的现代气象学家研究的天黑后大气中的污染雾霾颗粒下降到地表的研究成果的证明。晚上或早晨锻炼身体在空气污染较少的季节（如夏季）或地区（如海南、云南、青海、贵州等地）还是可以的，但应避开汽车流量较大的公路边，而选择地势较高的地方，因为空气污染颗粒会往更低的地表降落。同时还要注意选择树木、草地较少的空旷的地带，因为树和草的叶片在白天接受阳光释放出氧气，而晚上却释放出对人体有害的二氧化碳气体，所以天黑时段在树林中活动或锻炼不利于身体健康。

五是不要睡得太久：一方面吸入好空气和呼出废气的过程是依靠胸壁肌肉的收缩而进行的，所以不管用哪种体位睡觉，都会压迫到胸壁的某一边，导致这边肌肉的收缩不得力，久而久之就会影响到肺泡的收缩，诱发呼吸系统问题；另一方面在空气质量欠佳或通风不畅的房间里睡得太久会直接诱发呼吸系统疾病；再一方面中医养生理论指出肺主皮毛，睡得太久时被压迫身体部位的皮肤汗毛孔也容易被堵塞，难以正常呼吸，汗液和毒素难以排出，皮下相应的毒素积累后通过血液循环向呼吸系统转移，也会诱发呼吸系统疾病。

六是多做深呼吸：深呼吸时肺泡得以充分扩张，有利于吸入好空气、排出废气，更多的气态毒素和液态毒素就会随着交换的气体和分泌痰液排出体外，对预防各种呼吸系统疾病有益，但要注意选择空气质量较好的地方，且以上午 10 点和下午 4 点左右为宜，因为这两个时间段的大气温度较适宜人体，空气质量较佳，对于呼吸系统健康较为有利。

如果有慢性病痛如慢性鼻窦炎等不适症状，可以用"深呼吸意念疗法"来辅助治疗，常能收到意想不到的效果。这个方法是笔者于 20 世纪 80 年代在中山医科大学读书期间跟着班上的同学一起学习的，结果笔者因慢性鼻窦炎而堵塞了多年的鼻腔在练习了三天之后就基本通气了，经过一周的练习后就基本康复了。此后每当笔者有哪里不舒服时，只要即刻运用此法稍做练习，多数时候都可以马上改善不适症状。

深呼吸意念疗法的练习动作比较简单，例如慢性鼻窦炎的运用方法是：选择早上、上午、下午、晚上任意时间段（尤其是病痛发作时更是治疗的好时机），于空气清新的地方（或随时随地而没有空气污染的地方都可以），采用站、坐、卧位均可，双手置于身体两侧（大拇指与中指轻轻触碰在一起），双眼微闭，排除一切杂念而只将注意力集中在气的流动；深呼吸时从口吸进空气，感觉气沉丹田（丹田穴在肚脐正下方三寸、每个人四个手指并拢的宽度处），憋住气，然后用意念感觉热气弥漫全身并且在强烈地冲击鼻窦不舒服的部位（其他部位不适如头痛头晕时，就感觉气体在冲击头痛的部位，依此类推）；等到实在憋不住气的时候就感觉气从丹田出发流向后腰背脊梁处，并沿着后脊梁上升，经过后项部、头颅顶的百会穴和前额部，感觉将所有鼻窦腔里的毒素一并带出，从鼻腔缓缓呼出。如此循环往复深呼吸，每次持续 10 至 15 分钟左右，几天以后就可以收到明显效果。

七是喝够水：每天喝水量较少或过多的话，会对机体的呼吸系统、大肠和皮肤组织等产生多方面的伤害：一是体内水分少时呼吸系统分泌的痰液会较黏稠，气管、支气管、鼻腔、鼻窦的纤毛活动也会较差，难以将粘附在管壁或腔壁上黏稠的浓痰排出去，有时甚至通过剧烈的咳嗽、拍背，或擤鼻涕也无济于事，此时只要多喝点白开水（或化痰液）就可以很快解决问题；二是中医养生理论指出肺和大肠相表里，当喝水较少使得体内缺水时，大便较干燥容易导致便秘，此时大肠内的气态毒素难以排出，部分气态毒素会透过大肠壁血管引流到肺里，通过呼吸系统呼出去，所以有便秘的患者呼出的气味较浓，且经常干咳、容易有咽喉炎等疾病；三是当喝水较少使得体内缺水时，排尿及皮肤出汗就会少，水溶性毒素难以通过泌尿系统或皮肤排出去，容易诱发泌尿系统疾病和皮疹；四是当体内缺水时，呼吸系统呼出的废气以及分泌的痰液中的毒素浓度就会增加，会导致呼出的口气较重，还容易引起咽喉、鼻腔等处较干燥，诱发干咳等炎症表现；五是当短时间内喝水过多的话，会由于血容量突然增加而诱发心衰，导致肺水肿；六是经常喝水过多而蛋白质摄入又不足的话，血管内的液体容易渗入到胸腔内引起胸腔积液。

八是多吃润肺食物：呼吸系统的五行属金，可以从多个方面选择润肺食物。一方面五行属金的白色的食物（如莲藕、莲子、百合等）或辛香的食物（如雪梨、菊花、茉莉花等）对呼吸系统有益处，另一方面属金的西部地域或秋季成熟的许多食物对呼吸系统也有益处，再一方面五行理论指出土生金，所以五行属土的黄色的或甜味的食物也对呼吸系统有补益作用。《黄帝内经》里的五行理论指导我们摄入营养要按五畜为益、五谷为养、五蔬为充、五果为助来搭配，下面简要列出人们日常食用的五行属金的对呼吸系统有益处的润肺食物。

润肺的动物蛋白质：带壳的动物蛋白质五行属金，有滋阴润肺的作用，如水鱼、乌龟、虾、蟹、螺类、蚌类等；白色的动物蛋白质五行属金，亦有滋阴润肺的功效，如乌骨白凤鸡、白鸭肉、白鲳鱼、白鳝等；黄色或裸皮动物以及动物内脏等蛋白质五行属土（土生金），有补气的作用，如黄鳝、黄骨鱼、泥鳅、黄土鸡、猪肚、猪肺、猪大肠等；另外鸡蛋、鸭蛋、鹅蛋等蛋黄、蛋白都对呼吸系统有益；蜂蜜也有润肺通气的作用。

润肺的五谷杂粮：白色的五谷杂粮五行属金，有润肺的作用，如大米、糯米、薏米、淮山、甜薯、白豆、白芝麻等；黄色的五谷杂粮五行属土（土生金），有补气的作用，如小米、黄豆、土豆、玉米、板栗等。

润肺的蔬菜：白色的蔬菜五行属金，有润肺的作用，如百合、白萝卜、莲藕、淮山、大白菜、冬瓜、茭白、薤头、大蒜、大葱等；黄色的蔬菜五行属土（土生金），有补气的作用，如胡萝卜、南瓜、土豆、大豆（豆腐）等。

润肺的水果：白色的水果五行属金，黄色的、甜的水果五行属土（土生金），都有补气润肺的作用，如雪梨、香蕉、山竹、桂圆、荔枝、椰子、香瓜、哈密瓜、菠萝、菠萝蜜、芒果、罗汉果、枇杷以及甘蔗等。

润肺的辛香食物：辛香的食物五行属金，有开窍通气的作用，有益于五行属金的脏腑（肺、大肠、皮肤等）的排毒，如辣椒、桂皮、八角、孜然、胡椒、花椒、芝麻、生姜、大蒜、大葱、洋葱、香菜、芹菜、高度白酒（少量喝）等，经常吃这类食物且喝水够的人呼吸会较顺畅，经常吃这类食物且适量出汗的人皮肤较光滑、白净。

润肺的药食同源食物：既可以做食品又可以做保健品的对呼吸系统有益的食物有银耳、白果、陈皮、蜂蜜、山药、薏苡仁等，有呼吸系统问题的，尤其是五行属金的人平时可以多吃。

九是适当服用滋阴润肺的中、西医保健品：补气、滋阴、化痰、润肺的保健中草药有黄芪、燕窝、冬虫夏草、西洋参、党参、玉竹、陈皮、川贝、蜂蜜等，以及类似食品搭配的制成品如陈皮雪梨膏、蜜炼枇杷膏等。西医养肺的保健品主要是胡萝卜素、维生素C以及复合维生素B族等，在呼吸系统有问题时都可以适当选择补充，但在选择服用维生素时应注意几点：维生素C和维生素B族是水溶性维生素，可以较大剂量服用，服用时多喝点水，可以迅速吸收进入血管发挥作用，残余的主要随尿液排出，不会引起蓄积性中毒，所以可以超剂量服用维生素C和维生素B族；胡萝卜素是脂溶性维生素，随着油脂吸收入血管内，其残余量则蓄积在脂肪细胞内，服用过多的话会导致蓄积中毒，所以只能按常规剂量服用胡萝卜素；维生素C可以增强血管的通透性，利于毒素的快速排走，有过敏性鼻炎、刺激性干咳、哮喘反复发作等症状时应大量补充服用维生素C；胡萝卜素和维生素B族对肺细胞的修复有较好的作用，对各种呼吸系统疾病都有益处。所以有呼吸系统、大肠和皮肤组织问题时，可以适当服用中医或西医类的保健品，如中医各种滋补汤剂、膏剂或丸剂等，以及西医的胡萝卜素、维生素C以及复合维生素B族等。

十是适当运动：运动方式多种多样，基本上可以归纳为有氧运动和无氧运动两种类型：有氧运动是指每次能持续半小时以上，伴随着多喝水、多排尿、深呼吸、全身适当出汗而无乏力、心慌、气喘等表现，并还能够继续坚持做下去的运动如唱歌、跳舞、太极拳等，做有氧运动时会有大量的各器官组织有害废物通过呼吸、出汗、小便等方式排出体外；无氧运动是指短时间内较剧烈的运动，导致大量出汗并心跳急剧加速、气喘吁吁等，让人难以坚持下去而必须停下来休息，如短跑冲刺、足球比赛、马拉松比赛、羽毛球比赛、举重等，做无氧运动时在短时间内会有大量的有害废物储存在各器官组织内且难以排出体外。

呼吸系统五行属金，阴阳属性属阴，所以有呼吸系统问题的人不适宜做无氧运动或长时间的户外太阳下运动，可以适当选择如唱歌、深呼吸、练气功、打太极拳、打牌、游泳、散步、跳交谊舞等有氧运动。

对呼吸系统较有益的有氧运动选项里，唱歌应该成为首选：一方面在尽情唱歌时，不但胸腔内各脏腑器官在胸壁扩张和收缩时得到推拿按摩般的刺激，腹腔内各脏腑器官也在腹壁的扩张和收缩时得到推拿按摩般的刺激，从而十二脏腑都得到了激活，如果同时伴随跳舞，则不仅十二脏腑得到了刺激，全身躯干和四肢的关节和肌肉都会得到锻炼；另一方面在有男女共同参与的唱歌活动时，在感官愉悦的刺激下，双方的性腺激素分泌会相应增加，容易达成阴阳激素平衡，促进健康长寿；再一方面唱歌时经常深呼吸以及喝水相应增多，有利于呼吸、出汗、小便等排毒过程。而且在平时，每个人唱歌都可以随时、随地、随心情地开展，非常方便。需要注意的是不要在空气污染的环境下唱歌，且唱歌时不要打搅周围人的休息。

十一是热浴水疗：《黄帝内经》里的五行理论指出肺主皮毛，呼吸系统五行属金，阴阳属性属阴，所以在属阴的深秋、冬季和早春等寒冷气候时节，要注意热水洗浴或适当泡温泉水疗，使体表毛细血管扩张以及皮肤汗毛孔得到充分扩张，有利于热气渗入肌肤逼出体内寒气，同时也有利于皮下水溶性毒素、脂溶性毒素，以及固态毒素等排出体外，保持皮肤健康和白净。

十二是适时闻香：《黄帝内经》里的五行理论指出辛香味道五行属金，所以香疗也是中医五行养生理论里的一个非常重要的方面，无论是可以闻得到的香料如沉香、檀香（黄花梨香、绿檀香、崖柏香等）或麝香等熏香，还是作为食物用的香料如香菜、芹菜、大蒜、大葱、胡椒、花椒、辣椒、芝麻油等调料，或是作为驱蚊、防虫、增香的香草如艾叶、薰衣草等香囊，在生活中适当加以运用，对于人们预防感冒、防止哮喘发作、防止过敏性鼻炎的产生、帮助呼吸系统痰液的排出、保持大脑清醒、降低血压、去除甲醛污染、祛除其他异味等都有益处。经常用檀香木做的枕头、靠垫、梳子等在生活中使用，也对身心健康和呼吸系统有益处。

除了注意上述十二个方面预防呼吸系统疾病的措施之外，我们还应该清楚地知道，《黄帝内经》里的五行理论指出：西、白色、肺、大肠、皮肤等五行属金。现代医学大数据统计结果显示，西部地域的人群呼吸系统疾病（如硅肺、肺结核、肺癌等）的发病率较高，即白色皮肤的西方人，尤其是西部地域的人群呼吸系统疾病高发，这与古中医的五行理论高度吻合，所以长期生活在西部地区的人要注意对呼吸系统、大肠和皮肤组织的保养。五行属金的金行人更要注意积极保养五行属金的呼吸系统、大肠和皮肤组织的健康。

（5）大肠组织疾病高发群体及预防

常见的大肠疾病种类大致包括慢性节段性肠炎（克罗恩病）、细菌性痢疾、阿米巴痢疾、慢性腹泻、便秘、痔疮、大肠息肉、大肠癌等。

非微生物导致的大肠疾病主要集中在有以下几类不良生活习惯的人群中：一是经常早晨赖床睡懒觉者，或无早晨大便习惯者，容易患便秘、痔疮、大肠癌等疾病；二是经常应酬喝酒多者因刺激胆汁更多分泌容易患大肠癌；三是经常熬夜到半夜或少休息者，因损害肝功能而刺激胆汁更多分泌，容易患大肠癌；四是经常喝水不正常者容易患便秘、痔疮、腹泻等病症；五是经常不按时睡午觉者，其小肠的消化吸收功能容易受到影响，久而久之可诱发慢性节段性肠炎、腹泻等疾病的发生，该发病人群以中青年男性、且五行属火的火行人群体为主；六是经常进食垃圾食品（如烧烤、煎炸食物），尤其是异香味较重的垃圾食品（如炸臭豆腐、炸鸡皮、烤鸭皮、烧鹅皮、烤乳猪皮）等导致大肠内积蓄的脂溶性毒素较多者，容易导致腹泻、便秘、痔疮、大肠息肉、大肠恶性肿瘤等疾病；七是平时较少进食含不溶于水纤维素的五谷杂粮（如玉米、薏米等）、蔬菜（如芹菜、大白菜、空心菜、地瓜叶等）或水果者；八是经常运动较少、喝水较少、出汗较少、排尿较少、深呼吸较少者容易导致大便干结，诱发便秘、痔疮等病症；九是长期心情较悲愤者容易导致大肠功能减弱，诱发相关疾病。

预防越来越高发的大肠疾病，尤其是全世界恶性肿瘤发病率排第三位的大肠癌，应该着重注意下述几个方面。

一是坚持早晨排大便

《黄帝内经》里的子午流注理论指出，早晨 5 点至 7 点（卯时）是大肠组织较虚弱而需要保养的时间节点，此时应该积极排出前一天积累在大肠内的宿便，解除大肠的负担。所以早晨不及时排出大便者，其大肠组织容易受到伤害而产生一系列疾病，尤其是容易诱发大肠癌。

二是保持心情舒畅

《黄帝内经》里的五行理论指出大悲伤肺气、肺与大肠相表里，即长时间过度悲伤会导致气血不足，除了诱发呼吸系统疾病之外，还会诱发大肠疾病的发生，如肠胀气、便秘等病症。

三是注意防寒

人体中部的膈肌将胸腔和腹腔分开，胸腔在上属阳、腹腔在下属阴，属阴的腹部更要注意保暖。天冷时如果腹部保暖不好的话，寒气逼入腹腔后刺激大肠，容易导致大肠分泌液增多，诱发便溏、腹泻等不适。对于顽固性便秘患者，有时晨起后故意让腹部受点寒凉而诱发一过性腹泻，也是个值得一试的解决长期顽固性便秘的方法。

四是不要睡得太久

《黄帝内经》里的五行理论指出久卧伤肺气、肺与大肠相表里，即睡得太长时间，尤其是早晨赖床不起的话，对大肠健康不利，一方面会增加呼吸系统的排毒障碍、诱发呼吸系统问题，同时呼吸系统的部分气态毒素会转移到大肠内，增加大肠的负担，另一方面推迟了早晨及时排出大便的时间，久而久之容易诱发大肠疾病，尤其是大肠癌的发生。

五是深呼吸、唱歌、大笑

深呼吸时，尤其是采用腹式深呼吸时，一方面刺激大肠壁蠕动，有利于大肠内的排泄物顺利排出体外，对于预防便秘、痔疮等大肠疾病有利，另一方面深呼吸时肺泡得以充分扩张，有利于吸入好空气，排出废气，更多的气态毒素和液态毒素就会随着交换的气体和分泌痰液排出体外，对预防各种呼吸系统疾病有益，也有利于减轻过多的废气需要从大肠排出的负担。唱歌和大笑也能起到与深呼吸一样的对大肠组织健康有利的好效果。

六是喝够水

喝水不足或喝水过多都不利于大肠的健康，主要表现在下述几方面：一方面平时喝水较少时使得体内缺水时，大肠会将排泄物里的水分全部回收，从而导致大便干结，排泄物以及有毒废气难以排出，引发一系列问题；二方面容易诱发大肠胀气、肠梗阻、便秘、痔疮等症状，久而久之容易引发大肠癌；三方面部分排泄物中的脂溶性毒素、水溶性毒素以及气态毒素会通过大肠壁的毛细血管返流到呼吸系统或全身皮下组织，诱发皮疹、咽喉炎、鼻窦炎等疾病，所以有较严重的便秘患者容易出现皮肤干痒、呼出的气味较浓、经常干咳等症状；四方面平时喝水较多使得体内水分过多时，体内湿气较重，大肠分泌液会较多，使得大便变得稀软，容易导致便溏、腹泻等症状；五方面短时间内大量喝水，尤其是晨起后空腹喝大量的凉开水，将刺激胃壁蠕动幅度较大，胃和大肠之间的肠系膜受到牵扯，将激发大肠组织短时间内分泌大量的液体，导致大便变稀，引起一过性腹泻，而这一点对于顽固性便秘患者来说，尤其是在天气炎热时，却是个值得一试的解决便秘的方法。

七是多吃润肠、通便的食物

《黄帝内经》里的五行理论告诉我们，所有的食物都可以按五行来划分。大肠的五行属金，一方面五行属金的白色的食物（如淮山、薏苡仁等）或芳香的食物（如香蕉、香瓜等）对大肠有益处，另一方面五行属金的西部地域或秋季成熟的许多食物对大肠也有益处，再一方面五行理论指出土生金，所以五行属土的黄色的或甜味的食物也对大肠有补益作用。

《黄帝内经》里的五行理论指导我们摄入营养要按五畜为益、五谷为养、五蔬为充、五果为助来搭配，下面简要列出人们日常食用的五行属金的对大肠组织有益处的食物。

通便的动物蛋白质：带壳的动物蛋白质五行属金，有滋阴、润肠、通便的作用，如水鱼、乌龟、虾、蟹、螺类、蚌类等；白色的动物蛋白质五行属金，亦有滋阴润肠的功效，如乌骨白凤鸡、白骨鱼、白鲳鱼、白鳝、带鱼等；黄色或裸皮动物以及动物内脏等蛋白质五行属土（土生金），有补益大肠的作用，如黄鳝、黄骨鱼、泥鳅、黄土鸡、猪肚、猪大肠、鸡肠、鸭肠、鹅肠等，对大肠组织因虚寒而容易引起腹泻症状有预防作用；另外鸡蛋、鸭蛋、鹅蛋等蛋黄、蛋白都对大肠组织有益；蜂蜜也有润肠通便的作用。

通便的五谷杂粮：白色的五谷杂粮五行属金，有润肠通便的作用，如大米、糯米、薏米、淮山、甜薯、白豆、白芝麻等；黄色的五谷杂粮五行属土（土生金），有补益大肠组织的作用，如小米、黄豆（豆腐）、土豆、玉米、板栗等。

通便的蔬菜：白色的蔬菜五行属金，有润肠的作用，百合、白萝卜、莲藕、淮山、芋头、大白菜、冬瓜、大蒜、大葱等；黄色的蔬菜五行属土（土生金），有补气通肠的作用，如红薯、南瓜、土豆、大豆（豆腐）等；以不溶于水纤维素为主要成分的带叶和菜梗的蔬菜里的粗纤维难以被小肠吸收，留在肠道内随着大便排出体外，这些粗纤维可以吸收并保留水分，对预防大便干结、解除便秘症状有益，所以有便秘的患者应该多吃各种带叶蔬菜如空心菜、地瓜叶、苋菜、菠菜等，尤其是在晚餐时多吃一点，有利于第二天早晨排便。

通便的水果：白色的水果五行属金，黄色的、甜的水果五行属土（土生金），都有润肠通便的作用，如雪梨、香蕉、椰子、香瓜、哈密瓜、菠萝、菠萝蜜、芒果、罗汉果、枇杷以及甘蔗等。

通便的芳香食物：芳香的食物五行属金，有开窍通气的作用，有益于五行属金的脏腑（肺、大肠、皮肤等）的排毒，如辣椒、桂皮、八角、孜然、胡椒、花椒、芝麻、生姜、大蒜、大葱、洋葱、香菜、芹菜、高度白酒（少量喝）等，经常吃这类食物且喝水够的人大便会较通畅，经常吃这类食物且平时常适量出汗的人皮肤较光滑、白净。

通便的药食同源食物：既可以作为食品又可以当作保健品的对大肠有益的食物有银耳、罗汉果、陈皮、蜂蜜、山药、薏苡仁、蒲公英、桃仁、杏仁等，有大肠组织问题的，尤其是五行属金的人平时可以适当食用。

通便的中草药：润肠、通便的中草药有大黄、决明子、火麻仁等，有习惯性便秘时可以选用，另外便秘严重者还可以选用中药番泻叶，或西药开塞露等解决问题。

八是选用坐便器

选择适宜的坐便器，使身体各方面都放松，一方面有利于在大便时增大腹压，推动乙状结肠和直肠内的排泄废物下行，另一方面还有利于预防或减少下肢静脉曲张、起身时体位性低血压等症状，有利于预防或减少蹲式大便时突发心肌梗死的发病率。同时在坐便器旁边安装手控射水管，或直接安装可自动冲洗会阴部的装置，一方面有利于女性直接清洗会阴部，预防妇科炎性疾病等，另一方面直接用凉水冲洗肛门时会平息肛门部的燥热，并刺激直肠下段黏膜分泌黏液，以及刺激肛门括约肌开放，有利于大肠蠕动，促进排气和排便，同时凉水刺激肛门黏膜下血管收缩，有利于肛门部静脉血液回流，减少痔疮形成的发生概率。

九是适当运动

适当选择多做有氧运动如唱歌、跳舞、游泳、散步、太极拳等，在有氧运动中伴随着多喝水、多排尿、深呼吸、全身适当出汗等过程中，可将体内大量的水溶性毒素、气态毒素、脂溶性毒素等排出体外，同时有氧运动时还会刺激胸腔和腹腔内各个脏腑活跃，尤其是大肠组织的蠕动，有利于排出含固态毒素较多的大便排泄物。

十是适时香疗

香疗也是中医养生方法里的一个非常重要的方面，《黄帝内经》里的五行理论指出辛香芳辣的味道五行属金，对应于肺和大肠，适时香疗有时能解决大肠的问题。当腹部受凉导致大肠虚寒而蠕动乏力时，或体内缺乏维生素B族而导致大肠黏膜和神经末梢营养不良时，或血钙水平较低而导致大肠壁平滑肌收缩乏力时，都有可能诱发大肠蠕动欠佳而引起肠胀气或肠梗阻等症状，此时用艾香和生姜片一起温灸肚脐，或用棉布包裹小茴香加热后放在胀气的腹部等，都有可能使得香热之气穿过腹壁、刺激大肠壁平滑肌收缩、促进大肠蠕动而解除肠胀气或肠梗阻等症状。

《黄帝内经》里的五行理论指出，西、白色、大肠、肺、皮肤等五行属金，现代医学大数据统计结果显示，西部地域的人群大肠疾病（如便秘、痔疮、大肠癌等）的发病率较高，即白色皮肤的西方人，尤其是西部地域的人群大肠疾病高发，这与古中医的五行理论高度吻合，所以长期生活在西部地区的人要注意对大肠的保养。五行属金的金行人更要注意积极保养五行属金的大肠组织的健康。

3. 辰时和巳时作息规律及对脾脏、胃腑的保养

辰时为早上 7:00 ～ 9:00，古称食时，属于六腑里的胃经流注于此时刻。中医的胃经主要对应于食管、胃等器官组织的各项功能。

巳时为上午 9:00 ～ 11:00，古称隅中，属于脏器里的脾经流注于此时刻。中医的脾经对应于西医的十二指肠和胰腺组织等消化系统的各项功能。

胃经和脾经相表里，所以辰时和巳时即 7:00 ～ 11:00 这一段时间要注意对食管、胃、十二指肠以及胰腺等器官组织的保养。

（1）辰时保养胃经，养好后天之本

辰时为早上 7:00 ～ 9:00，属于六腑里的胃经流注于此时刻。此时胃腑功能较为虚弱，需要好好保养。

中医理论系统里的胃经的功能作用对应于西医理论系统里的胃、食管等器官和组织的功能作用，主要包括下面几个过程：一是进食吞咽时，咽喉部的会厌组织关闭喉腔，使饮食等物质顺着食管下行，同时食管和胃腔交界处的贲门开放，使食物进入胃腔；二是胃接纳食物，一方面胃黏膜细胞吸收食物里部分水分或液态营养物质等，另一方面通过胃壁肌肉不断地收缩和扩张以撕扯、搅碎食物，再一方面胃黏膜细胞分泌的胃液中含有胃酸、胃泌素、胃蛋白酶等，可以初步腐蚀、溶解、消化进入胃腔里的食物等物质；三是逐渐开放胃腔幽门并将搅碎或初步腐蚀、溶解、消化的食物推入十二指肠。

上述过程中的任何一个环节出问题，都会导致胃病的发生，主要表现在下述几方面：一是进食时胃贲门无法打开，食物被堵在食管下段里进不到胃里，就形成了胃贲门失弛缓症；二是进食含有大量有害微生物的腐败食物时会出现短时间内的上吐下泻，引起急性胃肠炎；三是贲门控制、关闭不好时，胃酸容易返流入食管下段并腐蚀食管壁黏膜，导致返流性食管炎；四是食物较粗或纤维较致密而难以搅碎时，容易磨损胃壁黏膜，导致浅表性胃炎、胃溃疡等；五是胃幽门口较小、食物通过较慢时，也容易磨损胃窦壁黏膜，导致胃窦炎，引起胃痛、胃胀等症状；六是当胃酸较浓、胃较虚寒时，胃幽门螺杆菌就会大量繁殖并侵入胃壁黏膜下层，导致胃炎、胃溃疡的形成，久而久之容易引起胃出血，甚至胃癌等疾病的发生；七是当胃周围的血管供血量不足、胃壁肌肉蠕动乏力时会引起胃下垂；八是胆汁由关闭功能较差的胃幽门进入胃腔时，由于碱性胆汁对胃壁黏膜的腐蚀，容易引起胆汁反流性胃炎；九是长时间进食过少会诱发胃酸分泌不够，一方面会导致厌食症的发生，另一方面容易引起浅表性胃炎、萎缩性胃炎等疾病；十是当胃壁受到热辣或寒凉等刺激而急剧扩张或收缩时，容易撕裂胃壁内血管，导致胃出血。另外胃周围系膜与大肠相连接，当胃受到刺激时会牵扯大肠蠕动，引发大肠分泌及排便等反应，如早晨起床时喝大量的凉开水可能会引起短时间内的腹泻症状，但这个不良反应却对缓解便秘有帮助。

由此可见，中医的胃经首先对应于西医解剖学里胃本身的功能作用，如果在辰时（7:00～9:00）这一时段里没有好好保养胃经，容易患胃下垂、胃幽门梗阻、幽门螺杆菌阳性、胃炎、胃溃疡、胃出血甚至胃癌等各种胃病。同时中医的胃经还对应于西医解剖学里食管组织的功能作用，如果在 7:00～9:00 这一时段里没有好好保养胃经者，还容易诱发胃贲门失弛缓症、返流性食管炎、食管黏膜出血，甚至食管癌等各种食管疾病。

五行理论指出，东、南、中、西、北五行方位里，中属土，黄色属土，所以许多黄皮肤的中国人土行较重，其属土的脾胃系统普遍容易出问题，尤其是在属土的中原地区的人们以及五行属坤土和属艮土的土行人更要注意这一点。现代全世界医学大数据统计结果也证明了这一点，即中国是全球胃幽门螺杆菌阳性率和胃癌发病率最高的国家。

胃幽门螺杆菌阳性患者可出现口臭、嗳气、打嗝、恶心、腹胀、呕吐等不适症状，严重者可诱发胃炎、胃溃疡、胃淋巴瘤、胃癌等胃组织的疾病。黄皮肤的中国人土行较重，胃幽门螺杆菌阳性率在全世界最高。幽门螺杆菌主要通过口对口传播，即在接吻时，或吃饭不是分餐制而是多人一起吃饭不用公筷时，容易互相传染。西医临床工作者在防治胃幽门螺杆菌感染时，一方面会告诫人们采用分餐制或使用公筷来避免相互传染，另一方面使用以抗生素为主的杀灭细菌的治疗方法。目前临床消化内科的西医师们对幽门螺杆菌阳性患者采用的根治性治疗方案有两种：国际上普遍采用三联疗法，即两种消炎药加上一种平衡胃酸药，连续服用两周；中国则普遍是四联疗法，即两种消炎药加上一种平衡胃酸药，再加上一种保护胃黏膜的药，连续服用两周。

上述对胃幽门螺杆菌阳性的治疗方案有可能出现几个问题：一是有些人会出现较严重的药物过敏反应，所以对消炎药有药物过敏史者不能使用；二是用药时间过长，容易诱发药物性胃炎、肝炎，或肾炎，所以患者本身有肝脏或肾脏功能较差者也不要服用；三是停药一段时间后容易复发。

是否可以既能根治胃幽门螺杆菌，又能避免西医治疗方案过程中出现的问题？是否可以不用吃药就能够治愈胃幽门螺杆菌阳性病症？是否可以做到不再复发？笔者经过结合中西医关于胃病防治理念的研究，认为是可行的。

我们可以通过分析胃幽门螺杆菌的特点以及其生存和繁殖的环境条件来论证其可行性：根据西医理论我们知道胃幽门螺杆菌的特点，这类杆菌是革兰氏阴性杆菌，在阴寒、酸性的环境下生存和繁殖较好；而根据中医理论我们可以知道，胃功能在早晨的辰时（7:00～9:00）这一时段里较弱，此时胃酸凝聚较浓，胃体较为虚寒，较适合胃幽门螺杆菌繁殖和生长。

既然胃幽门螺杆菌在胃酸浓聚、胃体虚寒的状态下生存和繁殖较好，那么只要改变其生存和繁殖条件，就可以做到抑制其繁殖速度，使菌群逐渐减少，直至完全阴性。具体该怎么做呢？

我的家人和几个朋友都曾经有胃的毛病，而且在体检中也得到了胃幽门螺杆菌阳性结果，在咨询我对这个问题该怎么办的时候，我首先告诉他们西医关于胃幽门螺杆菌的特点、其生存和繁殖的条件，以及中医关于保养胃的理论，然后告诉他们除了使用公筷吃饭以外，还要在每天早晨起床、洗漱后，先喝一杯温开水，可以起到快速稀释胃酸、并改变胃部虚寒的状况，这样一来，胃幽门螺杆菌的繁殖速度就会下降，也难以活跃生长，久而久之，胃幽门螺杆菌阳性就会转阴。家人和朋友听了后就明白了，且很容易就坚持了下来，并养成了习惯。结果无一例外，所有人都在第二年的体检后欣喜地告诉我，胃幽门螺杆菌检查结果为阴性了，而且他们胃病的症状都减轻或消失了。

这个疾病防治案例告诉我们：中西结合，探求病因，道法自然，有的放矢，应作为每个医务工作者，尤其是健康管理和养生保健医务人员所遵循的原则，只有这样，才能够更好地做好为人民健康服务这项工作。

中医理论告诉我们：肾是先天之本，胃是后天之本。就是说明人的身体健康基因或素质好不好是由肾经决定的，而出生后如何维护身体健康则主要是依靠胃经，胃保养得好的人，各种营养物质都容易消化吸收，所以养好胃就非常重要。

古人进食规律一般是上午出去寻找食物如打猎等，有了收获后带回家来，大家聚在一起吃一顿，每天进餐时间多数在中午，少有在晚上进餐者。而经过数千年的社会发展，现代人养成的进食规律一般是早、中、晚三个时段各进食一餐，并且经过多年的实践，总结出了早餐好、中餐饱、晚餐少的理论。

什么是早餐好？

中医养胃理论强调饥养胃，即在早上 7:00～9:00 是胃腑功能较虚弱而需要保养的时候，不能吃得太多，以免加重胃经的负担，因为经过一个晚上的较长时间没有进食，此时胃内的胃酸汇聚较多，胃较虚寒，胃腑处于较虚弱状态，需要好好保养。

每年都有不少所谓的养生专家到海南岛这个中国长寿之乡、养生天堂来大讲特讲如何养生保健。记得几年前的一个冬季，有一位从新加坡来的营养学博士在海南开设养生讲座，她建议大家千万不要吃早餐，并说他们在新加坡的健康养生讲座课堂的墙上就挂着"吃早餐等于慢性自杀！"的横幅。笔者请教这位营养学博士何来此说？她说：中医强调要饥养胃，所以不能吃早餐。笔者只能笑叹她：中医没学好，汉语不及格。

中华民族数千年来形成的中国文化博大精深，汉字文化是其中的典型代表之一。在汉语文字里，每一个字、每一个词、每一个成语、每一个人名、每一个地名、每一味中草药名称、每一个人体穴位名称等等都有其独特的意义，没有理解明白就随便乱用的话，就很容易闹出笑话来。

饥养胃的饥这个字由食字旁加一个几字组成，顾名思义是吃几样东西、即吃少数种类以及少量的食物，饥就是指没吃饱。不吃东西就是饿，饿这个字由食字旁加一个我字组成，顾名思义就是吃自己，饿就是指没东西吃。所以饥和饿这两个字有很大的区别。

随着社会的进步和物质的丰富，几千年来中国人已经养成了吃早餐的习惯，身体各方面的调节机制也适应和满足了人类吃早餐的要求。不吃早餐的话会导致身体的多方面不适：一是不吃早餐者上午容易血糖低，容易造成头晕、健忘、乏力、心慌、低血压甚至低血糖性休克、心脏病突发等；二是不吃早餐者高浓度的胃酸积聚在胃腔里得不到稀释，容易引起胃幽门螺杆菌阳性、胃炎、胃溃疡甚至胃癌等疾病的发生；三是不吃早餐者其胃腔空虚呈开放状态，高浓度的胃酸通过幽门流进十二指肠，而十二指肠没有食物通过呈相对封闭状态，高浓度胃酸停留在十二指肠上段，久而久之容易导致十二指肠溃疡等疾病；四是不吃早餐者胃腔空虚呈开放状态，而十二指肠没有食物通过呈相对封闭状态，因惯性流入十二指肠的胆汁容易返流入胃，碱性胆汁对胃幽门部黏膜产生伤害，引起胆汁反流性胃炎；五是不吃早餐者其胆汁不能按人类已养成的习惯和规律及时排出来而淤积在胆囊内，久而久之就会形成胆结石；六是以不吃早餐来控制体重或减肥的人更容易发胖，因为从前一天晚餐后就开始不吃东西而到第二天中午才进食的话，期间已经相隔了 16～18 个小时，身体的调节机制就会发出这个身体处于饥饿状态的预警，全身的调节机制就会动员这个身体要深挖洞、广积粮，要吸收所有的进入身体的营养物质，甚至需要排出的废物也会跟着被储存，导致身体更容易发胖，有些人总感叹自己不吃也胖，其实就是属于这种状况，久而久之，一部分人甚至还会产生痛风、关节炎、高脂血症、高胆固醇血症、动脉粥样硬化、脑梗死、心肌梗死等症状或疾病。

所以我们不能不吃早餐，还要吃好早餐，做到早餐好。

那么我们究竟该如何吃早餐呢？其实中医养胃理论强调的饥养胃三个字已经告诉我们该如何吃早餐了，那就是在胃经的功能较弱而需要保养的辰时（7:00～9:00），只吃少数种类的、适量的、容易消化的、不增加胃的负担的食物就好了，这些食物包括面包、馒头、面、粉、粥等，因为这些食物已经磨碎过或熬烂了，一进入胃里就化成了粉末状，不需要胃壁肌肉去搅磨，不会增加胃的负担。

胃的五行属土，喜五行属土的甜食，胃属阳腑，要温养。所以来不及吃早餐者也可以简单冲一杯温热的糖水或蜂蜜水喝，即可起到养胃的作用，也可以预防低血糖、胆结石等疾病的发生。哪怕是简单地喝一杯温开水，也能及时稀释胃酸浓度，改善胃的寒凉环境，有利于预防胃幽门螺杆菌阳性、胃炎、胃溃疡甚至胃癌等疾病的发生。

有些人以为早餐好就是要有高蛋白、高纤维、高营养食物，所以早餐时不但进食量大，而且还种类繁多，除了牛奶、鸡蛋、包子等，还要添加高蛋白食物如火腿、鸡翅、牛羊肉等，还要吃一些属木的且带有不溶于水的纤维的绿色蔬菜，还要吃一些属木的绿色的或酸味的水果，其实这些都不一定利于胃的保养。

更有甚者是一些年轻人（以年轻姑娘为多），早餐喜欢吃一些麻辣、热性的东西，在胃酸分泌过多、胃壁搅动剧烈而翻江倒海受不了的时候，又赶紧喝一大杯冷饮或吃冰激凌，这是个很不好的习惯，非常容易造成突发的胃大出血。因为麻辣、热性的食物会引起胃腔迅速扩张，而寒冷的食物又会造成胃壁肌肉急剧收缩，在胃壁急剧的扩张和快速地收缩时就容易将胃壁血管撕破，从而引起突发的胃大出血。这样的案例在笔者身边就发生了好几例。

笔者曾经与部队医院的首长互相交流经验，首长告诉笔者，在部队医院里临床科室收治了许多胃病患者，以胃下垂、胃炎、胃溃疡等疾病居多，且多数为年轻的部队战士。笔者与首长一起分析，有三个方面原因：一是部队的年轻战士大多数在上午要接受严格的、高强度的军事训练，需要充沛的体力才能完成，所以战士们在吃早餐时会吃下去很多食物；二是在胃经的功能较弱而需要保养的时候，胃腔里却塞满了需要消化的食物，这对胃的保养形成了巨大的负担；三是紧接着又要从事高强度的体力活动，使得血液向躯干和肢体分流，导致胃肠周围血液减少、胃酸分泌减少、胃壁蠕动乏力，使得胃功能进一步减弱，久而久之，就非常容易引起胃下垂、胃幽门梗阻、胃炎、胃出血、胃溃疡、胃穿孔、胃癌等疾病。

所以胃病患者多见于上午要从事重体力活动而经常吃大量早餐的人群，这些人群以上午体力任务较重的工人、农民以及部队战士居多，海南的渔民也是胃病尤其是胃癌的高发群体之一。

建议上午要从事重体力活动的群体在早晨不要一次性进食太多的早餐，上午做重体力工作者感觉肚子饿时，或血糖低而乏力时，可以在上午10点钟左右适当进食淀粉类食物，及时提升血糖、补充能量，这样既不至于伤害到胃，又保持了旺盛的体力。

经济条件越好、可选择的营养食物越多，越要注意按时、按量进食，选择适当营养，而不要饿一顿、饱一顿，或暴饮暴食，以免加重胃的负担，诱发重大胃病。

袁某，某知名杂志美食编辑，工作中为品尝各种美食而经常暴饮暴食，2007年4月18日因胃癌去世，享年35岁。

马某，笔者一位朋友，原海南某寿险公司连续多年销售冠军，因拼命工作而难以按时进食，经常饿一顿、饱一顿，未到50岁就因胃癌去世。

徐某，笔者一位朋友，原海南某商会副秘书长，经常不吃早餐或中餐，晚餐则暴饮暴食，甚至持续到半夜，因胃癌去世，享年49岁。

在吃早餐这个方面，西北地方的人们养成的早餐吃面食的习惯就好于南方人喝早茶时大吃大喝的习惯。因为面食是由麦子磨碎以后做的，一进到胃里就化解开了，而且麦子的成长过程经历了寒冷的气候，所以面食性温，有温补胃的作用，适宜西北方寒凉地域的人们在早晨胃酸较浓、胃较虚寒时食用。

五行属木的食物包括长毛的牛羊肉、酸味食物、酸奶、绿色蔬菜以及绿茶等，木克土，这类属木的食物容易伤害到五行属土的胃，所以早餐应该尽量避免少吃这些属木的伤胃或加重胃的负担的食物。喜欢喝酸奶的人不应该在早餐前，或在较长时间未进食前的空腹时喝酸奶，而应该在进食后，或先喝一杯温开水后再喝酸奶，那样就不容易伤胃了。

所以早餐好的好字，就是表示早餐的食物既要精细而不需要太多，又要容易被胃化解，且应该以温热的面食为主，这样就不会增加胃的负担。

就连有一千多年历史的英语早餐 Breakfast 这个文字，也从两方面标示了明确的养胃意义：一方面 Break 是打破的意思，Fast 是斋月禁食的意思，打破禁食就是早晨要吃食物的含义；另一方面 Break 是短暂的意思（如课间休息就是 Break），Fast 是快的意思，短暂而快地完成，就是指早餐要简易、快速地完成，而不能吃得太多、太慢。所以英文早餐 Breakfast 的意思就是应该吃早餐，但要简单吃并快快完成，其寓意完全符合中医保养胃经的饥养胃、早餐好等养生理念。

综上所述，进食早餐时要注意三个要点：一是一定要进食早餐，但进食量不能太多，以免引起胃组织劳累；二是食物要温热，以改善胃的虚寒状态；三是早餐应以容易消化的食物为主，少吃多种类的高蛋白、多油脂、多纤维以及酸味等食物，以免加重胃对食物的搅动、磨碎、化解等负担。

胃是后天之本，胃有问题时各种营养物质都难以消化吸收，所以有胃病者一般形体较消瘦。经常吃大量早餐的人如果有上腹部不适而又形体消瘦，就应该马上去医院做与胃病相关的检查如胃镜检查等，以及时防治胃部的重大疾病。

不论是胃的疾病还是食管疾病，这些五行属土的器官组织疾病的高发人群恰恰是以五行属土的中原及接近中原的地区如河南、湖北、湖南、四川、江西、贵州等地多见，如河南省林县食管癌发病率较高等。因此生活在属土的中原地区的人们，尤其是五行属土的土行人要注意以健康的生活方式来保养五行属土的胃经，预防容易受到伤害的胃和食管等器官组织疾病的发生。

（2）巳时保养脾经，保护胰腺消化功能

巳时为上午 9:00 ～ 11:00，属于脏器里的脾经流注于此时刻，此时脾经功能较虚弱、需要保养。

笔者认为中医理论的脾经功能对应于西医解剖学理论的腮腺、颌下腺、舌下腺等分泌的涎液以及胰腺分泌的胰液等所起到的共同对食物的解毒、消化、代谢等功能。

脾经的功能作用主要表现在以下几个方面：一是当准备进食、正在进食，或期待进食时，开口于口腔的腮腺、颌下腺、舌下腺等分泌的富含多种酶的涎液进入口腔，起着润滑口腔黏膜、利于食物咀嚼和吞咽、对食物解毒或杀毒、分解食物、帮助食物消化等作用；二是十二指肠接受被胃分解、磨碎，以及初步消化后的、通过胃壁肌肉的收缩被推送进来的食物，十二指肠蠕动过程中刺激胆囊收缩，排出对食物起着解毒作用以及分解和消化脂肪作用的胆汁，胆汁进入胆总管后顺着胆总管在肝胰壶腹部与胰液汇合，通过十二指肠乳头排入十二指肠降段，而与此同时胰腺细胞受到刺激，分泌含有胰蛋白酶、淀粉酶、升血糖的胰高血糖素以及降血糖的胰岛素等各种消化酶的碱性胰液，胰液进入胰管并顺着胰管在肝胰壶腹部与消化脂肪的胆汁汇合，通过十二指肠乳头排入十二指肠降段；三是十二指肠下段接纳碱性的胆汁和胰液后，与富含胃酸的食物混合，中和胃酸并进一步分解、消化食物内的营养物质，吸收部分液态营养物质如水分或酒精等后，将混合有胃酸、胆汁和胰液并已呈现为乳糜状的有待进一步消化的食物推入小肠。

经过一个晚上的较长时间没有进食，此时脾经还没有完全苏醒并活跃起来，因而此时的脾经功能还较虚弱、需要保养。脾经保养不好的话，将导致脾经对应的一系列器官组织症状或疾病。

经常不吃早餐而体质虚弱者，其脾胃功能较虚弱，机体会刺激腮腺、颌下腺、舌下腺等分泌涎液而发出需要吃早餐的信号，因此脾胃功能虚弱的患者容易在上午时段出现不由自主地流涎、即流口水的现象。流涎病症以喜欢睡懒觉、少吃早餐，或有脾胃疾患的青少年多见，只要改变不良习惯，及时进食养胃的早餐，保养好脾胃功能，就可以减少不由自主地流涎现象，做到不药而愈。

经常吃大量早餐者，尤其是到了巳时（9:00～11:00）还在大吃大喝者，会刺激腮腺、颌下腺、舌下腺等需要经常分泌大量的涎液，久而久之容易造成这些腺体组织细胞肥大、劳累、受损，诱发腮腺或颌下腺炎症，甚至癌症等疾病。

在巳时（9:00～11:00）这个时段，多数人已经吃过早餐，胃里的食物已被分解、消化成乳糜状，并逐渐通过胃幽门进入十二指肠，此时一方面刺激胆囊收缩使得胆汁通过胆总管排入十二指肠，另一方面刺激胰腺组织细胞开始逐渐分泌含有各种消化酶如蛋白酶、淀粉酶、胰岛素等碱性胰液，胰液经胰导管在肝胰壶腹部与消化脂肪的胆汁汇合，共同进入十二指肠下段内去分解、消化各种食物。

如果有人经常在巳时（9:00～11:00）吃进大量的动物蛋白质、高油脂、高碳水化合物（糖或淀粉）等食物，就会刺激胰腺细胞在功能较弱而需要保养时却去大量分泌各种消化酶，久而久之，一方面会引起肥胖、高血脂、脂肪肝、高血糖等富贵病，另一方面长期保养不当、负担沉重的胰腺组织还有可能会发生下述变化：一是部分胰腺细胞会因过度劳累而功能减退，如分泌胰岛素的量减少就会诱发糖尿病等；二是部分胰腺细胞也会因过度劳累而受到伤害，使得细胞变性、坏死，胰液外漏，胰蛋白酶分解腹腔组织或血管等，产生急性胰腺炎的一系列病症；三是部分胰腺组织还会因过度劳累而使得胰腺细胞更新换代速度加快，容易诱发部分胰腺细胞基因变异，导致胰腺癌的发生。

笔者1986年刚参加工作时曾经在医院临床普外科轮转一年。有一天下午收治了一位肥胖的中年男性急性腹痛患者，经检查确诊为急性坏死出血性胰腺炎后施以剖腹探查术，术中发现胰腺组织已有部分坏死，导致胰液外漏流入腹腔，腹腔内的一些肠道组织已经被胰液里的蛋白酶腐蚀、分解、消化，引起多处肠穿孔，导致肠内容物流入腹腔，另外许多肠系膜小血管也被蛋白酶腐蚀、分解、消化，形成血管破口或断裂出血，使得大量的鲜血积存在腹腔里，且出血难以止住。医学大数据统计结果显示，急性坏死出血性胰腺炎的存活率只有50％，即两个患者中只有一个能存活下来。

经向患者及其家属了解了患者的工作情况和生活习惯后才知道，患者是海口市某个大百货公司的总经理级领导，有喝早茶的习惯，且许多生意就是在喝早茶时谈成的，而每次喝早茶时他都喜欢进食大量的、多种类的动物蛋白质、高油脂、高淀粉、高糖等食物，且每次喝早茶持续的时间都比较长，他也因此身材比较肥胖。发病那一天的上午按惯例他又去喝早茶，从早上8点开始，一直到11点才结束，刚回到家就开始腹部剧烈疼痛而赶紧送来医院诊治。经过7个多月的抢救、治疗和精心护理，患者腹壁上的大肠瘘口才终于封闭，总算是捡回一条命，带着满肚子的伤疤和瘦弱的身躯回家疗养。这是一个典型的在脾经较虚弱而需要保养的时间节点、不注意节制饮食而诱发急性胰腺炎发作的案例。

另一个做生意的体型瘦弱的朋友告诉笔者，他已经多次在笔者工作的医院住院治疗了，他调侃自己只有在家里早餐喝稀饭的命，因为他只要到外面去喝早茶，他的慢性胰腺炎就会复发。这是又一个典型的案例，再一次告诉我们在脾经较虚弱而需要保养时，尤其是已经有过胰腺炎疾病的患者，更要注意节制饮食，不能大吃大喝，以免诱发慢性胰腺炎的复发。

胃经、脾经相表里，胃经的功能出了问题，也会诱导脾经方面的疾病。如不吃或少吃早餐者容易诱发胃炎、胃溃疡、胆结石等疾病，导致体型消瘦，而一旦某天突然改变少吃早餐的规律而进食了较油腻的丰盛早餐，则既有可能会刺激胃炎加重引起胃绞痛、呕吐等症状，也有可能会刺激胰腺突然大量分泌胰液而诱发急性胰腺炎的发生。数年前，笔者认识多年的一位广东某著名医院的全国有名的西医健康管理大咖，才几个月不见，就比原来消瘦了不少，一问才知道，她平时早餐吃得较少、较清淡，却在端午节前夕的早餐时吃了一个朋友送的好吃的、多肉的、较油腻的广东大粽子，结果上午就突发了急性胰腺炎。

辰时和巳时脾胃脏腑功能较虚弱，所以早餐既不能不吃，也不能吃得太多，经常在辰时和巳时大吃大喝者，容易加重脾胃功能负担，诱发脾胃器官组织疾病如胃炎、胃溃疡、急性胰腺炎，甚至胃癌、胰腺癌等病症。笔者所在海南岛的某位西医健康管理工作者，平时比较排斥中医，经常大力宣传早餐好就是早餐吃得像皇帝等西方传过来的养生理念，并以身作则地每天吃大量的、多种类的早餐，结果某天上午在进食了丰盛的早餐后就突发急性胰腺炎。

所以糖尿病、胰腺炎、胰腺癌等脾经疾病多发生于进食早餐较丰盛者，尤其是经常有喝早茶习惯者，目前这个群体以做生意的、较肥胖的老板居多，这提示生意成功者在有钱、有闲的时候，要注意健康的生活方式，要注意在脾经需要保养的巳时、即9:00～11:00时段，以中医理论来科学地管住嘴，以免吃出糖尿病、胰腺炎、胰腺癌等富贵病，甚至吃掉宝贵的生命。

五行相生理论告诉我们，火生土，即在属火的南方地区如果人们不注意保养属土的脾经和胃经，也很容易诱发属土的脾胃系统方面的疾病，比如上述的南方地区有喝早茶习惯的人们容易发生属土的脾经疾病如肥胖、高血脂、高血糖、脂肪肝、糖尿病，以及急性或慢性胰腺炎等。

（3）胃经和脾经相表里

胃经、脾经相表里，所以在辰时和巳时、即上午7:00～11:00两个时辰内为脾脏和胃腑功能较虚弱而需要保养之时。

《黄帝内经》理论指出：肾是先天之本，胃是后天之本；胃经、脾经相表里。在先天肾功能较好的前提下，再养好出生后的脾脏和胃腑功能，就有可能健康长寿。养好脾胃功能的关键是在脾胃脏腑功能较虚弱时吃对的东西、做对的事，所以在辰时和巳时、即上午 7:00 ～ 11:00 时间段我们要注意以下几个方面。

一是吃对饮食

《黄帝内经》理论指出脾胃五行属土，木克土，所以在辰时和巳时尽量少吃五行属木的食物，如牛肉、羊肉、绿豆粥、绿色蔬菜、酸奶、绿茶等饮食。

《黄帝内经》理论指出脾胃五行属土，火生土，所以在辰时和巳时可以适当选择五行属火的以及属土的食物，如面条、面包、面饼、包子、馒头、窝窝头、玉米、小米粥、红豆粥、五谷杂粮粥、凤爪、猪肚、黄豆浆、红茶等饮食。

在早餐选择上述饮食时，五行属水的较冷的北方地区可以选择热性的面食类食物为主，而五行属火的较热的南方地区可以选择凉性的米粉类食物为主。

《黄帝内经》理论指出脾胃五行属土，土克水，土克水也象征着缺水，所以在辰时和巳时可以适当选择五行属水的食物，如黑米粥、黑芝麻糊、黑豆浆、普洱茶、黑茶等饮食。

《黄帝内经》理论指出脾胃五行属土，土生金、实则泻其子、金泻土，所以脾胃湿气较重者，尤其是五行属火的较热的南方地区的人们，在辰时和巳时可以适当选择五行属金的食物，如米粉、白粥、米糕、淮山薏米糕、菊花茶、茉莉花茶等饮食。

二是少久坐

经过了一个晚上的休息，辰时和巳时是阳气较足、各种动物们充满活力的时间段，自然界的大多数动物此时都在野外活动，吃草的动物在吃草，吃肉的动物在捕猎，鸟儿在空中飞翔，鱼儿在水中跳跃，人类也在此时段体力充沛，适宜走动，不宜静坐不动。《黄帝内经》理论指出久坐伤脾肌，辰时和巳时为脾胃脏腑功能较虚弱之时，经常在此时段坐久了，会进一步加重脾胃功能负担，一方面容易导致脾胃湿气加重，造成积食不化等病症，另一方面容易引起肌肉功能减弱，诱发肌萎缩、肌无力、肌劳损等病症。

三是少过度思虑或说话

辰时和巳时为脾胃脏腑功能较虚弱之时，在此时间段，心脏一方面供应血液给胃肠道，促进胃肠道对早餐食物的消化和吸收，另一方面供应血液给肢体肌肉，让人们从事积极的活动。由于大脑神经系统会消耗掉全身四分之一至三分之一的血氧含量，如果经常在此时段从事脑力活动，如深度思考问题，或长时间地高谈阔论，将会使得心脏血流量进一步向大脑分流，久而久之容易产生几个方面的不利后果：一方面会使得心脏过于疲惫而容易诱发心脑血管系统疾病如突发脑梗死、心肌梗死等，这一点既对应于木生火、木虚则火弱理论，即五行属木的大脑神经组织负担过重会导致五行属火的心血管组织功能减弱，也对应于五行理论里的土泻火理论，即在五行属土的脾胃脏腑功能较虚弱的时间段里做了伤害脾胃脏腑功能的事，容易进一步削弱五行属火的心脑血管系统功能，诱发心脑血管系统疾病；另一方面因大脑神经组织供血量增加而导致胃肠道供血量减少，容易伤害到脾胃脏腑器官组织的正常功能，导致厌食、消瘦、萎缩性胃炎、胆结石、胃十二指肠溃疡，甚至胃癌等病症的发生，这一点完全符合《黄帝内经》理论中的木克土和久思伤脾胃理论，即五行属木的大脑神经组织负担加重，会导致五行属土的脾胃脏腑器官组织受到伤害；再一方面当脾胃功能出了问题，如出现厌食、萎缩性胃炎、中气不足、消瘦等病症时，患者不但会出现说话有气无力、寡言等现象，还会反过来影响心脑血管系统功能，使得大脑供血不足，而出现头晕、头痛、抑郁、焦虑等病症，这一点符合五行补虚泻实理论中的土泻火理论。

五行理论告诉我们，土行人的一个典型行为特点是好说，所以五行属土的土行人要注意，在辰时和巳时应少过度思考问题，少高谈阔论。这一点对于上午要长时间做报告、做讲座或在大会发言、辩论者，也应引起注意。

（4）胃经相关疾病

胃经相关疾病主要有下述几类。

胃炎

胃炎主要有下列几个表现形式：一是浅表性胃炎与经常吃烧烤、煎炸、腌熏、麻辣、烈酒等刺激性食物以及幽门螺杆菌感染等因素有关，早餐过多者也容易患此类疾病，患者常感觉胃疼，进食后加重；二是萎缩性胃炎与营养缺乏、不吃早餐、饮食不规律等因素有关，患者不思饮食、进食少、乏力、消瘦；三是胆汁反流性胃炎与营养不良、不吃早餐或长时间空腹等因素有关，由胆汁不顺流入小肠却返流入胃、碱性的胆汁腐蚀胃壁黏膜而引起，常合并有萎缩性胃炎，患者多表现为胃痛、不思饮食、消瘦，胃痛以饥饿时更明显。

胃幽门螺杆菌阳性

胃幽门螺杆菌是革兰氏染色阴性杆菌，适宜在寒冷的和酸性浓度较高的环境中生存和繁殖，所以胃幽门螺杆菌阳性患者多见于空腹时间较长而导致胃酸浓聚、胃较虚寒者，尤其是在胃经较虚寒的辰时却长期不吃早餐者阳性率更高。

预防胃幽门螺杆菌阳性的主要措施是早晨喝温水、适量进食不伤脾胃脏腑组织的温热早餐。

厌食症

除了肝脏或胃等器官组织的器质性疾病如肝炎、胃癌等因素引起之外，厌食症多发于长时间营养不良或禁食的人，如极度饥饿人群、过度减肥者或长时间辟谷者等，这些人产生厌食症的原因有以下几方面：一是其口腔、食管等消化道黏膜细胞分泌黏液逐日减少，消化道壁的平滑肌功能逐日减弱，恢复进食时难以将食物润滑地向下输送；二是其唾液及唾液酶的分泌逐日减少，对食物的味道没有感觉，不想吃东西；三是其胃酸分泌逐日减少，容易诱发萎缩性胃炎，进食后因食物难以消化而引起胃部不适，也不想吃东西；四是其胆汁和胰液的分泌也逐日减少，各种消化酶严重缺失，进食后容易因食物不消化或不耐受而诱发肠梗阻或腹泻等病症，也不愿意进食。

严重厌食症患者将因极度消瘦、各器官功能衰竭而危及生命。在给厌食症患者或长时间辟谷者恢复进食时应该先给予容易消化的、加了适量蜂蜜或黄糖的小米粥或白米粥，正常进食几餐后并判断已经逐渐恢复了元气后，再逐渐增加其他营养物质。

胃出血

胃出血多发于下述几种状况：一是多发于患者已有胃炎、胃溃疡却饮食不规律、暴饮暴食，或食物忽冷忽热等状况下，胃壁因突然剧烈扩张或扩张后又用力或急速收缩而撕裂胃壁血管所导致；二是长期口服激素类药品或阿司匹林片等抗凝血药物的患者也容易有胃出血；三是胃息肉或胃癌组织血管破裂也容易导致胃出血。胃出血患者多表现为胃痛、黑便、面黄、消瘦、贫血，严重者有呕血。

胃下垂

胃下垂多发于进食后，尤其是吃了大量早餐后马上投入工作，甚至干重体力活或跑步的群体，此时血液没办法向胃肠道集中，胃部缺血，胃壁肌肉无力磨碎、运送食物。胃下垂群体以上午干重体力活的工农兵，尤其是吃完早餐就野营拉练的部队战士多见，患者常有呃逆、胃痛、腹胀、消化不良等表现。

胃、十二指肠溃疡

已经有了胃炎的患者仍然经常过着饮食不规律的生活，如吃早餐过多（过多食物将胃壁撑裂）或不吃早餐（胃酸过浓腐蚀胃壁）者、不按时进食并暴饮暴食者、常在空腹时吃较酸的食物、常吃伤害胃黏膜的刺激性食物或药物者等，容易得胃溃疡病，患者表现为经常胃部隐隐作痛、呕吐、返酸等症状，胃痛症状在餐后更明显。体质虚弱或天气变凉而导致胃虚寒时容易发作胃痛症状。

十二指肠溃疡与不吃早餐或长时间空腹等因素诱发过浓的胃酸腐蚀十二指肠壁有关，患者表现为空腹饥饿时腹痛更明显，好发于因天气变凉而产生胃虚寒的深秋至早春等寒凉季节。因十二指肠溃疡而腹痛发作时，适当喝点水或吃点东西，尤其是吃点碱性饼干，中和或稀释胃酸，即可缓解腹痛症状。

胃癌

胃癌在全世界的恶性肿瘤发病率中排第四位，而在中国的恶性肿瘤发病率中，胃癌却曾经排名第一，尤其是中原地区发病率最高。上述所有的导致胃病的状况都有可能诱发胃癌，其主要诱发因素为：一是早餐过多或不吃早餐；二是进食无定时或暴饮暴食；三是长期好吃烧烤、煎炸、腌熏、麻辣、烈酒等刺激性食物。胃癌发作时上述所有的胃病的症状都有可能出现，以持续胃痛、黑便、厌食、乏力、面黄、消瘦等为主要表现。

（5）胃经相关疾病的预防

预防胃经相关的疾病应注意下述几个方面。

吃对早餐

早餐时间段、即辰时（7:00～9:00）是属于胃经的功能较虚弱而容易受到伤害的时候，经常不吃早餐的话，积聚在胃里的浓浓的胃酸容易腐蚀、伤害胃壁引起萎缩性胃炎、胃溃疡、胃出血、胃癌等，还容易引起胆囊结石、胆汁反流性胃炎等疾病。吃多了早餐或吃得不对也会伤胃而诱发胃下垂、胃炎、胃出血、胃溃疡、胃癌等病症。所以在当代营养物质较丰盛、选择品种比较多的年代，吃对早餐对胃的保养意义重大。

吃对的量

中等体力活动的人群早餐应以一个鸡蛋、一杯牛奶或豆浆（250毫升）、二两面（或粉、馒头、面包等食物）或等量的其他易消化食物为主。

上午要干重体力活的人群早餐可以选择两个鸡蛋、一杯牛奶或豆浆（250毫升）、三两面（或粉、馒头、面包等食物）或等量的其他易消化食物为主。在上午10点左右再适当增加一次二两左右的以淀粉为主的食物。

吃对的品种

早餐应以温热、精细、易于消化的食物为主。如在寒冷的北方可以用面食、馒头、八宝粥等温胃的、易于消化的食物作为早餐主要品种，而在湿热的南方可以选择米粉、白米粥、绿豆粥、薏米粥、黑芝麻糊等祛湿的、易于消化的食物当早餐。具体到个人则要把握脾胃虚寒者按北方人吃法、脾胃湿热重者按南方人吃法的原则。实在来不及吃早餐者，也要尽量喝点温热开水、热糖水、热豆浆、热的甜咖啡，或几块饼干、蛋糕等，以减少寒冷的浓胃酸对胃的伤害。

少吃错的品种

早餐时尽量少吃难以消化的各种禽畜肉类、煎炸腌熏食物、油炒隔夜饭、绿叶蔬菜、酸味水果等食物，这些食物需要胃组织去磨碎、分解和消化，容易加重胃的负担，此时的胃组织需要大量的血液补给能量，而一旦人们在早餐后干重体力活或思考问题等导致血液大量分流到肌肉或大脑里，就会因胃缺血使得上述食物长久停留在胃里，对胃组织造成伤害（胃炎、胃下垂、胃溃疡、胃癌）；早餐吃了麻辣、煎炸、烧烤等热性食物后又马上喝冰冻酸奶、雪糕，或冰水等，会导致胃壁急剧扩张后又迅速收缩，容易撕断胃壁血管，诱发急性胃大出血；另外绿色蔬菜、酸味水果、酸奶、牛羊肉以及各种茶类，尤其是绿茶等食物五行属木，木克土，属木的食物容易伤害到五行属土的胃，所以早晨尽量不要吃这些属木的食物。

定时进餐，不暴饮暴食

一日三餐要适当定时，间隔时间较长进食会导致胃酸浓聚，加重胃炎、胃溃疡症状，而暴饮暴食又容易导致胃壁极致扩张，使得胃壁黏膜撕裂甚至胃壁血管断裂，导致胃大出血等，久而久之也容易诱发胃癌的发生。

预防幽门螺杆菌感染

幽门螺旋杆菌主要分布在胃黏膜组织中，67%～80%的胃溃疡和95%的十二指肠溃疡是由幽门螺旋杆菌引起的，在对胃癌组织做病理活检时发现幽门螺杆菌阳性率高达90%以上。幽门螺旋杆菌是一种革兰氏阴性杆菌，对生长繁殖的条件要求十分苛刻，在强酸的环境下容易繁殖。

西医目前对胃幽门螺杆菌阳性的治疗方案在国外是三联用药，即两种抗生素加一种酸碱平衡的药物，在国内则是四联用药，即两种抗生素加一种酸碱平衡的药物和一种保护胃黏膜的药物，一般连用两周以上，基本上多数人能转阴性，但是部分人在用药过程中有可能出现药物过敏、胃病加重、肝功能损害或肾功能损害等不良后果。

由于胃幽门螺杆菌是革兰氏阴性杆菌，在胃酸较浓及胃较虚寒时生长、繁殖活跃，所以根据幽门螺杆菌在胃里的这些特点，当体检发现胃幽门螺杆菌阳性时，我们可以通过下述养生的方法使得幽门螺杆菌逐渐转为阴性：一是清晨起床即喝一杯温开水，稀释胃酸，而后适度进食温热、不伤胃的早餐，破坏幽门螺杆菌繁殖的土壤，降低幽门螺杆菌的活力以及减少其繁殖的数量，使得幽门螺杆菌逐渐减少并最终转为阴性，坚持下去并养成习惯，就可以不再复发；二是不暴饮暴食，少喝酒，减少胃壁黏膜的损伤，同时多吃养胃食物如红枣、桂圆、红糖、党参、小米粥、猪肚、黄鳝、黄芪石斛茶等，增强胃功能修复能力；三是适当服用复合维生素 B 族等保健品，及时修复胃壁黏膜的损伤，使得胃幽门螺杆菌没有空子可钻。

凡事想开，心情舒畅

中医五行理论指出久虑伤脾胃，即考虑问题太久会影响食欲，导致进食没有胃口，久而久之胃功能就会受到伤害。所以凡事不要太计较，保持愉快的心情去积极应对，天塌下来有高个子顶，解决问题的办法总比困难多。

适度运动

中医五行理论指出久坐伤脾肌，坐久了容易消化不良，导致脾胃湿气积聚，引起一系列的现代富贵病，如积食不化、将军肚、肌无力、废用性肌萎缩等。适当运动不但可以帮助深呼吸、出汗、排尿等排毒过程，还可以促进胃肠蠕动，祛除脾胃湿气，预防肌肉萎缩或伤害。

（6）富贵病的预防

富贵病的主要原因是进食各种食物过多后，其营养物质经机体分解、消化、吸收并储存过多而引起。

西医理论将营养物质的消化和吸收过程归结于消化系统，尤其是胰腺分泌的各种消化酶（蛋白酶、淀粉酶等）起着主要作用，而中医养生理论将营养物质的消化、吸收等功能归纳为脾脏的范畴，高血糖、高甘油三酯、脂肪肝、肥胖、糖尿病等因营养过剩而引起的富贵病就是典型的与西医的胰腺、也就是中医的脾脏有关的疾病，所以我们将中医脏腑里的脾脏对应于西医的胰腺、腮腺、颌下腺等器官组织来阐述就容易理解了。

富贵病产生原因

高血糖、高甘油三酯、脂肪肝、肥胖、糖尿病等疾病基本上都是由于吃得过多、营养过剩、储存过多等原因引起，所以人们也将这类营养不均衡产生的疾病称为富贵病。

营养过剩主要由三方面原因所引起：一方面也是主要的原因，是由于碳水化合物摄入过多，即蔗糖（冰糖、白砂糖、红糖、黑糖以及果糖等）和淀粉（面食、大米饭、高粱、红薯、土豆、淮山、玉米、薏米以及各种豆类等）摄入过多；二方面是油脂等营养物质摄入过多；三方面是因运动量少、营养物质转化成的能量消耗过少。

进食的各种糖类能直接被人类消化道黏膜吸收入血，而各种淀粉进入十二指肠后，经过胰腺分泌的淀粉酶的催化作用转化为糖，随即被吸收进入血液。糖进入血液后根据身体的需要燃烧释放出能量（1克糖约释放出4个卡路里热量），没有燃烧而剩余糖的一部分存在血管里维持高血糖水平，一部分以糖原的形式储存在肝脏里和肌肉组织内，大多数过多的糖类则直接转化为甘油三酯储存。进食的油脂被胆汁分解、代谢，进入血液后根据身体的需要燃烧释放出能量（1克油脂约释放出9个卡路里热量），没有燃烧而剩余的油脂转化为胆固醇、甘油三酯等物质储存。

人体是一个可以自动调节、储存营养物质的机体，可是当储存的糖原量、油脂量超出身体能量代谢所需时，除了引起血糖浓度过高导致高血糖或糖尿病之外，过剩的糖原、油脂还会转化为甘油三酯储存，其储存方式依不同的储存部位而有所区别，继而诱发不同的病症：储存在血管里产生高甘油三酯血症；储存在血管壁引起动脉粥样硬化或动脉壁斑块形成；储存在肝脏细胞内形成脂肪肝；储存在腹腔内引起腰围过大的现象称为体内脂肪过多；储存在肌肉组织间或皮下则变成肥胖。过多的营养物质储存还容易导致因血管壁狭窄而诱发的高血压、头痛、帕金森综合征、脚趾头坏死、脑中风、心肌梗死等疾病。

人体是一个可以自动调节、回收营养物质的机体，肾脏等泌尿系统会将尿液中的血糖、蛋白质等全部回收，而一旦肾脏功能有问题而无法回收全部的尿中血糖时，小便中就会出现尿糖阳性的检查结果，即可以确诊为糖尿病。所以中医理论体系认为糖尿病主要是因为肾虚而引起，因此在预防和治疗糖尿病时，强调以滋补肾阴为主，控制相关的营养摄入为辅。

人体是一个可以自动调节、排除体内毒素的机体，即人体会通过大便、小便、出汗、呼吸、吐痰、鼻涕、眼泪、嗳气、放屁等各种方式将所进食的营养物质经过消化、代谢后所产生的毒素以及其他各种原因产生的毒素等排出体外，而一旦产生的毒素太多、需要排出的毒素超出了人体排毒的能力，多余的毒素就会储存在体内，引起痛风、关节炎、脑中风、心肌梗死等疾病。

综上所述，导致富贵病高发的主要原因是碳水化合物进食过多，次要原因是油脂、蛋白质等营养物质进食过多，再次是各种营养物质或毒素储存过多。上述几方面如果不加以控制或扭转，就会逐渐引起高血糖、高甘油三酯、高胆固醇、脂肪肝、肥胖、动脉粥样硬化、高血压、糖尿病、痛风等疾病，最终容易发展成各类炎症或各种肿瘤病变，甚至突发脑中风或心肌梗死等严重病症。

富贵病高发群体

《黄帝内经》里的五行理论指出脾胃是后天之本、脾胃的五行属土，土行人相对应于其他属性人来说，其脾胃脏腑更容易出问题、更需要好好保养，所以土行人特别喜欢吃五行属土或属火的养脾胃的食物，如糖类饮食、各种红黄色的淀粉类食物、大鱼大肉和禽畜内脏等食物，而不太喜欢吃五行属木（木克土）的食物，其结果就是土行人中肥胖者特别多，而一旦发现土行人是比较瘦弱的，就要小心其脾胃脏腑有较严重的问题，如胃炎、胃溃疡、胰腺炎、糖尿病等。

富贵病患者主要集中在有以下几类不良生活习惯的人群中。

一是不但高蛋白质类食物吃得较多、淀粉类食物也吃得较多者，尤其是五行属土的土行人，且经常应酬较多者。

二是经常吃营养物质丰盛的粤式早茶者，尤其是经常在早茶桌上谈判生意者。

三是喜欢吃甜食、甜饮料、淀粉类食物等而不加节制者。

四是曾经因为能量消耗较多（如工农兵或渔民等）而吃淀粉类食物较多者，现在虽然能量消耗较少、但却一直保留了吃较多淀粉类食物的习惯者。

五是晚上不需要消耗太多能量、且晚餐大鱼大肉和各种菜肴已经吃得比较多、比较饱了，却仍然习惯性地还要吃一些米饭或面食者。

六是经历过经济困难时期考验的、曾经为温饱问题而焦虑的年长者，尤其是保持了勤俭节约的老同志，在现代经济状况好转、各种营养物质丰盛的年代，许多年长者虽然肚子吃饱了，但因舍不得浪费粮食，而经常会将剩余的以淀粉为主的主食类食物尽可能吃完者，久而久之就产生了上述富贵病。

七是特别受长辈疼爱的，或比较听勤俭节约的长辈教诲的青少年，在长辈的粒粒皆辛苦理念敦促下，经常会将剩余的、过多的淀粉类食物或蛋白质等营养物质吃完，容易长成小胖子。

八是经常过多进食垃圾食品，尤其是异香味较重的垃圾食品（如烧烤、煎炸食物等），导致体内毒素蓄积较多者。

九是经常运动较少、喝水较少、出汗较少、排尿较少、深呼吸较少、不及时排大便者，一方面能量消耗较少，另一方面体内毒素蓄积较多，容易产生富贵病。

十是生活在北方等寒冷地带的人们需要的热量较多，尤其是入冬季节更需要储存能量，且平时也喜欢吃热量较高的面食，加上休息时间较长，消耗较少，所以北方省份的胖子和富贵病患者较南方多得多。

富贵病的预防要点

综上所述我们知道，引起高血糖、高甘油三酯、脂肪肝、肥胖、脑中风、糖尿病、痛风等主要原因是由于营养食物吃得过多、能量消耗太少、营养物质过剩、毒素积累太多、脂肪储存堆积等，所以预防的重点就是应该按需摄取食物、避免营养堆积、少吃垃圾食品、积极排除毒素等。

《黄帝内经》里的子午流注理论指出胃经与脾经相表里，食物的消化吸收依靠脾胃脏腑起作用，胃经在辰时（7点至9点）较虚弱而需要保养，脾经在上午巳时（9点至11点）较虚弱而需要保养，所以在辰时和巳时、即从早上7点到上午11点时段没有保护好脾胃脏腑的人，容易诱发一系列脾胃脏腑疾病。

我们应从以下几方面来养成良好的生活习惯，保养脾胃脏腑功能，预防富贵病的发生，尤其是五行属土的土行人更应该引起重视。

吃对早餐

《黄帝内经》里的"子午经络流注"理论指出，在辰时和巳时，即从早上7点到上午11点，是胃经和脾经较虚弱而需要保养的时段，而这个时段也正是人类已经养成了几千年的进食早餐的习惯，所以吃对早餐对脾胃的保养意义尤为重要。我们应该从下述几方面加以注意、吃对早餐。

一是早餐别吃得太多、太杂、太油腻：经常在早餐吃得太多、太杂、太油腻的话，一方面容易伤害到胃组织，引起胃下垂、胃炎、胃溃疡、胃出血，甚至胃癌等疾病，另一方面会刺激胰腺分泌大量的不同的消化酶来消化食物，久而久之容易使得胰腺疲劳、胰岛素分泌减少，高血糖、高甘油三酯、脂肪肝、肥胖等疾病就产生了，再一方面胰腺经常疲劳的状况下容易诱发急性胰腺炎或慢性胰腺炎复发，而在胰腺组织的修复过程中又有可能诱发胰腺癌。笔者就认识一位海南的健康管理工作者，近几年在言传身教、大力倡导早餐吃得像皇帝、中餐吃得像大臣、晚餐吃得像乞丐等不正确的养生理念过程中患了急性胰腺炎，这就提醒我们一定要加强对中医养生理论的学习，树立起中西医相结合的正确的养生观念。

二是早餐别吃得太晚：早上7点至9点是吃早餐的最佳时间段，这个时候吃早餐，不但对胃有益处（详见前文对胃经相关疾病的预防），也可以逐渐激活胰腺组织分泌胰液等帮助消化。上午9点至11点属于脾经较虚弱而需要保养的时候，如果这个时候才吃早餐的话，一方面会导致胰腺突如其来地需要分泌大量的消化酶来帮助食物消化，久而久之容易诱发急性胰腺炎，或慢性胰腺炎复发等疾病，另一方面早上7点至9点属于胃组织最容易受到伤害的时候，早餐吃得晚的话，早餐前积聚在胃里的浓浓的胃酸容易腐蚀、伤害胃壁引起幽门螺杆菌阳性、萎缩性胃炎、胆汁反流性胃炎、十二指肠溃疡、胃溃疡、胃出血、胃癌等疾病。

三是早餐要吃得精细：早餐应以温热、精细、易于消化等食物为主，具体到个人则要把握住脾胃虚寒者按北方人吃法、脾胃湿热重者按南方人吃法的原则，如寒冷的北方可以用面食、馒头、八宝粥等温胃的食物作为早餐主要品种，而在湿热的南方可以选择米粉、白米粥、绿豆粥、薏米粥、黑芝麻糊等祛湿的食物当早餐。这样的食物一进到胃里就会成稀散的糊状，不需要劳累胃组织去大力搅拌和分解，且容易被胃推送到小肠里，所以对胃组织没有大的伤害。如果实在来不及吃早餐者，也要尽量喝点温热开水、热糖水、热豆浆、热的甜咖啡，或简单的几块饼干、蛋糕等，以减少浓胃酸对胃的伤害。

综上所述，早餐应以淀粉类食物为主，且摄取全天所需碳水化合物的一半就可以了。

吃对中餐

健康养生饮食应该提倡早餐精、中餐饱、晚餐少，中餐饱的饱字是由食字旁加上包字组成，意思是中餐应该将人体一天所需的均衡营养充分摄取齐全，所以中餐应该是补充人类身体健康所需营养的最重要的一餐。

吃对中餐应该从两方面加以考虑：一方面体型较肥胖者或脾胃湿气较重者，尤其是已经有高血糖、高甘油三酯、脂肪肝、肥胖、糖尿病者且五行属土者，应该多进食五行属木（木克土）或属金（土生金、金泻土）的食物，如少量牛羊肉或虾蟹等长毛类或带壳类动物蛋白质食物，或含热量相对较少的大米、粉类、淮山、薏苡仁等淀粉类食物，以及各种绿色和白色蔬菜、含糖较少的酸香味水果等；另一方面体质较瘦弱、脾胃较虚寒者应该多进食五行属土或属火（火生土）的食物，如各种禽畜肉类或内脏类蛋白质、各类红色或黄色五谷杂粮类食物，以及各种红黄色的甜味的蔬菜和水果等。

综上所述，中餐应以摄取全天所需营养中的动物蛋白质的一半、油脂的一半、碳水化合物的一半、各种纤维素的一半（且以可溶于水纤维素为主），以及餐后水果等。有富贵病症状者，中餐摄取全天所需碳水化合物的一半以内就可以了，有糖尿病或过于肥胖者，还应适当减少各类甜食和淀粉的摄入量。

吃对晚餐

现代人，尤其是城市里的人，由于其生活和工作方式的原因，多数人将晚餐定为主餐，在晚餐时会进食比较多的各类营养物质，而其中许多人晚餐后看看电视，或聊聊天后就休息了，就不会消耗太多的能量。可是这些人在晚餐时如果进食了较多的甜食或淀粉的话，消化、吸收进入血管里却燃烧不掉的一部分糖就会储存在血管里，导致高血糖，甚至糖尿病，而大多数剩余的糖会转化为甘油三酯储存在各类组织中，导致高甘油三酯、脂肪肝、肥胖等症状或疾病。所以当晚餐的餐桌上营养物质丰盛时应尽量少吃碳水化合物，尤其是不要吃加了糖的淀粉类食物，以及甜的饮料或水果。

建议晚餐应以摄取全天所需营养中的动物蛋白质的一半、油脂的一半、各种纤维素的一半（且以不溶于水纤维素为主），以及餐后不甜的水果的一半等。因晚餐未吃淀粉而睡前觉得肚子饿的人，可于睡前一小时左右适当进食自己手掌能够一把握住的干果量，如花生米、杏仁、核桃等，这类食物含淀粉不多，却含有较多的不饱和脂肪酸，对心脑血管健康有益，有利于促进睡眠。有糖尿病或过于肥胖者，晚餐应杜绝摄入各类甜食和各种淀粉类食物。

少吃含糖饮食

现代医学大数据统计结果显示，肥胖人群最多的国家是中国，而发病率最高的国家是美国。为了控制肥胖，美国食品业在大众食物中减少了脂肪的含量，推出了许多无脂或低脂食物，如无脂牛肉饼、无脂牛奶等，却很少限制糖的摄入，满大街都是甜腻的冰淇淋、甜甜圈、香甜咖啡等含糖量极高的食品。在缺乏油脂摄入而导致能量不够的状况下，人们就会下意识地选择大量的含糖甜味食物或淀粉类食物（如汉堡包等）来弥补身体所需要的热量，其结果就是直接导致美国肥胖人群发生率居高不下，却带动了减肥医药企业和其他减肥产业的迅猛发展。

其实油脂被吃进体内后较少直接变成身体的脂肪储存，只有过多的淀粉类食物和糖等才会转化为脂肪储存，所以导致肥胖的首要原因就是含糖类食物或淀粉类食物吃得太多。所以平时要少喝含糖饮料（可乐、雪碧、甜橙汁等）、少拿甜食、淀粉类食品当零食或小吃，尤其是晚上更要少吃这些含糖多的食物。

另外餐后也要少吃垃圾食品如烧烤、煎炸食物等，避免营养过剩以及体内毒素蓄积过多。

适当服用养脾胃的中、西医保健品

对于五行属土的土行人或脾胃系统有虚寒等不适症状者，平时可以多选择五行属土的裸皮类优质蛋白质如黄鳝、鱿鱼、墨鱼以及动物胃、肚或瘦肉等补益脾胃，也可以选择五行属土的黄色食物如小米、土豆、大豆、南瓜等，还可以选择五行属土的甜味食物如黄糖、桂圆、芒果等。另外滋养脾胃的保健中草药有红枣、人参、党参、黄芪、甘草、桂圆、蜂蜜、石斛等，对五行属土的脾胃系统有较强的养胃生津、补脾益气的作用，也可以经常用来煲汤。而对于已有富贵病者，则要少选，或适当选用上述食物。

保养脾胃的西医保健品主要是复合维生素 B 族等，经常大吃大喝、劳累过度、作息不当者，容易因缺乏复合维生素 B 族而出现相关的富贵病症状，如口腔溃疡、皮肤炎症、肋间神经炎、手指末梢麻木、胃肠道黏膜炎症等，当出现这些问题时都可以适当补充维生素 B 族。由于维生素 B 族是水溶性维生素，当机体有不适症状时可以较大剂量服用，服用时多喝点水，维生素 B 族就可以被迅速吸收进入血液发挥作用，残余的维生素 B 族则主要随尿液排出，不会引起蓄积性中毒，所以在身体出现不适状况时可以超剂量服用维生素 B 族，等症状改善后再恢复维持正常剂量服用。

凡事想开，心情舒畅

《黄帝内经》理论指出久思伤脾胃，即考虑问题太久会影响脾胃对食物的正常摄取，具体表现在两方面：一方面有些人会产生消化功能减弱、积食不化、缺乏食欲、进食没有胃口等问题，久而久之导致胃功能受到伤害引起体质瘦弱；另一方面有些人会暴饮暴食，快速增肥，引起高血糖、高甘油三酯、脂肪肝、肥胖等疾病。所以凡事想开，保持心情舒畅可以预防脾胃问题的出现。

适度运动

运动方式多种多样，基本上可以归纳为有氧运动和无氧运动两种类型。

有氧运动是指每次能持续半小时以上，伴随着多喝水、多排尿、深呼吸、全身适当出汗而无乏力、心慌、气喘等表现，并还能够继续坚持做一段时间的运动，如唱歌、跳舞、太极拳等。

无氧运动是指短时间内的较剧烈的运动，导致大量出汗并心跳急剧加速、气喘吁吁等，让人难以坚持下去而必须停下来休息。如短跑冲刺、足球比赛、羽毛球比赛等。

《黄帝内经》理论指出久坐伤脾胃，即坐久了容易导致脾胃脏腑功能受到伤害，具体表现在两方面：一方面导致脾胃蠕动欠佳、湿气积聚，消化不良，引起一系列的现代富贵病；另一方面储存的高血糖、脂肪堆积等能量无法通过适度运动方式充分燃烧利用，久而久之就导致了高血糖、高甘油三酯、脂肪肝、肥胖等疾病的发生；再一方面脾主肌，久坐不运动者容易造成肌无力或肌肉废用性萎缩等病症。所以适当运动可以预防这些问题的出现。

《黄帝内经》理论指出脾主肌，五行属土的脾胃脏腑健康者肌肉较有力量，所以多数脾胃健康的土行人比较喜欢肌肉力量型的运动方式，如打高尔夫、打篮球、摔跤等，但对于这些运动都应该把握住度、适可而止，且应该在餐后 1 ～ 2 个小时后才开始，以免影响脾胃脏腑对食物的消化和吸收等功能，不利于身体健康。

积极排毒

如前所述，人体会自动排除体内毒素，即人体会通过各种方式将所进食的营养物质消化、吸收、代谢后产生的毒素以及其他各种原因产生的毒素排出体外，而一旦需要排出的毒素超出了人体排毒的能力，多余的毒素就会储存在体内，引起痛风等疾病，并进一步加重高血糖、高甘油三酯、脂肪肝、肥胖等状况。所以我们应该养成良好的生活习惯，通过有规律的正常的大便、小便、适当运动出汗、深呼吸、上下通气等各种方式将体内毒素及时地排出体外。

综上所述，在现代经济不断发展、人民生活水平越来越高、物质越来越丰盛的年代，营养过剩，尤其是淀粉类食物或含糖类食物进食过多所导致的富贵病，已经成为了现代各种慢性疾病高发的主要原因之一。没有健康就没有小康，而有了小康就更要注重健康。所以平时无论在家吃饭还是在外聚餐，都要从两个方面加以注意：一方面应该让餐桌上的食物少而精，尽量少做、少要、少吃一点，既可减少富贵病发病率，又可避免浪费粮食；另一方面对于餐桌上少许剩余的淀粉类食物或含糖类食物要看淡一些，应倡导尽量不要浪费粮食，更不要浪费健康资源的理念，为了不浪费少许粮食而无形中伤害了身体，导致需要花费更多的钱去医治富贵病，就得不偿失了。

现代医学大数据统计结果显示，中国人，尤其是中原地域的人群（如河南林县）胃癌发病率较高，这与古中医的"五行养生"理论高度吻合。在《黄帝内经》里的五行理论中指出，中、黄色、胃等五行属土，这正好对应于黄皮肤的中国人，尤其是中原地域的人群胃癌高发。所以中国人，尤其是五行属土的土行人更要注意对胃的保养。

当代中国经济快速发展时期，各类人群，尤其是五行属土的土行人，要特别注重预防高血糖、高甘油三酯、脂肪肝、肥胖、脑中风等富贵病的发生。

4. 午时和未时作息规律及对心脏、小肠腑的保养

午时为中午 11:00 ～ 13:00，古称日中，属于脏器里的心经流注于此时刻。中医的心经主要对应于心脏组织的各项功能。

未时为午后 13:00 ～ 15:00，古称日昳（dié），属于六腑里的小肠经流注于此时刻。中医的小肠经主要对应于小肠组织的各项功能。

心经和小肠经相表里，所以午时和未时即 11:00 ～ 15:00 这一段时间要注意对心脏、小肠等器官组织的保养。

（1）午时保养心经，预防突发心梗

午时为中午 11:00 ～ 13:00，古称日中，属于脏器里的心经流注于此时刻。此时心脏功能较为虚弱，需要好好保养。

中医的心经主要对应于西医理论系统里的心脏器官的功能作用，即：右心房接受来自心脏自身和全身各器官组织代谢后的、缺少氧气的上下腔静脉静脉血液以及全身的淋巴乳糜液等，在心脏舒张时右心房和右心室间的三尖瓣打开，静脉血通过三尖瓣进入右心室，在心脏收缩时三尖瓣关闭，右心室和肺动脉间的肺动脉瓣打开，右心室的静脉血在右心室肌肉收缩的压力下通过肺动脉瓣、被推送入肺动脉，在肺泡中进行补充氧气、排除浊气等气体交换和代谢；与此同时，左心房接受来自肺静脉的富含氧气的动脉血等，在心脏舒张时左心房和左心室间的二尖瓣打开，动脉血通过二尖瓣进入左心室，在心脏收缩时二尖瓣关闭，左心室和主动脉间的主动脉瓣打开，左心室的动脉血在左心室肌肉收缩的压力下通过主动脉瓣、被推送入主动脉，再通过各分支动脉血管进入全身各器官组织以及心脏自身组织等发挥作用。

上述过程中的任何一个环节出问题，都会导致心脏病的发生。

人类怀孕六周左右胎儿就开始有心跳，怀孕四个月左右可以通过普通听诊器听到胎儿心音，可见每个人的心脏从妊娠初期就开始无时无刻不在跳动、直到生命结束，可以说心脏是人体负担最重、最辛苦的器官。

每天中午的午时、即 11:00 ～ 13:00 这一时段里是一天中温度最高、阳气最盛的时刻，当外界温度升高时，人体外周血管扩张会引起体表散发热量增多，同时各器官组织新陈代谢加快，导致全身所需血量增多，使得人体血流速度加快、心脏负担加重。同时午餐是人类一天中较为重要的进食时间，此时全身血液充分调动并大量进入胃和小肠的周围血管内，准备辅佐胃和小肠完成对午餐食物的消化和吸收过程，这样一来，心脏和大脑的血液就会相应减少，大脑血液减少就会造成脑缺氧，此时就容易犯困和打瞌睡，心脏回流和输出血液减少也会造成各器官组织功能减弱，出现头晕眼花、全身乏力等症状，如果要继续维持各器官组织正常的功能活动，就必须加快心跳频率，以使心脏在同等单位时间内输出足够多的富含氧气的动脉血，久而久之，心脏就容易因过度疲劳而受到伤害。

所以午时是心经的功能较为虚弱之时，人们都应该在中午适当休息，以保养心脏。此时如果继续从事高强度的复杂的脑力活动或其他强体力活动，将对身体非常不利：一方面会使得胃和小肠周围的血管内血液减少并向大脑血管或肌肉血管汇聚，诱发胃收缩无力、胃下垂、小肠蠕动减缓等，引起腹胀、嗳气等症状，甚至导致胃炎、肠炎等疾病；另一方面会使得心脏收缩加快，以便供应更多的血液给予大脑、肌肉和肠胃器官组织，这样心脏经常处于超负荷状态下工作，久而久之，极易诱发心绞痛、心肌梗死等疾病而导致猝死；再一方面长期心经保养不好的话，还将导致心经相对应的一系列器官组织症状或疾病，如心脏二尖瓣、三尖瓣、主动脉瓣关闭不全，以及心肌炎等疾病。

　　笔者 2001 年在美国留学期间曾被聘为美国宾夕法尼亚州匹兹堡大学医学院肿瘤研究所助理研究员（Research Associate），当时对笔者在作息方面造成困惑的是中午没有午休时间。中午 12:00 ～ 13:00 一个小时为全楼层实验室午餐时间，大家共用一个有微波炉的餐厅。当地人的午餐多数较简单，以饼干或汉堡包加可乐等饮料为主，而华人工作者自带的午餐一般较丰盛，由于中国饭菜太香了，为避免影响当地人的食欲，华人常选择后半个小时进餐，午餐后又准时于 13:00 开始工作，所以华人实际上中午只有半个小时午餐和休息的时间。当上午或下午工作任务较重或较紧张时，笔者有时就会在午后觉得胸部左前区闷痛、心发慌、头晕眼花、全身乏力，此时笔者就知道自己的心脏又处于超负荷运作状态了，急需休息或保养。此时笔者只好选择一个角落地带，坐在椅子上闭目小息片刻，同时下意识地做深呼吸运动，每次大约五至十分钟左右，就会逐渐恢复常态。有时如果中午的工作实在不能间断，就只好边工作边做深呼吸，等下午工作完成回到家后，再补睡半小时左右。

　　笔者小时候比较好玩，常常拿自制的弹弓到树林里打鸟，却经常发现一个奇怪的现象，即中午基本上看不到小鸟在天空飞翔。长大成人了有时候去钓鱼，也发现中午基本上没有鱼儿上钩。平时较喜欢看《动物世界》这个电视节目，在节目中就会明显感觉到，无论是素食动物，还是肉食动物，各种动物中午都在各自领地休息。其实无论是自然界的动物也好，或是人类也好，在中午心经较虚弱需要保养的时刻，都需要好好休息。

　　道法自然是《易经》和《黄帝内经》里反复强调人类要遵循的基本法则。为食而亡的各种动物、鸟类和鱼儿都知道中午心脏累了，应该休息了，作为高智商的人类就更应该反省自身的不午休等不良行为或习惯所带来的心脑血管疾病高发等恶果。

　　现代西方医学统计的结果显示，全球超过 23 % 的死亡人口死于冠心病和脑卒中，也就是说全世界各种疾病的死亡率仍然以心脑血管疾病居首位（其次是恶性肿瘤），而统计数据发现心力衰竭发病率最高的地区仍然是以美国为首的经济发达的美欧等西方国家，这与这些国家的大多数人没有午休时间或没有午休习惯等有着密切的关系。

　　由于全世界的心脑血管疾病发病率和死亡率最高，所以现代西方医学在这方面也研究得比较多。笔者在美国留学期间发现美国的心肌梗死发病率非常高，就研读了大量的与心脑血管疾病发病率有关系的科研论文，发现了几个有趣的问题：一是各国不同学科的医学科学家都分别研究了吸烟、喝酒、喝牛奶、高动物蛋白质、高油脂、高糖饮食、高碳水化合物（淀粉）饮食等对心脑血管疾病的影响，但是就没有哪个西方医学科学家像中医学家一样去研究中午不午休对心脑血管疾病的影响；二是有为数不少的西方国家的医学科学家还研究了咖啡对心脑血管疾病的影响，大多数发表的论文得出的统计数据为随着每日喝咖啡的杯数的增加，心脑血管疾病的发病率也跟着增加等结果，少部分研究结果却显示喝咖啡量越多、心脑血管疾病发病率越低；三是更有一些西方医学科学家经过大数据统计发现，与美国有同样高动物蛋白质饮食习惯的地中海国家的人们，其心脑血管疾病发病率却较低，究其原因，最终得出了是得益于这些国家的人们喝红酒较多的结论，于是喝红酒可以预防心脑血管疾病就成了热门话题，而当红酒销售企业大赚特赚的同时，心脑血管疾病的发病率却越来越高。

其实多数地中海国家的人们普遍都有一个与多数中国人一样的好习惯，即睡午觉，所以笔者认为不管西方医学对上述吸烟、喝酒、喝咖啡、高油脂、高糖饮食等对心脏病影响因素的研究结果是否正确，其研究的方向却是偏离了心力衰竭主要源于心脏过度劳累这个主干道，而只注重研究了细枝末节，因此其得出的结论就必然是不全面的，甚至有可能成为悖论！因为那些研究咖啡对心脏疾病影响的科学家们都没有从根本上好好想想咖啡到底对人体起什么作用？这些人为什么要喝这么多杯咖啡？这些人在中午有午休或小息片刻的时间吗？这些人的心脏在最需要保养时是否仍然经常在超负荷运转？而那些研究喝红酒有利于心血管疾病的西方科学家们难道不知道红酒也是酒吗？难道不知道红酒喝多了也会增加心脑血管疾病发病率这个结论吗？笔者时常感到纳闷：为什么这些西方医学科学家不去重点研究劳累程度与心脑血管疾病发病率的关系？为什么西方医学科学家不去参考、研究中医在这些方面的精辟理论？

在此再次强调并建议现代医学科学研究者在养生保健的康庄大道上，科研项目应该要以中西医理论相结合的方式进行，且以古典中医理论为战略、以现代西医理论为战术，这样才容易找到正确的发展方向，才有可能突破许多现代医学研究中遇到的瓶颈。

（2）未时保养小肠经，补充均衡营养

未时即 13:00 ～ 15:00 对应于小肠经，古称日昳（dié），属于六腑里的小肠经流注于此时刻。此时小肠经的功能较弱，需要保养。

中医的小肠经主要对应于小肠组织的各项功能，即接受来自十二指肠的充满了胃液、胰液、胆汁等消化液的乳糜状食物，同时分泌含多种消化酶的小肠液，在小肠腔内将食物进一步分解、消化，吸收消化后的小分子营养物质及部分水分等并通过门静脉输入肝脏，并将消化后不能吸收的大分子物质、脂溶性毒素、不溶于水的纤维素或其他废物等通过回盲部推入大肠。

《说文解字》告诉我们：未，味也。由此可见，未字代表滋味、代表吃有味道的东西，也就是说在未时要吃得有滋味。未时是小肠经流注的时间段，所以中医理论强调保养小肠要做到饱养肠。饱字是由食字旁加一个包字组成，也就是说中餐这一顿要将人体一天所需的营养物质尽可能包在里面，要吃全了，吃均衡了。所以一个人中餐吃下去的营养物质至少应占全天所需均衡营养的 50% 以上。

建议以白天工作为主的、营养不缺乏的、中等强度体力活动的人们，其一天的均衡营养可以大致按如下方式分别摄取：早餐，可以选择适量的碳水化合物（如面包、馒头、面条等淀粉类食物为主），占全天所需碳水化合物总量的 50% 左右；中餐，可以选择适量的优质动物蛋白质、油脂、碳水化合物（以大米、面食，或五谷杂粮食物为主）、含膳食纤维的蔬菜（以可溶于水纤维素为主）和餐后水果，各占全天所需总量的 50% 左右；晚餐，可以选择适量的优质动物蛋白质、油脂、含膳食纤维的蔬菜（以不溶于水纤维素为主）和餐后少糖分水果，各占全天所需总量的 50% 左右。

例如：一个 50 千克体重的、从事着白天中等强度的工作或体力活动者，如多数企事业单位的办公室工作人员等，建议一日三餐食物按如下比例分配：早餐面食或米粉二两左右、一个鸡蛋；中餐优质动物蛋白质一两半至二两左右、油脂 15 克左右、面食或米饭二两左右、各种蔬菜半斤左右、餐后水果半斤左右；晚餐优质动物蛋白质一两半至二两左右、含不饱和脂肪酸的油脂 10 克左右、各种蔬菜半斤左右、餐后少糖分水果半斤左右。

晚上需要熬夜者、需要消耗体力者，或值通宵夜班者，晚餐可以适当进食碳水化合物。需要预防富贵病者如高血糖、肥胖、高血压等患者，晚餐尽量不吃碳水化合物，且晚餐以不饱和脂肪酸的油脂为主。对于需要降血糖或减肥者在晚餐不吃碳水化合物后仍然效果欠佳者，可以再减少其中餐的碳水化合物进食量。

选择早餐或中餐碳水化合物时应注意，碳水化合物最好以多种类（五谷杂粮）为好，其中属水的、较寒凉的北方地区的人们以及体质偏寒凉的人，应以选择热性的面食为主。属火的、较湿热的南方地区的人们以及体质偏实热的人，应以选择凉性的大米或米粉为主。碳水化合物进入体内变为糖原储存，并为身体提供热量，所以不吃碳水化合物时会觉得中气不足、力气不大。但是如果糖原没有转化为热量供身体使用，多余的糖原就会转化为脂肪储存在体内，所以进食过多的碳水化合物是导致人体肥胖的较主要的原因。因而笔者建议已经肥胖者晚餐尽量不吃碳水化合物，以免减肥困难。在晚上睡觉前如果觉得肚子饿者，可以吃一把干果如核桃仁、杏仁等，既可以解决饿肚子的问题，且这些干果内所含有的不饱和脂肪酸油脂又能够营养大脑、帮助睡眠。

选择优质动物蛋白质时应注意：一是五行属金的或属水的、较寒凉的西北方地区的人们以及体质偏寒凉的人，应以选择热性的五行属木的（有毛动物），或属火的（有羽毛动物）的蛋白质为主，如羊肉、牛肉、鸡肉、鹅肉、鸽子肉等，而五行属火的或属木的、较湿热的东南方地区的人们以及体质偏湿热的人，应以选择凉性的五行属金的（有壳动物），或属水的（有鳞动物）的蛋白质为主，如水鱼、螃蟹、田螺、有鳞鱼等；二是体质正常的中老年人平时选择优质动物蛋白质时，可以选择偏凉性动物蛋白质例如有鳞鱼类多一些，以及少许偏热性动物蛋白质例如禽畜类动物的瘦肉蛋白质即可，而体质正常的活动量较大的青少年人，平时选择优质动物蛋白质时可以选择禽畜类动物的瘦肉蛋白质多一些，偏凉性动物蛋白质例如有鳞鱼类蛋白质少一点；三是五行属火的夏季以及较热的中午进食中餐时可以适当多选择凉性的五行属金的（有壳动物），或属水的（有鳞动物）的动物蛋白质，而五行属水的冬季以及较寒凉的下午进食晚餐时可以适当多选择热性的五行属木的（有毛动物），或属火的（有羽毛动物）的动物蛋白质。

选择蔬菜类纤维素时应注意：一是早餐尽量不吃不溶于水纤维素，如上海青、空心菜、地瓜叶、芹菜等，以免加重胃的负担，诱发一系列胃部疾病；二是中餐应以选择可溶于水纤维素为主，如莴笋片、草莓、西红柿、橘子、南瓜、板栗、胡萝卜、核桃、杏仁、芒果、百合、莲藕、香蕉、冬瓜、海带、葡萄、蓝莓、黑木耳等，以利于这些蔬菜内含有的可溶于水纤维素能被小肠吸收进入血管，便于清理血管内的高胆固醇、高血脂以及有害自由基等，有效预防动脉粥样硬化、脑梗死、心肌梗死等疾病；三是晚餐应以选择不溶于水纤维素为主，如空心菜、地瓜叶、红辣椒、黄花菜、水芹、茄子、红枣、酸枣、苹果等，以使得这些不溶于水纤维素不被小肠吸收而留在肠道内，利于大肠蠕动、方便第二天早晨大肠内容物的排出，从而可以有效地预防大肠炎、便秘、痔疮、大肠癌等疾病的发生。另外选择各种蔬菜或水果纤维素时应以自己喜欢的、应季的、新鲜的、多种类的、多颜色的为好。

五行属火的火行人或心血管系统和小肠组织有不适症状者，平时除了注意中午按时吃好中餐、并注意午间休息之外，平时还应该喝够水，以及时补充水分，维持足够的血容量，同时选择适当的食物以维护心脏和小肠组织的健康。在饮食方面可以多选择五行属火的红色食物如红米、红豆、红枣、西红柿、西瓜等，也可以选择五行属火的苦味食物如苦瓜、大芥菜等，还可以选择五行属火的长羽毛类优质蛋白质如鸡肉、鸭肉、鹅肉、鸽子以及各种动物心脏、肝脏或血液等，以及选择五行属水的有鳞类优质动物蛋白质如三文鱼、草鱼等，以补虚泻实的方式来保养心血管系统的健康。另外红色的中药材如红枣、枸杞子、红参、丹参、藏红花等，对五行属火的心血管系统有较强的补益和活血的作用，平时可以经常用来泡茶或煲汤。

选择上述食物的相应进食量要注意：冬季可略多、夏季可略少；北方可略多、南方可略少；少儿可略多、老人可略少；男士可略多、女士可略少；活动强度大者可略多、活动强度低者可略少。

按上述方法进食的人不容易得富贵病，已经肥胖的人可以逐渐健康地减肥到正常的体重。一旦养成了好的减肥习惯，则不容易复发。

在自然界以及人类历史发展过程中，中午吃中餐通常是一天中较重要的进食时刻，到了未时（13:00～15:00），小肠腔内堆满了已经磨碎了的食物和各种消化酶，此时小肠腔内如火热熔炉般地正在进行着各种分泌、消化、吸收、代谢、排泄等活动，因而此时在小肠周围的血管里聚集了大量的血液，动脉血帮助小肠蠕动并进行着各种消化、吸收和代谢等活动，静脉血及时运走各种营养物质和代谢废物。所以此时小肠经的负担较重，需要适当休息以保证小肠组织周围有足够的血液，保养小肠功能的正常运作。

如果因为某些原因（如高强度脑力活动或体力活动等）造成小肠周围血管内的血液减少，小肠蠕动变缓以及消化、吸收、代谢等功能减弱，将引起小肠的一系列疾病：一方面小肠内的食物没有及时吸收，容易因营养不良而消瘦；另一方面小肠内的食物没有及时消化和吸收，容易诱发食物过敏性肠炎导致腹泻；再一方面没有消化的食物通过回肠进入大肠，容易直接刺激回盲部，从而诱发阑尾炎的发作、人体回盲部脓肿形成或导致慢性节段性肠炎的产生。

所以小肠经保养不好的人，即在未时（13:00～15:00）不睡午觉或不安静休息者，将导致小肠经对应的营养吸收不良等一系列器官组织症状或疾病，如地中海贫血、消瘦、阑尾炎、急性肠炎、上吐下泻、肠扭转、慢性节段性肠炎等。

西医科学研究大数据统计结果显示，慢性节段性肠炎、即克罗恩病（Crohn's disease）已成为现代临床医学中的一种疑难杂症，该病多发于 30 岁左右的男性，且发病率逐年上升，但是西医理论却没有说明产生此大数据的原因。从中医理论来分析，如果某些年轻力壮而精力旺盛的、五行属火的 30 岁左右的男性没有好好保养小肠经，即中餐吃得较少，或者在五行属火的未时（13:00 ～ 15:00）没有休息，还在努力工作，那么这些青壮年人群就较容易诱发小肠组织方面的疾病。而在当代快节奏的工作和生活方式中，许多精力旺盛的 30 岁左右的男性都主动不午休，甚至部分年轻人因工作繁忙而选择在午休的时间抽空去锻炼，这就更违反了自然规律，容易因小肠经保养不当而导致相关疾病的发生。所以预防或治疗慢性节段性肠炎（克罗恩病）应从吃饱午餐、睡好午觉开始。

（3）心经和小肠经相表里

心经和小肠经相表里，在午时和未时、即 11:00 ～ 15:00 这段时间内要注意对心脏和小肠组织的保养，尤其是注意要好好午休，就算不能午休也要避免在这个时段从事高强度脑力活动或体力活动，以避免心脑血管疾病突发而导致猝死。

目前中国的经济发达地区如北京、上海、广州等大城市的心脑血管疾病的发病率正在急剧增加，没有午休时间是最主要的罪魁祸首。这方面应该引起各级卫生健康主管部门的高度重视，也应该引起不午休的人们的注意，因为在这方面我们已经有了太多的血的教训。

张某，西安交通大学男生，于 2012 年 4 月 23 日中午 11 点 25 分在上体育课做 50 米短跑身体素质考核时，刚跑到终点就倒在地上，经抢救无效死亡，死亡结论为心源性猝死。这个学生恰恰就是在心经较虚弱而需要保养的午时，做了一个让心脏超负荷运转的无氧运动，从而丧失了年轻的生命。这个突出的案例强调了心经虚弱时不宜做无氧运动，提示学校和其他各部门应该科学合理安排运动时间和运动项目。

五行属火的火行人以及五行属水的水行人（水克火）更要保持高度警惕，在午时和未时、即 11:00 ～ 15:00 这段时间内要注意对心经的保养。

高某，著名的小品演员，1959 年 1 月 28 日出生，五行属火，2005 年 8 月 19 日因没去上班而被同事发现逝于她自己家中床上，经法医验证其去世时间为前一天中午 12 点（午时），死亡原因为心肌梗死，享年才 46 岁。

甘某，海南某报社优秀记者，1965 年 2 月 28 日出生，五行属水，2004 年 9 月 4 日下午 1 点 45 分（未时），在海南省某县采访时因心脏病突发倒在采访现场，享年才 39 岁。

罗某，中国某大型水面舰艇现场总指挥，1961 年 6 月 29 日出生，五行属水，因突发急性心肌梗死、心源性猝死，于 2012 年 11 月 25 日中午 12 时 48 分（午时）在工作岗位上殉职，享年才 51 岁。

我们都排队在通向"天堂"的大路上——人类出生后面对的结局就是死亡。有人说医生的职责是将那些急于进天堂而插队的人拎到合适的位置上，笔者认为这种描述针对某些起着急救作用的，以及懂得中西医相结合来养生保健的医生是正确的，而对于那些不懂中西医相结合养生保健原理的医生，甚至于某些以西医理念为主的健康管理工作者，如果稍不注意，或错误地理解养生保健概念的话，他们自己也会去急于插队进天堂。

厦门某医院副主任潘某在2017年12月1日下午还在抢救病患，12月2日中午在打羽毛球时出现心脏骤停，经过急救专家24小时的抢救，于12月3日下午2点不幸去世，享年42岁。由此案例可以看出保养心经的重要性：已年满40岁以上的救死扶伤的西医工作者由于自己不懂养生保健的原理，在心经较虚弱的冬季的中午时分，不但不好好保养心经，还去做无氧运动，结果自己也在排队去天堂的行列中急于插队，留下年迈的父母、发妻和年幼的孩子在痛苦中思念。

《中国循环杂志》2019年曾报道在6月底至7月上旬的短短的半个月内（五行属火的季节），就有6位医务工作者离世：6月28日，河南省肿瘤医院48岁副主任医师突发心梗不幸离世；6月30日，北京同仁医院眼科32岁博士医师于家中心脏骤停，经抢救无效不幸离世；7月4日，华西公共卫生学院56岁院长因爆发性病毒性心肌炎逝世；7月4日，中科院博士、中南大学湘雅医院31岁青年教师送医院抢救无效后去世；7月10日，沈阳一年仅31岁皮肤科医生猝死；7月11日，上海一位30多岁优秀博士医生被发现猝死在卫生间。

无数鲜活生命的逝去提示我们：无论是谁、无论在何时、无论在何地，在午时和未时（11:00～15:00），尤其是夏天的这段时间内都应该有午休时刻，都应该警惕不午休容易引起心脑血管疾病突发而导致猝死的风险。

综上所述，中医理论认为突发心肌梗死主要的诱发原因就是劳累以及没有睡午觉。除此之外，心肌梗死其他的诱因还包括以下几个方面：一是有心脏病家族史者，或有先天性心脑血管畸形、心房、心室间隔缺损等疾病者；二是有高脂血症、高血压、糖尿病、肺源性心脏病、风湿性心脏病、血栓形成等继发疾病者；三是饮食原因如吸烟、酗酒、多盐、高糖、高淀粉、高油脂、高蛋白、素食、过量喝茶或咖啡、过饱、饥饿、缺氧、饮水太少或过多等，尤其是中午时段以及晚上睡觉前喝水较少时容易诱发；四是作息不当如不睡午觉、长期熬夜、长时间看手机或电脑等容易引起；五是运动不当如马拉松赛、足球赛、羽毛球赛、长时间运动或劳动等，尤其是在中午时段运动容易导致心脏劳累过度而诱发；六是大便憋气或久蹲起立时由于静脉血淤积下半身而使得心脏血容量减少、心脏搏动加快所诱发；七是情绪激动如神情紧张、大喜、暴怒等诱发；八是天气过冷、过热等异常气候时防护不当所导致；九是各种污染，尤其是空气污染、环境缺氧等因素导致。

由于上述原因，心肌梗死常高发于几个时间段：一是中午没有午休且正在劳累时；二是已有富贵病却晚上睡觉前喝水较少者，常于半夜突发心梗；三是用餐时，尤其是用中餐和晚餐时喝水较少者，因体内实热增加、且较多血液聚集于胃肠道周围、循环血容量进一步减少等，容易在餐后突发心肌梗死；四是在做无氧运动时因心肌劳累、体内大量毒素积累等原因诱发心肌梗死；五是在密闭空间如潜泳时，或咽喉气道堵塞如呼吸睡眠暂停综合征发作时容易导致突发心肌梗死。

突发心肌梗死的先兆症状包括几个方面：一是心脏绞痛，或胸部，尤其是左胸前部感觉疼痛，甚至有胃痛、恶心、呕吐等症状；二是全身疲乏并出冷汗；三是头眩晕、眼花、说话无力；四是呼吸困难，出现胸闷、呼吸频率加快、呼吸变浅等现象；五是左手小指头痛，这个症状是西医教科书里有关突发心肌梗死的一个较典型症状，只是没有相关的理论解释，而中医理论指出，心经的最后一个穴位、即井穴是少冲穴，就是在小手指末梢外侧，心脏血管堵塞诱发心肌梗死时心经淤堵不通，心阳即将耗竭，而人体左属阳，右属阴，所以就会导致左手小指头末梢疼痛。如果在出现这些症状后没有采取及时的救治措施，患者容易倒地不起、神志不清，昏迷，直至心脏停止搏动。

在预防心肌梗死方面，我们应注意以下几个方面：一是劳累后或用餐后，尤其是中餐后，感觉机体内热较重时容易诱发心肌梗死，此时除了喝够水之外，还应及时用自己的双手食指或中指按摩双耳屏前上方的听宫穴，《黄帝内经》指出"按摩听宫穴，可降六腑阳热"，所以因富贵病、劳累、精神紧张、体热、餐后等各种原因出现头晕、眼花、乏力、耳鸣、不能入眠等时候，都可以及时按摩听宫穴，以降低机体阳热，舒张血管压力，缓解紧张情绪，解除各种不适症状；二是已经出现过心肌梗死的患者平时应经常注意按摩自己双侧腋窝前的胸侧壁处，此处附近有心经的第一个穴位极泉穴和心包经的第一个穴位天池穴，心肌梗死发作时这个部位，尤其是左侧常会有疼痛的感觉，适当按摩后即能缓解疼痛症状，如能同时结合在空气清新处进行平静地深呼吸，则效果更好；三是控制一日三餐（尤其是晚餐）淀粉摄入量，降低血甘油三酯，是预防富贵病、减少心肌梗死发病率的重要措施；四是每天应喝够 8 杯水，及时喝够水（尤其是睡前喝够水）是预防半夜心肌梗死和脑梗的关键；五是心脑血管五行属性属火，平时适当进食有羽毛动物（如鸡鸭鹅肉等）、红色五谷（如红米、高粱、红豆等）、红色蔬菜（如西红柿、红苋菜、菠菜等）、红色果类（如红枣、樱桃、红苹果等）、红色中药材（如枸杞子、丹参、藏红花等），都有益于心脑血管健康；六是五行相克理论指出水克火，五行属水的有鳞鱼类、海参、黑米、黑芝麻、黑豆、黑木耳、海带、紫菜、茄子、蓝莓、乌梅、锁阳、女贞子、熟地黄等，都有益于预防五行属火的心肌梗死发作；七是平时适当选择服用维生素 C、维生素 E、辅酶 Q10、多种维生素 B 族等，有益于降低心肌梗死发病率。

一旦发现有人突发心肌梗死倒地不起，应马上采取下列措施予以急救：一是让患者仰面躺下，禁止随意搬动，同时快速拨打 120；二是取硝酸甘油 1 片给患者舌下含服，3～5 分钟内无改善则再含 1 片，每次总量不超过 3 片，舌下含救心丹亦可；三是保持空气清新，解开患者衣领、胸罩、腰带等，鼓励深呼吸；四是按摩患者痛侧胸前上壁近腋窝处穴位，或刺激手掌心、人中、十指尖等部位，激发交感神经兴奋，唤醒病人意识；五是发现患者心跳呼吸停止时，即刻人工心肺复苏施救。

心肌梗死时心肺复苏救治要点：一是大声呼唤病人，看是否有回应；二是以食指和中指置于病人甲状软骨旁的胸锁乳突肌前沟处，确定有无脉搏（10秒内）；三是两手交叠、下方手的掌根置于患者胸骨中下1/3交界处，垂直向下按压胸廓5厘米深左右，等胸廓回复后再压，反复100次/分钟左右，每按压30次，实施两次口对口吹气，整个按压过程应持续30分钟以上；四是将患者仰头抬高下颏，用手指将患者口腔内异物或分泌物挖出，一手食指和中指捏住患者鼻腔使不漏气，另一手推开患者下巴使患者口张开，口对口密封吹气使患者胸廓起伏，每按压30次，实施两次口对口吹气；五是有条件时可以实施电击除颤（200焦耳）、气管内插管、环甲膜16号粗针管穿刺、气管切开、建立静脉通道等急救措施；六是等待120专业医护人员到来实施进一步救治。

目前全世界心力衰竭发病率最高的地区仍然是以美国为首的、经济较发达的、不睡午觉的美欧等西方国家，但是中国的冠心病发病率正呈现出越来越高的趋势，因心肌梗死等突发心脏病而去世的人也越来越多，这与大城市快节奏以及没有午休等因素有着密切的关系。在五行属火的南方地区和属水的北方地区（水克火）是心脑血管疾病高发的地域，五行属火的夏季以及属水的冬季（水克火）是心脑血管疾病高发的季节，这些都要引起人们的特别注意。五行属火的火行人以及属水的水行人平时更应多注意对心经和小肠经的保养，尤其是有了相应疾病的先兆时更应该这样做，或产生相应疾病后结合中西医治疗，从根本上预防心脏和小肠的相应疾病的发生，尤其是降低心肌梗死的发病率。

5. 申时和酉时作息规律及对肾脏、膀胱腑的保养

申时为下午15:00～17:00，古称晡（bū）时，属于六腑里的膀胱经流注于此时刻。中医的膀胱经主要对应于泌尿系统的各项功能。

酉时为傍晚17:00～19:00，古称日入，属于脏器里的肾经流注于此时刻。中医的肾经主要对应于生殖系统的各项功能。

膀胱经和肾经相表里，所以申时和酉时、即15:00～19:00这一段时间内要注意对泌尿系统和生殖系统的保养。膀胱和肾的五行属水，所以在申时和酉时喝够水就显得尤为重要。

（1）申时保养膀胱经，促进泌尿系统排毒

申时为下午15:00～17:00，古称晡时，属于六腑里的膀胱经流注于此时刻。此时膀胱经的功能较为虚弱而需要好好保养。

中医理论系统里的膀胱经的功能作用对应于西医理论系统里的泌尿系统。膀胱五行属水，所以在申时喝水量不够的话，不但泌尿系统的各项功能难以正常地运作，泌尿系统的各种毒素也难以排出。

膀胱经对应的泌尿系统器官组织（肾脏、肾盂、输尿管、膀胱、尿道等）的功能作用：人体代谢产生的大多数水溶性毒素、部分固态毒素以及代谢产物等随着血液的运输通过肾动脉进入肾脏内；经过肾脏肾小球细胞的过滤以及肾小管的重吸收后，清理掉毒素和废物后的血液通过肾静脉回流到下腔静脉并向心脏回流，需要排泄的、内含各种毒素和代谢产物等废弃液体即形成尿液；尿液通过肾盂和输尿管导入、积存在膀胱内；尿液在膀胱内积存到足够量时就会对膀胱壁产生刺激而唤醒人的排尿意识；当机体有主动排尿意识时，控制膀胱和尿道交界处的尿道内口壁括约肌细胞通过舒张和收缩等运动，协同膀胱壁的逼尿肌细胞收缩，将膀胱内积存的尿液通过尿道排出体外。

肾脏的功能除了上述过滤、清除血液中的毒素和代谢产物等形成尿液排泄出去之外，还有另外两个方面的重要作用：一方面是将流经肾动脉血液内的葡萄糖、蛋白质、氨基酸、钠离子、钾离子等有益于机体的营养物质进行全部或部分回收，维持水电解质平衡以及酸碱平衡等；另一方面是生成并分泌肾素、前列腺素等激素，维持机体内环境的稳定。

所以申时（15:00 ～ 17:00）膀胱经流注时间段对应的泌尿系统各器官组织的主要功能就是过滤血液，排出内含水溶性毒素为主的尿液。如果经常喝水量不够、身体缺水或肾脏功能减弱，将导致许多水溶性毒素、固态毒素以及代谢产物等积聚在泌尿系统各器官组织的细胞膜上，引起肾脏、肾盂、输尿管、膀胱、尿道等器官和组织的一系列疾病。

因此要想好好保养膀胱经，最简单的办法就是通过喝够水的方法不停地增加新的尿液并及时排出体外，不要让尿液淤积、浓缩在泌尿系统各器官组织内形成负担，而应该及时减轻膀胱经的负担，避免泌尿系统疾病的发生。

那么一天十二个时辰里应该喝多少水才算是喝够水了呢？西医理论认为成人每天每千克体重应进食40 ～ 50毫升水，如一个50千克体重的成人每天应该喝够2000 ～ 2500毫升的水，而中医理论强调每一个成年人一天至少应该喝够八杯水，标准的一杯水是250毫升，所以每个人一天至少要喝2000毫升以上的水才算是喝够水。因此在这一点，西医理论和中医理论基本一致。这些水量包含了喝茶、喝牛奶、喝豆浆、喝咖啡、喝饮料、喝汤以及喝酒等液体量在内。

由于申时（15:00 ～ 17:00）时间段膀胱经的功能较弱，因此在申时通过喝够水来保养泌尿系统各器官组织就显得尤为重要。经常在申时喝水较少者主要容易引起以下多方面的问题。

其一，人体代谢产生的水溶性毒素、固态毒素以及代谢产物等要经过肾脏肾小球细胞的过滤以及肾小管的重吸收和分泌，当喝水较少而导致身体缺水时，多数血液被过滤后直接回收而不形成尿液，过滤的毒素因无法伴随尿液排出而积聚在肾脏的肾小球和肾小管等细胞膜壁上，久而久之就容易导致肾炎、膀胱炎、尿道炎等泌尿系统炎症产生，甚至肾病综合征、尿毒症、肾脏恶性肿瘤等严重疾病的产生。

其二，人体是一个高度自动化调节的整合机体，在身体缺水的信息刺激下，人体会自动以各种形式来储存水，从而容易引起肝囊肿、肾囊肿、卵巢囊肿等疾病。因此越少喝水的人就越容易产生囊肿类疾病，所以肾囊肿等疾病多发于经常少喝水或忘记喝水的群体，尤其是五行属水的水行人。

其三，如果尿液经常积聚在肾脏、肾盂、输尿管、膀胱内不能及时排出去，尿液里浓缩的酸性代谢产物容易与尿中钙等碱性排泄物相结合而产生结晶，久而久之就会引起肾结石、肾盂结石、输尿管内结石和膀胱结石等。

其四，积聚在肾脏肾小球和肾小管等细胞膜壁上的毒素会阻碍其他毒素的过滤和排出，不能过滤的毒素只能返回血液内，身体的调节机制只好将这些毒素输送到皮下，以便可以随着汗液一起排出，而当喝水较少时，排汗也少，就会导致皮下毒素越积越多，就容易引起过敏性皮炎、皮疹、皮肤色素沉着或色斑形成等。所以在美容方面要提醒爱美的女士们特别注意：保持美颜的秘诀是首先要做到喝够水、出够汗、睡够觉，只有先做到这三够，才能从根本上避免或减少皮疹或色素斑沉着的形成，找回靓丽的容颜。而乱用各种美容护肤品或洗浴用品不但起效不明显，有时还会引起相反的效果，导致过敏性皮炎、皮疹、色素沉着、色斑以及重金属中毒性皮炎、白癜风等。

其五，不能过滤而只能返回血液内的部分毒素会积存在静脉、关节等组织内，引起静脉结石、静脉曲张、痛风、关节炎等疾病。

其六，不能过滤而只能返回血液内的部分毒素通过血液循环到达呼吸系统，会引起呼气异味、咽喉炎、扁桃体炎、咳嗽、哮喘、肺炎等不适。

其七，申时喝水较少时心血管循环系统内的血容量减少，不但会造成心脏负担加重，容易诱发低血压，甚至心肌梗死等病症，还会造成大脑供血不足，容易诱发头部动脉血管痉挛，导致头痛、头晕、眼花、耳鸣、听力下降，甚至脑梗死等病症，所以申时（15:00～17:00）是不敢多喝水的老年人产生脑中风（以脑梗死为主）的其中一个高发时间段（另一个高发时间段是因晚上睡前喝水较少而导致半夜时脑中风发作）。在五行属水的时间段诱发五行属火的心脑血管疾病，这对应于五行相克理论中的水克火理论。

其八，喝水较少、肾脏毒素累积、肾脏炎性病变、肾动脉病变、肾脏内外肿瘤压迫等各种原因，都有可能会导致肾动脉血流量减少，并将从几方面诱发肾性高血压的发生：一方面会导致水钠潴留较多，使得心血管循环系统内血容量增多，诱发高血压；另一方面肾脏动脉血流量减少会导致血液内的肾素、血管紧张素、醛固酮等水平增高，进一步加重水钠潴留，诱发高血压；再一方面肾功能受到伤害使得尿液减少，会导致有着舒张血管、利尿、减少水钠潴留作用的前列腺素分泌减少，诱发高血压的产生。

其九，在身体有病而用药过程中喝水较少者，更容易使得药物毒素积蓄在肾脏肾小球和肾小管等细胞膜壁上，诱发药物性肾炎、肾病综合征等疾病。

其十，积聚在肾脏肾小球和肾小管等细胞膜壁上的毒素增多，会造成对葡萄糖、蛋白质、氨基酸等营养物质的重吸收功能障碍，容易产生蛋白尿、糖尿等现象，形成浮肿、糖尿病等病症。

其十一，积聚在肾脏肾小球和肾小管等细胞膜壁上的毒素增多，还会造成对钠离子、钾离子等物质的滤过问题，容易造成机体水电解质平衡紊乱，打破机体内环境的稳定，形成高血钾症或高血钠症等严重疾病。

其十二，阴阳五行理论指出，男属阳，女属阴，属阳的男性喝水相对较多，而属阴的女性喝水相对较少，所以在各个大医院肾内科住院的因肾炎、肾病综合征等疾病而需要做腹膜透析，甚至换肾等患者中，发病率较高的多是听话的、胆小的、喝水较少的、正在努力用功读书的女性青少年群体。因为听话的孩子不敢在上课时去小便，所以白天不敢多喝水，而胆小的孩子除了上课时不敢去小便外，还担心晚上睡觉时尿床而挨打挨骂，所以晚上也不敢多喝水。如果这些听话或胆小的孩子，尤其是五行属水的水行人，经常喝水较少而又遭受了其他的对身体健康不利因素的影响，就容易引起肾囊肿、肾炎、肾病综合征甚至肾脏肿瘤等疾病。在这方面，从事健康管理和健康教育的专业人员任重道远，同时也应该引起国家教育部门等相关领导的高度关注。

在申时即 15:00～17:00 这一时段里除了通过喝够水、及时排尿等来保养膀胱经的功能之外，另一个有效的办法就是在申时做深呼吸。

现代气象专家研究发现：上午 10:00 和下午 16:00 为一天当中空气质量较好的时间点，因而在申时即 15:00～17:00 这一时段里做深呼吸运动，一方面可以吸入好的空气、对呼吸系统健康有益，另一方面可以通过深呼吸排出部分水溶性毒素，帮助减轻膀胱经的负担。

中国文化博大精深，其中文字是文化的具体表现方式之一。中国文字多以象形字为主，申字，其意为伸展、伸张，所以申时顾名思义就是应该让四肢肌肉去伸展、伸张的时间，也就是说申时到了该去做有氧运动的时间了。

适当的有氧运动对泌尿系统的益处有几个方面：一方面多数人在运动时会做深呼吸运动，通过呼气排出部分水溶性毒素，可以减轻肾脏排毒的负担，这恰恰是符合五行相生理论里的金生水理论，即肺属金、肾属水，多做深呼吸运动既保养好了肺经，又能帮助肾经更好地发挥作用，这就好比水壶盖上不开个小孔通气的话，水壶里的水就难以倒出来的道理一样；另一方面在运动锻炼时大多数人都会因呼吸增快、气体交换增多、呼出的水气中含有的水溶性毒素较多，容易导致口唇及咽喉干渴，产生喝水的欲望，喝水后又能帮助小便排毒；再一方面运动时肌肉反复收缩、伸张，线粒体充分燃烧，体热增加，血流速度加快，有害自由基（氧化物）随着大量的汗液排出体外，导致体内缺水，也会引起口唇及咽喉干渴，诱发喝水的欲望，喝水后又能导致尿液增多。

上述几个因素都会导致喝水欲望增强，而喝水多又会导致排尿增加，因此，在最重要的四个排毒方式即呼吸、出汗、小便、大便中，体育锻炼对呼吸、出汗、小便三个排毒方式都起到了积极的直接促进作用，而且多数体育锻炼项目还会刺激大肠蠕动，对于缓解便秘症状也有较好的间接帮助作用。

所以申时（15:00～17:00）是一天中最适宜通过做有氧运动来保养膀胱经、即保养泌尿系统功能的时间段。就算是因各种原因如上课、上班、开会、出差途中等而在申时无法去做有氧运动者，也应该在此时通过喝够水、及时排尿、并选择在空气质量较好的环境中多做深呼吸等方式，来帮助膀胱经的排毒。

（2）酉时保养肾经，延长健康寿命

酉时为傍晚17:00～19:00，古称日入，属于脏器里的肾经流注于此时刻。酉时人类的生殖系统各项功能较弱，需要好好保养。

中医的肾经主要对应于机体生殖系统的各项功能。肾的五行属水，所以在酉时喝水量不够的话，不但生殖系统的各项功能难以正常地运转，生殖系统的各种毒素也难以排出。

生殖系统中，女性包括卵巢、输卵管、子宫、阴道等器官组织以及肾上腺部分组织细胞，男性包括睾丸、输精管、精囊、前列腺、阴茎等器官组织以及肾上腺部分组织细胞。人们通过生殖系统的不同而区分出男女的阴阳属性，阴生阳，阳化阴，成年男性在与成年女性交媾中授精给女性，成年女性在与成年男性交媾中通过排卵受精后孕育新的生命，双方共同在人类的传宗接代、种族繁衍过程中承担着相应的责任。

肾经对应的生殖系统在维持着人类的生长发育、生理平衡、心理平衡、男欢女爱、种族繁衍、延年益寿等多方面起着重要的作用。

机体依靠着各种阴阳激素的旺盛水平来维持着整个白天为生计而劳累的活力，到了酉时、即傍晚17:00～19:00左右，体内所有的激素水平都有待修复以到达阴阳相对平衡状态，所以此时是肾经功能较虚弱、需要好好保养的时段。肾经保养不好的话，将容易导致生殖系统相对应的一系列组织器官症状或疾病，如痛经、月经紊乱、不孕、宫外孕、错构瘤、畸胎瘤、生长发育畸形、子宫脱垂、子宫肌瘤、子宫内膜癌、宫颈癌、卵巢癌、阴道癌、阴冷、阳痿、睾丸鞘膜积液、精索静脉曲张、精原细胞瘤、睾丸癌、阴茎癌、肾上腺肿瘤、前列腺炎、前列腺增生、前列腺癌等。

中国文化博大精深，其中文字是文化的具体表现方式之一。中国文字多以象形字为主，酉字加三点水即成为酒字，寓意着酉时就到了该喝酒的时候了，这是告诉人们在酉时适量喝酒，对能喝酒的人类身心健康有益处。

适量喝酒，尤其是在酉时适量喝酒的好处具体表现在几个方面：一是中国民间将拄着拐杖、挂着葫芦、背着药箱、走村串户去看病的名医尊称为悬壶济世，就是因为医生挂在拐杖上的葫芦里面装的都是酒，当致病因素还在浅表而需要治未病时，用手法推拿或用砭石在体表刮痧的方式治疗即可，当致病因素侵入肌肤要治欲病时就会用到针刺、艾灸或拔火罐等，而当致病因素进入脏腑必须治已病时，则需要内服药物来治疗了，此时医生需要用到葫芦里的酒就着药丸等药物让病人服下，酒在这里是作为药引子的作用，即酒可以刺激胃肠道黏膜血管扩张，使吞下去的药物能够快速被人体吸收而发挥治病的作用；二是酉时又称日入，是太阳下山的时候，此时大气温度开始下降，空气中的雾霾颗粒开始凝聚并向地表降落，空气开始变得污浊，且其中还可能会混杂有各种致病微尘如细菌、病毒、霉菌等微生物，《黄帝内经》指出酒为百药之长，意思是指酒类食物有杀毒、活血等作用，其药效好过许多中医药材，此时适当喝酒，不但可以直接消杀致病微生物，还可以激活人体免疫系统，提高人体防病、治病的能力；三是酒被吸收入血管后可以刺激颈动脉及大脑血管扩张，从而降低血压，缓解血管痉挛，减轻因高血压而导致的头晕、头痛症状，所以有高血压症状而有酒量者，喜欢在劳累了一天以后，到了血压容易升高的酉时适当喝酒；四是酒可以刺激大脑神经系统和内分泌系统释放出多种积极的激素，如生长激素、促性腺激素等，提高相关激素水平，不但使人们容易达到阴阳平衡，有益于延年益寿，而且还使人们充满了激情和活力、利于异性大胆表白和促进男女双方情感交流，有益于种族繁衍，所以许多充满了激情的人喜欢在酉时适当喝酒。

世界各地的人们在长期的劳动、生产和生活中，逐渐知晓了在酉时适当喝酒对人类身心健康和种族繁衍的好处，所以世界上许多地方的人们，尤其是人口较少的少数民族村落，到了约定俗成的重要节日或黄道吉日等好日子的酉时，就会在空旷处点燃篝火，一方面让篝火的烟雾直接杀灭空气中随着雾霾飘落而下的致病微生物，另一方面全部落人围着篝火尽情地唱歌、跳舞、喝酒等，待篝火熄灭后，老人和孩子回房间休息入睡，情投意合的年轻人则成双成对地去履行传宗接代的仪式。

综上所述，酉时是肾经流注的时间段，中医的肾经主要对应于生殖系统的各项功能，也就是说在酉时人类生殖系统的各项功能较弱，需要好好保养。因此在酉时应该开开心心地度过，在酉时多参与有异性在的集体活动，或一起适当喝酒，或互相间开开玩笑，或自己回忆一些有趣的往事情节等，都有利于促进体内各种对健康有益的激素分泌，尤其是性腺激素的分泌，对人们的心理平衡、生理平衡，尤其是阴阳平衡而促进延年益寿和种族繁衍等都有好处。

（3）膀胱经和肾经相表里

膀胱经和肾经相表里，所以在申时和酉时即 15:00 ～ 19:00 之间要注意保养好泌尿系统和生殖系统。膀胱和肾的五行属水，所以在申时和酉时喝够水是保养好泌尿系统和生殖系统的基础。

泌尿系统保养的重点是喝够水、让尿液流动并及时排出来，做有氧运动既可以做到喝够水、及时排尿，又可以做到深呼吸、适当出汗等，所以在申时和酉时是一天当中做有氧运动的最佳时间段。

生殖系统保养的重点是在喝够水的基础上，通过激活各类激素，尤其是性腺激素的分泌，以促进人类的身心平衡，尤其是到达阴阳平衡，对延年益寿有助益。所以在申时和酉时（15:00 ～ 19:00）时间段做男女共同参与的、心情愉悦的集体活动如运动会、篝火晚会等，有利于刺激双方各类激素，尤其是性腺类激素的分泌。

申时和酉时保养膀胱经和肾经的方式除了集体活动、有氧运动、喝够水、勤排尿、深呼吸、适当出汗等之外，还可以通过下述几方面来保养泌尿、生殖系统及相关器官组织的健康。

一是不憋尿

长时间的憋尿除了容易产生上述泌尿系统症状或疾病之外，对女性还容易引起妇科的炎症，对男性还容易使得男性前列腺持续受到刺激，容易引起前列腺的增生、肥大，久而久之容易导致前列腺癌的发生，另外也会影响男性的性功能，引起男性早泄、阳痿不举等，对男女双方都容易产生不育的后果。

二是不久站

《黄帝内经》理论指出久站伤肾骨，就是告诉我们平时如果经常站久了的话，尤其是在肾经和膀胱经的功能需要保养的申时和酉时（15:00 ～ 19:00）站久了的话，会伤害到肾经功能，引起白发、耳鸣、耳聋、骨痛、关节痛、骨质疏松、脊椎痛、腰椎间盘突出症等病症。

笔者有一次在做健康养生讲座时有位年轻女士提问：为何自己会经常耳鸣？笔者随即问她是否在下午常常呈站立姿势？这位女士脱口而出地反问：你是怎么知道的？当她听完久站伤肾骨、肾开窍于耳的道理后，才恍然大悟。原来她是柜台销售员，每天都会从上午到下午站立八小时左右。笔者告诉她平时，尤其是下午要适当坐、多走走，经常按摩耳前后。两周后随访，这位女士的耳鸣症状已基本消失。

三是不久坐

《黄帝内经》理论指出久坐伤脾肌，坐久了会伤害到五行属土的脾肌，土克水，属土的脾肌出问题又会影响到属水的肾骨，因此经常久坐的人容易出现腰肌劳损和骶椎疼痛等症状。所以平时，尤其是下午不要久坐，而要适当走动。

四是多扣牙

《黄帝内经》理论告诉我们肾主骨，牙齿也是骨的一部分，所以懂得买牲口者会专门挑选牙齿好的牲口，因为牙齿好也代表骨骼和肾好，这样的牲口先天体质好、干活有力，且寿命较长。而如果我们平时多注意强筋健骨、保护牙齿，也能帮助维护肾经的功能作用。

几年前笔者的一位好朋友说，有位归国老华侨告诉了他一个传男不传女的养肾秘方，他也原原本本地、悄悄地告诉了笔者。笔者听完秘方介绍后对朋友表示感谢，同时向朋友说明：这个方法在古中医理论书籍里已有记载，并且有大学同学见过这个方法刻在一个牌匾上，而这个牌匾就挂在笔者的母校、中山大学南校区的一个男厕内。其实这个养肾方法很简单，就是在每次小便时不断叩齿或咬紧牙关，同时十个脚趾头抓地。经常这样做可以起到健肾固齿的作用，尤其是对于因肾阴虚而引起的牙齿松动、吃任何东西都有牙痛症状者，只要做几次这样的动作就可以起到立竿见影的效果。这个方法对男士或女士都能起作用，只是女士在蹲位时不便于十个脚趾头抓地而已，但起关键作用的是小便时不断叩齿或咬紧牙关。

五是勤梳头

《黄帝内经》理论告诉我们肾主发，肾功能较好者头发浓密而青秀。经常梳头主要有两方面益处：一方面起到刺激和按摩头部膀胱经穴位的作用，尤其是可以刺激到与膀胱经有交会的头顶督脉的百会穴，由于十二脏腑经络以及督脉等都与膀胱经的穴位有交汇、且许多经络都有一个俞穴在膀胱经上，刺激到膀胱经的相关穴位，就间接地影响或打开了其他经络的开关，对疏通全身经络有利；另一方面梳头可以刺激头皮神经活跃而使头皮血管扩张，有利于提供头皮和头发所需要的营养并及时排出代谢毒素，可以起到预防白发、脱发等症状的作用。

梳头时应注意选择天然材质制作的梳子，如砭石、檀香木、牛角等做成的梳子，对身体健康较为有益。

六是多按耳周

《黄帝内经》理论告诉我们肾开窍于耳，肾功能强则耳朵听力好，维持耳朵听力正常也有滋阴养肾的作用。小小的耳朵上有几十个与全身各脏腑相关的穴位，经常按摩耳朵，就间接地打开了全身脏腑经络的开关，对疏通全身经络、保养肾功能等有利，而耳廓前后有耳门穴、听宫穴、听会穴、翳风穴、风池穴等重要穴位，按摩这些穴位有立竿见影地清热解毒等作用。由于高血脂、高血糖、高血压、精神紧张、劳累等原因导致的耳鸣或听力下降时，按摩耳朵，尤其是及时按摩双耳廓前后各个穴位，有益于迅速缓解或消除耳鸣、耳聋等不适症状，维护肾功能。

七是多按足

人体头部在上属阳、属火，足部在下属阴、属水，膈肌下的、即腹腔内脏腑的经络，尤其是膀胱经和肾经的经络，都是起、止于足部，阴经起于足部、阳经止于足部。经常按摩足部，尤其是按摩足底中间肾经的第一个穴位涌泉穴，对膀胱经，尤其是肾经的激活和疏通有益，有利于防治泌尿系统和生殖系统的未病和欲病。

肾经是需要滋补的，如果在按足时经常用温水泡足，尤其是在五行属水的寒冷的西北地区或寒凉的秋冬季节用温水泡足，对健康长寿有益处。

八是多按背

背部属阳，属阴的中老年人应该多按摩背部来补充阳气，而且在靠近背部中央位置走行的膀胱经上，分布着十二脏腑经络以及督脉等多条经络的俞穴，经常按摩、刺激膀胱经的穴位，除了对泌尿、生殖系统有益处之外，还间接地打开了其他经络的开关，对疏通全身经络、维持各脏腑功能的平衡有利。

对于无法借助他人之力来按摩背部者，可以购买多功能肩颈背按摩器，放于背部，采取平躺、斜躺或坐着的姿势，上下移动按摩器对肩部、颈部或背部实施按摩。

《黄帝内经》理论指出：迎而夺之者泻也，追而济之者补也。即逆着经络按摩为泻，顺着经络按摩为补。背部属阳，阳经从上往下行，所以当体质虚寒而需要补阳气时就从上往下顺着经络走行按摩背部，当体质实热而需要清热时就从下往上逆着经络走行按摩背部，这样可以减轻身体的某些不适症状。

九是摇摆脊柱和关节

《黄帝内经》理论告诉我们肾主骨，当肾经功能虚弱时容易出现骨质疏松、颈椎病、腰椎病、腰椎压缩性骨折、腰椎间盘突出、关节炎、坐骨神经痛等病症，尤其是工作、劳动较辛苦的中老年人更容易出现这些症状，严重者还会出现驼背现象，西医对这类疾病的临床治疗以重力牵引、拉开关节为主。

脊柱方面的疾病起源于大多数人在正常的劳动、工作时以及生活中，都是以坐立位或站立位为主，整个脊柱的骨骼或关节都会长时间受到挤压和磨损，所以中老年人稍不注意就会出现上述病症。

既然知道脊柱疾病的起因，我们在平时就应该经常以某种方式来积极防范，随时调整纠偏，以免到了过于严重时而不得不采用强行重力牵引来拉开关节的痛苦的治疗方式。

这里介绍几个简单易行的方法：一是直立摇摆，即通过扭动头颈部、扭动腰和胯部、左右甩开双上肢并带领肩部和腰部转动、前后甩开双下肢等运动方式，使脊柱及四肢各关节放松，对防治脊柱病症有益处；二是平躺着摇摆，即在睡午觉或晚上睡觉时的上床后和下床前，平躺在床上自己摇动全身骨骼和关节，尤其是以摇动脊柱各关节为主，对防治上述病症有益处，且平躺摇摆比直立摇摆更放松、更见效；三是借助摇摆机平躺摇摆，即置摇摆机于床上或地上，身体平躺并将双足踝放于摇摆机上，借助摇摆机的左右摇摆而带动双足牵引全身一起平行左右摇摆，对防治上述病症有益处，且借助摇摆机被动平躺摇摆比自己主动平躺摇摆更放松、更见效。

值得注意的是，在某些跑步机上附带着可以起震动摇摆作用的腰带，套在直立人体的腰部，带动人体腰部的震动和摇摆，来到达某种健身目的。对于有脊柱病症的人来说，笔者不提倡使用这种直立式摇摆方式，因为这样做会使得脊柱方面的病症加重，这就好比在瓶子里灌入沙石，通过直立的震动和摇摆瓶子的办法，就可以让沙石更紧密地接触，脊柱间的各骨质就会更紧密地压迫在一起。所以有脊柱病症者，尽量不要直立位震动或摇摆。

倒着走、趴着爬也是有些人选择的运动方式，笔者认为这类运动或行为方式不符合人类骨骼、关节、筋腱和肌肉等组织活动的自然规律，不予提倡。

十是少听电话或噪音

《黄帝内经》理论告诉我们肾开窍于耳，经常在申时和酉时用手机拨打、接听电话者，容易对人体健康造成伤害：一方面长时间的接听声音容易造成听力系统劳累，久而久之就有可能导致耳鸣、听力下降、耳聋、炎症甚至听力系统肿瘤等疾病，而听力系统受到损伤后，也容易导致泌尿、生殖系统功能减弱而产生一系列病症；另一方面当代技术水平的手机多数都含有对人体有害的辐射，接听电话时间太长者还容易直接诱发大脑神经组织疾病如健忘、老年痴呆、帕金森综合征，甚至恶性肿瘤等病症。

另外配戴耳机长时间接听电话时，由于耳机发出的声音以几乎是贴近耳内鼓膜的非常近的距离、且附带着声波震动的方式直接传导给大脑听神经，更容易造成听力系统的不适病症。

同理，经常在申时和酉时听到高分贝噪音如发动机声、电锯切割声、火药爆炸声、钟鼓声、喇叭声或摇滚音乐声等，也容易伤害到听力系统、神经系统以及泌尿和生殖系统等器官组织功能，导致耳鸣、听力下降、健忘、帕金森综合征、阳痿、月经失调、不孕等一系列病症，在这样的环境下工作者，应注意配戴耳塞，以屏蔽掉大部分的有害噪音。

（4）吃对下午茶和晚餐

申时和酉时、即 15:00 ～ 19:00 是膀胱经和肾经流注的时间段，对应于泌尿、生殖系统功能较弱。《黄帝内经》五行理论中，膀胱经和肾经五行属水，与水相生相克和补虚泻实方面的理论主要有金生水、水生木、土克水、水克火，以及金补水和木泻水几个方面。所以在申时和酉时的时间段喝下午茶或吃晚餐时要根据五行相生相克等理论稍加注意：少吃伤害膀胱经和肾经的饮食，适当选择补益膀胱经和肾经的饮食。

金生水

五行属金的食物对五行属水的泌尿、生殖系统功能主要起着滋阴补肾的作用，在申时和酉时喝下午茶或吃晚餐时，对于五畜类食物可以选择有壳动物如生蚝、田螺、虾、蟹等，对于五谷类食物可以选择白色的淮山、薏米、莲子等，对于五蔬类食物可以选择应季的白色或芳香味道蔬菜如百合、甜薯、茭白、大蒜、香菜（芫荽）等，对于五果类食物可以选择香梨、香蕉、香瓜、白芝麻等，对于茶饮类可以选择白茶、茉莉花茶、菊花茶，以及黑茶等。

所有的芳香的酒类五行都属金，其中白酒的金行更重，对于扩张血管、刺激激素分泌、促进排毒等作用更强，所以有酒量者在酉时或吃晚餐时可以适量喝点白酒，对身心健康，尤其是对生殖系统器官组织的健康有较大的益处。

喝酒不能过量，尤其是不能经常酗酒，否则一方面容易刺激大脑神经组织过度兴奋而诱导高血压的产生，增加脑溢血的发病率，另一方面过量的酒精容易使肝胆系统和神经组织受到伤害，引起脂肪肝、肝炎、胆囊息肉、健忘、帕金森综合征，甚至肝癌等病症，再一方面肝脏组织受到伤害后会产生大量的代谢废物随着胆汁一起排出，其中的坏胆汁酸对大肠壁黏膜细胞的长期刺激，容易诱发大肠息肉，甚至大肠癌的产生。

水生木

五行属水的食物不但对五行属水的泌尿、生殖系统功能主要起着滋阴补肾的作用，还对五行属木的肝胆系统和神经组织的功能起着补益作用，在申时和酉时喝下午茶或吃晚餐时，对于五畜类食物可以选择有鳞类或黑色动物蛋白质如草鱼、黑鱼、大头鱼、石斑鱼，以及乌鸡等，对于五谷类食物可以选择黑色的黑米、黑豆等，对于五蔬类食物可以选择应季的、黑色蔬菜如茄子、黑木耳，以及普洱茶、黑茶等，对于五果类食物可以选择黑枸杞、黑葡萄、蓝莓、黑芝麻等。

土克水

五行属土的食物对五行属水的泌尿、生殖系统功能补益作用不大，而伤害作用却不小，在申时和酉时喝下午茶或吃晚餐时尽量少选土行类食物，对于五畜类食物少选择裸皮类动物以及动物内脏蛋白质等，如黄鳝、鳗鱼、带鱼、马鲛鱼、猪肚、羊肚、牛百叶、蟹膏、蛋黄等，对于五谷类食物少选黄色的麦子、各类面食、小米、玉米、大豆等，对于五蔬类食物应少选黄色或甜味的蔬菜如香菇、南瓜、甜菜、土豆、豆腐、生姜等，对于五果类食物应少选黄色或甜味的菠萝蜜、榴莲、哈密瓜、龙眼等。另外各种甜味的糖、甜饮料，以及啤酒等五行属土，土克水，吃多了这类饮食就容易伤害到五行属水的泌尿、生殖系统功能，引起泌尿系统结石、骨质疏松、龋齿、耳鸣、听力下降、痛风、糖尿病等病症，所以喜欢吃糖或喝甜饮料的小孩，无论如何注意清洁牙齿，都容易得龋齿而烂牙齿，在申时和酉时这类甜味饮食也应少选。

西医内分泌科的医生会告诫有痛风等病症患者应少吃黄鳝、鳗鱼、动物内脏或油脂、香菇、豆腐、糖、甜饮料、啤酒等，吃了这类食物后会加重痛风的症状。在中医五行理论里，这类食物的五行基本上都属土，土克水，吃多了属土的食物就会加重五行属水的泌尿、生殖系统器官组织的疾病。这一点，现代西医理论与古典中医理论完全吻合。

水克火

五行属水的食物对五行属火的心脑血管系统和免疫系统等功能起着几个方面的作用，要注意区别选择：一方面有些食物起着有益的作用，如五行属水的黑木耳、蓝莓、黑芝麻、普洱茶、黑茶等对五行属火的心脑血管系统有清理血管垃圾、降低血脂、减少血管内斑块形成等作用，对血管栓塞、脑梗死、心肌梗死等疾病起着预防作用，这类食物在申时和酉时可以适当多选；另一方面五行属水的咸味食物却会对心脑血管系统起着有害的作用，如进食过多的盐、咸肉、咸鱼、咸蛋、咸腐乳、腌咸菜等，会导致血压升高而引起一系列心脑血管疾病的发生，这类食物在申时和酉时就应尽量少选；再一方面喝水太少的话，循环系统的血容量就会较少，容易引起五行属火的心脑血管系统疾病，尤其是容易引起头晕、手麻、四肢无力、口角歪斜、口齿发音不清等脑梗死病症，所以在申时和酉时应尽量喝够水，维持足够的血容量。

金补水

《黄帝内经》理论指出虚则补其母，而金生水，故金补水，即五行属金的食物对五行属水的泌尿、生殖系统功能可以起着补精益髓、滋阴壮阳的作用，在申时和酉时喝下午茶或吃晚餐时应适当选择五行属金的饮食，这一点在前述金生水理论里已有介绍。

木泻水

《黄帝内经》理论指出实则泻其子，而水生木，故木泻水。在各类食物中，肉食类食物以补益为主，而素食类食物，尤其是绿色蔬菜类食物以清泻为主，所以对于有泌尿、生殖系统实热症状如泌尿系统结石、炎症等患者，在申时和酉时喝下午茶或吃晚餐时，可以适当选择五行属木的绿色的素食类食物，如绿豆粥、桑叶、蒲公英、薄荷叶、地瓜叶、上海青、空心菜、绿茶等，这类食物对五行属水的泌尿、生殖系统有实热症状者，尤其是五行属水的水行人有益处。

所有的茶类五行都属木，其中绿茶的木行更足，清热解毒的作用更好，因此对于有泌尿、生殖系统有实热症状者，下午喝绿茶对身体健康益处较大。

上述为喝下午茶或吃晚餐时对各类食物选择的一般原则。在现代生活方式中，多数人，尤其是城市里的人，由于其生活和工作方式的原因，许多人会将晚餐定为主餐，在晚餐时会进食比较多的各类营养物质，而其中许多人在晚餐后看看电视，或聊聊天后就休息了，就不会消耗太多的能量，可是这些人在晚餐时如果进食了较多的甜食或淀粉的话，消化、吸收进入血管里的一部分糖原就会储存在血管里，导致高血糖，甚至糖尿病，而大多数糖原会转化为甘油三酯储存在各类组织中，导致高甘油三酯血症、脂肪肝、肥胖等症状或疾病。所以在经济状况越来越好的时代，当晚餐的餐桌上营养物质丰盛时应尽量少吃糖和淀粉类食物，以及少吃甜的水果或饮料。

建议晚餐应以摄取全天所需营养中的动物蛋白质的一半、油脂的一半、各种纤维素的一半（且以不溶于水纤维素为主），以及餐后不甜的水果等。这样选择晚餐食物量的人不容易发胖。因晚餐未吃淀粉而睡前觉得肚子饿的人，可于睡前一小时左右适当进食自己手掌能够一把握住的干果量，如花生米、腰果、杏仁、核桃等。有高血脂、肥胖，或糖尿病等富贵病患者，晚餐应杜绝摄入各种淀粉类食物、甜食和甜饮料。

现代医学大数据统计结果显示，肥胖人群和糖尿病患者人数最多的国家是中国，而肥胖和糖尿病发病率最高的国家是美国。为了控制肥胖，美国食品业在大众食物中减少了脂肪的含量，推出了许多无脂或低脂食物，如无脂牛肉饼、无脂牛奶等，但却很少限制糖和淀粉的摄入，满大街都是甜腻的冰淇淋、香甜咖啡、甜甜圈、汉堡包等含糖量极高的食品，在缺乏油脂摄入导致能量不够的状况下，人们就会下意识地选择大量的含糖的甜味食物、饮料，或淀粉类食物来弥补身体所需要的热量，其结果就是直接导致美国肥胖人群发生率和糖尿病发病率居高不下，却带动了降脂、降糖等医药企业和其他低脂产业等公司的迅猛发展。

其实油脂被吃进体内后不会直接变成身体的脂肪储存，而是转化为胆固醇为主，只有糖和淀粉才会多数转化为脂肪储存，所以导致肥胖的首要原因就是含糖类食物、淀粉类食物或甜饮料等吃得太多。所以有富贵病者，尤其是糖尿病患者，平时要少喝含糖饮料（可乐、雪碧、红酒等），少用甜食、淀粉类食品当零食，尤其是在申时和酉时更要少吃这些含糖多的食物。

（5）保养肾经、延年益寿的方法

西医科学工作者对全世界各国平均寿命统计结果显示，在正常的生活条件下，寿命最短的群体是各国的竞技运动员，平均寿命仅约 50 岁左右。为什么？

当代西医科学家经过大量的研究，发现人类寿命以及其机体各系统器官组织细胞寿命的长短由下列因素决定：一是人类在工作、劳动，尤其是剧烈运动时，细胞内的线粒体利用氧气燃烧释放出热量，同时产生对线粒体和细胞有伤害作用的氧化自由基等毒素，当细胞内的线粒体损耗到某种程度后，该细胞凋亡，新的细胞重生，完成一次细胞的更新换代；二是每次细胞传代重生，其有遗传作用的 DNA 基因长链两端的端粒就会脱落一部分而变短，经过大约几十次细胞的更新换代之后，当端粒不再脱落时，该机体就到了寿终正寝的时候了；三是保持端粒稳定、修复端粒缺损的物质是端粒酶，细胞内端粒酶多者、其 DNA 基因长链两端的端粒就较稳定且容易修复，人的寿命就较长；四是人体内的活性端粒酶多数存在于骨髓造血细胞和干细胞、生殖器官（如睾丸、卵巢）细胞，以及胎盘和胎儿细胞中，在青少年的多种组织细胞内含有较多的活性端粒酶，而老年人只有生殖器官（如睾丸、卵巢）细胞有少许活性端粒酶，所以有些老年人还可以怀孕生孩子；五是许多癌细胞中富含活性端粒酶，所以癌细胞可以不停地复制、生长。

《道德经》"第五十章·出生入死"提示：生之徒、十有三，死之徒、十有三，人之生动之死地、亦十有三，夫何故？以其生生之厚。意思是说三分之一的人先天之本较好，容易健康长寿，三分之一的人先天之本较差，容易夭折，三分之一的人先天之本不好不坏，但是如果去"过分作"就容易夭折，这是什么原因呢？这是由于注重了生命健康，才能健康长寿。

从上述西医与寿命相关理论研究和中国文化理论中，我们可以得出以下几方面结论：一是身体需要或产生的热量越多，线粒体燃烧、损耗就越多，细胞就越容易凋亡，细胞更新换代就会越快，人就越容易折寿，因此经常处于高强度活动的各国竞技运动员的平均寿命最短，适度运动虽能促进健康，但过犹不及，关于这一点，西医理论与中国文化完全吻合，所以人类，尤其是中老年人应尽量少做剧烈的无氧运动，而应适当选择有氧运动；二是西医理论里的活性端粒酶多数存在于骨髓造血细胞和干细胞、生殖器官（如睾丸、卵巢）细胞，以及胎盘和胎儿细胞等器官组织中，在中医理论里这些器官组织都属于肾经范畴，中医理论强调肾为先天之本、肾好者长寿，所以在这一方面，西医理论与中医理论也完全吻合；三是西医理论研究认为花青素有清除氧化自由基等毒素的作用，对保护线粒体和细胞免受自由基等毒素的伤害有益，而花青素在黑色或颜色较深的水果和蔬菜里含量较丰富，如黑枸杞、黑葡萄、黑提子、蓝莓、黑芝麻、黑米、黑木耳、茄子等，在中医五行理论里这类食物五行属水，对五行属水的肾经的保养有益处，在这一点，西医理论与中医理论再次完全吻合。

如何做到健康长寿，各种理论众说纷纭，我们先从世界卫生组织 2020 年发布的《2020 年全球各国人均预期寿命》报告，来看看世界几个国家的人均预期寿命。

附：世界卫生组织 2020 年发布的《2020 年全球各国人均预期寿命》报告

国家和地区	日本	瑞士	新加坡	澳洲	法国	英国	美国	中国	阿富汗	中非
平均寿命	83.7	83.4	83.1	82.8	82.4	81.2	79.3	77.3	60.5	52.5
女性寿命	86.8	85.3	86.1	84.8	85.4	83.0	81.6	78.8	61.9	54.1
男性寿命	80.5	81.3	80	80.9	79.4	79.4	76.9	75.8	59.3	50.9

从上表列出的十个国家和地区的人口平均寿命来看，我们可以得出几个主要结论：一是越稳定、没有战乱的国家，其平均寿命越长；二是医疗条件越好、救治水平越高的国家，其平均寿命越长；三是经济越发达、生活条件越好的国家，其平均寿命越长；四是非洲等热带地域国家人口平均寿命较低。现代医学科学家将这几种结果主要归功于西医科学的发展。

从上述全世界各国人均寿命的大数据统计结果来看，各国的女性平均寿命全部高于男性平均寿命约 2 至 6 岁，这又是什么原因呢？

目前许多西医理论或多个当代中医大家对此结果的理论解释有几个方面：一说女性的喜怒哀乐表现于外，发泄后不良情绪容易得到纾解，而大多数男性再苦再累再委屈，也始终压抑在自己心里，容易产生心理毒素而影响身心健康；二说女性下厨房做饭菜的多，且多数是做她们自己喜欢的饮食，适合她们的胃口，能满足她们对营养的需要，而少做饭菜的男性相对地就难以吃到合口的饭菜；三说女性较少有不良嗜好，而男性抽烟、酗酒、熬夜的人较多，身体容易受到伤害而致病；四说女性做家务劳动多、跳广场舞的多，所以身体更健康，而男性，尤其是中老年男性做家务事的少、运动较少，所以容易生病等等。

多数医学界人士认为女性寿命长于男性寿命就是基于上述原因，因此，世界卫生组织就倡导人们在养生保健时要做到：心理健康，均衡营养，戒烟限酒，适度运动。这十六个字就成为了许多当代健康管理工作者以及讲究养生保健人们的座右铭。

可是古典中医理论对人类的健康长寿却有着其独特的、不一样的看法。

《黄帝内经》理论指出：阴生阳，阳化阴；动则生阳，静则滋阴；从阴阳则生，逆之则死；法于阴阳，终其天年。《黄帝外经》的阴阳理论里也有强调：阳亡则死，阳亡必先阴亡。

这些理论以大白话来说就是：先有阴精、后有阳气，阴精可以生出阳气，阳气却不能生出阴精，而只能帮助阴精转化；运动可以生出阳气，而静养才能滋生阴精；阴精和阳气都有的就容易健康长寿，反之就容易夭折；遵循自然规律、达到阴阳相对平衡者，才能寿终正寝；阴精足才能生出阳气，没有了阳气的人就会死亡，而导致阳气消亡的原因是由于阴精先耗竭了、再也生不出阳气了。

所以笔者认为，真正导致全世界各国男女平均寿命有差别的主要原因有两个方面：一方面是，女性属阴，阴多阳少，阴精可以生出阳气，所以属阴的女性容易生出阳气而达到阴阳平衡、寿命较长，而男性属阳，阳多阴少，阳气不能生出阴精，所以属阳的男性不能生出阴精而难以达到阴阳平衡、寿命较短；另一方面是，动则生阳、静则滋阴，女性可以通过晒太阳或适当的有氧运动就能生出阳气，所以女性爱做家务、爱在户外走动晒太阳、喜欢跳广场舞等，这些都是她们下意识地达到阴阳平衡、健康长寿的需求，而男性不管做什么运动后，都会耗损更多的阴精来生出阳气，容易耗竭存量不多的阴精，稍不注意就容易发生阴精枯竭而猝死等意外事件，所以中老年男性应以静养滋阴为主，少做无氧运动或较长时间的有氧运动。

笔者曾经看过一份对中国科学院男性科学家调查其运动与长寿关系的报道，结果多数长寿男性科学家的回答惊人的一致：我很少做运动。这一点就完全符合上述中老年男性应以静养滋阴为主的健康养生理念。

《黄帝内经》理论还告诉我们：肾为先天之本，胃为后天之本。保养好先天之本的肾经，结合对后天之本的胃经的保养，全方位注重养生保健，促进各类激素，尤其是性腺激素旺盛分泌，维持心理和生理各方面的阴阳平衡，尤其是维持肾经、即生殖系统功能正常，才是健康长寿的好办法。

目前在养生保健方面炒作比较热门的话题是：香港地产大亨李某因服用 NMN 而显得年轻。其现代医学理论依据在于 NMN 在清除自由基、维持线粒体功能、修复端粒等方面起着部分作用。NMN 是机体细胞内的固有物质，年轻人体内较多，但随着年龄的增加而呈递减趋势。NMN 属于维生素 B 族衍生物范畴，富含在一些蔬菜和水果中。可是在近年的中国，NMN 作为原料仅备案通过用于化妆品方面的监测试用，在保健品方面尚未获得批复，有望不久的将来可以批量销售。鉴于 NMN 尚未在食品行业正式上市，我们可以通过每天适当进食复合维生素 B 族等营养补充品来增加体内 NMN 的含量，或选择进食多种黄色或红色的富含 NMN 的水果和蔬菜等，来补充体内的 NMN，帮助起到养生保健、延年益寿的作用。

著名的国学大师文怀沙先生享年 108 岁，当人们问其长寿秘诀时，文老先生笑着说：喝酒吃肉不锻炼，多和异性交朋友。可见心情愉快、营养充足、适当喝酒、少剧烈运动、多静养、多交异性朋友等，都是长寿不可缺少的因素。尤其是在多与异性交朋友时，可以促进尚存于老年人生殖器官（睾丸或卵巢）细胞内端粒酶的活性，维持生殖器官组织细胞的正常生长和不断的更新换代，刺激体内性腺激素的分泌，使得机体能长久地保持阴阳平衡，利于健康，延长寿命。

综上所述，保养肾经功能，维持阴阳平衡，才是延年益寿的不二法门。

6. 戌时和亥时作息规律及对心包脏、三焦腑的保养

戌时为太阳沉入地表后的 19:00～21:00，古称黄昏，属于脏器里的心包经流注于此时刻。中医的心包经主要对应于西医的与心包膜组织有关的心血管压力系统功能。

亥时为上半夜 21:00～23:00，古称人定，属于六腑里的三焦经流注于此时刻。中医的三焦经主要对应于西医的造血系统和免疫系统功能。

心包经和三焦经相表里，所以戌时和亥时、即 19:00～23:00 这一段时间内要注意对心血管压力系统和淋巴免疫系统的保养。

（1）戌时保养心包经，重点预防脑溢血

戌时为 19:00～21:00，古称黄昏，属于脏器里的心包经流注于此时刻。此时心包经的功能较弱，需要好好保养。

西医解剖学研究理论发现，心脏和大血管根部外围包裹着囊性的致密纤维结缔组织，即心包膜，该膜有两层，内层贴于心脏壁表面，外层与纵隔大血管壁和膈肌相连，两层膜间有少许的囊液，即心包液，在心脏搏动时起着减少摩擦等润滑作用。

笔者认为中医的心包经顾名思义可以理解为对应于西医解剖意义上的心脏和大血管根部外面包裹的心包膜组织，主要起着几个方面的功能作用：一方面起到保护、润滑心脏组织，使心脏更顺利地搏动的作用；二方面起着限制心脏的过度膨大、防止心脏过度劳累、并对心脏泵出大动脉血液的容量产生相应影响的作用；三方面起着控制纵隔内大血管的收缩及扩张，从而对血压的高低变化产生相应影响等作用。

所以中医理论的心包经的功能主要对应于西医的心包膜和心血管压力系统功能，起着控制心脏的搏动，尤其是控制与心脏相连的大动脉根部血管壁组织的舒张和收缩，对全身的血管压力平衡起调节作用。戌时对心包经保养不当时血压容易突然增高，诱发脑溢血等重大疾病。

人们在白天的各项活动过程中，心脏不停搏动、大动脉血管也不断扩张和收缩，到了戌时（19:00～21:00）大动脉血管的平滑肌较劳累、心包经的功能就比较虚弱了，此时人们刚吃了晚餐，大量血液向胃肠道汇聚，导致心血管循环系统内血容量减少，就容易加重心包经的负担。此时机体如果处于情绪激动状态如心情紧张、过度兴奋，或做剧烈运动等，一方面会分流一部分血液，使得心血管内的血容量进一步减少，更加重心脏和心包经的负担，另一方面却会引起机体交感神经兴奋，导致外周血管收缩使得大量血液回流入心脏，心脏又需加大马力向外泵血，几方面因素的不同作用，容易使得血压发生较大幅度的变化，出现血压急剧升高等现象而诱发心脑血管系统相对应的一系列器官组织病症，如心绞痛、脑溢血、动脉瘤破裂等。

平时有富贵病如高血脂、高血糖、动脉粥样硬化、冠心病等患者，其动脉血管壁较脆弱，更要注意戌时对心包经的保养，尤其是既有高血压疾病、又能喝酒的患者，在戌时更要注意保养心包经，防止突发脑溢血或动脉瘤破裂等重大疾病的发生。

高血压患者平时因血管壁挛缩引起头颈部血管狭窄、供血不足而容易产生头晕、头痛等症状，酒精却有扩张血管、使血压下降的作用，因此高血压患者适当喝酒后，其头晕、头痛等症状会减轻或消失，患者会觉得较舒服，所以能喝酒且有酒量的高血压患者喜欢酉时在吃晚餐的时候喝点酒。问题是酉时（17:00～19:00）喝的酒，到了戌时（19:00～21:00），酒精舒张血管的作用开始慢慢减弱、血管又逐渐回复挛缩状态等，血压又开始逐渐升高。可是酒精不光是有扩张血管的作用，还有刺激大脑神经过度兴奋，甚至麻痹的作用，尤其是对于青壮年群体来说，这个年纪的人们平时就比较血气方刚，喝了酒之后更容易情绪激昂，此时如果情绪激动，更容易引起血压突然升高、冲破脆弱或畸形的脑动脉血管而发生脑溢血等病症。

著名小品演员赵某，在2009年9月29日晚餐时饮酒较多，晚饭之后又做了20几个俯卧撑，感觉不舒服后就上床休息，其助理知道老板平时晚上喝酒后远不止做这一点运动，感觉不对劲，就去床边叫唤，可老板却昏睡不醒，深夜12点赵某被送至医院急诊，确诊为脑溢血，经急救后逐渐康复。赵某脑溢血发病的时间也是在心包经的功能较弱而需要保养之时间段，即戌时19:00～21:00。

被评为全国优秀新闻工作者的海南某电视台制片人丘某，于2013年3月2日晚21点因紧张工作导致高血压病加重并诱发脑溢血，经医院抢救无效，于3月10日晚19点18分去世，享年38岁。丘某脑溢血发病的时间以及因脑溢血而去世的时间都是在心包经的功能较虚弱而需要保养的戌时（19:00～21:00）。

笔者认识的几个朋友也是因为在心包经的功能较虚弱而需要保养之时因过于紧张或激动而导致了不堪回首的严重后果。

其中一个朋友才30多岁，在外地开会的一个晚上与同事喝了很多高度白酒，而后又兴奋地去唱卡拉OK，晚上21点左右，朋友觉得头痛而自己一个人回到房间休息，第二天上午因为没有按时去开会才被同事发现倒在房间的卫生间里，送医院检查即确诊为脑溢血，虽经数日全力抢救，仍未能挽回年轻的生命，抛下白发苍苍的父母、年轻的妻子以及年幼的孩子仙去。

另一个朋友才刚满 30 岁，一天晚上与朋友喝了很多白酒，饭后又去办公室加班整理材料，到晚上 21 点时觉得头痛而回家休息，刚回到家就倒在床上昏睡过去，家人一直叫也不醒，并伴随呕吐胃内容物，深夜送往医院检查，确诊为脑溢血，虽经紧急抢救捡回一条命，却已失去自理能力，苦了家里的兄长以及刚生了孩子的年轻妻子来伺候他一辈子。

另外笔者有一位已退休的有高血压、高血脂等富贵病、且体型较胖的老乡，在一次参加老乡们聚会的晚上被邀请上台祝词发言，结果拿着话筒才讲了几句话，就突然倒地、不省人事，即刻被送去医院急诊，确诊为脑溢血，经急救后逐渐康复。究其原因，与其戌时心包经的功能较弱、血压控制不好、又因上台发言而心情紧张或情绪过度激动，最终导致血压突然升高、冲破大脑动脉血管有关。

所以患有高血压疾病且能喝酒的青壮年群体，是脑溢血高发群体之一，戌时是脑溢血发病率较高的时间段，戌时情绪激动是脑溢血发作的重要诱发因素。

注意在酉时以后不酗酒、戌时不过度兴奋、喝酒时适当多喝水、保持好的心态静心养性等，是简单而有效的预防和降低脑溢血发病率的方法。

（2）亥时保养三焦经，提高全身免疫力

亥时为上半夜 21:00 ～ 23:00，古称人定，属于六腑里的三焦经流注于此时刻，此时机体的造血系统和免疫系统功能较弱，需要好好保养。

中医理论里论述三焦经的功能作用是：统领上、中、下脏腑，营养精血、排除浊湿、增强免疫等。所以笔者认为中医理论系统里的三焦经就是涉及全身的以造血、免疫、排毒功能为主的作用，包括骨髓、胸腺、脾、淋巴结等器官组织功能作用。

西医解剖学理论里，骨髓主要起着生产红细胞、白细胞等造血、免疫系统功能，脾和胸腺主要起着生产淋巴细胞等功能，淋巴结除了有生产淋巴细胞等功能之外，还起着产生抗体、杀灭细菌等微生物、清除毒素或异物等免疫功能，帮助受伤害的机体组织起到修复作用。

机体的体表和各脏腑表面以及器官组织之间，有着丰富的淋巴管网和淋巴结组织，当机体受到伤害时，如受到各种毒素侵袭和伤害而产生细胞坏死及炎症病变，或毒素要进一步深入侵害机体脏腑组织，甚至变异癌细胞要转移到其他器官组织等，一方面局部毛细血管微循环内的白细胞等免疫细胞直接对入侵毒素开展攻击而产生炎症反应，另一方面附近的淋巴管网和淋巴结等组织负责接收各部位组织受到毒素侵袭的信息，除了在淋巴结内对毒素进行直接围攻、清除之外，还通过全身的几条主要的淋巴管道将此类信息传送到心血管静脉系统，经过肺组织的过滤和氧化后，再将机体受到毒素侵袭的、已经过肺泡转化过的信息通过动脉系统转送到骨髓、胸腺、脾、淋巴结等器官组织，刺激这些组织内的免疫细胞如白细胞、淋巴细胞、巨噬细胞等以及相应抗体的产生，从而对入侵机体的毒素展开免疫攻击。在此过程中，机体受到伤害的部位会产生瘙痒、疼痛、红肿、溃烂以及附近淋巴结肿大等一系列炎症反应病症，病症轻微或有及时的人为有效控制者，则机体逐步康复，病症严重或人为控制无效者，则疾病症状会越来越重。

上述免疫反应发生的部位、即从接收毒素侵入的信息开始直到消灭毒素的主战场等，主要是在局部的淋巴管网和淋巴结组织内进行，因此全身的淋巴管网和淋巴结组织对机体的免疫功能起着至关重要的作用。

全身的淋巴管网主要按颈部、胸部、腹部等部位分为三个区域的淋巴管干道：一是淋巴颈干，包括左、右颈干和左、右锁骨下干，收集头部、肩颈部和双上肢的淋巴液；二是淋巴胸干，包括左、右支气管纵隔干，收集膈肌以上的胸腔内脏腑器官组织、纵隔组织，以及胸廓（即胸背部）组织的淋巴液；三是左右腰干和肠干，收集膈肌以下的腹腔和盆腔脏腑器官组织、腹腔周围（即腹壁和腰部）脏腑组织，以及双下肢各组织的淋巴液。这三个区域的淋巴主干道中，右颈干、右锁骨下干和右支气管纵隔干汇集于右淋巴导管注入右静脉角，其他的淋巴干全部汇集于胸导管注入左静脉角。

根据上述西医理论里免疫系统器官组织，尤其是淋巴管网的解剖结构和功能，笔者认为中医的上焦、中焦、下焦正好分别对应于西医解剖理论里的淋巴颈干、淋巴胸干、淋巴腰干，因此中医理论里三焦经的功能和作用正好对应于西医理论里的免疫系统各器官组织功能作用。

人们在一整天的生产或劳动过程中，以及对一日三餐所进食的食物的消化、营养的吸收和废物的清理、排泄等过程中，机体起免疫作用的三焦经在预防各类毒素的侵袭、及时修复各类伤害，以及激活机体产生更多的免疫细胞或抗体等方面做出了巨大的努力，亥时就到了人定、即人们该安定下来休息的时候了，此时三焦经系统较虚弱而需要好好保养。三焦经保养不好的话，将导致免疫系统相对应的一系列组织器官症状或疾病，如贫血、骨髓瘤、脾大、淋巴管瘤、各种白血病，以及各种恶性肿瘤等病症。

经常在亥时（21:00～23:00）三焦经的功能较弱而需要保养时，仍然处于紧张状态如仍在紧张学习、劳作的人，非常容易患免疫系统疾病。

笔者1985年在中山医科大学附一院血液内科实习，有一天早上查房时，一个老奶奶拉着我的手说：医生啊，你一定要救救我的孙子，我的孙子很听话、很懂事、很聪明，学习成绩很好，请医生救救他！

笔者在多年的临床医学实践中发现，住在各个大医院血液内科的血液病，尤其是白血病患者，超过半数以上的病人是正在读书的孩子们，这些孩子里的多数人不仅长得眉清目秀，而且聪明伶俐、学习用功、成绩突出，各方面都比较优秀，这些优秀的花季少年正是祖国未来的栋梁和希望啊。

为什么血液病如贫血、白血病等主要的发病群体是优秀的青少年居多呢？深究原因，可以得知结论：在当代经济高速发展的中国，无论是小学生、中学生或是大学生，其中绝大多数优秀的孩子在晚上空气污染较重、且三焦经的免疫功能较弱而需要保养的亥时（21:00～23:00），却仍然处于紧张的学习状态；如果这些孩子里的某些人正好是住在空气质量较差的（如新装修的房子里等）地方用功学习，又经常营养不均衡，且经常吃油炸或烧烤等含致癌物较多的食物，平时运动又较少，经常排毒不畅（喝水少、出汗少、排便不规律），而且又不按时作息（晚睡、早起、不午休等）等，那么这些优秀的孩子就很容易被诱发免疫系统功能失调，导致贫血、白血病等疾病的发生。

白血病是我国儿童发病率最高的恶性肿瘤，发病较急，对化疗药物相对较敏感，疗效较好，但是如果不注意预防，则容易复发，且此病存活率仅为50%，也就是说两个患病的孩子中有一个要提前过世。较典型的例子是2013年第二次上春节联欢晚会表演节目的童星邓某，他从小经过几年的努力学习和培养，终于获得了连续两次登上春节联欢晚会舞台表演节目的荣誉。他第二次演出结束后觉得全身乏力，家人带他去北京儿童医院检查，当即被确诊为急性白血病，不得不马上接受西医化疗。治疗好转后不到一年，该名优秀的童星又去参加繁重的培训和表演，结果白血病迅速复发而难以控制，导致他在9岁前就遗憾地离开了人间，这能不让人痛心吗？可见青少年如果不注意养生，尤其是在晚上空气污染较重、三焦经的功能较弱时还在操劳，就容易诱发免疫系统疾病，导致不可挽回的损失。

现代西医学统计数据显示，免疫系统疾病主要有两个高发群体，即青少年和高龄人。曾有对儿童白血病大数据统计结果报道，中国儿童白血病发病人群中，90%以上患者的家庭在半年内新装修过，说明少年儿童在有污染的新房内，尤其是晚上空气污染更严重时的环境中学习和生活，是导致儿童白血病高发的罪魁祸首之一。目前我国高龄人的白血病发病率正在逐年增加，笔者认为也与经济越来越发达地区的晚上空气污染越来越严重、且高龄人多待在有空气污染的环境中生活有关，这一点有待于现代医学科学家做进一步的研究。

2009年6月5日，中国某电视台著名节目主持人罗某因恶性淋巴瘤去世，享年才48岁。笔者认为罗某患病原因和他的工作时间、工作性质以及工作环境等因素密切相关：在工作时间方面，首次直播时间是晚上19:00～19:30，重播时间是晚上21:00～21:30，正好是戌时和亥时（19:00～23:00）心包经和三焦经的功能较虚弱而需要保养的时间段；在工作性质方面，他是多年来重要新闻节目的主播人，他知道在面对全中国以及全世界人民直播时不能出现任何差错，所以长期工作压力巨大；在工作环境方面，这类重要新闻联播节目都是在密闭的空间内进行，不但空气流通不自然，而且各种录音、录像、音响、监控、发射等仪器设备也可能存在某种辐射影响，这些都不利于机体健康。

二十一世纪初，笔者医院有一位退休的老专家将自己居住的房子重新装修，同时又购买了一辆新汽车。这一切完成后不久，老专家就因反复低热被医院确诊为白血病，从确诊、治疗白血病开始，到老专家去世的时间，总共不到一个月。究其原因，与老专家平时几乎每天晚上都待在密闭的房间内，以及坐车时也较少开窗通风等不良习惯有关，这两种状况恰恰是在空气污染较严重以及机体免疫系统较虚弱的时间段，做着伤害他自己免疫系统功能而又不容易引起警觉的行为。

笔者一位朋友，多年来几乎每天晚上都是在密闭的房间内娱乐，正当壮年就满头白发，前几年的一天半夜里，突然出现牙龈出血和鼻出血等病症，去医院急诊，检查出血小板明显减少，并确诊为白血病，经积极抢救、治疗后痊愈出院。

所以在亥时不过度劳累、注意避开空气污染的环境、轻松娱乐或准备放松休息等，是预防人们，尤其是预防优秀的青少年和高龄人群造血系统和免疫系统容易受到伤害的简单、易行的方式。

（3）心包经和三焦经相表里

心包经和三焦经相表里，即戌时和亥时（19:00～23:00）是心包经和三焦经的功能较虚弱而需要保养的时间段，所以在晚上这个时间段里要注意几点：一是有高血压病史者，尤其是喜欢在酉时喝酒的人，尽量不要酗酒，以免造成血管压力平衡失控，加重高血压病症；二是喝酒后要适当多喝水，增加血容量，一方面防止和降低脑中风的发病率，另一方面多喝水可以帮助肝细胞解毒和排毒，减少酒精对肝胆系统和神经组织的伤害；三是尽量不要太过于兴奋、激动或做剧烈运动，以避免出现突发脑溢血，这方面青壮年，尤其是有高血压疾病者是需要注意的重点群体；四是不要经常在此时间段过于紧张地工作或刻苦地学习，尤其是在有空气污染的密闭空间里更要引起注意，以避免诱发免疫系统疾病的发生，这方面以青少年和高龄人为需要重点关注的群体。

现在经济状况越来越好、各方面条件也越来越好，我们更要学会在工作、学习和生活中注意养生保健：一方面在晚上要善于克制自己激动的心情，学会有喜事偷着乐，学会过优雅的、有品位的夜生活，以防乐极生悲带给自己和家人巨大的痛苦；另一方面在空气污染严重的夜晚要选择在良好的空气环境中学习和生活，尤其是青少年要善于劳逸结合地安排好晚上的学习时间和环境，以防机体的造血系统和免疫系统遭受破坏而诱发贫血、白血病或其他恶性肿瘤等严重疾病。

心包经和三焦经五行属火（相火），所以五行属火的南方地区和属水的北方地区（水克火）的人们要注意对心包经和三焦经的保养，属火的夏季和属水的冬季（水克火）也要注意对心包经和三焦经的保养，尤其是属离火的火行人以及属坎水的水行人（水克火）这两类人群更要注意保养好心包经和三焦经。

五行属火的火行人或因心包经和三焦经的功能减弱而有虚寒等不适症状者，平时可以多选择属火的长羽毛类优质蛋白质如鸡肉、鸭肉、鹅肉、鸽肉以及各种动物心脏、肝脏或血液等，还可以选择属火的红色食物如红米、红豆、红枣、菠菜、红苋菜、西红柿、草莓、樱桃等。

五行属火的火行人或因心包经和三焦经有实热症状者，可以选择五行属水的有鳞类优质蛋白质如三文鱼、草鱼、石斑鱼等，还可以选择五行属火的苦味食物例如苦瓜、大芥菜、小芥菜以及西瓜等食物来清热泻火。

（4）脑梗死和脑溢血的区别

中医理论里的脑中风对应于西医理论的脑卒中，虽然是同一个称呼，其实是包含两种严重的突发脑血管疾病，一个是脑梗死，另一个是脑溢血。

脑梗死主要是指大脑动脉血管内出现血栓堵住血管，或脑动脉血管因动脉粥样硬化等原因出现明显狭窄，使该动脉血流量显著减少，甚至动脉血管完全堵塞，造成该堵塞血管供血区域的脑组织因缺血、缺氧而发生水肿、变性或坏死，导致该区域神经组织功能减弱或丧失，及时救治后多数患者可恢复正常工作或生活，少数人，尤其是抢救不及时者容易引起面瘫、肢体偏瘫等病症，而受累神经组织范围较大、救治不及时的极少数患者甚至会造成死亡等不良后果。

脑溢血是指非外伤性的大脑动脉血管自发性破裂出血，已有高血压基础疾病者、因各种原因引起血压急剧波动并迅速升高而冲破脑血管，是脑溢血的主要诱发因素，其他诱发因素包括脑血管畸形、动脉瘤、血液病、抗凝治疗等原因导致的脑血管破裂。血管破裂后，越来越多的血液外溢到大脑神经组织中直接对局部神经组织造成压迫，并导致周围发生脑水肿，使得神经组织功能丧失，出现头痛、昏迷、呕吐、瞳孔扩大等表现，部分患者得到及时救治后可以恢复正常，或肢体偏瘫，另一部分患者，尤其是抢救不及时者容易引起生活能力丧失、瘫痪、植物人，甚至死亡等严重后果。

脑梗死和脑溢血虽然有相同之处，但其发病原因、症状表现、病情轻重、抢救方法，以及治疗预后等方面都有很大的区别。

脑梗死和脑溢血的相同点

脑梗死和脑溢血的相同点主要表现在几个方面：一是这两种疾病都以成年人为高发群体；二是这两种疾病都发生在头部大脑血管；三是这两种疾病患者多有基础病，如肥胖、脂肪肝、高脂血症、糖尿病、动脉粥样硬化、高血压等病症；四是这两种疾病发作早期都有可能出现面瘫、肢体偏瘫等症状；五是这两种疾病如果治疗不及时的话，都有可能出现肢体偏瘫、瘫痪、植物人状态，甚至死亡。

因此中医理论或西医理论都将这两种疾病归类于脑中风或脑卒中概念。

事实上这两种疾病有更多的不同之处，抢救治疗不及时或不当的话，会导致不一样甚至完全相反的严重后果。

脑梗死和脑溢血的不同点

脑梗死和脑溢血在发病、治疗和预后等多个方面都有很大的不同，下面分别论述。

致病诱因：

脑梗死多发于已有富贵病患者，尤其是已有动脉粥样硬化疾病的患者，脑血栓形成是主要的诱发因素，其次有喝水较少致血容量不足、高血压致血管痉挛、血管狭窄、血流缓慢，或血压较低等因素，致脑组织局部、区域，或广泛的供血不足而引起。

脑溢血也多发于已有富贵病患者，尤其是已有高血压疾病的患者，但以酒后兴奋，或情绪紧张、激动导致血压突然升高为主要诱发因素。

高发人群：

脑梗死多发于长期有富贵病等慢性病患者，以平时喝水较少的中老年群体为主。

脑溢血多发于有高血压疾病、却喜欢喝酒的患者，以平时较活跃或情绪容易激动的青壮年群体为主。

发作时间：

脑梗死有两个发作高峰时间，一个是多发生在五行属水的膀胱经、肾经需要保养的申时和酉时即 15:00 ～ 19:00 这一时间段，在此时段喝水较少的中老年群体容易在散步时出现脑梗死症状，另一个是多发生在温度较低的子时（深夜 23 点）过后，即一天 24 小时中五行属水的时间段，水克火，即水将火扑灭，意味着在五行属水的时间段、五行属火的血液在血管内的流动容易被阻塞，晚上睡觉前喝水较少的中老年群体容易在半夜时因血容量较少、血流缓慢而诱发心肌梗死或脑梗死，因头部离心脏较远，运血量更容易不足，所以更容易发生脑梗死，许多患者半夜或早晨起床时就发现自己半边肢体活动不方便了，在寒冷的北方地区，尤其是寒冷的冬季容易出现脑梗死发病率高峰，这些都对应于《黄帝内经》里五行相克理论中的水克火理论。

脑溢血多发于心包经的功能较虚弱、血压容易出现较大波动的戌时（19:00 ～ 21:00），尤其是在酉时喝了较多的酒、在戌时还处于兴奋状态者或心情激动者，更容易诱导血压突然升高而发病。

病情表现：

大多数脑梗死患者的症状表现较轻，多有手麻、头晕、眼花等前驱症状，发作时表现为头晕眼花、天旋地转、说话不利索、口角歪斜、流口水、说话时漏气、半身或全身肢体乏力、手握不住东西、走路歪斜、站立不稳、走路容易跌倒等，但一般意识尚清醒，问话有回应；少数脑梗死患者的症状较重，表现为头昏、说话含糊不清、面瘫、偏瘫、摔倒、昏睡等病症，出现直接死亡等病例较少见。头晕、眼花、耳鸣，意识尚清醒。

多数脑溢血患者因出血快、出血量较大而病情严重，常表现为在兴奋或激动时突然出现头晕、头剧痛、头重脚轻、嗜睡、双眼视物不清、口角歪斜、肢体瘫痪、摔倒在地、意识模糊、神志不清、昏迷等症状，随后出现叫唤不醒、呕吐、双侧瞳孔扩大等病症，直至心跳和呼吸停止，失去生命体征；少数脑溢血患者出血慢、出血量较少、病情较轻，发作时逐渐出现意识不清、头晕、头痛、四肢麻木、肢体失去协调能力、摔倒、昏睡等症状，时间久了没有得到救治也会出现昏迷、呕吐、双侧瞳孔扩大，直至心跳和呼吸停止，失去生命体征等。

抢救方法：

脑梗死以抗凝血、溶栓、控制血压、降低颅内压、防治并发症以及对症治疗等为主。当患者脑梗死发作时应注意以下救治要点：一是让病人躺下休息，适当喝温水，同时快速拨打 120；二是保持空气清新，解开病人衣领、胸罩、腰带，鼓励患者深呼吸；三是由于梗死的血管多为单支或多支大脑中较重要的血管，此时可以刺痛患者手掌心、人中、十指尖等部位，刺激患者交感神经兴奋而使得动脉主干血流加快而快速疏通梗死的脑血管，及时缓解或减轻患者的病症；四是送医院抽血化验检查、头部 CT 检查或造影检查等；五是确诊后行活血、溶栓、营养大脑神经，以及对症治疗等。

脑溢血以止血、降低血压、利尿脱水减轻脑水肿、保护神经组织并促进其功能康复、积极防治各种并发症、减少后遗症以及对症治疗等为主。当患者脑溢血发作时应注意以下救治要点：一是让病人就地躺下，禁止随意搬动，同时快速拨打 120；二是解开病人衣领、胸罩、腰带、取出假牙等，将头歪向一边，清除口腔分泌物或呕吐物，防止发生窒息或吸入性肺炎；三是用冷水毛巾或冰块放在病人额头上，降低头颅温度，减少出血量；四是由于破裂溢血的血管多为大脑中单支较小的血管，此时可以采取刺痛病人手掌心、人中等部位，或在病人十指尖、耳尖等部位针刺放血，刺激患者交感神经兴奋而使得出血部位的小血管及时收缩、止血，延缓病情的进展；五是发现心跳呼吸停止时，即刻人工心肺复苏施救；六是尽快送医院抽血化验检查、头部 CT 检查或造影检查等以快速确诊；七是及时给予吸氧、止血、脱水、利尿、营养脑神经、对症、手术、康复治疗等。

治疗预后：

多数轻症脑梗死患者救治及时可以完全康复，少数重症脑梗死患者救治及时者可出现口角歪斜、偏瘫等后遗症，但多数患者生活尚能自理。

多数重症脑溢血患者抢救稍慢时多出现偏瘫、丧失生活自理能力、瘫痪、植物人状态，甚至死亡等较差预后，常给患者本人及家人的身体、精神、经济、事业以及基本生活等各方面都带来巨大的痛苦，少数轻症脑溢血患者抢救及时并治愈后多出现说话含糊不清、面瘫、肢体偏瘫等后遗症，完全康复者较少。

综上所述，脑中风包含的脑梗死和脑溢血两种疾病在许多方面都有相同和不同的地方，容易混淆，但关键是在抢救时脑梗死以抗凝血为主，而脑溢血是以止血为主，这是两个完全不同的治疗方向。临床医师，尤其是经验不太丰富者，抢救时一定要在用药物治疗前通过 CT 或 MRI 等影像学检查诊断清楚，以免治疗失误而酿成大错，特别是如果误将脑溢血当成脑梗死用抗凝血等方法来治疗，则更会加重、加快脑溢血病情的发展，出现难以挽回的严重后果。

（5）脑中风发作的部位

脑中风的发病部位也与人类机体的阴阳属性以及人们平时养成的习惯有关，平时也应该加以注意。

对于脑中风，尤其是脑梗死的发病部位而言，我们要从几个方面加以注意和防范：《黄帝内经》阴阳理论告诉我们：男性属阳、女性属阴；左为阳、右为阴。所以属阳的男性多数习惯于右侧卧位睡觉，使得属阳的左侧肢体在上方，而属阴的女性多数习惯于左侧卧位睡觉，使得属阴的右侧肢体在上方；经常右侧卧位睡觉者左边头部在上方，左脑血管的血流量较少，所以习惯右侧卧位睡觉的男性多发生左侧脑中风，引起左边面部偏瘫以及右侧肢体活动障碍，而经常左侧卧位睡觉者右边头部在上方，右脑血管的血流量较少，所以习惯左侧卧位睡觉的女性多发生右侧脑中风，引起右边面部偏瘫以及左侧肢体活动障碍；一旦出现有轻微脑梗死症状如头痛、头晕、目眩者，男性平躺或右侧卧躺下，以及平起或右侧身起床时，容易加重脑梗死症状的发生，换为左侧卧躺下，以及左侧身起床时，则会明显减轻头痛、头晕、目眩等症状的发生，所以男性有轻微脑梗死症状时，在喝够水的前提下，及时左侧卧躺下，即可明显减轻头痛、头晕、目眩等症状，而有轻微脑梗死症状的女性平躺或左侧卧躺下，以及平起或左侧身起床时，会加重脑梗死症状的发生，换为右侧卧躺下，以及右侧身起床时，则会明显减轻头痛、头晕、目眩等症状的发生，所以女性有轻微脑梗死症状时，在喝够水的前提下，及时右侧卧躺下，即可明显减轻头痛、头晕、目眩等症状。

（6）瘫痪患者护理的注意事项

对于已经患了严重的脑中风疾病后遗症者，如瘫痪患者，尤其是植物人等，在加强护理时要注意以下几方面：

一是患者不能长期仰卧，《黄帝内经》告诉我们：久卧伤肺气，金克木，五行属金的呼吸功能受损导致缺氧，会加重五行属木的神经系统症状，使得植物人更难以苏醒。所以对长期卧床的患者应经常帮助其翻身或半仰卧位，以增加血氧。

二是要经常保持全身或大脑内有着充足的氧气，所以高压氧治疗应作为严重的大脑神经系统疾病者尤其是植物人等康复首选治疗方案之一。

三是不要给患者身上覆盖太厚的衣被，而应该保持患者所在病房的温度以 25C° 左右为宜，让患者仅穿着透气的棉质衣、盖着薄的棉质被子即可，以保持患者的皮肤正常发汗和透气，有利于患者排除体内毒素。

四是患者休息的周围环境不能太亮，《黄帝内经》告诉我们：水生木，水对应于黑色，在黑暗环境中更有利于五行属木的神经系统疾病的康复。正常人在较暗的、安静的环境中也会大脑更活跃，思路更清晰。

五是给予患者中西医结合营养调理：中医方面，《黄帝内经》五行理论告诉我们水生木，五行属水的以及属木的食物或中药材有利于五行属木的神经系统疾病的康复，要适当给予患者属水的和属木的食疗或中药调理，根据患者体质状况及时滋阴壮阳、补虚泻实、镇惊开窍；西医方面，在西医抢救治疗的基础上，多给予患者大脑神经营养或康复的药物，如脑活肽、谷维素、维生素 E、复合维生素 B 族、维生素 C 等，以促使患者尽快苏醒以及全面康复。

六是经常针灸或按摩患者的五行属木的肝经和胆经的经络，尤其是多针灸或按摩胆经的经络，以补的手法沿着胆经从头侧部、肢体外侧部、一直到足部，持续不断地刺激大脑神经系统，促使患者尽早恢复知觉，同时经常以补的手法针灸或按摩患者的五行属水的膀胱经和肾经的经络，水生木，刺激属水的经络也能帮助属木的神经组织功能尽快恢复。

综上所述，《黄帝内经》里的子午流注理论归纳总结了各脏腑所对应的时间医学关系，十二时辰即子时、丑时、寅时、卯时、辰时、巳时、午时、未时、申时、酉时、戌时、亥时，分别为人体的十二脏腑经络即胆经、肝经、肺经、大肠经、胃经、脾经、心经、小肠经、膀胱经、肾经、心包经、三焦经的流注时辰，也就是说十二脏腑经络在分别对应的每天十二时辰里较为虚弱，只要我们记住了它们的对应关系，在相应的时辰里给予相应脏腑好好保养，就可以较好地预防各系统器官组织疾病的发生，维护好各系统器官组织的健康。

六、了解五运六气，关注节气养生

《黄帝内经》五行理论里用了大量的篇幅来介绍《五运六气》等节气养生理论，即推衍不同年份和月份的天干和地支的五行的改变，将引起历年以及每年各季节的气候等方面发生改变，从而对万事万物，尤其是对人类防病、养生等健康的方方面面产生不同的影响。所以《黄帝内经》里的五运六气养生理论按照现代中医学体系来说，就是将中国古代的时间医学和气象医学合二为一的节气养生学。

现代西医理论里的时间医学和气象医学的发展也有了数十年的历史。

号称"世界时间医学之父"的美国明尼苏达大学弗朗兹·哈伯格（Franz Halberg）教授也仅仅是从三十多年前才开始研究不同的时间对生物，尤其是对人类健康的影响规律。

2017年诺贝尔生理学或医学奖颁发给了三位美国科学家，他们的获奖理由是：发现了调控昼夜节律的分子机制。即发现人类半夜失眠或不睡觉会对身体健康产生哪些不利的影响，西方医学科学家认为这项研究结果对时间医学的研究做出了重大贡献。而对于中国的中医学者来说，这项获诺贝尔奖的研究结论与两千六百多年前的中医"子午经络流注"理论完全契合。

2011年6月，英国牛津大学神经学和生物学季节性问题专家拉塞尔·福斯特教授通过对美国、英国、丹麦、奥地利等多国的多份调查结果和统计资料研究分析得出结论：人类的寿命、智商、健康状况以及易患疾病等与出生的月份有关，文中并详细列表显示12个月中具体哪个月出生的人分别容易患哪些疾病（后附：出生月份与易患病种对应），如表中详细列出9月、10月、11月秋季出生的人易患呼吸系统疾病－哮喘，并强调影响相当明确，我们无法不受出生季节的影响。

附：出生月份与易患病种对应

月份	易患病种
1月	老年痴呆症、躁郁症、节段性回肠炎、癫痫症、精神分裂症
2月	老年痴呆症、躁郁症、节段性回肠炎、饮食失调、癫痫症、嗜睡症
3月	酗酒、老年痴呆症、哮喘、躁郁症、饮食失调、癫痫症、霍奇金淋巴瘤、嗜睡症、人格失常、季节性情绪失调
4月	酗酒、哮喘、孤独症、躁郁症、糖尿病、饮食失调、青光眼、霍奇金淋巴瘤、低智商、运动神经元疾病、嗜睡症、帕金森氏症、人格失常、季节性情绪失调

月份	易患病种
5月	酗酒、哮喘、孤独症、糖尿病、饮食失调、青光眼、运动神经元疾病、低智商、帕金森氏症、人格失常
6月	酗酒、哮喘、孤独症、糖尿病、唐氏综合征、青光眼、低智商、运动神经元疾病、多发性硬化症、近视、帕金森氏症
7月	酗酒、哮喘、孤独症、唐氏综合征、运动神经元疾病、近视
8月	哮喘、孤独症、唐氏综合征、运动神经元疾病
9月	哮喘
10月	哮喘
11月	哮喘
12月	节段性回肠炎、精神分裂症

在上表中可以看到，9月、10月、11月秋季出生的人们容易患哮喘病，《黄帝内经》的五行理论告诉我们，公历的9月、10月、11月对应于农历中一年四季的秋季，五行属金，金对应于肺、即呼吸系统，而哮喘就是呼吸系统疾病的一种，所以秋季出生的人们容易患哮喘病这一结论符合中医理论的研究规律，这充分说明了该项西医理论研究已经接近了中医理论研究的范畴。《黄帝内经》的五行理论在研究人类的寿命、智商、健康状况以及易患疾病等方面明确指出，这些因素不仅仅与出生的月份有关，而且与出生的年、月、日和时辰都有关系。

综上所述，西医理论研究已经开始着手研究季节变化规律等因素对人类未来健康的影响，而且其研究结论显然已经越来越接近中国古老经典医学《黄帝内经》里有关人类节气养生保健、预防和治疗疾病等理论内涵。

（一）六十甲子简介

《中华万年历》的阳历计时法中用十个天干甲（jiǎ）、乙（yǐ）、丙（bǐng）、丁（dīng）、戊（wù）、己（jǐ）、庚（gēng）、辛（xīn）、壬（rén）、癸（guǐ）和十二个地支子（zǐ）、丑（chǒu）、寅（yín）、卯（mǎo）、辰（chén）、巳（sì）、午（wǔ）、未（wèi）、申（shēn）、酉（yǒu）、戌（xū）、亥（hài）两两组合，来代表不同的年、月、日以及时辰。

由十天干和十二地支的排序可以看出，十天干中的甲、丙、戊、庚、壬为单数，乙、丁、己、辛、癸为双数，十二地支中子、寅、辰、午、申、戌为单数，丑、卯、巳、未、酉、亥为双数。将单数天干与单数地支相组合、双数天干与双数地支相组合，不同的天干地支两两组合，天干在前、地支在后，分别代表不同的年份（如甲子年、乙丑年、丙寅年、丁卯年等），共60年（10和12的最小公约数）一个轮回，即60年后又重复回到甲子年、乙丑年、丙寅年等，俗称六十甲子，周而复始，万年不绝，故称为《中华万年历》。

阳历的月份（如甲子月、乙丑月、丙寅月、丁卯月等）和日期（如甲子日、乙丑日、丙寅日、丁卯日等）也是以阳历年份同样的方式按顺序来排列。每天的十二时辰则以十二地支来计时（如子时、丑时、寅时等）。

《中华万年历》中阳历的天干地支年份与现代公历年份对应和记忆方法：判定阳历代表年份的十天干与公历的对应有两种方法，一种方法是记住甲、乙、丙、丁、戊、己、庚、辛、壬、癸分别固定对应于公历年份尾数4、5、6、7、8、9、0、1、2、3，另一种方法是用公历年份数减3后除以10，所得余数1、2、3、4、5、6、7、8、9、10（0）分别对应于甲、乙、丙、丁、戊、己、庚、辛、壬、癸，这两种方法都容易记住；阳历代表年份的十二地支与公历的对应也有两种方法，也比较容易记忆，一种方法是用公历年份数减3后除以12，所得余数1、2、3、4、5、6、7、8、9、10、11、12（0）分别对应于子、丑、寅、卯、辰、巳、午、未、申、酉、戌、亥，另一种方法是记住阳历年份的十二地支子、丑、寅、卯、辰、巳、午、未、申、酉、戌、亥分别对应于阳历生肖属性的鼠、牛、虎、兔、龙、蛇、马、羊、猴、鸡、狗、猪。一旦知道某年的阳历生肖属性，也就知道了该年的地支。例如公历2021年对应阳历天干地支判定方法：公历尾数1固定对应于农历十天干的辛，或用2021减3得2018，2018除以10得余数8，8对应于阳历十天干的辛；2021减3得2018，2018除以12得余数2，2对应于阳历十二地支的丑，或如果知道2021年阳历生肖的属性是牛，也就知道对应于阳历十二地支的丑；天干为辛、地支为丑，这样我们就可清楚地知道公历2021年为农历中阳历辛丑年。

《黄帝内经》五行理论里，十天干有相对应的五行，即十天干相对应的五行分别为：甲乙属木、丙丁属火、戊己属土、庚辛属金、壬癸属水。同理，十二地支也有相对应的五行，十二地支相对应的五行分别为：亥子属水，寅卯属木，巳午属火，申酉属金，辰戌丑未属土。

代表月份的十二地支子、丑、寅、卯、辰、巳、午、未、申、酉、戌、亥分别固定对应于阳历月份中的十一月（冬月）、十二月（腊月）、一月（正月）、二月、三月、四月、五月、六月、七月、八月、九月、十月。一月（正月）、二月、三月、四月、五月、六月属阳，七月、八月、九月、十月、十一月（冬月）、十二月（腊月）属阴，即春夏为阳、秋冬属阴。

中国古代智者根据每年太阳光线对地球照射的位置往复以及各个季节变换带来的气候变化对万事万物的影响等，在《中华万年历》中将五日时间命名为一候，三候为一气，三气为一节，六气为一时，四时为一年。所以每年有二十四节气，其排列次序依次为：立春、雨水、惊蛰、春分、清明、谷雨、立夏、小满、芒种、夏至、小暑、大暑、立秋、处暑、白露、秋分、寒露、霜降、立冬、小雪、大雪、冬至、小寒、大寒，其中的八节分别是：立春、春分、立夏、夏至、立秋、秋分、立冬、冬至。

阳历每年的天干地支变更日期不是从大年初一开始计，而是从立春日开始计，即立春日为农历中阳历年的第一天。

以十二地支表示的阳历每年十二个月中，每月的天干地支变更日期也不是从每月的初一开始计，而是从二十四节气排列顺序中的单数节气首日开始计为该月的第一天，双数节气末日记为该月的最后一天，即阳历十二个月的起止日期分别为：一月从立春之日起、雨水末日止；二月从惊蛰之日起、春分末日止；三月从清明之日起、谷雨末日止；四月从立夏之日起、小满末日止；五月从芒种之日起、夏至末日止；六月从小暑之日起、大暑末日止；七月从立秋之日起、处暑末日止；八月从白露之日起、秋分末日止；九月从寒露之日起、霜降末日止；十月从立冬之日起、小雪末日止；十一月从大雪之日起、冬至末日止；十二月从小寒之日起、大寒末日止。

中国古代智者通过多年来在劳动和生活的实践中，不但发现每日的白天和黑夜作息与健康的规律，从而总结出了子午流注等养生方法，还发现了随着宇宙中日月星辰的位移、地域方位的不同，以及季节交替变换等影响，在不同的年份和月份里，各种地质灾害的发生、物种发育及成熟的变化、不同的瘟疫流行，以及有害人类健康的方面等，万事万物均会产生不同的改变，并且发现所有上述改变都存在着一定的规律，因而在《黄帝内经》理论中总结出了"五运六气"理论，详细列明了在每轮的六十甲子年中，不同年份的年运变化和每年中不同季节的节气改变等基本规律，提醒人们在不同的年份和不同的月份，要注意防范不同的地质灾害、粮食欠收、动物不育等问题，尤其是要注意防范有害人类健康的不同瘟疫的流行以及各种易患疾病的产生。

（二）五运六气简介

《黄帝内经》五行理论认为，五行木、火、土、金、水的运行和气候的变化在新旧之年的交替、每年各季节（春、夏、长夏、秋、冬）的更换中等都有所不同，且有某些变换规律，因而将此五行的运行和气候的变换规律简称为五运六气。五运理论主要是探讨地气的变化对人类健康的影响，而六气理论主要是探讨天气的变化对人类健康的影响。每年的五运六气会随着该年的岁运、五主运、五客运、六主气、六客气（司天、在泉）等变换而不同，从而对万事万物，尤其是对人类的健康状况产生不同的影响。

1. 五运对气候、物产以及人类健康的影响

历年的五运都会对当年的气候、物产以及人类健康产生不同的影响，而这些影响又与该年的岁运、主运和客运有关联。

（1）岁运

岁运，又称中运，是指由年份的十天干所对应的五行气候运行规律，决定了一年的大体气候运势。年份的十天干甲、乙、丙、丁、戊、己、庚、辛、壬、癸分别对应于五行土、金、水、木、火、土、金、水、木、火。天干中的单数为阳干，因其五行气候运行规律较强而称为太过，即甲、丙、戊、庚、壬对应五行年为岁运太过之年，分别为土太过、水太过、火太过、金太过、木太过，按五音的五行名称角（木）、徵

（火）、宫（土）、商（金）、羽（水）来命名这些年的岁运，将单数天干年甲、丙、戊、庚、壬的岁运分别称为太宫、太羽、太徵、太商、太角；天干中的双数为阴干，因其五行气候运行规律较弱而称为不及，即乙、丁、己、辛、癸对应五行年为岁运不及之年，分别为金不及、木不及、土不及、水不及、火不及，按五音的五行名称角（木）、徵（火）、宫（土）、商（金）、羽（水）来命名这些年的岁运，将双数天干年乙、丁、己、辛、癸的岁运分别称为少商、少角、少宫、少羽、少徵。由上述理论划分，即可得知年份的十天干甲、乙、丙、丁、戊、己、庚、辛、壬、癸分别对应的岁运为太宫、少商、太羽、少角、太徵、少宫、太商、少羽、太角、少徵。

附：公历年份、天干、五行岁运、岁运对应

公历年份	尾数4	尾数5	尾数6	尾数7	尾数8	尾数9	尾数0	尾数1	尾数2	尾数3
十天干	甲	乙	丙	丁	戊	己	庚	辛	壬	癸
五行岁运	土太过	金不及	水太过	木不及	火太过	土不及	金太过	水不及	木太过	火不及
岁运名称	太宫	少商	太羽	少角	太徵	少宫	太商	少羽	太角	少徵

（2）岁运太过对气候、物产以及人类健康的影响

岁运太过预示着当年该五行之气到来较早，运行规律较强，要从几个方面加以注意：一是该太过的运气影响较大，简称为胜气，如土太过可能会出现暴雨如注的气候；二是运气过盛就会诱发五行相克的作用，即产生克制之气来加以报复，该报复之气简称为复气，如土太过可能诱发木气来克制，出现大风猖獗的气候，而克制了过盛的运气，天地生化规律就容易自然进行；三是在该年中既没有胜气、也没有复气的，简称为正化日，气候将依照当年的司天、中运、在泉等自然规律而运行；四是在该年中的胜气和复气与当年的司天、中运和在泉的正常气化表现不同时，则称为邪化日，邪化日所产生的异常气候或对健康的重大影响往往出现在岁运太过所对应的季节，如金太过年份出现的灾害气候、物产变化和健康状况改变等容易发生在秋季。

在这些气候变化过程中会对地况、物产、人类健康等产生相应的影响，如运气太过时病情发作起来急剧，病情较重。所以人们应从气候、物产、健康和时间节点四个方面加以注意。

木太过岁运： 为天干壬对应的太角之年运。

气候方面：一方面五行理论中的木在气候方面对应于风和温，木太过预示着该年的胜气为风，大风猖獗、云雾飞扬，当年容易出现台风或龙卷风天气；另一方面五行理论指出金克木，当木太过时则会诱导金气来报复，即复气为金，五行理论中金在气候方面对应于燥和凉，预示着该年会出现土地干燥、天气突然转凉的可能。

物产方面：五行理论中木对应于绿的颜色和有毛类动物，预示着该年绿色谷物（如麦子、青稞、绿豆等）和偏绿色、酸味果实丰产，五行属木的有毛类动物（如牛、羊、兔等）和毛虫繁育较多；而由于木克土，五行属土的黄色谷物（如小米等）以及裸皮类动物和裸皮虫（如黄鳝、沙虫等）的繁育会受到影响；当木太过时则会诱导金

气来报复，五行属金的白色谷物（如稻谷等）以及有壳类动物和有壳虫（如虾蟹、甲壳虫等）繁育较多。

健康方面：一方面木对应于风，因风而引起的流行病如流感、新冠病毒肺炎等容易发作；另一方面木对应于肝胆系统和神经组织，木太过预示着该年人们容易产生骤然发怒、头眩眼花等病症；再一方面木克土，木运太过容易伤害到五行属土的脾胃，诱发肢体沉重、烦闷、厌食、肠鸣、腹胀、腹泻等病症。

时间方面：太过对应于季节，木对应于春季，木太过预示着上述气候异常、物产变化和健康状况改变容易发生在春季，尤其是五行属土的人们要特别引起注意。

火太过岁运： 为天干戊对应的太徵之年运。

气候方面：一方面五行理论中的火在气候方面对应于热和火，火太过预示着该年的胜气为热，火热流行、炎热难当，当年容易出现水泉干涸、植物焦枯、山林火灾等状况；另一方面五行理论指出水克火，当火太过时则会诱导水气来报复，即复气为水，五行理论中水在气候方面对应于寒和冷，预示着该年有突发冰雹、寒霜等异常气象出现的可能。

物产方面：五行理论中火对应于红的颜色和有羽毛类动物，预示着该年红色谷物（如红米、红高粱、红豆等）和偏红色、苦味果实丰产，五行属火的有羽毛类动物（如鸡、鸭、鹅、鸽子、野鸟等）和有羽虫（如红蜻蜓、蝗虫、蝉等）繁育较多；而由于火克金，五行属金的白色谷物（如稻谷、薏米等）以及有壳类动物和有壳虫的繁育（如虾、蟹等）会受到影响；当火太过时则会诱导水气来报复，五行属水的黑色谷物或豆类粮食（如黑米、黑豆、黑芝麻等）以及有鳞类动物和有鳞虫（如有鳞鱼等）繁育较多。

健康方面：一方面火对应于热，因热引起的病症如登革热、手足口病、流行性出血热等疾病容易爆发；另一方面火对应于心脑血管系统、免疫系统和小肠组织，火太过预示着该年人们容易产生胸背疼痛、谵语狂乱、吐血、尿血、便血等病症；再一方面火克金，火运太过容易伤害到五行属金的呼吸系统和大肠组织，诱发疟疾、喉干、咳嗽、胸背发热、鼻衄、咯血等病症，尤其是五行属金的人们要特别引起注意。

时间方面：太过对应于季节，火对应于夏季，火太过预示着上述气候异常、物产变化和健康状况改变容易发生在夏季。

土太过岁运： 为天干甲对应的太宫之年运。

气候方面：一方面五行理论中土在气候方面对应于湿和雨，土太过预示着该年的胜气为湿，各地暴雨会较多，容易导致水灾泛滥、溃坝决堤等危险状况；另一方面五行理论指出木克土，当土太过时则会诱导木气来报复，即复气为木，五行理论中木在气候方面对应于风和温，预示着该年有较强的大风突然兴起的可能。

物产方面：五行理论中土对应于黄的颜色和裸皮动物，预示着该年黄色谷物（如小米、玉米、大豆、土豆等）和偏黄色、甜味果实（如芒果、桂圆等）丰产，五行属土的裸皮类动物（如黄鳝、鳗鱼、鱿鱼、带鱼、马鲛鱼、泥蛙等）和裸皮虫繁育较多；

而由于土克水，五行属水的黑色谷物或豆类粮食（如黑米、黑豆等）以及有鳞类动物和有鳞虫的繁育会受到影响；当土太过时则会诱导木气来报复，五行属木的青色谷物（如青稞、小麦等）以及有毛类动物和毛虫（如牛、羊、毛毛虫等）繁育较多。

健康方面：一方面土对应于湿气、对应于脾胃系统和肌肉组织，土太过预示着该年人类的脾胃湿气会较重，容易出现积食、肌肉萎缩、拘挛、痤疮、腹胀、腹泻等病症；另一方面土克水，土运太过容易伤害到五行属水的泌尿生殖系统和骨组织，诱发耳鸣、耳聋、痛经、不孕、手足逆冷等病症，尤其是五行属水的人们要特别引起注意。

时间方面：太过对应于季节，土对应于长夏季节，土太过预示着上述气候、物产变化和健康状况改变容易发生在夏季和秋季交替之间的多雨的长夏季节。

金太过岁运：为天干庚对应的太商之年运。

气候方面：一方面五行理论中的金在气候方面对应于燥和凉，金太过预示着该年的胜气为燥，燥气流行、凉气严峻，当年容易出现土地干燥、天气突然转凉等状况；另一方面五行理论指出火克金，当金太过时则会诱导火气来报复，即复气为火，五行理论中火在气候方面对应于热和火，预示着该年有突发燥热等异常气象出现的可能，容易诱发山林大火等。

物产方面：五行理论中金对应于白的颜色和有壳类动物，预示着该年白色谷物（如大米、薏苡仁等）和偏白色、香味果实丰产，五行属金的有壳类动物（如虾、蟹、螺、鲍鱼、牡蛎、乌龟等）和有壳虫繁育较多；而由于金克木，五行属木的青色谷物（如青稞、麦子等）以及有毛类动物（如牛、羊等）和毛虫的繁育会受到影响；当金太过时则会诱导火气来报复，五行属火的红色谷物（如红米、红高粱、红豆等）以及有羽毛类动物（如鸡、鸭、鹅等）和有羽虫（如蝗虫等）繁育较多（如2020年农历庚子年蝗灾大爆发）。

健康方面：一方面金对应于燥、对应于呼吸系统大肠组织，金太过预示着该年人们容易产生喘气、咳嗽、肩背疼痛、鼻衄、咯血等病症；另一方面金克木，金运太过容易伤害到五行属木的肝胆系统和神经组织，诱发胸胁疼痛、眼痒目痛、头晕乏力等病症，尤其是五行属木的人们要特别引起注意。

时间方面：太过对应于季节，金对应于秋季，金太过预示着上述气候异常、物产变化和健康状况改变容易发生在秋季。

水太过岁运：为天干丙对应的太羽之年运。

气候方面：一方面五行理论中水在气候方面对应于寒和冷，水太过预示着该年的胜气为寒，各地寒气流行，容易导致寒冷天气提前到来、天寒地冻且时间较久等状况；另一方面五行理论指出土克水，当水太过时则会诱导土气来报复，即复气为土，五行理论中土在气候方面对应于湿和雨，预示着该年有突降大雨、寒湿之气较重的可能。

物产方面：五行理论中水对应于黑的颜色和有鳞类动物，预示着该年黑色谷物或豆类粮食（如黑米、黑芝麻、黑豆等）和黑深色、咸淡味果实丰产，五行属水的有鳞类动物（如草鱼、鲤鱼、边鱼、石斑鱼、眼镜蛇等）和有鳞虫繁育较多；而由于水克火，五行属火的红色谷物（如红米、红高粱等）以及有羽毛类动物（如鸡、鸭、鸽子等）和羽虫的繁育会受到影响；水太过时则会诱导土气来报复，五行属土的黄色谷物（如小米、玉米等）以及裸皮类动物（如黄鳝、鲶鱼、泥蛙等）和裸皮虫繁育较多。

健康方面：一方面水对应于寒、对应于泌尿生殖系统和骨组织，水太过预示着该年人类的肾虚寒等症状会较重，容易出现腹水、足胫浮肿、盗汗、痛经、手足逆冷等病症；另一方面水克火，水运太过容易伤害到五行属火的心脑血管系统和免疫系统，诱发心烦心痛、谵语焦躁、虚寒厥冷等病症，尤其是五行属火的人们要特别引起注意。

时间方面：太过对应于季节，水对应于冬季，水太过预示着上述气候、物产变化和健康状况改变容易发生在冬季。

（3）岁运不及对气候、物产以及人类健康的影响

岁运不及预示着当年该五行之气到来较晚，运行规律较弱，有可能出现三种气候：一是该不及的岁运影响较弱，会诱发五行相克的作用，既产生克制之气，则该克制之气为胜气，如土不及会诱发风木来克，则木气为胜气，可能会出现大风猖獗、尘土飞扬的气候；二是胜气过盛就会诱发克制之气来加以报复，则该报复胜气之气为复气，如土不及诱发的胜气为木气，木气太过猖獗，就会诱发金气来克制木气，出现枝枯叶落的现象，则金气为当年的复气；三是在该年中的胜气和复气与当年的司天、中运、在泉的正常气化表现不同时，则称为邪化日，在邪化日所产生的异常气候或对健康的重大影响往往出现在岁运不及所对应的方位，如土不及年份出现的灾害气候或重大疾病地域将以中原地带为主。

在这些气候变化过程中会对地况、物产、人类健康等产生相应的影响，如运气不及时病情发作起来徐缓，病情持续时间较长。所以人们应从气候、物产、健康和发生方位四个方面加以注意。

木不及岁运：为天干丁对应的少角之年运。

气候方面：一方面五行理论中金克木，木运较弱就容易被金气来克，金在气候方面对应于燥、凉，容易导致树裂、叶枯，时有凉雨；另一方面五行理论指出火克金，当金气施虐太多时则会诱导火气来报复，五行理论中火在气候方面对应于炎热，预示着该年有突然出现炎热如火等异常气候的可能，燥气加火气，要小心森林大火发生的可能性（如1987农历丁卯年发生了大兴安岭森林大火灾）。

物产方面：一方面五行理论中木对应于青的颜色和有毛类动物，木不及预示着该年青色谷物（如青稞、绿豆等）和偏绿色、酸味果实难以丰产，有毛类动物（如牛、羊、兔、犬等）和毛虫繁育不佳；另一方面木被金克，白色谷物（如稻谷、薏米等）和偏白色、辛香味果实丰产，有壳类动物（如虾、蟹等）和壳虫繁育较多；再一方面当金气施虐太多时则会诱导火气来报复，属火的有羽毛类动物（如鸡、鸭、鹅、鸽子等）和羽虫（如白蚁等）繁育较多。

健康方面：一方面木不及导致金来克，该年人们容易产生狂怒、胁肋部疼痛、便溏、腹泻等病症；另一方面金气施虐会诱导火气来报复，容易诱发寒热交加、口腔溃

疮、皮肤痱疹、痈肿等病症。燥气加热气，要小心在夏季发生皮癣、红斑狼疮等疾病的可能性。

发生方位：五行理论中木对应于东方，预示着上述气候异常、物产变化和健康状况改变等容易发生在东方或东部地域。

火不及岁运：为天干癸对应的少徵之年运。

气候方面：一方面五行理论中水克火，火运较弱就容易被水气来克，水在气候方面对应于寒冷，预示着该年寒气会大规模流行，植物由茂盛走向零落，万物的繁茂生机被摧残；另一方面五行理论指出土克水，当水气施虐太多时则会诱导土气来报复，五行理论中土在气候方面对应于湿、雨，预示着该年有阴雨连绵，或雷霆震惊、暴雨下注的可能。

物产方面：一方面五行理论中火对应于红的颜色和有羽毛类动物，火不及预示着该年红色谷物（如红高粱、红米、红豆等）和偏红色、苦味果实难以丰产，有羽毛类动物（如鸡、鸭、鹅等）和羽虫繁育不佳；另一方面火被水克，黑色谷物或豆类粮食（如黑米、黑豆等）和偏黑色、咸味果实丰产，有鳞类动物和鳞虫繁育较多；再一方面当水气施虐太多时则会诱导土气来报复，属土的裸皮类动物（如黄鳝、鳗鱼、鱿鱼、带鱼、马鲛鱼等）和裸虫繁育较多。

健康方面：一方面火不及导致水寒气来克，该年人们容易产生视物不清、胸背部痛、心痛等病症；另一方面水气施虐会诱导土湿气来报复，诱发消化不良、腹胀、腹冷、腹痛、便溏、肌肉拘挛、痿痹等病症。寒气加湿气，要小心夏秋之间的长夏季节发生伤寒、霍乱等疾病的可能性。

发生方位：五行理论中火对应于南方，预示着上述气候异常、物产变化和健康状况改变等容易发生在南方或南部地域。

土不及岁运：为天干己对应的少宫之年运。

气候方面：一方面五行理论中木克土，土运较弱就容易被木气来克，木在气候方面对应于风、温，预示着该年风气会大规模流行，植物虽茂盛却难以结果；另一方面五行理论指出金克木，当木气施虐太多时则会诱导金气来报复，五行理论中金在气候方面对应于燥、凉，预示着该年有肃杀严峻、大木凋谢的可能。

物产方面：一方面五行理论中土对应于黄的颜色和裸皮类动物，土不及预示着该年黄色谷物（如小米、玉米、大豆、土豆等）和偏黄色、甜味果实难以丰产，裸皮类动物（如黄鳝、鳗鱼、鱿鱼、鲶鱼、马鲛鱼等）繁育不佳；另一方面土被木克，青色谷物（如青稞、麦子等）和偏绿色、酸味果实丰产，有毛类动物（如牛、羊等）和毛虫繁育较多；再一方面当木气施虐太多时则会诱导金气来报复，属金的有壳类动物（如虾、蟹、螺、鲍鱼、牡蛎、乌龟等）和有壳虫繁育较多。

健康方面：一方面土不及导致木来克，该年人们容易产生发怒、身重、腹痛、腹泻、霍乱、肌肉颤动、强直等病症；另一方面风气施虐会诱导金气来报复，诱发胸胁疼痛、叹气、咳嗽等病症。风气加燥气，要小心在秋季发生伤风感冒、流行性瘟疫等疾病的可能性。

发生方位：五行理论中土对应于中部，预示着上述气候异常、物产变化和健康状况改变等容易发生在中原或中部地域，如 2019 农历己亥年秋季，新型冠状病毒肺炎在中国的中原地域湖北省武汉市大爆发。

金不及岁运：为天干乙对应的少商之年运。

气候方面：一方面五行理论中火克金，金运较弱就容易被火气来克，火在气候方面对应于炎热，预示着该年会较燥热、不够凉爽，导致地干叶枯，容易诱发山火；另一方面五行理论指出水克火，当火气施虐太多时则会诱导水气来报复，五行理论中水在气候方面对应于寒，预示着该年有突然天降冰雹、寒潮来临的可能。

物产方面：一方面五行理论中金对应于白的颜色和有壳类动物，金不及预示着该年白色谷物（如大米、薏米等）和偏白色、辛香味果实难以丰产，有壳类动物（如虾、蟹、螺、鲍鱼、牡蛎、乌龟等）和壳虫繁育不多；另一方面金被火克，红色谷物（如红米、红高粱等）和偏红色、苦味果实丰产，有羽类动物（如鸡、鸭、鹅等）和羽虫繁育较多；再一方面当火气施虐太多时则会诱导水气来报复，属水的有鳞类动物（如草鱼、鲤鱼、边鱼、石斑鱼、眼镜蛇等）和有鳞虫类繁育较多。

健康方面：一方面金不及导致火来克，该年人们容易产生肩背沉重、打喷嚏、鼻衄、咯血、便血等病症；另一方面火气施虐会诱导水气来报复，诱发口腔溃疡、心痛等病症。寒气和热气交加，要小心在冬季爆发疟疾、鼠疫等疾病的可能性。

发生方位：五行理论中金对应于西方，预示着上述气候异常、物产变化和健康状况改变等容易发生在西方或西部地域。

水不及岁运：为天干辛对应的少羽之年运。

气候方面：一方面五行理论中土克水，水运较弱就容易被土气来克，土在气候方面对应于湿、雨，预示着该年湿气会大规模流行，夏秋季节大雨屡次下降；另一方面五行理论指出木克土，当土气施虐太多时则会诱导木气来报复，五行理论中木在气候方面对应于风、温，预示着该年有大风爆发、木类凋零的可能。如 2021 农历辛丑年，中国以北方为主的地域多发大暴雨，且常有大风突至等异常天气发生。

物产方面：一方面五行理论中水对应于黑的颜色和有鳞类动物，水不及预示着该年黑色谷物（如黑米、黑豆、黑芝麻等）和黑深色、咸淡味果实难以丰产，有鳞类动物（如草鱼、鲤鱼、边鱼、石斑鱼、眼镜蛇等）和有鳞虫繁育不佳；另一方面水被土克，黄色谷物（如小米、玉米、黄豆等）和偏黄色、甜味果实丰产，裸皮类动物（如黄鳝、鲶鱼等）和裸虫繁育较多；再一方面当土气施虐太多时则会诱导木气来报复，属木的有毛类动物（如牛、羊等）和毛虫繁育较多。

健康方面：一方面水不及导致土来克，该年人们容易产生身重、腹胀、腹痛、腹泻、四肢清冷、下肢运动不便、足背浮肿等病症；另一方面土气施虐会诱导木气来报复，诱发两眼视物不清、筋骨疼痛、肌肉抽搐、心腹疼痛等病症。湿气加风气，要小心在春季发生病毒性肠炎、霍乱等疾病的可能性。

发生方位：五行理论中水对应于北部，预示着上述气候异常、物产变化和健康状况改变等容易发生在北方或北部地域。

（4）主运

历年主运的五运次序跟着历年的春、夏、长夏、秋、冬五个季节、即五行相生木、火、土、金、水的次序固定不变。五运的每运都有相同长度的、固定不变的日数和时刻，以每日为100刻、每刻等同于现在24小时制的14分24秒来计算，主运的五运名称、起止日期、天数时刻，以及所主气候分别是：初运木运，大寒节起、至春分后13日止，历时73日5刻，气候特征为风、温；二运火运，春分后13日起、至芒种后10日止，历时73日5刻，气候特征为热、火；三运土运，芒种后10日起、至处暑后7日止，历时73日5刻，气候特征为湿、暑；四运金运，处暑后7日起、至立冬后4日止，历时73日5刻，气候特征为燥、凉；终运水运，立冬后4日起、至大寒节前日止，历时73日5刻，气候特征为寒、冷。（后附：历年的主运、客运之五运次序运行）

在六十甲子年中，每年的五运的主运次序虽然不变，但是其强弱却会产生不同的变化，气候变化明显或较强的用太来表示，而气候变化不明显或较弱的用少来表示。天干年为甲、乙、丙、壬、癸五年的，气候变化较大，其主运的初运是从太角起运、太羽止运，其主运的五运次序按照五行太少相生的次序排列，分别为太角、少徵、太宫、少商、太羽；而天干年为丁、戊、己、庚、辛五年的，气候变化较小，其主运的初运是从少角起运、少羽止运，其主运的五运次序分别为少角、太徵、少宫、太商、少羽。太、少不同，则气候各异，对万事万物的影响，尤其是对人类健康的影响也会发生改变。

（5）客运

历年客运的五运次序随当年的岁运而定，即历年客运的五运中，初运为当年的岁运，后四运按照两种方式排列：一是天干年为甲、乙、丙、壬、癸五年的，是分别按其对应的太宫、少商、太羽、太角、少徵的次序循环往复地排列，如2023年为癸卯年，五行岁运为火不及，岁运名称为少徵，则该年客运的五运排列次序分别是少徵、太宫、少商、太羽、太角，又如2024年为甲辰年，五行岁运为土太过，岁运名称为太宫，则该年客运的五运排列次序分别是太宫、少商、太羽、太角、少徵；二是天干年为丁、戊、己、庚、辛五年的，也是分别按其对应的少角、太徵、少宫、太商、少羽的次序循环往复地排列，如2019年为己亥年，五行岁运为土不及，岁运名称为少宫，则该年客运的五运排列次序分别是少宫、太商、少羽、少角、太徵，又如2021年为辛丑年，五行岁运为水不及，岁运名称为少羽，则该年客运的五运排列次序分别是少羽、少角、太徵、少宫、太商。

由上述主运五运和客运五运的排列次序，我们可以发现其排列次序的规律：甲、乙、丙、壬、癸五年主运的初运和终运分别是太角和太羽，则这五年的客运五运中也分别有太角和太羽；丁、戊、己、庚、辛五年主运的初运和终运分别是少角和少羽，则这五年的客运五运中也分别有少角和少羽。

附：历年的主运、客运之五运次序运行

五行季节	春	夏	长夏	秋	冬
五运次序	初运	二运	三运	四运	终运
五运各运起之日	大寒节日起	春分后13日	芒种后10日	处暑后7日	立冬后4日
各运气候特征	风、温	热、火	湿、雨	燥、凉	寒、冷
甲乙丙壬癸年主运	太角（风强）	少徵（热弱）	太宫（湿强）	少商（燥弱）	太羽（寒强）
壬（木太过）客运	太角（风强）	少徵（热弱）	太宫（湿强）	少商（燥弱）	太羽（寒强）
癸（火不及）客运	少徵（热弱）	太宫（湿强）	少商（燥弱）	太羽（寒强）	太角（风强）
甲（土太过）客运	太宫（湿强）	少商（燥弱）	太羽（寒强）	太角（风强）	少徵（热弱）
乙（金不及）客运	少商（燥弱）	太羽（寒强）	太角（风强）	少徵（热弱）	太宫（湿强）
丙（水太过）客运	太羽（寒强）	太角（风强）	少徵（热弱）	太宫（湿强）	少商（燥弱）
丁戊己庚辛年主运	少角（风弱）	太徵（热强）	少宫（湿弱）	太商（燥强）	少羽（寒弱）
丁（木不及）客运	少角（风弱）	太徵（热强）	少宫（湿弱）	太商（燥强）	少羽（寒弱）
戊（火太过）客运	太徵（热强）	少宫（湿弱）	太商（燥强）	少羽（寒弱）	少角（风弱）
己（土不及）客运	少宫（湿弱）	太商（燥强）	少羽（寒弱）	少角（风弱）	太徵（热强）
庚（金太过）客运	太商（燥强）	少羽（寒弱）	少角（风弱）	太徵（热强）	少宫（湿弱）
辛（水不及）客运	少羽（寒弱）	少角（风弱）	太徵（热强）	少宫（湿弱）	太商（燥强）

当岁运与该年某个季节的主运和客运相生或同运时，则此季节的五行气候就会比较强，对万事万物，尤其是对人体健康的影响就会比较大。如天干壬年的主运和客运五步相同，再结合六气的变化，可从几方面注意异常气候对人类健康的影响：一是天干壬年的岁运为木太过之年，容易出现流行性疾病，该年五运中初之运时的主运和客运都是太角，预示着该年春节前后的时间内要特别注意由风带来的疾病，即要特别注意预防大的流感或瘟疫等传染病发生的可能性；二是天干壬年的岁运为木太过之年，容易出现流行性疾病，该年五运中三之运的主运和客运都是太宫，木克土，所以还要注意在长夏季节木太过和太宫运气对人类健康的影响，尤其是对五行属土的胃肠道的影响，即要重点预防流行性胃肠道疾病发生的可能性；三是天干壬年的岁运为木太过之年，容易出现流行性疾病，该年五运中终之运的主运和客运都是太羽，所以还要注意在冬季时木太过和太羽运气对人类健康的影响，尤其是对五行属水的泌尿生殖系统的影响，以及因水克火而导致的心脑血管疾病，即要重点预防多发泌尿生殖系统炎症、流产，以及心梗、脑中风等疾病发生的可能性。

当岁运与该年某个季节的主运和客运相克或不同运时，则此季节的该五行运气就会互相牵制，气候变数较多，对万事万物，尤其是对人体健康的影响就会有较多变数。

依照上述理论也可以对其他年份的气候变化对人类健康的影响做出预判。

除了上述历年的岁运、主运和客运的五运状况发生变化时会对自然界的万事万物变化规律产生影响之外，每年六气的气候中的六主气、六客气和客主加临发生变化时，也会对万事万物的变化规律产生影响。

2. 六气对气候、物产以及人类健康的影响

《黄帝内经》阴阳五行理论指出，随着宇宙星辰的位移，尤其是太阳方位的改变，以及五行季节气候的变化，会导致六十甲子里每年产生六种时令之气，即厥阴风木、少阴君火、少阳相火、太阴湿土、阳明燥金、太阳寒水，研究这六种时令之气的时间和空间位置以及往复次序发生改变时对万事万物变化规律的影响，就形成了六气理论。

六气的每段气都有相同长度的、固定不变的日数和时刻，以每日为100刻、每刻等同于现在24小时制的14分24秒来计算，六气中、每段气各占60日87.5刻，六气合计一年共365日25刻，4年一小周，15小周一大周，一大周共60年即六十甲子。

六气的名称、起止日期、天数时刻分别是：初之气，从大寒之日至春分前日；二之气，从春分之日至小满前日；三之气，从小满之日至大暑前日；四之气，从大暑之日至秋分前日；五之气，从秋分之日至小雪前日；终之气，从小雪之日至大寒前日。所以六气交接日分别是大寒、春分、小满、大暑、秋分、小雪，可以简称为"大春小、大秋小"，便于记忆。（附：六气名称及六气交接日期）

附：六气名称及六气交接日期

六气名称	初之气	二之气	三之气	四之气	五之气	终之气
六气日期	大寒	春分	小满	大暑	秋分	小雪

每年的六气都包含有六主气和六客气，六气理论主要阐述了六主气、六客气和客主加临等不同因素发生变换时对万事万物的影响。

（1）六主气

《黄帝内经》阴阳五行理论指出，每年的六主气是指在地的三阴三阳之六气，依照五行相生次序固定不变地运行，即六主气的先后次序为：初之气，厥阴风木；二之气，少阴君火；三之气，少阳相火；四之气，太阴湿土；五之气，阳明燥金；终之气，太阳寒水。在地的六主气年复一年地循环往复，人体已经基本适应，所以对人类健康的影响不大。

（2）六客气

六客气是指在天的三阴三阳之六气，随着历年十二地支的不同而发生改变。六客气循环往复的顺序为：厥阴风木、少阴君火、太阴湿土、少阳相火、阳明燥金、太阳寒水，所以六客气往复的变化次序与六主气往复的固定次序稍有不同，且每年的六客气次序都会发生变化。在天的六客气每年不一样，六年一个循环，对人类的健康影响较大，所以要重点关注六客气的不同所带来的气候变化和对人类健康的影响。

每年的六客气次序由当年的司天之气和在泉之气的变化而确定。

司天：司天之气由当年的十二地支来确定。十二地支与司天之气的对应关系为子、丑、寅、卯、辰、巳、午、未、申、酉、戌、亥分别对应于少阴君火、太阴湿土、少阳相火、阳明燥金、太阳寒水、厥阴风木、少阴君火、太阴湿土、少阳相火、阳明燥金、太阳寒水、厥阴风木。司天之气影响当年上半年的气候，司天之气定为每年的六客气中的三之气，并在三之气时影响较明显。

在泉：在泉之气也由当年的十二地支来确定。十二地支与在泉之气的对应关系为子、丑、寅、卯、辰、巳、午、未、申、酉、戌、亥分别对应于阳明燥金、太阳寒水、厥阴风木、少阴君火、太阴湿土、少阳相火、阳明燥金、太阳寒水、厥阴风木、少阴君火、太阴湿土、少阳相火。在泉之气影响当年下半年的气候，在泉之气定为每年的六客气中的终之气，并在终之气时影响较明显。

由上述司天之气和在泉之气的位置，我们可以推断历年的六客气的初之气为司天之气的前两气，或为在泉之气的后一气（后附：历年六气之主气和客气次序及客主加临）。

历年的岁运与司天之气和在泉之气之间存在几种不同的状态：一是岁运太过，则气早到，岁运不及，则气迟到；二是岁运之气居于司天和在泉的气候变化之中，当岁运之气与司天在泉之气相同时，该气较强，相应的疾病就容易产生；三是司天之气胜则天气下降，在泉之气胜则地气上升，司天之气不足则在泉之气上升，在泉之气不足则司天之气下降，胜气变化较大时、疾病也相对会比较严重。这几个方面的气候变化，都会对当年的气候、物产以及人类健康等方面产生不同的影响。

（3）六气来临时对气候、物产以及人类健康的影响

厥阴风木：厥阴风木之气来临时，万物生发，东风吹拂，草木萌芽，有毛的动物（如牛、羊、鹿、兔、狗等）繁育，时有大风突至、天气转凉等异常气候，人们容易出现痉挛、胁痛、泄泻等病症。

少阴君火：少阴君火之气来临时，万物向荣，南风温和，景色清新，有羽毛的动物（如鸡、鸭、鹅、鸽子、大雁等）繁育，时有大热或大寒等异常气候，人们容易出现发热、疮疹、衄血、寒战等病症。

太阴湿土：太阴湿土之气来临时，万物濡润，湿润少风，苗壮成长，裸体的动物（如黄鳝、鲶鱼、鳗鱼、鱿鱼、带鱼、马鲛鱼等）繁育，时有乌云遮天、雷霆暴雨等异常气候，人们容易出现积食、身重、浮肿、腹胀、上吐下泻等病症。

少阳相火：少阳相火之气来临时，万物茂盛，炎热少风，郁郁葱葱，繁花似锦，有翅膀的昆虫（如蝗虫、飞蛾、蜻蜓、蜜蜂、蝴蝶等）繁育，气候火热、时有旋风等异常气候，人们容易出现喉炎、脓肿、胸闷，甚至昏迷等病症。

阳明燥金：阳明燥金之气来临时，万物坚实，西风劲急，果实坚硬，有壳的动物（如虾、蟹、螺、龟、鲍鱼、生蚝等）繁育，时有草木散落、燥热、霜雾气候等异常气候，人们容易出现鼻塞、喷嚏、咳嗽、皮疹等病症。

太阳寒水：太阳寒水之气来临时，万物闭藏，北风寒冷，果落枝枯，有鳞的动物（如草鱼、鲤鱼、鲢鱼、石斑鱼等）繁育，时有寒风刺骨、寒雪、冰雹气候等异常气候，人们容易出现腹痛、腰痛、大小便失禁、抽筋、痛风、关节炎等病症。

　　既然六客气的不同所带来的气候变化对人类健康的影响较大，那么在预防六客气对人类健康的影响方面，我们要重点注意以下几点：一是上半年要注意多吃司天之气的五行属性所对应的五行食物，以保全机体元气，即当厥阴风木司天时，则多吃五行属性属木所对应的木行食物，如牛羊肉、青稞、小麦、木薯、绿豆、绿色及酸味蔬果或饮料等，而当阳明燥金司天时，则多吃五行属性属金所对应的金行食物，如虾蟹肉、大米、薏米、淮山、白豆、白色及芳香味蔬果或饮料等，其他依此类推；二是下半年要多吃在泉之气的五行属性所对应的五行食物，以保全机体元气，即当少阴君火司天时，则多吃五行属性属火所对应的火行食物，如鸡鸭肉、红米、红高粱、红薯、赤小豆、红豆、红色及苦味蔬果或饮料等，而当太阴湿土司天时，则多吃五行属性属土所对应的土行食物，如黄鳝、猪肚、小米、玉米、土豆、黄色及甜味蔬果或饮料等，其他依此类推；三是当六客气中的每一气来临时，要重点注意针对该客气对机体的侵害来进行防治，要适当吃克制该来临之气的五行属性所对应的五行食物，以对抗该变化不定的客气对机体健康的影响，避免机体免疫力下降而导致的病变，即当六客气中的少阳相火之气来临时，水克火，则应适当吃五行属性属水所对应的水行食物，如有鳞鱼肉、黑米、芋头、黑豆、深黑色及咸味蔬果或饮料等，而当六客气中的太阳寒水之气来临时，土克水，则应适当吃五行属性属土所对应的土行食物，如黄鳝、猪肚、小米、玉米、土豆、黄色及甜味蔬果或饮料等，其他依此类推。

　　在治疗方面我们要注意上述邪气较严重时导致机体所产生的主要病症以及主要对应措施：风邪较重则容易产生痛症，可用疏泄法治疗；热邪较重则容易产生肿症，可用发散法治疗；湿邪较重则容易产生浮肿、水泻、小便不通等病症，可用泻下法治疗；燥邪较重则容易产生干痒症，可用宣泄法治疗；寒邪较重则容易产生腹内绞痛等病症，可用调和法治疗。

　　（4）客主加临

　　将每年的客气加临到主气之上，用于推测异常气候的变化情况，称为客主加临。客气加临到主气之上时要注意有三种情况：一是客气与主气相生或同气时为相得，而客气与主气相克时为不相得；二是相得中的客气为君火加临于主气之相火时为顺，而客气为相火加临于主气之君火时为逆；三是不相得中的客气克主气时为顺，而主气克客气时为逆。

　　客主加临为相得时该五行气候较强，对健康等影响较大，客主加临为不相得时五行气候相互牵制，对健康等影响较小。

　　当六气的主气与该年某个季节的司天之气或在泉之气相生或同气时，则此季节的五行天气就会比较强，对万事万物，尤其是对人体健康的影响就会比较大。而如果六气的主气与该年某个季节的司天之气或在泉之气相克或不同气时，则此季节的该五行天气就会互相牵制，气候变数较多，对万事万物，尤其是对人体健康的影响就会有较多变数。

附：历年六气之主气和客气次序及客主加临

六气次序	初之气	二之气	三之气	四之气	五之气	终之气
气起之日	大寒之日	春分之日	小满之日	大暑之日	秋分之日	小雪之日
气止之日	春分前日	小满前日	大暑前日	秋分前日	小雪前日	大寒前日
主气六气	厥阴风木	少阴君火	少阳相火	太阴湿土	阳明燥金	太阳寒水
客气六气	初之气	二之气	司天之气	四之气	五之气	在泉之气
子、午年	太阳寒水	厥阴风木	少阴君火	太阴湿土	少阳相火	阳明燥金
客主加临	寒水／风木	风木／君火	君火／相火	湿土／湿土	相火／燥金	燥金／寒水
得、顺、逆	相生、相得	相生、相得	相得、顺	同气、相得	不相得、顺	相生、相得
丑、未年	厥阴风木	少阴君火	太阴湿土	少阳相火	阳明燥金	太阳寒水
客主加临	风木／风木	君火／君火	湿土／相火	相火／湿土	燥金／燥金	寒水／寒水
相得、顺、逆	同气、相得	同气、相得	相生、相得	相生、相得	同气、相得	同气、相得
寅、申年	少阴君火	太阴湿土	少阳相火	阳明燥金	太阳寒水	厥阴风木
客主加临	君火／风木	湿土／君火	相火／相火	燥金／湿土	寒水／寒水	风木／寒水
相得、顺、逆	相生、相得	相生、相得	同气、相得	相生、相得	相生、相得	相生、相得
卯、酉年	太阴湿土	少阳相火	阳明燥金	太阳寒水	厥阴风木	少阴君火
客主加临	湿土／风木	相火／君火	燥金／相火	寒水／湿土	风木／燥金	君火／寒水
相得、顺、逆	不相得、逆	相得、逆	不相得、逆	不相得、逆	不相得、逆	不相得、逆
辰、戌年	少阳相火	阳明燥金	太阳寒水	厥阴风木	少阴君火	太阴湿土
客主加临	相火／风木	燥金／君火	寒水／相火	风木／湿土	君火／燥金	湿土／寒水
相得、顺、逆	相生、相得	不相得、逆	不相得、顺	不相得、顺	不相得、顺	不相得、顺
巳、亥年	阳明燥金	太阳寒水	厥阴风木	少阴君火	太阴湿土	少阳相火
客主加临	燥金／风木	寒水／君火	风木／相火	君火／湿土	湿土／燥金	相火／寒水
相得、顺、逆	不相得、顺	不相得、顺	相生、相得	相生、相得	相生、相得	不相得、逆

3. 岁运和六气之间的变化和影响

岁运和六气相结合时其历年的气候变化状况以及对健康方面的影响可以从运气同化、运气异化、平气三个方面加以注意。

（1）运气同化

当岁运与客气两方面的五行相同时为运气同化。在六十甲子年中，有二十六年为运气同化之年。

天符：当岁运与司天之气的五行相同时为天符之年。在六十甲子年中，为天符之年的分别是己丑、己未、乙酉、戊午、戊寅、戊申、戊子、乙卯、丁巳、丁亥、丙辰、丙戌共十二年。

岁会：当岁运与地支之气的五行相同时为岁会之年。如木运遇卯年、火运遇午年、土运遇辰戌丑未年、金运遇酉年、水运遇子年，都是岁会之年。在六十甲子年中，为岁会之年的分别是己丑、己未、乙酉、戊午、丁卯、甲辰、甲戌、丙子共八年。

同天符：当岁运为太过之年而与在泉之气的五行相同时为同天符之年。在六十甲子年中，为同天符之年的分别是甲辰、甲戌、庚子、庚午、壬寅、壬申共六年。

同岁会：当岁运为不及之年而与在泉之气的五行相同时为同岁会之年。在六十甲子年中，为同岁会之年的分别是辛未、辛丑、癸卯、癸酉、癸巳、癸亥共六年。

太乙天符：当历年的运和气既是天符之年，又是岁会之年，该年即为太乙天符之年。在六十甲子年中，为太乙天符之年的分别是己丑、己未、乙酉、戊午共四年。

在上述运和气相会的二十六个运气同化年中，由于运气同化，失去制约，造成一气偏盛的异常现象，容易对自然气候产生较强的影响，对万事万物的影响，尤其是对人类健康的危害也会较大。其中天符之年诱发的疾病迅速而严重，岁会之年诱发的病情徐缓而持久，太乙天符之年产生的病变急剧且有死亡风险。

（2）运气异化

当岁运与客气两方面的五行不同时为运气异化。在六十甲子年中，有三十四年为运气异化年。

运盛气衰：运生气或运克气为运盛气衰。

气盛运衰：气生运或气克运为气盛运衰。气盛运衰时可能会出现天刑和顺化两种异常气候。

天刑：岁运不及之年，遇到气克运为天刑年，天刑年气候变化较剧烈。

顺化：岁运太过之年，遇到气生运为顺化年，顺化年气候变化较平和。

（3）平气之年

当年的岁运和司天之气之间，既不太过，也非不及，则该年为平气之年。平气之年可见于四种状况的年份：岁运太过被司天之气所抑、岁运不及得司天之气相助、岁运不及被司天之气所乘、岁运不及被司天之气所侮。平气之年的气候较平和，流行病发生率较少，疾病发病率较低，病情较轻。

（三）六十甲子年五运六气的综合变化和影响

《黄帝内经》五行理论指出，我们要注意历年的岁运、五运之主运和客运发生变化时会对气候、健康等方面产生不利影响，还要注意历年的六主气、六客气，以及六气之司天和在泉等发生变换时会对气候、健康等方面产生不利影响，更要将五运和六气的变化结合在一起来分析，综合判断六十甲子历年的不同气候对万事万物，尤其是对人类的健康状况所产生的影响。

在对动物的影响方面，《黄帝内经》指出，五行木、火、土、金、水分别对应于长毛、羽毛、裸皮、带壳、有鳞之类的动物，所以我们要注意在不同的五运六气时，五行动物的发育或损耗有着相对应的规律，这些规律分为下述两个方面。

一是五运方面：五运太过时相对应的动物繁育较多，如木太过则有毛动物和毛虫多现，而五运报复之气出现时，相对应的动物繁育较多，如木太过引来金气报复，则有壳动物和壳虫多现；五运不及时相对应的动物繁育较少，如金不及时有壳动物和壳虫少，克制该五运相对应的动物繁育较多，即火克金则有羽动物和羽虫多，同时报复之气相对应的动物繁育也较多，即火克金引来水气报复，则有鳞动物和鳞虫也多现。其余的可依此类推。

二是六气方面：六气当令时，有些相对应的动物繁育较多，而另外相克制的动物繁育较少。具体表现为上半年司天之气当令时，该司天之气相对应的动物安静而潜藏，司天之气所生之气相对应的动物繁育较多，而克制该司天之气相对应的动物繁育受损，下半年在泉之气当令时，该在泉之气相对应的动物繁育较多，而被在泉之气克制的所对应的动物繁育受损。如年地支为巳和亥时，即为厥阴风木司天、少阳相火在泉之年，该年的上半年厥阴风木司天，木生火，金克木，则上半年有毛动物和毛虫安静而潜藏，有羽毛动物和羽虫繁育较多，而有壳动物和壳虫繁育较少，该年的下半年少阳相火在泉，火克金，则下半年有羽毛动物和羽虫繁育较多，而有壳类动物和壳虫繁育较少。其余的可依此类推。

例如 2019 年为农历的己亥年，爆发了世界性的大蝗灾，我们可以从以下三点来推断此灾害发生的原因：一是该年的天干为己，是土不及之年，土不及则年度雨水较少，大地较为干燥，适合蝗虫等有害生物滋生，容易产生蝗灾；二是该年的地支为亥，是厥阴风木司天、少阳相火在泉之年，一方面厥阴风木司天，木生火，金克木，则上半年有毛动物和毛虫安静而正常地生长发育，有羽毛动物和羽虫繁育较多，而有壳动物和壳虫繁育较少，另一方面少阳相火在泉，火克金，下半年有羽毛动物和羽虫繁育较多，而有壳动物和壳虫繁育较少，两方面一结合，预示着全年都有可能有羽毛动物和羽虫繁育较多；三是综合上述己亥年的五运和六气两个方面来进行预测，即可推论出该年因雨水较少以及全年羽虫繁育较多等因素，提示人们应高度警惕己亥年内有爆发大的蝗灾的可能性。

五运六气对六十甲子年中每一年的谷物粮食和果蔬植物等影响的规律也可依上述理论类推。

凡是遇到太过的五运，再遇到相对应的六气当令司天或在泉，则相对应的动物繁育或植物生发较多，也容易产生相对应的虫灾。凡是遇到克制而不能成长的五运，再遇到不能繁育生成的六气，则相对应的动物繁育或植物生发就会减少。

在五运六气对应于人类健康状况方面，我们需要引起注意的是：因年运之气以及司天和在泉之气不及而引起的疾病，就要顺其气而补；因年运之气以及司天和在泉之气太过而引起的疾病，就要逆其气而治。

在防治疾病调理用药或给予保健食物时，我们要从几个方面加以注意：对体质强壮者给予性味较厚的药食，对体质虚弱者给予性味较薄的药食；治热病用寒药、温服，治寒病用热药、凉服，治温病用凉药、冷服，治冷病用温药、热服；药物毒性较大的、病去十分之六停药，药物毒性较小的、病去十分之七停药，一般平常的药、病去十分之八停药，无药物毒性的、病去十分之九停药。任何治疗或保健的药食，过多服用都会损伤正气。

针对五运六气等有害因素对人类健康的影响，宋代陈无择在其所著的《三因极一病症方论》（简称《三因司天方》）中记载了运气方剂16首，系统地将五运六气导致疾病的发病机理、疾病症状、医治方剂，以及不同运气时加减药物等融合在一起，为后世医家行医治病过程中给出了具体的用药指南。

笔者第一次将《三因司天方》应用于临床治疗疾病过程中也取得了非常理想的效果。因被《三因司天方》的功效所震撼，遂将此案例简述于下，供读者参考及探讨。

患者女，癸卯年正月二十五生，五行属性属巽木。2022年2月22日晚上起，患者自觉外感风寒，出现间歇性咳嗽，伴有少许白黏痰，以及腹部胀气等不适，白天稍轻、晚上较重，且咳嗽症状逐日加重，导致夜不能寐。在家自服甘草合剂片、板蓝根冲剂等无好转。2月28日去海南省人民医院呼吸内科专家诊治，CT检查肺部无炎症影像，医嘱服用止咳、抗过敏等西药治疗，另配以冰糖梨子水、板蓝根冲剂等，病情无明显改善。考虑患者病情因寒引起，于3月3日增加山药、桔梗、杏仁、甘草、百合、胖大海等中草药煎剂，以及氨茶碱止咳等，亦无好转，反而感觉症状加重。笔者鉴于患者五行属性为巽木人，其出生时间为厥阴风木初之气时，患病时间为壬寅年木太过之年，且也是厥阴风木初之气时发作，即决定试用《三因司天方》中的"升明汤"，组方为：紫檀香、炒车前子、青皮、半夏、酸枣仁、蔷薇、生姜、炙甘草、白薇、玄参各16克，共160克，打成粉末状，分为8茶包，于3月4日下午取一包放入玻璃材质电水壶中，加水500毫升煮沸10分钟，放凉，晚餐两小时后再煮沸5分钟后服用。患者当天晚上睡觉时咳嗽明显减少，半夜时偶尔有咳嗽，一夜安眠到天亮。晨起后咳嗽稍多，早餐两小时后再取一包药粉，加水500毫升煮沸10分钟后服用，晚餐两小时后同一包药粉再加水500毫升煮沸10分钟后服用。剩余六包嘱患者依前法服用，患者病症逐日减轻，8剂药服完后病愈。（注：紫檀香缺药，以海南降真香代替；蔷薇缺药，以月季花代替；生姜不利于磨成粉，以干姜代替。）

现将历年各种运气的综合变化以及对气候、物产和人类健康的影响，以及应对当年五运六气不利因素影响的防治措施、三因司天方等，简单地归纳于六十甲子年五运六气的综合变化对气候、物产和健康等影响以及防治措施。

附：六十甲子年五运六气的综合变化对气候、物产和健康等影响以及防治措施

一、三一. 甲子、甲午年：土太过、太宫年，正化日。

万历（公历）年	甲子（1924、1984、2044），甲午（1894、1954、2014）。
五运主运五步	太角、少徵、太宫、少商、太羽
五运客运五步	太宫、少商、太羽、太角、少徵
岁运土太过气候	土气太过：雨湿流行、泉水涌出、河水满溢、暴雨如注、堤岩崩溃；万物成形。 木气报复：大风迅疾、沙尘暴起。灾害多发于长夏季节。
六气主气六步	厥阴风木、少阴君火、少阳相火、太阴湿土、阳明燥金、太阳寒水

续表

六气客气六步	太阳寒水、厥阴风木、**君火司天**、太阴湿土、少阳相火、**燥金在泉** 君火司天：上半年热病多发于上部；**燥金在泉**：下半年寒病多发于下部。
君火司天上半年 燥金在泉下半年	君火司天：大暑流行，草木受害，肺受克制，哮喘、鼻衄、呕吐、高烧、疮疡等。 燥金在泉：燥气行地，寒凉屡现，胁痛、叹息等。
动物状况	土太过，土克水：裸皮动物和裸虫多，有鳞动物和鳞虫损；木克土：有毛动物和毛虫多。君火司天，羽虫静、裸虫育、鳞虫损；燥金在泉，壳虫育、毛虫损。
谷物状况	土太过，土克水：黄色谷物多，黑色谷物损；木克土：青色谷物多。高地晚种植。 君火司天，燥金在泉：上半年多吃火行食物，下半年多吃金行食物。
果蔬状况	土太过，土克水：黄色、甘味食物多，黑色、咸味食物损；木克土：青色、酸味食物多。燥金在泉：果蔬味偏酸，治用辛香味。
人类健康	土气太过：雨湿流行，肾水受邪，腹痛足冷，便溏泄泻；腹满，四肢乏力。 木气报复：大风迅疾，伤人脾脏。
当年应对措施	运气食物：多吃红色和白色食物保真气；多吃黄色食物防邪气。 运气治法：咸寒软坚，调上；苦味发泄、酸味收敛，安下。运气用药：司天热气致病用咸、寒食药；中运湿气致病用苦、热食药；在泉燥气致病用酸、热食药。
甲土太过岁运方	**附子山茱萸汤**加减：附子、山茱萸、木瓜、乌梅各半两，半夏、肉豆蔻各三分，丁香、木香各一分，姜七片，枣一枚。
子、午：少阴君火司天方	**正阳汤**加减：白薇、玄参、川芎、桑白皮、当归、芍药、旋覆花、炙甘草、生姜各半两。初气＋枣仁、升麻；二气＋车前、茯苓；三气＋麻仁、杏仁；四气＋荆芥、茵陈；六气＋苏子

二、三二．乙丑、乙未年：金不及、少商年，五运邪化日、六气正化日。

万历（公历）年	乙丑（1925、1985、2045），乙未（1895、1955、2015）。
五运主运五步	太角、少徵、太宫、少商、太羽
五运客运五步	少商、太羽、太角、少徵、太宫
五运与四时关系	夏天显明和气、冬天严寒凝结；夏天火热、冬天冰雹霜雪；灾害多发于**西方**。
岁运金不及气候	金不及，火克金：火气流行，植物茂盛，干燥灼热。 水气报复：寒雨暴至，冰雹霜雪。
六气主气六步	厥阴风木、少阴君火、少阳相火、太阴湿土、阳明燥金、太阳寒水
六气客气六步	厥阴风木、少阴君火、**湿土司天**、少阳相火、阳明燥金、**寒水在泉** 湿土司天：上半年湿病多发于上部；**寒水在泉**：下半年寒病多发于下部。
湿土司天上半年 寒水在泉下半年	湿土司天：湿气降地，肾气被克，腰臀疼痛、动转不便、阳痿、厥逆等。 寒水在泉：阴凝大寒，蛰虫伏藏，井泉水增而咸，心下塞痛、下腹痛等。
动物状况	金不及，火克金：有壳动物和壳虫损，有羽动物和羽虫多；水克火：有鳞动物和鳞虫多。湿土司天，裸虫静、壳虫育、毛虫损；寒水在泉，鳞虫育、羽虫损。
谷物状况	金不及，火克金：白色谷物损，红色谷物多。低洼处早种植。 湿土司天，寒水在泉：上半年多吃土行食物，下半年多吃水行食物。

续表

果蔬状况	金不及，火克金：白色、辛香味食物损，红色、苦味食物多。 寒水在泉：果蔬味偏苦，治用咸味。
人类健康	金不及，火克金：干燥灼热，肩背沉重，鼻衄便血；喷嚏咳嗽，气喘胸闷。 水气报复：头痛发热，口疮心痛。
当年应对措施	运气食物：多吃黄色和黑色食物保真气；多吃白色食物保精气。 运气治法：苦味；燥法、温法、发法、散法。运气用药：司天湿气致病用苦、热食药；中运清气致病用酸、和食药；在泉寒气致病用甘、热食药。
乙金不及岁运方	**紫菀汤**加减：紫菀、白芷、人参、炙甘草、黄芪、地骨皮、杏仁、桑白皮各等分，枣一枚，姜三片。
丑、未：太阴湿土司天方	**备化汤**加减：木瓜、茯神各一两，牛膝、附子、熟地黄、覆盆子各半两，甘草一分，生姜三分。二气＋附子、防风、天麻；三气＋泽泻。

三、三三.丙寅、丙申年：水太过、太羽年，正化日。

万历（公历）年	丙寅（1926、1986、2046），丙申（1896、1956、2016）。
五运主运五步	太角、少徵、太宫、少商、太羽
五运客运五步	太羽、太角、少徵、太宫、少商
岁运水太过气候	水气太过：寒气早至，天寒地冻，霜雪冰雹，万物凝结。灾害多发于冬季。 土气报复：大雨下降，尘雾迷蒙。
六气主气六步	厥阴风木、少阴君火、少阳相火、太阴湿土、阳明燥金、太阳寒水
六气客气六步	少阴君火、太阴湿土、**相火司天**、阳明燥金、太阳寒水、**风木在泉** **相火司天**：上半年热病多发于上部。**风木在泉**：下半年风病多发于下部。
相火司天上半年风木在泉下半年	相火司天：火气炎暑太过，肺金被克，咳嗽、鼻塞、鼻衄、疮疡、疟疾等。 风木在泉：风行于地，飞沙扬尘，心痛、胃痛、厥逆、胸膈不通，暴发快。
动物状况	水太过，水克火：有鳞动物和鳞虫多，有羽动物和羽虫损；土克水：裸皮动物和裸虫多。相火司天，羽虫静、裸虫育、鳞虫损；风木在泉，毛虫育、裸虫损。
谷物状况	水太过，水克火：黑色谷物多，红色谷物损；土克水：黄色谷物多。高地晚种植。 相火司天，风木在泉：上半年多吃火行食物，下半年多吃木行食物。
果蔬状况	水太过，水克火：黑色、咸味食物多，红色、苦味食物损；土克水：黄色、甘味食物多。风木在泉：果蔬味偏甘，治用酸味。
人类健康	水气太过：寒气流行，心火受侵，虚寒心痛，足肿咳嗽，痛泄吐涎。 土气报复：湿气太盛，腹胀溏泄，伤人肾脏。
当年应对措施	运气食物：多吃红色和青色食物保真气；多吃黑色食物防邪气。 运气治法：咸、辛、酸味，渗法、泄法、水渍法、发汗法。运气用药：司天火气致病用咸、寒食药；中运寒气致病用咸、温食药；在泉风气致病用辛、温食药。
丙水太过岁运方	**黄连茯苓汤**加减：黄连、茯苓各一两，麦门冬、炒车前子、通草、炒远志各半两，半夏、黄芩、炙甘草各一分，姜七片，枣一枚。
寅、申：少阳相火司天方	**升明汤**加减：紫檀香、炒车前子、青皮、半夏、酸枣仁、蔷薇、生姜、炙甘草各半两。初气＋白薇、玄参；二气＋丁香；三气＋赤芍、漏芦、升麻；四气＋茯苓；六气＋五味子。

四、三四 . 丁卯（岁会）、丁酉年：木不及、少角年，五运邪化日、六气正化日。

万历（公历）年	丁卯（1927、1987、2047）、（岁会），丁酉（1897、1957、2017）。
五运主运五步	少角、太徵、少宫、太商、少羽
五运客运五步	少角、太徵、少宫、太商、少羽
五运与四时关系	春天惠风和畅、秋天雾露清凉；春天寒冷、夏天火热；灾害多发于**东方**。
岁运木不及气候	木不及，金克木：木受金克，燥气流行，雾露寒凉，草木迟发，嫩叶枯萎。 火气报复：炎热如火，花果并现，五谷歉收。
六气主气六步	厥阴风木、少阴君火、少阳相火、太阴湿土、阳明燥金、太阳寒水
六气客气六步	太阴湿土、少阳相火、**燥金司天**、寒水在泉、厥阴风木、**君火在泉** **燥金司天**：上半年燥病多发于上部；**君火在泉**：下半年热病多发于下部。
燥金司天上半年 君火在泉下半年	燥金司天：燥气临地，木坏草枯，肝气被克，目赤胁痛、头摇手颤、筋萎等。 君火在泉：暑热蒸腾，草木焦枯，流水不冰、小便赤黄、疟疾、心痛等。
动物状况	木不及，金克木：有毛动物和毛虫损，有壳动物和壳虫多；火克金：有羽动物和羽虫多。燥金司天，壳虫静、鳞虫育、羽虫损；君火在泉，羽虫育、壳虫损。
谷物状况	木不及，金克木：青色谷物损，白色谷物多。低洼处早种植。 燥金司天，君火在泉：上半年多吃金行食物，下半年多吃火行食物。
果蔬状况	木不及，金克木：青色、酸味食物损，白色、辛香味食物多。 君火在泉：果蔬味偏辛香，治用苦味。
人类健康	木不及，金克木：燥气盛行，中气虚寒，胁肋疼痛；四肢痛肿，疮疡生虫。 火气报复：炎热如火，痱疹疮疡，咳嗽鼻涕。
当年应对措施	运气食物：多吃白色和红色食物安正气；多吃青色食物驱邪气。 运气治法：咸、苦、辛味；汗法、清法、散法。运气用药：司天燥气致病用苦、小温食药；中运风气致病用辛、平食药；在泉热气致病用咸、寒食药。
丁木不及岁运方	**苁蓉牛膝汤**加减：肉苁蓉、牛膝、木瓜、白芍、熟地黄、当归、炙甘草各等分，姜三片，乌梅半个，鹿角屑。
卯、酉：阳明燥 金司天方	**审平汤**加减：远志、紫檀香各一两，天门冬、山茱萸、白术、白芍、炙甘草、生姜各半两。初气＋茯苓、半夏、紫苏；二气＋白薇、玄参；三气＋白术、远志、山茱萸、丹参、车前；四气＋枣仁、车前。

五、三五 . 戊辰、戊戌年：火太过、太徵年，正化日。

万历（公历）年	戊辰（1928、1988、2048），戊戌（1898、1958、2018）。
五运主运五步	少角、太徵、少宫、太商、少羽
五运客运五步	太徵、少宫、太商、少羽、少角
岁运火太过气候	火气太过：火运主热，暑热流行，草木昌盛，暑热湿蒸，空气沸腾；多发病为热邪郁滞。水气报复：阴凝惨淡，雨霜雹冰。灾害多发于**夏天**。
六气主气六步	厥阴风木、少阴君火、少阳相火、太阴湿土、阳明燥金、太阳寒水
六气客气六步	少阳相火、阳明燥金、**寒水司天**、厥阴风木、少阴君火、**湿土在泉** **寒水司天**：上半年寒病多发于上部；**湿土在泉**：下半年寒湿病多发于下部。
寒水司天上半年 湿土在泉下半年	寒水司天：寒气临地，心火被克，心热、烦闷、咽干、哈欠、善忘、心痛等。 湿土在泉：土能克水，腹满不饮、皮肌麻痹、筋脉不利、浮肿、转身困难等。

动物状况	火太过，火克金：有羽动物和羽虫多，有壳动物和壳虫损；水克火：有鳞动物和鳞虫多。寒水司天，鳞虫静、毛虫育、裸虫损；湿土在泉，裸虫育、鳞虫损。
谷物状况	火太过，火克金：红色谷物多，白色谷物损；水克火：黑色谷物多。高地晚种植。 寒水司天，湿土在泉：上半年多吃水行食物，下半年多吃土行食物。
果蔬状况	火太过，火克金：红色、苦味食物多，白色、辛香味食物损；水克火：黑色、咸味食物多。湿土在泉：果蔬味偏咸，治用甘味。
人类健康	火气太过：暑热流行，高热烦闷，疟疾疮疡，目赤发狂；肺金受侵，喉干气喘、胸热背痛、鼻衄便血、疟疾泄泻。水气报复：寒雨冰霜，伤人心脏。
当年应对措施	运气食物：多吃黑色和黄色食物保正气；多吃红色食物驱邪气。 运气治法：苦味燥法、温法。运气用药：司天寒气致病用苦、温食药；中运火气致病用甘、平食药；在泉湿气致病用甘、温食药。
戊火太过岁运方	**麦门冬汤**加减：麦门冬、香白芷、半夏、竹叶、炙甘草、钟乳粉、桑白皮、紫菀、人参各等分，姜两片，枣一枚。
辰、戊：太阳寒水司天方	**静顺汤**加减：白茯苓、木瓜各一两，附子、牛膝各三分，防风、诃子、炙甘草、炮干姜各半两。初气＋附子、枸杞；二气＋附子；三气＋附子、干姜、木瓜、人参、枸杞、地榆、白芷、生姜；四气＋石榴皮；六气＋牛膝、当归、白芍、阿胶。

六、三六．己巳、己亥年：土不及、少宫年，五运邪化日、六气正化日。

万历（公历）年	己巳（1929、1989、2049），己亥（1899、1959、2019）。
五运主运五步	少角、太徵、少宫、太商、少羽
五运客运五步	少宫、太商、少羽、少角、太徵
五运与四时关系	四维月润泽、春天鸟语花香；四维月暴风、秋天久雨阴凉。灾害多发于**中部**。
岁运土不及气候	土不及，木克土：风气流行，草木茂盛，外秀无实；暴风骤起，草木枯落。 金气报复：秋气肃杀，大木凋谢。
六气主气六步	厥阴风木、少阴君火、少阳相火、太阴湿土、阳明燥金、太阳寒水
六气客气六步	阳明燥金、太阳寒水、**风木司天**、少阴君火、太阴湿土、**相火在泉** **风木司天**：上半年风病多发于上部；**相火在泉**：下半年热病多发于下部。
风木司天上半年相火在泉下半年	风木司天：风气临地，脾气被克，身重肌萎，食少无味，目眩、耳鸣等。 相火在泉：火气横行，流水不冰，蛰虫外现，多病赤痢，病害迅疾等。
动物状况	土不及，木克土：裸皮动物和裸虫损，有毛动物和毛虫多；金克木：有壳动物和壳虫多。风木司天，毛虫静、羽虫育、壳虫损；相火在泉，羽虫育、壳虫损。
谷物状况	土不及，木克土：黄色谷物损，青色谷物多。低洼处早种植。 风木司天，相火在泉：上半年多吃木行食物，下半年多吃火行食物。
果蔬状况	土不及，木克土：黄色、甘味食物损，青色、酸味食物多。 相火在泉：果蔬味偏辛香，治用苦味。
人类健康	土不及，木克土：风气流行，中气虚寒、发怒、腹痛、霍乱、筋骨强直、肌肉发酸；疮疡溃烂、痈肿痤塞、水湿凝滞。金气报复：胸胁疼痛，频频叹息。

当年应对措施	运气食物：多吃青色和红色食物安正气；多吃黄色食物驱邪气。 运气治法：辛味调上、咸味调下；清法、汗法。运气用药：司天风气致病用辛、凉食药；中运湿气致病用甘、平食药；在泉火气致病用咸、寒食药。
己土不及岁运方	**白术厚朴汤**加减：白术、厚朴、半夏、桂心、藿香、青皮各三两，炮干姜、炙甘草各半两，姜三片，枣一枚。
巳、亥：厥阴风木司天方	**敷和汤**加减：半夏、枣子、五味子、枳实、茯苓、诃子、炮干姜、橘皮、炙甘草各半两。初气＋牛蒡子；二气＋麦冬、山药；三气＋紫菀；四气＋泽泻、山栀子。

七、三七．庚午、庚子年（两年同天符）：金太过、太商年，正化日。

万历（公历）年	**庚午**（1930、1990、2050），**庚子**（1900、1960、2020）。
五运主运五步	少角、太徵、少宫、太商、少羽
五运客运五步	太商、少羽、少角、太徵、少宫
岁运金太过气候	金气太过：秋高气爽，万物成实；燥气流行，肃杀凋零，草木收敛，绿叶干枯。 火气报复：炎热流行，蔓草枯槁。灾害多发于**秋天**。
六气主气六步	厥阴风木、少阴君火、少阳相火、太阴湿土、阳明燥金、太阳寒水
六气客气六步	太阳寒水、厥阴风木、**君火司天**、太阴湿土、少阳相火、**燥金在泉** **君火司天**：上半年热病多于上部；**燥金在泉**：下半年寒病多于下部。
君火司天上半年燥金在泉下半年	君火司天：大暑流行，草木受害，肺受克制，哮喘、鼻衄、呕吐、高烧、疮疡等。 燥金在泉：燥气行地，寒凉屡现，胁痛、叹息等。
动物状况	金太过，金克木：有壳动物和壳虫多，有毛动物和毛虫损；火克金：有羽动物和羽虫多。君火司天，羽虫静、裸虫育、鳞虫损；燥金在泉，壳虫育、毛虫损。
谷物状况	金太过，金克木：白色谷物多，青色谷物损；火克金：红色谷物多。高地晚种植。 君火司天，燥金在泉：上半年多吃火行食物，下半年多吃金行食物。
果蔬状况	金太过，金克木：白色、辛香味食物多，青色、酸味食物损；火克金：红色、苦味食物多。燥金在泉：果蔬味偏酸，治用辛香味。
人类健康	金气太过：燥气流行，肝木受侵，胁下疼痛，目赤眼痒，皮肤疮疡。 火气报复：伤人肺脏，呼吸困难，烦闷体重，胸背胁痛，喘气咳嗽，吐血衄血。
当年应对措施	运气食物：多吃红色和白色食物保真气；多吃白色食物防邪气。 运气治法：咸寒软坚，调上；苦味发泄、酸味收敛，安下。运气用药：司天热气致病用咸、寒食药；中运凉气致病用辛、温食药；在泉燥气致病用酸、温食药。
庚金太过岁运方	**牛膝木瓜汤**加减：牛膝、木瓜各一两，芍药、杜仲、枸杞子、黄松节、菟丝子、天麻各三分，炙甘草半两，姜三片，枣一枚。
午、子：少阴君火司天方	**正阳汤**加减：白薇、玄参、川芎、桑白皮、当归、芍药、旋覆花、炙甘草、生姜各半两。初气＋枣仁、升麻；二气＋车前、茯苓；三气＋麻仁、杏仁；四气＋荆芥、茵陈；六气＋苏子

八、三八. 辛未、辛丑年（两年同岁会）：水不及、少羽年，五运邪化日、六气正化日。

万历（公历）年	辛未（1931、1991、2051），辛丑（1901、1961、2021）。
五运主运五步	少角、太徵、少宫、太商、少羽
五运客运五步	少羽、少角、太徵、少宫、太商
五运与四时关系	四维月湿润、时常和风生发；四维月雾霾暴雨、时常暴风飞扬；灾害多发于北方。
岁运水不及气候	水不及，土克水：湿气流行，暑雨屡降，草木茂盛。 木气报复：大风爆发，草木凋零，枝叶枯萎。
六气主气六步	厥阴风木、少阴君火、少阳相火、太阴湿土、阳明燥金、太阳寒水
六气客气六步	厥阴风木、少阴君火、**湿土司天**、少阳相火、阳明燥金、**寒水在泉** **湿土司天**：上半年湿病多发于上部；**寒水在泉**：下半年寒病多发于下部。
湿土司天上半年 寒水在泉下半年	湿土司天：湿气降地，肾气被克，腰臀疼痛、下身寒疾、腹满浮肿、阳痿等。 寒水在泉：阴凝大寒，蛰虫伏藏，井泉水增而咸，心下塞痛、下腹痛等。
动物状况	水不及，土克水：有鳞动物和鳞虫损，裸皮动物和裸虫多；木克土：有毛动物和毛虫多。湿土司天，裸虫静、壳虫育、毛虫损；寒水在泉，鳞虫育、羽虫损。
谷物状况	水不及，土克水：黑色谷物和豆类损，黄色谷物多。低洼处早种植。 湿土司天，寒水在泉：上半年多吃土行食物，下半年多吃水行食物。
果蔬状况	水不及，土克水：黑色、咸味食物损，黄色、甘味食物多。 寒水在泉：果蔬味偏苦，治用咸味。
人类健康	水不及，土克水：体重腰痛，腹胀湿泄，疮疡脓稀，下肢萎软，脚痛足肿，二便不通。木气报复：面黄眼蒙，筋骨疼痛，肌肉抽搐，心腹疼痛。
当年应对措施	运气食物：多吃黄色和黑色食物保真气；多吃黑色食物保精气。 运气治法：苦味；燥法、温法、发法、散法。运气用药：司天湿气致病用苦、温食药；中运寒气致病用苦、平食药；在泉寒气致病用苦、热食药。
辛水不及岁运方	**五味子汤**加减：五味子、附子、巴戟天、鹿茸、山茱萸、熟地黄、杜仲各等分，姜七片，盐少许。
未、丑：太阴湿土司天方	**备化汤**加减：木瓜、茯神各一两，牛膝、附子、熟地黄、覆盆子各半两，甘草一分，生姜三分。二气＋附子、防风、天麻；三气＋泽泻。

九、三九. 壬申、壬寅年（两年同天符）：木太过、太角年，正化日。

万历（公历）年	壬申（1932、1992、2052），壬寅（1902、1962、2022）。
五运主运五步	太角、少徵、太宫、少商、太羽
五运客运五步	太角、少徵、太宫、少商、太羽
岁运木太过气候	木气太过：风气流行，万物荣盛，狂风振摇，枝叶摧折。灾害多发于**春天**。 金气报复：秋气劲急，清凉肃杀，草木衰败。
六气主气六步	厥阴风木、少阴君火、少阳相火、太阴湿土、阳明燥金、太阳寒水
六气客气六步	少阴君火、太阴湿土、**相火司天**、阳明燥金、太阳寒水、**风木在泉** **相火司天**：上半年热病多发于上部；**风木在泉**：下半年风病多发于下部。
相火司天上半年 风木在泉下半年	相火司天：火气炎暑太过，肺金被克，咳嗽、鼻塞、鼻衄、疮疡、疟疾等。 风木在泉：风行于地，飞沙扬尘，心痛、胃痛、厥逆、胸膈不通，暴发快。

续表

动物状况	木太过，木克土：有毛动物和毛虫多，裸皮动物和裸虫损；金克木：有壳动物和壳虫多。相火司天，羽虫静、裸虫育、鳞虫损；风木在泉，毛虫育、裸虫损。
谷物状况	木太过，木克土：青色谷物多，黄色谷物损；金克木：白色谷物多。高低晚种植。 相火司天，风木在泉：上半年多吃火行食物，下半年多吃木行食物。
果蔬状况	木太过，木克土：青色、酸味食物多，黄色、甘味食物损；金克木：白色、辛香味食物多。风木在泉：果蔬味偏甘，治用酸味。
人类健康	木气太过：风气流行，脾土受邪，少食飧泄，体重烦闷，肠鸣腹胀；骤然发怒，眩晕眼花，头摇手颤，胁痛、呕吐。金气报复：肝脏受损。
当年应对措施	运气食物：多吃红色和青色食物保真气；多吃青色食物防邪气。 运气治法：咸、辛、酸味，渗法、泄法、水渍法、发汗法。运气用药：司天火气致病用咸、寒食药；中运风气致病用酸、平食药；在泉风气致病辛、凉食药。
壬木太过岁运方	**苓术汤加减**：白茯苓、厚朴、白术、青皮、干姜、半夏、草果、炙甘草各等分，姜三片，枣两枚。
申、寅：少阳相火司天方	**升明汤加减**：紫檀香、炒车前子、青皮、半夏、酸枣仁、蔷薇、生姜、炙甘草各半两。初气＋白薇、玄参；二气＋丁香；三气＋赤芍、漏芦、升麻；四气＋茯苓；六气＋五味子。

十、四十．癸酉、癸卯年（两年同岁会）：火不及、少徵年，五运邪化日、六气正化日。

万历（公历）年	**癸酉**（1933、1993、2053），**癸卯**（1903、1963、2023）。
五运主运五步	太角、少徵、太宫、少商、太羽
五运客运五步	少徵、太宫、少商、太羽、太角
五运与四时关系	夏天显明和气、冬天严寒肃霜；夏天寒冷、常有大雨雾霾。灾害多发于**南方**。
岁运火不及气候	火不及，水克火：寒气流行，万物稚小，植物由茂盛走向凋零，虫类提前蛰藏。 土气报复：乌云蔽日，云雾满天，大雨时至，阴雨连绵。
六气主气六步	厥阴风木、少阴君火、少阳相火、太阴湿土、阳明燥金、太阳寒水
六气客气六步	太阴湿土、少阳相火、**燥金司天**、太阳寒水、厥阴风木、**君火在泉** **燥金司天**：上半年燥病多于上部；**君火在泉**：下半年热病多于下部。
燥金司天上半年君火在泉下半年	燥金司天：燥气临地，木坏草枯，肝气被克，目赤胁痛、头摇手颤、筋萎等。 君火在泉：暑热蒸腾，草木焦枯，流水不冰，小便赤黄、疟疾、心痛等。
动物状况	火不及，水克火：有羽动物和羽虫损，有鳞动物和鳞虫多；土克水：裸皮动物和裸虫多。燥金司天，壳虫静、鳞虫育、羽虫损；君火在泉，羽虫育、壳虫损。
谷物状况	火不及，水克火：红色谷物损，黑色谷物和豆类多。低洼处早种植。 燥金司天，君火在泉：上半年多吃金行食物，下半年多吃火行食物。
果蔬状况	火不及，水克火：红色、苦味食物少，黑色、咸味食物多。 君火在泉：果蔬味偏辛香，治用苦味。
人类健康	火不及，水克火：寒气流行，昏乱糊涂、悲哀善忘；胃痛、胸背疼痛，眼蒙心痛。 土气报复：腹寒腹痛，大便溏泄，下肢拘挛、痿痹。

续表

当年应对措施	运气食物：多吃白色和红色食物安正气；多吃红色食物驱邪气。 运气治法：咸、苦、辛味；汗法、清法、散法。运气用药：司天燥气致病用苦、小温食药；中运热气致病用咸、温食药；在泉热气致病用咸、寒食药。
癸火不及岁运方	**黄芪茯神汤**加减：黄芪、茯神、炒远志、紫河车、炒酸枣仁各等分，姜三片，枣一枚。
酉、卯：阳明燥金司天方	**审平汤**加减：远志、紫檀香各一两，天门冬、山茱萸、白术、白芍、炙甘草、生姜各半两。初气+茯苓、半夏、紫苏；二气+白薇、玄参；三气+白术、远志、山茱萸、丹参、车前；四气+枣仁、车前。

十一、四一.甲戌、甲辰年（两年同岁会、同天符）：土太过、太宫年，正化日。

万历（公历）年	甲戌（1934、1994、2054），甲辰（1904、1964、2024）。
五运主运五步	太角、少徵、太宫、少商、太羽
五运客运五步	太宫、少商、太羽、太角、少徵
岁运土太过气候	土气太过：雨湿流行，泉水涌出、河水满溢、暴雨如注、堤岩崩溃；万物成形。 木气报复：大风迅疾，沙尘暴起。灾害多发于**长夏**季节。
六气主气六步	厥阴风木、少阴君火、少阳相火、太阴湿土、阳明燥金、太阳寒水
六气客气六步	少阳相火、阳明燥金、**寒水司天**、厥阴风木、少阴君火、**湿土在泉** **寒水司天**：上半年寒病多发于上部；**湿土在泉**：下半年寒湿病多发于下部。
寒水司天上半年 湿土在泉下半年	寒水司天：寒气临地，心火被克，心热、烦闷、咽干、哈欠、善忘、心痛等。 湿土在泉：土能克水，腹满不饮、皮肌麻痹、筋脉不利、浮肿、转身困难等。
动物状况	土太过，土克水：裸皮动物和裸虫多，有鳞动物和鳞虫损；木克土：有毛动物和毛虫多。寒水司天，鳞虫静、毛虫育、裸虫损；湿土在泉，裸虫育、鳞虫损。
谷物状况	土太过，土克水：黄色谷物多，黑色谷物损；木克土：青色谷物多。高地晚种植。 寒水司天，湿土在泉：上半年多吃水行食物，下半年多吃土行食物。
果蔬状况	土太过，土克水：黄色、甘味食物多，黑色、咸味食物损；木克土：青色、酸味食物多。湿土在泉：果蔬味偏咸，治用甘味。
人类健康	土气太过：雨湿流行，肾水受邪，腹痛足冷、便溏泄泻；腹满，四肢乏力。 木气报复：大风迅疾，伤人脾脏。
当年应对措施	运气食物：多吃黑色和黄色食物保正气；多吃黄色食物驱邪气。 运气治法：苦味燥法、温法。运气用药：司天寒气致病用苦、热食药；中运湿气致病用苦、温食药；在泉湿气致病用苦、温食药。
甲土太过岁运方	**附子山茱萸汤**加减：附子、山茱萸、木瓜、乌梅各半两，半夏、肉豆蔻各三分，丁香、木香各一分，姜七片，枣一枚。
辰、戌：太阳寒水司天方	**静顺汤**加减：白茯苓、木瓜各一两，附子、牛膝各三分，防风、诃子、炙甘草、炮干姜各半两。初气+附子、枸杞；二气+附子；三气+附子、干姜、木瓜、人参、枸杞、地榆、白芷、生姜；四气+石榴皮；六气+牛膝、当归、白芍、阿胶。

十二、四二．乙亥、乙巳年：金不及、少商年，五运邪化日、六气正化日。

万历（公历）年	乙亥（1935、1995、2055），乙巳（1905、1965、2025）。
五运主运五步	太角、少徵、太宫、少商、太羽
五运客运五步	少商、太羽、太角、少徵、太宫
五运与四时关系	夏天显明和气、冬天严寒凝结；夏天火热、冬天冰雹霜雪；灾害多发于**西方**。
岁运金不及气候	金不及，火克金：火气流行，植物茂盛，干燥灼热。 水气报复：寒雨暴至，冰雹霜雪。
六气主气六步	厥阴风木、少阴君火、少阳相火、太阴湿土、阳明燥金、太阳寒水
六气客气六步	阳明燥金、太阳寒水、**风木司天**、少阴君火、太阴湿土、**相火在泉** **风木司天**：上半年风病多发于上部；**相火在泉**：下半年热病多发于下部。
风木司天上半年 相火在泉下半年	风木司天：风气临地，脾气被克，身重肌萎、食少无味、目眩、耳鸣等。 相火在泉：火气横行，流水不冰，蛰虫外现，多病赤痢，病害迅疾等。
动物状况	金不及，火克金：有壳动物和壳虫损，有羽动物和羽虫多；水克火：有鳞动物和鳞虫多。风木司天，毛虫静、羽虫育、壳虫损；相火在泉，羽虫育、壳虫损。
谷物状况	金不及，火克金：白色谷物损，红色谷物多。低洼处早种植。 风木司天，相火在泉：上半年多吃木行食物，下半年多吃火行食物。
果蔬状况	金不及，火克金：白色、辛香味食物损，红色、苦味食物多。 相火在泉：果蔬味偏辛香，治用苦味。
人类健康	金不及，火克金：干燥灼热，肩背沉重，鼻衄便血；喷嚏咳嗽，气喘胸闷。 水气报复：头痛发热，口疮心痛。
当年应对措施	运气食物：多吃青色和红色食物安正气；多吃白色食物驱邪气。 运气治法：辛味调上、咸味调下。清法、汗法。运气用药：司天风气致病用辛、凉食药；中运清气致病用酸、平食药；在泉火气致病用咸、寒食药。
乙金不及岁运方	**紫菀汤**加减：紫菀、白芷、人参、炙甘草、黄芪、地骨皮、杏仁、桑白皮各等分，枣一枚，姜三片。
亥、巳：厥阴风 木司天方	**敷和汤**加减：半夏、枣子、五味子、枳实、茯苓、诃子、炮干姜、橘皮、炙甘草各半两。初气＋牛蒡子；二气＋麦冬、山药；三气＋紫菀；四气＋泽泻、山栀子。

十三、四三．丙子（岁会）、丙午年：水太过、太羽年，正化日

万历（公历）年	丙子（1936、1996、2056），丙午（1906、1966、2026）。
五运主运五步	太角、少徵、太宫、少商、太羽
五运客运五步	太羽、太角、少徵、太宫、少商
岁运水太过气候	水气太过：寒气早至，天寒地冻，霜雪冰雹，万物凝结。 土气报复：大雨下降，尘雾迷蒙。灾害多发于**冬季**。
六气主气六步	厥阴风木、少阴君火、少阳相火、太阴湿土、阳明燥金、太阳寒水
六气客气六步	太阳寒水、厥阴风木、**君火司天**、太阴湿土、少阳相火、**燥金在泉** **君火司天**：上半年热病多发于上部；**燥金在泉**：下半年寒病多发于下部。
君火司天上半年 燥金在泉下半年	君火司天：大暑流行，草木受害，肺受克制，哮喘、鼻衄、呕吐、高烧、疮疡等。 燥金在泉：燥气行地，寒凉屡现，胁痛、叹息等。

动物状况	水太过，水克火：有鳞动物和鳞虫多，有羽动物和羽虫损；土克水：裸皮动物和裸虫多。君火司天，羽虫静、裸虫育、鳞虫损；燥金在泉，壳虫育、毛虫损。
谷物状况	水太过，水克火：黑色谷物多，红色谷物损；土克水：黄色谷物多。高地晚种植。 君火司天，燥金在泉：上半年多吃火行食物，下半年多吃金行食物。
果蔬状况	水太过，水克火：黑色、咸味食物多，红色、苦味食物损；土克水：黄色、甘味食物多。燥金在泉：果蔬味偏酸，治用辛香味。
人类健康	水气太过，寒气流行，心火受侵，虚寒心痛，足肿咳嗽，痛泄吐涎。 土气报复：湿气太盛，腹胀溏泄，伤人肾脏。
当年应对措施	运气食物：多吃红色和白色食物保真气；多吃黑色食物防邪气。 运气治法：咸寒软坚，调上；苦味发泄、酸味收敛，安下。运气用药：司天热气致病用咸、寒食药；中运寒气致病用咸、热食药；在泉清气致病用酸、温食药。
丙水太过岁运方	**黄连茯苓汤**加减：黄连、茯苓各一两，麦门冬、炒车前子、通草、炒远志各半两，半夏、黄芩、炙甘草各一分，姜七片，枣一枚。
子、午：少阴君火司天方	**正阳汤**加减：白薇、玄参、川芎、桑白皮、当归、芍药、旋覆花、炙甘草、生姜各半两。初气＋枣仁、升麻；二气＋车前、茯苓；三气＋麻仁、杏仁；四气＋荆芥、茵陈；六气＋苏子

十四、四四.丁丑、丁未年：木不及、少角年，五运邪化日、六气正化日。

万历（公历）年	丁丑（1937、1997、2057），丁未（1907、1967、2027）。
五运主运五步	少角、太徵、少宫、太商、少羽
五运客运五步	少角、太徵、少宫、太商、少羽
五运与四时关系	春天惠风和畅、秋天雾露清凉；春天寒冷、夏天火热。灾害多发于**东方**。
岁运木不及气候	木不及，金克木：木受金克，燥气流行，雾露寒凉，草木迟发，嫩叶枯萎。 火气报复：炎热如火，花果并现，五谷不熟。
六气主气六步	厥阴风木、少阴君火、少阳相火、太阴湿土、阳明燥金、太阳寒水
六气客气六步	厥阴风木、少阴君火、**湿土司天**、少阳相火、阳明燥金、**寒水在泉** **湿土司天**：上半年湿病多发于上部；**寒水在泉**：下半年寒病多发于下部。
湿土司天上半年寒水在泉下半年	湿土司天：湿气降地，肾气被克，腰臀疼痛、动转不便、阳痿、厥逆等。 寒水在泉：阴凝大寒，蛰虫伏藏，井泉水增而咸，心下塞痛、下腹痛等。
动物状况	木不及，金克木：有毛动物和毛虫损，有壳动物和壳虫多；火克金：有羽动物和羽虫多。湿土司天，裸虫静、壳虫育、毛虫损；寒水在泉，鳞虫育、羽虫损。
谷物状况	木不及，金克木：青色谷物损，白色谷物多。低洼处早种植。 湿土司天，寒水在泉：上半年多吃土行食物，下半年多吃水行食物。
果蔬状况	木不及，金克木：青色、酸味食物损，白色、辛香味食物多。 寒水在泉：果蔬味偏苦，治用咸味。
人类健康	木不及，金克木：燥气盛行，中气虚寒，胁肋疼痛；四肢痛肿，疮疡生虫。 火气报复：炎热如火，痱疹疮疡，咳嗽鼻涕。

续表

当年应对措施	运气食物：多吃黄色和黑色食物保真气；多吃青色食物保精气。 运气治法：苦味；燥法、温法、发法、散法。运气用药：司天湿气致病用苦、温食药；中运风气致病用辛、温食药；在泉寒气致病用甘、热食药。
丁木不及岁运方	**苁蓉牛膝汤**加减：肉苁蓉、牛膝、木瓜、白芍、熟地黄、当归、炙甘草各等分，姜三片，乌梅半个，鹿角屑。
丑、未：太阴湿 土司天方	**备化汤**加减：木瓜、茯神各一两，牛膝、附子、熟地黄、覆盆子各半两，甘草一分，生姜三分。二气＋附子、防风、天麻；三气＋泽泻。

十五、四五.戊寅、戊申年（天符）：火太过、太徵年，正化日。

万历（公历）年	**戊寅**（1938、1998、2058），**戊申**（1908、1968、2028）。
五运主运五步	少角、太徵、少宫、太商、少羽
五运客运五步	太徵、少宫、太商、少羽、少角
岁运火太过气候	火气太过：火运主热，暑热流行，草木昌盛，暑热湿蒸，空气沸腾。多发热郁于上、血溢、血泄、心痛。水气报复：阴凝惨淡，雨霜雹冰。灾害多发于**夏天**。
六气主气六步	厥阴风木、少阴君火、少阳相火、太阴湿土、阳明燥金、太阳寒水
六气客气六步	少阴君火、太阴湿土、**相火司天**、阳明燥金、太阳寒水、**风木在泉** **相火司天**：上半年热病多发于上部；**风木在泉**：下半年风病多发于下部。
相火司天上半年 风木在泉下半年	少阳司天：火气亢盛，水泉干涸，植物焦枯，谵语狂乱；两火相合，金气受伤，咳嗽气喘、二便下血不止； 风木在泉：风行于地，飞沙扬尘，心痛、胃痛、厥逆、胸膈不通，暴发快。
动物状况	火太过，火克金：有羽动物和羽虫多，有壳动物和壳虫损；水克火：有鳞动物和鳞虫多。相火司天，羽虫静、裸虫育、鳞虫损；风木在泉，毛虫育、裸虫损。
谷物状况	火太过，火克金：红色谷物多，白色谷物损；水克火：黑色谷物多。高地晚种植。 相火司天，风木在泉：上半年多吃火行食物，下半年多吃木行食物。
果蔬状况	火太过，火克金：红色、苦味食物多，白色、辛香味食物损；水克火：黑色、咸味食物多。风木在泉：果蔬味偏甘，治用酸味。
人类健康	火气太过：暑热流行，高热烦闷，疟疾疮疡，目赤发狂；肺金受侵，喉干气喘、胸热背痛、鼻衄便血、疟疾泄泻。水气报复：寒雨冰霜，伤人心脏。
当年应对措施	运气食物：多吃红色和青色食物保真气；多吃红色食物防邪气。 运气治法：咸、辛、酸味，渗法、泄法、水渍法、发汗法。运气用药：司天热气致病用咸、寒食药；中运火气致病用甘、平食药；在泉风气致病用辛、凉食药。
戊火太过岁运方	**麦门冬汤**加减：麦门冬、香白芷、半夏、竹叶、炙甘草、钟乳粉、桑白皮、紫菀、人参各等分，姜两片，枣一枚。
寅、申：少阳相 火司天方	**升明汤**加减：紫檀香、炒车前子、青皮、半夏、酸枣仁、蔷薇、生姜、炙甘草各半两。初气＋白薇、玄参；二气＋丁香；三气＋赤芍、漏芦、升麻；四气＋茯苓；六气＋五味子。

十六、四六.己卯、己酉年（天符）：土不及、少宫年，五运邪化日、六气正化日。

万历（公历）年	己卯（1939、1999、2059），己酉（1909、1969、2029）。
五运主运五步	少角、太徵、少宫、太商、少羽
五运客运五步	少宫、太商、少羽、少角、太徵
五运与四时关系	四维月润泽、春天鸟语花香；四维月暴风、秋天久雨阴凉；灾害多发于中部。
岁运土不及气候	土不及，木克土：风气流行，草木茂盛，外秀无实；暴风骤起，草木枯落。 金气报复：秋气肃杀，大木凋谢。
六气主气六步	厥阴风木、少阴君火、少阳相火、太阴湿土、阳明燥金、太阳寒水
六气客气六步	太阴湿土、少阳相火、**燥金司天**、太阳寒水、厥阴风木、**君火在泉** **燥金司天**：上半年燥病多发于上部；**君火在泉**：下半年热病多发于下部。
燥金司天上半年 君火在泉下半年	燥金司天：燥气临地，木坏草枯，肝气被克，目赤胁痛、头摇手颤、筋萎等。 君火在泉：暑热蒸腾，草木焦枯，流水不冰，小便赤黄、疟疾、心痛等。
动物状况	土不及，木克土：裸皮动物和裸虫损，有毛动物和毛虫多；金克木：有壳动物和壳虫多。燥金司天，壳虫静、鳞虫育、羽虫损；君火在泉，羽虫育、壳虫损。
谷物状况	土不及，木克土：黄色谷物损，青色谷物多。低洼处早种植。 燥金司天，君火在泉：上半年多吃金行食物，下半年多吃火行食物。
果蔬状况	土不及，木克土：黄色、甘味食物损，青色、酸味食物多。 君火在泉：果蔬味偏辛香，治用苦味。
人类健康	土不及，木克土：风气流行，中气虚寒、发怒、腹痛、霍乱、筋骨强直、肌肉发酸；疮疡溃烂、痈肿痤塞、水湿凝滞。金气报复：胸胁疼痛，频频叹息。
当年应对措施	运气食物：多吃白色和红色食物安正气；多吃黄色食物驱邪气。 运气治法：咸、苦、辛味；汗法、清法、散法。运气用药：司天燥气致病用苦、小温食药；中运雨气致病用甘、平食药；在泉热气致病用咸、寒食药。
己土不及岁运方	**白术厚朴汤**加减：白术、厚朴、半夏、桂心、藿香、青皮各三两，炮干姜、炙甘草各半两，姜三片，枣一枚。
卯、酉：阳明燥 金司天方	**审平汤**加减：远志、紫檀香各一两，天门冬、山茱萸、白术、白芍、炙甘草、生姜各半两。初气＋茯苓、半夏、紫苏；二气＋白薇、玄参；三气＋白术、远志、山茱萸、丹参、车前；四气＋枣仁、车前。

十七、四七.庚辰、庚戌年：金太过、太商年，正化日。

万历（公历）年	庚辰（1940、2000、2060），庚戌（1910、1970、2030）。
五运主运五步	少角、太徵、少宫、太商、少羽
五运客运五步	太商、少羽、少角、太徵、少宫
岁运金太过气候	金气太过：秋高气爽，万物成实；燥气流行，肃杀凋零，草木收敛，绿叶干枯。 火气报复：炎热流行，蔓草枯槁。灾害多发于秋天。
六气主气六步	厥阴风木、少阴君火、少阳相火、太阴湿土、阳明燥金、太阳寒水
六气客气六步	少阳相火、阳明燥金、**寒水司天**、厥阴风木、少阴君火、**湿土在泉** **寒水司天**：上半年寒病多发于上部；**湿土在泉**：下半年寒湿病多发于下部。
寒水司天上半年 湿土在泉下半年	寒水司天：寒气临地，心火被克，心热、烦闷、咽干、哈欠、善忘、心痛等。 湿土在泉：土能克水，腹满不饮、皮肌麻痹、筋脉不利、浮肿、转身困难等。

续表

动物状况	金太过，金克木：有壳动物和壳虫多，有毛动物和毛虫损；火克金：有羽动物和羽虫多。寒水司天，鳞虫静、毛虫育、裸虫损；湿土在泉，裸虫育、鳞虫损。
谷物状况	金太过，金克木：白色谷物多，青色谷物损；火克金：红色谷物多。高地晚种植。 寒水司天，湿土在泉：上半年多吃水行食物，下半年多吃土行食物。
果蔬状况	金太过，金克木：白色、辛香味食物多，青色、酸味食物损；火克金：红色、苦味食物多。湿土在泉：果蔬味偏咸，治用甘味。
人类健康	金气太过：燥气流行，肝木受侵，胁下疼痛，目赤眼痒，皮肤疮疡。 火气报复：伤人肺脏，呼吸困难，烦闷体重，胸背胁痛，喘气咳嗽，吐血衄血。
当年应对措施	运气食物：多吃黑色和黄色食物保正气；多吃白色食物驱邪气。 运气治法：苦味燥法、温法。运气用药：司天寒气致病用苦、热食药；中运清气致病用辛、温食药；在泉雨气致病用甘、热食药。
庚金太过岁运方	**牛膝木瓜汤**加减：牛膝、木瓜各一两，芍药、杜仲、枸杞子、黄松节、菟丝子、天麻各三分，炙甘草半两，姜三片，枣一枚。
辰、戌：太阳寒水司天方	**静顺汤**加减：白茯苓、木瓜各一两，附子、牛膝各三分，防风、诃子、炙甘草、炮干姜各半两。初气＋附子、枸杞；二气＋附子；三气＋附子、干姜、木瓜、人参、枸杞、地榆、白芷、生姜；四气＋石榴皮；六气＋牛膝、当归、白芍、阿胶。

十八、四八.辛巳、辛亥年：水不及、少羽年，五运邪化日、六气正化日。

万历（公历）年	**辛巳**（1941、2001、2061），**辛亥**（1911、1971、2031）。
五运主运五步	少角、太徵、少宫、太商、少羽
五运客运五步	少羽、少角、太徵、少宫、太商
五运与四时关系	四维月湿润、时常和风生发；四维月雾霾暴雨、时常暴风飞扬；灾害多发于北方。
岁运水不及气候	水不及，土克水：湿气流行，暑雨屡降，草木茂盛。 木气报复：大风爆发，草木凋零，枝叶枯萎。
六气主气六步	厥阴风木、少阴君火、少阳相火、太阴湿土、阳明燥金、太阳寒水
六气客气六步	阳明燥金、太阳寒水、**风木司天**、少阴君火、太阴湿土、**相火在泉** **风木司天**：上半年风病多发于上部；**相火在泉**：下半年热病多发于下部。
风木司天上半年相火在泉下半年	风木司天：风气临地，脾气被克，身重肌萎，食少无味，目眩、耳鸣等。 相火在泉：火气横行，流水不冰，蛰虫外现，多病赤痢，病害迅疾等。
动物状况	水不及，土克水：有鳞动物和鳞虫损，裸皮动物和裸虫多；木克土：有毛动物和毛虫多。风木司天，毛虫静、羽虫育、壳虫损；相火在泉，羽虫育、壳虫损。
谷物状况	水不及，土克水：黑色谷物和豆类损，黄色谷物多。低洼处早种植。 风木司天，相火在泉：上半年多吃木行食物，下半年多吃火行食物。
果蔬状况	水不及，土克水：黑色、咸味食物损，黄色、甘味食物多。 相火在泉：果蔬味偏辛香，治用苦味。
人类健康	水不及，土克水：体重腰痛，腹胀湿泄，疮疡脓稀，下肢萎软，脚痛足肿，二便不通。木气报复：面黄眼蒙，筋骨疼痛，肌肉抽搐，心腹疼痛。

当年应对措施	运气食物：多吃青色和红色食物安正气；多吃黑色食物驱邪气。 运气治法：辛味调上、咸味调下；清法、汗法。运气用药：司天风气致病用辛、凉食药；中运寒气致病用苦、平食药；在泉火气致病用咸、寒食药。
辛水不及岁运方	**五味子汤**加减：五味子、附子、巴戟天、鹿茸、山茱萸、熟地黄、杜仲各等分，姜七片，盐少许。
巳、亥：厥阴风木司天方	**敷和汤**加减：半夏、枣子、五味子、枳实、茯苓、诃子、炮干姜、橘皮、炙甘草各半两。初气＋牛蒡子；二气＋麦冬、山药；三气＋紫菀；四气＋泽泻、山栀子。

十九、四九．壬午、壬子年：木太过、太角年，正化日。

万历（公历）年	壬午（1942、2002、2062），壬子（1912、1972、2032）。
五运主运五步	太角、少徵、太宫、少商、太羽
五运客运五步	太角、少徵、太宫、少商、太羽
岁运木太过气候	木气太过：风气流行，万物荣盛，狂风振摇，枝叶摧折。 金气报复：秋气劲急，清凉肃杀，草木衰败。灾害多发于**春天**。
六气主气六步	厥阴风木、少阴君火、少阳相火、太阴湿土、阳明燥金、太阳寒水
六气客气六步	太阳寒水、厥阴风木、**君火司天**、太阴湿土、少阳相火、**燥金在泉** **君火司天**：上半年热病多发于上部；**燥金在泉**：下半年寒病多发于下部。
君火司天上半年燥金在泉下半年	君火司天：火性上逆，木旺克土，气逆吐泻、哮喘、鼻衄、呕吐、高烧、疮疡等。 燥金在泉：燥气行地，寒凉屡现，胁痛、叹息等。
动物状况	木太过，木克土：有毛动物和毛虫多，裸皮动物和裸虫损；金克木：有壳动物和壳虫多。君火司天，羽虫静、裸虫育、鳞虫损；燥金在泉，壳虫育、毛虫损。
谷物状况	木太过，木克土：青色谷物多，黄色谷物损；金克木：白色谷物多。高地晚种植。 君火司天，燥金在泉：上半年多吃火行食物，下半年多吃金行食物。
果蔬状况	木太过，春季果蔬提前成熟。木太过，克土，金克木：青色、白色多，黄色少；酸味、辛香味多，甘味少。燥金在泉，果蔬味偏酸，治用辛香味。
人类健康	木气太过：风气流行，脾土受邪，少食飧泄，体重烦闷，肠鸣腹胀；骤然发怒，眩晕眼花，头摇手颤；胁痛、呕吐。金气报复：肝脏受损。
当年应对措施	运气食物：多吃红色和白色食物保真气；多吃青色食物防邪气。 运气治法：咸寒软坚，调上；苦味发泄、酸味收敛，安下。运气用药：司天热气致病宜咸、寒食药；中运风气致病用酸、凉食药；在泉清气致病用酸、温食药。
壬木太过岁运方	**苓术汤**加减：白茯苓、厚朴、白术、青皮、干姜、半夏、草果、炙甘草各等分，姜三片，枣两枚。
午、子：少阴君火司天方	**正阳汤**加减：白薇、玄参、川芎、桑白皮、当归、芍药、旋覆花、炙甘草、生姜各半两。初气＋枣仁、升麻；二气＋车前、茯苓；三气＋麻仁、杏仁；四气＋荆芥、茵陈；六气＋苏子

二十、五十 . 癸未、癸丑年：火不及、少徵年，五运邪化日、六气正化日。

万历（公历）年	癸未（1943、2003、2063），癸丑（1913、1973、2033）。
五运主运五步	太角、少徵、太宫、少商、太羽
五运客运五步	少徵、太宫、少商、太羽、太角
五运与四时关系	夏天显明和气、冬天严寒肃霜；夏天寒冷、常有大雨雾霾；灾害多发于**南方**。
岁运火不及气候	火不及，水克火：寒气流行，万物稚小，植物由茂盛走向凋零，虫类提前蛰藏。 土气报复：乌云蔽日，云雾满天，大雨时至，阴雨连绵。
六气主气六步	厥阴风木、少阴君火、少阳相火、太阴湿土、阳明燥金、太阳寒水
六气客气六步	厥阴风木、少阴君火、**湿土司天**、少阳相火、阳明燥金、**寒水在泉** **湿土司天**：上半年湿病多发于上部；**寒水在泉**：下半年寒病多发于下部。
湿土司天上半年 寒水在泉下半年	湿土司天：湿气降地，肾气被克，腰臀疼痛、动转不便、阳痿、厥逆等。 寒水在泉：阴凝大寒，蛰虫伏藏，井泉水增而咸，心下塞痛、下腹痛等。
动物状况	火不及，水克火：有羽动物和羽虫损，有鳞动物和鳞虫多；土克水：裸皮动物和裸虫多。湿土司天，裸虫静、壳虫育、毛虫损；寒水在泉，鳞虫育、羽虫损。
谷物状况	火不及，水克火：红色谷物损，黑色谷物和豆类多。低洼处早种植。 湿土司天，寒水在泉：上半年多吃土行食物，下半年多吃水行食物。
果蔬状况	火不及，水克火：红色、苦味食物少，黑色、咸味食物多。 寒水在泉：果蔬味偏苦，治用咸味。
人类健康	火不及，水克火：寒气流行，昏乱糊涂、悲哀善忘；胃痛、胸背疼痛，眼蒙心痛。 土气报复：腹寒腹痛，大便溏泄，下肢拘挛、痿痹。
当年应对措施	运气食物：多吃黄色和黑色食物保真气；多吃红色食物保精气。 运气治法：苦味；燥法、温法、发法、散法。运气用药：司天湿气致病用苦、温食药；中运火气致病用咸、温食药；在泉寒气致病用甘、热食药。
癸火不及岁运方	**黄芪茯神汤**加减：黄芪、茯神、炒远志、紫河车、炒酸枣仁各等分，姜三片，枣一枚。
未、丑：太阴湿 土司天方	**备化汤**加减：木瓜、茯神各一两，牛膝、附子、熟地黄、覆盆子各半两，甘草一分，生姜三分。二气＋附子、防风、天麻；三气＋泽泻。

二一、五一 . 甲申、甲寅年：土太过、太宫年，正化日。

万历（公历）年	甲申（1944、2004、2064），甲寅（1914、1974、2034）。
五运主运五步	太角、少徵、太宫、少商、太羽
五运客运五步	太宫、少商、太羽、太角、少徵
岁运土太过气候	土气太过：雨湿流行，泉水涌出、河水满溢、暴雨如注、堤岩崩溃；万物成形。 木气报复：大风迅疾，沙尘暴起。灾害多发于**长夏季节**。
六气主气六步	厥阴风木、少阴君火、少阳相火、太阴湿土、阳明燥金、太阳寒水
六气客气六步	少阴君火、太阴湿土、**相火司天**、阳明燥金、太阳寒水、**风木在泉** **相火司天**：上半年热病多发于上部；**风木在泉**：下半年风病多发于下部。
相火司天上半年 风木在泉下半年	相火司天：火气炎暑太过，肺金被克，咳嗽、鼻塞、鼻衄、疮疡、疟疾等。 风木在泉：风行于地，飞沙扬尘，心痛、胃痛、厥逆、胸膈不通，暴发快。

续表

动物状况	土太过，土克水：裸皮动物和裸虫多，有鳞动物和鳞虫损；木克土：有毛动物和毛虫多。相火司天，羽虫静、裸虫育、鳞虫损；风木在泉，毛虫育、裸虫损。
谷物状况	土太过，土克水：黄色谷物多，黑色谷物损；木克土：青色谷物多。高地晚种植。 相火司天、风木在泉：上半年多吃火行食物，下半年多吃木行食物。
果蔬状况	土太过，土克水：黄色、甘味食物多，黑色、咸味食物损；木克土：青色、酸味食物多。风木在泉：果蔬味偏甘，治用酸味。
人类健康	土气太过：雨湿流行，肾水受邪，腹痛足冷，便溏泄泻；腹满，四肢乏力。 木气报复：大风迅疾，伤人脾脏。
当年应对措施	运气食物：多吃红色和青色食物保真气；多吃黄色食物防邪气。 运气治法：咸、辛、酸味、渗法、泄法、水渍法、发汗法。运气用药：司天火气致病用咸、寒食药；中运雨气致病用咸、平食药；在泉风气致病用辛、凉食药。
甲土太过岁运方	**附子山茱黄汤**加减：附子、山茱萸、木瓜、乌梅各半两，半夏、肉豆蔻各三分，丁香、木香各一分，姜七片，枣一枚。
申、寅：少阳相火司天方	**升明汤**加减：紫檀香、炒车前子、青皮、半夏、酸枣仁、蔷薇、生姜、炙甘草各半两。初气＋白薇、玄参；二气＋丁香；三气＋赤芍、漏芦、升麻；四气＋茯苓；六气＋五味子。

二二、五二.乙酉（太一天符）、乙卯（天符）年：金不及，五运邪化日、六气正化日。

万历（公历）年	乙酉（1945、2005、2065），乙卯（1915、1975、2035）。
五运主运五步	太角、少徵、太宫、少商、太羽
五运客运五步	少商、太羽、太角、少徵、太宫
五运与四时关系	夏天显明和气、冬天严寒凝结；夏天火热、冬天冰雹霜雪；灾害多发于**西方**。
岁运金不及气候	金不及，火克金：火气流行，植物茂盛，干燥灼热。 水气报复：寒雨暴至，冰雹霜雪。
六气主气六步	厥阴风木、少阴君火、少阳相火、太阴湿土、阳明燥金、太阳寒水
六气客气六步	太阴湿土、少阳相火、**燥金司天**、太阳寒水、厥阴风木、**君火在泉** **燥金司天**：上半年燥病多发于上部。**君火在泉**：下半年热病多发于下部。
燥金司天上半年君火在泉下半年	燥金司天：燥气临地，木坏草枯，肝气被克，目赤胁痛、头摇手颤、筋萎等。 君火在泉：暑热蒸腾，草木焦枯，流水不冰，小便赤黄、疟疾、心痛等。
动物状况	金不及，火克金：有壳动物和壳虫损，有羽动物和羽虫多；水克火：有鳞动物和鳞虫多。燥金司天，壳虫静、鳞虫育、羽虫损；君火在泉，羽虫育、壳虫损。
谷物状况	金不及，火克金：白色谷物损，红色谷物多。低洼处早种植。 燥金司天、君火在泉：上半年多吃金行食物，下半年多吃火行食物。
果蔬状况	金不及，火克金：白色、辛香味食物损，红色、苦味食物多。 君火在泉：果蔬味偏辛香，治用苦味。
人类健康	金不及，火克金：干燥灼热，肩背沉重，鼻衄便血；喷嚏咳嗽，气喘胸闷。 水气报复：头痛发热，口疮心痛。

续表

当年应对措施	运气食物：多吃白色和红色食物安正气；多吃白色食物驱邪气。 运气治法：咸、苦、辛味；汗法、清法、散法。运气用药：司天燥气致病用苦、小温食药；中运清气致病用苦、平食药；在泉热气致病用咸、寒食药。
乙金不及岁运方	**紫菀汤**加减：紫菀、白芷、人参、炙甘草、黄芪、地骨皮、杏仁、桑白皮各等分，枣一枚，姜三片。
酉、卯：阳明燥金司天方	**审平汤**加减：远志、紫檀香各一两，天门冬、山茱萸、白术、白芍、炙甘草、生姜各半两。初气＋茯苓、半夏、紫苏；二气＋白薇、玄参；三气＋白术、远志、山茱萸、丹参、车前；四气＋枣仁、车前。

二三、五三．丙戌、丙辰年：水太过、太羽年，天符年，正化日。

万历（公历）年	丙戌（1946、2006、2066），丙辰（1916、1976、2036）。
五运主运五步	太角、少徵、太宫、少商、太羽
五运客运五步	太羽、太角、少徵、太宫、少商
岁运水太过气候	水气太过：寒气早至，天寒地冻，霜雪冰雹，万物凝结。 土气报复：大雨下降，尘雾迷蒙。灾害多发于**冬季**。
六气主气六步	厥阴风木、少阴君火、少阳相火、太阴湿土、阳明燥金、太阳寒水
六气客气六步	少阳相火、阳明燥金、**寒水司天**、厥阴风木、少阴君火、**湿土在泉** **寒水司天**：上半年寒病多发于上部；**湿土在泉**：下半年寒湿病多发于下部。
寒水司天上半年湿土在泉下半年	寒水司天：寒气临地，心火被克，心热、烦闷、咽干、哈欠、善忘、心痛等。 湿土在泉：土能克水，腹满不饮、皮肌麻痹、筋脉不利、浮肿、转身困难等。
动物状况	水太过，水克火：有鳞动物和鳞虫多，有羽动物和羽虫损；土克水：裸皮动物和裸虫多。寒水司天，鳞虫静、毛虫育、裸虫损；湿土在泉，裸虫育、鳞虫损。
谷物状况	水太过，水克火：黑色谷物多，红色谷物损；土克水：黄色谷物多。高地晚种植。 寒水司天，湿土在泉：上半年多吃水行食物，下半年多吃土行食物。
果蔬状况	水太过，水克火：黑色、咸味食物多，红色、苦味食物损；土克水：黄色、甘味食物多。湿土在泉：果蔬味偏咸，治用甘味。
人类健康	水气太过：寒气流行，心火受侵，虚寒心痛，足肿咳嗽，痛泄吐泻。 土气报复：湿气太盛，腹胀溏泄，伤人肾脏。
当年应对措施	运气食物：多吃黑色和黄色食物保正气；多吃黑色食物驱邪气。 运气治法：苦味燥法、温法。运气用药：司天寒气致病用苦、热食药；中运寒气致病用咸、温食药；在泉雨气致病用甘、热食药。
丙水太过岁运方	**黄连茯苓汤**加减：黄连、茯苓各一两，麦门冬、炒车前子、通草、炒远志各半两，半夏、黄芩、炙甘草各一分，姜七片，枣一枚。
戌、辰：太阳寒水司天方	**静顺汤**加减：白茯苓、木瓜各一两，附子、牛膝各三分，防风、诃子、炙甘草、炮干姜各半两。初气＋附子、枸杞；二气＋附子；三气＋附子、干姜、木瓜、人参、枸杞、地榆、白芷、生姜；四气＋石榴皮；六气＋牛膝、当归、白芍、阿胶。

二四、五四.丁亥、丁巳年（两年同天符）：木不及、少角年，五运邪化日、六气正化日。

万历（公历）年	丁亥（1947、2007、2067），丁巳（1917、1977、2037）。
五运主运五步	少角、太徵、少宫、太商、少羽
五运客运五步	少角、太徵、少宫、太商、少羽
五运与四时关系	春天惠风和畅、秋天雾露清凉；春天寒冷、夏天火热；灾害多发于**东方**。
岁运木不及气候	木不及，金克木：燥气流行，雾露寒凉，草木迟发，嫩叶枯萎。 火气报复：炎热如火，花果并现，五谷不熟。
六气主气六步	厥阴风木、少阴君火、少阳相火、太阴湿土、阳明燥金、太阳寒水
六气客气六步	阳明燥金、太阳寒水、**风木司天**、少阴君火、太阴湿土、**相火在泉** **风木司天**：上半年风病多发于上部。**相火在泉**：下半年热病多发于下部。
风木司天上半年 相火在泉下半年	风木司天：风气临地，脾气被克，身重肌萎、食少无味、目眩、耳鸣等。 相火在泉：火气横行，流水不冰，蛰虫外现，多病赤痢，病害迅疾等。
动物状况	木不及，金克木：有毛动物和毛虫损，有壳动物和壳虫多；火克金：有羽动物和羽虫多。风木司天，毛虫静、羽虫育、壳虫损；相火在泉，羽虫育、壳虫损。
谷物状况	木不及，金克木：青色谷物损，白色谷物多。低洼处早种植。 风木司天，相火在泉：上半年多吃木行食物，下半年多吃火行食物。
果蔬状况	木不及，金克木：青色、酸味食物损，白色、辛香味食物多。 相火在泉：果蔬味偏辛香，治用苦味。
人类健康	木不及，金克木：燥气盛行，中气虚寒，胁肋疼痛；四肢痛肿，疮疡生虫。 火气报复：炎热如火，痱疹疮疡，咳嗽鼻涕。
当年应对措施	运气食物：多吃青色和红色食物安正气；多吃青色食物驱邪气。 运气治法：辛味调上、咸味调下；清法、汗法。运气用药：司天风气致病用辛、凉食药；中运风气致病用辛、平食药；在泉火气致病用咸、寒食药。
丁木不及岁运方	**苁蓉牛膝汤**加减：肉苁蓉、牛膝、木瓜、白芍、熟地黄、当归、炙甘草各等分，姜三片，乌梅半个，鹿角屑。
亥、巳：厥阴风木司天方	**敷和汤**加减：半夏、枣子、五味子、枳实、茯苓、诃子、炮干姜、橘皮、炙甘草各半两。初气＋牛蒡子；二气＋麦冬、山药；三气＋紫菀；四气＋泽泻、山栀子。

二五、五五.戊子（天符）、戊午（太一天符）年：火太过、太徵年，正化日。

万历（公历）年	戊子（1948、2008、2068），戊午（1918、1978、2038）。
五运主运五步	少角、太徵、少宫、太商、少羽
五运客运五步	太徵、少宫、太商、少羽、少角
岁运火太过气候	火气太过：火运主热，暑热流行，草木昌盛，暑热湿蒸，空气沸腾；多发上部郁热、血溢。水气报复：阴凝惨淡，雨霜雹冰。灾害多发于**夏季**。
六气主气六步	厥阴风木、少阴君火、少阳相火、太阴湿土、阳明燥金、太阳寒水
六气客气六步	太阳寒水、厥阴风木、**君火司天**、太阴湿土、少阳相火、**燥金在泉** **君火司天**：上半年热病多发于上部；**燥金在泉**：下半年寒病多发于下部。
君火司天上半年 燥金在泉下半年	君火司天：火气亢盛，水泉干涸，植物焦枯，谵语狂乱；两火相合，金气受伤，咳嗽气喘、二便下血不止。燥金在泉：燥气行地，寒凉屡现，胁痛、叹息等。

续表

动物状况	火太过，火克金：有羽动物和羽虫多，有壳动物和壳虫损；水克火：有鳞动物和鳞虫多。君火司天，羽虫静、裸虫育、鳞虫损；燥金在泉，壳虫育、毛虫损。
谷物状况	火太过，火克金：红色谷物多，白色谷物损；水克火：黑色谷物多。高地晚种植。 君火司天，燥金在泉：上半年多吃火行食物，下半年多吃金行食物。
果蔬状况	火太过，火克金：红色、苦味食物多，白色、辛香味食物损；水克火：黑色、咸味食物多。燥金在泉：果蔬味偏酸，治用辛香味。
人类健康	火气太过：暑热流行，高热烦闷，疟疾疮疡，目赤发狂，肺金受侵，喉干气喘、胸热背痛、鼻衄便血、疟疾泄泻。水气报复：寒雨冰霜，伤人心脏。
当年应对措施	运气食物：多吃红色和白色食物保真气；多吃红色食物防邪气。 运气治法：咸寒软坚，调上；苦味发泄、酸味收敛，安下。运气用药：司天热气致病用咸、寒食药；中运热气致病用甘、寒食药；在泉清气致病用酸、温食药。
戊火太过岁运方	**麦门冬汤**加减：麦门冬、香白芷、半夏、竹叶、炙甘草、钟乳粉、桑白皮、紫菀、人参各等分，姜两片，枣一枚。
子、午：少阴君火司天方	**正阳汤**加减：白薇、玄参、川芎、桑白皮、当归、芍药、旋覆花、炙甘草、生姜各两两。初气＋枣仁、升麻；二气＋车前、茯苓；三气＋麻仁、杏仁；四气＋荆芥、茵陈；六气＋苏子

二六、五六.己丑、己未年（两年太一天符）：土不及，五运邪化日、六气正化日。

万历（公历）年	己丑（1949、2009、2069），己未（1919、1979、2039）。
五运主运五步	少角、太徵、少宫、太商、少羽
五运客运五步	少宫、太商、少羽、少角、太徵
五运与四时关系	四维月润泽、春天鸟语花香；四维月暴风、秋天久雨阴凉；灾害多发于**中部**。
岁运土不及气候	土不及，木克土：风气流行，草木茂盛，外秀无实；暴风骤起，草木枯落。 金气报复：秋气肃杀，大木凋谢。
六气主气六步	厥阴风木、少阴君火、少阳相火、太阴湿土、阳明燥金、太阳寒水
六气客气六步	厥阴风木、少阴君火、**湿土司天**、少阳相火、阳明燥金、**寒水在泉** **湿土司天**：上半年湿病多发于上部。**寒水在泉**：下半年寒病多发于下部。
湿土司天上半年寒水在泉下半年	湿土司天：湿气降地，肾气被克，腰臀疼痛，动转不便，阳痿、厥逆等。 寒水在泉：阴凝大寒，蛰虫伏藏，井泉水增而咸，心下塞痛、下腹痛等。
动物状况	土不及，木克土：裸皮动物和裸虫损，有毛动物和毛虫多；金克木：有壳动物和壳虫多。湿土司天，裸虫静、壳虫育、毛虫损；寒水在泉，鳞虫育、羽虫损。
谷物状况	土不及，木克土：黄色谷物损，青色谷物多。低洼处早种植。 湿土司天，寒水在泉：上半年多吃土行食物，下半年多吃水行食物。
果蔬状况	土不及，木克土：黄色、甘味食物损，青色、酸味食物多。 寒水在泉：果蔬味偏苦，治用咸味。
人类健康	土不及，木克土：风气流行，中气虚寒、发怒、腹痛、霍乱、筋骨强直、肌肉发酸；疮疡溃烂、痈肿痊塞、水湿凝滞。金气报复：胸胁疼痛，频频叹息。

当年应对措施	运气食物：多吃黄色和黑色食物保真气；多吃黄色食物保精气。 运气治法：苦味；燥法、温法、发法、散法。运气用药：司天湿气致病用苦、热食药；中运雨气致病用甘、平食药；在泉寒气致病用甘、热食药。
己土不及岁运方	**白术厚朴汤加减**：白术、厚朴、半夏、桂心、藿香、青皮各三两，炮干姜、炙甘草各半两，姜三片，枣一枚。
丑、未：太阴湿土司天方	**备化汤加减**：木瓜、茯神各一两，牛膝、附子、熟地黄、覆盆子各半两，甘草一分，生姜三分。二气＋附子、防风、天麻；三气＋泽泻。

二七、五七．庚寅、庚申年：金太过、太商年，正化日。

万历（公历）年	**庚寅**（1950、2010、2070），**庚申**（1920、1980、2040）。
五运主运五步	少角、太徵、少宫、太商、少羽
五运客运五步	太商、少羽、少角、太徵、少宫
岁运金太过气候	金气太过：秋高气爽，万物成实；燥气流行，肃杀凋零，草木收敛，绿叶干枯。 火气报复：炎热流行，蔓草枯槁。灾害多发于秋天。
六气主气六步	厥阴风木、少阴君火、少阳相火、太阴湿土、阳明燥金、太阳寒水
六气客气六步	少阴君火、太阴湿土、**相火司天**、阳明燥金、太阳寒水、**风木在泉** **相火司天**：上半年热病多发于上部。**风木在泉**：下半年风病多发于下部。
相火司天上半年风木在泉下半年	相火司天：火气炎暑太过，肺金被克，咳嗽、鼻塞、鼻衄、疮疡、疟疾等。 风木在泉：风行于地，飞沙扬尘，心痛、胃痛、厥逆、胸膈不通，暴发快。
动物状况	金太过，金克木：有壳动物和壳虫多，有毛动物和毛虫损；火克金：有羽动物和羽虫多。相火司天，羽虫静、裸虫育、鳞虫损；风木在泉，毛虫育、裸虫损。
谷物状况	金太过，金克木：白色谷物多，青色谷物损；火克金：红色谷物多。高地晚种植。 相火司天，风木在泉：上半年多吃火行食物，下半年多吃木行食物。
果蔬状况	金太过，金克木：白色、辛香味食物多，青色、酸味食物损；火克金：红色、苦味食物多。风木在泉：果蔬味偏甘，治用酸味。
人类健康	金气太过：燥气流行，肝木受侵，胁下疼痛，目赤眼痒，皮肤疮疡。 火气报复：伤人肺脏，呼吸困难，烦闷体重，胸背胁痛，喘气咳嗽，吐血衄血。
当年应对措施	运气食物：多吃红色和青色食物保真气；多吃白色食物防邪气。 运气治法：咸、辛、酸味，渗法、泄法、水渍法、发汗法。运气用药：司天火气致病用咸、寒食药；中运燥气致病用苦、平食药；在泉风气致病用辛、凉食药。
庚金太过岁运方	**牛膝木瓜汤加减**：牛膝、木瓜各一两，芍药、杜仲、枸杞子、黄松节、菟丝子、天麻各三分，炙甘草半两，姜三片，枣一枚。
寅、申：少阳相火司天方	**升明汤加减**：紫檀香、炒车前子、青皮、半夏、酸枣仁、蔷薇、生姜、炙甘草各半两。初气＋白薇、玄参；二气＋丁香；三气＋赤芍、漏芦、升麻；四气＋茯苓；六气＋五味子。

二八、五八.辛卯、辛酉年：水不及、少羽年，五运邪化日、六气正化日。

万历（公历）年	辛卯（1951、2011、2071），辛酉（1921、1981、2041）。
五运主运五步	少角、太徵、少宫、太商、少羽
五运客运五步	少羽、少角、太徵、少宫、太商
五运与四时关系	四维月湿润、时常和风生发；四维月雾霾暴雨、时常暴风飞扬；灾害多发于北方。
岁运水不及气候	水不及，土克水：湿气流行，暑雨屡降，草木茂盛。 木气报复：大风爆发，草木凋零，枝叶枯萎。
六气主气六步	厥阴风木、少阴君火、少阳相火、太阴湿土、阳明燥金、太阳寒水
六气客气六步	太阴湿土、少阳相火、**燥金司天**、太阳寒水、厥阴风木、**君火在泉** **燥金司天**：上半年燥病多发于上部；**君火在泉**：下半年热病多发于下部。
燥金司天上半年 君火在泉下半年	燥金司天：燥气临地，木坏草枯，肝气被克，目赤胁痛、头摇手颤、筋萎等。 君火在泉：暑热蒸腾，草木焦枯，流水不冰，小便赤黄、疟疾、心痛等。
动物状况	水不及，土克水：有鳞动物和鳞虫损，裸皮动物和裸虫多；木克土：有毛动物和毛虫多。燥金司天，壳虫静、鳞虫育、羽虫损；君火在泉，羽虫育、壳虫损。
谷物状况	水不及，土克水：黑色谷物和豆类损，黄色谷物多。低洼处早种植。 燥金司天，君火在泉：上半年多吃金行食物，下半年多吃火行食物。
果蔬状况	水不及，土克水：黑色、咸味食物损，黄色、甘味食物多。 君火在泉：果蔬味偏辛香，治用苦味。
人类健康	水不及，土克水：体重腰痛，腹胀湿泄，疮疡脓稀，下肢萎软，脚痛足肿，二便不通。木气报复：面黄眼蒙，筋骨疼痛，肌肉抽搐，心腹疼痛。
当年应对措施	运气食物：多吃白色和红色食物安正气；多吃黑色食物驱邪气。 运气治法：咸、苦、辛味；汗法、清法、散法。运气用药：司天清气致病用苦、小温食药；中运寒气致病用苦、平食药；在泉热气致病用咸、寒食药。
辛水不及岁运方	**五味子汤**加减：五味子、附子、巴戟天、鹿茸、山茱萸、熟地黄、杜仲各等分，姜七片，盐少许。
卯、酉：阳明燥 金司天方	**审平汤**加减：远志、紫檀香各一两，天门冬、山茱萸、白术、白芍、炙甘草、生姜各半两。初气＋茯苓、半夏、紫苏；二气＋白薇、玄参；三气＋白术、远志、山茱萸、丹参、车前；四气＋枣仁、车前。

二九、五九.壬辰、壬戌年：木太过、太角年，正化日。

万历（公历）年	壬辰（1952、2012、2072），壬戌（1922、1982、2042）。
五运主运五步	太角、少徵、太宫、少商、太羽
五运客运五步	太角、少徵、太宫、少商、太羽
岁运木太过气候	木气太过：风气流行，万物荣盛，狂风振摇，枝叶摧折。灾害多发于**春天**。 金气报复：秋气劲急，清凉肃杀，草木衰败。
六气主气六步	厥阴风木、少阴君火、少阳相火、太阴湿土、阳明燥金、太阳寒水
六气客气六步	少阳相火、阳明燥金、**寒水司天**、厥阴风木、少阴君火、**湿土在泉** **寒水司天**：上半年寒病多发于上部；**湿土在泉**：下半年寒湿病多发于下部。

寒水司天上半年湿土在泉下半年	寒水司天：寒气临地，心火被克，心热、烦闷、咽干、哈欠、善忘、心痛等。湿土在泉：土能克水，腹满不饮、皮肌麻痹、筋脉不利、浮肿、转身困难等。
动物状况	木太过，木克土：有毛动物和毛虫多，裸皮动物和裸虫损；金克木：有壳动物和壳虫多。寒水司天，鳞虫静、毛虫育、裸虫损；湿土在泉，裸虫育、鳞虫损。
谷物状况	木太过，木克土：青色谷物多，黄色谷物损；金克木：白色谷物多。高地晚种植。寒水司天，湿土在泉：上半年多吃水行食物，下半年多吃土行食物。
果蔬状况	木太过，木克土：青色、酸味食物多，黄色、甘味食物损；金克木：白色、辛香味食物多。湿土在泉：果蔬味偏咸，治用甘味。
人类健康	木气太过：风气流行，脾土受邪，少食飧泄，体重烦闷，肠鸣腹胀；骤然发怒，眩晕眼花，头摇手颤；胁痛、呕吐。金气报复：肝脏受损。
当年应对措施	运气食物：多吃黑色和黄色食物保正气；多吃青色食物驱邪气。运气治法：苦味燥法、温法。运气用药：司天寒气致病用苦、温食药；中运风气致病用酸、平食药；在泉湿气致病用甘、温食药。
壬木太过岁运方	苓术汤加减：白茯苓、厚朴、白术、青皮、干姜、半夏、草果、炙甘草各等分，姜三片，枣两枚。
辰、戌：太阳寒水司天方	静顺汤加减：白茯苓、木瓜各一两，附子、牛膝各三分，防风、诃子、炙甘草、炮干姜各半两。初气＋附子、枸杞；二气＋附子；三气＋附子、干姜、木瓜、人参、枸杞、地榆、白芷、生姜；四气＋石榴皮；六气＋牛膝、当归、白芍、阿胶。

三十、六十. 癸巳、癸亥年（两年同岁会）：火不及、少徵年，五运邪化日、六气正化日。

万历（公历）年	癸巳（1953、2013、2073），癸亥（1923、1983、2043）。
五运主运五步	太角、少徵、太宫、少商、太羽
五运客运五步	少徵、太宫、少商、太羽、太角
五运与四时关系	夏天显明和气、冬天严寒肃霜；夏天寒冷、常有大雨雾霾；灾害多发于**南方**。
岁运火不及气候	火不及，水克火：寒气流行，万物稚小，植物由茂盛走向凋零，虫类提前蛰藏。土气报复：乌云蔽日，云雾满天，大雨时至，阴雨连绵。
六气主气六步	厥阴风木、少阴君火、少阳相火、太阴湿土、阳明燥金、太阳寒水
六气客气六步	阳明燥金、太阳寒水、**风木司天**、少阴君火、太阴湿土、**相火在泉**风木司天：上半年风病多发于上部；**相火在泉**：下半年热病多发于下部。
风木司天上半年相火在泉下半年	风木司天：风气临地，脾气被克，身重肌萎、食少无味、目眩、耳鸣等。相火在泉：火气横行，流水不冰，蛰虫外现，多病赤痢，病害迅疾等。
动物状况	火不及，水克火：有羽动物和羽虫损，有鳞动物和鳞虫多；土克水：裸皮动物和裸虫多。风木司天，毛虫静、羽虫育、壳虫损；相火在泉，羽虫育、壳虫损。
谷物状况	火不及，水克火：红色谷物损，黑色谷物多。低洼处早种植。风木司天，相火在泉：上半年多吃木行食物，下半年多吃火行食物。
果蔬状况	火不及，水克火：红色、苦味食物少，黑色、咸味食物多。相火在泉：果蔬味偏辛香，治用苦味。

续表

人类健康	火不及，水克火：寒气流行，昏乱糊涂、悲哀善忘；胃痛、胸背疼痛，眼蒙心痛。 土气报复：腹寒腹痛，大便溏泄，下肢拘挛、痿痹。
当年应对措施	运气食物：多吃青色和红色食物安正气；多吃红色食物驱邪气。 运气治法：辛味调上、咸味调下；清法、汗法。运气用药：司天风气致病辛、凉食药；中运火气致病用咸、平食药；在泉火气致病用咸、寒食药。
癸火不及岁运方	**黄芪茯神汤**加减：黄芪、茯神、炒远志、紫河车、炒酸枣仁各等分，姜三片，枣一枚。
巳、亥：厥阴风木司天方	**敷和汤**加减：半夏、枣子、五味子、枳实、茯苓、诃子、炮干姜、橘皮、炙甘草各半两。初气＋牛蒡子；二气＋麦冬、山药；三气＋紫菀；四气＋泽泻、山栀子。

七、适度有氧运动，轻松有效排毒

人们都说生命在于运动，我们一方面要弄清楚缺乏有效运动对健康有何影响，另一方面更要弄清楚每个人应该如何运动才更有利于自己的健康长寿。

只要是活着的人，无论是劳动或体育锻炼、还是写作或思考问题，都是在进行着某种程度的运动。就算是晚上睡觉的人或瘫在病床上的植物人，其体内的新陈代谢活动一刻也不曾停止，如吸收空气、水和食物中的营养，排出代谢后的废弃物或毒素，并及时清除掉各种寿终正寝的凋亡细胞或病变的坏死细胞，重新构建各种新生细胞等。

但是人体在静止时，其基础代谢率会明显下降，所消耗的能量较少，所需营养物质少，新陈代谢速度减慢，老化的细胞凋亡后新的细胞再生较慢等，生命缺少活力，其体内毒素难以排出。而在生活、劳动或运动时，人体的基础代谢率就会明显上升，所消耗的能量大，所需营养物质多，新陈代谢速度加快，老化的细胞凋亡后新的细胞再生较快等，生命充满活力，其体内毒素的排出量也会增加。由此可见，运动较少的人缺乏活力，其体内的毒素较难以排出。

现代生命医学通过对各类动物寿命的大数据统计、分析，以及实验室研究等，发现了三个有趣的结论：一是动物的平均寿命与其体型有关，即体型越大的动物寿命相对较长，而体型越小的动物寿命相对较短；二是动物的平均寿命与其心跳速度有关，即心跳速度越快者其寿命越短，而心跳速度越慢的动物其寿命相对越长，如乌龟的平均心跳速率只有每分钟 6 次左右，因其寿命较长而得到了万年龟的美誉；三是现代医学实验室研究发现，动物的生命活力来源于细胞内线粒体燃烧释放出的能量，但是当细胞内线粒体消耗殆尽时，该细胞就会凋亡，新的细胞再生，而再生的细胞染色体端粒就会丢失一段而变短一些，当重复再生的细胞染色体的端粒无法变得更短时，就到了该机体生命寿终正寝之时，因此生命中越活跃、热量释放得越多及越快的动物，其寿命却越短。

对于人类来说，全球医学统计结果显示，当代寿命最短的群体是经常从事高强度训练或竞技比赛的运动员，这类运动员的平均寿命只有 50 岁左右，其主要原因有几个方面：一是这类运动员在长期的高强度训练或竞技比赛运动中，其心跳速度远远快于一般人，其细胞中的线粒体经常处于加快或过度燃烧过程中，导致细胞更新换代速度加快，容易折寿；二是这类运动员在比赛中爆发式地产生大量的新陈代谢毒素积存在体内难以排出，久而久之容易诱发各类慢性疾病，甚至诱发猝死等严重后果；三是这类运动员在比赛中容易造成肌肉、韧带、骨骼等各种伤害，对后续生活产生不利的影响，使得寿命缩短；四是多数这类运动员在训练或比赛期间会进食大量的高热量动物蛋白质、油脂以及淀粉类食物，而退役后因机体惯性地产生大量的消化酶的分泌而仍然保持进食高热量食物习惯者，极易迅速增肥而诱发一系列富贵病，导致其寿命缩短。所以越是活动量较大的群体，越是要注意积极排毒、均衡营养、劳逸结合、静养休息。

综上所述，我们可以得出结论：适当有效运动有利于体内新陈代谢的毒素排出体外，有利于维持人类的健康活力，有利于延年益寿；不适当运动会导致体内新陈代谢的毒素增加且难以排出体外，不利于人类的延年益寿。所以对于普通大众来说，生命在于运动没错，但是运动必须适度，而且运动方式和强度要因人而异。

选择适当运动时应注意下述几点。

（一）多做有氧运动，少做无氧运动

运动方式有多种多样：有脑力运动如打麻将、下棋、鉴赏工艺品等，也有体力运动如跳舞、慢跑、骑车等；有室内运动如乒乓球、羽毛球、瑜伽等，也有户外运动如爬山、郊游、踢足球等；有轻松练气为主的运动如唱歌、气功、太极拳等，也有肌肉力量型的运动如举重、摔跤、马拉松等。到底哪种运动方式更适合自己呢？我们首先要根据自己想要达到的运动效果来选择。

根据运动对身体健康的影响以及产生的效果，运动可以分为两种，即有氧运动和无氧运动。

1. 有氧运动

运动时每次都能持续 30 分钟以上还能继续坚持下去，同时又能做到多喝水、及时排尿、深呼吸、全身出汗、心情愉快等，而整个过程中却没有极度乏力、心慌、气喘等表现，这类运动统称为有氧运动。

有氧运动能促使体内大量的毒素排出体外，对人体健康来说利大于弊。有氧运动对机体健康的作用原理主要有几个方面：一方面运动时骨骼肌反复收缩、伸张需要能量，就会带动脂肪细胞内的线粒体充分燃烧提供能量，有减肥的作用；二方面线粒体充分燃烧会使得体温升高、代谢废物增加，从而刺激人们多喝水，促使大量的水溶性毒素、固态毒素随着尿液排出体外，对预防泌尿系统炎症、结石、肿瘤等疾病有帮助；三方面运动时多喝水会引起皮肤大量出汗，汗液会带出大量的水溶性毒素、脂溶性毒素和固态毒素等，对防止皮下色素沉着和清除已有的皮肤色素斑块有帮助；四方面运动时呼吸增快、气体交换增多，会使得大量气态毒素和水溶性毒素随着呼气排出体外，对预防肺炎、硅肺、气管炎、咽喉炎、鼻炎等有帮助；此外经常锻炼使得大肠蠕动增加，喝水较多又使得大肠得到滋润、促进大便易于排出，许多固态毒素以及脂溶性毒素就会随着大便一起排出体外，对预防肠炎、便秘、痔疮、大肠癌等有帮助。

所以建议人们在养生保健时尽量选择有氧运动，因为在有氧运动时对人体最重要的四个排毒方式（呼吸、出汗、小便、大便）都能起到积极的促进作用，能同时排出大量的气态毒素、液态毒素、脂态毒素和固态毒素。

下列运动方式基本上都属于有氧运动：唱歌、跳舞、气功、散步、慢跑、远足、爬山、郊游、骑车、跳绳、做操、乒乓球、羽毛球、网球、门球、台球、保龄球、踢毽子、健身舞、健身球、瑜伽、舞剑、太极拳、深呼吸、高尔夫、玩陀螺、空竹、打麻将、打牌、下棋、书法、绘画、收藏、飞镖、射击、游泳、钓鱼等。

2. 无氧运动

以高强度的训练、竞技比赛或考核为主的剧烈运动，运动时导致大量出汗、心跳急剧加速并气喘吁吁等，一般人难以承受或难以较长时间持续进行下去，这类运动就是无氧运动。

无氧运动会使得人体在短时间之内积累大量的毒素，且难以排出体外，对机体健康来说弊大于利。无氧运动对机体伤害的主要原因有几个方面：一方面是由于在做无氧运动时需要更多的能量，会加速线粒体的燃烧，而现代医学科学研究发现，细胞内线粒体消耗完了以后该细胞就会凋亡，再生的细胞基因长链末端的端粒体就会丢失部分片段，当基因长链短到无法再丢失端粒体的时候，就是该机体生命寿终正寝之时。所以经常做无氧运动的人群平均寿命较短，这也就是现代医学大数据统计经常从事高强度专业训练或竞技的运动员平均寿命仅有 50 岁左右的主要原因；另一方面无氧运动会促使肌肉需氧量增加，需要呼吸更多的氧气、需要心脏更快收缩，将有氧动脉血输到全身，将导致心脏负荷加重，久而久之，容易突发心肌梗死产生过劳死（猝死），还会导致大脑因经常缺氧而早衰；再一方面短时间之内的剧烈运动，会使得机体在短时间内新陈代谢产生的大量毒素难以排出去，毒素积累过多将使得各种基因变异而容易导致各种慢性炎症或恶性肿瘤等疾病；此外长期剧烈或超负荷的运动会加剧骨关节的磨损和肌肉劳损，并导致相关部分系统器官的生理功能严重失调，使得寿命缩短。

所以建议有养生保健需求的人们尽量少做无氧运动，适当做有氧运动。

下列常见的竞技运动训练或比赛多数属于无氧运动：冲刺短跑、长跑、马拉松、溜冰或滑冰、游泳比赛、竞技体操项目、举重、健身房肌肉锻炼、摔跤、拳击或散打、羽毛球、网球、篮球、足球、橄榄球、铁人三项赛、十项全能赛等。

所以不管选择何种运动方式，都应注意适当选择做有氧运动，尽量少做无氧运动，尤其是体质较虚弱者更要注意选择适宜的运动方式。

选择一至两项适合自己、且是自己喜欢的有氧运动方式，有规律地开展并坚持下去，将使得身体的协调机制逐渐适应并配合，对身心愉悦和生理平衡有利。

（二）按阴阳五行人的划分选择适合自己的运动

《黄帝内经》里的阴阳理论指出：阴生阳、阳化阴；男属阳、女属阴；青少年属阳、中老年属阴；木行人和火行人属阳，金行人和水行人属阴；动生阳、静滋阴，阴阳平衡则延年益寿。人类的阴阳属性不同，对运动方式的选择也应该根据自己的年龄、兴趣、爱好、体质状况、场地以及其阴阳属性等多个方面做出个性化的选择。具体选择运动方式可以从下述因素分别考虑。

从人类年龄和性别来说：青少年血气方刚，其阴阳属性属阳，阳气较足，年轻力壮、新陈代谢快、排毒功能较佳的属阳的青少年可以选择做适当的户外运动或无氧运动，而中老年人体力渐弱，其阴阳属性属阴，阳气少，年迈乏力、新陈代谢减慢、排毒功能减弱、年满40岁以上的属阴的中老年人要少耗散阳气，应尽量少做户外运动，尤其是少做剧烈的无氧运动，而适当选择做户内运动或有氧运动，且运动时间不宜太长；在属阴的中老年人中，年龄越大、越需要阴阳平衡，属阴的女性阴多阳少，应以补阳为主，因此老年女性可以适当晒太阳或做户外运动来补充阳气，而属阴的老年男性阳多阴少，在运动生出阳气的同时也会将阴气消耗掉，阴阳更不容易平衡，所以老年男性应以滋阴为主，即少运动而多静养，以达到阴阳平衡。

从运动场地来说：户外属阳，室内属阴，属阳的青少年可以多做户外运动以补阳气，属阴的中老年人可以多做室内运动以滋养阴精。

从五行人分类来说，不同的五行人其阴阳属性也不同，也应适当选择不同的运动方式：木行人和火行人属阳性，对应于五行属木的跑来跑去的小羊、小狗等或五行属火的飞来飞去的麻雀、鸽子等，如果将小狗或小鸟长期关在笼子里，不利于其健康成长，同理，木行人和火行人较适合选择户外运动，如散步、快步走、慢跑、远足、爬山、郊游、骑车、跳高、跳远、跳绳、荡秋千、踢毽子、广场舞、街舞、滑板、看电视、玩电子游戏、乒乓球、羽毛球、网球、排球、篮球、足球、海钓、溜冰、冬泳等；金行人和水行人属阴性，对应于五行属金的待在原地较少移动的鲍鱼、牡蛎、田螺等或五行属水的游走较慢的有鳞鱼、有鳞蛇等，如果让鲍鱼、牡蛎、蛇等经常晒太阳或做快速运动，不利于其健康成长，同理，金行人和水行人较适合选择室内活动或较安静的活动，如唱歌、跳舞、气功、做操、乒乓球、羽毛球、游泳、门球、台球、健身舞、健身球、瑜伽、舞剑、太极拳、深呼吸、看电影、玩陀螺、空竹、飞镖、射击、钓鱼、打麻将、打牌、下棋、书法、绘画、收藏等；土行人属中性，对应于五行属土的黄鳝、鲶鱼、马鲛鱼等裸皮类动物，这类动物肌肉力量较强，所以土行人较适合选择展示肌肉的力量型运动，如高尔夫、保龄球、掷铅球、掷铁饼、掷标杆、跳劲舞、摔跤、扳手腕、拳击、散打、游泳、举重、健身房肌肉锻炼等。

建议各类阴阳五行人都选择一到两项自己感兴趣的运动，长期坚持，培养兴趣爱好，有利于生理和心理的平衡，有益于延年益寿。

（三）中老年人选择运动方式

健康管理大数据统计有几个有意思的结果：一是为什么全世界人均寿命统计结果显示，不管哪个国家，都是女性平均寿命高于男性平均寿命？二是各地跳广场舞活动的群体都是以大妈们居多，这是老年女性平均寿命高于男性的秘诀吗？三是有关健康管理机构对中国科学院的院士们做了有关运动养生的调查统计，发现大多数长寿的男性科学家们都回复说平时很少做运动，或很少做户外运动等，难道说老年男性群体少运动才是延年益寿的法宝？

人们常说一个人阳寿尽了，就寿终正寝了，意思是说阳气没了，生命就走到了尽头，所以普遍认为是阳尽人亡。可是古中医经典《黄帝内经》指出：阴生阳，阳化阴；从阴阳则生，逆之则死；法于阴阳，终其天年。另外《黄帝外经》的阴阳理论里也有强调：阳亡则死，阳亡必先阴亡。这是告诉我们：先有阴、后有阳，阴在前、阳在后，阴精足才能生出阳气，导致阳气消亡的最终原因是阴精先绝了，再也生不出阳气了。所以只要阴精和阳气都有，且达到相对平衡者，就能延年益寿。

由上所述，我们就可以很清楚地知道，在属阴的中老年人中的女性群体，其阴阳属性属阴，阴精足，容易生出阳气，同时她们在选择适当的户外运动如晒太阳、跳广场舞、散步等时，能较快地补充阳气，阴阳平衡者身心就会感觉更舒适，就更愿意去运动，这就是跳广场舞的人群中，多以大妈群体为主的原因。由于属阴的女性容易生出阳气，补阳也较快，容易达到阴阳平衡，对延年益寿有利，所以全世界各个国家的统计结果都显示女性的平均寿命更长，这也正是在阳气充足的海南岛女性长寿者明显多于男性的原因。

而在属阴的中老年人中的男性，其阴阳属性属阳，阴精少，生出的阳气也少，稍不注意就容易阴阳两虚，所以全世界的统计结果显示所有国家的男性平均寿命都比女性短。因此中老年男性在运动养生时要注意以下几点：一方面在选择补阳的运动方式时，应选择相对不太剧烈的户外运动如晒太阳、户外慢步走等，以适当补充阳气；另一方面要少做剧烈的运动如踢足球、快步走等，因为这些运动方式会产生出大量的阳气并消耗掉，一旦耗散阳气较多，就会需要更多的阴精来生出阳气，又容易导致阴精的耗竭，最终导致阴阳两虚，生命垂危；再一方面中老年男性要多滋阴，除了通过选择静养滋阴之外，还可以通过多吃滋阴的食物（淮山、薏米、黑芝麻、虾蟹、水鱼等）来达到阴阳平衡，但这样的过程会相对较慢。由于属阳的中老年男性滋阴相对较难、较慢，所以容易失去阴阳平衡，导致阴阳两虚，其平均寿命就会短于女性群体。

福如东海长流水，寿比南山不老松，是每个人都向往的目标。在海南岛最南端的三亚南山风景旅游区有个"不二"法门，预示着海南岛一年四季阳光充足，对于阴阳属性属阴的中老年人来说更容易快速补充阳气，利于达到阴阳平衡、延年益寿，所以来海南岛可以随时补充阳气，居住、生活在海南岛是中老年人养生保健、延年益寿的不二选择。

（四）中午运动容易猝死

以美国为首的许多西方发达国家没有中午休息的时间，并普遍认为午休是浪费生命时间，所以绝大多数工薪阶层中午不休息，同时中午餐饮也吃得比较简单，因为担心中午吃得太多后容易犯困，会影响下午的工作。殊不知这个不良的生活习惯正是导致美国心肌梗死发病率明显高于东方有午休习惯国家的主要原因。

笔者在美国留学两年期间曾经翻阅了大量的医学资料去探寻西方发达国家心肌梗死高发病率的原因，发现多种重要的国际医学刊物通过各种大数据统计，理由非常充分地分析了心肌梗死高发病率的原因与吸烟、酗酒、高糖、高脂、高蛋白、高盐，甚至与较多奶酪、较多咖啡等饮食有关，却没有一篇文章分析心脏负荷过重却休息不够，尤其是中午不休息才是导致突发心梗的主要罪魁祸首。

不论是治理国家，还是养生保健，或是预防疾病，我们都应该做到道法自然、顺其自然，才容易达到好的效果。在《动物世界》电视节目中我们会发现，不管是捕猎的肉食动物，还是吃草的素食动物，中午都会找个阴凉的地方休息，许多钓鱼的钓友也常会有中午鱼不上钩的共同感触。由此可见，连动物都知道中午要主动去休息，而高智商的人类却不去好好休息，又怎能健康呢？

古中医《黄帝内经》里的"子午经络流注"理论指出，午时和未时（中午 11 点至 15 点）是一天中阳气最旺的时候，正是五行属火的、相表里的心经和小肠经较虚弱而需要保养之时，此时应该好好吃中餐，好好午休，以免营养不良、心血功能不足、心脏负担过重，诱发心肌梗死而导致突发猝死。

中午应该好好休息的原理其实很简单。我们都知道一日三餐的进食原则是早餐好、中餐饱、晚餐少，意思是中餐应该将各种营养吃全了，提供给小肠消化和吸收，以保障一天的均衡营养需求。吃完中餐后胃肠道在消化食物、吸收营养过程中需要大量的血液提供能量、帮助运输营养，这就导致大量血液集中在胃肠道周围，心脏和全身其他地方的循环血液相对就会大幅度减少，此时大脑缺氧（大脑约消耗掉全身三分之一的血氧量），导致了午餐后容易犯困（这正是西方人中餐简单、不敢多吃的原因），如果中午就餐后还在思考问题或做剧烈的运动，就会导致心脏更努力地搏动，以便输出更多的动脉血供胃肠道以外的器官组织使用，久而久之就容易导致心肌劳损、心脏冠脉痉挛或狭窄，诱发心肌梗死。

曾有媒体报道厦门医学院附属医院急诊科某主任于 2017 年 12 月 2 日在打羽毛球时心脏骤停，经过 24 小时抢救，于 12 月 3 日下午 2 点去世，年仅 42 岁。由此可见，这位年龄已超 40 岁的主任在发病当日的中午没有午休，而是在做无氧运动。一个年富力强、大有作为的白衣天使就这么轻易地走了，谁之过？都说医师的职责是将排队进天堂中插队的人拎出来放在合适的位置，这应该是指那些急救方面的医师以及真正懂得健康养生原理的医师，而不懂健康管理的医护人员有时自己也去插队，这位厦门的潘主任就是一个虽然学了医却不懂健康管理、盲目插队而提前进天堂的典型例子。

所以无论是谁，都尽量不要中午去运动锻炼，尤其是中午不要去做比较剧烈的无氧运动。

（五）天黑时少做户外活动

中医养生讲究天黑不出门，并不是由于天黑后外面有鬼，而是因为天黑后户外空气污染更严重，做户外活动会呼吸到污染的空气，对身体健康不利。这个理论已经得到了前面叙述的现代气象学家研究的天黑后大气中的污染尘埃颗粒下降到地表的研究成果的证明。

近期美国医学科学家统计研究发现，晨练人群肺癌发病率较高，这与下述原因有关：一方面与半夜至早晨（寅时和卯时）时段呼吸系统功能较弱有关；另一方面与天黑时空气污染较重有关；再一方面与人体的鼻孔向下这一生理构造有密切的关系，由于空气污染颗粒在晚上气温变低时降下来、早晨气温升高时又升上去，方向朝下的鼻孔会将上升的污染颗粒更多地吸入肺里。所以在有空气污染的地方，天黑后出门做户外锻炼对身体有伤害，且早晨锻炼比晚上锻炼对身体的伤害更大，晨练者肺癌发病率会更高。

在空气污染较少的季节（如夏季）或地区（如海南、云南、贵州等地）还是可以适当选择晚上或早晨锻炼身体的，但应避开汽车流量较大的公路边或尘埃较多的地方，而应选择地势较高的地方，因为空气污染颗粒会往更低的地表降落。同时还要注意选择树木、草地较少的空旷的地带，因为树和草的叶片在白天接受阳光会释放出对人体健康有利的氧气，而晚上却会释放出对人体健康有害的二氧化碳气体，所以天黑时段在树林中或草地上活动或锻炼都不利于身体健康。

（六）经常深呼吸、唱歌、大笑

经常有意地、下意识地进行深呼吸运动，对身体有许多益处：一方面深呼吸时肺泡得以充分扩张，有利于吸入好空气、呼出废气，更多的气态毒素和液态毒素就会随着交换的气体和分泌痰液排出体外，对预防各种呼吸系统疾病有益；另一方面深呼吸时胸腔的收缩和扩张，对心包、心脏、纵隔、胸主动脉、上腔静脉等组织器官起着推拿按摩作用，有利于这些组织器官缓解压力，恢复正常运转，且深呼吸时血氧浓度相对较高，心脏跳动变慢、血压下降，有利于缓解由于大脑缺氧或动脉痉挛引起的头晕、头痛等症状；再一方面深呼吸时产生对膈肌的影响，会刺激腹部各脏腑组织器官的蠕动，有利于腹部各脏腑的正常生理功能作用。

所以平时可以经常进行深呼吸运动，且在做深呼吸运动时如果不思考任何问题而彻底放松自主意识，效果会更好。对于工作较忙而腾不出有效运动时间的"白领族"来说更要经常做做深呼吸运动。但在做深呼吸运动时要注意选择没有空气污染或异味的地方，且以上午10点和下午4点左右为宜，因为这两个时间段的大气温度较适宜，大气污染颗粒较少，空气质量较好，对人类身体健康有利。

如果有慢性病痛（如慢性鼻窦炎）等不适症状，可以用深呼吸意念疗法来辅助治疗，常能收到意想不到的效果。例如慢性鼻窦炎的运用方法是：选择早上、上午、下午、晚上等任意时间段（尤其是病痛发作时更是治疗的好时机），于空气清新的地方，采用站、坐、卧位均可，双手置于身体两侧（大拇指与中指轻轻触碰在一起形成闭环），双眼微闭，排除一切杂念而只将注意力集中在气的流动；深呼吸时从口吸进空气，感觉气沉丹田（肚脐下方三寸），憋住气，然后用意念感觉热气弥漫全身并且在强烈地冲击鼻窦病痛部位（其他部位不适如头痛头晕时就感觉气体在冲击头痛部位，依此类推）；等到实在憋不住气的时候就感觉气从丹田出发流向后背脊梁，并沿着后脊梁上升，经过头颅顶的百会穴，然后从鼻腔缓缓呼出，并感觉将所有鼻窦腔里的毒素一并带出。如此循环往复，每次持续10至15分钟左右，几天以后就可以收到明显效果。

经常唱歌对于呼吸系统甚至全身的健康都有非常大的好处，主要体现在下列几个方面。

（1）唱歌是比较高雅的运动，所有人都能参与，无论是唱歌者还是听歌者，多数状况下都会感觉身心愉悦，有利于身体免疫力的提高。

（2）唱歌时不断地进行着深呼吸，吸入的好空气和呼出的废气充分交换，有利于气态毒素和分泌的痰液顺畅地排出体外。

（3）唱歌时由于胸腔运动和腹式呼吸的反复作用，会刺激胸腔内脏腑的活动以及腹腔内脏腑的蠕动，对身体健康有利。

（4）唱歌时会使人充满自信、充满激情（尤其是有异性一起唱歌时），有利于体内性腺激素水平保持动态平衡，对保持身心的年轻状态、预防衰老有利。

（5）唱歌时如果与异性一起跳舞，全身肢体运动能起到比散步更好的效果。

（6）唱歌时眼看歌词、手拿话筒、随着旋律唱出歌词，有利于大脑神经系统的协调作用，对预防老年痴呆有帮助。

同理，感到快乐时高声大笑，或时不时有意地高声大笑，对身心健康也能起到类似上述深呼吸和唱歌时的运动效果。有益地开心大笑，在释放自己的同时，快乐情绪会感染他人一起开心，有利于矛盾的化解，对社会和谐有益。

平时经常深呼吸、唱歌和大笑，对于那些没有时间，或不太喜欢去做户外运动的人来说，对身心健康的益处和效果更大。

综上所述，生命确实在于运动，但运动方式却要因人而异，才能达到运动养生的好效果。

八、正确推拿按摩，及时缓解病痛

《黄帝内经》理论里非常重要的养生保健的方式和方法还包括推拿、按摩、足浴、艾灸、水疗、热疗、香疗、乐疗、话疗、刮痧、拔火罐、针灸、针刺、排脓、放血等，其中刮痧、拔火罐、针刺、排脓、放血等创伤性的方式已属于治疗范畴，所以对于预防保健来说，我们更应该注重非创伤性方式如推拿、按摩、足浴、艾灸、水疗、热疗、香疗、乐疗、话疗等，尤其是普遍为大众所能接受的推拿、按摩、足浴等方式。

目前全国各地兴起的各个美容、美体、足浴等保健机构分别有自己独特的推拿按摩手法和方式，如中式、泰式、日式等，而且各个机构其推拿按摩的手法、顺序以及部位等也不尽相同，有些从头按摩到手脚末端，有些却从手脚末端推拿到头，有些多按摩腹部，有些多推拿背部等，且每个机构内部服务员工的操作手法基本一致，不论顾客是男是女、不管体质是实是虚，都是统一用固定的手法为所有人服务。问题是这些固定的推拿按摩手法是否适合需要保健的每个人？

《黄帝内经·灵枢》理论里明确指出：迎而夺之者泻也，追而济之者补也。顾名思义，迎而夺之就好像打仗时两军迎面相遇，不管谁赢谁输，都会有损失，实力都会被泻掉一部分；而追而济之就好像滚雪球一样，越滚越大。所以迎而夺之者泻也，追而济之者补也的意思就是：逆着经络运行走向实施针刺或推拿按摩即为泻的手法，顺着经络运行走向实施针刺或推拿按摩则为补的手法。

这样问题就来了，因为各个机构内部服务员工都是统一用固定的手法为所有顾客服务，如果顾客体质虚弱，却用了泻的手法或方式，或者顾客是实热体质，却用了补的手法或方式，就有可能不但达不到好的养生保健效果，甚至还会加重身体的不适症状，导致体质状况更差。

所以，作为推拿按摩的专业服务人员，首先应该掌握几个原则：十二脏腑经络怎么走？什么是补法、什么是泻法？客人是身体较虚弱需要补，还是身体实热较重需要泻？应该先按头还是先按脚？多按背部还是多按腹部？应该以这个客人的哪几条经络作为此次重点推拿按摩的部位？

而作为需要通过推拿按摩的方式来缓解身体不适症状的人来说，也应该把握几个原则：自己的身体是较虚弱需要补，还是身体实热较重需要泻？自己的五行是属于木行人、火行人、土行人、金行人、水行人中的哪一个？自己身体哪个系统容易出问题？本次需要重点接受推拿按摩哪几条经络？

上述原则应该引起所有的推拿按摩机构服务人员和有保健需求的客户两方面都去注意，如果双方都不考虑清楚而只按照所在美容美体机构固定的手法或顺序去推拿按摩，就容易出问题，如体质虚弱的用了泻法、体质实热的却用了补法，就会适得其反而加重身体的不适症状，产生不利后果。

为了正确把握住上述原则，我们需要了解以下几个基本常识：

一是要了解万事万物都有阴和阳之分。

二是要了解人类和人体也有阴和阳之分。

三是要了解十二脏腑经络也有阴和阳之分，且其阴经和阳经有其相应的走行方向。

四是要了解十二脏腑经络的分布和排列顺序。

五是要了解阿是穴、五输穴以及背部俞穴的作用。

六是推拿按摩应该个性化，不同的五行人推拿按摩相对应的经络，可以达到事半功倍的效果。

了解上述基本常识，把握推拿按摩的基本原则，将各个五行人个性化的推拿按摩做到实处，不但有利于顾客的身体健康，也有益于健康机构赢得更多的客源，创造更好的社会效益和经济效益。

（一）万事万物分阴阳

中国古代智者通过对宇宙中万事万物的观察及其变化规律的研究，认为所有的事或物都离不开阴和阳两方面。《黄帝内经·素问》第五篇《阴阳应象大论》指出：阴阳者，天地之道也，万物之纲纪，变化之父母，生杀之本始，神明之府也。可见分清楚各类事物阴阳的重要性。

1. 阴阳的基本概念

伏羲在五千年前就以阴和阳来购建《易经》的基础：太极生两仪，两仪生四象，四象生八卦。这里的太极生两仪的两仪即是阴和阳。

万事万物都有阴阳的对应方面。

对应宇宙：天空为阳，星球为阴；太阳为阳，月亮为阴；白天为阳，黑夜为阴；白天的上午为阳，白天的下午为阴。

对应方位：东南为阳，西北为阴，所以属阳的太阳从东方升起，西方落下，而属阴的月亮挂在西边的天空上；上为阳，下为阴；外为阳，内为阴；表为阳，里为阴；左为阳，右为阴；在皇帝身边宰相的权力体现为左大于右；在旧社会户主身边妻妾的排位体现为左妻、右妾；在寺庙、公园或一些单位部门等大门旁边摆放的瑞兽排位体现为左公、右母。

对应气候：春夏为阳，秋冬为阴；温、热为阳，寒、凉为阴；风热为阳，雨雪为阴；白云为阳，雾霾为阴。

对应自然：虚为阳，实为阴；流动的水为阳，静止的山为阴；流水如小溪、大河为阳，静水如池塘、湖泊为阴；山南为阳，山北为阴。

对应物种：可自行移动的动物为阳，不可自行移动的植物或矿物为阴；动物中陆地上的飞禽走兽、即长毛的和长羽毛的动物为阳，水里的带壳和长鳞的动物为阴；地上植物为阳，地下矿物为阴；植物长叶、开花时为阳，结果、落叶时为阴。

对应行为：动为阳，静为阴；前进为阳，后退为阴；跑步、走路为阳，看书、下棋为阴；主动积极为阳，被动消极为阴；发怒或欢喜为阳，悲泣或恐惧为阴。

对应人类：男为阳，女为阴；青少年为阳，中老年为阴；体表为阳，体内为阴；头为阳，脚为阴；头项部为阳，面颈部为阴；胸为阳，腹为阴；后背和腰部为阳，前胸和腹部为阴；四肢外侧为阳，四肢内侧为阴；属阳的部位如手背、四肢外侧及后背腰部照射太阳较多、肤色较黑，属阴的部位如手掌、四肢内侧及前胸腹部照射太阳较少、肤色较白；左为阳，右为阴；六腑为阳，五脏为阴；气为阳，血为阴；阴生阳、阳化阴；属阳的男性都是属阴的女性所生，属阴的女性如果没有与属阳的男性交媾也不可能化育出胎儿。

2. 阴阳之间的基本关系

阴阳之间的基本关系包括阴阳互根、阴阳对立、阴阳转化、阴阳消长、阴阳交媾、阴阳平衡等，了解这些基本要素的含义并灵活运用，就不会走入僵化的死胡同。

阴阳互根：任何事物都有相互依存、相互为用、互为依靠、互为根本的阴阳两个方面，孤阴不生，独阳不长，有阳就有阴、有上就有下、有外就有内、有表就有里、有左就有右、有前就有后，只有阴阳互根，才能万物生存。

阴阳对立：阴阳对立是指阴阳双方互为排斥、性质相反、互相斗争等表现，如天空与大地、白昼与黑夜、明亮与灰暗、行动与静止、实热与虚寒等，以及寒病用温热的药治疗，温病用寒凉的药治疗等，都属于阴阳对立关系。

阴阳转化：阴阳转化是指在某种状况下，阴阳双方可向对方转化，如白天与黑夜依时转化、交替，属阳的温热的春夏季节自然转换为属阴的寒凉的秋冬季节，寒甚则热、热极则寒等现象也属于阴阳转化的一方面。

阴阳消长：阴阳消长是指阴阳双方的能量是处于不断变化当中的，包括此消彼长、阴阳互消、阴阳互长等三个方面。多数人表现为阴阳此消彼长，体现在阳渐盛则容易阴渐衰、阴盛则容易阳衰、阳亢容易造成阴虚、阳极盛则阴生、阴极盛则阳生等方面。如一天 12 个时辰中，中午的午时为阳气最盛的时刻，这个时刻同时也是阴精滋生的时刻，半夜子时为阴精最盛的时刻，这个时刻同时也是阳气滋生的时刻，随着时间的推移，阴和阳此消彼长，循环不息。较重疾病患者出现阴阳互消时则容易表现为气短乏力等阴阳两虚的病症。少数阴阳互长的人则会表现出阴足阳旺、活力充沛，成功人士或英雄人物多属于此类。

阴阳交媾：阴阳交媾是指阴阳双方互相吸引、融合，并产生变化和结果。阴阳交媾是孕育新生命、产生新事物的前提，阳无阴不生，阴无阳不化，阴阳交媾，万物滋生。十二脏腑经络中的阳经从上向下行与阴经融合，阴经从下向上行与阳经融合，也属于阴阳交媾的一方面。

阴阳平衡：《黄帝外经》指出：亡阳则死，阳亡必先阴亡，即阴阳不平衡者，尤其是阴阳两虚者容易早衰、生病，甚至死亡。动生阳，静滋阴，经常注意适度运动生阳、规律作息滋阴、并结合心理健康和均衡营养而时刻保持阴阳平衡者，容易健康长寿。

所以说万事万物都分阴阳，阴阳之间相互转化、此消彼长、共生共存，能够达到阴阳动态平衡者延年益寿。

（二）人类肢体分阴阳

人类肢体也可以明确分出阴阳属性：人体的体表皮肤或器官组织与阳光、空气接触，属阳，人体内脏器官组织属阴；人体头面部伸入天空中，接受阳光照射较多，吸收阳气较多，属阳，人体足部接触地面，接受阳光照射较少，吸收阴气较多，属阴；人体胸部和腹部之间的膈肌将人体一分为二，胸部组织器官以运化气血为主，属阳，腹部组织器官以运化谷物为主，属阴；人体活血的心脏和造血的脾脏在左侧，而藏血的肝脏在右侧，所以人体左侧属阳，右侧属阴；人体上肢与属阳的胸部相连，以做事为主，较活跃，属阳，人体下肢与属阴的腹部相连，以站立和走路为主，较沉稳，属阴。

古代人类祖先与现代许多动物如猿、猴、狗、猪、羊等一样，在行走时都是四肢着地的，经常晒到太阳较多的部位，如头面部、项部、背部、四肢外侧部、手背部、足背部等接受阳光照射较多，吸收的阳气较足，肤色相对较黑，属阳；较少晒到太阳的部位，如颈部、胸部、腹部、四肢内侧部、手掌部、足底部等接受阳光照射较少，吸收的阳气较少，肤色相对较白，属阴。事实上晒太阳少的北方民族如俄罗斯人等肤色普遍较白，而接近赤道或热带地域的、晒太阳较多的非洲人，由于身体产生较多的黑色素来对抗紫外线对皮肤的伤害，所以皮肤普遍较黑，可是尽管非洲人全身肤色都较黑，但其晒太阳较少的手掌部和足底部却相对比其他部位要显白一些。

所以无论女性或男性，需要滋阴者要多推拿按摩面部、颈部、腹部、四肢内侧、手掌、足底等部位，以及多推拿按摩下半身或右侧肢体，而需要壮阳者就要多推拿按摩头面部、项部、背部、四肢外侧、手背、足背等部位，以及多推拿按摩上半身或左侧肢体。

（三）十二脏腑经络的阴阳属性及走行方向

十二脏腑经络的阴阳属性和走行方向有几个基本规律：一是六脏的经络属阴经，六腑的经络属阳经；二是阴经从下往上走，而所有的阳经从上往下走；三是所有的阳经都会经过属阳的头部，而阴经就不一定经过属阳的头部（注意，上述以站立位，双手上举为参照，且主要讲述十二经脉主脉走行规律）。了解这几个基本规律，就容易理解并记住补虚泻实的推拿按摩要点了。

1. 十二脏腑经络的阴阳属性

人体十二脏腑经络包括肺经、大肠经、心包经、三焦经、心经、小肠经、脾经、胃经、肝经、胆经、肾经、膀胱经。其中肺、心包、心、脾、肝、肾为实质性器官，就像庄稼种在地里是不能移动的，属阴，称为脏器，所以肺经、心包经、心经、脾经、肝经、肾经为阴经。而大肠、三焦、小肠、胃、胆、膀胱为空腔性器官，就像一个个房子一样，里面的内容物可以进来、出去，始终保持流动或空虚的状态，属阳，称为腑器，所以大肠经、三焦经、小肠经、胃经、胆经、膀胱经为阳经。

2. 十二脏腑经络的走行方向

十二脏腑经络的走行方向可以从三个方面去理解和记忆：一是古代人类祖先与现代许多小动物如小狗、小羊一样，在行走时都是四肢着地的，能够更多晒到太阳的头部、项部、背腰部和四肢外侧部接受太阳的能量使全身得到壮阳的功效，这些部位属阳，所以六腑的阳经行走在头部、项部、背腰部和四肢外侧部，而更少晒到太阳的颈部、胸腹部和四肢内侧部属阴，所以六脏的阴经行走在颈部、胸部、腹部和四肢内侧部；二是当一个人直立位双手上举时，就像大树一样，双脚末梢接触属阴的大地就好像是树根，吸收大地的阴气向上输送，所以六脏的阴经部分从脚趾末梢往上走，到达腹部和胸部，部分从胸部往上走，一直到手指末梢，而双手末梢接触属阳的天空就好像是树叶，吸收天空的阳气向下输送，所以六腑的阳经部分从手指末梢往下走，到达头部，部分从头部往下走，一直到脚趾末梢；三是人体被胸腹之间的膈肌一分为二，下半身的阴经从脚趾末梢往上走到腹部或胸部，上半身的阴经从胸部往上走向手指末梢，而上半身的阳经从手指末梢往下走向头部，下半身的阳经从头部往下走向脚趾末梢。当然，这是以站立位双手上举为参照，且主要讲述十二经脉主脉走行规律，其支脉走行别有巧妙，下文同理，兹不赘述。

《黄帝内经·灵枢》告诉我们迎而夺之者泻也，追而济之者补也，意思是指：逆着经络走行方向针刺或推拿按摩为泻法，顺着经络走行方向针刺或推拿按摩为补法。所以当双手高举时，从下往上按摩阴经就是滋阴，而从上往下按摩阳经就是补阳，相反，从上往下按摩阴经就是泻阴毒，而从下往上按摩阳经就是清阳热。

（四）十二脏腑经络的分布和排列顺序

1. 十二脏腑经络的分布

人体通过膈肌将身体一分为二，在身体上半部即胸腔里的脏器有肺、心包、心，所以肺经、心包经、心经这三个阴经从胸腹部里面开始，沿着属阴的上肢内侧部和掌心面走向上肢的末梢即手指头；大肠经与肺经相表里，三焦经与心包经相表里，小肠经与心经相表里，所以大肠经、三焦经、小肠经这三个阳经从手指头开始，沿着属阳的手背面、上肢外侧部和项背部向着头部方向走到头面部表面。在身体下半部即腹腔里的脏器有脾、肝、肾，所以脾经、肝经、肾经这三个阴经从下肢的末梢即脚趾头开始，沿着属阴的下肢内侧部往上走向胸腹部里面；胃经与脾经相表里、胆经与肝经相表里、膀胱经与肾经相表里，所以胃经、胆经、膀胱经这三个阳经从头面部表面开始，往下沿着属阳的项部、背部、腰部、下肢外侧部和脚背走到脚趾头。即所有的阳经都要通过属阳的头面部，而阴经就不一定通过属阳的头面部。

2. 人体上半部阴经和阳经的排列顺序

在胸腔里肺脏围绕在外围、心包在中间、心脏在最里面，肺脏起到保护心脏的作用，这就好像在打仗时士兵总是冲在最前面、而司令则在后面指挥一样，士兵起到保护司令的作用，也恰如现代人类走路甩动手臂时一样，大拇指总在前方、起到保护在最后方的小手指的作用。所以肺经从胸腹腔内开始，通过颈部、腋窝前缘，顺着上肢内侧前沿和手掌面前缘走向大拇指末梢内侧；与肺经相表里的大肠经则从食指末梢内侧开始，顺着上肢外侧前缘、肩部、颈部，走向头面部表面；心包经从胸腔内开始，通过腋窝，顺着上肢内侧中间和手掌面中央走向中指末梢中点；与心包经相表里的三焦经从无名指末梢外侧开始，顺着上肢外侧中间、肩部、项部，走向头面部表面；心经从胸腹腔内开始，通过腋窝，顺着上肢内侧后沿走向小手指末梢内侧；与心经相表里的小肠经从小手指末梢外侧开始，顺着上肢外侧后缘、肩部、项部，走向头面部表面。

3. 人体下半部阴经和阳经的排列顺序

人体下半部阴经和阳经在下肢的排列顺序与食物磨碎消化、解毒吸收、废物排泄的顺序相似，即食物首先进入胃里经过脾胃磨碎和消化，再经过肝胆系统解毒和吸收，最后营养供应给肾（生殖系统）繁育后代及延续生命，并通过膀胱（泌尿系统）将废物排泄出去。所以脾经从大脚趾末梢内侧开始，往上沿着下肢内侧前缘走向胸腹部；与脾经相表里的胃经从头面部表面开始，往下通过颈部、胸部、腹部、沿着下肢外侧前缘走向第二脚趾末梢外侧；肝经从大脚趾末梢外侧开始，往上沿着下肢内侧中间走向胸腹腔内；与肝经相表里的胆经从头面部表面开始，往下通过项部、肩部、胸腹外侧部、沿着下肢外侧中间走向第四脚趾末梢外侧；肾经从脚底中间前三分之一处开始，往上沿着下肢内侧后缘、腹部、胸部走向颈部；与肾经相表里的膀胱经从头面部表面开始，往下通过项部、背部、腰部、臀部、沿着下肢外侧后缘走向小脚趾末梢外侧。

人类肢体左侧为阳，当人体左侧不适时多为阴阳两虚，需要及时滋阴补阳。例如：西医教科书描述当一个人患心肌梗死时其典型表现之一是左手小指头痛。中医理论认为，心经的经络是从胸前壁出发、通过腋窝、沿着上肢内侧走向小指末端，当该患者阳气虚弱，推动不了心血，导致心经的气血被堵塞在心经的最后一个穴位，不通则痛，左手小指头痛这个症状强烈提示供应心脏的血管堵塞了，会诱发心肌缺血，引起心肌梗死。此时患者应赶紧休息，以减轻心脏负担，增加心肌供血，同时应该采取滋阴补阳的手法推拿按摩属阴的心经或属阳的小肠经，且以左侧为主。由于心经从胸腔内开始，通过腋窝，顺着上肢内侧后缘走向小手指末梢的内侧，所以滋养心经的阴精时应该从胸前壁近腋窝处开始按摩，通过腋窝、顺着上肢内侧后缘一直按摩到小手指末梢的内侧。而与心经相表里的小肠经从小手指末梢外侧开始，顺着上肢外侧后缘、肩部、项部，走向头面部表面的听宫穴，所以补益小肠经的阳气时应该从小手指末梢外侧开始按摩，顺着上肢外侧后缘、肩部、项部，一直按摩到头面部耳屏前上方的听宫穴。

人类肢体右侧为阴，当人体右侧不适时多为阴盛阳亢，需要清热解毒。例如：当一个人患急性胆囊炎或胆绞痛时体内热毒较重，其典型表现之一是右侧肩膀酸痛（肩膀正中的肩井穴是胆经的一个重要穴位），提示该患者的胆经热毒较重、淤积在胆经的经络里，导致胆经不通，需要清肝利胆、解除肝胆实热，此时应该采取泻的手法推拿按摩胆经。胆经从头面部表面开始，往下通过项部、肩部、胸腹外侧部、沿着下肢外侧中间走向第四脚趾末梢外侧，所以需要通过敲胆经来泻肝胆实热时，就应该逆着胆经走行方向去敲打或推拿按摩胆经，且以右侧为主，即从第四脚趾末梢外侧和脚背开始，往上沿着下肢外侧中间部、腹部和胸部侧面、肩部、项部，一直到头面部。

上述各段理论对人体十二脏腑经络的走行方向、所在部位、排列顺序等进行了简单的文字描述，希望大家容易理解及记忆，从而在推拿按摩时知道怎样做能补、怎样做能泻，以及重点要多按摩哪些经络或部位等。

（五）阿是穴、五输穴和背部脏腑俞穴的推拿按摩

当人们不能确定自己身体有哪些脏腑经络已经有病发生了，可以通过寻找阿是穴、并沿着该穴位上下施以推拿按摩手法以达到疏通经络的目的，及早防治欲病；也可以通过推拿按摩四肢末端的五输穴以及背部各脏腑经络的俞穴等方式来防治未病或欲病。

1. 如何推拿按摩阿是穴

中医学理论告诉我们，人体任何系统组织器官出问题时都会在相应的体表器官即开窍处有所表现，如肝开窍于目、心开窍于舌、脾开窍于口、肺开窍于鼻、肾开窍于耳等，所以肝火上炎时眼睛会充血、心火亢盛时会有舌头溃疡出现、脾胃虚寒时口唇颜色变黑、感受风寒引起肺虚时会流清鼻涕、肾阴虚时容易出现耳鸣症状等。

中医学理论还告诉我们，人体任何系统器官出问题时也会在体表相应的脏腑经络上有所表现。例如：经常熬夜或晚上失眠者在按压两边肩膀的中央部位时有酸痛感，那是因为胆经（对应于子时、即深夜23点至1点）没有得到好好保养，胆经在经过肩膀中央部位有一个重要的穴位叫肩井穴，已经受到伤害的胆经就会通过患者肩膀中央的肩井穴上表现出来；晚上休息不好又感受风寒引起感冒时，在耳后凸起的骨头下方按摩会感到酸痛，那是因为在胆经的功能需要保养时风寒侵犯了胆经，导致胆经上的一个重要的穴位风池穴被需要排泄出去的酸性毒素堵塞了而产生酸痛感；有心肌缺血或心肌梗死的患者会感觉到左手小手指末端痛，那是因为心经的井穴少冲穴位于小手指末端，当心肌供血不足导致心脏功能虚弱时，就会在患者属阳的左手（左为阳、右为阴）小手指末端表现出来。

古代中医行医者就是根据中医经络理论在患者身体不舒服时于相应脏腑经络走行部位探寻穴位，施以推拿按摩或针灸，以解除患者的痛苦。

当中医行医者无法判定患者具体是哪个系统组织器官或哪个脏腑经络出了问题时，医生就会在患者不舒服的相应区域按摸寻找，一旦按摸到患者痛的部位时，患者一般就会发出叫喊：啊、是的、就是这里痛。因而古中医学者就将这样的穴位以阿是穴来命名。

所以，阿是穴顾名思义是患者体内各系统组织器官有欲病时在患者体表部位的反应点，阿是穴代表着其反射区相对应的系统组织器官或脏腑经络有了欲病，必须积极防治。

找到阿是穴后应该如何推拿按摩呢？

中医理论强调痛则不通，通则不痛，意思是指当经络某个穴位有疼痛时就意味着该经络在这个疼痛的穴位点堵塞不通了，一旦疏通了这个穴位的堵塞点自然就不痛了。找到患者的阿是穴后，原则上应该是以阿是穴最痛点为中心上下推拿按摩，以便使该堵塞点的经络尽快得以疏通。但在具体推拿按摩时还要考虑以下五个方面的问题，以

便使患者的欲病能够尽快得以康复。

一是要分清楚该患者是虚性体质需要补、还是实性体质需要泻。虚性体质需要滋阴壮阳，则应顺着阿是穴所在的经络推拿按摩；实性体质需要清热除湿，则应逆着阿是穴所在的经络推拿按摩。

二是要分清楚阿是穴是在属阴的面部、胸部、腹部以及四肢内侧等部位，还是在属阳的头部、背部以及四肢外侧等部位。如果阿是穴是在属阴的部位，提示该患者属阴的脏器或经络有问题；如果阿是穴是在属阳的部位，提示该患者属阳的腑器或经络有问题。

三是要分清楚阿是穴是在下肢的部位、还是在上肢的部位。如果阿是穴是在下肢的部位，提示该患者膈肌下的系统组织器官或脏腑经络有问题；如果阿是穴是在上肢的部位，提示该患者膈肌上的系统组织器官或脏腑经络有问题。

四是要分清楚阿是穴是在肢体属阴的右侧部位，还是在肢体属阳的左侧部位。如果阿是穴在患者肢体的右侧部位，提示该患者可能为阴盛阳亢，需要清热解毒；如果阿是穴在患者肢体的左侧部位，提示该患者可能为阴阳两虚，需要滋阴壮阳。

五是要分清楚该阿是穴是在哪条脏腑经络旁边，对于越靠得近的脏腑经络越要重点推拿按摩该经络相关穴位。

例1：如果阿是穴是在左侧上肢内侧靠近中间心包经的经络部位，该患者可能有低血压问题，需要以补的手法推拿按摩该阿是穴以及旁边的心包经和三焦经；如果该阿是穴是在右侧上肢内侧靠近中间心包经的经络部位，该患者可能有高血压问题，需要以泻的手法推拿按摩该阿是穴和旁边的心包经和三焦经。

例2：如果阿是穴是在左侧肩膀靠近胆经的经络部位，该患者可能经常熬夜、失眠或有神经衰弱等虚证问题，需要以补的手法推拿按摩该阿是穴以及旁边的胆经或肝经；如果该阿是穴是在右侧肩膀靠近胆经的经络部位，该患者可能有肝胆管结石、急性肝炎、胆囊炎或胆囊息肉等实证问题，需要以泻的手法推拿按摩该阿是穴以及旁边的胆经或肝经。

例3：如果阿是穴是在左侧下肢外侧前缘靠近胃经的经络部位，该患者可能有萎缩性胃炎、胃下垂或消化不良等脾胃虚寒问题，需要以补的手法推拿按摩该阿是穴以及旁边的胃经或脾经；如果该阿是穴是在右侧下肢外侧前缘靠近胃经的经络部位，该患者可能有浅表性胃炎、胃溃疡、胰腺炎或糖尿病等脾胃痰湿较重的问题，需要以泻的手法推拿按摩该阿是穴和旁边的胃经或脾经。

其他部位的阿是穴被发现后都可以依据上述论断来推拿按摩以防治各系统组织器官的疾病。多数情况下，阿是穴在肢体左侧时，应以温补壮阳的手法为主来推拿按摩阿是穴，及其旁边的经络和相表里的经络；阿是穴在肢体右侧时，应以清热解毒的手法为主来推拿按摩阿是穴，及其旁边的经络和相表里的经络。

2. 如何推拿按摩脏腑经络五输穴

十二脏腑经脉的走行就像是泉水汇成大海一样，首先是泉水从泉眼里冒出、然后流成小溪、多条小溪汇合成小河、小河汇流成大江、最后汇聚成大海。所以古中医学家将十二脏腑经脉起源于四肢末端的穴位命名为井穴，其后依次为荥穴、输穴、经穴、合穴，这五个穴位是十二脏腑经脉的重要起源穴位，简称为五输穴。

《黄帝内经》五行理论对十二脏腑经脉的重要起源穴位有详细的划分：六条腑器的经脉（胆经、小肠经、三焦经、胃经、大肠经、膀胱经）重要起源穴位有六个，即井穴、荥穴、输穴、原穴、经穴、合穴，简称六输穴，每条腑器经脉的六个输穴左右合计都有十二个；六条脏器的经脉（肝经、心经、心包经、脾经、肺经、肾经）重要起源穴位有五个，即井穴、荥穴、输穴、经穴、合穴，简称五输穴，其中肝经、心包经、脾经、肺经和肾经的原穴与输穴相同，左右共计有十个原穴，加上任脉上的膏的原穴鸠尾、肓的原穴气海，所有脏器合计也有十二个原穴。（详见下页人体十二脏腑经脉五输穴）

五输穴的各个穴位也分五行，即井穴、荥穴、输穴、经穴和合穴也分别对应于相应的五行属性，但是要注意，属阴的脏器五输穴的五行顺序与属阳的腑器五输穴的五行顺序不同。

肝、心、脾、肺、肾五脏的五输穴和五行对应关系为：井穴属木，荥穴属火，输穴属土，经穴属金，合穴属水。

胆、小肠、胃、大肠、膀胱五腑的五输穴和五行对应关系为：井穴属金，荥穴属水，输穴属木，经穴属火，合穴属土。

了解五输穴里每个穴位的五行，就可以在各个脏腑有实热或寒凉等问题时，根据五行相生、相克，以及虚则补其母、实则泻其子等理论，用补或泻的方法对相对应的脏腑经络有关五行穴位施以针灸或推拿、按摩，及时起到防治未病或欲病等作用。

了解五输穴里每个穴位的五行，还可以在各个脏腑有实热或寒凉等问题时，根据不同的五行季节取相对应的穴位施以治疗，也可以取得较好的效果。如五脏在不同的五行季节出问题时，可以按五输穴的五行排列顺序重点取相应穴位施以针刺或推拿、按摩等治疗，即春季取井穴、夏季取荥穴、长夏季节取输穴、秋季取经穴、冬季取合穴。

十二脏腑里的六脏和六腑相表里，推拿、按摩和针刺各脏腑经脉的输穴和原穴，不仅对各脏腑功能的保养，尤其是在不同季节的养生保健起着重要的作用，还可以预防或治疗十二脏腑的各种疾病。在中医临床防治疾病的实践中，一般用井穴治疗神志昏迷、荥穴治疗热病、输穴治疗关节痛、经穴治疗喘咳、合穴治疗胃病等。

十二脏腑经脉的十二个井穴就在人体四肢的末梢，即十个手指头或十个脚趾头上，其具体分布以膈肌为界限：膈肌上方即胸腔内的肺、心包和心这三个脏器经脉以及与其相表里的大肠、三焦和小肠这三个腑器经脉的井穴在十个手指的末梢；膈肌下方即腹腔内的脾、肝和肾三脏器经脉及与其相表里的胃、胆和膀胱三腑器经脉的井穴在十个脚趾的末梢（只有肾经的井穴涌泉穴在足底中央部位）。

附：人体十二脏腑经脉五输穴

腧穴	十二经脉											
	肺经	大肠经	胃经	脾经	心经	小肠经	膀胱经	肾经	心包经	三焦经	胆经	肝经
井穴	少商	商阳	厉兑	隐白	少冲	少泽	至阴	涌泉	中冲	关冲	窍阴	大敦
荥穴	鱼际	二间	内庭	大都	少府	前谷	通谷	然谷	劳宫	液门	侠溪	行间
输穴	太渊	三间	陷谷	太白	神门	后溪	束谷	太溪	大陵	中渚	临泣	太冲
原穴	太渊	合谷	冲阳	太白	膏鸠尾肓气海	腕骨	京骨	太溪	大陵	阳池	丘墟	太冲
经穴	经渠	阳溪	解溪	商丘	灵道	阳谷	昆仑	复溜	间使	支沟	阳辅	中封
合穴	尺泽	曲池	足三里	阴陵泉	少海	小海	委中	阴谷	曲泽	天井	阳陵泉	曲泉

　　《黄帝内经》五行理论告诉我们：木、火、土、金、水在季节方面分别对应于春、夏、长夏、秋、冬，在人体脏器方面分别对应于肝、心、脾、肺、肾，在人体腑器方面分别对应于胆、小肠、胃、大肠、膀胱。在不同的季节，可以适当按摩与该季节对应的各条脏腑经络五输穴的相关穴位，或者根据五行相生相克以及补虚泻实理论，分别对应于不同脏腑的虚实，去推拿按摩其相对应的五输穴，以保养各个脏腑功能。

　　春季五行属木，对应于人体的肝和胆两个脏腑，所以春季要注意对肝和胆脏腑经络的推拿和保养。冬去春来，乍暖还寒，所以在春季，要多按摩肝经五输穴的第一个穴位，即井穴大敦穴，以及胆经五输穴的第三个穴位，即输穴临泣穴，可作为天气转暖的春季养肝明目、清热解毒等养生保健的重要穴位。

　　夏季五行属火，对应于人体的心、小肠、心包和三焦四个脏腑，所以夏季要注意对心、小肠、心包和三焦四个脏腑经络多做推拿和保养。在炎热的夏季，要多按摩心经和心包经五输穴的第二个穴位荥穴，即少府穴和劳宫穴，以及小肠经和三焦经五输穴的第四个穴位经穴，即阳谷穴和支沟穴，可作为消火降压、补益心血、提高免疫等养生保健的重要穴位。

　　长夏五行属土，对应于人体的脾和胃两个脏腑，所以长夏要注意对脾和胃脏腑经络的推拿和保养。火生土，夏季过后的夏秋之交是长夏雨季，全国许多地方，尤其是五行属土的中原地带下雨较多，湿气较重，所以在长夏季节要多按摩脾经五输穴的第三个穴位，即输穴太白穴，以及胃经五输穴的第五个穴位，即合穴足三里穴，可作为长夏雨季健脾胃、祛湿热等养生保健的重要穴位。

　　秋季五行属金，对应于人体的肺和大肠两个脏腑，所以秋季要注意对肺和大肠脏腑经络的推拿和保养。雨季过后，秋高气爽，天气较干燥，所以在秋季，要多按摩肺经五输穴的第四个穴位，即经穴经渠穴，以及大肠经五输穴的第一个穴位，即井穴商阳穴，可作为燥秋季节滋肺阴、润大肠等养生保健的重要穴位。

　　冬季五行属水，对应于人体的肾和膀胱两个脏腑，冬季要注意对肾和膀胱这两个脏腑经络的推拿和保养。肾为先天之本，所以在寒冷的冬季要多按摩肾经五输穴的第五个穴位，即合穴阴谷穴，以及膀胱经五输穴的第二个穴位，即荥穴通谷穴，可作为寒冷冬季滋肾阴、补阳气等养生保健的重要穴位。

《黄帝内经》五行理论告诉我们：天地之间，六合之内，不离于五，人亦应之。即人类也分为木行人、火行人、土行人、金行人和水行人。由前述理论我们知道机体的脏和腑的五输穴也分五行，即肝、心、脾、肺、肾五脏的五输穴和五行对应关系为：井穴属木，荥穴属火，输穴属土，经穴属金，合穴属水，而胆、小肠、胃、大肠、膀胱五腑的五输穴和五行对应关系为：井穴属金，荥穴属水，输穴属木，经穴属火，合穴属土。所以每个人可以按照自己的五行分类、在不同的季节、对自己相应较虚弱的脏腑经络上的五输穴的不同穴位进行推拿按摩，以保养各脏腑功能，预防各脏腑组织器官的疾病。

木行人对应于春季，对应于肝和胆脏腑功能较虚弱，所以木行人在春季，或在肝和胆脏腑功能有问题时，要多按摩肝经五输穴的第一个穴位，即井穴大敦穴，以及胆经五输穴的第三个穴位，即输穴临泣穴，以加强对肝和胆脏腑功能的保养。同时木克土，土对应于脾和胃脏腑，木行人的脾和胃脏腑功能也较虚弱，所以木行人在春季还要多按摩脾经五输穴的第三个穴位，即输穴太白穴，以及胃经五输穴的第五个穴位，即合穴足三里穴，以加强对脾和胃脏腑功能的保养。

火行人对应于夏季，对应于心、小肠、心包和三焦四个脏腑功能较虚弱，所以火行人在夏季，或在心、小肠、心包和三焦四个脏腑功能有问题时，要多按摩心经和心包经五输穴的第二个穴位荥穴，即少府穴和劳宫穴，以及小肠经和三焦经五输穴的第四个穴位经穴，即阳谷穴和支沟穴，以加强对心、心包、小肠和三焦四个脏腑功能的保养。同时火克金，金对应于肺和大肠脏腑，火行人的肺和大肠脏腑功能也较虚弱，所以火行人在夏季还要多按摩肺经五输穴的第四个穴位，即经穴经渠穴，以及大肠经五输穴的第一个穴位，即井穴商阳穴，以加强对肺和大肠脏腑功能的保养。

土行人对应于长夏，对应于脾和胃脏腑功能较虚弱，所以土行人在长夏雨季，或在脾和胃脏腑功能有问题时，要多按摩脾经五输穴的第三个穴位，即输穴太白穴，以及胃经五输穴的第五个穴位，即合穴足三里穴，以加强对脾和胃脏腑功能的保养。同时土克水，水对应于肾和膀胱脏腑，土行人的肾和膀胱脏腑功能也较虚弱，所以土行人在多雨的长夏季节还要多按摩肾经五输穴的第五个穴位，即合穴阴谷穴，以及膀胱经五输穴的第二个穴位，即荥穴通谷穴，以加强对肾和膀胱脏腑功能的保养。

金行人对应于秋季，对应于肺和大肠脏腑功能较虚弱，所以金行人在秋季，或在肺和大肠脏腑功能有问题时，要多按摩肺经五输穴的第四个穴位，即经穴经渠穴，以及大肠经五输穴的第一个穴位，即井穴商阳穴，以加强对肺和大肠脏腑功能的保养。同时金克木，木对应于肝和胆脏腑，金行人的肝和胆脏腑功能也较虚弱，所以金行人在秋季还要多按摩肝经五输穴的第一个穴位，即井穴大敦穴，以及胆经五输穴的第三个穴位，即输穴临泣穴，以加强对肝和胆脏腑功能的保养。

水行人对应于冬季，对应于肾和膀胱脏腑功能较虚弱，所以水行人在冬季，或在肾和膀胱脏腑功能有问题时，要多按摩肾经五输穴的第五个穴位，即合穴阴谷穴，以及膀胱经五输穴的第二个穴位，即荥穴通谷穴，以加强对肾和膀胱脏腑功能的保养。同时水克火，火对应于心、小肠、心包和三焦四个脏腑，水行人的心、小肠、心包和三焦四个脏腑功能也较虚弱，所以水行人在冬季还要多按摩心经和心包经五输穴的第二个穴位荥穴，即少府穴和劳宫穴，以及小肠经和三焦经五输穴的第四个穴位经穴，即阳谷穴和支沟穴，以加强对心、小肠、心包和三焦四个脏腑功能的保养。

"子午经络流注"理论告诉我们，每天十二个时辰分别对应于十二脏腑流注的时间段，即子时、丑时、寅时、卯时、辰时、巳时、午时、未时、申时、酉时、戌时、亥时十二时辰分别对应于胆经、肝经、肺经、大肠经、胃经、脾经、心经、小肠经、膀胱经、肾经、心包经、三焦经十二脏腑流注的时间段。读者可以根据上述选择各脏腑五输穴的相关穴位理论并加以灵活运用，即在不同的时辰适当按摩与该时辰相对应的各条脏腑经络五输穴的相关穴位，或者根据五行相生相克以及补虚泻实理论，对不同的脏腑经络五输穴的相关穴位进行推拿按摩，在保养各个脏腑功能方面也可以起到立竿见影或事半功倍的效果。

无论推拿哪条经络或按摩哪些穴位，都要把握顺补逆泻这个基本原则，即虚则补，要顺着经络推拿按摩；实则泻，要逆着经络推拿按摩。同时还要注意阴虚则滋阴，不补阳；阳虚则补阳，不滋阴，以免加重阴虚阳亢或阴盛阳衰等症状。

3. 如何推拿按摩背部脏腑经络俞穴

《黄帝内经》告诉我们：大怒伤肝，大喜伤心，思虑伤脾，大悲伤肺，惊恐伤肾。《黄帝内经》还告诉我们：久动伤肝筋，久视伤心血，久坐伤脾肌，久卧伤肺气，久站伤肾骨。也就是说，不仅身体外部各种毒素会影响人类的身体健康，人类自身不同的思维意识或者不良的行为方式也无时无刻不在对身体健康造成不利的影响。所以当人们不能确定自己身体有哪些脏腑经络需要保养，或身体有不舒服的感觉但却找不到阿是穴时，可以上下推拿按摩肩部、背部或腰部。

许多人都有过类似的经历：感觉到胃部不舒服，但又说不出来，拍拍背部或按摩一下肩部或背部，一口胃气被嗳出来，马上就觉得全身舒畅。所以按摩肩部、背部或腰部是简单易行的祛除疲劳、防治欲病、养生保健的好方法之一。

建议每家备用有两个转动起来像旋转的拳头一样的双拳型按摩器放在家里，每天按摩肩部、背部或腰部，尤其是白天劳累后，晚上坐在沙发上看电视或休闲时，对肩部、背部或腰部等上上下下施以按摩，会起到较好的缓解疲劳的效果。这是因为人体十二脏腑的经络以及督脉等都在背部有相应的俞穴，通过对各经络的俞穴加以推拿按摩或刺激，可以起到打开各经络开关的作用，利于防治未病或欲病。

《易经》指出：天一生水，地六成之。意思是指数字一和六的五行属水，一为奇数、阳数，故为阳水，对应膀胱经，六为偶数、阴数，故为阴水，对应肾经。膀胱经的数字为一，可见膀胱经在身体健康方面的重要性，事实上膀胱经的穴位数共有67

个，左右合计 134 个穴位，是十二脏腑经络中穴位最多的，同时也是功能方面最重要的，因为所有脏腑或组织都有一个俞穴分布在膀胱经上，如肺俞、厥阴俞、心俞、督俞、膈俞、肝俞、胆俞、脾俞、胃俞、三焦俞、肾俞、气海俞、大肠俞、关元俞、小肠俞、膀胱俞等。膀胱经从头面部表面的睛明穴开始，往下通过项部、背部、腰部、臀部、沿着下肢外侧后缘走向小脚趾末梢外侧的至阴穴，十二脏腑等经络的俞穴都在膀胱经上沿背部和腰部脊柱正中线旁开 1.5 寸（被按摩者本人食指和中指并拢的宽度）之处分布。

所以每次推拿按摩时都可以适当按摩一下背部膀胱经的各个穴位，按摩到各个脏腑的俞穴，就无形中将各个脏腑经络的开关给打开了，不仅有利于激活各个脏腑经络的顺畅流注，也有利于相应器官组织功能的正常运行。

平时在推拿按摩背部俞穴时应该注意以下五点：

一是如果是为了防未病或纯属养生保健的需要，对背部俞穴的推拿按摩一般建议顺着背部阳经由上而下，可以起到温补壮阳的作用。在富贵病多发的年代有时也可以逆着背部阳经由下而上，即可起到清热排毒的功效，关键是被推拿按摩者自己感觉到是否舒服为目的。

二是在上下推拿按摩背部俞穴时可以细心体会，一旦推拿按摩到某个部位特别舒服时，那就应该多上下推拿按摩该舒服的部位。

三是在上下推拿按摩背部俞穴的时候如果发现较舒服的部位时应该仔细辨别：如果该舒服部位的俞穴位于胸背部，则同时还应该多推拿按摩膈肌以上各脏腑经络，即在上肢走行的肺经、心包经、心经，以及与其相表里的大肠经、三焦经、小肠经；如果该舒服部位的俞穴位于腰背部，则同时还应该多推拿按摩膈肌以下各脏腑经络，即在下肢走行的脾经、肝经、肾经，以及与其相表里的胃经、胆经、膀胱经。

四是如果是身体有不舒服的症状需要通过推拿按摩背部俞穴来起到防治欲病的作用时，可以根据被推拿按摩者的体质感觉来推拿按摩其背部俞穴。感觉体质虚弱时顺着经络推拿按摩，即从上往下按摩背部，可以起到温补壮阳的作用；感觉体质实热不适时就逆着经络推拿按摩，即从下向上按摩背部，可以起到清热排毒的功效。

五是如果被推拿按摩者感觉由上而下推拿按摩背部俞穴时较舒服，提示其体质有虚寒表现，需要温补壮阳，除了用推拿按摩的方法来补阳气之外，还可以用其他各种补阳气的方法来防治欲病；如果被推拿按摩者感觉由下而上推拿按摩背部俞穴时较舒服，提示其体质有实热表现，需要清热排毒，除了用推拿按摩的方法来泻热毒之外，还可以用其他各种清热解毒的方法来防治欲病。

4. 络脉的基本概念

人体经络是经脉和络脉的统称，人体的经脉和络脉共同形成布满全身内外的气血沟通的网络交流系统，简称人体经络。经与络之间的关系为：经属阴主内，络属阳主外；经脉是人体气血运行的主干，有明确的流注路线和起始及终止部位；络脉是从经脉分出来并在经脉间起到互相联络、转送营养等作用的分支；孙络是从络脉分出来的细小分支，沿着经脉广泛分布于体表和体内脏腑组织之间；孙络灌注于络脉，再转注于经脉。

人体有十二条经脉和十五条主要的分支络脉，总共有三百六十五条分支孙络。孙络与人体三百六十五穴内外相会，在祛除人体邪气方面起到重要的作用。

人体从十二条经脉以及任脉和督脉等分出的十五条分支络脉在机体患病时都会有所表现：当体质实热时，络脉从经脉分出的相关穴位会变得明显突出而容易感触到，且人体会表现出相应的实热病症；当体质虚寒时，络脉从经脉分出的相关穴位会变得空虚下陷而不容易触知，人体也会表现出相应的虚寒病症。对各条络脉从经脉分出的相关穴位施以补虚泻实等治疗，也能取得相应好的效果。（详见人体十五条络脉名称及病症表现）

附：人体十五条络脉名称及病症表现

脏腑络脉	分出穴位	实证病症	虚证病症	防治穴位
肺经络脉	列缺穴	腕后锐骨与手掌部发热	呵欠，小便失禁、频数	列缺穴
大肠经络脉	偏历穴	龋齿，耳聋	牙冷，胸膈闭塞不畅	偏历穴
胃经络脉	丰隆穴	咽喉肿闭，神智癫狂	两足弛缓、小腿肌肉枯萎	丰隆穴
脾经络脉	公孙穴	上吐下泻、腹痛如刀绞	腹胀如鼓	公孙穴
心经络脉	通里穴	胸膈间支撑不舒	不能言语	通里穴
小肠经络脉	支正穴	骨节弛缓、肘关节萎废	皮肤长赘疣	支正穴
膀胱经络脉	飞扬穴	鼻塞不通，头背疼痛	鼻塞、鼻出血	飞扬穴
肾经络脉	大钟穴	心烦胸闷，两便不通	腰痛	大钟穴
心包经络脉	内关穴	心痛	头颈部僵硬强直	内关穴
三焦经络脉	外关穴	肘关节拘挛	肘关节弛缓不收	外关穴
胆经络脉	光明穴	下肢厥冷	下肢萎软无力	光明穴
肝经络脉	蠡沟穴	睾丸肿大、阴茎勃起	阴部奇痒难忍	蠡沟穴
任脉络脉	尾翳穴	腹部皮肤疼痛	腹部皮肤瘙痒	尾翳穴
督脉络脉	长强穴	脊柱强直、不能俯仰	头部沉重、振摇不定	长强穴
脾脏大络脉	大包穴	全身各处疼痛	周身骨节弛纵无力	大包穴

（六）五行人推拿按摩注重点

每个人都可以根据自己的出生年月日、对照《五行人分类查询表》来查出自己是属于木行人、火行人、土行人、金行人、水行人的哪一种属性，查出来后就可以根据自己的属性有针对性地重点推拿按摩相应的经络或穴位。

1. 木行人推拿按摩注重点

木行对应于肝胆系统以及神经和内分泌系统，也就是说木行人的肝胆系统以及神经和内分泌系统容易出问题，要重点推拿按摩肝经、胆经和头部的经络穴位。

肝经和胆经的走行方向：肝经从大脚趾末梢外侧的大敦穴开始，往上沿着下肢内侧中间走向腹部和胸部，止于乳头下方的期门穴；胆经从面部眼睛外侧约1厘米处的瞳子髎穴开始，往下通过项部、肩部、胸腹外侧部，沿着下肢外侧中间走向第四脚趾末梢外侧的足窍阴穴。

由于肝胆系统问题多以热毒为主，需要清热解毒，所以有眼黄、眼结膜充血或出血、皮肤黄染、过敏性鼻炎、神经性皮炎、流感、肝区隐痛、胆汁反流性胃炎、急慢性肝炎、急慢性胆囊炎、胆结石、肝胆管结石、胆囊息肉、肝硬化、肝囊肿、肝肿瘤、脑膜炎、脑肿瘤及全身其他各部位良性或恶性肿瘤等需要清泻肝胆实热者，应该采取逆着胆经的经络用清胆泻热的手法，即从第四脚趾末梢外侧和脚背（尤其是右侧）开始推拿按摩，往上沿着下肢外侧中间部、腹部和胸部侧面、肩部、项部，一直到头面部。有失眠、神经衰弱、记忆力减退、健忘、手足麻木、头部颤动、视物模糊、帕金森综合征、脑梗死、脑萎缩等病症，以及因喝酒多或熬夜多而造成肝功能损害等需要滋补肝胆阴精者，应该采取顺着肝经的经络用滋补肝阴的手法，即从大脚趾末梢外侧开始推拿按摩，往上沿着下肢内侧中间，一直到胸腹部。

木克土，土对应于脾胃系统，也就是说木行人的脾胃系统也容易出问题，也要重点推拿按摩脾经和胃经的经络穴位。

脾经和胃经的走行方向：脾经从大脚趾末梢内侧的隐白穴开始，往上沿着下肢内侧前缘走向腹部和胸部，止于腋中线第六肋间的大包穴；胃经从面部眼睛下方的承泣穴开始，往下通过颈部、胸部、腹部，沿着下肢外侧前缘走向第二脚趾末梢外侧的厉兑穴。

由于脾胃属土被木克，其问题多以虚寒为主，需要补益脾胃，所以有嗳气、流口水、萎缩性胃炎、胃下垂、脾胃虚寒痛、腹泻、低血糖、肌无力等需要温补脾胃阳气者，应该采取顺着胃经的经络用补益胃气的手法，即从头面部表面开始推拿按摩，往下通过颈部、胸部、腹部，沿着下肢外侧前缘，一直到第二脚趾末梢外侧。有呃逆、饭后饱胀感、急性胃肠炎、胃痛、浅表性胃炎、胃溃疡、胃出血、黑便、急慢性胰腺炎、糖尿病、胃肿瘤、胰腺肿瘤、面部痤疮、肌肉抽搐、便溏等脾胃湿气较重者，应该采取逆着脾经的经络用祛除脾湿的手法，即从胸腹部开始推拿按摩，向下沿着下肢内侧前缘，直到大脚趾末梢内侧。

2. 火行人推拿按摩注重点

火行对应于心脏、小肠、心包（血管系统）和三焦（免疫系统）组织，也就是说火行人的心脏、小肠、心包和三焦组织容易出问题，要重点推拿按摩心经、小肠经、心包经和三焦经的经络穴位。

心经、小肠经、心包经和三焦经的走行方向：心经从胸部腋下的极泉穴开始，通过腋窝，顺着上肢内侧后沿走向小手指末梢内侧的少冲穴；小肠经从小手指末梢外侧的少泽穴开始，顺着上肢外侧后缘、肩部、项部，走向头面部表面，止于耳屏前上方凹陷处的听宫穴；心包经从胸部乳头旁的天池穴开始，通过腋窝，顺着上肢内侧中间和手掌面中央走向中指末梢中点的中冲穴；三焦经从无名指末梢外侧的关冲穴开始，顺着上肢外侧中间、肩部、项部，走向头面部表面，止于眉梢外侧凹陷处的丝竹空穴。

有心肌梗死、脑梗死、贫血、低血压、白细胞减少、白血病、坏血病、免疫功能低下等阴虚病症者，应该采取顺着心经和心包经的经络用补益心血的手法，即从胸腹部开始推拿按摩，通过腋窝，沿着上肢内侧和手掌的后缘和中间，直到小手指和中指末梢。有心肌炎、脑出血、阑尾炎、口腔溃疡、头面部疖肿、高血压、高脂血症、高胆固醇血症、恶性淋巴瘤等病症者，应该采取逆着小肠经和三焦经的经络用清热祛毒的手法，即从头面部开始推拿按摩，通过项部、肩部，沿着上肢外侧和手背的后缘或中间，直到小手指和无名指的末梢。

火克金，金对应于呼吸系统和大肠组织，也就是说火行人的呼吸系统和大肠组织也容易出问题，也要重点推拿按摩肺经和大肠经的经络穴位。

肺经和大肠经的走行方向：肺经从胸部第一肋间、胸骨中线旁开6寸处的中府穴开始，通过颈部、腋窝前缘，顺着上肢内侧前沿和手掌面前缘走向大拇指末梢内侧的少商穴；大肠经则从食指末梢内侧的商阳穴开始，顺着上肢外侧前缘、肩部、颈部，走向头面部表面，过人中穴，止于对侧鼻翼外缘中点鼻唇沟处的迎香穴。

有心慌气短、肺气虚、畏寒、咳嗽无力、流清鼻涕、咳白痰、腹泻、便溏等阴虚病症者，应该采取顺着肺经的经络用补肺益气的手法，即从胸腹部开始推拿按摩，通过腋窝前缘，沿着上肢内侧前缘、通过手掌面直到大拇指末梢内侧；有皮炎、银屑病、红斑狼疮、鼻炎、鼻窦炎、流脓鼻涕、反复咳黄痰、咽喉痛、喉炎、干咳、哮喘、胸痛、肺炎、肺结核、肺肿瘤、便结便秘、大便带血、痔疮形成、大便形状变细、肠息肉、大肠肿瘤等实热病症者，应该采取逆着大肠经的经络用润燥排毒的手法，即从头面部开始推拿按摩，通过颈部、肩部，沿着上肢外侧前缘、手背面前缘、直到食指末梢内侧。

3. 土行人推拿按摩注重点

土行对应于脾胃，也就是说土行人的脾胃容易出问题，要重点推拿按摩脾经和胃经的经络穴位。

脾经和胃经的走行方向：脾经从大脚趾末梢内侧的隐白穴开始，往上沿着下肢内侧前缘走向腹部和胸部，止于腋中线第六肋间的大包穴；胃经从面部眼睛下方的承泣穴开始，往下通过颈部、胸部、腹部、沿着下肢外侧前缘走向第二脚趾末梢外侧的厉兑穴。

有嗳气、流口水、萎缩性胃炎、胃下垂、脾胃虚寒痛、腹泻、低血糖、肌无力者应该采取顺着胃经的经络用补益脾胃的手法，即从头面部表面开始推拿按摩，往下通过颈部、胸部、腹部，沿着下肢外侧前缘，一直到第二脚趾末梢外侧。有呃逆、饭后饱胀感、急性胃肠炎、胃痛、浅表性胃炎、胃溃疡、胃出血、黑便、急慢性胰腺炎、糖尿病、胃肿瘤、胰腺肿瘤、面部痤疮、肌肉抽搐、便溏等脾胃湿气重者应该采取逆着脾经的经络用祛除脾湿的手法，即从胸腹部开始推拿按摩，向下沿着下肢内侧前缘，直到大脚趾末梢内侧。

土克水，水对应于泌尿系统和生殖系统，也就是说土行人的泌尿系统和生殖系统也容易出问题，也要重点推拿按摩膀胱经和肾经的经络穴位。

肾经和膀胱经的走行方向：肾经从脚底中间前三分之一处的涌泉穴开始，往上沿着下肢内侧后缘走向腹部和胸部，止于锁骨下缘离胸骨正中线旁开 2 寸处的俞府穴；膀胱经从面部眼眶下方、眼内角处的睛明穴开始，往下通过项部、背部、腰部、臀部，沿着下肢外侧后缘走向小脚趾末梢外侧的至阴穴。

有白发、白癜风、脱发、耳鸣、耳聋、牙松痛、骨质疏松、腰痛、阳痿不举、早泄、痛经、经量少、精子活力减弱、不孕、小便滴沥不尽者，应该采取顺着肾经的经络用滋补肾阴的手法，即从脚底中间前三分之一处开始推拿按摩，往上沿着下肢内侧后缘、腹部、胸部，一直到锁骨下缘；有面部黑斑、色素沉着、耳塞、分泌性中耳炎、化脓性中耳炎、月经量过多、尿频、尿急、尿痛、排尿困难、腰椎间盘突出症、腰大肌劳损、前列腺肥大、泌尿系结石等病症，以及有泌尿生殖系统炎症、囊肿、肿瘤者，应该采取逆着膀胱经的经络用清热排毒的手法，即从小脚趾末梢外侧开始推拿按摩，沿着下肢外侧后缘往上、通过臀部、腰部、背部、项部，直到头面部。

4. 金行人推拿按摩注重点

金行对应于呼吸系统和大肠，也就是说金行人的呼吸系统和大肠容易出问题，要重点推拿按摩肺经和大肠经的经络穴位。

肺经和大肠经的走行方向：肺经从胸部第一肋间、胸骨中线旁开 6 寸处的中府穴开始，通过颈部、腋窝前缘，顺着上肢内侧前沿和手掌面前缘走向大拇指末梢内侧的少商穴；大肠经则从食指末梢内侧的商阳穴开始，顺着上肢外侧前缘、肩部、颈部，走向头面部表面，过人中穴，止于对侧鼻翼外缘中点鼻唇沟处的迎香穴。

有心慌气短、肺气虚、畏寒、咳嗽无力、流清鼻涕、咳白痰、腹泻、便溏者，应该采取顺着肺经的经络用补肺益气的手法，即从胸腹部开始推拿按摩，通过颈部、腋窝前缘，顺着上肢内侧前沿和手掌面前缘，直到大拇指末梢内侧。有皮炎、银屑病、红斑狼疮、鼻炎、鼻窦炎、流脓鼻涕、反复咳黄痰、咽喉痛、喉炎、胸痛、阵发性哮喘样咳嗽、肺炎、肺结核、肺肿瘤、便结便秘、大便带血、痔疮形成、大便形状变细、肠息肉、大肠肿瘤等患者应该采取逆着大肠经的经络用润燥排毒的手法，即从头面部开始推拿按摩，通过颈部、肩部，沿着上肢外侧和手背面前缘、直到食指末梢内侧。

金克木，木对应于肝胆系统和神经系统，也就是说金行人的肝胆系统和神经系统也容易出问题，也要重点推拿按摩肝经、胆经和头部的经络穴位。

肝经和胆经的走行方向：肝经从大脚趾末梢外侧的大敦穴开始，往上沿着下肢内侧中间走向腹壁和胸壁，止于乳头下方的期门穴；胆经从面部眼睛外侧约一厘米处的瞳子髎穴开始，往下通过项部、肩部、胸腹外侧部，沿着下肢外侧中间走向第四脚趾末梢外侧的足窍阴穴。

由于肝胆系统问题多以热毒为主，需要清热解毒，所以有眼黄、眼结膜充血或出血、皮肤黄染、过敏性鼻炎、神经性皮炎、流感、肝区隐痛、胆汁反流性胃炎、急慢性肝炎、急慢性胆囊炎、胆结石、肝胆管结石、胆囊息肉、肝硬化、肝囊肿、肝肿瘤、脑膜炎、脑肿瘤及全身其他各部位良恶性肿瘤等患者，应该采取逆着胆经的经络用清胆泻热的手法，即从第四脚趾末梢外侧和脚背（尤其是右侧）开始推拿按摩，往上沿着下肢外侧中间部、腹部和胸部侧面、肩部、项部，一直到头面部。有失眠、神经衰弱、记忆力减退、健忘、手足麻木、头部颤动、视物模糊、帕金森综合征、脑梗死、脑萎缩，以及因喝酒多或熬夜多而造成肝功能损害者，应该采取顺着肝经的经络用滋补肝阴的手法，即从大脚趾末梢外侧开始推拿按摩，往上沿着下肢内侧中间，一直到胸腹部。

5. 水行人推拿按摩注重点

水行对应于泌尿系统和生殖系统，也就是说水行人的泌尿系统和生殖系统容易出问题，要重点推拿按摩肾经和膀胱经的经络穴位。

肾经和膀胱经的走行方向：肾经从脚底中间前三分之一处的涌泉穴开始，往上沿着下肢内侧后缘走向腹部和胸部，止于锁骨下缘离胸骨正中线旁开2寸处的俞府穴；膀胱经从面部眼眶下方、眼内角处的睛明穴开始，往下通过项部、背部、腰部、臀部，沿着下肢外侧后缘走向小脚趾末梢外侧的至阴穴。

有白发、白癜风、脱发、耳鸣、耳聋、牙松痛、骨质疏松、腰痛、阳痿不举、早泄、痛经、经量少、精子活力减弱、不孕、小便滴沥不尽者，应该采取顺着肾经的经络用滋补肾阴的手法，即从脚底中间前三分之一处开始推拿按摩，往上沿着下肢内侧后缘、腹部、胸部，一直到锁骨下缘；有面部黑斑、色素沉着、耳塞、分泌性中耳炎、化脓性中耳炎、月经量过多、尿频、尿急、尿痛、排尿困难、腰椎间盘突出症、腰大肌劳损、前列腺肥大、泌尿系统结石、泌尿生殖系统炎症、泌尿生殖系统囊肿、泌尿生殖系统肿瘤者应该采取逆着膀胱经的经络用清热排毒的手法，即从小脚趾末梢外侧开始推拿按摩，沿着下肢外侧后缘往上，通过臀部、腰部、背部、项部，直到头面部。

水克火，火对应于心脏、小肠、心包（血管系统）和三焦（免疫系统）组织，也就是说水行人的心脏、小肠、心包和三焦组织也容易出问题，也要重点推拿按摩心经、小肠经、心包经和三焦经的经络穴位。

心经、小肠经、心包经和三焦经的走行方向：心经从胸部腋下的极泉穴开始，通过腋窝，顺着上肢内侧后沿走向小手指末梢内侧的少冲穴；小肠经从小手指末梢外侧的少泽穴开始，顺着上肢外侧后缘、肩部、项部，走向头面部表面，止于耳屏前上方凹陷处的听宫穴；心包经从胸部乳头旁的天池穴开始，通过腋窝，顺着上肢内侧中间和手掌面中央走向中指末梢中点的中冲穴；三焦经从无名指末梢外侧的关冲穴开始，顺着上肢外侧中间、肩部、项部，走向头面部表面，止于眉梢外侧凹陷处的丝竹空穴。

有心肌梗死、脑梗死、贫血、低血压、白细胞减少、坏血病、免疫功能低下者应该采取顺着心经和心包经的经络用补益心血的手法，即从胸腹部开始推拿按摩，通过腋窝，沿着上肢内侧和手掌的后缘和中间，直到小手指和中指末梢。有心肌炎、脑出血、阑尾炎、口腔溃疡、头面部疖肿、高血压、高脂血症、高胆固醇血症、白血病、淋巴瘤等患者应该采取逆着小肠经和三焦经的经络用"清热祛毒"的手法，即从头面部开始推拿按摩，通过项部、肩部，沿着上肢外侧和手背的后缘或中间，直到小手指和无名指的末梢。

总而言之，无论身体的任何脏腑有隐患，通过上述方法在十二脏腑经络中寻找相应脏腑的经络施以正确的推拿按摩，就可望达到防治未病和欲病，或者减少病痛的目的。

综上所述，推拿按摩有一定的原则和方法可以遵循，但归根结底是根据人类的体质虚实来找到正确的方式方法。下面是人们平时在以推拿按摩方式养生保健时应该注意的基本原则：

体表热为阳亢，要泻阳经。

体表寒为阳虚，要补阳经。

体内热为阴虚，要补阴经。

体内寒为阴盛，要泻阴经。

内外都热为阴虚阳亢，要先补阴经，再泻阳经。

内外都冷为阴盛阳衰，要先补阳经，再泻阴经。

内寒外热为阴盛阳亢，既要泻阴经，也要泻阳经。

内热外寒为阴阳两虚，既要补阴经，也要补阳经。

这些简单概括只是总结身体各种表现时所反映出的体质状况，便于读者把握对阴阳补泻的原则。

上述原则对于医学专业的中医师来说比较容易理解和运用，而对于非医学专业的人们只需要把握推拿按摩的五个基本原则：一是知补泻，即知道体质是虚还是实，以分清楚是需要补，还是需要泻；二是分阴阳，即知道是阴经出问题，还是阳经有毛病；三是定方位，即了解是膈肌上的脏腑出问题，还是膈肌下的脏腑有毛病，以分清楚是重点推拿按摩上肢，还是重点推拿按摩下肢；四是找痛点，如果上述问题不清楚，可以寻找身上的阿是穴加以推拿按摩；五是多按背，即不论何时，或者对前面四点都搞不清楚时，都可以多推拿按摩背部各脏腑经络的俞穴，激活各个脏腑经络的有序流注，促进相应器官组织功能的正常运行，起到防治未病和欲病的作用。把握这五个基本原则，便于没有学过中医学理论知识的人们去身体力行。

综上所述，如果推拿按摩服务人员或需要寻求推拿按摩保健方式的人们，都能了解上述推拿按摩各方面的基本知识，就可以根据被推拿按摩者的不同的身体状况施以不同的手法，使推拿按摩这个养生保健方式在防治未病和欲病方面可以取得最佳的效果。

《黄帝内经》理论里对针灸、刮痧、拔火罐、放血等方式在防病和治病方面有非常详细的描述，这些方式是中华民族几千年来在中医领域里广泛运用的、且行之有效的防治欲病和已病的方法，但由于这些方式属于有创性治疗，就不在本书内容里探讨。

（七）其他物理养生方法

五行养生理论在选择以物理方法养生保健时起到非常重要的指导作用，除了推拿按摩的方式外，还有其他各种方式方法，如：对待热毒引起的高热（体内热盛），可以采用冷敷降温清热法（水克火）；对于因风寒或湿冷而引起的风湿或关节炎（缺火），可以采用红外热疗、温泉水疗、热水足疗、热汽熏蒸、热敷、艾灸或电吹风热气吹等方法（热疗活血法、补火）；对于脊柱压迫所致椎间盘突出等脊椎病，可以做全身纵向牵引拉伸来减轻痛苦，也可以仰卧在床上平行左右摇动身躯来缓解，或者仰卧时将双足踝置于左右摇摆的仪器上带动全身脊柱放松；对于伏案过久引起的肩周炎，除了可以采用上述热疗活血法来减轻痛苦外，还可以用玩飞镖的方式来增强肩关节的活动，当玩飞镖的成绩越来越好时，肩周炎会在不知不觉中消失无踪。

在选择各种物理方法养生保健时，我们要注意阴阳五行的不同，如：木行人和火行人属阳，一般来说畏寒喜热、热性大、容易躁动，应该选择在清静的环境、多采用清热解毒的方式方法来养生保健，就容易起到好的作用，而如果以热疗活血的方式来养生保健就容易起到相反作用；金行人和水行人属阴，多数畏热喜凉、寒性重、偏好清静，应该选择在温馨的环境、多采用温补祛寒的方式方法来养生保健，就容易起到好的作用，而如果以凉血泻火的方式来养生保健就容易起到相反作用；土行人偏中性，常畏风喜水、湿气重、身体力行，应该选择相对封闭而无风的环境施以物理养生保健法，体质较虚寒时采用养胃生津的方式方法来养生保健，体内湿热重时采用健脾祛湿的方式方法来养生保健，就容易起到好的作用。

1. 鼓鼓掌、跺跺脚、拍拍肩

小时候我们经常会唱起一首儿歌：如果感到高兴你就拍拍手，如果感到高兴你就跺跺脚，如果感到高兴你就拍拍肩，其实这就是一首养生歌。

中医养生理论指出，手掌和脚底板都有相应的身体各脏腑器官组织的部位反应区，按摩相应的反应区，将对该部位对应的器官组织有刺激作用，所以经常鼓掌或跺脚，一方面有益激发自己和对方的激情，使生命充满活力，另一方面可以不断地刺激全身所有对应的器官组织呈活跃状态，健康运转。

《黄帝内经》里的"子午经络流注"理论指出肝经与胆经相表里，肝胆经分别对应于子时和丑时（夜晚23点至第二天3点），当肝胆脏腑受到伤害时如长期熬夜、经常酗酒等，肝胆经络就会发生状况。胆经上有一个非常重要的反映身体状况的穴位在肩膀的中央部位，名为肩井穴，肝胆有问题时这个穴位就会有酸痛的感觉。经常拍拍肩膀就正好能刺激到肩井穴，发挥胆经解毒和排毒的功能，有利于缓解失眠、熬夜或作息不规律所带来的疲劳感。肝胆五行属木，经常拍打或按摩肩膀对五行属木的木行人的健康更有益处。

2. 平躺摇

现在许多人由于不良作息方式容易有脊柱不适的症状如腰椎间盘突出、坐骨神经痛等，尤其是当代众多的网络人由于低头看手机过多，容易引起颈椎的毛病，许多中老年人由于各脊柱椎间盘之间的日复一日压迫以及缺钙等过程，也都会有身材逐渐变矮小的现象等。如何通过养生的办法缓解脊柱不适的症状呢？除了补充钙片以外，还有什么好的方式延缓小老头、小老太的发展进程呢？笔者建议可以通过平躺摇的方式来达到部分目的。

平躺摇顾名思义是整个身体平躺下来，摇摆身躯，达到摇松脊柱、缓解对脊柱之间椎间盘的压迫，从而达到解除脊柱不适症状，或延缓身材变矮小的进程的养生保健方式。平躺摇分为主动摇和被动摇两种形式。主动摇，指不借助外力、自己平躺（仰面）下来，左右摇晃身体，带动整个脊柱发生摇摆，这种方式一般可以在中午或晚上睡觉前后在床上进行，也可以随时随地在可以平躺的地方进行，这种方式对于脊柱不适症状（非病理性）初起时可以起到立竿见影的效果。被动摇，指借助一个仪器设备如俗称的摇摆机，人平躺后将双脚踝放在仪器上，仪器通电后左右摇摆，并通过脚踝带动身体躯干摇动，达到放松脊柱的目的。被动摇对于已经有腰椎间盘突出、坐骨神经痛（非病理性）等症状者有较好的缓解作用。

直立位被动摇摆方式，即呈站立位时将仪器上的皮带套在腰部，仪器通电后皮带快速震动而摇动身体躯干的方式，笔者不予推荐，因为这种方式会加重脊柱各椎间盘之间的压迫，对脊柱的放松基本上起不到好的作用，反而会加重病情。其道理就好比在瓶子里放入沙子后，直立位摇摆瓶子的话，沙子间会挤压得更紧密。同时直立位被动摇摆方式容易导致机体静脉血液淤积在肢体下半部位，使得心脏和大脑等器官组织血容量减少，不但需要人保持高度清醒和警觉，同时还要保持脚站得稳、手把握住，否则容易出现头晕、心悸、昏倒、休克，甚至猝死等意外状况的发生。

《黄帝内经》五行养生理论指出肾五行属水、肾主骨，所以平躺摇等康养法对于经常站立而导致脊柱长时间受压迫的人、经常低头看手机的人，尤其是五行属水的水行人的脊柱、骨关节等健康有好处，有利于缓解颈椎病、腰椎间盘突出、坐骨神经痛等症状。

《黄帝内经》五行养生理论指出土克水，土对应于肌肉，而五行属土的土行人比较喜欢肌肉力量型的运动，肌肉经常用力收缩本身容易受伤如腰大肌劳损等，也容易过度拉动骨关节导致关节炎等症状，平躺摇等康养法对肌肉以及骨关节的放松有益处，尤其是对喜欢用力的土行人的健康有利。

3. 红外线理疗、艾灸、温水泡、热风吹

在深秋、冬季和早春等阴阳属性属阴的寒冷气候时节遭受风寒侵袭时，容易出现肩周痛、背痛、四肢关节痛等症状发作，此时可以采取几个方法来缓解病痛：一是可以在疼痛部位实施红外线理疗，可以扩张血管通透性，增加血液循环，及时带走酸性代谢毒素，缓解疼痛，而如果同时将有减轻疼痛的药膏涂抹于患处，再结合红外线理疗或微波震动方式使得药性渗入肌肤，则见效可能更快；二是用温性的艾绒制作的艾条，通过艾灸穴位的方式，也能使阳热渗入肌肤，打通经络，缓解病痛；三是热水洗浴、桑拿或适当泡温泉水疗，使皮肤的汗毛孔也能够充分扩张，有利于热气渗入肌肤，逼出体内寒气，缓解寒痛，同时也有利于皮下毒素排出体外，并能够及时清洗干净，有利于保持皮肤白净；四是用热吹风机反复吹疼痛的部位，也能达到祛寒散毒、缓解疼痛的目的。

《黄帝内经》阴阳五行理论指出金行和水行属阴、肺属金、肺主皮毛，所以红外线理疗、艾灸、温水泡、热风吹等康养法在寒凉气候下对阴阳属性属阴的金行人和水行人的健康有益处，有利于改善肩周炎、风湿痛、关节炎等症状，同时有益于金行人或水行人消除皮肤色素斑，使皮肤红润、美白等。

4. 冷水浴

在炎热的夏季或热带地区的人们多数呈热性体质，人们一般都喜欢用冷水浴来使体温降下来，有些虽然在寒凉地带但是喜欢经常进食油炸、烧烤等热性食物的人，也喜欢用冷水浴或吃雪糕等方式来清除体内的燥热。这是因为冷水浴时寒凉的水气透过皮肤汗毛孔渗入肌肤内，可以起到清血热、排热毒的作用，这对于体温较正常人高、经常扁桃体发炎、头面部长疖疮等体内火性较大或热毒较重的人有益处。

《黄帝内经》五行理论指出热的五行属火，所以冷水浴对于体内热性较重的人，尤其是五行属火的人的健康有益。笔者家乡几个长期坚持冬泳的骨干就是五行属火的火行人。

5. 适时闻香

《黄帝内经》五行理论指出辛香芳辣的味道五行属金，所以香疗也是中医五行养生理论里的一个非常重要的方面，无论是可以闻得到的香料如沉香、檀香（黄花梨香、绿檀香等）、麝香、迷迭香、艾叶香等熏香，还是作为食物用的香料如香菜、芹菜、大蒜、大葱、胡椒、花椒、辣椒、芝麻油等佐料，或是作为驱蚊、防虫、增香的香草如薰衣草、零陵香等香囊，或用各种有香味的中药草本提炼或萃取出的精油等，在生活中适当加以运用，对于人们预防感冒、防止哮喘发作、防止过敏性鼻炎的产生、帮助呼吸系统排出气态毒素和痰液、保持大脑清醒、降低血压、预防脑中风、减轻或消除痛风和关节炎症状，以及去除甲醛污染、祛除其他异味等都有益处。经常用檀香木做的枕头、靠垫、梳子等在日常生活中使用，也对身心健康和呼吸系统有益处。

《黄帝内经》五行理论指出，香味的五行属金，同时金生水、金克木，所以适时闻香一方面对五行属金的呼吸系统健康有益处，另一方面对五行属水的泌尿生殖系统有益处，如经常用绿檀木做的梳子梳理头发有防止头发变白的效果等，再一方面适时闻香对五行属木的大脑神经系统症状或疾病如健忘、高血压、老年痴呆、帕金森病、抑郁症等有益。

6. 音乐对健康的魔力

《黄帝内经》五行理论指出，肾的五行属水、肾开窍于耳，因此用耳朵来听的音乐其五行属水，对人类身心健康主要有两个方面的作用：一方面五行属水的音乐能够激活属水的生殖系统器官组织性腺激素的分泌，使机体容易达到阴阳平衡，益于延年益寿；另一方面水生木，五行属水的音乐能够激活五行属木的大脑神经组织和内分泌系统释放出对身心有益的神经递质或各种激素等，有利于缓解大脑神经系统症状或疾病如健忘、高血压、老年痴呆、帕金森病、抑郁症等。

如果能够将五行相生相克理论里的水克火、水生木等理论活学活用，我们就能容易理解各类音乐或声音所产生的魔力：激情的歌唱家们一首首美妙的歌曲仿佛让人进入鸟语花香的春天，那是水生木的启示；一曲激情洋溢的进行曲能让人热血沸腾、勇往直前，那不正是水蒸气在发挥作用吗；金属利器的撞击声可以吓走豺狼（身上长毛的动物五行属木），展示出金克木的威严；歇斯底里的摇滚呐喊声（说的五行对应于土）让人震耳欲聋，演绎着土克水的无奈；一段舒缓的轻音乐能够平息烦躁的心情，恰恰起着水克火的效果。

经常欣赏如行云流水般的舒缓音乐，在日常生活中用好、用活音乐，对各类五行人，尤其是五行属水的水行人的泌尿生殖系统器官组织的健康更有利。

7. 美景养眼利肝胆

《黄帝内经》里的"子午经络流注"理论指出，子时和丑时（晚上23点至3点）时段胆经和肝经比较虚弱，需要保养，肝脏是全身最重要的解毒器官，胆经还对应于神经系统，所以如果这个时间段没有好好休息，容易导致毒素积累在各个系统，诱发各个组织器官的炎症或肿瘤等疾病的发生，以及健忘、帕金森综合征、抑郁症等疾病，就需要用各种方式来养肝利胆。

《黄帝内经》五行理论指出，肝脏五行属木，肝开窍于目，五行中的木对应于百花盛开的、激情靓丽的春天，对应于美好的事物，所以经常用五行属木的眼睛去远眺美丽的风景、品味娇艳的花朵、细阅绚丽的画作或相片、常看美景电影或风景纪录片、欣赏帅哥美女的风度翩翩等等，对于视力的保健、肝胆的保养、神经组织和内分泌系统以及全身各系统器官组织疾病的预防有益，尤其是对五行属木的木行人的神经组织和内分泌系统的健康有利，益于木行人体内阴阳平衡、激素平衡。

8. 适当佩戴天然玉石饰品

中国古代帝王或有身份的大臣们都会在身上佩戴一块天然玉石，且多数是佩戴在腰带上的左下腹部位，所以中国文字玉这个字，就是代表王左下腹佩戴的那一块漂亮的石头。这块石头除了显示身份和地位之外，究竟还有什么作用呢？对人体健康是否有益呢？

2010年中国在四川锦屏的厚岩石下建了一个离地表2400米的世界最深的地下实验室，科研团队负责人解释说：宇宙中的高能粒子如同倾盆大雨，无时无刻不在轰击着地球。所以我们人类不停地在受到宇宙中辐射的影响，时时刻刻都需要注意防止辐射对人体的潜在伤害。

笔者曾经用辐射源探测笔做过实验，越靠近辐射源，探测笔所发出的蜂鸣声就会越响亮、越急促，而一旦有天然玉石在探测笔旁边，探测笔就不再发出蜂鸣声音了，说明辐射源对着玉石方向的射线被吸引到玉石上去了。由此可见，许多相关书里介绍的在办公桌上放置水晶、玛瑙等天然玉石有辟邪的作用，其实就是避免辐射这个邪气对人体的影响。

现代医学研究的大数据结论显示，目前已知的放射性辐射对人体的影响与甲状腺恶性肿瘤、乳腺恶性肿瘤、生殖系统恶性肿瘤以及不孕不育等方面有着密切的关系，这几种病症的发病率越来越高，且以女性为主。目前，学术界对放射性辐射对机体其他器官组织的影响还在不断研究中。

笔者建议，为了预防宇宙中自然界或人造的各种放射性辐射对人体的伤害，各类五行人都可以适当地佩戴天然玉石（水晶、玛瑙、岫岩玉、和田玉、翡翠等）饰品戴在手腕上、脖子上，或腰腹部，尤其是佩戴在脖子上（贴近甲状腺和乳腺）的各种天然玉石项链，更应该是女性或男性的首选，这不但可以增添美感和自信，更重要的是可以有效地预防各种看不见的、无时无刻不在的、伤害人类机体健康的放射性辐射。

九、中西结合体检，精准检测疾病

很多人患重大疾病时都有某些先兆：耳鸣、头晕、全身乏力常为心血管疾病、高血压或脑梗死的前兆；面色苍白、长期低热应注意白血病的可能；常出现鼻血或皮下瘀斑者应赶快做血液检查以提前预防血液病。所以早诊、早查、早治是预防重大疾病发生的一个非常重要的方面。

（一）体检项目及选择

现代各级综合医院健康体检的概念，一般是指西医范畴的各项对机体的常规项目检查和特殊项目检查。

体检常规项目检查主要包括几个方面：一是对体检客户各方面的了解，如性别、年龄、籍贯、出生年月日、出生地、居住地域、工作单位、既往病史、家族遗传史、生活方式、饮食习惯、作息规律、心理问题等方面的调查等；二是常规体格检查，如身高、体重、腰围、臀围、呼吸频率、心率、血压、视力、听力、甲状腺和乳腺触检、会阴外观、肢体外观和功能等检查；三是无创机体内组织检查，如耳鼻咽喉窥镜、眼底镜、阴道指检、阴道窥镜、肛门指检、肛门窥镜等检查；四是抽血化验检查，一般包括抽静脉血化验血常规、血脂、血糖、肝功能、肾功能、甲状腺功能、维生素水平、微量元素水平、性激素水平、各项肿瘤标志物、微生物抗原和抗体等检查，以及抽取动脉血进行血氧成分分析等检查；五是采取机体样本的检查，如大小便、唾液、各种分泌液、白带、宫颈组织细胞、各种器官组织细胞穿刺活体组织病理检查等；六是各种微生物项目检查如胃幽门螺杆菌、念珠菌、人乳头状瘤病毒、肝炎病毒、EB病毒、艾滋病或梅毒等检测，以及微生物培养等检查；七是以现代医学仪器设备进行的器官功能或影像学检查，如肺功能、心电图、脑电图、各脏腑组织彩超、乳腺钼靶、食管和胃钡餐、超声或放射线骨密度、X线、CT、MRI、核医学等检查；八是各种管腔窥镜检查，如纤维支气管镜、胶囊胃肠镜、纤维胃肠镜、纤维膀胱镜等窥镜检查；九是运用造影剂做动态影像学方面的检查，如心脏冠脉、头颅血管、脑室腔、全身脏腑或肢体血管、肝胆胰管腔、泌尿系统和生殖系统管腔等造影检查。

特殊项目检查包括几个方面：一方面是指某些疾病的进一步深入检查，如怀疑心脏病者进一步做心肌酶检测、动态心电图等检查；另一方面是指某些特种职业病方面的检查，如核电站工作人员的特殊体检项目检查等；再一方面是指遗传学方面的基因检测项目如遗传缺陷、各类癌症基因检测、亲子鉴定等检查。

当代中医各级综合医院健康体检的概念，是除了上述所有的西医范畴的检查项目之外，还包括人们耳熟能详的传统的临床医生望、闻、问、切诊查，以及依靠现代科技研发的中医诊断仪器设备如电脑把脉仪、面相和舌相诊断仪、经络功能诊断仪、脏腑功能诊断仪等，对人体各脏腑器官组织以及各经络功能强弱的检查并做出综合的分析和判断，得出诊断意见并配制药方等。

上述健康体检项目的选择主要是依据被检测对象其本人的需求，或其单位的规定要求来确定。特殊行业应该按照其行业的职业病范畴来制定相应的体检项目组合。

不论什么类型的体检，都应该要求留下体检客户以及其紧急联络人的联系方式，在所有上述检查中，一旦发现某些方面的检查结果有异常，则可以马上通知体检者再去相应专科做进一步的深入检查和诊治。

对于成年人个人健康体检项目的选择，依据现阶段中国物价水平，全国各公立综合医院推荐的体检项目平均体检费用大概为：男性体检费用约为年龄乘以30，体检医师按照这样的体检费用安排相应的体检项目，基本上可以将该年龄段有可能发生的重大疾病检查出来，如50岁男性体检费用约为50×30=1500元；女性体检费用除了与前述男性一样的体检项目所需的费用之外，还应该增加妇科检查以及乳腺彩超、子宫及附件彩超等检查费用。

全世界大数据统计结果发现胃病发病率和胃幽门螺杆菌阳性率以中国人最高，所以经常有餐前或餐后上腹部不舒服、上腹痛、嗳气、返酸、打嗝，甚至呕吐等病症者，体检时应注意做胃幽门螺杆菌检查以及常规胃镜或胶囊胃镜检查。

全世界恶性肿瘤发病率大数据统计结果发现，大肠癌多年来都是恶性肿瘤发病率第三位，根据前述中西医相结合的理论我们知道，经常便秘或早晨没有及时大便者，尤其是晚上有喝酒应酬较多者是大肠癌的高发群体，所以一旦出现大便带血、大便痛、大便形状变细等症状，除了体检时直接做肛门指检、肛窥镜等检查之外，应及时检查患者的癌胚抗原水平并做大肠镜检查，必要时做大肠癌基因检测，争取做到早查、早诊、早治，提高大肠癌的五年生存率。

2020年全世界恶性肿瘤发病率大数据统计结果显示，乳腺癌已成为恶性肿瘤发病率中的第一高发肿瘤，所以成年女性做体检时，乳腺的触诊和彩超检查应该成为必检项目之一。成年女性也可以自己在家里自我检查乳腺组织，可按照下述步骤进行：首先要注意乳腺组织的触感和硬度介于较软的脂肪组织和收缩状态下较硬的肌肉组织之间，且像树枝树叶一样呈一团团的分叶状，用手指抓的方式检查时就会感觉都是块状物肿瘤，所以女性自己检查乳腺时五个手指应并拢且与手掌持平；其次检查时可以在洗澡时的站立位或平躺在床上的仰卧位进行，站立位时可以对着镜子先观察两边乳房是否对称、有无乳头凹陷、有无乳房皮肤红肿或橘皮样改变、有无局部组织隆起、有无乳头溢液等；其三在检查双侧乳房时应采取交叉检查方式，即左手检查右侧乳房、右手检查左侧乳房；其四以并拢的指腹移行着轻柔地触压整个乳房组织，一般的检查顺序是从乳房的外上方开始，逐步移行到外下方、内下方、内上方，最后检查到乳头及乳晕的中间部位；其五是轻轻挤压乳头和乳晕下的乳腺组织，看乳头是否有溢液；六是以同样的手指并拢的方式轻柔地触压检查双侧腋窝淋巴结组织。

在上述自我检查乳腺组织的过程中，不同的感觉可以得到初步不同的疾病诊断：如果有压痛，多为乳腺炎症；如果摸到有块状物在指腹下滑动，且边界较清楚，大多数为乳腺良性肿瘤；月经前摸到有较多的滑动的块状物且有压痛，为乳腺囊性增生症的可能性大；如果摸到单个滑动的块状物有压痛，多为乳腺囊肿合并囊内出血；如果摸到指腹下有块状物却难以推动，且边界不清，则大多数为乳腺恶性肿瘤，应及时就医诊治；在腋窝摸到较软的、较扁的且有轻微压痛的淋巴结，多为淋巴结炎症；而在腋窝摸到较硬的、较圆的、无明显压痛的淋巴结，则多为乳腺恶性肿瘤的淋巴结转移，也应及时就医诊治；唯一例外的是炎性乳腺癌，既有乳房皮肤大面积红肿、压痛、且可摸到硬块等病症，也可摸到腋窝较硬、较圆、且有压痛的淋巴结，这时就应赶快就医诊治。

特殊地区人员体检时应该注意适当增加相关地方病等体检项目，如缺碘山区人们体检时应该增加甲状腺彩超和甲状腺功能检查，以及时调整碘盐的摄入含量。而长期进食富碘的海产品的的、却以碘盐为主调料的沿海地区人们如海南岛沿海区域，结节性甲状腺肿以及甲状腺功能亢进等疾病的发病率也在大幅度上升，所以也应该增加甲状腺彩超和甲状腺功能检查，以及时调整或减少碘盐的摄入量。对于检出甲状腺激素水平较高且已有甲状腺功能亢进等疾病的患者，应该减少或限制碘盐的摄入，如果家里只有碘盐者，去掉盐里面碘离子的方式也较简单，即在做菜将锅加热放油时，可以先将碘盐放入热油中，随着"嗞……"的一声，盐中所含的碘离子就会全部挥发掉。虽然这种先放盐的烹饪方式做出来的菜肴口感稍差，却对维持甲状腺组织正常功能以及维护机体健康有益。

中老年人容易有骨质疏松症，尤其是绝经期以后的女性和70岁古稀之年以上的男性更容易患该类疾病，所以这类人群选择体检项目时，应该增加血钙水平检查和骨密度检测，及时提醒在生活中预防骨折等意外事故发生的可能性。

（二）癌症高危险信号及 PET-CT、PET-MRI 检查作用

许多重大疾病，尤其是恶性肿瘤等疾病，在其发生和发展过程中常会出现某些先

兆症状，对于下列有可能产生癌症疾病的十大危险信号，应该引起我们的高度重视。

一是乳腺或全身其他部位有可触及的、快速长大的肿块（如乳腺癌、恶性淋巴瘤等）。

二是持续性声音嘶哑、干咳、痰中带血（如肺癌、喉癌等）。

三是原因不明的大便出血、腹泻、便秘、大便变细等，或原因不明的血尿（如大肠癌、膀胱癌等）。

四是持续性消化不良伴全身乏力（如胃癌、肝癌、胰腺癌等）。

五是胸部闷胀不适，吞咽时食管内有异物感或上腹部疼痛（如食管癌、胃癌等）。

六是耳鸣、听力减退、咽干、鼻咽分泌物带血、头痛、颈部肿块（如鼻咽癌、颅脑肿瘤等）。

七是月经期出血量过多，月经期外或绝经后不规则的阴道出血，接触性出血（如宫颈癌等妇科肿瘤）。

八是体表的皮疣或黑痣等出现明显变化，如颜色加深、体积增大、瘙痒、脱毛、渗液、溃烂、出血等（如黑色素瘤等），或久治不愈的皮肤溃疡、伤口溃烂（如皮肤癌等）。

九是骨骼或关节出现变形、肿大、疼痛、骨折等症状（如骨肉瘤等）。

十是原因不明的体重持续减轻。

一旦怀疑有恶性肿瘤形成、转移、复发者，或判定是良性肿瘤还是恶性肿瘤等需要鉴别诊断时，可以进一步做 PET–CT 或 PET–MRI 等检查。

2020 年以前，全世界恶性肿瘤发病率大数据统计结果显示，多年来肺癌一直是恶性肿瘤发病率中的第一高发肿瘤。长期抽烟或经常呼吸到异常空气者是肺癌的高发群体，这类人群应重点关注肺部检查结果。

目前全世界医学界对于肺癌的诊治主要是依靠 X 线胸片和胸部 CT 检查来发现可疑病变，再通过支纤镜检查取病变组织行病理活检，或对肿瘤穿刺方式取病变组织行病理活检，甚至外科开胸手术方式取病变组织行病理活检来确诊，然后再确定下一步的综合治疗方案。虽然近年来又增加了肺癌基因检测等项目，但是在做正规肺癌综合治疗前，还是必须有肺癌病理组织确诊结果才行。

无论是支纤镜取活检，或肺部肿瘤穿刺取活检，都属于有创性检查，且需要一周左右的时间才能得到病理检查结果。如果肺部病变不是恶性肿瘤，这些有创性检查就得每样检查再重复两三次，每次都需要耗费一周左右时间才能得到病理结果。如果经过三次支纤镜取活检再加三次肺部肿瘤穿刺取活检的话，大约一个半月左右的时间就过去了，这个时候还没有得到肺癌的确诊结果，就不得不开胸手术切除病变的肺叶组织取活检做病理检查了。如果最后手术切除肺叶得到的病理结果是炎症病变，则不仅仅涉及过度医疗问题，对于患者的心理和机体等多方面来说是个巨大的折磨，且对其家属来说也是个漫长的、痛苦的煎熬。

如何才能对怀疑是肺炎、肺部良性结节或肺癌等疾病做鉴别诊断时先做一个快速的、无创性检查而得到初步预判呢？

2010年笔者家里一个70余岁的长辈因咳嗽、咳脓痰几天而在当地市级综合医院就诊，经CT检查诊断为晚期肺癌后，即被送往湖南省湘雅医学院某附属医院诊治，经再次CT检查后仍然诊断为晚期肺癌，该医院科室主任决定先给患者作支纤镜检查取病理组织活检、必要时再行肿瘤组织穿刺活检以得到确诊结果，再开展下一步恶性肿瘤方面的综合诊治。笔者当时即刻赶回湖南，并仔细检查患者的CT片，发现在肺部病灶中间部位有一个圆形的空洞，即怀疑可能不是恶性肿瘤，因为癌细胞会破坏正常的支气管组织结构，肺癌组织中间不应该出现如此完整的肺叶支气管腔壁的影像，所以第二天即带患者去湖南省肿瘤医院做PET-CT检查，半小时后结果出来，诊断为大叶性肺炎，患者及所有家属全部舒缓了紧张了多天的心情。在连用了两周治肺炎的抗生素治疗后，患者肺部炎症病灶完全消失而出院回家。

所以笔者建议对怀疑有肺部或其他部位恶性肿瘤患者拟行进一步有创性检查前，都有必要先做一下PET-CT，或PET-MRI检查。

PET（正电子发射计算机断层成像）检查是将某种放射性药物注入机体，药物被组织细胞摄取后即可参与人体的糖、蛋白，或核酸等代谢过程，将PET检查结合CT（电子计算机X射线断层扫描技术）或MRI（磁共振成像）影像学检查，则既可以确定病变组织发生的部位并对病变组织结构的改变进行精准的呈现，又可以反映出并捕捉到病变组织相关代谢过程的变化信息。所以PET-CT，或PET-MRI检查对于疾病的诊断，尤其是对于怀疑有恶性肿瘤发生、转移、残存、复发者，或无法判断是炎症、良性肿瘤还是恶性肿瘤而需要进行鉴别诊断时，都可以获得较高的确诊率。

PET-CT或PET-MRI检查的主要用途主要有几个方面：一是作为炎症组织、良性肿瘤、恶性肿瘤等鉴别诊断；二是确诊恶性肿瘤后了解是否有周围或远处转移；三是了解恶性肿瘤切除术后是否有局部残留；四是了解恶性肿瘤手术、放疗或化疗后是否有早期复发；五是评价恶性肿瘤治疗效果；六是用于其他疾病如心脏疾病、甲状腺功能疾病等的诊断。

PET-CT和PET-MRI检查的结果无明显差别，只是CT检查稍微增加了一些放射线对机体的伤害。

（三）五行分类体检，精准检测疾病

《黄帝内经》理论指出：天地之间，六合之内，不离于五，人亦应之。即万事万物都可以分出五行，人类也不例外，也可以分为木行人、火行人、土行人、金行人和水行人。不同的五行人在其正常生命过程中容易患其相应脏腑的疾病，如果医师在给体检客户做常规体检之前能够知道体检者的五行分类的话，就可以有的放矢地、有针对性地开展相应的体检项目检查，简单而快捷地对有可能的重大疾病做出初步诊断。

几年前，海南省沉香协会某领导70多岁的长辈，因感觉全身乏力等身体不舒服症状一个月左右，来笔者单位做全面身体检查。笔者当时询问了该体检者的出生年月日

后，即从《五行人分类查询表》中查出其五行为金行人，笔者先为其开出胸部 CT 检查单并即刻安排检查，十分钟后即得到疑似肺癌的检查结果，随即安排专科诊治，为患者争取了早查、早诊、早治的宝贵的时间。

所以，根据体检客户的出生年月日而查询出其五行人分类，就可以做到精准、快速、事半功倍地检测出其相关系统的有可能的重大疾病。

下面分述五行人选择体检项目时的注意事项。

1. 木行人体检项目选择

木行人做体检时要从几个方面来考虑选择体检项目：一是在五行理论中，木行对应于机体脏腑的肝胆系统器官组织以及神经系统和内分泌系统器官组织功能，肝主筋，肝开窍于目，所以首先要注意眼睛外观、视力、眼底视网膜、右上腹、全身肌腱等方面的无创检查；二是重点考虑选择肝功能、肝癌标志物如甲胎蛋白（AFP）检测、肝脏和胆囊彩超、头颅 CT 等检查，以及甲状腺功能、乳腺和甲状腺彩超等检查；三是要注意其既往史，如曾经患过肝炎者，还应考虑增加各种肝炎病毒的抗原和抗体等检测，以及肝脏 CT 或 MRI 等检查；四是在五行相生相克等理论中，应注意五行相克理论，尤其是木克土理论，也就是说还要注意木行人五行属土的脾胃系统器官组织功能也容易出问题，所以还要考虑选择胃幽门螺杆菌、脾脏和胰腺组织彩超等检查；五是要注意其日常生活、饮食、作息等方面的习惯，如经常喝水较少、出汗较少者，应注意尿常规、泌尿和生殖系统器官组织彩超等检查的结果；六是要注意其机体目前是否有不适症状，如有咳嗽较长时间者，应考虑选择增加胸部 CT 等检查。

2. 火行人体检项目选择

火行人做体检时要从几个方面来考虑选择体检项目：一是在五行理论中，火行对应于机体脏腑的心脏、小肠、血管以及血液和免疫系统器官组织功能，心主血，心开窍于口，所以首先要注意口腔、舌头、全身表皮血色等方面的无创检查；二是重点考虑选择心率、血压、血常规、血脂、心电图和全身淋巴结组织触摸等检查，以及动态心电图、心脏彩超、大动脉彩超、颅内血管等检查；三是要注意其既往史，如曾经患过心肌梗死者，还应考虑增加心肌酶、肌钙蛋白、脑钠肽等心脏病的标志物检测；四是在五行相生相克等理论中，应注意五行相克理论，尤其是火克金理论，也就是说还要注意火行人五行属金的呼吸系统和大肠器官组织功能也容易出问题，所以还要考虑选择鼻咽喉窥镜检查、EB 病毒检查、鼻咽和肺 CT 检查、大肠镜检查等；五是要注意其日常生活、饮食、作息等方面的习惯，如经常应酬喝酒较多者，应注意肝功能、甲胎蛋白（AFP）肝脏和胆囊彩超或 CT、头颅 CT、乳腺彩超等检查的结果；六是要注意其机体目前是否有不适症状，如有月经不调、痛经症状者，还应注意尿常规、白带、泌尿和生殖系统器官组织彩超，以及性激素水平等检查结果。

3. 土行人体检项目选择

土行人做体检时要从几个方面来考虑选择体检项目：一是在五行理论中，土行对应于机体脏腑的脾胃系统器官组织以及肌肉组织功能，脾主肌，脾开窍于唇，所以首先要注意口唇颜色、全身肌肉等方面的无创检查；二是重点考虑选择胃幽门螺杆菌、血糖、糖化血红蛋白、血脂、胰腺彩超等检查；三是要注意其既往史，如曾经患过胰腺炎、胃炎者，还应考虑增加胰腺淀粉酶检测、胃镜，以及胰腺 CT 或 MRI 等检查；四是在五行相生相克等理论中，应注意五行相克理论，尤其是土克水理论，也就是说还要注意土行人五行属水的泌尿生殖系统器官组织功能也容易出问题，所以还要注意尿常规、尿糖、肾功能、血尿酸、泌尿和生殖系统器官组织彩超，以及白带、宫颈等方面的检查；五是要注意其日常生活、饮食、作息等方面的习惯，如经常不睡午觉以及熬夜者，应注意选择血常规、心肌酶、心电图、心脏彩超等项目的检查；六是要注意其机体目前是否有不适症状，如有失眠、头晕、头痛等症状者，应注意肝功能、高血压、头部 CT 等检查结果。

4. 金行人体检项目选择

金行人做体检时要从几个方面来考虑选择体检项目：一是在五行理论中，金行对应于机体脏腑的呼吸系统和大肠等器官组织功能，肺主皮毛，肺开窍于鼻，所以首先要注意鼻腔、咽喉、全身皮肤等方面的无创检查；二是重点考虑选择大便常规、呼吸频率、肺功能等检查，以及鼻咽喉窥镜检查、EB 病毒检查、鼻咽部和胸部 CT 检查等，必要时行纤维支气管镜、大肠镜等检查；三是要注意其既往史，如曾经患过肺结核者，还应考虑增加结核菌素、癌胚抗原（CEA）等检查，以及肺癌基因检测等项目；四是在五行相生相克等理论中，应注意五行相克理论，尤其是金克木理论，也就是说还要注意金行人五行属木的肝胆系统以及大脑神经和内分泌系统等器官组织功能也容易出问题，所以还要注意肝功能、肝癌标志物如甲胎蛋白（AFP）检测、肝脏和胆囊彩超、头颅 CT 等检查结果，以及甲状腺功能、乳腺和甲状腺彩超等方面的检查等；五是要注意其日常生活、饮食、作息等方面的习惯，如经常不吃早餐，或暴饮暴食者，应注意胃幽门螺杆菌、血糖、血脂、胰腺彩超等检查结果，还应考虑增加胃镜，以及胰腺 CT 或 MRI 等检查项目；六是要注意其机体目前是否有不适症状，如有心绞痛症状者，应注意心率、血压、血常规、血脂、心电图等检查结果，还应考虑增加心肌酶、肌钙蛋白、脑钠肽等心脏病的标志物检查，以及动态心电图、心脏彩超、大动脉彩超、颅内血管等项目的检查，必要时行心脏冠脉造影、心脏放射性核素扫描（PET）等检查。

5. 水行人体检项目选择

水行人做体检时要从几个方面来考虑选择体检项目：一是在五行理论中，水行对应于机体脏腑的泌尿系统和生殖系统的器官组织功能，肾主骨，肾开窍于耳和二阴，所以首先要注意耳廓、耳窥镜、听力、外阴、白带、宫颈、全身骨骼等方面的无创检查；二是重点注意小便常规、肾功能、血尿酸、血糖、尿糖、前列腺素（PSA）、血钙水平、性激素水平等检查结果，以及泌尿生殖系统器官彩超、骨密度等检查；三是要注意其既往史，如曾经患过肾炎者，还应考虑增加血肌酐、内生肌酐清除率、肾小球滤过率等检测；四是在五行相生相克等理论中，应注意五行相克理论，尤其是水克火理论，也就是说还要注意水行人五行属火的心脏、小肠、血管以及血液和免疫系统器官组织功能也容易出问题，所以要注意心率、血压、血常规、血脂、心肌酶、心电图和全身淋巴结组织触摸等检查结果，以及适当增加动态心电图、心脏彩超、大动脉彩超、颅内血管等项目的检查；五是要注意其日常生活、饮食、作息等方面的习惯，如喝水较少、经常便秘，或早晨不大便者，应注意大便常规、大便潜血、癌胚抗原（CEA）等检查结果，必要时增加腹部 CT、大肠镜、大肠癌基因等检查项目；六是要注意其机体目前是否有不适症状，如有返酸、嗳气、胃痛等症状者，还应考虑增加胃幽门螺杆菌、大便潜血、胶囊胃镜、纤维胃镜等检查项目。

目前，上述五行分类人去中医各级综合医院做健康体检时，除了上述所有的西医范畴的检查项目之外，还应进行望、闻、问、切等诊查，必要时利用遵循中医理念、依靠现代科技研发的先进医疗仪器设备，对人体各脏腑器官组织以及各经络功能强弱等进行检查。

综上所述，建议所有的体检机构不但要加强现代西医仪器设备的购置，还要增添以中医理念为主导的、以现代科技方式研发的、包含"望、闻、问、切"等诊查功能的、检查人体各脏腑器官组织以及各经络功能的先进的中医诊疗仪器设备，以五行人分类个性化体检方式，做到中西医相结合，精准检测疾病，做到早查、早诊、早治，从多方面使"精准防病"落到实处，大幅提高人类的平均健康寿命。

主要参考书目

［1］秦泉.黄帝内经全本.北京：外文出版社，2012.

［2］唐颐.图解黄帝内经素问·灵枢.西安：陕西师范大学出版社，2009.

［3］石有林.周易养生万年历.北京：北京科学技术出版社，2010.

［4］张天泽、徐光炜.肿瘤学.天津：天津科学技术出版社，1996.

［5］汤钊猷.现代肿瘤学.上海：上海医科大学出版社，1993.

［6］海霞.五运六气临床应用.北京：北京科学技术出版社，2020.

［7］权依经、李民听.五运六气详解与应用.兰州：甘肃科学技术出版社，2008.

［8］尹洪东.运气大医顾植山.北京：中国健康传媒集团/中国医药科技出版社，2021.

［9］张岫峰、冯明清、刘淑华.黄帝外经浅释.上海：第二军医大学出版社，2006.

［10］宋赵佶、王振国、杨金萍.圣济总录.北京：中国中医药出版社，2018.

附录1 1960~2020年五行人分类查询表

注：1921~2035年五行人分类查询表见附录3

1959年8月8日–1960年2月4日，猪年、立秋、己亥、七月、初五（己亥、壬申、壬戌）–猪年，己亥、正月、初八（己亥、丁丑、壬戌）

8.8–9.7，壬申月				9.8–10.8，癸酉月				10.9–11.7，甲戌月				11.8–12.7，乙亥月				12.8–1960.1.5，丙子月				1.6–2.4，丁丑月			
8.8	立秋	壬戌	巽木	9.8	白露	癸巳	坤土	10.9	寒露	甲子	巽木	11.8	立冬	甲午	艮土	12.8	大雪	丙子	巽木	1.6	小寒	癸巳	坤土
8.9	初六	癸亥	坎水	9.9	初七	甲午	艮土	10.10	初九	乙丑	坎水	11.9	初九	乙未	坤土	12.9	初十	乙丑	坎水	1.7	初九	甲午	艮土
8.10	初七	甲子	巽木	9.10	初八	乙未	坤土	10.11	初十	丙寅	巽木	11.10	初十	丙申	艮土	12.10	十一	丙寅	巽木	1.8	初十	乙未	坤土
8.11	初八	乙丑	坎水	9.11	初九	丙申	艮土	10.12	十一	丁卯	坎水	11.11	十一	丁酉	坤土	12.11	十二	丁卯	坎水	1.9	十一	丙申	艮土
8.12	初九	丙寅	巽木	9.12	初十	丁酉	坤土	10.13	十二	戊辰	巽木	11.12	十二	戊戌	艮土	12.12	十三	戊辰	巽木	1.10	十二	丁酉	坤土
8.13	初十	丁卯	坎水	9.13	十一	戊戌	艮土	10.14	十三	己巳	坎水	11.13	十三	己亥	坤土	12.13	十四	己巳	坎水	1.11	十三	戊戌	艮土
8.14	十一	戊辰	巽木	9.14	十二	己亥	坤土	10.15	十四	庚午	巽木	11.14	十四	庚子	艮土	12.14	十五	庚午	巽木	1.12	十四	己亥	坤土
8.15	十二	己巳	坎水	9.15	十三	庚子	艮土	10.16	十五	辛未	坤土	11.15	十五	辛丑	坤土	12.15	十六	辛未	坎水	1.13	十五	庚子	艮土
8.16	十三	庚午	巽木	9.16	十四	辛丑	坤土	10.17	十六	壬申	巽木	11.16	十六	壬寅	艮土	12.16	十七	壬申	巽木	1.14	十六	辛丑	坤土
8.17	十四	辛未	坎水	9.17	十五	壬寅	艮土	10.18	十七	癸酉	坎水	11.17	十七	癸卯	坤土	12.17	十八	癸酉	坎水	1.15	十七	壬寅	艮土
8.18	十五	壬申	巽木	9.18	十六	癸卯	坤土	10.19	十八	甲戌	巽木	11.18	十八	甲辰	艮土	12.18	十九	甲戌	巽木	1.16	十八	癸卯	坤土
8.19	十六	癸酉	坎水	9.19	十七	甲辰	坤土	10.20	十九	乙亥	坎水	11.19	十九	乙巳	坤土	12.19	二十	乙亥	坎水	1.17	十九	甲辰	坤土
8.20	十七	甲戌	巽木	9.20	十八	乙巳	坤土	10.21	二十	丙子	巽木	11.20	二十	丙午	艮土	12.20	廿一	丙子	巽木	1.18	二十	乙巳	坤土
8.21	十八	乙亥	坎水	9.21	十九	丙午	艮土	10.22	廿一	丁丑	坎水	11.21	廿一	丁未	坤土	12.21	廿二	丁丑	坎水	1.19	廿一	丙午	艮土
8.22	十九	丙子	巽木	9.22	二十	丁未	坤土	10.23	廿二	戊寅	巽木	11.22	廿二	戊申	艮土	12.22	冬至	戊寅	巽木	1.20	廿二	丁未	坤土
8.23	二十	丁丑	坎水	9.23	廿一	戊申	艮土	10.24	霜降	己卯	坎水	11.23	小雪	己酉	坤土	12.23	廿四	己卯	坎水	1.21	大寒	戊申	艮土
8.24	处暑	戊寅	巽木	9.24	秋分	己酉	坤土	10.25	廿四	庚辰	巽木	11.24	廿四	庚戌	艮土	12.24	廿五	庚辰	巽木	1.22	廿四	己酉	坤土
8.25	廿二	己卯	坎水	9.25	廿三	庚戌	艮土	10.26	廿五	辛巳	坎水	11.25	廿五	辛亥	坤土	12.25	廿六	辛巳	坎水	1.23	廿五	庚戌	艮土
8.26	廿三	庚辰	巽木	9.26	廿四	辛亥	坤土	10.27	廿六	壬午	巽木	11.26	廿六	壬子	艮土	12.26	廿七	壬午	巽木	1.24	廿六	辛亥	坤土
8.27	廿四	辛巳	坎水	9.27	廿五	壬子	艮土	10.28	廿七	癸未	坎水	11.27	廿七	癸丑	坤土	12.27	廿八	癸未	坎水	1.25	廿七	壬子	艮土
8.28	廿五	壬午	巽木	9.28	廿六	癸丑	艮土	10.29	廿八	甲申	巽木	11.28	廿八	甲寅	艮土	12.28	廿九	甲申	巽木	1.26	廿八	癸丑	坤土
8.29	廿六	癸未	坎水	9.29	廿七	甲寅	艮土	10.30	廿九	乙酉	坎水	11.29	廿九	乙卯	坤土	12.29	三十	乙酉	坎水	1.27	廿九	甲寅	艮土
8.30	廿七	甲申	巽木	9.30	廿八	乙卯	艮土	10.31	三十	丙戌	巽木	11.30	冬月	丙辰	艮土	12.30	腊月	丙戌	巽木	1.28	正月	乙卯	艮土
8.31	廿八	乙酉	坎水	10.1	廿九	丙辰	艮土	11.1	十月	丁亥	坎水	12.1	初二	丁巳	坤土	12.31	初三	丁亥	坎水	1.29	初二	丙辰	艮土
9.1	廿九	丙戌	巽木	10.2	九月	丁巳	坤土	11.2	初二	戊子	巽木	12.2	初三	戊午	艮土	1.1	初三	戊子	巽木	1.30	初三	丁巳	坤土
9.2	三十	丁亥	坎水	10.3	初二	戊午	艮土	11.3	初三	己丑	坎水	12.3	初四	己未	坤土	1.2	初四	己丑	坎水	1.31	初四	戊午	艮土
9.3	八月	戊子	巽木	10.4	初三	己未	坤土	11.4	初四	庚寅	巽木	12.4	初五	庚申	艮土	1.3	初五	庚寅	巽木	2.1	初五	己未	坤土
9.4	初二	己丑	坎水	10.5	初四	庚申	艮土	11.5	初五	辛卯	坎水	12.5	初六	辛酉	坤土	1.4	初六	辛卯	坎水	2.2	初六	庚申	艮土
9.5	初三	庚寅	巽木	10.6	初五	辛酉	坤土	11.6	初六	壬辰	巽木	12.6	初七	壬戌	艮土	1.5	初七	壬辰	巽木	2.3	初七	辛酉	坤土
9.6	初四	辛卯	坎水	10.7	初六	壬戌	艮土	11.7	初七	癸巳	坎水	12.7	初八	癸亥	坤土					2.4	初八	壬戌	艮土
9.7	初五	壬辰	巽木	10.8	初七	癸亥	坤土																

1960年2月5日–1960年8月6日，鼠年、立春、庚子、正月、初九（庚子、戊寅、癸亥）–鼠年、庚子、闰六月、十四（庚子、癸未、丙寅）

2.5–3.4，戊寅月				3.5–4.4，己卯月				4.5–5.4，庚辰月				5.5–6.5，辛巳月				6.6–7.6，壬午月				7.7–8.6，癸未月			
2.5	立春	癸亥	兑金	3.5	惊蛰	癸巳	离火	4.5	清明	癸巳	震木	5.5	立夏	癸亥	离火	6.6	芒种	乙丑	乾金	7.7	小暑	丙寅	离火
2.6	初十	甲子	乾金	3.6	初九	癸巳	震木	4.6	十一	甲子	乾金	5.6	十一	甲午	离火	6.7	十四	丙寅	乾金	7.8	十五	丁酉	震木
2.7	十一	乙丑	兑金	3.7	初十	甲午	离火	4.7	十二	乙丑	兑金	5.7	十二	乙未	震木	6.8	十五	丁卯	兑金	7.9	十六	戊戌	离火
2.8	十二	丙寅	乾金	3.8	十一	乙未	震木	4.8	十三	丙寅	乾金	5.8	十三	丙申	离火	6.9	十六	戊辰	乾金	7.10	十七	己亥	震木
2.9	十三	丁卯	兑金	3.9	十二	丙申	离火	4.9	十四	丁卯	兑金	5.9	十四	丁酉	震木	6.10	十七	己巳	兑金	7.11	十八	庚子	离火
2.10	十四	戊辰	乾金	3.10	十三	丁酉	震木	4.10	十五	戊辰	乾金	5.10	十五	戊戌	离火	6.11	十八	庚午	乾金	7.12	十九	辛丑	震木
2.11	十五	己巳	兑金	3.11	十四	戊戌	离火	4.11	十六	己巳	兑金	5.11	十六	己亥	震木	6.12	十九	辛未	兑金	7.13	二十	壬寅	离火
2.12	十六	庚午	乾金	3.12	十五	己亥	震木	4.12	十七	庚午	乾金	5.12	十七	庚子	离火	6.13	二十	壬申	乾金	7.14	廿一	癸卯	震木
2.13	十七	辛未	兑金	3.13	十六	庚子	离火	4.13	十八	辛未	兑金	5.13	十八	辛丑	震木	6.14	廿一	癸酉	兑金	7.15	廿二	甲辰	离火
2.14	十八	壬申	乾金	3.14	十七	辛丑	震木	4.14	十九	壬申	乾金	5.14	十九	壬寅	离火	6.15	廿二	甲戌	乾金	7.16	廿三	乙巳	震木
2.15	十九	癸酉	兑金	3.15	十八	壬寅	离火	4.15	二十	癸酉	兑金	5.15	二十	癸卯	震木	6.16	廿三	乙亥	兑金	7.17	廿四	丙午	离火
2.16	二十	甲戌	乾金	3.16	十九	癸卯	震木	4.16	廿一	甲戌	乾金	5.16	廿一	甲辰	离火	6.17	廿四	丙子	乾金	7.18	廿五	丁未	震木
2.17	廿一	乙亥	兑金	3.17	二十	甲辰	离火	4.17	廿二	乙亥	兑金	5.17	廿二	乙巳	震木	6.18	廿五	丁丑	兑金	7.19	廿六	戊申	离火
2.18	廿二	丙子	乾金	3.18	廿一	乙巳	震木	4.18	廿三	丙子	乾金	5.18	廿三	丙午	离火	6.19	廿六	戊寅	乾金	7.20	廿七	己酉	震木
2.19	雨水	丁丑	兑金	3.19	廿二	丙午	离火	4.19	廿四	丁丑	兑金	5.19	廿四	丁未	震木	6.20	廿七	己卯	兑金	7.21	廿八	庚戌	离火
2.20	廿四	戊寅	乾金	3.20	春分	丁未	震木	4.20	谷雨	戊寅	乾金	5.20	廿五	戊申	离火	6.21	夏至	庚辰	乾金	7.22	廿九	辛亥	震木
2.21	廿五	己卯	兑金	3.21	廿四	戊申	离火	4.21	廿六	己卯	兑金	5.21	小满	己酉	震木	6.22	廿九	辛巳	兑金	7.23	大暑	壬子	离火
2.22	廿六	庚辰	乾金	3.22	廿五	己酉	震木	4.22	廿七	庚辰	乾金	5.22	廿七	庚戌	离火	6.23	三十	壬午	乾金	7.24	闰六月	癸丑	震木
2.23	廿七	辛巳	兑金	3.23	廿六	庚戌	离火	4.23	廿八	辛巳	兑金	5.23	廿八	辛亥	震木	6.24	六月	癸未	兑金	7.25	初二	甲寅	离火
2.24	廿八	壬午	乾金	3.24	廿七	辛亥	震木	4.24	廿九	壬午	乾金	5.24	廿九	壬子	离火	6.25	初二	甲申	乾金	7.26	初三	乙卯	震木
2.25	廿九	癸未	兑金	3.25	廿八	壬子	离火	4.25	三十	癸未	兑金	5.25	五月	癸丑	震木	6.26	初三	乙酉	兑金	7.27	初四	丙辰	离火
2.26	三十	甲申	乾金	3.26	廿九	癸丑	震木	4.26	四月	甲申	乾金	5.26	初二	甲寅	离火	6.27	初四	丙戌	乾金	7.28	初五	丁巳	震木
2.27	二月	乙酉	兑金	3.27	三月	甲寅	离火	4.27	初二	乙酉	兑金	5.27	初三	乙卯	震木	6.28	初五	丁亥	兑金	7.29	初六	戊午	离火
2.28	初二	丙戌	乾金	3.28	初二	乙卯	震木	4.28	初三	丙戌	乾金	5.28	初四	丙辰	离火	6.29	初六	戊子	乾金	7.30	初七	己未	震木
2.29	初三	丁亥	兑金	3.29	初三	丙辰	震木	4.29	初四	丁亥	兑金	5.29	初五	丁巳	震木	6.30	初七	己丑	兑金	7.31	初八	庚申	离火
3.1	初四	戊子	乾金	3.30	初四	丁巳	震木	4.30	初五	戊子	乾金	5.30	初六	戊午	离火	7.1	初八	庚寅	乾金	8.1	初九	辛酉	震木
3.2	初五	己丑	兑金	3.31	初五	戊午	离火	5.1	初六	己丑	兑金	5.31	初七	己未	震木	7.2	初九	辛卯	兑金	8.2	初十	壬戌	离火
3.3	初六	庚寅	乾金	4.1	初六	己未	震木	5.2	初七	庚寅	乾金	6.1	初八	庚申	离火	7.3	初十	壬辰	乾金	8.3	十一	癸亥	震木
3.4	初七	辛卯	兑金	4.2	初七	庚申	离火	5.3	初八	辛卯	乾金	6.2	初九	辛酉	震木	7.4	十一	癸巳	兑金	8.4	十二	甲子	离火
				4.3	初八	辛酉	震木	5.4	初九	壬戌	乾金	6.3	初十	壬戌	离火	7.5	十二	甲午	乾金	8.5	十三	乙丑	震木
				4.4	初九	壬戌	离火					6.4	十一	癸亥	震木	7.6	十三	乙未	兑金	8.6	十四	丙寅	离火
												6.5	十二	甲子	离火								

1960年8月7日-1961年2月3日，鼠年、立春、庚子、六月、十五（庚子、甲申、丁卯）- 鼠年，庚子、腊月、十八（庚子、己丑、丁卯）

8.7-9.6 甲申月				9.7-10.7 乙酉月				10.8-11.6 丙戌月				11.7-12.6 丁亥月				12.7-1961.1.4 戊子月				1.5-2.3 己丑月			
8.7	立秋	丁卯	兑金	9.7	白露	戊戌	离火	10.8	寒露	己巳	兑金	11.7	立冬	己亥	震木	12.7	大雪	己巳	兑金	1.5	小寒	戊戌	离火
8.8	十六	戊辰	乾金	9.8	十八	己亥	震木	10.9	十九	庚午	乾金	11.8	二十	庚子	离火	12.8	二十	庚午	乾金	1.6	二十	己亥	震木
8.9	十七	己巳	兑金	9.9	十九	庚子	离火	10.10	二十	辛未	兑金	11.9	二一	辛丑	震木	12.9	二一	辛未	兑金	1.7	二一	庚子	离火
8.10	十八	庚午	乾金	9.10	二十	辛丑	震木	10.11	二一	壬申	乾金	11.10	二二	壬寅	离火	12.10	二二	壬申	乾金	1.8	二二	辛丑	震木
8.11	十九	辛未	兑金	9.11	二一	壬寅	离火	10.12	二二	癸酉	兑金	11.11	二三	癸卯	震木	12.11	二三	癸酉	兑金	1.9	二三	壬寅	离火
8.12	二十	壬申	乾金	9.12	二二	癸卯	震木	10.13	二三	甲戌	乾金	11.12	二四	甲辰	离火	12.12	二四	甲戌	乾金	1.10	二四	癸卯	震木
8.13	二一	癸酉	兑金	9.13	二三	甲辰	离火	10.14	二四	乙亥	兑金	11.13	二五	乙巳	震木	12.13	二五	乙亥	兑金	1.11	二五	甲辰	离火
8.14	二二	甲戌	乾金	9.14	二四	乙巳	震木	10.15	二五	丙子	乾金	11.14	二六	丙午	离火	12.14	二六	丙子	乾金	1.12	二六	乙巳	震木
8.15	二三	乙亥	离火	9.15	二五	丙午	离火	10.16	二六	丁丑	兑金	11.15	二七	丁未	震木	12.15	二七	丁丑	兑金	1.13	二七	丙午	离火
8.16	二四	丙子	兑金	9.16	二六	丁未	震木	10.17	二七	戊寅	乾金	11.16	二八	戊申	离火	12.16	二八	戊寅	乾金	1.14	二八	丁未	震木
8.17	二五	丁丑	离火	9.17	二七	戊申	离火	10.18	二八	己卯	兑金	11.17	二九	己酉	震木	12.17	二九	己卯	兑金	1.15	二九	戊申	离火
8.18	二六	戊寅	乾金	9.18	二八	己酉	震木	10.19	二九	庚辰	乾金	11.18	三十	庚戌	离火	12.18	冬月	庚辰	乾金	1.16	三十	己酉	震木
8.19	二七	己卯	兑金	9.19	二九	庚戌	离火	10.20	九月	辛巳	兑金	11.19	十月	辛亥	震木	12.19	初二	辛巳	兑金	1.17	腊月	庚戌	离火
8.20	二八	庚辰	乾金	9.20	三十	辛亥	震木	10.21	初二	壬午	乾金	11.20	初二	壬子	离火	12.20	初三	壬午	乾金	1.18	初二	辛亥	震木
8.21	二九	辛巳	兑金	9.21	八月	壬子	离火	10.22	初三	癸未	兑金	11.21	初三	癸丑	震木	12.21	初四	癸未	兑金	1.19	初三	壬子	离火
8.22	七月	壬午	乾金	9.22	初二	癸丑	震木	10.23	霜降	甲申	乾金	11.22	小雪	甲寅	离火	12.22	冬至	甲申	乾金	1.20	大寒	癸丑	震木
8.23	处暑	癸未	兑金	9.23	秋分	甲寅	震木	10.24	初五	乙酉	兑金	11.23	初五	乙卯	震木	12.23	初六	乙酉	兑金	1.21	初五	甲寅	离火
8.24	初三	甲申	乾金	9.24	初四	乙卯	震木	10.25	初六	丙戌	乾金	11.24	初六	丙辰	离火	12.24	初七	丙戌	乾金	1.22	初六	乙卯	震木
8.25	初四	乙酉	兑金	9.25	初五	丙辰	离火	10.26	初七	丁亥	兑金	11.25	初七	丁巳	震木	12.25	初八	丁亥	兑金	1.23	初七	丙辰	离火
8.26	初五	丙戌	乾金	9.26	初六	丁巳	震木	10.27	初八	戊子	乾金	11.26	初八	戊午	离火	12.26	初九	戊子	乾金	1.24	初八	丁巳	震木
8.27	初六	丁亥	兑金	9.27	初七	戊午	离火	10.28	初九	己丑	兑金	11.27	初九	己未	震木	12.27	初十	己丑	兑金	1.25	初九	戊午	离火
8.28	初七	戊子	乾金	9.28	初八	己未	震木	10.29	初十	庚寅	乾金	11.28	初十	庚申	离火	12.28	十一	庚寅	乾金	1.26	初十	己未	震木
8.29	初八	己丑	兑金	9.29	初九	庚申	离火	10.30	十一	辛卯	兑金	11.29	十一	辛酉	震木	12.29	十二	辛卯	兑金	1.27	十一	庚申	离火
8.30	初九	庚寅	乾金	9.30	初十	辛酉	震木	10.31	十二	壬辰	乾金	11.30	十二	壬戌	离火	12.30	十三	壬辰	乾金	1.28	十二	辛酉	震木
8.31	初十	辛卯	兑金	10.1	十一	壬戌	离火	11.1	十三	癸巳	兑金	12.1	十三	癸亥	震木	12.31	十四	癸巳	兑金	1.29	十三	壬戌	离火
9.1	十一	壬辰	乾金	10.2	十二	癸亥	震木	11.2	十四	甲午	乾金	12.2	十四	甲子	离火	1.1	十五	甲午	乾金	1.30	十四	癸亥	震木
9.2	十二	癸巳	兑金	10.3	十三	甲子	离火	11.3	十五	乙未	兑金	12.3	十五	乙丑	震木	1.2	十六	乙未	兑金	1.31	十五	甲子	离火
9.3	十三	甲午	离火	10.4	十四	乙丑	离火	11.4	十六	丙申	乾金	12.4	十六	丙寅	离火	1.3	十七	丙申	乾金	2.1	十六	乙丑	离火
9.4	十四	乙未	兑金	10.5	十五	丙寅	震木	11.5	十七	丁酉	兑金	12.5	十七	丁卯	震木	1.4	十八	丁酉	兑金	2.2	十七	丙寅	震木
9.5	十五	丙申	乾金	10.6	十六	丁卯	震木	11.6	十八	戊戌	乾金	12.6	十八	戊辰	离火					2.3	十八	丁卯	震木
9.6	十六	丁酉	兑金	10.7	十七	戊辰	离火																

1961年2月4日-1961年8月7日，牛年、立春、辛丑、腊月、十九（辛丑、庚寅、戊辰）- 牛年，辛丑、六月、二五（辛丑、乙未、壬申）

1937.2.4-3.5 庚寅月				3.6-4.4 辛卯月				4.5-5.5 壬辰月				5.6-6.5 癸巳月				6.6-7.6 甲午月				7.7-8.7 乙未月			
2.4	立春	戊辰	巽木	3.6	惊蛰	戊戌	艮土	4.5	清明	戊辰	巽木	5.6	立夏	己亥	坤土	6.6	芒种	庚午	巽木	7.7	小暑	辛丑	坤土
2.5	二十	己巳	坎水	3.7	二一	己亥	坤土	4.6	二一	己巳	坎水	5.7	二三	庚子	艮土	6.7	二四	辛未	坎水	7.8	二六	壬寅	艮土
2.6	二一	庚午	巽木	3.8	二二	庚子	艮土	4.7	二二	庚午	巽木	5.8	二四	辛丑	坤土	6.8	二五	壬申	巽木	7.9	二七	癸卯	坤土
2.7	二二	辛未	坎水	3.9	二三	辛丑	坤土	4.8	二三	辛未	坎水	5.9	二五	壬寅	艮土	6.9	二六	癸酉	坎水	7.10	二八	甲辰	艮土
2.8	二三	壬申	巽木	3.10	二四	壬寅	艮土	4.9	二四	壬申	巽木	5.10	二六	癸卯	坤土	6.10	二七	甲戌	巽木	7.11	二九	乙巳	坤土
2.9	二四	癸酉	坎水	3.11	二五	癸卯	坤土	4.10	二五	癸酉	坎水	5.11	二七	甲辰	艮土	6.11	二八	乙亥	坎水	7.12	三十	丙午	艮土
2.10	二五	甲戌	巽木	3.12	二六	甲辰	艮土	4.11	二六	甲戌	巽木	5.12	二八	乙巳	坤土	6.12	二九	丙子	巽木	7.13	六月	丁未	坤土
2.11	二六	乙亥	坎水	3.13	二七	乙巳	坤土	4.12	二七	乙亥	坎水	5.13	二九	丙午	艮土	6.13	五月	丁丑	坎水	7.14	初二	戊申	艮土
2.12	二七	丙子	巽木	3.14	二八	丙午	艮土	4.13	二八	丙子	巽木	5.14	三十	丁未	坤土	6.14	初二	戊寅	巽木	7.15	初三	己酉	坤土
2.13	二八	丁丑	坎水	3.15	二九	丁未	坤土	4.14	二九	丁丑	坎水	5.15	四月	戊申	艮土	6.15	初三	己卯	坎水	7.16	初四	庚戌	艮土
2.14	二九	戊寅	巽木	3.16	三十	戊申	艮土	4.15	三月	戊寅	巽木	5.16	初二	己酉	坤土	6.16	初四	庚辰	巽木	7.17	初五	辛亥	坤土
2.15	正月	己卯	坎水	3.17	二月	己酉	坤土	4.16	初二	己卯	坎水	5.17	初三	庚戌	艮土	6.17	初五	辛巳	坎水	7.18	初六	壬子	艮土
2.16	初二	庚辰	巽木	3.18	初二	庚戌	艮土	4.17	初三	庚辰	巽木	5.18	初四	辛亥	坤土	6.18	初六	壬午	巽木	7.19	初七	癸丑	坤土
2.17	初三	辛巳	坎水	3.19	初三	辛亥	坤土	4.18	初四	辛巳	坎水	5.19	初五	壬子	艮土	6.19	初七	癸未	坎水	7.20	初八	甲寅	艮土
2.18	初四	壬午	巽木	3.20	初四	壬子	艮土	4.19	初五	壬午	巽木	5.20	初六	癸丑	坤土	6.20	初八	甲申	巽木	7.21	初九	乙卯	坤土
2.19	雨水	癸未	坎水	3.21	春分	癸丑	坤土	4.20	谷雨	癸未	坎水	5.21	小满	甲寅	艮土	6.21	夏至	乙酉	坎水	7.22	初十	丙辰	艮土
2.20	初七	甲申	巽木	3.22	初六	甲寅	艮土	4.21	初七	甲申	巽木	5.22	初八	乙卯	坤土	6.22	初十	丙戌	巽木	7.23	大暑	丁巳	坤土
2.21	初七	乙酉	坎水	3.23	初七	乙卯	坤土	4.22	初八	乙酉	坎水	5.23	初九	丙辰	艮土	6.23	十一	丁亥	坎水	7.24	十二	戊午	艮土
2.22	初八	丙戌	巽木	3.24	初八	丙辰	艮土	4.23	初九	丙戌	巽木	5.24	初十	丁巳	坤土	6.24	十二	戊子	巽木	7.25	十三	己未	坤土
2.23	初九	丁亥	坎水	3.25	初九	丁巳	坤土	4.24	初十	丁亥	坎水	5.25	十一	戊午	艮土	6.25	十三	己丑	坎水	7.26	十四	庚申	艮土
2.24	初十	戊子	巽木	3.26	初十	戊午	艮土	4.25	十一	戊子	巽木	5.26	十二	己未	坤土	6.26	十四	庚寅	巽木	7.27	十五	辛酉	坤土
2.25	十一	己丑	坎水	3.27	十一	己未	坤土	4.26	十二	己丑	坎水	5.27	十三	庚申	艮土	6.27	十五	辛卯	坎水	7.28	十六	壬戌	艮土
2.26	十二	庚寅	巽木	3.28	十二	庚申	艮土	4.27	十三	庚寅	巽木	5.28	十四	辛酉	坤土	6.28	十六	壬辰	巽木	7.29	十七	癸亥	坤土
2.27	十三	辛卯	坎水	3.29	十三	辛酉	坤土	4.28	十四	辛卯	坎水	5.29	十五	壬戌	艮土	6.29	十七	癸巳	坎水	7.30	十八	甲子	艮土
2.28	十四	壬辰	巽木	3.30	十四	壬戌	艮土	4.29	十五	壬辰	巽木	5.30	十六	癸亥	坤土	6.30	十八	甲午	巽木	7.31	十九	乙丑	坤土
3.1	十五	癸巳	坎水	3.31	十五	癸亥	坤土	4.30	十六	癸巳	坎水	5.31	十七	甲子	艮土	7.1	十九	乙未	坎水	8.1	二十	丙寅	艮土
3.2	十六	甲午	巽木	4.1	十六	甲子	艮土	5.1	十七	甲午	巽木	6.1	十八	乙丑	坤土	7.2	二十	丙申	巽木	8.2	二一	丁卯	坤土
3.3	十七	乙未	坎水	4.2	十七	乙丑	坤土	5.2	十八	乙未	坎水	6.2	十九	丙寅	艮土	7.3	二一	丁酉	坎水	8.3	二二	戊辰	艮土
3.4	十八	丙申	巽木	4.3	十八	丙寅	艮土	5.3	十九	丙申	巽木	6.3	二十	丁卯	坤土	7.4	二二	戊戌	巽木	8.4	二三	己巳	坤土
3.5	十九	丁酉	坎水	4.4	十九	丁卯	坤土	5.4	二十	丁酉	坎水	6.4	二一	戊辰	艮土	7.5	二三	己亥	坎水	8.5	二四	庚午	艮土
								5.5	二一	戊戌	巽木	6.5	二二	己巳	坤土	7.6	二四	庚子	巽木	8.6	二五	辛未	坤土
																				8.7	二六	壬申	艮土

1961年8月8日–1962年2月3日，牛年、立秋、辛丑、六月、二六（辛丑、丙申、癸酉）–牛年，辛丑、腊月、二九（辛丑、辛丑、壬申）

8.8–9.7，丙申月			9.8–10.7，丁酉月			10.8–11.6，戊戌月			11.7–12.6，己亥月			12.7–1962.1.5 庚子月			1.6–2.3，辛丑月		
8.8	立秋	癸酉 坎水	9.8	白露	甲辰 艮土	10.8	寒露	甲戌 巽木	11.7	立冬	甲辰 艮土	12.7	大雪	甲戌 巽木	1.6	小寒	甲辰 艮土
8.9	二八	甲戌 巽木	9.9	三十	乙巳 坤土	10.9	三十	乙亥 坎水	11.8	十月	乙巳 坤土	12.8	冬月	乙亥 坎水	1.7	初二	乙巳 坤土
8.10	二九	乙亥 坎水	9.10	八月	丙午 艮土	10.10	九月	丙子 巽木	11.9	初二	丙午 艮土	12.9	初二	丙子 巽木	1.8	初三	丙午 艮土
8.11	七月	丙子 巽木	9.11	初二	丁未 坤土	10.11	初二	丁丑 坎水	11.10	初三	丁未 坤土	12.10	初三	丁丑 坎水	1.9	初四	丁未 坤土
8.12	初二	丁丑 坎水	9.12	初三	戊申 艮土	10.12	初三	戊寅 巽木	11.11	初四	戊申 艮土	12.11	初四	戊寅 巽木	1.10	初五	戊申 艮土
8.13	初三	戊寅 巽木	9.13	初四	己酉 坤土	10.13	初四	己卯 坎水	11.12	初五	己酉 坤土	12.12	初五	己卯 坎水	1.11	初六	己酉 坤土
8.14	初四	己卯 坎水	9.14	初五	庚戌 艮土	10.14	初五	庚辰 巽木	11.13	初六	庚戌 艮土	12.13	初六	庚辰 巽木	1.12	初七	庚戌 艮土
8.15	初五	庚辰 巽木	9.15	初六	辛亥 坤土	10.15	初六	辛巳 坎水	11.14	初七	辛亥 坤土	12.14	初七	辛巳 坎水	1.13	初八	辛亥 坤土
8.16	初六	辛巳 坎水	9.16	初七	壬子 艮土	10.16	初七	壬午 巽木	11.15	初八	壬子 艮土	12.15	初八	壬午 巽木	1.14	初九	壬子 艮土
8.17	初七	壬午 巽木	9.17	初八	癸丑 坤土	10.17	初八	癸未 坎水	11.16	初九	癸丑 坤土	12.16	初九	癸未 坎水	1.15	初十	癸丑 坤土
8.18	初八	癸未 坎水	9.18	初九	甲寅 艮土	10.18	初九	甲申 巽木	11.17	初十	甲寅 艮土	12.17	初十	甲申 巽木	1.16	十一	甲寅 艮土
8.19	初九	甲申 巽木	9.19	初十	乙卯 坤土	10.19	初十	乙酉 坎水	11.18	十一	乙卯 坤土	12.18	十一	乙酉 坎水	1.17	十二	乙卯 坤土
8.20	初十	乙酉 坎水	9.20	十一	丙辰 艮土	10.20	十一	丙戌 巽木	11.19	十二	丙辰 艮土	12.19	十二	丙戌 巽木	1.18	十三	丙辰 艮土
8.21	十一	丙戌 巽木	9.21	十二	丁巳 坤土	10.21	十二	丁亥 巽木	11.20	十三	丁巳 坤土	12.20	十三	丁亥 巽木	1.19	十四	丁巳 坤土
8.22	十二	丁亥 巽木	9.22	十三	戊午 艮土	10.22	十三	戊子 巽木	11.21	十四	戊午 艮土	12.21	十四	戊子 巽木	1.20	大寒	戊午 艮土
8.23	处暑	戊子 巽木	9.23	秋分	己未 坤土	10.23	霜降	己丑 坎水	11.22	小雪	己未 坤土	12.22	冬至	己丑 坎水	1.21	十六	己未 坤土
8.24	十四	己丑 坎水	9.24	十五	庚申 艮土	10.24	十五	庚寅 巽木	11.23	十六	庚申 艮土	12.23	十六	庚寅 巽木	1.22	十七	庚申 艮土
8.25	十五	庚寅 巽木	9.25	十六	辛酉 坤土	10.25	十六	辛卯 坎水	11.24	十七	辛酉 坤土	12.24	十七	辛卯 坎水	1.23	十八	辛酉 坤土
8.26	十六	辛卯 坎水	9.26	十七	壬戌 艮土	10.26	十七	壬辰 巽木	11.25	十八	壬戌 艮土	12.25	十八	壬辰 巽木	1.24	十九	壬戌 艮土
8.27	十七	壬辰 巽木	9.27	十八	癸亥 坤土	10.27	十八	癸巳 坎水	11.26	十九	癸亥 坤土	12.26	十九	癸巳 坎水	1.25	二十	癸亥 坤土
8.28	十八	癸巳 坎水	9.28	十九	甲子 艮土	10.28	十九	甲午 巽木	11.27	二十	甲子 艮土	12.27	二十	甲午 巽木	1.26	二一	甲子 艮土
8.29	十九	甲午 巽木	9.29	二十	乙丑 坤土	10.29	二十	乙未 坎水	11.28	二一	乙丑 坤土	12.28	二一	乙未 坎水	1.27	二二	乙丑 坤土
8.30	二十	乙未 坎水	9.30	二一	丙寅 艮土	10.30	二一	丙申 巽木	11.29	二二	丙寅 艮土	12.29	二二	丙申 巽木	1.28	二三	丙寅 艮土
8.31	二一	丙申 巽木	10.1	二二	丁卯 坤土	10.31	二二	丁酉 坎水	11.30	二三	丁卯 坤土	12.30	二三	丁酉 坎水	1.29	二四	丁卯 坤土
9.1	二二	丁酉 坎水	10.2	二三	戊辰 艮土	11.1	二三	戊戌 巽木	12.1	二四	戊辰 艮土	12.31	二四	戊戌 巽木	1.30	二五	戊辰 艮土
9.2	二三	戊戌 巽木	10.3	二四	己巳 坤土	11.2	二四	己亥 坎水	12.2	二五	己巳 坤土	1.1	二五	己亥 坎水	1.31	二六	己巳 坤土
9.3	二四	己亥 坎水	10.4	二五	庚午 艮土	11.3	二五	庚子 巽木	12.3	二六	庚午 艮土	1.2	二六	庚子 巽木	2.1	二七	庚午 艮土
9.4	二五	庚子 巽木	10.5	二六	辛未 坤土	11.4	二六	辛丑 坎水	12.4	二七	辛未 坤土	1.3	二七	辛丑 坎水	2.2	二八	辛未 坤土
9.5	二六	辛丑 坎水	10.6	二七	壬申 艮土	11.5	二七	壬寅 巽木	12.5	二八	壬申 艮土	1.4	二八	壬寅 巽木	2.3	二九	壬申 艮土
9.6	二七	壬寅 巽木	10.7	二八	癸酉 坤土	11.6	二八	癸卯 坎水	12.6	二九	癸酉 坤土	1.5	二九	癸卯 坎水			
9.7	二八	癸卯 坎水															

1962年2月4日–1962年8月7日，虎年、立春、壬寅、腊月、三十（壬寅、壬寅、癸酉）–虎年，壬寅、七月、初八（壬寅、丁未、丁丑）

2.4–3.5，壬寅月			3.6–4.4，癸卯月			4.5–5.5，甲辰月			5.6–6.5，乙巳月			6.6–7.6，丙午月			7.7–8.7，丁未月		
2.4	立春	癸酉 兑金	3.6	惊蛰	癸卯 震木	4.5	清明	癸酉 兑金	5.6	立夏	甲辰 离火	6.6	芒种	乙亥 兑金	7.7	小暑	丙午 离火
2.5	正月	甲戌 乾金	3.7	初二	甲辰 离火	4.6	初二	甲戌 乾金	5.7	初四	乙巳 震木	6.7	初六	丙子 乾金	7.8	初七	丁未 震木
2.6	初二	乙亥 兑金	3.8	初三	乙巳 震木	4.7	初三	乙亥 兑金	5.8	初五	丙午 离火	6.8	初七	丁丑 兑金	7.9	初八	戊申 离火
2.7	初三	丙子 乾金	3.9	初四	丙午 离火	4.8	初四	丙子 乾金	5.9	初六	丁未 震木	6.9	初八	戊寅 乾金	7.10	初九	己酉 震木
2.8	初四	丁丑 兑金	3.10	初五	丁未 震木	4.9	初五	丁丑 兑金	5.10	初七	戊申 离火	6.10	初九	己卯 兑金	7.11	初十	庚戌 离火
2.9	初五	戊寅 乾金	3.11	初六	戊申 离火	4.10	初六	戊寅 乾金	5.11	初八	己酉 震木	6.11	初十	庚辰 乾金	7.12	十一	辛亥 震木
2.10	初六	己卯 兑金	3.12	初七	己酉 震木	4.11	初七	己卯 兑金	5.12	初九	庚戌 离火	6.12	十一	辛巳 兑金	7.13	十二	壬子 离火
2.11	初七	庚辰 乾金	3.13	初八	庚戌 离火	4.12	初八	庚辰 乾金	5.13	初十	辛亥 震木	6.13	十二	壬午 乾金	7.14	十三	癸丑 震木
2.12	初八	辛巳 兑金	3.14	初九	辛亥 震木	4.13	初九	辛巳 兑金	5.14	十一	壬子 离火	6.14	十三	癸未 兑金	7.15	十四	甲寅 离火
2.13	初九	壬午 乾金	3.15	初十	壬子 离火	4.14	初十	壬午 乾金	5.15	十二	癸丑 震木	6.15	十四	甲申 乾金	7.16	十五	乙卯 震木
2.14	初十	癸未 兑金	3.16	十一	癸丑 震木	4.15	十一	癸未 兑金	5.16	十三	甲寅 离火	6.16	十五	乙酉 兑金	7.17	十六	丙辰 离火
2.15	十一	甲申 乾金	3.17	十二	甲寅 离火	4.16	十二	甲申 乾金	5.17	十四	乙卯 震木	6.17	十六	丙戌 乾金	7.18	十七	丁巳 震木
2.16	十二	乙酉 兑金	3.18	十三	乙卯 震木	4.17	十三	乙酉 兑金	5.18	十五	丙辰 离火	6.18	十七	丁亥 乾金	7.19	十八	戊午 离火
2.17	十三	丙戌 乾金	3.19	十四	丙辰 离火	4.18	十四	丙戌 乾金	5.19	十六	丁巳 震木	6.19	十八	戊子 乾金	7.20	十九	己未 震木
2.18	十四	丁亥 乾金	3.20	十五	丁巳 震木	4.19	十五	丁亥 乾金	5.20	十七	戊午 离火	6.20	十九	己丑 兑金	7.21	二十	庚申 离火
2.19	雨水	戊子 乾金	3.21	春分	戊午 离火	4.20	谷雨	戊子 乾金	5.21	小满	己未 震木	6.21	二十	庚寅 乾金	7.22	二一	辛酉 震木
2.20	十六	己丑 兑金	3.22	十七	己未 震木	4.21	十七	己丑 兑金	5.22	十九	庚申 离火	6.22	夏至	辛卯 兑金	7.23	大暑	壬戌 离火
2.21	十七	庚寅 乾金	3.23	十八	庚申 离火	4.22	十八	庚寅 乾金	5.23	二十	辛酉 震木	6.23	二二	壬辰 乾金	7.24	二三	癸亥 震木
2.22	十八	辛卯 兑金	3.24	十九	辛酉 震木	4.23	十九	辛卯 兑金	5.24	二一	壬戌 离火	6.24	二三	癸巳 兑金	7.25	二四	甲子 离火
2.23	十九	壬辰 乾金	3.25	二十	壬戌 离火	4.24	二十	壬辰 乾金	5.25	二二	癸亥 震木	6.25	二四	甲午 乾金	7.26	二五	乙丑 震木
2.24	二十	癸巳 兑金	3.26	二一	癸亥 震木	4.25	二一	癸巳 兑金	5.26	二三	甲子 离火	6.26	二五	乙未 兑金	7.27	二六	丙寅 离火
2.25	二一	甲午 乾金	3.27	二二	甲子 离火	4.26	二二	甲午 乾金	5.27	二四	乙丑 震木	6.27	二六	丙申 乾金	7.28	二七	丁卯 震木
2.26	二二	乙未 兑金	3.28	二三	乙丑 震木	4.27	二三	乙未 兑金	5.28	二五	丙寅 离火	6.28	二七	丁酉 兑金	7.29	二八	戊辰 离火
2.27	二三	丙申 乾金	3.29	二四	丙寅 离火	4.28	二四	丙申 乾金	5.29	二六	丁卯 震木	6.29	二八	戊戌 乾金	7.30	二九	己巳 震木
2.28	二四	丁酉 兑金	3.30	二五	丁卯 震木	4.29	二五	丁酉 兑金	5.30	二七	戊辰 离火	6.30	二九	己亥 兑金	7.31	七月	庚午 离火
3.1	二五	戊戌 乾金	3.31	二六	戊辰 离火	4.30	二六	戊戌 乾金	5.31	二八	己巳 震木	7.1	三十	庚子 乾金	8.1	初二	辛未 震木
3.2	二六	己亥 兑金	4.1	二七	己巳 震木	5.1	二七	己亥 兑金	6.1	二九	庚午 离火	7.2	六月	辛丑 兑金	8.2	初三	壬申 离火
3.3	二七	庚子 乾金	4.2	二八	庚午 离火	5.2	二八	庚子 乾金	6.2	五月	辛未 震木	7.3	初二	壬寅 乾金	8.3	初四	癸酉 震木
3.4	二八	辛丑 兑金	4.3	二九	辛未 震木	5.3	二九	辛丑 兑金	6.3	初二	壬申 离火	7.4	初三	癸卯 兑金	8.4	初五	甲戌 离火
3.5	二九	壬寅 乾金	4.4	三十	壬申 离火	5.4	四月	壬寅 乾金	6.4	初三	癸酉 震木	7.5	初四	甲辰 乾金	8.5	初六	乙亥 震木
						5.5	初二	癸卯 兑金	6.5	初四	甲戌 离火	7.6	初五	乙巳 兑金	8.6	初七	丙子 离火
															8.7	初八	丁丑 震木

407

1962 年 8 月 8 日–1963 年 2 月 3 日，虎年、立秋，壬寅、七月、初九（壬寅、戊申、戊寅）– 虎年，壬寅、正月、初十（壬寅、癸丑、丁丑）

8.8–9.7 戊申月				9.8–10.8 己酉月				10.9–11.7 庚戌月				11.8–12.6 辛亥月				12.7–1963.1.5 壬子月				1.6–2.3 癸丑月			
8.8	立秋	戊寅	乾金	9.8	白露	己酉	震木	10.9	寒露	庚辰	乾金	11.8	立冬	庚戌	离火	12.7	大雪	己卯	兑金	1.6	小寒	己酉	震木
8.9	初十	己卯	兑金	9.9	十一	庚戌	离火	10.10	十二	辛巳	兑金	11.9	十二	辛亥	震木	12.8	十二	庚辰	乾金	1.7	十三	庚戌	离火
8.10	十一	庚辰	乾金	9.10	十二	辛亥	震木	10.11	十三	壬午	乾金	11.10	十三	壬子	离火	12.9	十三	辛巳	兑金	1.8	十四	辛亥	震木
8.11	十二	辛巳	兑金	9.11	十三	壬子	离火	10.12	十四	癸未	兑金	11.11	十四	癸丑	震木	12.10	十四	壬午	乾金	1.9	十五	壬子	离火
8.12	十三	壬午	乾金	9.12	十四	癸丑	震木	10.13	十五	甲申	乾金	11.12	十五	甲寅	离火	12.11	十五	癸未	兑金	1.10	十六	癸丑	震木
8.13	十四	癸未	兑金	9.13	十五	甲寅	离火	10.14	十六	乙酉	兑金	11.13	十六	乙卯	震木	12.12	十六	甲申	乾金	1.11	十七	甲寅	离火
8.14	十五	甲申	乾金	9.14	十六	乙卯	震木	10.15	十七	丙戌	乾金	11.14	十七	丙辰	离火	12.13	十七	乙酉	兑金	1.12	十八	乙卯	震木
8.15	十六	乙酉	兑金	9.15	十七	丙辰	离火	10.16	十八	丁亥	兑金	11.15	十八	丁巳	震木	12.14	十八	丙戌	乾金	1.13	十九	丙辰	离火
8.16	十七	丙戌	乾金	9.16	十八	丁巳	震木	10.17	十九	戊子	乾金	11.16	十九	戊午	离火	12.15	十九	丁亥	兑金	1.14	二十	丁巳	震木
8.17	十八	丁亥	兑金	9.17	十九	戊午	离火	10.18	二十	己丑	兑金	11.17	二十	己未	震木	12.16	二十	戊子	乾金	1.15	二一	戊午	离火
8.18	十九	戊子	乾金	9.18	二十	己未	震木	10.19	二一	庚寅	乾金	11.18	二一	庚申	离火	12.17	二一	己丑	兑金	1.16	二二	己未	震木
8.19	二十	己丑	兑金	9.19	二一	庚申	离火	10.20	二二	辛卯	兑金	11.19	二二	辛酉	震木	12.18	二二	庚寅	乾金	1.17	二三	庚申	离火
8.20	二一	庚寅	乾金	9.20	二二	辛酉	震木	10.21	二三	壬辰	乾金	11.20	二三	壬戌	离火	12.19	二三	辛卯	兑金	1.18	二四	辛酉	震木
8.21	二二	辛卯	兑金	9.21	二三	壬戌	离火	10.22	二四	癸巳	兑金	11.21	二四	癸亥	震木	12.20	二四	壬辰	乾金	1.19	二五	壬戌	离火
8.22	二三	壬辰	乾金	9.22	二四	癸亥	震木	10.23	霜降	甲午	乾金	11.22	二五	甲子	离火	12.21	二五	癸巳	兑金	1.20	二六	癸亥	震木
8.23	处暑	癸巳	兑金	9.23	秋分	甲子	离火	10.24	二六	乙未	兑金	11.23	小雪	乙丑	震木	12.22	冬至	甲午	乾金	1.21	大寒	甲子	离火
8.24	二五	甲午	乾金	9.24	二六	乙丑	震木	10.25	二七	丙申	乾金	11.24	二七	丙寅	离火	12.23	二七	乙未	兑金	1.22	二八	乙丑	震木
8.25	二六	乙未	兑金	9.25	二七	丙寅	离火	10.26	二八	丁酉	兑金	11.25	二八	丁卯	震木	12.24	二八	丙申	乾金	1.23	二九	丙寅	离火
8.26	二七	丙申	乾金	9.26	二八	丁卯	震木	10.27	二九	戊戌	乾金	11.26	二九	戊辰	离火	12.25	二九	丁酉	兑金	1.24	三十	丁卯	震木
8.27	二八	丁酉	兑金	9.27	二九	戊辰	离火	10.28	三十	己亥	兑金	11.27	冬月	己巳	震木	12.26	腊月	戊戌	乾金	1.25	正月	戊辰	离火
8.28	二九	戊戌	乾金	9.28	三十	己巳	震木	10.29	十月	庚子	乾金	11.28	初二	庚午	离火	12.27	初二	己亥	兑金	1.26	初二	己巳	震木
8.29	三十	己亥	兑金	9.29	九月	庚午	离火	10.30	初二	辛丑	兑金	11.29	初三	辛未	震木	12.28	初三	庚子	乾金	1.27	初三	庚午	离火
8.30	八月	庚子	乾金	9.30	初二	辛未	震木	10.31	初三	壬寅	乾金	11.30	初四	壬申	离火	12.29	初四	辛丑	兑金	1.28	初四	辛未	震木
8.31	初二	辛丑	兑金	10.1	初三	壬申	离火	11.1	初四	癸卯	兑金	12.1	初五	癸酉	震木	12.30	初五	壬寅	乾金	1.29	初五	壬申	离火
9.1	初三	壬寅	乾金	10.2	初四	癸酉	震木	11.2	初五	甲辰	乾金	12.2	初六	甲戌	离火	12.31	初六	癸卯	兑金	1.30	初六	癸酉	震木
9.2	初四	癸卯	兑金	10.3	初五	甲戌	离火	11.3	初六	乙巳	兑金	12.3	初七	乙亥	震木	1.1	初七	甲辰	乾金	1.31	初七	甲戌	离火
9.3	初五	甲辰	乾金	10.4	初六	乙亥	震木	11.4	初七	丙午	乾金	12.4	初八	丙子	离火	1.2	初八	乙巳	兑金	2.1	初八	乙亥	震木
9.4	初六	乙巳	兑金	10.5	初七	丙子	离火	11.5	初八	丁未	兑金	12.5	初九	丁丑	震木	1.3	初九	丙午	乾金	2.2	初九	丙子	离火
9.5	初七	丙午	乾金	10.6	初八	丁丑	震木	11.6	初九	戊申	乾金	12.6	初十	戊寅	离火	1.4	初十	丁未	兑金	2.3	初十	丁丑	震木
9.6	初八	丁未	兑金	10.7	初九	戊寅	离火	11.7	初十	己酉	兑金					1.5	十一	戊申	乾金				
9.7	初九	戊申	乾金	10.8	初十	己卯	震木																

1963 年 2 月 4 日–1963 年 8 月 7 日，兔年、立春，癸卯、正月、十一（癸卯、甲寅、戊寅）– 兔年，癸卯、六月、十八（癸卯、己未、壬午）

2.4–3.5 甲寅月				3.6–4.4 乙卯月				4.5–5.5 丙辰月				5.6–6.5 丁巳月				6.6–7.7 戊午月				7.8–8.7 己未月			
2.4	立春	戊寅	巽木	3.6	惊蛰	戊申	艮土	4.5	清明	戊寅	巽木	5.6	立夏	己酉	坤土	6.6	芒种	庚辰	巽木	7.8	小暑	壬子	艮土
2.5	十二	己卯	坎水	3.7	十二	己酉	坤土	4.6	十三	己卯	坎水	5.7	十四	庚戌	艮土	6.7	十六	辛巳	坎水	7.9	十九	癸丑	坤土
2.6	十三	庚辰	巽木	3.8	十三	庚戌	艮土	4.7	十四	庚辰	巽木	5.8	十五	辛亥	坤土	6.8	十七	壬午	巽木	7.10	二十	甲寅	艮土
2.7	十四	辛巳	坎水	3.9	十四	辛亥	坤土	4.8	十五	辛巳	坎水	5.9	十六	壬子	艮土	6.9	十八	癸未	坎水	7.11	二一	乙卯	坤土
2.8	十五	壬午	巽木	3.10	十五	壬子	艮土	4.9	十六	壬午	巽木	5.10	十七	癸丑	坤土	6.10	十九	甲申	巽木	7.12	二二	丙辰	艮土
2.9	十六	癸未	坎水	3.11	十六	癸丑	坤土	4.10	十七	癸未	坎水	5.11	十八	甲寅	艮土	6.11	二十	乙酉	坎水	7.13	二三	丁巳	坤土
2.10	十七	甲申	巽木	3.12	十七	甲寅	艮土	4.11	十八	甲申	巽木	5.12	十九	乙卯	坤土	6.12	二一	丙戌	巽木	7.14	二四	戊午	艮土
2.11	十八	乙酉	坎水	3.13	十八	乙卯	坤土	4.12	十九	乙酉	坎水	5.13	二十	丙辰	艮土	6.13	二二	丁亥	坎水	7.15	二五	己未	坤土
2.12	十九	丙戌	巽木	3.14	十九	丙辰	艮土	4.13	二十	丙戌	巽木	5.14	二一	丁巳	坤土	6.14	二三	戊子	巽木	7.16	二六	庚申	艮土
2.13	二十	丁亥	坎水	3.15	二十	丁巳	坤土	4.14	二一	丁亥	坎水	5.15	二二	戊午	艮土	6.15	二四	己丑	坎水	7.17	二七	辛酉	坤土
2.14	二一	戊子	巽木	3.16	二一	戊午	艮土	4.15	二二	戊子	巽木	5.16	二三	己未	坤土	6.16	二五	庚寅	巽木	7.18	二八	壬戌	艮土
2.15	二二	己丑	坎水	3.17	二二	己未	坤土	4.16	二三	己丑	坎水	5.17	二四	庚申	艮土	6.17	二六	辛卯	坎水	7.19	二九	癸亥	坤土
2.16	二三	庚寅	巽木	3.18	二三	庚申	艮土	4.17	二四	庚寅	巽木	5.18	二五	辛酉	坤土	6.18	二七	壬辰	巽木	7.20	三十	甲子	艮土
2.17	二四	辛卯	坎水	3.19	二四	辛酉	坤土	4.18	二五	辛卯	坎水	5.19	二六	壬戌	艮土	6.19	二八	癸巳	坎水	7.21	六月	乙丑	坤土
2.18	二五	壬辰	巽木	3.20	二五	壬戌	艮土	4.19	二六	壬辰	巽木	5.20	二七	癸亥	坤土	6.20	二九	甲午	巽木	7.22	初二	丙寅	艮土
2.19	雨水	癸巳	坎水	3.21	春分	癸亥	坤土	4.20	谷雨	癸巳	坎水	5.21	小满	甲子	艮土	6.21	五月	乙未	坎水	7.23	大暑	丁卯	坤土
2.20	二七	甲午	巽木	3.22	二七	甲子	艮土	4.21	二八	甲午	巽木	5.22	二九	乙丑	坤土	6.22	夏至	丙申	巽木	7.24	初四	戊辰	艮土
2.21	二八	乙未	坎水	3.23	二八	乙丑	坤土	4.22	二九	乙未	坎水	5.23	闰四	丙寅	艮土	6.23	初三	丁酉	坎水	7.25	初五	己巳	坤土
2.22	二九	丙申	巽木	3.24	二九	丙寅	艮土	4.23	三十	丙申	巽木	5.24	初二	丁卯	坤土	6.24	初四	戊戌	巽木	7.26	初六	庚午	艮土
2.23	三十	丁酉	坎水	3.25	三月	丁卯	坤土	4.24	四月	丁酉	坎水	5.25	初三	戊辰	艮土	6.25	初五	己亥	坎水	7.27	初七	辛未	坤土
2.24	二月	戊戌	巽木	3.26	初二	戊辰	艮土	4.25	初二	戊戌	巽木	5.26	初四	己巳	坤土	6.26	初六	庚子	巽木	7.28	初八	壬申	艮土
2.25	初二	己亥	坎水	3.27	初三	己巳	坤土	4.26	初三	己亥	坎水	5.27	初五	庚午	艮土	6.27	初七	辛丑	坎水	7.29	初九	癸酉	坤土
2.26	初三	庚子	巽木	3.28	初四	庚午	艮土	4.27	初四	庚子	巽木	5.28	初六	辛未	坤土	6.28	初八	壬寅	巽木	7.30	初十	甲戌	艮土
2.27	初四	辛丑	坎水	3.29	初五	辛未	坤土	4.28	初五	辛丑	坎水	5.29	初七	壬申	艮土	6.29	初九	癸卯	坎水	7.31	十一	乙亥	坤土
2.28	初五	壬寅	巽木	3.30	初六	壬申	艮土	4.29	初六	壬寅	巽木	5.30	初八	癸酉	坤土	6.30	初十	甲辰	巽木	8.1	十二	丙子	艮土
3.1	初六	癸卯	坎水	3.31	初七	癸酉	坤土	4.30	初七	癸卯	坎水	5.31	初九	甲戌	艮土	7.1	十一	乙巳	坎水	8.2	十三	丁丑	坤土
3.2	初七	甲辰	巽木	4.1	初八	甲戌	艮土	5.1	初八	甲辰	巽木	6.1	初十	乙亥	坤土	7.2	十二	丙午	巽木	8.3	十四	戊寅	艮土
3.3	初八	乙巳	坎水	4.2	初九	乙亥	坤土	5.2	初九	乙巳	坎水	6.2	十一	丙子	艮土	7.3	十三	丁未	坎水	8.4	十五	己卯	坤土
3.4	初九	丙午	巽木	4.3	初十	丙子	艮土	5.3	初十	丙午	巽木	6.3	十二	丁丑	坤土	7.4	十四	戊申	巽木	8.5	十六	庚辰	艮土
3.5	初十	丁未	坎水	4.4	十一	丁丑	坤土	5.4	十一	丁未	坎水	6.4	十三	戊寅	艮土	7.5	十五	己酉	坎水	8.6	十七	辛巳	坤土
								5.5	十二	戊申	巽木	6.5	十四	己卯	坤土	7.6	十六	庚戌	巽木	8.7	十八	壬午	艮土
																7.7	十七	辛亥	坎水				

1963年8月8日–1964年2月4日，兔年、立秋，癸卯、六月、十九（癸卯、庚申、癸未）–兔年，癸卯、腊月、二一（癸卯、乙丑、癸未）

8.8–9.7 庚申月	9.8–10.8 辛酉月	10.9–11.7 壬戌月	11.8–12.7 癸亥月	12.8–1964.1.5 甲子月	1.6–2.4 乙丑月
8.8 立秋 癸未 坎水	9.8 白露 甲寅 艮土	10.9 寒露 乙酉 坎水	11.8 立冬 乙卯 坤土	12.8 大雪 乙酉 坎水	1.6 小寒 甲寅 艮土
8.9 二十 甲申 巽木	9.9 二二 乙卯 坤土	10.10 二三 丙戌 巽木	11.9 二四 丙辰 艮土	12.9 二四 丙戌 巽木	1.7 二三 乙卯 坤土
8.10 二一 乙酉 坎水	9.10 二三 丙辰 艮土	10.11 二四 丁亥 坎水	11.10 二五 丁巳 坤土	12.10 二五 丁亥 坎水	1.8 二四 丙辰 艮土
8.11 二二 丙戌 巽木	9.11 二四 丁巳 坤土	10.12 二五 戊子 巽木	11.11 二六 戊午 艮土	12.11 二六 戊子 巽木	1.9 二五 丁巳 坤土
8.12 二三 丁亥 坎水	9.12 二五 戊午 艮土	10.13 二六 己丑 坎水	11.12 二七 己未 坤土	12.12 二七 己丑 坎水	1.10 二六 戊午 艮土
8.13 二四 戊子 巽木	9.13 二六 己未 坤土	10.14 二七 庚寅 巽木	11.13 二八 庚申 艮土	12.13 二八 庚寅 巽木	1.11 二七 己未 坤土
8.14 二五 己丑 坎水	9.14 二七 庚申 艮土	10.15 二八 辛卯 坎水	11.14 二九 辛酉 坤土	12.14 二九 辛卯 坎水	1.12 二八 庚申 艮土
8.15 二六 庚寅 坎水	9.15 二八 辛酉 坤土	10.16 二九 壬辰 巽木	11.15 三十 壬戌 艮土	12.15 三十 壬辰 巽木	1.13 二九 辛酉 坤土
8.16 二七 辛卯 坎水	9.16 二九 壬戌 艮土	10.17 九月 癸巳 坎水	11.16 十月 癸亥 坤土	12.16 冬月 癸巳 坎水	1.14 三十 壬戌 艮土
8.17 二八 壬辰 巽木	9.17 三十 癸亥 坤土	10.18 初二 甲午 巽木	11.17 初二 甲子 艮土	12.17 初二 甲午 巽木	1.15 腊月 癸亥 坤土
8.18 二九 癸巳 坎水	9.18 八月 甲子 艮土	10.19 初三 乙未 坎水	11.18 初三 乙丑 坤土	12.18 初三 乙未 坎水	1.16 初二 甲子 艮土
8.19 七月 甲午 巽木	9.19 初二 乙丑 坤土	10.20 初四 丙申 巽木	11.19 初四 丙寅 艮土	12.19 初四 丙申 巽木	1.17 初三 乙丑 坤土
8.20 初二 乙未 坎水	9.20 初三 丙寅 艮土	10.21 初五 丁酉 坎水	11.20 初五 丁卯 坤土	12.20 初五 丁酉 坎水	1.18 初四 丙寅 艮土
8.21 初三 丙申 巽木	9.21 初四 丁卯 坤土	10.22 初六 戊戌 巽木	11.21 初六 戊辰 艮土	12.21 初六 戊戌 巽木	1.19 初五 丁卯 坤土
8.22 初四 丁酉 坎水	9.22 初五 戊辰 艮土	10.23 初七 己亥 坎水	11.22 初七 己巳 坤土	12.22 冬至 己亥 坎水	1.20 初六 戊辰 艮土
8.23 初五 戊戌 巽木	9.23 初六 己巳 坤土	10.24 霜降 庚子 巽木	11.23 小雪 庚午 艮土	12.23 初八 庚子 巽木	1.21 大寒 己巳 坤土
8.24 处暑 己亥 坎水	9.24 秋分 庚午 艮土	10.25 初九 辛丑 坎水	11.24 初九 辛未 坤土	12.24 初九 辛丑 坎水	1.22 初八 庚午 艮土
8.25 初七 庚子 巽木	9.25 初八 辛未 坤土	10.26 初十 壬寅 巽木	11.25 初十 壬申 艮土	12.25 初十 壬寅 巽木	1.23 初九 辛未 坤土
8.26 初八 辛丑 坎水	9.26 初九 壬申 艮土	10.27 十一 癸卯 坎水	11.26 十一 癸酉 坤土	12.26 十一 癸卯 坎水	1.24 初十 壬申 艮土
8.27 初九 壬寅 巽木	9.27 初十 癸酉 坤土	10.28 十二 甲辰 巽木	11.27 十二 甲戌 艮土	12.27 十二 甲辰 巽木	1.25 十一 癸酉 坤土
8.28 初十 癸卯 坎水	9.28 十一 甲戌 艮土	10.29 十三 乙巳 坎水	11.28 十三 乙亥 坤土	12.28 十三 乙巳 坎水	1.26 十二 甲戌 艮土
8.29 十一 甲辰 巽木	9.29 十二 乙亥 坤土	10.30 十四 丙午 巽木	11.29 十四 丙子 艮土	12.29 十四 丙午 巽木	1.27 十三 乙亥 坤土
8.30 十二 乙巳 坎水	9.30 十三 丙子 艮土	10.31 十五 丁未 坎水	11.30 十五 丁丑 坤土	12.30 十五 丁未 坎水	1.28 十四 丙子 艮土
8.31 十三 丙午 巽木	10.1 十四 丁丑 坤土	11.1 十六 戊申 巽木	12.1 十六 戊寅 艮土	12.31 十六 戊申 巽木	1.29 十五 丁丑 坤土
9.1 十四 丁未 坎水	10.2 十五 戊寅 艮土	11.2 十七 己酉 坎水	12.2 十七 己卯 坤土	1.1 十七 己酉 坎水	1.30 十六 戊寅 艮土
9.2 十五 戊申 巽木	10.3 十六 己卯 坤土	11.3 十八 庚戌 巽木	12.3 十八 庚辰 艮土	1.2 十八 庚戌 巽木	1.31 十七 己卯 坤土
9.3 十六 己酉 坎水	10.4 十七 庚辰 艮土	11.4 十九 辛亥 坎水	12.4 十九 辛巳 坤土	1.3 十九 辛亥 坎水	2.1 十八 庚辰 艮土
9.4 十七 庚戌 巽木	10.5 十八 辛巳 坤土	11.5 二十 壬子 巽木	12.5 二十 壬午 艮土	1.4 二十 壬子 巽木	2.2 十九 辛巳 坤土
9.5 十八 辛亥 巽木	10.6 十九 壬午 艮土	11.6 二一 癸丑 坎水	12.6 二一 癸未 坤土	1.5 二一 癸丑 坎水	2.3 二十 壬午 艮土
9.6 十九 壬子 巽木	10.7 二十 癸未 坤土	11.7 二二 甲寅 巽木	12.7 二二 甲申 艮土		2.4 二一 癸未 坤土
9.7 二十 癸丑 坎水	10.8 二一 甲申 艮土				

1964年2月5日–1964年8月6日，龙年、立春，甲辰、腊月、二二（甲辰、丙寅、甲申）–龙年，甲辰、六月、二九（甲辰、辛亥、丁亥）

2.5–3.4 丙寅月	3.5–4.4 丁卯月	4.5–5.4 戊辰月	5.5–6.5 己巳月	6.6–7.6 庚午月	7.7–8.6 辛未月
2.5 立春 甲申 乾金	3.5 惊蛰 癸丑 震木	4.5 清明 甲申 乾金	5.5 立夏 甲寅 离火	6.6 芒种 丙戌 乾金	7.7 小暑 丁巳 震木
2.6 二三 乙酉 兑金	3.6 二三 甲寅 离火	4.6 二四 乙酉 兑金	5.6 二五 乙卯 震木	6.7 二七 丁亥 兑金	7.8 二九 戊午 离火
2.7 二四 丙戌 乾金	3.7 二四 乙卯 震木	4.7 二五 丙戌 乾金	5.7 二六 丙辰 离火	6.8 二八 戊子 乾金	7.9 六月 己未 震木
2.8 二五 丁亥 兑金	3.8 二五 丙辰 离火	4.8 二六 丁亥 兑金	5.8 二七 丁巳 震木	6.9 二九 己丑 兑金	7.10 初二 庚申 离火
2.9 二六 戊子 乾金	3.9 二六 丁巳 震木	4.9 二七 戊子 乾金	5.9 二八 戊午 离火	6.10 五月 庚寅 乾金	7.11 初三 辛酉 震木
2.10 二七 己丑 兑金	3.10 二七 戊午 离火	4.10 二八 己丑 兑金	5.10 二九 己未 震木	6.11 初二 辛卯 兑金	7.12 初四 壬戌 离火
2.11 二八 庚寅 乾金	3.11 二八 己未 震木	4.11 二九 庚寅 乾金	5.11 三十 庚申 离火	6.12 初三 壬辰 乾金	7.13 初五 癸亥 震木
2.12 二九 辛卯 兑金	3.12 二九 庚申 离火	4.12 三月 辛卯 兑金	5.12 四月 辛酉 震木	6.13 初四 癸巳 兑金	7.14 初六 甲子 离火
2.13 正月 壬辰 乾金	3.13 三十 辛酉 震木	4.13 初二 壬辰 乾金	5.13 初二 壬戌 离火	6.14 初五 甲午 乾金	7.15 初七 乙丑 震木
2.14 初二 癸巳 兑金	3.14 二月 壬戌 离火	4.14 初三 癸巳 兑金	5.14 初三 癸亥 震木	6.15 初六 乙未 兑金	7.16 初八 丙寅 离火
2.15 初三 甲午 乾金	3.15 初二 癸亥 震木	4.15 初四 甲午 乾金	5.15 初四 甲子 离火	6.16 初七 丙申 乾金	7.17 初九 丁卯 震木
2.16 初四 乙未 兑金	3.16 初三 甲子 离火	4.16 初五 乙未 兑金	5.16 初五 乙丑 震木	6.17 初八 丁酉 兑金	7.18 初十 戊辰 离火
2.17 初五 丙申 乾金	3.17 初四 乙丑 震木	4.17 初六 丙申 乾金	5.17 初六 丙寅 离火	6.18 初九 戊戌 乾金	7.19 十一 己巳 震木
2.18 初六 丁酉 兑金	3.18 初五 丙寅 离火	4.18 初七 丁酉 兑金	5.18 初七 丁卯 震木	6.19 初十 己亥 兑金	7.20 十二 庚午 离火
2.19 雨水 戊戌 乾金	3.19 初六 丁卯 震木	4.19 初八 戊戌 乾金	5.19 初八 戊辰 离火	6.20 十一 庚子 乾金	7.21 十三 辛未 震木
2.20 初八 己亥 兑金	3.20 春分 戊辰 离火	4.20 谷雨 己亥 兑金	5.20 初九 己巳 震木	6.21 夏至 辛丑 兑金	7.22 十四 壬申 离火
2.21 初九 庚子 乾金	3.21 初八 己巳 震木	4.21 初十 庚子 乾金	5.21 小满 庚午 离火	6.22 十三 壬寅 乾金	7.23 大暑 癸酉 震木
2.22 初十 辛丑 兑金	3.22 初九 庚午 离火	4.22 十一 辛丑 兑金	5.22 十一 辛未 震木	6.23 十四 癸卯 兑金	7.24 十六 甲戌 离火
2.23 十一 壬寅 乾金	3.23 初十 辛未 震木	4.23 十二 壬寅 乾金	5.23 十二 壬申 离火	6.24 十五 甲辰 乾金	7.25 十七 乙亥 震木
2.24 十二 癸卯 兑金	3.24 十一 壬申 离火	4.24 十三 癸卯 兑金	5.24 十三 癸酉 震木	6.25 十六 乙巳 兑金	7.26 十八 丙子 离火
2.25 十三 甲辰 乾金	3.25 十二 癸酉 震木	4.25 十四 甲辰 乾金	5.25 十四 甲戌 离火	6.26 十七 丙午 乾金	7.27 十九 丁丑 震木
2.26 十四 乙巳 兑金	3.26 十三 甲戌 离火	4.26 十五 乙巳 兑金	5.26 十五 乙亥 震木	6.27 十八 丁未 兑金	7.28 二十 戊寅 离火
2.27 十五 丙午 乾金	3.27 十四 乙亥 震木	4.27 十六 丙午 乾金	5.27 十六 丙子 离火	6.28 十九 戊申 乾金	7.29 二一 己卯 震木
2.28 十六 丁未 兑金	3.28 十五 丙子 离火	4.28 十七 丁未 兑金	5.28 十七 丁丑 震木	6.29 二十 己酉 兑金	7.30 二二 庚辰 离火
2.29 十七 戊申 乾金	3.29 十六 丁丑 震木	4.29 十八 戊申 乾金	5.29 十八 戊寅 离火	6.30 二一 庚戌 乾金	7.31 二三 辛巳 震木
3.1 十八 己酉 兑金	3.30 十七 戊寅 离火	4.30 十九 己酉 兑金	5.30 十九 己卯 震木	7.1 二二 辛亥 兑金	8.1 二四 壬午 离火
3.2 十九 庚戌 乾金	3.31 十八 己卯 震木	5.1 二十 庚戌 乾金	5.31 二十 庚辰 离火	7.2 二三 壬子 乾金	8.2 二五 癸未 震木
3.3 二十 辛亥 兑金	4.1 十九 庚辰 离火	5.2 二一 辛亥 兑金	6.1 二一 辛巳 震木	7.3 二四 癸丑 兑金	8.3 二六 甲申 离火
3.4 二一 壬子 乾金	4.2 二十 辛巳 震木	5.3 二二 壬子 乾金	6.2 二二 壬午 离火	7.4 二五 甲寅 乾金	8.4 二七 乙酉 震木
	4.3 二一 壬午 离火	5.4 二三 癸丑 兑金	6.3 二三 癸未 震木	7.5 二六 乙卯 兑金	8.5 二八 丙戌 离火
	4.4 二二 癸未 震木		6.4 二四 甲申 离火	7.6 二七 丙辰 乾金	8.6 二九 丁亥 震木
			6.5 二五 乙酉 震木		

1964年8月7日–1965年2月3日，龙年、立秋，甲辰、六月、三十（甲辰、壬申、戊子）–龙年，甲辰、正月、初二（甲辰、丁丑、戊子）

8.7–9.6，壬申月				9.7–10.7，癸酉月				10.8–11.6，甲戌月				11.7–12.6，乙亥月				12.7–1965.1.4，丙子月				1.5–2.3，丁丑月			
8.7	立秋	戊子	乾金	9.7	白露	己未	震木	10.8	寒露	庚寅	乾金	11.7	立冬	庚申	离火	12.7	大雪	庚寅	乾金	1.5	小寒	己未	震木
8.8	七月	己丑	兑金	9.8	初三	庚申	震木	10.9	初四	辛卯	兑金	11.8	初五	辛酉	震木	12.8	初五	辛卯	兑金	1.6	初四	庚申	震木
8.9	初二	庚寅	震木	9.9	初四	辛酉	震木	10.10	初五	壬辰	乾金	11.9	初六	壬戌	离火	12.9	初六	壬辰	乾金	1.7	初五	辛酉	震木
8.10	初三	辛卯	兑金	9.10	初五	壬戌	离火	10.11	初六	癸巳	兑金	11.10	初七	癸亥	震木	12.10	初七	癸巳	兑金	1.8	初六	壬戌	离火
8.11	初四	壬辰	乾金	9.11	初六	癸亥	震木	10.12	初七	甲午	乾金	11.11	初八	甲子	离火	12.11	初八	甲午	乾金	1.9	初七	癸亥	震木
8.12	初五	癸巳	兑金	9.12	初七	甲子	离火	10.13	初八	乙未	兑金	11.12	初九	乙丑	震木	12.12	初九	乙未	兑金	1.10	初八	甲子	离火
8.13	初六	甲午	兑金	9.13	初八	乙丑	震木	10.14	初九	丙申	乾金	11.13	初十	丙寅	离火	12.13	初十	丙申	乾金	1.11	初九	乙丑	震木
8.14	初七	乙未	兑金	9.14	初九	丙寅	离火	10.15	初十	丁酉	兑金	11.14	十一	丁卯	震木	12.14	十一	丁酉	兑金	1.12	初十	丙寅	离火
8.15	初八	丙申	乾金	9.15	初十	丁卯	震木	10.16	十一	戊戌	乾金	11.15	十二	戊辰	离火	12.15	十二	戊戌	乾金	1.13	十一	丁卯	震木
8.16	初九	丁酉	离火	9.16	十一	戊辰	离火	10.17	十二	己亥	兑金	11.16	十三	己巳	震木	12.16	十三	己亥	兑金	1.14	十二	戊辰	离火
8.17	初十	戊戌	乾金	9.17	十二	己巳	震木	10.18	十三	庚子	乾金	11.17	十四	庚午	离火	12.17	十四	庚子	乾金	1.15	十三	己巳	震木
8.18	十一	己亥	兑金	9.18	十三	庚午	离火	10.19	十四	辛丑	兑金	11.18	十五	辛未	震木	12.18	十五	辛丑	兑金	1.16	十四	庚午	离火
8.19	十二	庚子	乾金	9.19	十四	辛未	震木	10.20	十五	壬寅	乾金	11.19	十六	壬申	离火	12.19	十六	壬寅	乾金	1.17	十五	辛未	震木
8.20	十三	辛丑	兑金	9.20	十五	壬申	震木	10.21	十六	癸卯	兑金	11.20	十七	癸酉	震木	12.20	十七	癸卯	兑金	1.18	十六	壬申	震木
8.21	十四	壬寅	震木	9.21	十六	癸酉	震木	10.22	十七	甲辰	乾金	11.21	十八	甲戌	离火	12.21	十八	甲辰	乾金	1.19	十七	癸酉	震木
8.22	十五	癸卯	兑金	9.22	十七	甲戌	离火	10.23	霜降	乙巳	兑金	11.22	小雪	乙亥	震木	12.22	冬至	乙巳	兑金	1.20	大寒	甲戌	离火
8.23	处暑	甲辰	乾金	9.23	秋分	乙亥	震木	10.24	十九	丙午	乾金	11.23	二十	丙子	离火	12.23	二十	丙午	乾金	1.21	十九	乙亥	震木
8.24	十七	乙巳	兑金	9.24	十九	丙子	离火	10.25	二十	丁未	兑金	11.24	二一	丁丑	震木	12.24	二一	丁未	兑金	1.22	二十	丙子	离火
8.25	十八	丙午	乾金	9.25	二十	丁丑	震木	10.26	二一	戊申	乾金	11.25	二二	戊寅	离火	12.25	二二	戊申	乾金	1.23	二一	丁丑	震木
8.26	十九	丁未	兑金	9.26	二一	戊寅	离火	10.27	二二	己酉	兑金	11.26	二三	己卯	震木	12.26	二三	己酉	兑金	1.24	二二	戊寅	离火
8.27	二十	戊申	兑金	9.27	二二	己卯	震木	10.28	二三	庚戌	乾金	11.27	二四	庚辰	离火	12.27	二四	庚戌	乾金	1.25	二三	己卯	震木
8.28	二一	己酉	兑金	9.28	二三	庚辰	离火	10.29	二四	辛亥	兑金	11.28	二五	辛巳	震木	12.28	二五	辛亥	兑金	1.26	二四	庚辰	离火
8.29	二二	庚戌	乾金	9.29	二四	辛巳	震木	10.30	二五	壬子	乾金	11.29	二六	壬午	离火	12.29	二六	壬子	乾金	1.27	二五	辛巳	震木
8.30	二三	辛亥	兑金	9.30	二五	壬午	离火	10.31	二六	癸丑	兑金	11.30	二七	癸未	震木	12.30	二七	癸丑	兑金	1.28	二六	壬午	离火
8.31	二四	壬子	乾金	10.1	二六	癸未	震木	11.1	二七	甲寅	乾金	12.1	二八	甲申	离火	12.31	二八	甲寅	乾金	1.29	二七	癸未	震木
9.1	二五	癸丑	兑金	10.2	二七	甲申	离火	11.2	二八	乙卯	震木	12.2	二九	乙酉	震木	1.1	二九	乙卯	震木	1.30	二八	甲申	离火
9.2	二六	甲寅	震木	10.3	二八	乙酉	震木	11.3	二九	丙辰	乾金	12.3	冬月	丙戌	离火	1.2	三十	丙辰	乾金	1.31	二九	乙酉	震木
9.3	二七	乙卯	兑金	10.4	二九	丙戌	离火	11.4	十月	丁巳	兑金	12.4	初二	丁亥	震木	1.3	腊月	丁巳	兑金	2.1	三十	丙戌	离火
9.4	二八	丙辰	乾金	10.5	三十	丁亥	震木	11.5	初二	戊午	乾金	12.5	初二	戊子	离火	1.4	初二	戊午	乾金	2.2	正月	丁亥	震木
9.5	二九	丁巳	兑金	10.6	九月	戊子	离火	11.6	初三	己未	震木	12.6	初三	己丑	震木					2.3	初二	戊子	离火
9.6	八月	戊午	乾金	10.7	初二	己丑	震木																

1965年2月4日–1965年8月7日，蛇年、立春，乙巳、正月、初三（乙巳、戊寅、己丑）–蛇年，乙巳、七月、十一（乙巳、癸未、癸巳）

2.4–3.5，戊寅月				3.6–4.4，己卯月				4.5–5.5，庚辰月				5.6–6.5，辛巳月				6.6–7.6，壬午月				7.7–8.7，癸未月			
2.4	立春	己丑	坎水	3.6	惊蛰	己未	坤土	4.5	清明	己丑	坎水	5.6	立夏	庚申	艮土	6.6	芒种	辛卯	坎水	7.7	小暑	壬戌	坤土
2.5	初四	庚寅	震木	3.7	初五	庚申	艮土	4.6	初五	庚寅	巽木	5.7	初七	辛酉	坤土	6.7	初八	壬辰	巽木	7.8	初十	癸亥	坤土
2.6	初五	辛卯	巽木	3.8	初六	辛酉	艮土	4.7	初六	辛卯	坎水	5.8	初八	壬戌	艮土	6.8	初九	癸巳	坎水	7.9	十一	甲子	艮土
2.7	初六	壬辰	巽木	3.9	初七	壬戌	坤土	4.8	初七	壬辰	巽木	5.9	初九	癸亥	坤土	6.9	初十	甲午	巽木	7.10	十二	乙丑	坤土
2.8	初七	癸巳	坎水	3.10	初八	癸亥	坤土	4.9	初八	癸巳	坎水	5.10	初十	甲子	艮土	6.10	十一	乙未	坎水	7.11	十三	丙寅	艮土
2.9	初八	甲午	巽木	3.11	初九	甲子	艮土	4.10	初九	甲午	巽木	5.11	十一	乙丑	坤土	6.11	十二	丙申	巽木	7.12	十四	丁卯	坤土
2.10	初九	乙未	坎水	3.12	初十	乙丑	坤土	4.11	初十	乙未	坎水	5.12	十二	丙寅	艮土	6.12	十三	丁酉	坎水	7.13	十五	戊辰	艮土
2.11	初十	丙申	坎水	3.13	十一	丙寅	艮土	4.12	十一	丙申	巽木	5.13	十三	丁卯	坤土	6.13	十四	戊戌	巽木	7.14	十六	己巳	坤土
2.12	十一	丁酉	巽木	3.14	十二	丁卯	坤土	4.13	十二	丁酉	坎水	5.14	十四	戊辰	艮土	6.14	十五	己亥	坎水	7.15	十七	庚午	艮土
2.13	十二	戊戌	巽木	3.15	十三	戊辰	艮土	4.14	十三	戊戌	巽木	5.15	十五	己巳	坤土	6.15	十六	庚子	巽木	7.16	十八	辛未	坤土
2.14	十三	己亥	坎水	3.16	十四	己巳	坤土	4.15	十四	己亥	坎水	5.16	十六	庚午	艮土	6.16	十七	辛丑	坎水	7.17	十九	壬申	坤土
2.15	十四	庚子	巽木	3.17	十五	庚午	艮土	4.16	十五	庚子	巽木	5.17	十七	辛未	坤土	6.17	十八	壬寅	巽木	7.18	二十	癸酉	坤土
2.16	十五	辛丑	坎水	3.18	十六	辛未	艮土	4.17	十六	辛丑	坎水	5.18	十八	壬申	艮土	6.18	十九	癸卯	坎水	7.19	二一	甲戌	艮土
2.17	十六	壬寅	巽木	3.19	十七	壬申	坤土	4.18	十七	壬寅	巽木	5.19	十九	癸酉	坤土	6.19	二十	甲辰	巽木	7.20	二二	乙亥	坤土
2.18	十七	癸卯	坎水	3.20	十八	癸酉	坤土	4.19	十八	癸卯	坎水	5.20	二十	甲戌	艮土	6.20	二一	乙巳	坎水	7.21	二三	丙子	艮土
2.19	雨水	甲辰	巽木	3.21	春分	甲戌	艮土	4.20	谷雨	甲辰	巽木	5.21	小满	乙亥	坤土	6.21	夏至	丙午	巽木	7.22	大暑	丁丑	坤土
2.20	十九	乙巳	坎水	3.22	二十	乙亥	坤土	4.21	二十	乙巳	坎水	5.22	二二	丙子	艮土	6.22	二三	丁未	坎水	7.23	二五	戊寅	艮土
2.21	二十	丙午	巽木	3.23	二一	丙子	艮土	4.22	二一	丙午	巽木	5.23	二三	丁丑	坤土	6.23	二四	戊申	巽木	7.24	二六	己卯	坤土
2.22	二一	丁未	坎水	3.24	二二	丁丑	坤土	4.23	二二	丁未	坎水	5.24	二四	戊寅	艮土	6.24	二五	己酉	坎水	7.25	二七	庚辰	艮土
2.23	二二	戊申	巽木	3.25	二三	戊寅	艮土	4.24	二三	戊申	巽木	5.25	二五	己卯	坤土	6.25	二六	庚戌	巽木	7.26	二八	辛巳	坤土
2.24	二三	己酉	坎水	3.26	二四	己卯	坤土	4.25	二四	己酉	坎水	5.26	二六	庚辰	艮土	6.26	二七	辛亥	坎水	7.27	二九	壬午	艮土
2.25	二四	庚戌	巽木	3.27	二五	庚辰	艮土	4.26	二五	庚戌	巽木	5.27	二七	辛巳	坤土	6.27	二八	壬子	巽木	7.28	七月	癸未	坤土
2.26	二五	辛亥	坎水	3.28	二六	辛巳	坤土	4.27	二六	辛亥	坎水	5.28	二八	壬午	艮土	6.28	二九	癸丑	坎水	7.29	初二	甲申	艮土
2.27	二六	壬子	巽木	3.29	二七	壬午	艮土	4.28	二七	壬子	巽木	5.29	二九	癸未	坤土	6.29	六月	甲寅	巽木	7.30	初三	乙酉	坤土
2.28	二七	癸丑	坎水	3.30	二八	癸未	坤土	4.29	二八	癸丑	坎水	5.30	三十	甲申	艮土	6.30	初二	乙卯	坎水	7.31	初四	丙戌	艮土
3.1	二八	甲寅	震木	3.31	二九	甲申	艮土	4.30	二九	甲寅	巽木	5.31	五月	乙酉	坤土	7.1	初三	丙辰	巽木	8.1	初五	丁亥	坤土
3.2	二九	乙卯	坎水	4.1	三十	乙酉	坤土	5.1	四月	乙卯	坎水	6.1	初二	丙戌	艮土	7.2	初四	丁巳	坎水	8.2	初六	戊子	艮土
3.3	二月	丙辰	巽木	4.2	三月	丙戌	艮土	5.2	初二	丙辰	巽木	6.2	初三	丁亥	坤土	7.3	初五	戊午	巽木	8.3	初七	己丑	坤土
3.4	初二	丁巳	坎水	4.3	初二	丁亥	坤土	5.3	初三	丁巳	坎水	6.3	初四	戊子	艮土	7.4	初六	己未	坎水	8.4	初八	庚寅	艮土
3.5	初三	戊午	巽木	4.4	初三	戊子	艮土	5.4	初四	戊午	巽木	6.4	初五	己丑	坤土	7.5	初七	庚申	巽木	8.5	初九	辛卯	坤土
								5.5	初五	己未	坎水	6.5	初六	庚寅	艮土	7.6	初八	辛酉	坎水	8.6	初十	壬辰	坤土
																				8.7	十一	癸巳	坤土

1965年8月8日–1966年2月3日，蛇年、立秋，乙巳、七月、十二（乙巳、甲申、甲午）–蛇年，乙巳、正月、十四（乙巳、己丑、癸巳）

8.8–9.7，甲申月			9.8–10.7，乙酉月			10.8–11.6，丙戌月			11.7–12.6，丁亥月			12.7–1966.1.5，戊子月			1.6–2.3，己丑月		
8.8 立秋	甲申	巽木	9.8 白露	乙丑	坤土	10.8 寒露	乙未	坎水	11.7 立冬	乙丑	坤土	12.7 大雪	乙未	坎水	1.6 小寒	乙丑	坤土
8.9 十三	乙未	坎水	9.9 十四	丙寅	艮土	10.9 十五	丙申	艮土	11.8 十六	丙寅	艮土	12.8 十六	丙申	巽木	1.7 十六	丙寅	艮土
8.10 十四	丙申	艮土	9.10 十五	丁卯	坤土	10.10 十六	丁酉	坎水	11.9 十七	丁卯	坤土	12.9 十七	丁酉	坎水	1.8 十七	丁卯	坤土
8.11 十五	丁酉	坎水	9.11 十六	戊辰	艮土	10.11 十七	戊戌	巽木	11.10 十八	戊辰	艮土	12.10 十八	戊戌	巽木	1.9 十八	戊辰	艮土
8.12 十六	戊戌	巽木	9.12 十七	己巳	坤土	10.12 十八	己亥	坎水	11.11 十九	己巳	坤土	12.11 十九	己亥	坎水	1.10 十九	己巳	坤土
8.13 十七	己亥	坎水	9.13 十八	庚午	艮土	10.13 十九	庚子	巽木	11.12 二十	庚午	艮土	12.12 二十	庚子	巽木	1.11 二十	庚午	艮土
8.14 十八	庚子	巽木	9.14 十九	辛未	坤土	10.14 二十	辛丑	坎水	11.13 二一	辛未	坤土	12.13 二一	辛丑	坎水	1.12 二一	辛未	坤土
8.15 十九	辛丑	坎水	9.15 二十	壬申	艮土	10.15 二一	壬寅	巽木	11.14 二二	壬申	艮土	12.14 二二	壬寅	巽木	1.13 二二	壬申	艮土
8.16 二十	壬寅	巽木	9.16 二一	癸酉	坤土	10.16 二二	癸卯	坎水	11.15 二三	癸酉	坤土	12.15 二三	癸卯	坎水	1.14 二三	癸酉	坤土
8.17 二一	癸卯	坎水	9.17 二二	甲戌	艮土	10.17 二三	甲辰	巽木	11.16 二四	甲戌	艮土	12.16 二四	甲辰	巽木	1.15 二四	甲戌	艮土
8.18 二二	甲辰	巽木	9.18 二三	乙亥	坤土	10.18 二四	乙巳	坎水	11.17 二五	乙亥	坤土	12.17 二五	乙巳	坎水	1.16 二五	乙亥	坤土
8.19 二三	乙巳	坎水	9.19 二四	丙子	艮土	10.19 二五	丙午	巽木	11.18 二六	丙子	艮土	12.18 二六	丙午	巽木	1.17 二六	丙子	艮土
8.20 二四	丙午	巽木	9.20 二五	丁丑	坤土	10.20 二六	丁未	坎水	11.19 二七	丁丑	坤土	12.19 二七	丁未	坎水	1.18 二七	丁丑	坤土
8.21 二五	丁未	坎水	9.21 二六	戊寅	艮土	10.21 二七	戊申	巽木	11.20 二八	戊寅	艮土	12.20 二八	戊申	巽木	1.19 二八	戊寅	艮土
8.22 二六	戊申	巽木	9.22 二七	己卯	坤土	10.22 二八	己酉	坎水	11.21 二九	己卯	坤土	12.21 二九	己酉	坎水	1.20 大寒	己卯	坤土
8.23 处暑	己酉	坎水	9.23 秋分	庚辰	艮土	10.23 霜降	庚戌	巽木	11.22 小雪	庚辰	艮土	12.22 冬至	庚戌	巽木	1.21 正月	庚辰	艮土
8.24 二八	庚戌	巽木	9.24 二九	辛巳	坤土	10.24 十月	辛亥	坎水	11.23 冬月	辛巳	坤土	12.23 腊月	辛亥	坎水	1.22 初二	辛巳	坤土
8.25 二九	辛亥	坎水	9.25 九月	壬午	艮土	10.25 初二	壬子	巽木	11.24 初二	壬午	艮土	12.24 初二	壬子	巽木	1.23 初三	壬午	艮土
8.26 三十	壬子	巽木	9.26 初二	癸未	坤土	10.26 初三	癸丑	坎水	11.25 初三	癸未	坤土	12.25 初三	癸丑	坎水	1.24 初四	癸未	坤土
8.27 八月	癸丑	坎水	9.27 初三	甲申	艮土	10.27 初四	甲寅	巽木	11.26 初四	甲申	艮土	12.26 初四	甲寅	巽木	1.25 初五	甲申	艮土
8.28 初二	甲寅	巽木	9.28 初四	乙酉	坤土	10.28 初五	乙卯	坎水	11.27 初五	乙酉	坤土	12.27 初五	乙卯	坎水	1.26 初六	乙酉	坤土
8.29 初三	乙卯	坎水	9.29 初五	丙戌	艮土	10.29 初六	丙辰	巽木	11.28 初六	丙戌	艮土	12.28 初六	丙辰	巽木	1.27 初七	丙戌	艮土
8.30 初四	丙辰	巽木	9.30 初六	丁亥	坤土	10.30 初七	丁巳	坎水	11.29 初七	丁亥	坤土	12.29 初七	丁巳	坎水	1.28 初八	丁亥	坤土
8.31 初五	丁巳	坎水	10.1 初七	戊子	艮土	10.31 初八	戊午	巽木	11.30 初八	戊子	艮土	12.30 初八	戊午	巽木	1.29 初九	戊子	艮土
9.1 初六	戊午	巽木	10.2 初八	己丑	坤土	11.1 初九	己未	坎水	12.1 初九	己丑	坤土	12.31 初九	己未	坎水	1.30 初十	己丑	坤土
9.2 初七	己未	坎水	10.3 初九	庚寅	艮土	11.2 初十	庚申	艮土	12.2 初十	庚寅	艮土	1.1 初十	庚申	巽木	1.31 十一	庚寅	艮土
9.3 初八	庚申	坎水	10.4 初十	辛卯	坤土	11.3 十一	辛酉	坎水	12.3 十一	辛卯	坤土	1.2 十一	辛酉	坎水	2.1 十二	辛卯	坤土
9.4 初九	辛酉	坎水	10.5 十一	壬辰	艮土	11.4 十二	壬戌	巽木	12.4 十二	壬辰	艮土	1.3 十二	壬戌	巽木	2.2 十三	壬辰	艮土
9.5 初十	壬戌	巽木	10.6 十二	癸巳	坤土	11.5 十三	癸亥	坎水	12.5 十三	癸巳	坤土	1.4 十三	癸亥	坎水	2.3 十四	癸巳	坤土
9.6 十一	癸亥	坎水	10.7 十三	甲午	艮土	11.6 十四	甲子	巽木	12.6 十四	甲午	艮土	1.5 十四	甲子	巽木			
9.7 十二	甲子	巽木															

1966年2月4日–1966年8月7日，马年、立春，丙午、正月、十五（丙午、庚寅、甲午）–马年，丙午、六月、二一（丙午、乙未、戊戌）

2.4–3.5，庚寅月			3.6–4.4，辛卯月			4.5–5.5，壬辰月			5.6–6.5，癸巳月			6.6–7.6，甲午月			7.7–8.7，乙未月		
2.4 立春	甲午	乾金	3.6 惊蛰	甲子	离火	4.5 清明	甲午	乾金	5.6 立夏	乙丑	震木	6.6 芒种	丙申	乾金	7.7 小暑	丁卯	震木
2.5 十六	乙未	兑金	3.7 十六	乙丑	震木	4.6 十六	乙未	兑金	5.7 十七	丙寅	离火	6.7 十九	丁酉	兑金	7.8 二十	戊辰	离火
2.6 十七	丙戌	乾金	3.8 十七	丙寅	离火	4.7 十七	丙申	乾金	5.8 十八	丁卯	震木	6.8 二十	戊戌	乾金	7.9 二一	己巳	震木
2.7 十八	丁酉	兑金	3.9 十八	丁卯	震木	4.8 十八	丁酉	兑金	5.9 十九	戊辰	离火	6.9 二一	己亥	兑金	7.10 二二	庚午	离火
2.8 十九	戊戌	乾金	3.10 十九	戊辰	离火	4.9 十九	戊戌	乾金	5.10 二十	己巳	震木	6.10 二二	庚子	乾金	7.11 二三	辛未	震木
2.9 二十	己亥	兑金	3.11 二十	己巳	震木	4.10 二十	己亥	兑金	5.11 二一	庚午	离火	6.11 二三	辛丑	兑金	7.12 二四	壬申	离火
2.10 二一	庚子	乾金	3.12 二一	庚午	离火	4.11 二一	庚子	乾金	5.12 二二	辛未	震木	6.12 二四	壬寅	乾金	7.13 二五	癸酉	震木
2.11 二二	辛丑	兑金	3.13 二二	辛未	震木	4.12 二二	辛丑	兑金	5.13 二三	壬申	离火	6.13 二五	癸卯	兑金	7.14 二六	甲戌	离火
2.12 二三	壬寅	乾金	3.14 二三	壬申	离火	4.13 二三	壬寅	乾金	5.14 二四	癸酉	震木	6.14 二六	甲辰	乾金	7.15 二七	乙亥	震木
2.13 二四	癸卯	兑金	3.15 二四	癸酉	震木	4.14 二四	癸卯	兑金	5.15 二五	甲戌	离火	6.15 二七	乙巳	兑金	7.16 二八	丙子	离火
2.14 二五	甲辰	乾金	3.16 二五	甲戌	离火	4.15 二五	甲辰	乾金	5.16 二六	乙亥	震木	6.16 二八	丙午	乾金	7.17 二九	丁丑	震木
2.15 二六	乙巳	兑金	3.17 二六	乙亥	震木	4.16 二六	乙巳	兑金	5.17 二七	丙子	离火	6.17 二九	丁未	兑金	7.18 六月	戊寅	离火
2.16 二七	丙午	乾金	3.18 二七	丙子	离火	4.17 二七	丙午	乾金	5.18 二八	丁丑	震木	6.18 三十	戊申	乾金	7.19 初二	己卯	震木
2.17 二八	丁未	兑金	3.19 二八	丁丑	震木	4.18 二八	丁未	兑金	5.19 二九	戊寅	离火	6.19 五月	己酉	兑金	7.20 初三	庚辰	离火
2.18 二九	戊申	乾金	3.20 二九	戊寅	离火	4.19 二九	戊申	乾金	5.20 四月	己卯	震木	6.20 初二	庚戌	乾金	7.21 初四	辛巳	震木
2.19 雨水	己酉	兑金	3.21 春分	己卯	震木	4.20 谷雨	己酉	兑金	5.21 小满	庚辰	离火	6.21 初三	辛亥	兑金	7.22 初五	壬午	离火
2.20 二月	庚戌	乾金	3.22 三月	庚辰	离火	4.21 闰三	庚戌	乾金	5.22 初三	辛巳	震木	6.22 夏至	壬子	乾金	7.23 大暑	癸未	震木
2.21 初二	辛亥	兑金	3.23 初二	辛巳	震木	4.22 初二	辛亥	兑金	5.23 初四	壬午	离火	6.23 初五	癸丑	兑金	7.24 初七	甲申	离火
2.22 初三	壬子	乾金	3.24 初三	壬午	离火	4.23 初三	壬子	乾金	5.24 初五	癸未	震木	6.24 初六	甲寅	乾金	7.25 初八	乙酉	震木
2.23 初四	癸丑	兑金	3.25 初四	癸未	震木	4.24 初四	癸丑	兑金	5.25 初六	甲申	离火	6.25 初七	乙卯	兑金	7.26 初九	丙戌	离火
2.24 初五	甲寅	乾金	3.26 初五	甲申	离火	4.25 初五	甲寅	乾金	5.26 初七	乙酉	震木	6.26 初八	丙辰	乾金	7.27 初十	丁亥	震木
2.25 初六	乙卯	兑金	3.27 初六	乙酉	震木	4.26 初六	乙卯	兑金	5.27 初八	丙戌	离火	6.27 初九	丁巳	兑金	7.28 十一	戊子	离火
2.26 初七	丙辰	乾金	3.28 初七	丙戌	离火	4.27 初七	丙辰	乾金	5.28 初九	丁亥	震木	6.28 初十	戊午	乾金	7.29 十二	己丑	震木
2.27 初八	丁巳	兑金	3.29 初八	丁亥	震木	4.28 初八	丁巳	兑金	5.29 初十	戊子	离火	6.29 十一	己未	兑金	7.30 十三	庚寅	离火
2.28 初九	戊午	乾金	3.30 初九	戊子	离火	4.29 初九	戊午	乾金	5.30 十一	己丑	震木	6.30 十二	庚申	乾金	7.31 十四	辛卯	震木
3.1 初十	己未	兑金	3.31 初十	己丑	震木	4.30 初十	己未	兑金	5.31 十二	庚寅	离火	7.1 十三	辛酉	兑金	8.1 十五	壬辰	离火
3.2 十一	庚申	乾金	4.1 十一	庚寅	离火	5.1 十一	庚申	乾金	6.1 十三	辛卯	震木	7.2 十四	壬戌	乾金	8.2 十六	癸巳	震木
3.3 十二	辛酉	兑金	4.2 十二	辛卯	震木	5.2 十二	辛酉	兑金	6.2 十四	壬辰	离火	7.3 十五	癸亥	兑金	8.3 十七	甲午	离火
3.4 十三	壬戌	乾金	4.3 十三	壬辰	离火	5.3 十三	壬戌	乾金	6.3 十五	癸巳	震木	7.4 十六	甲子	乾金	8.4 十八	乙未	震木
3.5 十四	癸亥	兑金	4.4 十四	癸巳	震木	5.4 十四	癸亥	乾金	6.4 十六	甲午	离火	7.5 十七	乙丑	兑金	8.5 十九	丙申	离火
						5.5 十五	甲子	乾金	6.5 十七	乙未	震木	7.6 十八	丙寅	乾金	8.6 二十	丁酉	震木
															8.7 二一	戊戌	离火

1966年8月8日–1967年2月3日，马年、立秋，丙午、六月、二二（丙午、丙申、己亥）–马年，丙午、腊月、二四（丙午、辛丑、戊戌）

8.8–9.7 丙申月			9.8–10.8 丁酉月			10.9–11.7 戊戌月			11.8–12.6 己亥月			12.7–1967.1.5 庚子月			1.6–2.3 辛丑月		
8.8	立秋 己亥	兑金	9.8	白露 庚午	离火	10.9	寒露 辛丑	兑金	11.8	立冬 辛未	震木	12.7	大雪 庚子	乾金	1.6	小寒 庚午	离火
8.9	二三 庚子	乾金	9.9	二五 辛未	震木	10.10	二六 壬寅	乾金	11.9	二七 壬申	离火	12.8	二七 辛丑	兑金	1.7	二七 辛未	震木
8.10	二四 辛丑	乾金	9.10	二六 壬申	离火	10.11	二七 癸卯	兑金	11.10	二八 癸酉	震木	12.9	二八 壬寅	乾金	1.8	二八 壬申	离火
8.11	二五 壬寅	乾金	9.11	二七 癸酉	震木	10.12	二八 甲辰	乾金	11.11	二九 甲戌	离火	12.10	二九 癸卯	兑金	1.9	二九 癸酉	震木
8.12	二六 癸卯	兑金	9.12	二八 甲戌	离火	10.13	二九 乙巳	兑金	11.12	十月 乙亥	震木	12.11	三十 甲辰	乾金	1.10	三十 甲戌	离火
8.13	二七 甲辰	乾金	9.13	二九 乙亥	震木	10.14	九月 丙午	乾金	11.13	初二 丙子	离火	12.12	冬月 乙巳	兑金	1.11	腊月 乙亥	震木
8.14	二八 乙巳	兑金	9.14	三十 丙子	离火	10.15	初二 丁未	兑金	11.14	初三 丁丑	震木	12.13	初二 丙午	乾金	1.12	初二 丙子	离火
8.15	二九 丙午	兑金	9.15	八月 丁丑	震木	10.16	初三 戊申	乾金	11.15	初四 戊寅	离火	12.14	初三 丁未	兑金	1.13	初三 丁丑	震木
8.16	七月 丁未	乾金	9.16	初二 戊寅	离火	10.17	初四 己酉	兑金	11.16	初五 己卯	震木	12.15	初四 戊申	乾金	1.14	初四 戊寅	离火
8.17	初二 戊申	乾金	9.17	初三 己卯	震木	10.18	初五 庚戌	乾金	11.17	初六 庚辰	离火	12.16	初五 己酉	兑金	1.15	初五 己卯	震木
8.18	初三 己酉	乾金	9.18	初四 庚辰	离火	10.19	初六 辛亥	兑金	11.18	初七 辛巳	震木	12.17	初六 庚戌	乾金	1.16	初六 庚辰	离火
8.19	初四 庚戌	兑金	9.19	初五 辛巳	震木	10.20	初七 壬子	乾金	11.19	初八 壬午	离火	12.18	初七 辛亥	兑金	1.17	初七 辛巳	震木
8.20	初五 辛亥	兑金	9.20	初六 壬午	离火	10.21	初八 癸丑	兑金	11.20	初九 癸未	震木	12.19	初八 壬子	乾金	1.18	初八 壬午	离火
8.21	初六 壬子	乾金	9.21	初七 癸未	震木	10.22	初九 甲寅	乾金	11.21	初十 甲申	离火	12.20	初九 癸丑	兑金	1.19	初九 癸未	震木
8.22	初七 癸丑	乾金	9.22	初八 甲申	离火	10.23	初十 乙卯	兑金	11.22	十一 乙酉	震木	12.21	初十 甲寅	乾金	1.20	初十 甲申	离火
8.23	处暑 甲寅	乾金	9.23	秋分 乙酉	震木	10.24	霜降 丙辰	乾金	11.23	小雪 丙戌	离火	12.22	冬至 乙卯	兑金	1.21	大寒 乙酉	震木
8.24	初九 乙卯	乾金	9.24	初十 丙戌	离火	10.25	十二 丁巳	兑金	11.24	十三 丁亥	震木	12.23	十二 丙辰	乾金	1.22	十二 丙戌	离火
8.25	初十 丙辰	乾金	9.25	十一 丁亥	震木	10.26	十三 戊午	乾金	11.25	十四 戊子	离火	12.24	十三 丁巳	兑金	1.23	十三 丁亥	震木
8.26	十一 丁巳	兑金	9.26	十二 戊子	离火	10.27	十四 己未	兑金	11.26	十五 己丑	震木	12.25	十四 戊午	乾金	1.24	十四 戊子	离火
8.27	十二 戊午	乾金	9.27	十三 己丑	震木	10.28	十五 庚申	乾金	11.27	十六 庚寅	离火	12.26	十五 己未	兑金	1.25	十五 己丑	震木
8.28	十三 己未	乾金	9.28	十四 庚寅	离火	10.29	十六 辛酉	兑金	11.28	十七 辛卯	震木	12.27	十六 庚申	乾金	1.26	十六 庚寅	离火
8.29	十四 庚申	乾金	9.29	十五 辛卯	震木	10.30	十七 壬戌	乾金	11.29	十八 壬辰	离火	12.28	十七 辛酉	兑金	1.27	十七 辛卯	震木
8.30	十五 辛酉	兑金	9.30	十六 壬辰	离火	10.31	十八 癸亥	兑金	11.30	十九 癸巳	震木	12.29	十八 壬戌	乾金	1.28	十八 壬辰	离火
8.31	十六 壬戌	乾金	10.1	十七 癸巳	震木	11.1	十九 甲子	乾金	12.1	二十 甲午	离火	12.30	十九 癸亥	兑金	1.29	十九 癸巳	震木
9.1	十七 癸亥	兑金	10.2	十八 甲午	离火	11.2	二十 乙丑	兑金	12.2	二一 乙未	震木	12.31	二十 甲子	乾金	1.30	二十 甲午	离火
9.2	十八 甲子	乾金	10.3	十九 乙未	震木	11.3	二一 丙寅	乾金	12.3	二二 丙申	离火	1.1	二一 乙丑	兑金	1.31	二一 乙未	震木
9.3	十九 乙丑	兑金	10.4	二十 丙申	离火	11.4	二二 丁卯	兑金	12.4	二三 丁酉	震木	1.2	二二 丙寅	乾金	2.1	二二 丙申	离火
9.4	二十 丙寅	乾金	10.5	二一 丁酉	震木	11.5	二三 戊辰	乾金	12.5	二四 戊戌	离火	1.3	二三 丁卯	兑金	2.2	二三 丁酉	震木
9.5	二一 丁卯	兑金	10.6	二二 戊戌	离火	11.6	二四 己巳	兑金	12.6	二五 己亥	震木	1.4	二四 戊辰	乾金	2.3	二四 戊戌	离火
9.6	二二 戊辰	乾金	10.7	二三 己亥	震木	11.7	二五 庚午	乾金				1.5	二五 己巳	兑金			
9.7	二三 己巳	兑金	10.8	二四 庚子	离火												

1967年2月4日–1967年8月7日，羊年、立春，丁未、腊月、二五（丁未、壬寅、己亥）–羊年，丁未、七月、初二（丁未、丁未、癸卯）

2.4–3.5 壬寅月			3.6–4.4 癸卯月			4.5–5.5 甲辰月			5.6–6.5 乙巳月			6.6–7.7 丙午月			7.8–8.7 丁未月		
2.4	立春 己亥	坎水	3.6	惊蛰 己巳	坤土	4.5	清明 己亥	坎水	5.6	立夏 庚午	艮土	6.6	芒种 辛丑	坎水	7.8	小暑 癸酉	坤土
2.5	二六 庚子	巽木	3.7	二七 庚午	艮土	4.6	二七 庚子	巽木	5.7	二八 辛未	坤土	6.7	三十 壬寅	巽木	7.9	初二 甲戌	艮土
2.6	二七 辛丑	坎水	3.8	二八 辛未	坤土	4.7	二八 辛丑	坎水	5.8	二九 壬申	艮土	6.8	五月 癸卯	坎水	7.10	初三 乙亥	坤土
2.7	二八 壬寅	巽木	3.9	二九 壬申	艮土	4.8	二九 壬寅	巽木	5.9	四月 癸酉	坤土	6.9	初二 甲辰	巽木	7.11	初四 丙子	艮土
2.8	二九 癸卯	坎水	3.10	三十 癸酉	坤土	4.9	三十 癸卯	坎水	5.10	初二 甲戌	艮土	6.10	初三 乙巳	坎水	7.12	初五 丁丑	坤土
2.9	正月 甲辰	巽木	3.11	二月 甲戌	艮土	4.10	三月 甲辰	巽木	5.11	初三 乙亥	坤土	6.11	初四 丙午	巽木	7.13	初六 戊寅	艮土
2.10	初二 乙巳	坎水	3.12	初二 乙亥	坤土	4.11	初二 乙巳	坎水	5.12	初四 丙子	艮土	6.12	初五 丁未	坎水	7.14	初七 己卯	坤土
2.11	初三 丙午	巽木	3.13	初三 丙子	艮土	4.12	初三 丙午	巽木	5.13	初五 丁丑	坤土	6.13	初六 戊申	巽木	7.15	初八 庚辰	艮土
2.12	初四 丁未	坎水	3.14	初四 丁丑	坤土	4.13	初四 丁未	坎水	5.14	初六 戊寅	艮土	6.14	初七 己酉	坎水	7.16	初九 辛巳	坤土
2.13	初五 戊申	巽木	3.15	初五 戊寅	艮土	4.14	初五 戊申	巽木	5.15	初七 己卯	坤土	6.15	初八 庚戌	巽木	7.17	初十 壬午	艮土
2.14	初六 己酉	坎水	3.16	初六 己卯	坤土	4.15	初六 己酉	坎水	5.16	初八 庚辰	艮土	6.16	初九 辛亥	坎水	7.18	十一 癸未	坤土
2.15	初七 庚戌	巽木	3.17	初七 庚辰	艮土	4.16	初七 庚戌	巽木	5.17	初九 辛巳	坤土	6.17	初十 壬子	巽木	7.19	十二 甲申	艮土
2.16	初八 辛亥	坎水	3.18	初八 辛巳	坤土	4.17	初八 辛亥	坎水	5.18	初十 壬午	艮土	6.18	十一 癸丑	坎水	7.20	十三 乙酉	坤土
2.17	初九 壬子	巽木	3.19	初九 壬午	艮土	4.18	初九 壬子	巽木	5.19	十一 癸未	坤土	6.19	十二 甲寅	巽木	7.21	十四 丙戌	艮土
2.18	初十 癸丑	坎水	3.20	初十 癸未	坤土	4.19	初十 癸丑	坎水	5.20	十二 甲申	艮土	6.20	十三 乙卯	坎水	7.22	十五 丁亥	坤土
2.19	雨水 甲寅	巽木	3.21	春分 甲申	艮土	4.20	十一 甲寅	巽木	5.21	十三 乙酉	坤土	6.21	十四 丙辰	巽木	7.23	大暑 戊子	艮土
2.20	十二 乙卯	坎水	3.22	十二 乙酉	坤土	4.21	谷雨 乙卯	坎水	5.22	小满 丙戌	艮土	6.22	夏至 丁巳	坎水	7.24	十七 己丑	坤土
2.21	十三 丙辰	巽木	3.23	十三 丙戌	艮土	4.22	十三 丙辰	巽木	5.23	十五 丁亥	坤土	6.23	十六 戊午	巽木	7.25	十八 庚寅	艮土
2.22	十四 丁巳	坎水	3.24	十四 丁亥	坤土	4.23	十四 丁巳	坎水	5.24	十六 戊子	艮土	6.24	十七 己未	坎水	7.26	十九 辛卯	坤土
2.23	十五 戊午	巽木	3.25	十五 戊子	艮土	4.24	十五 戊午	巽木	5.25	十七 己丑	坤土	6.25	十八 庚申	巽木	7.27	二十 壬辰	艮土
2.24	十六 己未	坎水	3.26	十六 己丑	坤土	4.25	十六 己未	坎水	5.26	十八 庚寅	艮土	6.26	十九 辛酉	坎水	7.28	二一 癸巳	坤土
2.25	十七 庚申	巽木	3.27	十七 庚寅	艮土	4.26	十七 庚申	巽木	5.27	十九 辛卯	坤土	6.27	二十 壬戌	巽木	7.29	二二 甲午	艮土
2.26	十八 辛酉	坎水	3.28	十八 辛卯	坤土	4.27	十八 辛酉	坎水	5.28	二十 壬辰	艮土	6.28	二一 癸亥	坎水	7.30	二三 乙未	坤土
2.27	十九 壬戌	巽木	3.29	十九 壬辰	艮土	4.28	十九 壬戌	巽木	5.29	二一 癸巳	坤土	6.29	二二 甲子	巽木	7.31	二四 丙申	艮土
2.28	二十 癸亥	坎水	3.30	二十 癸巳	坤土	4.29	二十 癸亥	坎水	5.30	二二 甲午	艮土	6.30	二三 乙丑	坎水	8.1	二五 丁酉	坤土
3.1	二一 甲子	巽木	3.31	二一 甲午	艮土	4.30	二一 甲子	巽木	5.31	二三 乙未	坤土	7.1	二四 丙寅	巽木	8.2	二六 戊戌	艮土
3.2	二二 乙丑	坎水	4.1	二二 乙未	坤土	5.1	二二 乙丑	坎水	6.1	二四 丙申	艮土	7.2	二五 丁卯	坎水	8.3	二七 己亥	坤土
3.3	二三 丙寅	巽木	4.2	二三 丙申	艮土	5.2	二三 丙寅	巽木	6.2	二五 丁酉	坤土	7.3	二六 戊辰	巽木	8.4	二八 庚子	艮土
3.4	二四 丁卯	坎水	4.3	二四 丁酉	坤土	5.3	二四 丁卯	坎水	6.3	二六 戊戌	艮土	7.4	二七 己巳	坎水	8.5	二九 辛丑	坤土
3.5	二五 戊辰	巽木	4.4	二五 戊戌	艮土	5.4	二五 戊辰	巽木	6.4	二七 己亥	坤土	7.5	二八 庚午	巽木	8.6	七月 壬寅	艮土
						5.5	二六 己巳	坎水	6.5	二八 庚子	艮土	7.6	二九 辛未	坎水	8.7	初二 癸卯	坤土
												7.7	三十 壬申	巽木			

1967年8月8日－1968年2月4日，羊年、立秋，丁未、七月、初三（丁未、戊申、甲辰）－羊年，丁未、正月、初六（丁未、癸丑、甲辰）

8.8–9.7，戊申月				9.8–10.8，己酉月				10.9–11.7，庚戌月				11.8–12.7，辛亥月				12.8–1968.1.5，壬子月				1.6–2.4，癸丑月			
8.8	立秋	甲辰	巽木	9.8	白露	乙亥	坤土	10.9	寒露	丙午	巽木	11.8	立冬	丙子	艮土	12.8	大雪	丙午	巽木	1.6	小寒	乙亥	坤土
8.9	初四	乙巳	坎水	9.9	初六	丙子	艮土	10.10	初七	丁未	坎水	11.9	初八	丁丑	坤土	12.9	初八	丁未	坎水	1.7	初八	丙子	艮土
8.10	初五	丙午	巽木	9.10	初七	丁丑	坤土	10.11	初八	戊申	巽木	11.10	初九	戊寅	艮土	12.10	初九	戊申	巽木	1.8	初九	丁丑	坤土
8.11	初六	丁未	坎水	9.11	初八	戊寅	艮土	10.12	初九	己酉	坎水	11.11	初十	己卯	坤土	12.11	初十	己酉	坎水	1.9	初十	戊寅	艮土
8.12	初七	戊申	巽木	9.12	初九	己卯	坤土	10.13	初十	庚戌	巽木	11.12	十一	庚辰	艮土	12.12	十一	庚戌	巽木	1.10	十一	己卯	坤土
8.13	初八	己酉	坎水	9.13	初十	庚辰	艮土	10.14	十一	辛亥	坎水	11.13	十二	辛巳	坤土	12.13	十二	辛亥	坎水	1.11	十二	庚辰	艮土
8.14	初九	庚戌	巽木	9.14	十一	辛巳	坤土	10.15	十二	壬子	巽木	11.14	十三	壬午	艮土	12.14	十三	壬子	巽木	1.12	十三	辛巳	坤土
8.15	初十	辛亥	坎水	9.15	十二	壬午	艮土	10.16	十三	癸丑	坎水	11.15	十四	癸未	坤土	12.15	十四	癸丑	坎水	1.13	十四	壬午	艮土
8.16	十一	壬子	巽木	9.16	十三	癸未	坤土	10.17	十四	甲寅	巽木	11.16	十五	甲申	艮土	12.16	十五	甲寅	巽木	1.14	十五	癸未	坤土
8.17	十二	癸丑	坎水	9.17	十四	甲申	艮土	10.18	十五	乙卯	坎水	11.17	十六	乙酉	坤土	12.17	十六	乙卯	坎水	1.15	十六	甲申	艮土
8.18	十三	甲寅	巽木	9.18	十五	乙酉	坤土	10.19	十六	丙辰	巽木	11.18	十七	丙戌	艮土	12.18	十七	丙辰	巽木	1.16	十七	乙酉	坤土
8.19	十四	乙卯	坎水	9.19	十六	丙戌	艮土	10.20	十七	丁巳	坎水	11.19	十八	丁亥	坤土	12.19	十八	丁巳	坎水	1.17	十八	丙戌	艮土
8.20	十五	丙辰	巽木	9.20	十七	丁亥	坤土	10.21	十八	戊午	巽木	11.20	十九	戊子	艮土	12.20	十九	戊午	巽木	1.18	十九	丁亥	坤土
8.21	十六	丁巳	坎水	9.21	十八	戊子	艮土	10.22	十九	己未	坎水	11.21	二十	己丑	坤土	12.21	二十	己未	坎水	1.19	二十	戊子	艮土
8.22	十七	戊午	巽木	9.22	十九	己丑	坤土	10.23	二十	庚申	巽木	11.22	廿一	庚寅	艮土	12.22	冬至	庚申	巽木	1.20	廿一	己丑	坤土
8.23	十八	己未	坎水	9.23	二十	庚寅	艮土	10.24	霜降	辛酉	坎水	11.23	小雪	辛卯	坤土	12.23	廿二	辛酉	坎水	1.21	大寒	庚寅	艮土
8.24	处暑	庚申	巽木	9.24	秋分	辛卯	坤土	10.25	廿二	壬戌	巽木	11.24	廿三	壬辰	艮土	12.24	廿三	壬戌	巽木	1.22	廿三	辛卯	坤土
8.25	二十	辛酉	坎水	9.25	廿二	壬辰	艮土	10.26	廿三	癸亥	坎水	11.25	廿四	癸巳	坤土	12.25	廿四	癸亥	坎水	1.23	廿四	壬辰	艮土
8.26	廿一	壬戌	巽木	9.26	廿三	癸巳	坤土	10.27	廿四	甲子	巽木	11.26	廿五	甲午	艮土	12.26	廿五	甲子	巽木	1.24	廿五	癸巳	坤土
8.27	廿二	癸亥	坎水	9.27	廿四	甲午	艮土	10.28	廿五	乙丑	坎水	11.27	廿六	乙未	坤土	12.27	廿六	乙丑	坎水	1.25	廿六	甲午	艮土
8.28	廿三	甲子	巽木	9.28	廿五	乙未	坤土	10.29	廿六	丙寅	巽木	11.28	廿七	丙申	艮土	12.28	廿七	丙寅	巽木	1.26	廿七	乙未	坤土
8.29	廿四	乙丑	坎水	9.29	廿六	丙申	艮土	10.30	廿七	丁卯	坎水	11.29	廿八	丁酉	坤土	12.29	廿八	丁卯	坎水	1.27	廿八	丙申	艮土
8.30	廿五	丙寅	巽木	9.30	廿七	丁酉	坤土	10.31	廿八	戊辰	巽木	11.30	廿九	戊戌	艮土	12.30	廿九	戊辰	巽木	1.28	廿九	丁酉	坤土
8.31	廿六	丁卯	坎水	10.1	廿八	戊戌	艮土	11.1	廿九	己巳	坎水	12.1	三十	己亥	坤土	12.31	腊月	己巳	坎水	1.29	三十	戊戌	艮土
9.1	廿七	戊辰	巽木	10.2	廿九	己亥	坤土	11.2	十月	庚午	巽木	12.2	冬月	庚子	艮土	1.1	初二	庚午	巽木	1.30	正月	己亥	坤土
9.2	廿八	己巳	坎水	10.3	三十	庚子	艮土	11.3	初二	辛未	坎水	12.3	初二	辛丑	坤土	1.2	初三	辛未	坎水	1.31	初二	庚子	艮土
9.3	廿九	庚午	巽木	10.4	九月	辛丑	坤土	11.4	初三	壬申	巽木	12.4	初三	壬寅	艮土	1.3	初四	壬申	巽木	2.1	初三	辛丑	坤土
9.4	八月	辛未	坎水	10.5	初二	壬寅	艮土	11.5	初四	癸酉	坎水	12.5	初四	癸卯	坤土	1.4	初五	癸酉	坎水	2.2	初四	壬寅	艮土
9.5	初二	壬申	巽木	10.6	初三	癸卯	坤土	11.6	初五	甲戌	巽木	12.6	初五	甲辰	艮土	1.5	初六	甲戌	巽木	2.3	初五	癸卯	坤土
9.6	初三	癸酉	坎水	10.7	初四	甲辰	艮土	11.7	初六	乙亥	坎水	12.7	初六	乙巳	坤土					2.4	初六	甲辰	艮土
9.7	初四	甲戌	巽木	10.8	初五	乙巳	坤土																

1968年2月5日－1968年8月6日，猴年、立春，戊申、正月、初七（戊申、甲寅、乙巳）－猴年，戊申、七月、十三（戊申、己未、戊申）

2.5–3.4，甲寅月				3.5–4.4，乙卯月				4.5–5.4，丙辰月				5.5–6.4，丁巳月				6.5–7.6，戊午月				7.7–8.6，己未月			
2.5	立春	乙巳	兑金	3.5	惊蛰	甲戌	离火	4.5	清明	乙巳	兑金	5.5	立夏	乙亥	震木	6.5	芒种	丙午	乾金	7.7	小暑	戊寅	离火
2.6	初八	丙午	乾金	3.6	初八	乙亥	震木	4.6	初九	丙午	乾金	5.6	初十	丙子	离火	6.6	十一	丁未	兑金	7.8	十四	己卯	震木
2.7	初九	丁未	兑金	3.7	初九	丙子	离火	4.7	初十	丁未	兑金	5.7	十一	丁丑	震木	6.7	十二	戊申	乾金	7.9	十五	庚辰	离火
2.8	初十	戊申	乾金	3.8	初十	丁丑	震木	4.8	十一	戊申	乾金	5.8	十二	戊寅	离火	6.8	十三	己酉	兑金	7.10	十六	辛巳	震木
2.9	十一	己酉	兑金	3.9	十一	戊寅	离火	4.9	十二	己酉	兑金	5.9	十三	己卯	震木	6.9	十四	庚戌	乾金	7.11	十七	壬午	离火
2.10	十二	庚戌	乾金	3.10	十二	己卯	震木	4.10	十三	庚戌	乾金	5.10	十四	庚辰	离火	6.10	十五	辛亥	兑金	7.12	十八	癸未	震木
2.11	十三	辛亥	兑金	3.11	十三	庚辰	离火	4.11	十四	辛亥	兑金	5.11	十五	辛巳	震木	6.11	十六	壬子	乾金	7.13	十九	甲申	离火
2.12	十四	壬子	乾金	3.12	十四	辛巳	震木	4.12	十五	壬子	乾金	5.12	十六	壬午	离火	6.12	十七	癸丑	兑金	7.14	二十	乙酉	震木
2.13	十五	癸丑	兑金	3.13	十五	壬午	离火	4.13	十六	癸丑	兑金	5.13	十七	癸未	震木	6.13	十八	甲寅	乾金	7.15	廿一	丙戌	离火
2.14	十六	甲寅	乾金	3.14	十六	癸未	震木	4.14	十七	甲寅	乾金	5.14	十八	甲申	离火	6.14	十九	乙卯	兑金	7.16	廿二	丁亥	震木
2.15	十七	乙卯	兑金	3.15	十七	甲申	离火	4.15	十八	乙卯	兑金	5.15	十九	乙酉	震木	6.15	二十	丙辰	乾金	7.17	廿三	戊子	离火
2.16	十八	丙辰	乾金	3.16	十八	乙酉	震木	4.16	十九	丙辰	乾金	5.16	二十	丙戌	离火	6.16	廿一	丁巳	兑金	7.18	廿四	己丑	震木
2.17	十九	丁巳	兑金	3.17	十九	丙戌	离火	4.17	二十	丁巳	兑金	5.17	廿一	丁亥	震木	6.17	廿二	戊午	乾金	7.19	廿五	庚寅	离火
2.18	二十	戊午	乾金	3.18	二十	丁亥	震木	4.18	廿一	戊午	乾金	5.18	廿二	戊子	离火	6.18	廿三	己未	兑金	7.20	廿六	辛卯	震木
2.19	雨水	己未	兑金	3.19	廿一	戊子	离火	4.19	廿二	己未	兑金	5.19	廿三	己丑	震木	6.19	廿四	庚申	乾金	7.21	廿七	壬辰	离火
2.20	廿二	庚申	乾金	3.20	春分	己丑	震木	4.20	谷雨	庚申	乾金	5.20	廿四	庚寅	离火	6.20	廿五	辛酉	兑金	7.22	廿八	癸巳	震木
2.21	廿三	辛酉	兑金	3.21	廿三	庚寅	离火	4.21	廿四	辛酉	兑金	5.21	小满	辛卯	震木	6.21	夏至	壬戌	乾金	7.23	大暑	甲午	离火
2.22	廿四	壬戌	乾金	3.22	廿四	辛卯	震木	4.22	廿五	壬戌	乾金	5.22	廿六	壬辰	离火	6.22	廿七	癸亥	兑金	7.24	三十	乙未	震木
2.23	廿五	癸亥	兑金	3.23	廿五	壬辰	离火	4.23	廿六	癸亥	兑金	5.23	廿七	癸巳	震木	6.23	廿八	甲子	乾金	7.25	七月	丙申	离火
2.24	廿六	甲子	乾金	3.24	廿六	癸巳	震木	4.24	廿七	甲子	乾金	5.24	廿八	甲午	离火	6.24	廿九	乙丑	兑金	7.26	初二	丁酉	震木
2.25	廿七	乙丑	兑金	3.25	廿七	甲午	离火	4.25	廿八	乙丑	兑金	5.25	廿九	乙未	震木	6.25	六月	丙寅	乾金	7.27	初三	戊戌	离火
2.26	廿八	丙寅	乾金	3.26	廿八	乙未	震木	4.26	廿九	丙寅	乾金	5.26	三十	丙申	离火	6.26	初二	丁卯	兑金	7.28	初四	己亥	震木
2.27	廿九	丁卯	兑金	3.27	廿九	丙申	离火	4.27	四月	丁卯	兑金	5.27	五月	丁酉	震木	6.27	初三	戊辰	乾金	7.29	初五	庚子	离火
2.28	二月	戊辰	乾金	3.28	三十	丁酉	震木	4.28	初二	戊辰	乾金	5.28	初二	戊戌	离火	6.28	初四	己巳	兑金	7.30	初六	辛丑	震木
2.29	初二	己巳	兑金	3.29	三月	戊戌	离火	4.29	初三	己巳	兑金	5.29	初三	己亥	震木	6.29	初五	庚午	乾金	7.31	初七	壬寅	离火
3.1	初三	庚午	乾金	3.30	初二	己亥	震木	4.30	初四	庚午	乾金	5.30	初四	庚子	离火	6.30	初六	辛未	兑金	8.1	初八	癸卯	震木
3.2	初四	辛未	兑金	3.31	初三	庚子	离火	5.1	初五	辛未	兑金	5.31	初五	辛丑	震木	7.1	初七	壬申	乾金	8.2	初九	甲辰	离火
3.3	初五	壬申	乾金	4.1	初四	辛丑	震木	5.2	初六	壬申	乾金	6.1	初六	壬寅	离火	7.2	初八	癸酉	兑金	8.3	初十	乙巳	震木
3.4	初六	癸酉	兑金	4.2	初五	壬寅	离火	5.3	初七	癸酉	兑金	6.2	初七	癸卯	震木	7.3	初九	甲戌	乾金	8.4	十一	丙午	离火
				4.3	初六	癸卯	震木	5.4	初八	甲戌	乾金	6.3	初八	甲辰	离火	7.4	初十	乙亥	兑金	8.5	十二	丁未	震木
				4.4	初七	甲辰	离火					6.4	初九	乙巳	震木	7.5	十一	丙子	乾金	8.6	十三	戊申	离火
																7.6	十二	丁丑	兑金				

五行养生——精准防病

1968年8月7日–1969年2月3日，猴年、立秋，戊申、七月、十四（戊申、庚申、己酉）–猴年，戊申、腊月、十七（戊申、乙丑、己酉）

8.7-9.6, 庚申月				9.7-10.7, 辛酉月				10.8-11.6, 壬戌月				11.7-12.6, 癸亥月				12.7-1969.1.4, 甲子月				1.5-2.3, 乙丑月			
8.7	立秋	己酉	兑金	9.7	白露	庚辰	离火	10.8	寒露	辛亥	兑金	11.7	立冬	辛巳	震木	12.7	大雪	辛亥	兑金	1.5	小寒	庚辰	离火
8.8	十五	庚戌	乾金	9.8	十六	辛巳	震木	10.9	十八	壬子	乾金	11.8	十八	壬午	离火	12.8	十九	壬子	乾金	1.6	十八	辛巳	震木
8.9	十六	辛亥	离火	9.9	十七	壬午	离火	10.10	十九	癸丑	兑金	11.9	十九	癸未	震木	12.9	二十	癸丑	兑金	1.7	十九	壬午	离火
8.10	十七	壬子	乾金	9.10	十八	癸未	震木	10.11	二十	甲寅	乾金	11.10	二十	甲申	离火	12.10	二一	甲寅	乾金	1.8	二十	癸未	震木
8.11	十八	癸丑	兑金	9.11	十九	甲申	离火	10.12	二一	乙卯	兑金	11.11	二一	乙酉	震木	12.11	二二	乙卯	兑金	1.9	二一	甲申	离火
8.12	十九	甲寅	乾金	9.12	二十	乙酉	震木	10.13	二二	丙辰	乾金	11.12	二二	丙戌	离火	12.12	二三	丙辰	乾金	1.10	二二	乙酉	震木
8.13	二十	乙卯	兑金	9.13	二一	丙戌	离火	10.14	二三	丁巳	兑金	11.13	二三	丁亥	震木	12.13	二四	丁巳	兑金	1.11	二三	丙戌	离火
8.14	二一	丙辰	乾金	9.14	二二	丁亥	震木	10.15	二四	戊午	乾金	11.14	二四	戊子	离火	12.14	二五	戊午	乾金	1.12	二四	丁亥	震木
8.15	二二	丁巳	兑金	9.15	二三	戊子	离火	10.16	二五	己未	兑金	11.15	二五	己丑	震木	12.15	二六	己未	兑金	1.13	二五	戊子	离火
8.16	二三	戊午	乾金	9.16	二四	己丑	震木	10.17	二六	庚申	乾金	11.16	二六	庚寅	离火	12.16	二七	庚申	乾金	1.14	二六	己丑	震木
8.17	二四	己未	兑金	9.17	二五	庚寅	离火	10.18	二七	辛酉	兑金	11.17	二七	辛卯	震木	12.17	二八	辛酉	兑金	1.15	二七	庚寅	离火
8.18	二五	庚申	乾金	9.18	二六	辛卯	震木	10.19	二八	壬戌	乾金	11.18	二八	壬辰	离火	12.18	二九	壬戌	乾金	1.16	二八	辛卯	震木
8.19	二六	辛酉	兑金	9.19	二七	壬辰	离火	10.20	二九	癸亥	兑金	11.19	二九	癸巳	震木	12.19	三十	癸亥	兑金	1.17	二九	壬辰	离火
8.20	二七	壬戌	乾金	9.20	二八	癸巳	震木	10.21	九月	甲子	乾金	11.20	十月	甲午	离火	12.20	十一月	甲子	乾金	1.18	腊月	癸巳	震木
8.21	二八	癸亥	兑金	9.21	二九	甲午	离火	10.22	初二	乙丑	兑金	11.21	初二	乙未	震木	12.21	初二	乙丑	兑金	1.19	初二	甲午	离火
8.22	二九	甲子	乾金	9.22	八月	乙未	震木	10.23	霜降	丙寅	乾金	11.22	小雪	丙申	离火	12.22	冬至	丙寅	乾金	1.20	大寒	乙未	震木
8.23	处暑	乙丑	兑金	9.23	秋分	丙申	离火	10.24	初三	丁卯	兑金	11.23	初四	丁酉	震木	12.23	初四	丁卯	兑金	1.21	初四	丙申	离火
8.24	闰七	丙寅	乾金	9.24	初三	丁酉	震木	10.25	初四	戊辰	乾金	11.24	初五	戊戌	离火	12.24	初五	戊辰	乾金	1.22	初五	丁酉	震木
8.25	初二	丁卯	兑金	9.25	初四	戊戌	离火	10.26	初五	己巳	兑金	11.25	初六	己亥	震木	12.25	初六	己巳	兑金	1.23	初六	戊戌	离火
8.26	初三	戊辰	乾金	9.26	初五	己亥	震木	10.27	初六	庚午	乾金	11.26	初七	庚子	离火	12.26	初七	庚午	乾金	1.24	初七	己亥	震木
8.27	初四	己巳	兑金	9.27	初六	庚子	离火	10.28	初七	辛未	兑金	11.27	初八	辛丑	震木	12.27	初八	辛未	兑金	1.25	初八	庚子	离火
8.28	初五	庚午	乾金	9.28	初七	辛丑	震木	10.29	初八	壬申	乾金	11.28	初九	壬寅	离火	12.28	初九	壬申	乾金	1.26	初九	辛丑	震木
8.29	初六	辛未	兑金	9.29	初八	壬寅	离火	10.30	初九	癸酉	兑金	11.29	初十	癸卯	震木	12.29	初十	癸酉	兑金	1.27	初十	壬寅	离火
8.30	初七	壬申	乾金	9.30	初九	癸卯	震木	10.31	初十	甲戌	乾金	11.30	十一	甲辰	离火	12.30	十一	甲戌	乾金	1.28	十一	癸卯	震木
8.31	初八	癸酉	兑金	10.1	初十	甲辰	离火	11.1	十一	乙亥	兑金	12.1	十二	乙巳	震木	12.31	十二	乙亥	兑金	1.29	十二	甲辰	离火
9.1	初九	甲戌	乾金	10.2	十一	乙巳	震木	11.2	十二	丙子	乾金	12.2	十三	丙午	离火	1.1	十三	丙子	乾金	1.30	十三	乙巳	震木
9.2	初十	乙亥	兑金	10.3	十二	丙午	离火	11.3	十三	丁丑	兑金	12.3	十四	丁未	震木	1.2	十四	丁丑	兑金	1.31	十四	丙午	离火
9.3	十一	丙子	乾金	10.4	十三	丁未	震木	11.4	十四	戊寅	乾金	12.4	十五	戊申	离火	1.3	十五	戊寅	乾金	2.1	十五	丁未	震木
9.4	十二	丁丑	兑金	10.5	十四	戊申	离火	11.5	十五	己卯	兑金	12.5	十六	己酉	震木	1.4	十六	己卯	兑金	2.2	十六	戊申	离火
9.5	十三	戊寅	乾金	10.6	十五	己酉	震木	11.6	十六	庚辰	乾金	12.6	十七	庚戌	离火					2.3	十七	己酉	震木
9.6	十四	己卯	兑金	10.7	十六	庚戌	离火																

1969年2月4日–1969年8月7日，鸡年、立春，己酉、腊月、十八（己酉、丙寅、庚戌）–鸡年，己酉、六月、二五（己酉、辛未、甲寅）

2.4-3.5, 丙寅月				3.6-4.4, 丁卯月				4.5-5.5, 戊辰月				5.6-6.5, 己巳月				6.6-7.6, 庚午月				7.7-8.7, 辛未月			
2.4	立春	庚戌	巽木	3.6	惊蛰	庚辰	艮土	4.5	清明	庚戌	巽木	5.6	立夏	辛巳	坤土	6.6	芒种	壬子	巽木	7.7	小暑	癸未	坤土
2.5	十九	辛亥	坎水	3.7	十九	辛巳	坤土	4.6	二十	辛亥	坎水	5.7	二一	壬午	艮土	6.7	二三	癸丑	坎水	7.8	二四	甲申	艮土
2.6	二十	壬子	巽木	3.8	二十	壬午	艮土	4.7	二一	壬子	巽木	5.8	二二	癸未	坤土	6.8	二四	甲寅	巽木	7.9	二五	乙酉	坤土
2.7	二一	癸丑	坎水	3.9	二一	癸未	坤土	4.8	二二	癸丑	坎水	5.9	二三	甲申	艮土	6.9	二五	乙卯	坎水	7.10	二六	丙戌	艮土
2.8	二二	甲寅	巽木	3.10	二二	甲申	艮土	4.9	二三	甲寅	巽木	5.10	二四	乙酉	坤土	6.10	二六	丙辰	巽木	7.11	二七	丁亥	坤土
2.9	二三	乙卯	坎水	3.11	二三	乙酉	坤土	4.10	二四	乙卯	坎水	5.11	二五	丙戌	艮土	6.11	二七	丁巳	坎水	7.12	二八	戊子	艮土
2.10	二四	丙辰	巽木	3.12	二四	丙戌	艮土	4.11	二五	丙辰	巽木	5.12	二六	丁亥	坤土	6.12	二八	戊午	巽木	7.13	二九	己丑	坤土
2.11	二五	丁巳	坎水	3.13	二五	丁亥	坤土	4.12	二六	丁巳	坎水	5.13	二七	戊子	艮土	6.13	二九	己未	坎水	7.14	六月	庚寅	艮土
2.12	二六	戊午	巽木	3.14	二六	戊子	艮土	4.13	二七	戊午	巽木	5.14	二八	己丑	坤土	6.14	五月	庚申	巽木	7.15	初二	辛卯	坤土
2.13	二七	己未	坎水	3.15	二七	己丑	坤土	4.14	二八	己未	坎水	5.15	二九	庚寅	艮土	6.15	初二	辛酉	坎水	7.16	初三	壬辰	艮土
2.14	二八	庚申	巽木	3.16	二八	庚寅	艮土	4.15	二九	庚申	巽木	5.16	四月	辛卯	坤土	6.16	初三	壬戌	巽木	7.17	初四	癸巳	坤土
2.15	二九	辛酉	坎水	3.17	二九	辛卯	坤土	4.16	三十	辛酉	坎水	5.17	初二	壬辰	艮土	6.17	初四	癸亥	坎水	7.18	初五	甲午	艮土
2.16	三十	壬戌	巽木	3.18	二月	壬辰	艮土	4.17	三月	壬戌	巽木	5.18	初三	癸巳	坤土	6.18	初五	甲子	巽木	7.19	初六	乙未	坤土
2.17	正月	癸亥	坎水	3.19	初二	癸巳	坤土	4.18	初二	癸亥	坎水	5.19	初四	甲午	艮土	6.19	初六	乙丑	坎水	7.20	初七	丙申	艮土
2.18	初二	甲子	巽木	3.20	初三	甲午	艮土	4.19	初三	甲子	巽木	5.20	初五	乙未	坤土	6.20	初七	丙寅	巽木	7.21	初八	丁酉	坤土
2.19	初三	乙丑	坎水	3.21	春分	乙未	坤土	4.20	谷雨	乙丑	坎水	5.21	小满	丙申	艮土	6.21	夏至	丁卯	坎水	7.22	初九	戊戌	艮土
2.20	初四	丙寅	巽木	3.22	初五	丙申	艮土	4.21	初五	丙寅	巽木	5.22	初七	丁酉	坤土	6.22	初九	戊辰	巽木	7.23	大暑	己亥	坤土
2.21	初五	丁卯	坎水	3.23	初六	丁酉	坤土	4.22	初六	丁卯	坎水	5.23	初八	戊戌	艮土	6.23	初十	己巳	坎水	7.24	十一	庚子	艮土
2.22	初六	戊辰	巽木	3.24	初七	戊戌	艮土	4.23	初七	戊辰	巽木	5.24	初九	己亥	坤土	6.24	十一	庚午	巽木	7.25	十二	辛丑	坤土
2.23	初七	己巳	坎水	3.25	初八	己亥	坤土	4.24	初八	己巳	坎水	5.25	初十	庚子	艮土	6.25	十二	辛未	坎水	7.26	十三	壬寅	艮土
2.24	初八	庚午	巽木	3.26	初九	庚子	艮土	4.25	初九	庚午	巽木	5.26	十一	辛丑	坤土	6.26	十三	壬申	巽木	7.27	十四	癸卯	坤土
2.25	初九	辛未	坎水	3.27	初十	辛丑	坤土	4.26	初十	辛未	坎水	5.27	十二	壬寅	艮土	6.27	十四	癸酉	坎水	7.28	十五	甲辰	艮土
2.26	初十	壬申	巽木	3.28	十一	壬寅	艮土	4.27	十一	壬申	巽木	5.28	十三	癸卯	坤土	6.28	十五	甲戌	巽木	7.29	十六	乙巳	坤土
2.27	十一	癸酉	坎水	3.29	十二	癸卯	坤土	4.28	十二	癸酉	坎水	5.29	十四	甲辰	艮土	6.29	十六	乙亥	坎水	7.30	十七	丙午	艮土
2.28	十二	甲戌	巽木	3.30	十三	甲辰	艮土	4.29	十三	甲戌	巽木	5.30	十五	乙巳	坤土	6.30	十七	丙子	巽木	7.31	十八	丁未	坤土
3.1	十三	乙亥	坎水	3.31	十四	乙巳	坤土	4.30	十四	乙亥	坎水	5.31	十六	丙午	艮土	7.1	十八	丁丑	坎水	8.1	十九	戊申	艮土
3.2	十四	丙子	巽木	4.1	十五	丙午	艮土	5.1	十五	丙子	巽木	6.1	十七	丁未	坤土	7.2	十九	戊寅	巽木	8.2	二十	己酉	坤土
3.3	十五	丁丑	坎水	4.2	十六	丁未	坤土	5.2	十六	丁丑	坎水	6.2	十八	戊申	艮土	7.3	二十	己卯	坎水	8.3	二一	庚戌	艮土
3.4	十六	戊寅	巽木	4.3	十七	戊申	艮土	5.3	十七	戊寅	巽木	6.3	十九	己酉	坤土	7.4	二一	庚辰	巽木	8.4	二二	辛亥	坤土
3.5	十七	己卯	坎水	4.4	十八	己酉	坤土	5.4	十八	己卯	坎水	6.4	二十	庚戌	艮土	7.5	二二	辛巳	坎水	8.5	二三	壬子	艮土
								5.5	十九	庚辰	巽木	6.5	二一	辛亥	坤土	7.6	二三	壬午	巽木	8.6	二四	癸丑	坤土
																				8.7	二五	甲寅	艮土

1969年8月8日-1970年2月3日，鸡年、立秋、己酉、六月、二六（己酉、壬申、乙卯）- 鸡年，己酉、腊月、二七（己酉、丁丑、甲寅）

8.8-9.7 壬申月			9.8-10.7 癸酉月			10.8-11.6 甲戌月			11.7-12.6 乙亥月			12.7-1970.1.5 丙子月			1.6-2.3 丁丑月		
8.8	立秋 乙卯	坎水	9.8	白露 丙戌	艮土	10.8	寒露 丙辰	巽木	11.7	立冬 丙戌	艮土	12.7	大雪 丙辰	巽木	1.6	小寒 丙戌	艮土
8.9	二七 丙辰	坤土	9.9	二八 丁亥	坤土	10.9	二九 丁巳	坎水	11.8	二九 丁亥	坤土	12.8	二九 丁巳	坎水	1.7	三十 丁亥	坤土
8.10	二八 丁巳	巽木	9.10	二九 戊子	坤土	10.10	二九 戊午	巽木	11.9	三十 戊子	坤土	12.9	冬月 戊午	巽木	1.8	腊月 戊子	坤土
8.11	二九 戊午	巽木	9.11	三十 己丑	坤土	10.11	九月 己未	坎水	11.10	十月 己丑	坤土	12.10	初二 己未	坎水	1.9	初二 己丑	坤土
8.12	三十 己未	坎水	9.12	八月 庚寅	艮土	10.12	初二 庚申	巽木	11.11	初二 庚寅	艮土	12.11	初三 庚申	巽木	1.10	初三 庚寅	艮土
8.13	七月 庚申	巽木	9.13	初二 辛卯	坤土	10.13	初三 辛酉	坎水	11.12	初三 辛卯	坤土	12.12	初四 辛酉	坎水	1.11	初四 辛卯	坤土
8.14	初二 辛酉	坎水	9.14	初三 壬辰	艮土	10.14	初四 壬戌	巽木	11.13	初四 壬辰	艮土	12.13	初五 壬戌	巽木	1.12	初五 壬辰	艮土
8.15	初三 壬戌	艮土	9.15	初四 癸巳	坤土	10.15	初五 癸亥	坎水	11.14	初五 癸巳	坤土	12.14	初六 癸亥	坎水	1.13	初六 癸巳	坤土
8.16	初四 癸亥	坤土	9.16	初五 甲午	艮土	10.16	初六 甲子	巽木	11.15	初六 甲午	艮土	12.15	初七 甲子	巽木	1.14	初七 甲午	艮土
8.17	初五 甲子	巽木	9.17	初六 乙未	坤土	10.17	初七 乙丑	坎水	11.16	初七 乙未	坤土	12.16	初八 乙丑	坎水	1.15	初八 乙未	坤土
8.18	初六 乙丑	坎水	9.18	初七 丙申	艮土	10.18	初八 丙寅	巽木	11.17	初八 丙申	艮土	12.17	初九 丙寅	巽木	1.16	初九 丙申	艮土
8.19	初七 丙寅	巽木	9.19	初八 丁酉	坤土	10.19	初九 丁卯	坎水	11.18	初九 丁酉	坤土	12.18	初十 丁卯	坎水	1.17	初十 丁酉	坤土
8.20	初八 丁卯	坎水	9.20	初九 戊戌	艮土	10.20	初十 戊辰	巽木	11.19	初十 戊戌	艮土	12.19	十一 戊辰	巽木	1.18	十一 戊戌	艮土
8.21	初九 戊辰	巽木	9.21	初十 己亥	坤土	10.21	十一 己巳	坎水	11.20	十一 己亥	坤土	12.20	十二 己巳	坎水	1.19	十二 己亥	坤土
8.22	初十 己巳	坎水	9.22	十一 庚子	艮土	10.22	十二 庚午	巽木	11.21	十二 庚子	艮土	12.21	十三 庚午	巽木	1.20	大寒 庚子	艮土
8.23	处暑 庚午	巽木	9.23	秋分 辛丑	坤土	10.23	霜降 辛未	坎水	11.22	小雪 辛丑	坤土	12.22	冬至 辛未	坎水	1.21	十四 辛丑	坤土
8.24	十二 辛未	坎水	9.24	十三 壬寅	艮土	10.24	十四 壬申	巽木	11.23	十四 壬寅	艮土	12.23	十五 壬申	巽木	1.22	十五 壬寅	艮土
8.25	十三 壬申	巽木	9.25	十四 癸卯	坤土	10.25	十五 癸酉	坎水	11.24	十五 癸卯	坤土	12.24	十六 癸酉	坎水	1.23	十六 癸卯	坤土
8.26	十四 癸酉	坎水	9.26	十五 甲辰	艮土	10.26	十六 甲戌	艮土	11.25	十六 甲辰	艮土	12.25	十七 甲戌	巽木	1.24	十七 甲辰	艮土
8.27	十五 甲戌	艮土	9.27	十六 乙巳	坤土	10.27	十七 乙亥	坤土	11.26	十七 乙巳	坤土	12.26	十八 乙亥	坤土	1.25	十八 乙巳	坤土
8.28	十六 乙亥	坤土	9.28	十七 丙午	艮土	10.28	十八 丙子	巽木	11.27	十八 丙午	艮土	12.27	十九 丙子	巽木	1.26	十九 丙午	艮土
8.29	十七 丙子	巽木	9.29	十八 丁未	坤土	10.29	十九 丁丑	坎水	11.28	十九 丁未	坤土	12.28	二十 丁丑	坎水	1.27	二十 丁未	坤土
8.30	十八 丁丑	坎水	9.30	十九 戊申	艮土	10.30	二十 戊寅	巽木	11.29	二十 戊申	艮土	12.29	二一 戊寅	巽木	1.28	二一 戊申	艮土
8.31	十九 戊寅	巽木	10.1	二十 己酉	坤土	10.31	二一 己卯	坎水	11.30	二一 己酉	坤土	12.30	二二 己卯	坎水	1.29	二二 己酉	坤土
9.1	二十 己卯	坎水	10.2	二一 庚戌	艮土	11.1	二二 庚辰	巽木	12.1	二二 庚戌	艮土	12.31	二三 庚辰	巽木	1.30	二三 庚戌	艮土
9.2	二一 庚辰	巽木	10.3	二二 辛亥	坤土	11.2	二三 辛巳	坎水	12.2	二三 辛亥	坤土	1.1	二四 辛巳	坎水	1.31	二四 辛亥	坤土
9.3	二二 辛巳	坎水	10.4	二三 壬子	艮土	11.3	二四 壬午	巽木	12.3	二四 壬子	艮土	1.2	二五 壬午	巽木	2.1	二五 壬子	艮土
9.4	二三 壬午	巽木	10.5	二四 癸丑	坤土	11.4	二五 癸未	坎水	12.4	二五 癸丑	坤土	1.3	二六 癸未	坎水	2.2	二六 癸丑	坤土
9.5	二四 癸未	坎水	10.6	二五 甲寅	艮土	11.5	二六 甲申	巽木	12.5	二六 甲寅	艮土	1.4	二七 甲申	巽木	2.3	二七 甲寅	艮土
9.6	二五 甲申	巽木	10.7	二六 乙卯	坤土	11.6	二七 乙酉	坎水	12.6	二七 乙卯	艮土	1.5	二八 乙酉	坎水			
9.7	二六 乙酉	坎水															

1970年2月4日-1970年8月7日，狗年、立春、庚戌、腊月、二八（庚戌、戊寅、乙卯）- 狗年，庚戌、七月、初六（庚戌、癸未、己未）

2.4-3.5 戊寅月			3.6-4.4 己卯月			4.5-5.5 庚辰月			5.6-6.5 辛巳月			6.6-7.6 壬午月			7.7-8.7 癸未月		
2.4	立春 乙卯	兑金	3.6	惊蛰 乙酉	震木	4.5	清明 乙卯	兑金	5.6	立夏 丙戌	离火	6.6	芒种 丁巳	兑金	7.7	小暑 戊子	离火
2.5	二九 丙辰	乾金	3.7	三十 丙戌	离火	4.6	三月 丙辰	乾金	5.7	初三 丁亥	震木	6.7	初四 戊午	乾金	7.8	初六 己丑	震木
2.6	正月 丁巳	兑金	3.8	二月 丁亥	震木	4.7	初二 丁巳	兑金	5.8	初四 戊子	离火	6.8	初五 己未	兑金	7.9	初七 庚寅	离火
2.7	初二 戊午	乾金	3.9	初二 戊子	离火	4.8	初三 戊午	乾金	5.9	初五 己丑	震木	6.9	初六 庚申	乾金	7.10	初八 辛卯	震木
2.8	初三 己未	兑金	3.10	初三 己丑	震木	4.9	初四 己未	兑金	5.10	初六 庚寅	离火	6.10	初七 辛酉	兑金	7.11	初九 壬辰	离火
2.9	初四 庚申	乾金	3.11	初四 庚寅	离火	4.10	初五 庚申	乾金	5.11	初七 辛卯	震木	6.11	初八 壬戌	乾金	7.12	初十 癸巳	震木
2.10	初五 辛酉	兑金	3.12	初五 辛卯	震木	4.11	初六 辛酉	兑金	5.12	初八 壬辰	离火	6.12	初九 癸亥	兑金	7.13	十一 甲午	离火
2.11	初六 壬戌	乾金	3.13	初六 壬辰	离火	4.12	初七 壬戌	乾金	5.13	初九 癸巳	震木	6.13	初十 甲子	乾金	7.14	十二 乙未	震木
2.12	初七 癸亥	兑金	3.14	初七 癸巳	震木	4.13	初八 癸亥	兑金	5.14	初十 甲午	离火	6.14	十一 乙丑	兑金	7.15	十三 丙申	离火
2.13	初八 甲子	乾金	3.15	初八 甲午	离火	4.14	初九 甲子	乾金	5.15	十一 乙未	震木	6.15	十二 丙寅	乾金	7.16	十四 丁酉	震木
2.14	初九 乙丑	兑金	3.16	初九 乙未	震木	4.15	初十 乙丑	兑金	5.16	十二 丙申	离火	6.16	十三 丁卯	兑金	7.17	十五 戊戌	离火
2.15	初十 丙寅	乾金	3.17	初十 丙申	离火	4.16	十一 丙寅	乾金	5.17	十三 丁酉	震木	6.17	十四 戊辰	乾金	7.18	十六 己亥	震木
2.16	十一 丁卯	兑金	3.18	十一 丁酉	震木	4.17	十二 丁卯	兑金	5.18	十四 戊戌	离火	6.18	十五 己巳	兑金	7.19	十七 庚子	离火
2.17	十二 戊辰	乾金	3.19	十二 戊戌	离火	4.18	十三 戊辰	乾金	5.19	十五 己亥	震木	6.19	十六 庚午	乾金	7.20	十八 辛丑	震木
2.18	十三 己巳	兑金	3.20	十三 己亥	震木	4.19	十四 己巳	兑金	5.20	十六 庚子	离火	6.20	十七 辛未	兑金	7.21	十九 壬寅	离火
2.19	雨水 庚午	乾金	3.21	春分 庚子	离火	4.20	谷雨 庚午	乾金	5.21	小满 辛丑	震木	6.21	十八 壬申	乾金	7.22	二十 癸卯	震木
2.20	十五 辛未	兑金	3.22	十五 辛丑	震木	4.21	十六 辛未	兑金	5.22	十八 壬寅	离火	6.22	夏至 癸酉	兑金	7.23	大暑 甲辰	离火
2.21	十六 壬申	乾金	3.23	十六 壬寅	离火	4.22	十七 壬申	乾金	5.23	十九 癸卯	震木	6.23	二十 甲戌	乾金	7.24	二二 乙巳	震木
2.22	十七 癸酉	兑金	3.24	十七 癸卯	震木	4.23	十八 癸酉	兑金	5.24	二十 甲辰	离火	6.24	二一 乙亥	兑金	7.25	二三 丙午	离火
2.23	十八 甲戌	乾金	3.25	十八 甲辰	离火	4.24	十九 甲戌	乾金	5.25	二一 乙巳	震木	6.25	二二 丙子	乾金	7.26	二四 丁未	震木
2.24	十九 乙亥	兑金	3.26	十九 乙巳	震木	4.25	二十 乙亥	兑金	5.26	二二 丙午	离火	6.26	二三 丁丑	兑金	7.27	二五 戊申	离火
2.25	二十 丙子	乾金	3.27	二十 丙午	离火	4.26	二一 丙子	乾金	5.27	二三 丁未	震木	6.27	二四 戊寅	乾金	7.28	二六 己酉	震木
2.26	二一 丁丑	兑金	3.28	二一 丁未	震木	4.27	二二 丁丑	兑金	5.28	二四 戊申	离火	6.28	二五 己卯	兑金	7.29	二七 庚戌	离火
2.27	二二 戊寅	乾金	3.29	二二 戊申	离火	4.28	二三 戊寅	乾金	5.29	二五 己酉	震木	6.29	二六 庚辰	乾金	7.30	二八 辛亥	震木
2.28	二三 己卯	兑金	3.30	二三 己酉	震木	4.29	二四 己卯	兑金	5.30	二六 庚戌	离火	6.30	二七 辛巳	兑金	7.31	二九 壬子	离火
3.1	二四 庚辰	乾金	3.31	二四 庚戌	离火	4.30	二五 庚辰	乾金	5.31	二七 辛亥	震木	7.1	二八 壬午	乾金	8.1	三十 癸丑	震木
3.2	二五 辛巳	兑金	4.1	二五 辛亥	震木	5.1	二六 辛巳	兑金	6.1	二八 壬子	离火	7.2	二九 癸未	兑金	8.2	七月 甲寅	离火
3.3	二六 壬午	乾金	4.2	二六 壬子	离火	5.2	二七 壬午	乾金	6.2	二九 癸丑	震木	7.3	六月 甲申	乾金	8.3	初二 乙卯	震木
3.4	二七 癸未	兑金	4.3	二七 癸丑	震木	5.3	二八 癸未	兑金	6.3	三十 甲寅	离火	7.4	初二 乙酉	兑金	8.4	初三 丙辰	离火
3.5	二八 甲申	乾金	4.4	二八 甲寅	离火	5.4	二九 甲申	乾金	6.4	五月 乙卯	震木	7.5	初三 丙戌	乾金	8.5	初四 丁巳	震木
						5.5	四月 乙酉	兑金	6.5	初二 丙辰	离火	7.6	初四 丁亥	兑金	8.6	初五 戊午	离火
															8.7	初六 己未	震木

1970年8月8日-1971年2月3日,狗年、立秋,庚戌、七月、初七(庚戌、甲申、庚申)-狗年,庚戌、正月、初八(庚戌、己丑、己未)

8.8–9.7 甲申月				9.8–10.8 乙酉月				10.9–11.7 丙戌月				11.8–12.6 丁亥月				12.7–1971.1.5 戊子月				1.6–2.3 己丑月			
8.8	立秋	庚申	乾金	9.8	白露	辛卯	震木	10.9	寒露	壬戌	乾金	11.8	立冬	壬辰	离火	12.7	大雪	辛酉	兑金	1.6	小寒	辛卯	震木
8.9	初八	辛酉	兑金	9.9	初九	壬辰	离火	10.10	十一	癸亥	兑金	11.9	十一	癸巳	震木	12.8	初十	壬戌	乾金	1.7	十一	壬辰	离火
8.10	初九	壬戌	乾金	9.10	初十	癸巳	震木	10.11	十二	甲子	乾金	11.10	十二	甲午	离火	12.9	十一	癸亥	兑金	1.8	十二	癸巳	震木
8.11	初十	癸亥	兑金	9.11	十一	甲午	离火	10.12	十三	乙丑	兑金	11.11	十三	乙未	震木	12.10	十二	甲子	乾金	1.9	十三	甲午	离火
8.12	十一	甲子	乾金	9.12	十二	乙未	震木	10.13	十四	丙寅	乾金	11.12	十四	丙申	离火	12.11	十三	乙丑	兑金	1.10	十四	乙未	震木
8.13	十二	乙丑	兑金	9.13	十三	丙申	离火	10.14	十五	丁卯	兑金	11.13	十五	丁酉	震木	12.12	十四	丙寅	乾金	1.11	十五	丙申	离火
8.14	十三	丙寅	乾金	9.14	十四	丁酉	震木	10.15	十六	戊辰	乾金	11.14	十六	戊戌	离火	12.13	十五	丁卯	兑金	1.12	十六	丁酉	震木
8.15	十四	丁卯	兑金	9.15	十五	戊戌	离火	10.16	十七	己巳	兑金	11.15	十七	己亥	震木	12.14	十六	戊辰	乾金	1.13	十七	戊戌	离火
8.16	十五	戊辰	乾金	9.16	十六	己亥	震木	10.17	十八	庚午	乾金	11.16	十八	庚子	离火	12.15	十七	己巳	兑金	1.14	十八	己亥	震木
8.17	十六	己巳	兑金	9.17	十七	庚子	离火	10.18	十九	辛未	兑金	11.17	十九	辛丑	震木	12.16	十八	庚午	乾金	1.15	十九	庚子	离火
8.18	十七	庚午	乾金	9.18	十八	辛丑	震木	10.19	二十	壬申	乾金	11.18	二十	壬寅	离火	12.17	十九	辛未	兑金	1.16	二十	辛丑	震木
8.19	十八	辛未	兑金	9.19	十九	壬寅	离火	10.20	二一	癸酉	兑金	11.19	二一	癸卯	震木	12.18	二十	壬申	乾金	1.17	二一	壬寅	离火
8.20	十九	壬申	乾金	9.20	二十	癸卯	震木	10.21	二二	甲戌	乾金	11.20	二二	甲辰	离火	12.19	二一	癸酉	兑金	1.18	二二	癸卯	震木
8.21	二十	癸酉	兑金	9.21	二一	甲辰	离火	10.22	二三	乙亥	兑金	11.21	二三	乙巳	震木	12.20	二二	甲戌	乾金	1.19	二三	甲辰	离火
8.22	二一	甲戌	乾金	9.22	二二	乙巳	震木	10.23	二四	丙子	乾金	11.22	二四	丙午	离火	12.21	二三	乙亥	兑金	1.20	二四	乙巳	震木
8.23	处暑	乙亥	兑金	9.23	秋分	丙午	离火	10.24	霜降	丁丑	兑金	11.23	小雪	丁未	震木	12.22	冬至	丙子	乾金	1.21	大寒	丙午	离火
8.24	二三	丙子	乾金	9.24	二四	丁未	震木	10.25	二六	戊寅	乾金	11.24	二六	戊申	离火	12.23	二五	丁丑	兑金	1.22	二六	丁未	震木
8.25	二四	丁丑	兑金	9.25	二五	戊申	离火	10.26	二七	己卯	兑金	11.25	二七	己酉	震木	12.24	二六	戊寅	乾金	1.23	二七	戊申	离火
8.26	二五	戊寅	乾金	9.26	二六	己酉	震木	10.27	二八	庚辰	乾金	11.26	二八	庚戌	离火	12.25	二七	己卯	兑金	1.24	二八	己酉	震木
8.27	二六	己卯	兑金	9.27	二七	庚戌	离火	10.28	二九	辛巳	兑金	11.27	二九	辛亥	震木	12.26	二八	庚辰	乾金	1.25	二九	庚戌	离火
8.28	二七	庚辰	乾金	9.28	二八	辛亥	震木	10.29	三十	壬午	乾金	11.28	三十	壬子	离火	12.27	二九	辛巳	兑金	1.26	三十	辛亥	震木
8.29	二八	辛巳	兑金	9.29	二九	壬子	离火	10.30	十月	癸未	兑金	11.29	冬月	癸丑	震木	12.28	腊月	壬午	乾金	1.27	正月	壬子	离火
8.30	二九	壬午	乾金	9.30	九月	癸丑	震木	10.31	初二	甲申	乾金	11.30	初二	甲寅	离火	12.29	初二	癸未	兑金	1.28	初二	癸丑	震木
8.31	三十	癸未	兑金	10.1	初二	甲寅	离火	11.1	初三	乙酉	兑金	12.1	初三	乙卯	震木	12.30	初三	甲申	乾金	1.29	初三	甲寅	离火
9.1	八月	甲申	乾金	10.2	初三	乙卯	震木	11.2	初四	丙戌	乾金	12.2	初四	丙辰	离火	12.31	初四	乙酉	兑金	1.30	初四	乙卯	震木
9.2	初二	乙酉	兑金	10.3	初四	丙辰	离火	11.3	初五	丁亥	兑金	12.3	初五	丁巳	震木	1.1	初五	丙戌	乾金	1.31	初五	丙辰	离火
9.3	初三	丙戌	乾金	10.4	初五	丁巳	震木	11.4	初六	戊子	乾金	12.4	初六	戊午	离火	1.2	初六	丁亥	兑金	2.1	初六	丁巳	震木
9.4	初四	丁亥	兑金	10.5	初六	戊午	离火	11.5	初七	己丑	兑金	12.5	初七	己未	震木	1.3	初七	戊子	乾金	2.2	初七	戊午	离火
9.5	初五	戊子	乾金	10.6	初七	己未	震木	11.6	初八	庚寅	乾金	12.6	初八	庚申	离火	1.4	初八	己丑	兑金	2.3	初八	己未	震木
9.6	初六	己丑	兑金	10.7	初八	庚申	离火	11.7	初九	辛卯	兑金					1.5	初九	庚寅	乾金				
9.7	初七	庚寅	乾金	10.8	初九	辛酉	震木																

1971年2月4日-1971年8月7日,猪年、立春,辛亥、正月、初九(辛亥、庚寅、庚申)-猪年,辛亥、六月、十七(辛亥、乙未、甲子)

2.4–3.5 庚寅月				3.6–4.4 辛卯月				4.5–5.5 壬辰月				5.6–6.5 癸巳月				6.6–7.7 甲午月				7.8–8.7 乙未月			
2.4	立春	庚申	巽木	3.6	惊蛰	庚寅	艮土	4.5	清明	庚申	震木	5.6	立夏	辛卯	坤土	6.6	芒种	壬戌	巽木	7.8	小暑	甲午	艮土
2.5	初十	辛酉	坎水	3.7	十一	辛卯	坤土	4.6	十一	辛酉	坎水	5.7	十三	壬辰	艮土	6.7	十五	癸亥	坎水	7.9	十七	乙未	坤土
2.6	十一	壬戌	巽木	3.8	十二	壬辰	艮土	4.7	十二	壬戌	震木	5.8	十四	癸巳	坤土	6.8	十六	甲子	巽木	7.10	十八	丙申	艮土
2.7	十二	癸亥	坎水	3.9	十三	癸巳	坤土	4.8	十三	癸亥	坎水	5.9	十五	甲午	艮土	6.9	十七	乙丑	坎水	7.11	十九	丁酉	坤土
2.8	十三	甲子	巽木	3.10	十四	甲午	艮土	4.9	十四	甲子	震木	5.10	十六	乙未	坤土	6.10	十八	丙寅	巽木	7.12	二十	戊戌	艮土
2.9	十四	乙丑	坎水	3.11	十五	乙未	坤土	4.10	十五	乙丑	坎水	5.11	十七	丙申	艮土	6.11	十九	丁卯	坎水	7.13	二一	己亥	坤土
2.10	十五	丙寅	巽木	3.12	十六	丙申	艮土	4.11	十六	丙寅	震木	5.12	十八	丁酉	坤土	6.12	二十	戊辰	巽木	7.14	二二	庚子	艮土
2.11	十六	丁卯	坎水	3.13	十七	丁酉	坤土	4.12	十七	丁卯	坎水	5.13	十九	戊戌	艮土	6.13	二一	己巳	坎水	7.15	二三	辛丑	坤土
2.12	十七	戊辰	巽木	3.14	十八	戊戌	艮土	4.13	十八	戊辰	震木	5.14	二十	己亥	坤土	6.14	二二	庚午	巽木	7.16	二四	壬寅	艮土
2.13	十八	己巳	坎水	3.15	十九	己亥	坤土	4.14	十九	己巳	坎水	5.15	二一	庚子	艮土	6.15	二三	辛未	坎水	7.17	二五	癸卯	坤土
2.14	十九	庚午	巽木	3.16	二十	庚子	艮土	4.15	二十	庚午	震木	5.16	二二	辛丑	坤土	6.16	二四	壬申	巽木	7.18	二六	甲辰	艮土
2.15	二十	辛未	坎水	3.17	二一	辛丑	坤土	4.16	二一	辛未	坎水	5.17	二三	壬寅	艮土	6.17	二五	癸酉	坎水	7.19	二七	乙巳	坤土
2.16	二一	壬申	巽木	3.18	二二	壬寅	艮土	4.17	二二	壬申	震木	5.18	二四	癸卯	坤土	6.18	二六	甲戌	巽木	7.20	二八	丙午	艮土
2.17	二二	癸酉	坎水	3.19	二三	癸卯	坤土	4.18	二三	癸酉	坎水	5.19	二五	甲辰	艮土	6.19	二七	乙亥	坎水	7.21	二九	丁未	坤土
2.18	二三	甲戌	巽木	3.20	二四	甲辰	艮土	4.19	二四	甲戌	震木	5.20	二六	乙巳	坤土	6.20	二八	丙子	巽木	7.22	六月	戊申	艮土
2.19	雨水	乙亥	坎水	3.21	春分	乙巳	坤土	4.20	谷雨	乙亥	坎水	5.21	小满	丙午	艮土	6.21	夏至	丁丑	坎水	7.23	大暑	己酉	坤土
2.20	二五	丙子	巽木	3.22	二六	丙午	艮土	4.21	二六	丙子	震木	5.22	二八	丁未	坤土	6.22	三十	戊寅	巽木	7.24	初三	庚戌	艮土
2.21	二六	丁丑	坎水	3.23	二七	丁未	坤土	4.22	二七	丁丑	坎水	5.23	二九	戊申	艮土	6.23	闰五	己卯	坎水	7.25	初四	辛亥	坤土
2.22	二七	戊寅	巽木	3.24	二八	戊申	艮土	4.23	二八	戊寅	震木	5.24	五月	己酉	坤土	6.24	初二	庚辰	巽木	7.26	初五	壬子	艮土
2.23	二八	己卯	坎水	3.25	二九	己酉	坤土	4.24	二九	己卯	坎水	5.25	初二	庚戌	艮土	6.25	初三	辛巳	坎水	7.27	初六	癸丑	坤土
2.24	二九	庚辰	巽木	3.26	三十	庚戌	艮土	4.25	四月	庚辰	震木	5.26	初三	辛亥	坤土	6.26	初四	壬午	巽木	7.28	初七	甲寅	艮土
2.25	二月	辛巳	坎水	3.27	三月	辛亥	坤土	4.26	初二	辛巳	坎水	5.27	初四	壬子	艮土	6.27	初五	癸未	坎水	7.29	初八	乙卯	坤土
2.26	初二	壬午	巽木	3.28	初二	壬子	艮土	4.27	初三	壬午	震木	5.28	初五	癸丑	坤土	6.28	初六	甲申	巽木	7.30	初九	丙辰	艮土
2.27	初三	癸未	坎水	3.29	初三	癸丑	坤土	4.28	初四	癸未	坎水	5.29	初六	甲寅	艮土	6.29	初七	乙酉	坎水	7.31	初十	丁巳	坤土
2.28	初四	甲申	巽木	3.30	初四	甲寅	艮土	4.29	初五	甲申	震木	5.30	初七	乙卯	坤土	6.30	初八	丙戌	巽木	8.1	十一	戊午	艮土
3.1	初五	乙酉	坎水	3.31	初五	乙卯	坤土	4.30	初六	乙酉	坎水	5.31	初八	丙辰	艮土	7.1	初九	丁亥	坎水	8.2	十二	己未	坤土
3.2	初六	丙戌	巽木	4.1	初六	丙辰	艮土	5.1	初七	丙戌	震木	6.1	初九	丁巳	坤土	7.2	初十	戊子	巽木	8.3	十三	庚申	艮土
3.3	初七	丁亥	坎水	4.2	初七	丁巳	坤土	5.2	初八	丁亥	坎水	6.2	初十	戊午	艮土	7.3	十一	己丑	坎水	8.4	十四	辛酉	坤土
3.4	初八	戊子	巽木	4.3	初八	戊午	艮土	5.3	初九	戊子	震木	6.3	十一	己未	坤土	7.4	十二	庚寅	巽木	8.5	十五	壬戌	艮土
3.5	初九	己丑	坎水	4.4	初九	己未	坤土	5.4	初十	己丑	坎水	6.4	十二	庚申	艮土	7.5	十三	辛卯	坎水	8.6	十六	癸亥	坤土
								5.5	十一	庚寅	震木	6.5	十三	辛酉	坤土	7.6	十四	壬辰	巽木	8.7	十七	甲子	艮土
																7.7	十五	癸巳	坎水				

1971年8月8日-1972年2月4日，猪年、立秋、辛亥、六月、十八（辛亥、丙申、乙丑）-猪年、辛亥、腊月、二十（辛亥、辛丑、乙丑）

8.8-9.7，丙申月

日期	农历/节气	干支	五行
8.8	立秋	乙丑	坎水
8.9	十九	丙寅	巽木
8.10	二十	丁卯	坎水
8.11	二一	戊辰	巽木
8.12	二二	己巳	坎水
8.13	二三	庚午	巽木
8.14	二四	辛未	巽木
8.15	二五	壬申	巽木
8.16	二六	癸酉	坎水
8.17	二七	甲戌	巽木
8.18	二八	乙亥	坎水
8.19	二九	丙子	巽木
8.20	三十	丁丑	巽木
8.21	七月	戊寅	巽木
8.22	初二	己卯	坎水
8.23	初三	庚辰	巽木
8.24	处暑	辛巳	坎水
8.25	初五	壬午	巽木
8.26	初六	癸未	坎水
8.27	初七	甲申	巽木
8.28	初八	乙酉	坎水
8.29	初九	丙戌	巽木
8.30	初十	丁亥	坎水
8.31	十一	戊子	巽木
9.1	十二	己丑	坎水
9.2	十三	庚寅	巽木
9.3	十四	辛卯	坎水
9.4	十五	壬辰	巽木
9.5	十六	癸巳	坎水
9.6	十七	甲午	巽木
9.7	十八	乙未	坎水

9.8-10.8，丁酉月

日期	农历/节气	干支	五行
9.8	白露	丙申	艮土
9.9	二十	丁酉	坤土
9.10	二一	戊戌	艮土
9.11	二二	己亥	坤土
9.12	二三	庚子	艮土
9.13	二四	辛丑	坤土
9.14	二五	壬寅	艮土
9.15	二六	癸卯	艮土
9.16	二七	甲辰	艮土
9.17	二八	乙巳	坤土
9.18	二九	丙午	艮土
9.19	八月	丁未	坤土
9.20	初二	戊申	艮土
9.21	初三	己酉	坤土
9.22	初四	庚戌	艮土
9.23	初五	辛亥	坤土
9.24	秋分	壬子	艮土
9.25	初七	癸丑	坤土
9.26	初八	甲寅	艮土
9.27	初九	乙卯	坤土
9.28	初十	丙辰	艮土
9.29	十一	丁巳	坤土
9.30	十二	戊午	艮土
10.1	十三	己未	坤土
10.2	十四	庚申	艮土
10.3	十五	辛酉	坤土
10.4	十六	壬戌	艮土
10.5	十七	癸亥	坤土
10.6	十八	甲子	艮土
10.7	十九	乙丑	坤土
10.8	二十	丙寅	艮土

10.9-11.7，戊戌月

日期	农历/节气	干支	五行
10.9	寒露	丁卯	巽木
10.10	二二	戊辰	巽木
10.11	二三	己巳	坎水
10.12	二四	庚午	巽木
10.13	二五	辛未	坎水
10.14	二六	壬申	巽木
10.15	二七	癸酉	坎水
10.16	二八	甲戌	巽木
10.17	二九	乙亥	坎水
10.18	三十	丙子	巽木
10.19	九月	丁丑	坎水
10.20	初二	戊寅	巽木
10.21	初三	己卯	坎水
10.22	初四	庚辰	巽木
10.23	初五	辛巳	坎水
10.24	霜降	壬午	巽木
10.25	初七	癸未	坎水
10.26	初八	甲申	巽木
10.27	初九	乙酉	坎水
10.28	初十	丙戌	巽木
10.29	十一	丁亥	坎水
10.30	十二	戊子	巽木
10.31	十三	己丑	坎水
11.1	十四	庚寅	巽木
11.2	十五	辛卯	坎水
11.3	十六	壬辰	巽木
11.4	十七	癸巳	坎水
11.5	十八	甲午	巽木
11.6	十九	乙未	坎水
11.7	二十	丙申	巽木

11.8-12.7，己亥月

日期	农历/节气	干支	五行
11.8	立冬	丁酉	坤土
11.9	二二	戊戌	艮土
11.10	二三	己亥	坤土
11.11	二四	庚子	艮土
11.12	二五	辛丑	坤土
11.13	二六	壬寅	艮土
11.14	二七	癸卯	艮土
11.15	二八	甲辰	艮土
11.16	二九	乙巳	坤土
11.17	三十	丙午	艮土
11.18	十月	丁未	坤土
11.19	初二	戊申	艮土
11.20	初三	己酉	坤土
11.21	初四	庚戌	艮土
11.22	初五	辛亥	坤土
11.23	小雪	壬子	艮土
11.24	初七	癸丑	坤土
11.25	初八	甲寅	艮土
11.26	初九	乙卯	坤土
11.27	初十	丙辰	艮土
11.28	十一	丁巳	坤土
11.29	十二	戊午	艮土
11.30	十三	己未	坤土
12.1	十四	庚申	艮土
12.2	十五	辛酉	坤土
12.3	十六	壬戌	艮土
12.4	十七	癸亥	坤土
12.5	十八	甲子	艮土
12.6	十九	乙丑	坤土
12.7	二十	丙寅	艮土

12.8-1972.1.5，庚子月

日期	农历/节气	干支	五行
12.8	大雪	丁卯	巽木
12.9	二二	戊辰	巽木
12.10	二三	己巳	坎水
12.11	二四	庚午	巽木
12.12	二五	辛未	坎水
12.13	二六	壬申	巽木
12.14	二七	癸酉	坎水
12.15	二八	甲戌	巽木
12.16	二九	乙亥	坎水
12.17	三十	丙子	巽木
12.18	冬月	丁丑	坎水
12.19	初二	戊寅	巽木
12.20	初三	己卯	坎水
12.21	初四	庚辰	巽木
12.22	冬至	辛巳	坎水
12.23	初六	壬午	巽木
12.24	初七	癸未	坎水
12.25	初八	甲申	巽木
12.26	初九	乙酉	坎水
12.27	初十	丙戌	巽木
12.28	十一	丁亥	坎水
12.29	十二	戊子	巽木
12.30	十三	己丑	坎水
12.31	十四	庚寅	巽木
1.1	十五	辛卯	坎水
1.2	十六	壬辰	巽木
1.3	十七	癸巳	坎水
1.4	十八	甲午	巽木
1.5	十九	乙未	坎水

1.6-2.4，辛丑月

日期	农历/节气	干支	五行
1.6	小寒	丙申	艮土
1.7	二一	丁酉	坤土
1.8	二二	戊戌	艮土
1.9	二三	己亥	坤土
1.10	二四	庚子	艮土
1.11	二五	辛丑	坤土
1.12	二六	壬寅	艮土
1.13	二七	癸卯	艮土
1.14	二八	甲辰	艮土
1.15	二九	乙巳	坤土
1.16	腊月	丙午	艮土
1.17	初二	丁未	坤土
1.18	初三	戊申	艮土
1.19	初四	己酉	坤土
1.20	初五	庚戌	艮土
1.21	大寒	辛亥	坤土
1.22	初七	壬子	艮土
1.23	初八	癸丑	坤土
1.24	初九	甲寅	艮土
1.25	初十	乙卯	坤土
1.26	十一	丙辰	艮土
1.27	十二	丁巳	坤土
1.28	十三	戊午	艮土
1.29	十四	己未	坤土
1.30	十五	庚申	艮土
1.31	十六	辛酉	坤土
2.1	十七	壬戌	艮土
2.2	十八	癸亥	坤土
2.3	十九	甲子	艮土
2.4	二十	乙丑	坤土

1972年2月5日-1972年8月6日，鼠年、立春、壬子、腊月、二一（壬子、壬寅、丙寅）-鼠年、壬子、六月、二七（壬子、丁未、己巳）

2.5-3.4，壬寅月

日期	农历/节气	干支	五行
2.5	立春	丙寅	乾金
2.6	二二	丁卯	兑金
2.7	二三	戊辰	乾金
2.8	二四	己巳	离火
2.9	二五	庚午	乾金
2.10	二六	辛未	离火
2.11	二七	壬申	乾金
2.12	二八	癸酉	离火
2.13	二九	甲戌	乾金
2.14	三十	乙亥	兑金
2.15	正月	丙子	乾金
2.16	初二	丁丑	兑金
2.17	初三	戊寅	乾金
2.18	初四	己卯	兑金
2.19	雨水	庚辰	乾金
2.20	初六	辛巳	兑金
2.21	初七	壬午	乾金
2.22	初八	癸未	乾金
2.23	初九	甲申	乾金
2.24	初十	乙酉	兑金
2.25	十一	丙戌	乾金
2.26	十二	丁亥	兑金
2.27	十三	戊子	乾金
2.28	十四	己丑	兑金
2.29	十五	庚寅	乾金
3.1	十六	辛卯	乾金
3.2	十七	壬辰	乾金
3.3	十八	癸巳	乾金
3.4	十九	甲午	乾金

3.5-4.4，癸卯月

日期	农历/节气	干支	五行
3.5	惊蛰	乙未	震木
3.6	二一	丙申	乾金
3.7	二二	丁酉	震木
3.8	二三	戊戌	离火
3.9	二四	己亥	震木
3.10	二五	庚子	离火
3.11	二六	辛丑	震木
3.12	二七	壬寅	震木
3.13	二八	癸卯	震木
3.14	二九	甲辰	离火
3.15	二月	乙巳	震木
3.16	初二	丙午	震木
3.17	初三	丁未	震木
3.18	初四	戊申	离火
3.19	初五	己酉	震木
3.20	春分	庚戌	离火
3.21	初七	辛亥	震木
3.22	初八	壬子	离火
3.23	初九	癸丑	震木
3.24	初十	甲寅	震木
3.25	十一	乙卯	震木
3.26	十二	丙辰	震木
3.27	十三	丁巳	震木
3.28	十四	戊午	离火
3.29	十五	己未	震木
3.30	十六	庚申	离火
3.31	十七	辛酉	震木
4.1	十八	壬戌	离火
4.2	十九	癸亥	震木
4.3	二十	甲子	离火
4.4	二一	乙丑	震木

4.5-5.4，甲辰月

日期	农历/节气	干支	五行
4.5	清明	丙寅	乾金
4.6	二三	丁卯	兑金
4.7	二四	戊辰	乾金
4.8	二五	己巳	离火
4.9	二六	庚午	乾金
4.10	二七	辛未	离火
4.11	二八	壬申	乾金
4.12	二九	癸酉	离火
4.13	三十	甲戌	乾金
4.14	三月	乙亥	兑金
4.15	初二	丙子	乾金
4.16	初三	丁丑	兑金
4.17	初四	戊寅	乾金
4.18	初五	己卯	兑金
4.19	初六	庚辰	乾金
4.20	谷雨	辛巳	兑金
4.21	初八	壬午	乾金
4.22	初九	癸未	兑金
4.23	初十	甲申	乾金
4.24	十一	乙酉	兑金
4.25	十二	丙戌	乾金
4.26	十三	丁亥	兑金
4.27	十四	戊子	乾金
4.28	十五	己丑	兑金
4.29	十六	庚寅	乾金
4.30	十七	辛卯	兑金
5.1	十八	壬辰	乾金
5.2	十九	癸巳	兑金
5.3	二十	甲午	乾金
5.4	二一	乙未	兑金

5.5-6.4，乙巳月

日期	农历/节气	干支	五行
5.5	立夏	丙申	离火
5.6	二三	丁酉	震木
5.7	二四	戊戌	离火
5.8	二五	己亥	震木
5.9	二六	庚子	离火
5.10	二七	辛丑	震木
5.11	二八	壬寅	震木
5.12	二九	癸卯	震木
5.13	四月	甲辰	离火
5.14	初二	乙巳	震木
5.15	初三	丙午	震木
5.16	初四	丁未	震木
5.17	初五	戊申	离火
5.18	初六	己酉	震木
5.19	初七	庚戌	离火
5.20	初八	辛亥	震木
5.21	小满	壬子	离火
5.22	初十	癸丑	震木
5.23	十一	甲寅	震木
5.24	十二	乙卯	震木
5.25	十三	丙辰	震木
5.26	十四	丁巳	震木
5.27	十五	戊午	离火
5.28	十六	己未	震木
5.29	十七	庚申	离火
5.30	十八	辛酉	震木
5.31	十九	壬戌	离火
6.1	二十	癸亥	震木
6.2	二一	甲子	离火
6.3	二二	乙丑	震木
6.4	二三	丙寅	离火

6.5-7.6，丙午月

日期	农历/节气	干支	五行
6.5	芒种	丁卯	兑金
6.6	二五	戊辰	乾金
6.7	二六	己巳	兑金
6.8	二七	庚午	乾金
6.9	二八	辛未	兑金
6.10	二九	壬申	乾金
6.11	五月	癸酉	兑金
6.12	初二	甲戌	乾金
6.13	初三	乙亥	兑金
6.14	初四	丙子	乾金
6.15	初五	丁丑	兑金
6.16	初六	戊寅	乾金
6.17	初七	己卯	兑金
6.18	初八	庚辰	乾金
6.19	初九	辛巳	兑金
6.20	初十	壬午	乾金
6.21	夏至	癸未	兑金
6.22	十二	甲申	乾金
6.23	十三	乙酉	兑金
6.24	十四	丙戌	乾金
6.25	十五	丁亥	兑金
6.26	十六	戊子	乾金
6.27	十七	己丑	兑金
6.28	十八	庚寅	乾金
6.29	十九	辛卯	兑金
6.30	二十	壬辰	乾金
7.1	二一	癸巳	兑金
7.2	二二	甲午	乾金
7.3	二三	乙未	兑金
7.4	二四	丙申	乾金
7.5	二五	丁酉	兑金
7.6	二六	戊戌	乾金

7.7-8.6，丁未月

日期	农历/节气	干支	五行
7.7	小暑	己亥	震木
7.8	二八	庚子	离火
7.9	二九	辛丑	震木
7.10	三十	壬寅	离火
7.11	六月	癸卯	震木
7.12	初二	甲辰	离火
7.13	初三	乙巳	震木
7.14	初四	丙午	离火
7.15	初五	丁未	震木
7.16	初六	戊申	离火
7.17	初七	己酉	震木
7.18	初八	庚戌	离火
7.19	初九	辛亥	震木
7.20	初十	壬子	离火
7.21	十一	癸丑	震木
7.22	十二	甲寅	离火
7.23	大暑	乙卯	震木
7.24	十四	丙辰	离火
7.25	十五	丁巳	震木
7.26	十六	戊午	离火
7.27	十七	己未	震木
7.28	十八	庚申	离火
7.29	十九	辛酉	震木
7.30	二十	壬戌	离火
7.31	二一	癸亥	震木
8.1	二二	甲子	离火
8.2	二三	乙丑	震木
8.3	二四	丙寅	离火
8.4	二五	丁卯	震木
8.5	二六	戊辰	离火
8.6	二七	己巳	震木

1972年8月7日–1973年2月3日，鼠年、立秋，壬子、六月、二八（壬子、戊申、庚午）- 鼠年，壬子、正月、初一（壬子、癸丑、庚午）

8.7-9.6，戊申月				9.7-10.7，己酉月				10.8-11.6，庚戌月				11.7-12.6，辛亥月				12.7-1973.1.4，壬子月				1.5-2.3，癸丑月			
8.7	立秋	庚申	乾金	9.7	白露	辛丑	离火	10.8	寒露	壬申	乾金	11.7	立冬	壬寅	离火	12.7	大雪	壬申	乾金	1.5	小寒	辛丑	震木
8.8	二九	辛酉	兑金	9.8	八月	壬寅	震木	10.9	初三	癸酉	兑金	11.8	初三	癸卯	震木	12.8	初三	癸酉	兑金	1.6	初三	壬寅	离火
8.9	七月	壬申	乾金	9.9	初二	癸卯	震木	10.10	初四	甲戌	乾金	11.9	初四	甲辰	离火	12.9	初四	甲戌	乾金	1.7	初四	癸卯	震木
8.10	初二	癸酉	兑金	9.10	初三	甲辰	离火	10.11	初五	乙亥	兑金	11.10	初五	乙巳	震木	12.10	初五	乙亥	兑金	1.8	初五	甲辰	离火
8.11	初三	甲戌	乾金	9.11	初四	乙巳	震木	10.12	初六	丙子	乾金	11.11	初六	丙午	离火	12.11	初六	丙子	乾金	1.9	初六	乙巳	震木
8.12	初四	乙亥	兑金	9.12	初五	丙午	离火	10.13	初七	丁丑	兑金	11.12	初七	丁未	震木	12.12	初七	丁丑	兑金	1.10	初七	丙午	离火
8.13	初五	丙子	乾金	9.13	初六	丁未	震木	10.14	初八	戊寅	乾金	11.13	初八	戊申	离火	12.13	初八	戊寅	乾金	1.11	初八	丁未	震木
8.14	初六	丁丑	兑金	9.14	初七	戊申	离火	10.15	初九	己卯	兑金	11.14	初九	己酉	震木	12.14	初九	己卯	兑金	1.12	初九	戊申	离火
8.15	初七	戊寅	乾金	9.15	初八	己酉	震木	10.16	初十	庚辰	乾金	11.15	初十	庚戌	离火	12.15	初十	庚辰	乾金	1.13	初十	己酉	震木
8.16	初八	己卯	兑金	9.16	初九	庚戌	离火	10.17	十一	辛巳	兑金	11.16	十一	辛亥	震木	12.16	十一	辛巳	兑金	1.14	十一	庚戌	离火
8.17	初九	庚辰	乾金	9.17	初十	辛亥	震木	10.18	十二	壬午	乾金	11.17	十二	壬子	离火	12.17	十二	壬午	乾金	1.15	十二	辛亥	震木
8.18	初十	辛巳	兑金	9.18	十一	壬子	离火	10.19	十三	癸未	兑金	11.18	十三	癸丑	震木	12.18	十三	癸未	兑金	1.16	十三	壬子	离火
8.19	十一	壬午	乾金	9.19	十二	癸丑	震木	10.20	十四	甲申	乾金	11.19	十四	甲寅	离火	12.19	十四	甲申	乾金	1.17	十四	癸丑	震木
8.20	十二	癸未	兑金	9.20	十三	甲寅	离火	10.21	十五	乙酉	兑金	11.20	十五	乙卯	震木	12.20	十五	乙酉	兑金	1.18	十五	甲寅	离火
8.21	十三	甲申	乾金	9.21	十四	乙卯	震木	10.22	十六	丙戌	乾金	11.21	十六	丙辰	离火	12.21	十六	丙戌	乾金	1.19	十六	乙卯	震木
8.22	十四	乙酉	兑金	9.22	十五	丙辰	离火	10.23	霜降	丁亥	兑金	11.22	小雪	丁巳	震木	12.22	冬至	丁亥	兑金	1.20	大寒	丙辰	离火
8.23	处暑	丙戌	乾金	9.23	秋分	丁巳	震木	10.24	十八	戊子	乾金	11.23	十八	戊午	离火	12.23	十八	戊子	乾金	1.21	十八	丁巳	震木
8.24	十六	丁亥	兑金	9.24	十七	戊午	离火	10.25	十九	己丑	兑金	11.24	十九	己未	震木	12.24	十九	己丑	兑金	1.22	十九	戊午	离火
8.25	十七	戊子	乾金	9.25	十八	己未	震木	10.26	二十	庚寅	乾金	11.25	二十	庚申	离火	12.25	二十	庚寅	乾金	1.23	二十	己未	震木
8.26	十八	己丑	兑金	9.26	十九	庚申	离火	10.27	二一	辛卯	兑金	11.26	二一	辛酉	震木	12.26	二一	辛卯	兑金	1.24	二一	庚申	离火
8.27	十九	庚寅	乾金	9.27	二十	辛酉	震木	10.28	二二	壬辰	乾金	11.27	二二	壬戌	离火	12.27	二二	壬辰	乾金	1.25	二二	辛酉	震木
8.28	二十	辛卯	兑金	9.28	二一	壬戌	离火	10.29	二三	癸巳	兑金	11.28	二三	癸亥	震木	12.28	二三	癸巳	兑金	1.26	二三	壬戌	离火
8.29	二一	壬辰	乾金	9.29	二二	癸亥	震木	10.30	二四	甲午	乾金	11.29	二四	甲子	离火	12.29	二四	甲午	乾金	1.27	二四	癸亥	震木
8.30	二二	癸巳	兑金	9.30	二三	甲子	离火	10.31	二五	乙未	兑金	11.30	二五	乙丑	震木	12.30	二五	乙未	兑金	1.28	二五	甲子	离火
8.31	二三	甲午	乾金	10.1	二四	乙丑	震木	11.1	二六	丙申	乾金	12.1	二六	丙寅	离火	12.31	二六	丙申	乾金	1.29	二六	乙丑	震木
9.1	二四	乙未	兑金	10.2	二五	丙寅	离火	11.2	二七	丁酉	兑金	12.2	二七	丁卯	震木	1.1	二七	丁酉	兑金	1.30	二七	丙寅	离火
9.2	二五	丙申	乾金	10.3	二六	丁卯	震木	11.3	二八	戊戌	乾金	12.3	二八	戊辰	离火	1.2	二八	戊戌	乾金	1.31	二八	丁卯	震木
9.3	二六	丁酉	兑金	10.4	二七	戊辰	离火	11.4	二九	己亥	兑金	12.4	二九	己巳	震木	1.3	二九	己亥	兑金	2.1	二九	戊辰	离火
9.4	二七	戊戌	乾金	10.5	二八	己巳	震木	11.5	三十	庚子	乾金	12.5	三十	庚午	离火	1.4	腊月	庚子	乾金	2.2	三十	己巳	震木
9.5	二八	己亥	兑金	10.6	二九	庚午	离火	11.6	十月	辛丑	兑金	12.6	冬月	辛未	震木					2.3	正月	庚午	离火
9.6	二九	庚子	乾金	10.7	九月	辛未	震木																

1973年2月4日–1973年8月7日，牛年、立春，癸丑、正月、初二（癸丑、甲寅、辛未）- 牛年，癸丑、七月、初九（癸丑、己未、乙亥）

2.4-3.5，甲寅月				3.6-4.4，乙卯月				4.5-5.5，丙辰月				5.6-6.5，丁巳月				6.6-7.6，戊午月				7.7-8.7，己未月			
2.4	立春	辛未	坎水	3.6	惊蛰	辛丑	坤土	4.5	清明	辛未	坎水	5.6	立夏	壬寅	艮土	6.6	芒种	癸酉	坎水	7.7	小暑	甲辰	艮土
2.5	初三	壬申	巽木	3.7	初三	壬寅	艮土	4.6	初四	壬申	巽木	5.7	初五	癸卯	坤土	6.7	初七	甲戌	巽木	7.8	初九	乙巳	坤土
2.6	初四	癸酉	坎水	3.8	初四	癸卯	坤土	4.7	初五	癸酉	坎水	5.8	初六	甲辰	艮土	6.8	初八	乙亥	坎水	7.9	初十	丙午	艮土
2.7	初五	甲戌	巽木	3.9	初五	甲辰	艮土	4.8	初六	甲戌	巽木	5.9	初七	乙巳	坤土	6.9	初九	丙子	巽木	7.10	十一	丁未	坤土
2.8	初六	乙亥	坎水	3.10	初六	乙巳	坤土	4.9	初七	乙亥	坎水	5.10	初八	丙午	艮土	6.10	初十	丁丑	坎水	7.11	十二	戊申	艮土
2.9	初七	丙子	巽木	3.11	初七	丙午	艮土	4.10	初八	丙子	巽木	5.11	初九	丁未	坤土	6.11	十一	戊寅	巽木	7.12	十三	己酉	坤土
2.10	初八	丁丑	坎水	3.12	初八	丁未	坤土	4.11	初九	丁丑	坎水	5.12	初十	戊申	艮土	6.12	十二	己卯	坎水	7.13	十四	庚戌	艮土
2.11	初九	戊寅	巽木	3.13	初九	戊申	艮土	4.12	初十	戊寅	巽木	5.13	十一	己酉	坤土	6.13	十三	庚辰	巽木	7.14	十五	辛亥	坤土
2.12	初十	己卯	坎水	3.14	初十	己酉	坤土	4.13	十一	己卯	坎水	5.14	十二	庚戌	艮土	6.14	十四	辛巳	坎水	7.15	十六	壬子	艮土
2.13	十一	庚辰	巽木	3.15	十一	庚戌	艮土	4.14	十二	庚辰	巽木	5.15	十三	辛亥	坤土	6.15	十五	壬午	巽木	7.16	十七	癸丑	坤土
2.14	十二	辛巳	坎水	3.16	十二	辛亥	坤土	4.15	十三	辛巳	坎水	5.16	十四	壬子	艮土	6.16	十六	癸未	坎水	7.17	十八	甲寅	艮土
2.15	十三	壬午	巽木	3.17	十三	壬子	艮土	4.16	十四	壬午	巽木	5.17	十五	癸丑	坤土	6.17	十七	甲申	巽木	7.18	十九	乙卯	坤土
2.16	十四	癸未	坎水	3.18	十四	癸丑	坤土	4.17	十五	癸未	坎水	5.18	十六	甲寅	艮土	6.18	十八	乙酉	坎水	7.19	二十	丙辰	艮土
2.17	十五	甲申	巽木	3.19	十五	甲寅	艮土	4.18	十六	甲申	巽木	5.19	十七	乙卯	坤土	6.19	十九	丙戌	巽木	7.20	二一	丁巳	坤土
2.18	十六	乙酉	坎水	3.20	十六	乙卯	坤土	4.19	十七	乙酉	坎水	5.20	十八	丙辰	艮土	6.20	二十	丁亥	坎水	7.21	二二	戊午	艮土
2.19	雨水	丙戌	巽木	3.21	春分	丙辰	艮土	4.20	谷雨	丙戌	巽木	5.21	小满	丁巳	坤土	6.21	夏至	戊子	巽木	7.22	二三	己未	坤土
2.20	十八	丁亥	坎水	3.22	十八	丁巳	坤土	4.21	十九	丁亥	坎水	5.22	二十	戊午	艮土	6.22	二二	己丑	坎水	7.23	大暑	庚申	艮土
2.21	十九	戊子	巽木	3.23	十九	戊午	艮土	4.22	二十	戊子	巽木	5.23	二一	己未	坤土	6.23	二三	庚寅	巽木	7.24	二五	辛酉	坤土
2.22	二十	己丑	坎水	3.24	二十	己未	坤土	4.23	二一	己丑	坎水	5.24	二二	庚申	艮土	6.24	二四	辛卯	坎水	7.25	二六	壬戌	艮土
2.23	二一	庚寅	巽木	3.25	二一	庚申	艮土	4.24	二二	庚寅	巽木	5.25	二三	辛酉	坤土	6.25	二五	壬辰	巽木	7.26	二七	癸亥	坤土
2.24	二二	辛卯	坎水	3.26	二二	辛酉	坤土	4.25	二三	辛卯	坎水	5.26	二四	壬戌	艮土	6.26	二六	癸巳	坎水	7.27	二八	甲子	艮土
2.25	二三	壬辰	巽木	3.27	二三	壬戌	艮土	4.26	二四	壬辰	巽木	5.27	二五	癸亥	坤土	6.27	二七	甲午	巽木	7.28	二九	乙丑	坤土
2.26	二四	癸巳	坎水	3.28	二四	癸亥	坤土	4.27	二五	癸巳	坎水	5.28	二六	甲子	艮土	6.28	二八	乙未	坎水	7.29	三十	丙寅	艮土
2.27	二五	甲午	巽木	3.29	二五	甲子	艮土	4.28	二六	甲午	巽木	5.29	二七	乙丑	坤土	6.29	二九	丙申	巽木	7.30	七月	丁卯	坤土
2.28	二六	乙未	坎水	3.30	二六	乙丑	坤土	4.29	二七	乙未	坎水	5.30	二八	丙寅	艮土	6.30	六月	丁酉	坎水	7.31	初二	戊辰	艮土
3.1	二七	丙申	巽木	3.31	二七	丙寅	艮土	4.30	二八	丙申	巽木	5.31	二九	丁卯	坤土	7.1	初二	戊戌	巽木	8.1	初三	己巳	坤土
3.2	二八	丁酉	坎水	4.1	二八	丁卯	坤土	5.1	二九	丁酉	坎水	6.1	五月	戊辰	艮土	7.2	初三	己亥	坎水	8.2	初四	庚午	艮土
3.3	二九	戊戌	巽木	4.2	二九	戊辰	艮土	5.2	三十	戊戌	巽木	6.2	初二	己巳	坤土	7.3	初四	庚子	巽木	8.3	初五	辛未	坤土
3.4	三十	己亥	坎水	4.3	三月	己巳	坤土	5.3	四月	己亥	坎水	6.3	初三	庚午	艮土	7.4	初五	辛丑	坎水	8.4	初六	壬申	艮土
3.5	二月	庚子	巽木	4.4	初二	庚午	艮土	5.4	初二	庚子	巽木	6.4	初四	辛未	坤土	7.5	初六	壬寅	巽木	8.5	初七	癸酉	坤土
								5.5	初三	辛丑	坎水	6.5	初五	壬申	艮土	7.6	初七	癸卯	坎水	8.6	初八	甲戌	艮土
																				8.7	初九	乙亥	坤土

1973年8月8日-1974年2月3日，牛年、立秋，癸丑、七月、初十（癸丑、庚申、丙子）-牛年，癸丑、正月、十二（癸丑、乙丑、乙亥）

8.8-9.7，庚申月			9.8-10.7，辛酉月			10.8-11.6，壬戌月			11.7-12.6，癸亥月			12.7-1974.1.5甲子月			1.6-2.3，乙丑月		
8.8	立秋	丙子	巽木	9.8	白露	丁丑	坤土	10.8	寒露	丁丑	坤土	11.7	立冬	丁未	坤土	12.7	大雪	丁丑	坎水	1.6	小寒	丁未	坤土
8.9	十一	丁丑	坤土	9.9	十三	戊寅	巽木	10.9	十四	戊寅	巽木	11.8	十五	戊申	巽木	12.8	十五	戊寅	巽木	1.7	十五	戊申	巽木
8.10	十二	戊寅	巽木	9.10	十四	己酉	坤土	10.10	十五	己卯	坎水	11.9	十六	己酉	坤土	12.9	十六	己卯	坎水	1.8	十六	己酉	坤土
8.11	十三	己卯	坎水	9.11	十五	庚戌	艮土	10.11	十六	庚辰	巽木	11.10	十七	庚戌	艮土	12.10	十七	庚辰	巽木	1.9	十七	庚戌	艮土
8.12	十四	庚辰	巽木	9.12	十六	辛亥	坤土	10.12	十七	辛巳	坎水	11.11	十八	辛亥	艮土	12.11	十八	辛巳	坎水	1.10	十八	辛亥	艮土
8.13	十五	辛巳	坎水	9.13	十七	壬子	巽木	10.13	十八	壬午	巽木	11.12	十九	壬子	艮土	12.12	十九	壬午	巽木	1.11	十九	壬子	艮土
8.14	十六	壬午	巽木	9.14	十八	癸丑	艮土	10.14	十九	癸未	坤土	11.13	二十	癸丑	艮土	12.13	二十	癸未	坤土	1.12	二十	癸丑	艮土
8.15	十七	癸未	坤土	9.15	十九	甲寅	艮土	10.15	二十	甲申	巽木	11.14	二一	甲寅	艮土	12.14	二一	甲申	坎水	1.13	二一	甲寅	艮土
8.16	十八	甲申	巽木	9.16	二十	乙卯	坤土	10.16	二一	乙酉	坎水	11.15	二二	乙卯	艮土	12.15	二二	乙酉	坎水	1.14	二二	乙卯	坤土
8.17	十九	乙酉	坎水	9.17	二一	丙辰	艮土	10.17	二二	丙戌	巽木	11.16	二三	丙辰	艮土	12.16	二三	丙戌	巽木	1.15	二三	丙辰	艮土
8.18	二十	丙戌	巽木	9.18	二二	丁巳	坤土	10.18	二三	丁亥	坎水	11.17	二四	丁巳	坤土	12.17	二四	丁亥	坎水	1.16	二四	丁巳	坤土
8.19	二一	丁亥	坎水	9.19	二三	戊午	艮土	10.19	二四	戊子	巽木	11.18	二五	戊午	艮土	12.18	二五	戊子	巽木	1.17	二五	戊午	艮土
8.20	二二	戊子	巽木	9.20	二四	己未	坤土	10.20	二五	己丑	坎水	11.19	二六	己未	坤土	12.19	二六	己丑	坎水	1.18	二六	己未	坤土
8.21	二三	己丑	坎水	9.21	二五	庚申	坤土	10.21	二六	庚寅	巽木	11.20	二七	庚申	坤土	12.20	二七	庚寅	巽木	1.19	二七	庚申	坤土
8.22	二四	庚寅	巽木	9.22	二六	辛酉	坤土	10.22	二七	辛卯	坎水	11.21	二七	辛酉	坤土	12.21	二八	辛卯	巽木	1.20	大寒	辛酉	坤土
8.23	处暑	辛卯	坎水	9.23	秋分	壬戌	艮土	10.23	霜降	壬辰	巽木	11.22	小雪	壬戌	艮土	12.22	冬至	壬辰	巽木	1.21	二九	壬戌	艮土
8.24	二六	壬辰	巽木	9.24	二八	癸亥	坤土	10.24	二九	癸巳	坎水	11.23	二九	癸亥	坤土	12.23	二九	癸巳	坎水	1.22	三十	癸亥	坤土
8.25	二七	癸巳	坎水	9.25	二九	甲子	艮土	10.25	三十	甲午	巽木	11.24	三十	甲子	艮土	12.24	腊月	甲午	巽木	1.23	正月	甲子	艮土
8.26	二八	甲午	巽木	9.26	九月	乙丑	艮土	10.26	十月	乙未	坤土	11.25	冬月	乙丑	艮土	12.25	初二	乙未	坤土	1.24	初二	乙丑	艮土
8.27	二九	乙未	坤土	9.27	初二	丙寅	艮土	10.27	初二	丙申	巽木	11.26	初二	丙寅	艮土	12.26	初三	丙申	巽木	1.25	初三	丙寅	艮土
8.28	八月	丙申	巽木	9.28	初三	丁卯	坤土	10.28	初三	丁酉	坎水	11.27	初三	丁卯	坤土	12.27	初四	丁酉	坎水	1.26	初四	丁卯	坤土
8.29	初二	丁酉	坎水	9.29	初四	戊辰	艮土	10.29	初四	戊戌	巽木	11.28	初四	戊辰	艮土	12.28	初五	戊戌	巽木	1.27	初五	戊辰	艮土
8.30	初三	戊戌	巽木	9.30	初五	己巳	坤土	10.30	初五	己亥	坤土	11.29	初五	己巳	坤土	12.29	初六	己亥	坎水	1.28	初六	己巳	坤土
8.31	初四	己亥	坎水	10.1	初六	庚午	艮土	10.31	初六	庚子	巽木	11.30	初六	庚午	艮土	12.30	初七	庚子	巽木	1.29	初七	庚午	艮土
9.1	初五	庚子	巽木	10.2	初七	辛未	坤土	11.1	初七	辛丑	坎水	12.1	初七	辛未	坤土	12.31	初八	辛丑	坎水	1.30	初八	辛未	坤土
9.2	初六	辛丑	坎水	10.3	初八	壬申	坤土	11.2	初八	壬寅	巽木	12.2	初八	壬申	坤土	1.1	初九	壬寅	巽木	1.31	初九	壬申	坤土
9.3	初七	壬寅	巽木	10.4	初九	癸酉	坤土	11.3	初九	癸卯	坎水	12.3	初九	癸酉	坤土	1.2	初十	癸卯	坎水	2.1	初十	癸酉	坤土
9.4	初八	癸卯	坎水	10.5	初十	甲戌	艮土	11.4	初十	甲辰	巽木	12.4	初十	甲戌	艮土	1.3	十一	甲辰	巽木	2.2	十一	甲戌	艮土
9.5	初九	甲辰	巽木	10.6	十一	乙亥	坤土	11.5	十一	乙巳	坎水	12.5	十一	乙亥	坤土	1.4	十二	乙巳	坎水	2.3	十二	乙亥	坤土
9.6	初十	乙巳	坎水	10.7	十二	丙子	艮土	11.6	十二	丙午	巽木	12.6	十二	丙子	艮土	1.5	十三	丙午	巽木				
9.7	十一	丙午	巽木																				

1974年2月4日-1974年8月7日，虎年、立春，甲寅、正月、十三（甲寅、丙寅、丙子）-虎年，甲寅、六月、二十（甲寅、辛未、庚辰）

2.4-3.5，丙寅月			3.6-4.4，丁卯月			4.5-5.5，戊辰月			5.6-6.5，己巳月			6.6-7.6，庚午月			7.7-8.7，辛未月		
2.4	立春	丙子	乾金	3.6	惊蛰	丙午	离火	4.5	清明	丙子	乾金	5.6	立夏	丁未	震木	6.6	芒种	戊寅	乾金	7.7	小暑	己酉	震木
2.5	十四	丁丑	兑金	3.7	十四	丁未	震木	4.6	十五	丁丑	兑金	5.7	十六	戊申	离火	6.7	十七	己卯	兑金	7.8	十九	庚戌	离火
2.6	十五	戊寅	乾金	3.8	十五	戊申	离火	4.7	十六	戊寅	乾金	5.8	十七	己酉	震木	6.8	十八	庚辰	兑金	7.9	二十	辛亥	震木
2.7	十六	己卯	兑金	3.9	十六	己酉	震木	4.8	十七	己卯	兑金	5.9	十八	庚戌	离火	6.9	十九	辛巳	兑金	7.10	二一	壬子	离火
2.8	十七	庚辰	乾金	3.10	十七	庚戌	离火	4.9	十八	庚辰	乾金	5.10	十九	辛亥	震木	6.10	二十	壬午	乾金	7.11	二二	癸丑	震木
2.9	十八	辛巳	兑金	3.11	十八	辛亥	震木	4.10	十八	辛巳	兑金	5.11	二十	壬子	离火	6.11	二一	癸未	震木	7.12	二三	甲寅	离火
2.10	十九	壬午	乾金	3.12	十九	壬子	离火	4.11	十九	壬午	乾金	5.12	二一	癸丑	震木	6.12	二二	甲申	乾金	7.13	二四	乙卯	震木
2.11	二十	癸未	兑金	3.13	二十	癸丑	震木	4.12	二十	癸未	兑金	5.13	二二	甲寅	离火	6.13	二三	乙酉	兑金	7.14	二五	丙辰	离火
2.12	二一	甲申	乾金	3.14	二一	甲寅	离火	4.13	二一	甲申	乾金	5.14	二三	乙卯	震木	6.14	二四	丙戌	乾金	7.15	二六	丁巳	震木
2.13	二二	乙酉	兑金	3.15	二二	乙卯	震木	4.14	二二	乙酉	兑金	5.15	二四	丙辰	离火	6.15	二五	丁亥	兑金	7.16	二七	戊午	离火
2.14	二三	丙戌	乾金	3.16	二三	丙辰	离火	4.15	二三	丙戌	乾金	5.16	二五	丁巳	震木	6.16	二六	戊子	乾金	7.17	二八	己未	震木
2.15	二四	丁亥	兑金	3.17	二四	丁巳	震木	4.16	二四	丁亥	兑金	5.17	二六	戊午	离火	6.17	二七	己丑	兑金	7.18	二九	庚申	离火
2.16	二五	戊子	乾金	3.18	二五	戊午	离火	4.17	二五	戊子	乾金	5.18	二七	己未	震木	6.18	二八	庚寅	乾金	7.19	六月	辛酉	震木
2.17	二六	己丑	兑金	3.19	二六	己未	震木	4.18	二六	己丑	兑金	5.19	二八	庚申	离火	6.19	二九	辛卯	兑金	7.20	初二	壬戌	离火
2.18	二七	庚寅	乾金	3.20	二七	庚申	离火	4.19	二七	庚寅	乾金	5.20	二九	辛酉	震木	6.20	五月	壬辰	乾金	7.21	初三	癸亥	震木
2.19	雨水	辛卯	兑金	3.21	春分	辛酉	震木	4.20	谷雨	辛卯	兑金	5.21	小满	壬戌	离火	6.21	初二	癸巳	震木	7.22	初四	甲子	离火
2.20	二九	壬辰	乾金	3.22	二九	壬戌	离火	4.21	二九	壬辰	乾金	5.22	闰四月	癸亥	震木	6.22	夏至	甲午	乾金	7.23	大暑	乙丑	震木
2.21	三十	癸巳	兑金	3.23	三十	癸亥	震木	4.22	四月	癸巳	兑金	5.23	初二	甲子	离火	6.23	初四	乙未	兑金	7.24	初六	丙寅	离火
2.22	二月	甲午	乾金	3.24	三月	甲子	离火	4.23	初二	甲午	乾金	5.24	初三	乙丑	震木	6.24	初五	丙申	乾金	7.25	初七	丁卯	震木
2.23	初二	乙未	兑金	3.25	初二	乙丑	震木	4.24	初三	乙未	兑金	5.25	初四	丙寅	离火	6.25	初六	丁酉	兑金	7.26	初八	戊辰	离火
2.24	初三	丙申	乾金	3.26	初三	丙寅	离火	4.25	初四	丙申	乾金	5.26	初五	丁卯	震木	6.26	初七	戊戌	乾金	7.27	初九	己巳	震木
2.25	初四	丁酉	兑金	3.27	初四	丁卯	震木	4.26	初五	丁酉	兑金	5.27	初六	戊辰	离火	6.27	初八	己亥	兑金	7.28	初十	庚午	离火
2.26	初五	戊戌	乾金	3.28	初五	戊辰	离火	4.27	初六	戊戌	乾金	5.28	初七	己巳	震木	6.28	初九	庚子	乾金	7.29	十一	辛未	震木
2.27	初六	己亥	兑金	3.29	初六	己巳	震木	4.28	初七	己亥	兑金	5.29	初八	庚午	离火	6.29	初十	辛丑	兑金	7.30	十二	壬申	离火
2.28	初七	庚子	乾金	3.30	初七	庚午	离火	4.29	初八	庚子	乾金	5.30	初九	辛未	震木	6.30	十一	壬寅	乾金	7.31	十三	癸酉	震木
3.1	初八	辛丑	兑金	3.31	初八	辛未	震木	4.30	初九	辛丑	兑金	5.31	初十	壬申	离火	7.1	十二	癸卯	兑金	8.1	十四	甲戌	离火
3.2	初九	壬寅	乾金	4.1	初九	壬申	离火	5.1	初十	壬寅	乾金	6.1	十一	癸酉	震木	7.2	十三	甲辰	乾金	8.2	十五	乙亥	震木
3.3	初十	癸卯	兑金	4.2	初十	癸酉	震木	5.2	十一	癸卯	兑金	6.2	十二	甲戌	离火	7.3	十四	乙巳	兑金	8.3	十六	丙子	离火
3.4	十一	甲辰	乾金	4.3	十一	甲戌	离火	5.3	十二	甲辰	乾金	6.3	十三	乙亥	震木	7.4	十五	丙午	乾金	8.4	十七	丁丑	震木
3.5	十二	乙巳	兑金	4.4	十二	乙亥	震木	5.4	十三	乙巳	兑金	6.4	十四	丙子	离火	7.5	十六	丁未	兑金	8.5	十八	戊寅	离火
								5.5	十四	丙午	乾金	6.5	十五	丁丑	震木	7.6	十七	戊申	乾金	8.6	十九	己卯	震木
																				8.7	二十	庚辰	离火

1974年8月8日 -1975年2月3日，虎年、立秋，甲寅、六月、二一（甲寅、壬申、辛巳）- 虎年，甲寅、腊月、二三（甲寅、丁丑、庚辰）

8.8-9.7, 壬申月				9.8-10.8, 癸酉月				10.9-11.7, 甲戌月				11.8-12.6, 乙亥月				12.7-1975.1.5, 丙子月				1.6-2.3 丁丑月			
8.8	立秋	辛巳	兑金	9.8	白露	壬子	离火	10.9	寒露	癸未	兑金	11.8	立冬	癸丑	震木	12.7	大雪	壬午	乾金	1.6	小寒	壬子	离火
8.9	二二	壬午	乾金	9.9	二三	癸丑	震木	10.10	二五	甲申	乾金	11.9	二六	甲寅	离火	12.8	二五	癸未	兑金	1.7	二五	癸丑	震木
8.10	二三	癸未	兑金	9.10	二四	甲寅	离火	10.11	二六	乙酉	兑金	11.10	二七	乙卯	震木	12.9	二六	甲申	乾金	1.8	二六	甲寅	离火
8.11	二四	甲申	乾金	9.11	二五	乙卯	震木	10.12	二七	丙戌	乾金	11.11	二八	丙辰	离火	12.10	二七	乙酉	兑金	1.9	二七	乙卯	震木
8.12	二五	乙酉	兑金	9.12	二六	丙辰	离火	10.13	二八	丁亥	兑金	11.12	二九	丁巳	震木	12.11	二八	丙戌	乾金	1.10	二八	丙辰	离火
8.13	二六	丙戌	乾金	9.13	二七	丁巳	震木	10.14	二九	戊子	乾金	11.13	三十	戊午	离火	12.12	二九	丁亥	兑金	1.11	二九	丁巳	震木
8.14	二七	丁亥	兑金	9.14	二八	戊午	离火	10.15	九月	己丑	兑金	11.14	十月	己未	震木	12.13	三十	戊子	乾金	1.12	腊月	戊午	离火
8.15	二八	戊子	乾金	9.15	二九	己未	震木	10.16	初二	庚寅	乾金	11.15	初二	庚申	离火	12.14	冬月	己丑	兑金	1.13	初二	己未	震木
8.16	二九	己丑	兑金	9.16	八月	庚申	离火	10.17	初三	辛卯	兑金	11.16	初三	辛酉	震木	12.15	初二	庚寅	乾金	1.14	初三	庚申	离火
8.17	三十	庚寅	乾金	9.17	初二	辛酉	震木	10.18	初四	壬辰	乾金	11.17	初四	壬戌	离火	12.16	初三	辛卯	兑金	1.15	初四	辛酉	震木
8.18	七月	辛卯	兑金	9.18	初三	壬戌	离火	10.19	初五	癸巳	兑金	11.18	初五	癸亥	震木	12.17	初四	壬辰	乾金	1.16	初五	壬戌	离火
8.19	初二	壬辰	乾金	9.19	初四	癸亥	震木	10.20	初六	甲午	乾金	11.19	初六	甲子	离火	12.18	初五	癸巳	兑金	1.17	初六	癸亥	震木
8.20	初三	癸巳	兑金	9.20	初五	甲子	离火	10.21	初七	乙未	兑金	11.20	初七	乙丑	震木	12.19	初六	甲午	乾金	1.18	初七	甲子	离火
8.21	初四	甲午	乾金	9.21	初六	乙丑	震木	10.22	初八	丙申	乾金	11.21	初八	丙寅	离火	12.20	初七	乙未	兑金	1.19	初八	乙丑	震木
8.22	初五	乙未	兑金	9.22	初七	丙寅	离火	10.23	初九	丁酉	兑金	11.22	初九	丁卯	震木	12.21	初八	丙申	乾金	1.20	初九	丙寅	离火
8.23	处暑	丙申	乾金	9.23	秋分	丁卯	震木	10.24	霜降	戊戌	乾金	11.23	小雪	戊辰	离火	12.22	冬至	丁酉	兑金	1.21	大寒	丁卯	震木
8.24	初七	丁酉	兑金	9.24	初九	戊辰	离火	10.25	十一	己亥	兑金	11.24	十一	己巳	震木	12.23	初十	戊戌	乾金	1.22	十一	戊辰	离火
8.25	初八	戊戌	乾金	9.25	初十	己巳	震木	10.26	十二	庚子	乾金	11.25	十二	庚午	离火	12.24	十一	己亥	兑金	1.23	十二	己巳	震木
8.26	初九	己亥	兑金	9.26	十一	庚午	离火	10.27	十三	辛丑	兑金	11.26	十三	辛未	震木	12.25	十二	庚子	乾金	1.24	十三	庚午	离火
8.27	初十	庚子	乾金	9.27	十二	辛未	震木	10.28	十四	壬寅	乾金	11.27	十四	壬申	离火	12.26	十三	辛丑	兑金	1.25	十四	辛未	震木
8.28	十一	辛丑	兑金	9.28	十三	壬申	离火	10.29	十五	癸卯	兑金	11.28	十五	癸酉	震木	12.27	十四	壬寅	乾金	1.26	十五	壬申	离火
8.29	十二	壬寅	乾金	9.29	十四	癸酉	震木	10.30	十六	甲辰	乾金	11.29	十六	甲戌	离火	12.28	十五	癸卯	兑金	1.27	十六	癸酉	震木
8.30	十三	癸卯	兑金	9.30	十五	甲戌	离火	10.31	十七	乙巳	兑金	11.30	十七	乙亥	震木	12.29	十六	甲辰	乾金	1.28	十七	甲戌	离火
8.31	十四	甲辰	乾金	10.1	十六	乙亥	震木	11.1	十八	丙午	乾金	12.1	十八	丙子	离火	12.30	十七	乙巳	兑金	1.29	十八	乙亥	震木
9.1	十五	乙巳	兑金	10.2	十七	丙子	离火	11.2	十九	丁未	兑金	12.2	十九	丁丑	震木	12.31	十八	丙午	乾金	1.30	十九	丙子	离火
9.2	十六	丙午	乾金	10.3	十八	丁丑	震木	11.3	二十	戊申	乾金	12.3	二十	戊寅	离火	1.1	十九	丁未	兑金	1.31	二十	丁丑	震木
9.3	十七	丁未	兑金	10.4	十九	戊寅	离火	11.4	二一	己酉	兑金	12.4	二一	己卯	震木	1.2	二十	戊申	乾金	2.1	二一	戊寅	离火
9.4	十八	戊申	乾金	10.5	二十	己卯	震木	11.5	二二	庚戌	乾金	12.5	二二	庚辰	离火	1.3	二一	己酉	兑金	2.2	二二	己卯	震木
9.5	十九	己酉	兑金	10.6	二一	庚辰	离火	11.6	二三	辛亥	兑金	12.6	二三	辛巳	震木	1.4	二二	庚戌	乾金	2.3	二三	庚辰	离火
9.6	二十	庚戌	乾金	10.7	二二	辛巳	震木	11.7	二四	壬子	乾金					1.5	二三	辛亥	兑金				
9.7	二一	辛亥	兑金	10.8	二三	壬午	离火																

1975年2月4日 -1975年8月7日，兔年、立春，乙卯、腊月、二四（乙卯、戊寅、辛巳）- 兔年，乙卯、七月、初一（乙卯、癸未、乙酉）

2.4-3.5, 戊寅月				3.6-4.4, 己卯月				4.5-5.5, 庚辰月				5.6-6.5, 辛巳月				6.6-7.7, 壬午月				7.8-8.7, 癸未月			
2.4	立春	辛巳	坎水	3.6	惊蛰	辛亥	坤土	4.5	清明	辛巳	坎水	5.6	立夏	壬子	艮土	6.6	芒种	癸未	坎水	7.8	小暑	乙卯	坤土
2.5	二五	壬午	艮土	3.7	二五	壬子	艮土	4.6	二五	壬午	巽木	5.7	二六	癸丑	坤土	6.7	二八	甲申	巽木	7.9	六月	丙辰	艮土
2.6	二六	癸未	坎水	3.8	二六	癸丑	坤土	4.7	二六	癸未	坎水	5.8	二七	甲寅	艮土	6.8	二九	乙酉	坎水	7.10	初二	丁巳	坤土
2.7	二七	甲申	艮土	3.9	二七	甲寅	艮土	4.8	二七	甲申	巽木	5.9	二八	乙卯	坤土	6.9	三十	丙戌	巽木	7.11	初三	戊午	艮土
2.8	二八	乙酉	坎水	3.10	二八	乙卯	坤土	4.9	二八	乙酉	坎水	5.10	二九	丙辰	艮土	6.10	五月	丁亥	坎水	7.12	初四	己未	坤土
2.9	二九	丙戌	巽木	3.11	二九	丙辰	艮土	4.10	二九	丙戌	巽木	5.11	四月	丁巳	坤土	6.11	初二	戊子	巽木	7.13	初五	庚申	艮土
2.10	三十	丁亥	坎水	3.12	三十	丁巳	坤土	4.11	三十	丁亥	坎水	5.12	初二	戊午	艮土	6.12	初三	己丑	坎水	7.14	初六	辛酉	坤土
2.11	正月	戊子	巽木	3.13	二月	戊午	艮土	4.12	三月	戊子	巽木	5.13	初三	己未	坤土	6.13	初四	庚寅	巽木	7.15	初七	壬戌	艮土
2.12	初二	己丑	坎水	3.14	初二	己未	坤土	4.13	初二	己丑	坎水	5.14	初四	庚申	艮土	6.14	初五	辛卯	坎水	7.16	初八	癸亥	坤土
2.13	初三	庚寅	巽木	3.15	初三	庚申	艮土	4.14	初三	庚寅	巽木	5.15	初五	辛酉	坤土	6.15	初六	壬辰	巽木	7.17	初九	甲子	艮土
2.14	初四	辛卯	坎水	3.16	初四	辛酉	坤土	4.15	初四	辛卯	坎水	5.16	初六	壬戌	艮土	6.16	初七	癸巳	坎水	7.18	初十	乙丑	坤土
2.15	初五	壬辰	巽木	3.17	初五	壬戌	艮土	4.16	初五	壬辰	巽木	5.17	初七	癸亥	坤土	6.17	初八	甲午	巽木	7.19	十一	丙寅	艮土
2.16	初六	癸巳	坎水	3.18	初六	癸亥	坤土	4.17	初六	癸巳	坎水	5.18	初八	甲子	艮土	6.18	初九	乙未	坎水	7.20	十二	丁卯	坤土
2.17	初七	甲午	巽木	3.19	初七	甲子	艮土	4.18	初七	甲午	巽木	5.19	初九	乙丑	坤土	6.19	初十	丙申	巽木	7.21	十三	戊辰	艮土
2.18	初八	乙未	坎水	3.20	初八	乙丑	坤土	4.19	初八	乙未	坎水	5.20	初十	丙寅	艮土	6.20	十一	丁酉	坎水	7.22	十四	己巳	坤土
2.19	雨水	丙申	巽木	3.21	春分	丙寅	艮土	4.20	初九	丙申	巽木	5.21	十一	丁卯	坤土	6.21	十二	戊戌	巽木	7.23	大暑	庚午	艮土
2.20	初十	丁酉	坎水	3.22	初十	丁卯	坤土	4.21	谷雨	丁酉	坎水	5.22	小满	戊辰	艮土	6.22	夏至	己亥	坎水	7.24	十六	辛未	坤土
2.21	十一	戊戌	巽木	3.23	十一	戊辰	艮土	4.22	十一	戊戌	巽木	5.23	十三	己巳	坤土	6.23	十四	庚子	巽木	7.25	十七	壬申	艮土
2.22	十二	己亥	坎水	3.24	十二	己巳	坤土	4.23	十二	己亥	坎水	5.24	十四	庚午	艮土	6.24	十五	辛丑	坎水	7.26	十八	癸酉	坤土
2.23	十三	庚子	巽木	3.25	十三	庚午	艮土	4.24	十三	庚子	巽木	5.25	十五	辛未	坤土	6.25	十六	壬寅	巽木	7.27	十九	甲戌	艮土
2.24	十四	辛丑	坎水	3.26	十四	辛未	坤土	4.25	十四	辛丑	坎水	5.26	十六	壬申	艮土	6.26	十七	癸卯	坎水	7.28	二十	乙亥	坤土
2.25	十五	壬寅	巽木	3.27	十五	壬申	艮土	4.26	十五	壬寅	巽木	5.27	十七	癸酉	坤土	6.27	十八	甲辰	巽木	7.29	二一	丙子	艮土
2.26	十六	癸卯	坎水	3.28	十六	癸酉	坤土	4.27	十六	癸卯	坎水	5.28	十八	甲戌	艮土	6.28	十九	乙巳	坎水	7.30	二二	丁丑	坤土
2.27	十七	甲辰	巽木	3.29	十七	甲戌	艮土	4.28	十七	甲辰	巽木	5.29	十九	乙亥	坤土	6.29	二十	丙午	巽木	7.31	二三	戊寅	艮土
2.28	十八	乙巳	坎水	3.30	十八	乙亥	坤土	4.29	十八	乙巳	坎水	5.30	二十	丙子	艮土	6.30	二一	丁未	坎水	8.1	二四	己卯	坤土
3.1	十九	丙午	坎水	3.31	十九	丙子	艮土	4.30	十九	丙午	巽木	5.31	二一	丁丑	坤土	7.1	二二	戊申	巽木	8.2	二五	庚辰	艮土
3.2	二十	丁未	坎水	4.1	二十	丁丑	坤土	5.1	二十	丁未	坎水	6.1	二二	戊寅	艮土	7.2	二三	己酉	坎水	8.3	二六	辛巳	坤土
3.3	二一	戊申	巽木	4.2	二一	戊寅	艮土	5.2	二一	戊申	巽木	6.2	二三	己卯	坤土	7.3	二四	庚戌	巽木	8.4	二七	壬午	艮土
3.4	二二	己酉	坎水	4.3	二二	己卯	坤土	5.3	二二	己酉	坎水	6.3	二四	庚辰	艮土	7.4	二五	辛亥	坎水	8.5	二八	癸未	坤土
3.5	二三	庚戌	巽木	4.4	二三	庚辰	坤土	5.4	二三	庚戌	巽木	6.4	二五	辛巳	坤土	7.5	二六	壬子	艮土	8.6	二九	甲申	艮土
								5.5	二四	辛亥	坎水	6.5	二六	壬午	艮土	7.6	二七	癸丑	坎水	8.7	七月	乙酉	坤土
																7.7	二八	甲寅	巽木				

1975年8月8日 -1976年2月4日，兔年、立秋，乙卯、七月、初二（乙卯、甲申、丙戌）– 兔年，乙卯、正月、初五（乙卯、己丑、丙戌）

8.8-9.7, 甲申月

日期	节气/日	干支	五行
8.8	立秋	丙戌	巽木
8.9	初三	丁亥	坎水
8.10	初四	戊子	巽木
8.11	初五	己丑	坤土
8.12	初六	庚寅	巽木
8.13	初七	辛卯	坎水
8.14	初八	壬辰	巽木
8.15	初九	癸巳	坎水
8.16	初十	甲午	巽木
8.17	十一	乙未	坎水
8.18	十二	丙申	巽木
8.19	十三	丁酉	坎水
8.20	十四	戊戌	巽木
8.21	十五	己亥	坎水
8.22	十六	庚子	巽木
8.23	十七	辛丑	坎水
8.24	处暑	壬寅	巽木
8.25	十九	癸卯	坎水
8.26	二十	甲辰	巽木
8.27	二一	乙巳	坎水
8.28	二二	丙午	巽木
8.29	二三	丁未	坎水
8.30	二四	戊申	巽木
8.31	二五	己酉	坎水
9.1	二六	庚戌	巽木
9.2	二七	辛亥	巽木
9.3	二八	壬子	巽木
9.4	二九	癸丑	巽木
9.5	三十	甲寅	巽木
9.6	八月	乙卯	坎水
9.7	初二	丙辰	巽木

9.8-10.8, 乙酉月

日期	节气/日	干支	五行
9.8	白露	丁巳	坤土
9.9	初四	戊午	艮土
9.10	初五	己未	坤土
9.11	初六	庚申	坤土
9.12	初七	辛酉	坤土
9.13	初八	壬戌	艮土
9.14	初九	癸亥	坤土
9.15	初十	甲子	艮土
9.16	十一	乙丑	坤土
9.17	十二	丙寅	坤土
9.18	十三	丁卯	坤土
9.19	十四	戊辰	艮土
9.20	十五	己巳	坤土
9.21	十六	庚午	艮土
9.22	十七	辛未	坤土
9.23	秋分	壬申	艮土
9.24	十九	癸酉	坤土
9.25	二十	甲戌	艮土
9.26	二一	乙亥	坤土
9.27	二二	丙子	艮土
9.28	二三	丁丑	坤土
9.29	二四	戊寅	艮土
9.30	二五	己卯	坤土
10.1	二六	庚辰	艮土
10.2	二七	辛巳	坤土
10.3	二八	壬午	艮土
10.4	二九	癸未	坤土
10.5	九月	甲申	艮土
10.6	初二	乙酉	坤土
10.7	初三	丙戌	艮土
10.8	初四	丁亥	坤土

10.9-11.7, 丙戌月

日期	节气/日	干支	五行
10.9	寒露	戊子	巽木
10.10	初六	己丑	坎水
10.11	初七	庚寅	巽木
10.12	初八	辛卯	坎水
10.13	初九	壬辰	巽木
10.14	初十	癸巳	坎水
10.15	十一	甲午	巽木
10.16	十二	乙未	坎水
10.17	十三	丙申	巽木
10.18	十四	丁酉	坎水
10.19	十五	戊戌	巽木
10.20	十六	己亥	坎水
10.21	十七	庚子	巽木
10.22	十八	辛丑	坎水
10.23	霜降	壬寅	巽木
10.24	二一	癸卯	坎水
10.25	二二	甲辰	巽木
10.26	二三	乙巳	坎水
10.27	二四	丙午	巽木
10.28	二五	丁未	坎水
10.29	二六	戊申	巽木
10.30	二七	己酉	坎水
10.31	二八	庚戌	巽木
11.1	二九	辛亥	坎水
11.2	三十	壬子	巽木
11.3	十月	癸丑	坎水
11.4	初二	甲寅	巽木
11.5	初三	乙卯	坎水
11.6	初四	丙辰	巽木
11.7	初五	丁巳	坎水

11.8-12.7, 丁亥月

日期	节气/日	干支	五行
11.8	立冬	戊午	艮土
11.9	初七	己未	坤土
11.10	初八	庚申	坤土
11.11	初九	辛酉	坤土
11.12	初十	壬戌	艮土
11.13	十一	癸亥	坤土
11.14	十二	甲子	艮土
11.15	十三	乙丑	坤土
11.16	十四	丙寅	坤土
11.17	十五	丁卯	坤土
11.18	十六	戊辰	艮土
11.19	十七	己巳	坤土
11.20	十八	庚午	艮土
11.21	十九	辛未	坤土
11.22	二十	壬申	艮土
11.23	小雪	癸酉	坤土
11.24	二二	甲戌	艮土
11.25	二三	乙亥	坤土
11.26	二四	丙子	艮土
11.27	二五	丁丑	坤土
11.28	二六	戊寅	艮土
11.29	二七	己卯	坤土
11.30	二八	庚辰	艮土
12.1	二九	辛巳	坤土
12.2	三十	壬午	艮土
12.3	冬月	癸未	坤土
12.4	初二	甲申	艮土
12.5	初三	乙酉	坤土
12.6	初四	丙戌	艮土
12.7	初五	丁亥	坤土

12.8-1976.1.5, 戊子月

日期	节气/日	干支	五行
12.8	大雪	戊子	巽木
12.9	初七	己丑	坎水
12.10	初八	庚寅	巽木
12.11	初九	辛卯	坎水
12.12	初十	壬辰	巽木
12.13	十一	癸巳	坎水
12.14	十二	甲午	巽木
12.15	十三	乙未	坎水
12.16	十四	丙申	巽木
12.17	十五	丁酉	坎水
12.18	十六	戊戌	巽木
12.19	十七	己亥	坎水
12.20	十八	庚子	巽木
12.21	十九	辛丑	坎水
12.22	冬至	壬寅	巽木
12.23	二一	癸卯	坎水
12.24	二二	甲辰	巽木
12.25	二三	乙巳	坎水
12.26	二四	丙午	巽木
12.27	二五	丁未	坎水
12.28	二六	戊申	巽木
12.29	二七	己酉	坎水
12.30	二八	庚戌	巽木
12.31	二九	辛亥	坎水
1.1	腊月	壬子	巽木
1.2	初二	癸丑	坎水
1.3	初三	甲寅	巽木
1.4	初四	乙卯	坎水
1.5	初五	丙辰	巽木

1.6-2.4, 己丑月

日期	节气/日	干支	五行
1.6	小寒	丁巳	坤土
1.7	初七	戊午	艮土
1.8	初八	己未	坤土
1.9	初九	庚申	坤土
1.10	初十	辛酉	坤土
1.11	十一	壬戌	艮土
1.12	十二	癸亥	坤土
1.13	十三	甲子	艮土
1.14	十四	乙丑	坤土
1.15	十五	丙寅	坤土
1.16	十六	丁卯	坤土
1.17	十七	戊辰	艮土
1.18	十八	己巳	坤土
1.19	十九	庚午	艮土
1.20	二十	辛未	坤土
1.21	大寒	壬申	艮土
1.22	二二	癸酉	坤土
1.23	二三	甲戌	艮土
1.24	二四	乙亥	坤土
1.25	二五	丙子	艮土
1.26	二六	丁丑	坤土
1.27	二七	戊寅	艮土
1.28	二八	己卯	坤土
1.29	二九	庚辰	艮土
1.30	三十	辛巳	坤土
1.31	正月	壬午	艮土
2.1	初二	癸未	坤土
2.2	初三	甲申	艮土
2.3	初四	乙酉	坤土
2.4	初五	丙戌	艮土

1976年2月5日 -1976年8月6日，龙年、立春，丙辰、正月、初六（丙辰、庚寅、丁亥）–龙年，丙辰、七月、十一（丙辰、丁未、庚寅）

2.5-3.4, 庚寅月

日期	节气/日	干支	五行
2.5	立春	丁亥	兑金
2.6	初七	戊子	乾金
2.7	初八	己丑	兑金
2.8	初九	庚寅	乾金
2.9	初十	辛卯	兑金
2.10	十一	壬辰	乾金
2.11	十二	癸巳	兑金
2.12	十三	甲午	乾金
2.13	十四	乙未	兑金
2.14	十五	丙申	乾金
2.15	十六	丁酉	兑金
2.16	十七	戊戌	乾金
2.17	十八	己亥	兑金
2.18	十九	庚子	乾金
2.19	雨水	辛丑	兑金
2.20	二一	壬寅	乾金
2.21	二二	癸卯	兑金
2.22	二三	甲辰	乾金
2.23	二四	乙巳	兑金
2.24	二五	丙午	乾金
2.25	二六	丁未	兑金
2.26	二七	戊申	乾金
2.27	二八	己酉	兑金
2.28	二九	庚戌	乾金
2.29	三十	辛亥	兑金
3.1	二月	壬子	乾金
3.2	初二	癸丑	兑金
3.3	初三	甲寅	乾金
3.4	初四	乙卯	兑金

3.5-4.3, 辛卯月

日期	节气/日	干支	五行
3.5	惊蛰	丙辰	离火
3.6	初六	丁巳	震木
3.7	初七	戊午	离火
3.8	初八	己未	震木
3.9	初九	庚申	离火
3.10	初十	辛酉	震木
3.11	十一	壬戌	离火
3.12	十二	癸亥	震木
3.13	十三	甲子	离火
3.14	十四	乙丑	震木
3.15	十五	丙寅	震木
3.16	十六	丁卯	震木
3.17	十七	戊辰	离火
3.18	十八	己巳	震木
3.19	十九	庚午	离火
3.20	春分	辛未	震木
3.21	二一	壬申	离火
3.22	二二	癸酉	震木
3.23	二三	甲戌	离火
3.24	二四	乙亥	震木
3.25	二五	丙子	离火
3.26	二六	丁丑	震木
3.27	二七	戊寅	离火
3.28	二八	己卯	震木
3.29	二九	庚辰	离火
3.30	三十	辛巳	震木
3.31	三月	壬午	离火
4.1	初二	癸未	震木
4.2	初三	甲申	离火
4.3	初四	乙酉	震木

4.4-5.4, 壬辰月

日期	节气/日	干支	五行
4.4	清明	丙戌	乾金
4.5	初六	丁亥	兑金
4.6	初七	戊子	乾金
4.7	初八	己丑	兑金
4.8	初九	庚寅	乾金
4.9	初十	辛卯	兑金
4.10	十一	壬辰	乾金
4.11	十二	癸巳	兑金
4.12	十三	甲午	乾金
4.13	十四	乙未	兑金
4.14	十五	丙申	乾金
4.15	十六	丁酉	兑金
4.16	十七	戊戌	乾金
4.17	十八	己亥	兑金
4.18	十九	庚子	乾金
4.19	二一	辛丑	兑金
4.20	谷雨	壬寅	乾金
4.21	二二	癸卯	兑金
4.22	二三	甲辰	乾金
4.23	二四	乙巳	兑金
4.24	二五	丙午	乾金
4.25	二六	丁未	兑金
4.26	二七	戊申	乾金
4.27	二八	己酉	兑金
4.28	二九	庚戌	乾金
4.29	四月	辛亥	兑金
4.30	初二	壬子	乾金
5.1	初三	癸丑	兑金
5.2	初四	甲寅	乾金
5.3	初五	乙卯	兑金
5.4	初六	丙辰	乾金

5.5-6.4, 癸巳月

日期	节气/日	干支	五行
5.5	立夏	丁巳	震木
5.6	初八	戊午	离火
5.7	初九	己未	震木
5.8	初十	庚申	离火
5.9	十一	辛酉	震木
5.10	十二	壬戌	离火
5.11	十三	癸亥	震木
5.12	十四	甲子	离火
5.13	十五	乙丑	震木
5.14	十六	丙寅	离火
5.15	十七	丁卯	震木
5.16	十八	戊辰	离火
5.17	十九	己巳	震木
5.18	二十	庚午	离火
5.19	二一	辛未	震木
5.20	二二	壬申	离火
5.21	小满	癸酉	震木
5.22	二四	甲戌	离火
5.23	二五	乙亥	震木
5.24	二六	丙子	离火
5.25	二七	丁丑	震木
5.26	二八	戊寅	离火
5.27	二九	己卯	震木
5.28	三十	庚辰	离火
5.29	五月	辛巳	震木
5.30	初二	壬午	离火
5.31	初三	癸未	震木
6.1	初四	甲申	离火
6.2	初五	乙酉	震木
6.3	初六	丙戌	离火
6.4	初七	丁亥	震木

6.5-7.6, 甲午月

日期	节气/日	干支	五行
6.5	芒种	戊子	乾金
6.6	初九	己丑	兑金
6.7	初十	庚寅	乾金
6.8	十一	辛卯	兑金
6.9	十二	壬辰	乾金
6.10	十三	癸巳	兑金
6.11	十四	甲午	乾金
6.12	十五	乙未	兑金
6.13	十六	丙申	乾金
6.14	十七	丁酉	兑金
6.15	十八	戊戌	乾金
6.16	十九	己亥	兑金
6.17	二十	庚子	乾金
6.18	二一	辛丑	兑金
6.19	二二	壬寅	乾金
6.20	二三	癸卯	兑金
6.21	夏至	甲辰	乾金
6.22	二五	乙巳	兑金
6.23	二六	丙午	乾金
6.24	二七	丁未	兑金
6.25	二八	戊申	乾金
6.26	二九	己酉	兑金
6.27	六月	庚戌	乾金
6.28	初二	辛亥	兑金
6.29	初三	壬子	乾金
6.30	初四	癸丑	兑金
7.1	初五	甲寅	乾金
7.2	初六	乙卯	兑金
7.3	初七	丙辰	乾金
7.4	初八	丁巳	兑金
7.5	初九	戊午	乾金
7.6	初十	己未	兑金

7.7-8.6, 乙未月

日期	节气/日	干支	五行
7.7	小暑	庚申	离火
7.8	十二	辛酉	震木
7.9	十三	壬戌	离火
7.10	十四	癸亥	震木
7.11	十五	甲子	离火
7.12	十六	乙丑	震木
7.13	十七	丙寅	离火
7.14	十八	丁卯	震木
7.15	十九	戊辰	离火
7.16	二一	己巳	震木
7.17	二一	庚午	离火
7.18	二二	辛未	震木
7.19	二三	壬申	离火
7.20	二四	癸酉	震木
7.21	二五	甲戌	离火
7.22	二六	乙亥	震木
7.23	大暑	丙子	离火
7.24	二八	丁丑	震木
7.25	二九	戊寅	离火
7.26	三十	己卯	震木
7.27	七月	庚辰	离火
7.28	初二	辛巳	震木
7.29	初三	壬午	离火
7.30	初四	癸未	震木
7.31	初五	甲申	离火
8.1	初六	乙酉	震木
8.2	初七	丙戌	离火
8.3	初八	丁亥	震木
8.4	初九	戊子	离火
8.5	初十	己丑	震木
8.6	十一	庚寅	离火

1976年8月7日–1977年2月3日，龙年、立秋，丙辰、七月、十二（丙辰、丙申、辛卯）–龙年，丙辰、腊月、十六（丙辰、辛丑、辛卯）

8.7–9.6 丙申月				9.7–10.7 丁酉月				10.8–11.6 戊戌月				11.7–12.6 己亥月				12.7–1977.1.4 庚子月				1.5–2.3 辛丑月			
8.7	立秋	辛卯	兑金	9.7	白露	壬戌	离火	10.8	寒露	癸巳	兑金	11.7	立冬	癸亥	震木	12.7	大雪	癸巳	兑金	1.5	小寒	壬戌	离火
8.8	十三	壬辰	乾金	9.8	十五	癸亥	震木	10.9	十六	甲午	乾金	11.8	十七	甲子	离火	12.8	十八	甲午	乾金	1.6	十七	癸亥	震木
8.9	十四	癸巳	兑金	9.9	十六	甲子	离火	10.10	十七	乙未	兑金	11.9	十八	乙丑	震木	12.9	十九	乙未	兑金	1.7	十八	甲子	离火
8.10	十五	甲午	乾金	9.10	十七	乙丑	震木	10.11	十八	丙申	乾金	11.10	十九	丙寅	离火	12.10	二十	丙申	乾金	1.8	十九	乙丑	震木
8.11	十六	乙未	兑金	9.11	十八	丙寅	离火	10.12	十九	丁酉	兑金	11.11	二十	丁卯	震木	12.11	二一	丁酉	兑金	1.9	二十	丙寅	离火
8.12	十七	丙申	乾金	9.12	十九	丁卯	震木	10.13	二十	戊戌	乾金	11.12	二一	戊辰	离火	12.12	二二	戊戌	乾金	1.10	二一	丁卯	震木
8.13	十八	丁酉	兑金	9.13	二十	戊辰	离火	10.14	二一	己亥	兑金	11.13	二二	己巳	震木	12.13	二三	己亥	兑金	1.11	二二	戊辰	离火
8.14	十九	戊戌	乾金	9.14	二一	己巳	震木	10.15	二二	庚子	乾金	11.14	二三	庚午	离火	12.14	二四	庚子	乾金	1.12	二三	己巳	震木
8.15	二十	己亥	兑金	9.15	二二	庚午	离火	10.16	二三	辛丑	兑金	11.15	二四	辛未	震木	12.15	二五	辛丑	兑金	1.13	二四	庚午	离火
8.16	二一	庚子	乾金	9.16	二三	辛未	震木	10.17	二四	壬寅	乾金	11.16	二五	壬申	离火	12.16	二六	壬寅	乾金	1.14	二五	辛未	震木
8.17	二二	辛丑	兑金	9.17	二四	壬申	离火	10.18	二五	癸卯	兑金	11.17	二六	癸酉	震木	12.17	二七	癸卯	兑金	1.15	二六	壬申	离火
8.18	二三	壬寅	乾金	9.18	二五	癸酉	震木	10.19	二六	甲辰	乾金	11.18	二七	甲戌	离火	12.18	二八	甲辰	乾金	1.16	二七	癸酉	震木
8.19	二四	癸卯	兑金	9.19	二六	甲戌	离火	10.20	二七	乙巳	兑金	11.19	二八	乙亥	震木	12.19	二九	乙巳	兑金	1.17	二八	甲戌	离火
8.20	二五	甲辰	乾金	9.20	二七	乙亥	震木	10.21	二八	丙午	乾金	11.20	二九	丙子	离火	12.20	三十	丙午	乾金	1.18	二九	乙亥	震木
8.21	二六	乙巳	兑金	9.21	二八	丙子	离火	10.22	二九	丁未	兑金	11.21	十月	丁丑	震木	12.21	冬月	丁未	兑金	1.19	腊月	丙子	离火
8.22	二七	丙午	乾金	9.22	二九	丁丑	震木	10.23	霜降	戊申	乾金	11.22	小雪	戊寅	离火	12.22	冬至	戊申	乾金	1.20	大寒	丁丑	震木
8.23	处暑	丁未	兑金	9.23	秋分	戊寅	离火	10.24	初二	己酉	兑金	11.23	初三	己卯	震木	12.23	初三	己酉	兑金	1.21	初三	戊寅	离火
8.24	二九	戊申	乾金	9.24	闰八	己卯	震木	10.25	初三	庚戌	乾金	11.24	初四	庚辰	离火	12.24	初四	庚戌	乾金	1.22	初四	己卯	震木
8.25	八月	己酉	兑金	9.25	初二	庚辰	离火	10.26	初四	辛亥	兑金	11.25	初五	辛巳	震木	12.25	初五	辛亥	兑金	1.23	初五	庚辰	离火
8.26	初二	庚戌	乾金	9.26	初三	辛巳	震木	10.27	初五	壬子	乾金	11.26	初六	壬午	离火	12.26	初六	壬子	乾金	1.24	初六	辛巳	震木
8.27	初三	辛亥	兑金	9.27	初四	壬午	离火	10.28	初六	癸丑	兑金	11.27	初七	癸未	震木	12.27	初七	癸丑	兑金	1.25	初七	壬午	离火
8.28	初四	壬子	乾金	9.28	初五	癸未	震木	10.29	初七	甲寅	乾金	11.28	初八	甲申	离火	12.28	初八	甲寅	乾金	1.26	初八	癸未	震木
8.29	初五	癸丑	兑金	9.29	初六	甲申	离火	10.30	初八	乙卯	兑金	11.29	初九	乙酉	震木	12.29	初九	乙卯	兑金	1.27	初九	甲申	离火
8.30	初六	甲寅	乾金	9.30	初七	乙酉	震木	10.31	初九	丙辰	乾金	11.30	初十	丙戌	离火	12.30	初十	丙辰	乾金	1.28	初十	乙酉	震木
8.31	初七	乙卯	兑金	10.1	初八	丙戌	离火	11.1	初十	丁巳	兑金	12.1	十一	丁亥	震木	12.31	十一	丁巳	兑金	1.29	十一	丙戌	离火
9.1	初八	丙辰	乾金	10.2	初九	丁亥	震木	11.2	十一	戊午	乾金	12.2	十二	戊子	离火	1.1	十二	戊午	乾金	1.30	十二	丁亥	震木
9.2	初九	丁巳	兑金	10.3	初十	戊子	离火	11.3	十二	己未	兑金	12.3	十三	己丑	震木	1.2	十三	己未	兑金	1.31	十三	戊子	离火
9.3	初十	戊午	乾金	10.4	十一	己丑	震木	11.4	十三	庚申	乾金	12.4	十四	庚寅	离火	1.3	十四	庚申	乾金	2.1	十四	己丑	震木
9.4	十一	己未	兑金	10.5	十二	庚寅	离火	11.5	十四	辛酉	兑金	12.5	十五	辛卯	震木	1.4	十五	辛酉	兑金	2.2	十五	庚寅	离火
9.5	十二	庚申	乾金	10.6	十三	辛卯	震木	11.6	十五	壬戌	乾金	12.6	十六	壬辰	离火					2.3	十六	辛卯	震木
9.6	十三	辛酉	兑金	10.7	十四	壬辰	离火																

1977年2月4日–1977年8月7日，蛇年、立春，丁巳、腊月、十七（丁巳、壬寅、壬辰）–蛇年，丁巳、六月、二三（丁巳、丁未、乙未）

2.4–3.5 壬寅月				3.6–4.4 癸卯月				4.5–5.4 甲辰月				5.5–6.5 乙巳月				6.6–7.6 丙午月				7.7–8.7 丁未月			
2.4	立春	壬辰	巽木	3.6	惊蛰	壬戌	艮土	4.5	清明	壬辰	巽木	5.5	立夏	壬戌	艮土	6.6	芒种	甲午	巽木	7.7	小暑	乙丑	坤土
2.5	十八	癸巳	坎水	3.7	十八	癸亥	坤土	4.6	十八	癸巳	坎水	5.6	十九	癸亥	坤土	6.7	二一	乙未	坎水	7.8	二二	丙寅	艮土
2.6	十九	甲午	巽木	3.8	十九	甲子	艮土	4.7	十九	甲午	巽木	5.7	二十	甲子	艮土	6.8	二二	丙申	巽木	7.9	二三	丁卯	坤土
2.7	二十	乙未	坎水	3.9	二十	乙丑	坤土	4.8	二十	乙未	坎水	5.8	二一	乙丑	坤土	6.9	二三	丁酉	坎水	7.10	二四	戊辰	艮土
2.8	二一	丙申	巽木	3.10	二一	丙寅	艮土	4.9	二一	丙申	巽木	5.9	二二	丙寅	艮土	6.10	二四	戊戌	巽木	7.11	二五	己巳	坤土
2.9	二二	丁酉	坎水	3.11	二二	丁卯	坤土	4.10	二二	丁酉	坎水	5.10	二三	丁卯	坤土	6.11	二五	己亥	坎水	7.12	二六	庚午	艮土
2.10	二三	戊戌	巽木	3.12	二三	戊辰	艮土	4.11	二三	戊戌	巽木	5.11	二四	戊辰	艮土	6.12	二六	庚子	巽木	7.13	二七	辛未	坤土
2.11	二四	己亥	坎水	3.13	二四	己巳	坤土	4.12	二四	己亥	坎水	5.12	二五	己巳	坤土	6.13	二七	辛丑	坎水	7.14	二八	壬申	艮土
2.12	二五	庚子	巽木	3.14	二五	庚午	艮土	4.13	二五	庚子	巽木	5.13	二六	庚午	艮土	6.14	二八	壬寅	巽木	7.15	二九	癸酉	坤土
2.13	二六	辛丑	坎水	3.15	二六	辛未	坤土	4.14	二六	辛丑	坎水	5.14	二七	辛未	坤土	6.15	二九	癸卯	坎水	7.16	六月	甲戌	艮土
2.14	二七	壬寅	巽木	3.16	二七	壬申	艮土	4.15	二七	壬寅	巽木	5.15	二八	壬申	艮土	6.16	三十	甲辰	巽木	7.17	初二	乙亥	坤土
2.15	二八	癸卯	坎水	3.17	二八	癸酉	坤土	4.16	二八	癸卯	坎水	5.16	二九	癸酉	坤土	6.17	五月	乙巳	坎水	7.18	初三	丙子	艮土
2.16	二九	甲辰	巽木	3.18	二九	甲戌	艮土	4.17	二九	甲辰	巽木	5.17	三十	甲戌	艮土	6.18	初二	丙午	巽木	7.19	初四	丁丑	坤土
2.17	三十	乙巳	坎水	3.19	三十	乙亥	坤土	4.18	三月	乙巳	坎水	5.18	四月	乙亥	坤土	6.19	初三	丁未	坎水	7.20	初五	戊寅	艮土
2.18	正月	丙午	巽木	3.20	二月	丙子	艮土	4.19	初二	丙午	巽木	5.19	初二	丙子	艮土	6.20	初四	戊申	巽木	7.21	初六	己卯	坤土
2.19	雨水	丁未	坎水	3.21	春分	丁丑	坤土	4.20	谷雨	丁未	坎水	5.20	初三	丁丑	坤土	6.21	夏至	己酉	坎水	7.22	初七	庚辰	艮土
2.20	初三	戊申	巽木	3.22	初三	戊寅	艮土	4.21	初四	戊申	巽木	5.21	小满	戊寅	艮土	6.22	初六	庚戌	巽木	7.23	大暑	辛巳	坤土
2.21	初四	己酉	坎水	3.23	初四	己卯	坤土	4.22	初五	己酉	坎水	5.22	初五	己卯	坤土	6.23	初七	辛亥	坎水	7.24	初九	壬午	艮土
2.22	初五	庚戌	巽木	3.24	初五	庚辰	艮土	4.23	初六	庚戌	巽木	5.23	初六	庚辰	艮土	6.24	初八	壬子	巽木	7.25	初十	癸未	坤土
2.23	初六	辛亥	坎水	3.25	初六	辛巳	坤土	4.24	初七	辛亥	坎水	5.24	初七	辛巳	坤土	6.25	初九	癸丑	坎水	7.26	十一	甲申	艮土
2.24	初七	壬子	巽木	3.26	初七	壬午	艮土	4.25	初八	壬子	巽木	5.25	初八	壬午	艮土	6.26	初十	甲寅	巽木	7.27	十二	乙酉	坤土
2.25	初八	癸丑	坎水	3.27	初八	癸未	坤土	4.26	初九	癸丑	坎水	5.26	初九	癸未	坤土	6.27	十一	乙卯	坎水	7.28	十三	丙戌	艮土
2.26	初九	甲寅	巽木	3.28	初九	甲申	艮土	4.27	初十	甲寅	巽木	5.27	初十	甲申	艮土	6.28	十二	丙辰	巽木	7.29	十四	丁亥	坤土
2.27	初十	乙卯	坎水	3.29	初十	乙酉	坤土	4.28	十一	乙卯	坎水	5.28	十一	乙酉	坤土	6.29	十三	丁巳	坎水	7.30	十五	戊子	艮土
2.28	十一	丙辰	巽木	3.30	十一	丙戌	艮土	4.29	十二	丙辰	巽木	5.29	十二	丙戌	艮土	6.30	十四	戊午	巽木	7.31	十六	己丑	坤土
3.1	十二	丁巳	坎水	3.31	十二	丁亥	坤土	4.30	十三	丁巳	坎水	5.30	十三	丁亥	坤土	7.1	十五	己未	坎水	8.1	十七	庚寅	艮土
3.2	十三	戊午	巽木	4.1	十三	戊子	艮土	5.1	十四	戊午	巽木	5.31	十四	戊子	艮土	7.2	十六	庚申	巽木	8.2	十八	辛卯	坤土
3.3	十四	己未	坎水	4.2	十四	己丑	坤土	5.2	十五	己未	坎水	6.1	十五	己丑	坤土	7.3	十七	辛酉	坎水	8.3	十九	壬辰	艮土
3.4	十五	庚申	巽木	4.3	十五	庚寅	艮土	5.3	十六	庚申	巽木	6.2	十六	庚寅	艮土	7.4	十八	壬戌	巽木	8.4	二十	癸巳	坤土
3.5	十六	辛酉	坎水	4.4	十六	辛卯	坤土	5.4	十七	辛酉	坎水	6.3	十七	辛卯	坤土	7.5	十九	癸亥	坎水	8.5	二一	甲午	艮土
												6.4	十八	壬辰	艮土	7.6	二十	甲子	巽木	8.6	二二	乙未	坤土
												6.5	十九	癸巳	坤土					8.7	二三	丙申	艮土

1977 年 8 月 8 日 -1978 年 2 月 3 日，蛇年、立秋，丁巳、六月、二四（丁巳、戊申、丁酉）- 蛇年，丁巳、腊月、二六（丁巳、癸丑、丙申）

8.8-9.7 戊申月				9.8-10.7 己酉月				10.8-11.6 庚戌月				11.7-12.6 辛亥月				12.7-1978.1.5 壬子月				1.6-2.3 癸丑月			
8.8	立秋	丁酉	坎水	9.8	白露	戊辰	艮土	10.8	寒露	戊戌	巽木	11.7	立冬	戊辰	艮土	12.7	大雪	戊戌	巽木	1.6	小寒	戊辰	艮土
8.9	二五	戊戌	巽木	9.9	二六	己巳	坤土	10.9	二七	己亥	坎水	11.8	二七	己巳	坤土	12.8	二九	己亥	坎水	1.7	二八	己巳	坤土
8.10	二六	己亥	坎水	9.10	二七	庚午	艮土	10.10	二八	庚子	巽木	11.9	二八	庚午	艮土	12.9	三十	庚子	巽木	1.8	二九	庚午	艮土
8.11	二七	庚子	巽木	9.11	二八	辛未	坤土	10.11	二九	辛丑	坎水	11.10	二九	辛未	坤土	12.10	三十	辛丑	坎水	1.9	腊月	辛未	坤土
8.12	二八	辛丑	坎水	9.12	二九	壬申	艮土	10.12	三十	壬寅	巽木	11.11	十月	壬申	艮土	12.11	冬月	壬寅	巽木	1.10	初二	壬申	艮土
8.13	二九	壬寅	坎水	9.13	八月	癸酉	坤土	10.13	九月	癸卯	坎水	11.12	初二	癸酉	坤土	12.12	初二	癸卯	坎水	1.11	初三	癸酉	坤土
8.14	三十	癸卯	坎水	9.14	初二	甲戌	艮土	10.14	初二	甲辰	巽木	11.13	初三	甲戌	艮土	12.13	初三	甲辰	巽木	1.12	初四	甲戌	艮土
8.15	七月	甲辰	巽木	9.15	初三	乙亥	坤土	10.15	初三	乙巳	坎水	11.14	初四	乙亥	坤土	12.14	初四	乙巳	坎水	1.13	初五	乙亥	坤土
8.16	初二	乙巳	坎水	9.16	初四	丙子	艮土	10.16	初四	丙午	巽木	11.15	初五	丙子	艮土	12.15	初五	丙午	巽木	1.14	初六	丙子	艮土
8.17	初三	丙午	巽木	9.17	初五	丁丑	坤土	10.17	初五	丁未	坎水	11.16	初六	丁丑	坤土	12.16	初六	丁未	坎水	1.15	初七	丁丑	坤土
8.18	初四	丁未	坎水	9.18	初六	戊寅	艮土	10.18	初六	戊申	巽木	11.17	初七	戊寅	艮土	12.17	初七	戊申	巽木	1.16	初八	戊寅	艮土
8.19	初五	戊申	巽木	9.19	初七	己卯	坤土	10.19	初七	己酉	坎水	11.18	初八	己卯	坤土	12.18	初八	己酉	坎水	1.17	初九	己卯	坤土
8.20	初六	己酉	坎水	9.20	初八	庚辰	艮土	10.20	初八	庚戌	巽木	11.19	初九	庚辰	艮土	12.19	初九	庚戌	巽木	1.18	初十	庚辰	艮土
8.21	初七	庚戌	巽木	9.21	初九	辛巳	坤土	10.21	初九	辛亥	坎水	11.20	初十	辛巳	坤土	12.20	初十	辛亥	坎水	1.19	十一	辛巳	坤土
8.22	初八	辛亥	坎水	9.22	初十	壬午	艮土	10.22	初十	壬子	坎水	11.21	十一	壬午	艮土	12.21	十一	壬子	坎水	1.20	大寒	壬午	艮土
8.23	处暑	壬子	坎水	9.23	秋分	癸未	坤土	10.23	霜降	癸丑	坎水	11.22	小雪	癸未	坤土	12.22	冬至	癸丑	坎水	1.21	十三	癸未	坤土
8.24	初十	癸丑	坎水	9.24	十二	甲申	艮土	10.24	十二	甲寅	巽木	11.23	十三	甲申	艮土	12.23	十三	甲寅	巽木	1.22	十四	甲申	艮土
8.25	十一	甲寅	巽木	9.25	十三	乙酉	坤土	10.25	十三	乙卯	坎水	11.24	十四	乙酉	坤土	12.24	十四	乙卯	坎水	1.23	十五	乙酉	坤土
8.26	十二	乙卯	坎水	9.26	十四	丙戌	艮土	10.26	十四	丙辰	巽木	11.25	十五	丙戌	艮土	12.25	十五	丙辰	巽木	1.24	十六	丙戌	艮土
8.27	十三	丙辰	巽木	9.27	十五	丁亥	坤土	10.27	十五	丁巳	坎水	11.26	十六	丁亥	坤土	12.26	十六	丁巳	坎水	1.25	十七	丁亥	坤土
8.28	十四	丁巳	坎水	9.28	十六	戊子	艮土	10.28	十六	戊午	坎水	11.27	十七	戊子	艮土	12.27	十七	戊午	坎水	1.26	十八	戊子	艮土
8.29	十五	戊午	坎水	9.29	十七	己丑	坤土	10.29	十七	己未	坎水	11.28	十八	己丑	坤土	12.28	十八	己未	坎水	1.27	十九	己丑	坤土
8.30	十六	己未	坎水	9.30	十八	庚寅	艮土	10.30	十八	庚申	巽木	11.29	十九	庚寅	艮土	12.29	十九	庚申	巽木	1.28	二十	庚寅	艮土
8.31	十七	庚申	巽木	10.1	十九	辛卯	坤土	10.31	十九	辛酉	坎水	11.30	二十	辛卯	坤土	12.30	二十	辛酉	坎水	1.29	二一	辛卯	坤土
9.1	十八	辛酉	坎水	10.2	二十	壬辰	艮土	11.1	二十	壬戌	巽木	12.1	二一	壬辰	艮土	12.31	二一	壬戌	巽木	1.30	二二	壬辰	艮土
9.2	十九	壬戌	巽木	10.3	二一	癸巳	坤土	11.2	二一	癸亥	坎水	12.2	二二	癸巳	坤土	1.1	二二	癸亥	坎水	1.31	二三	癸巳	坤土
9.3	二十	癸亥	坎水	10.4	二二	甲午	艮土	11.3	二二	甲子	巽木	12.3	二三	甲午	艮土	1.2	二三	甲子	巽木	2.1	二四	甲午	艮土
9.4	二一	甲子	巽木	10.5	二三	乙未	坤土	11.4	二三	乙丑	坎水	12.4	二四	乙未	坤土	1.3	二四	乙丑	坎水	2.2	二五	乙未	坤土
9.5	二二	乙丑	坎水	10.6	二四	丙申	艮土	11.5	二四	丙寅	巽木	12.5	二五	丙申	艮土	1.4	二五	丙寅	巽木	2.3	二六	丙申	艮土
9.6	二三	丙寅	巽木	10.7	二五	丁酉	坤土	11.6	二五	丁卯	坎水	12.6	二六	丁酉	坤土	1.5	二六	丁卯	坎水				
9.7	二四	丁卯	坎水																				

1978 年 2 月 4 日 -1978 年 8 月 7 日，马年、立春，戊午、腊月、二七（戊午、甲寅、丁酉）- 马年，戊午、七月、初四（戊午、己未、辛丑）

2.4-3.5 甲寅月				3.6-4.4 乙卯月				4.5-5.5 丙辰月				5.6-6.5 丁巳月				6.6-7.6 戊午月				7.7-8.7 己未月			
2.4	立春	丁酉	兑金	3.6	惊蛰	丁卯	震木	4.5	清明	丁酉	兑金	5.6	立夏	戊辰	离火	6.6	芒种	己亥	兑金	7.7	小暑	庚午	离火
2.5	二八	戊戌	乾金	3.7	二九	戊辰	离火	4.6	二九	戊戌	乾金	5.7	四月	己巳	震木	6.7	初二	庚子	乾金	7.8	初四	辛未	震木
2.6	二九	己亥	乾金	3.8	三十	己巳	震木	4.7	三月	己亥	乾金	5.8	初二	庚午	离火	6.8	初三	辛丑	乾金	7.9	初五	壬申	离火
2.7	正月	庚子	兑金	3.9	二月	庚午	离火	4.8	初二	庚子	兑金	5.9	初三	辛未	震木	6.9	初四	壬寅	兑金	7.10	初六	癸酉	震木
2.8	初二	辛丑	兑金	3.10	初二	辛未	震木	4.9	初三	辛丑	兑金	5.10	初四	壬申	离火	6.10	初五	癸卯	兑金	7.11	初七	甲戌	离火
2.9	初三	壬寅	乾金	3.11	初三	壬申	离火	4.10	初四	壬寅	乾金	5.11	初五	癸酉	震木	6.11	初六	甲辰	乾金	7.12	初八	乙亥	震木
2.10	初四	癸卯	乾金	3.12	初四	癸酉	震木	4.11	初五	癸卯	乾金	5.12	初六	甲戌	离火	6.12	初七	乙巳	乾金	7.13	初九	丙子	震木
2.11	初五	甲辰	乾金	3.13	初五	甲戌	离火	4.12	初六	甲辰	乾金	5.13	初七	乙亥	震木	6.13	初八	丙午	乾金	7.14	初十	丁丑	震木
2.12	初六	乙巳	兑金	3.14	初六	乙亥	震木	4.13	初七	乙巳	兑金	5.14	初八	丙子	震木	6.14	初九	丁未	兑金	7.15	十一	戊寅	离火
2.13	初七	丙午	兑金	3.15	初七	丙子	震木	4.14	初八	丙午	兑金	5.15	初九	丁丑	震木	6.15	初十	戊申	兑金	7.16	十二	己卯	震木
2.14	初八	丁未	兑金	3.16	初八	丁丑	震木	4.15	初九	丁未	兑金	5.16	初十	戊寅	离火	6.16	十一	己酉	兑金	7.17	十三	庚辰	离火
2.15	初九	戊申	乾金	3.17	初九	戊寅	离火	4.16	初十	戊申	乾金	5.17	十一	己卯	震木	6.17	十二	庚戌	乾金	7.18	十四	辛巳	震木
2.16	初十	己酉	乾金	3.18	初十	己卯	震木	4.17	十一	己酉	乾金	5.18	十二	庚辰	离火	6.18	十三	辛亥	乾金	7.19	十五	壬午	离火
2.17	十一	庚戌	乾金	3.19	十一	庚辰	离火	4.18	十二	庚戌	乾金	5.19	十三	辛巳	震木	6.19	十四	壬子	乾金	7.20	十六	癸未	震木
2.18	十二	辛亥	兑金	3.20	十二	辛巳	震木	4.19	十三	辛亥	兑金	5.20	十四	壬午	离火	6.20	十五	癸丑	兑金	7.21	十七	甲申	离火
2.19	雨水	壬子	兑金	3.21	春分	壬午	离火	4.20	谷雨	壬子	兑金	5.21	小满	癸未	震木	6.21	夏至	甲寅	兑金	7.22	十八	乙酉	震木
2.20	十四	癸丑	兑金	3.22	十四	癸未	震木	4.21	十五	癸丑	兑金	5.22	十六	甲申	离火	6.22	十七	乙卯	兑金	7.23	大暑	丙戌	离火
2.21	十五	甲寅	兑金	3.23	十五	甲申	离火	4.22	十六	甲寅	兑金	5.23	十七	乙酉	震木	6.23	十八	丙辰	乾金	7.24	二十	丁亥	震木
2.22	十六	乙卯	兑金	3.24	十六	乙酉	震木	4.23	十七	乙卯	兑金	5.24	十八	丙戌	离火	6.24	十九	丁巳	兑金	7.25	二一	戊子	离火
2.23	十七	丙辰	兑金	3.25	十七	丙戌	离火	4.24	十八	丙辰	乾金	5.25	十九	丁亥	震木	6.25	二十	戊午	乾金	7.26	二二	己丑	震木
2.24	十八	丁巳	兑金	3.26	十八	丁亥	震木	4.25	十九	丁巳	兑金	5.26	二十	戊子	离火	6.26	二一	己未	乾金	7.27	二三	庚寅	离火
2.25	十九	戊午	乾金	3.27	十九	戊子	离火	4.26	二十	戊午	乾金	5.27	二一	己丑	震木	6.27	二二	庚申	兑金	7.28	二四	辛卯	震木
2.26	二十	己未	乾金	3.28	二十	己丑	震木	4.27	二一	己未	乾金	5.28	二二	庚寅	离火	6.28	二三	辛酉	兑金	7.29	二五	壬辰	离火
2.27	二一	庚申	兑金	3.29	二一	庚寅	离火	4.28	二二	庚申	兑金	5.29	二三	辛卯	震木	6.29	二四	壬戌	乾金	7.30	二六	癸巳	震木
2.28	二二	辛酉	兑金	3.30	二二	辛卯	震木	4.29	二三	辛酉	兑金	5.30	二四	壬辰	离火	6.30	二五	癸亥	兑金	7.31	二七	甲午	离火
3.1	二三	壬戌	乾金	3.31	二三	壬辰	离火	4.30	二四	壬戌	乾金	5.31	二五	癸巳	震木	7.1	二六	甲子	兑金	8.1	二八	乙未	震木
3.2	二四	癸亥	兑金	4.1	二四	癸巳	震木	5.1	二五	癸亥	兑金	6.1	二六	甲午	离火	7.2	二七	乙丑	兑金	8.2	二九	丙申	离火
3.3	二五	甲子	兑金	4.2	二五	甲午	离火	5.2	二六	甲子	兑金	6.2	二七	乙未	震木	7.3	二八	丙寅	乾金	8.3	三十	丁酉	震木
3.4	二六	乙丑	兑金	4.3	二六	乙未	震木	5.3	二七	乙丑	兑金	6.3	二八	丙申	离火	7.4	二九	丁卯	兑金	8.4	七月	戊戌	离火
3.5	二七	丙寅	乾金	4.4	二七	丙申	离火	5.4	二八	丙寅	乾金	6.4	二九	丁酉	震木	7.5	六月	戊辰	乾金	8.5	初二	己亥	震木
								5.5	二九	丁卯	兑金	6.5	三十	戊戌	离火	7.6	初二	己巳	兑金	8.6	初三	庚子	离火
																				8.7	初四	辛丑	震木

1978年8月8日–1979年2月3日，马年、立秋，戊午、七月、初五（戊午、庚申、壬寅）–马年，戊午、正月、初七（戊午、乙丑、辛丑）

8.8–9.7 庚申月			9.8–10.7 辛酉月			10.8–11.7 壬戌月			11.8–12.6 癸亥月			12.7–1979.1.5 甲子月			1.6–2.3 乙丑月		
8.8	立秋	壬寅 乾金	9.8	白露	癸酉 震木	10.8	寒露	癸卯 兑金	11.8	立冬	甲戌 离火	12.7	大雪	癸卯 兑金	1.6	小寒	癸酉 震木
8.9	初六	癸卯 兑金	9.9	初七	甲戌 离火	10.9	初九	乙巳 乾金	11.9	初九	乙亥 震木	12.8	初九	甲辰 乾金	1.7	初九	甲戌 离火
8.10	初七	甲辰 兑金	9.10	初八	乙亥 震木	10.10	初十	乙巳 兑金	11.10	初十	丙子 离火	12.9	初十	乙巳 兑金	1.8	初十	乙亥 震木
8.11	初八	乙巳 兑金	9.11	初九	丙子 离火	10.11	初十	丙午 乾金	11.11	十一	丁丑 震木	12.10	十一	丙午 乾金	1.9	十一	丙子 离火
8.12	初九	丙午 乾金	9.12	初十	丁丑 震木	10.12	十一	丁未 兑金	11.12	十二	戊寅 离火	12.11	十二	丁未 兑金	1.10	十二	丁丑 震木
8.13	初十	丁未 兑金	9.13	十一	戊寅 离火	10.13	十二	戊申 乾金	11.13	十三	己卯 震木	12.12	十三	戊申 乾金	1.11	十三	戊寅 离火
8.14	十一	戊申 乾金	9.14	十二	己卯 震木	10.14	十三	己酉 兑金	11.14	十四	庚辰 离火	12.13	十四	己酉 兑金	1.12	十四	己卯 震木
8.15	十二	己酉 乾金	9.15	十三	庚辰 离火	10.15	十四	庚戌 乾金	11.15	十五	辛巳 震木	12.14	十五	庚戌 乾金	1.13	十五	庚辰 离火
8.16	十三	庚戌 乾金	9.16	十四	辛巳 震木	10.16	十五	辛亥 震木	11.16	十六	壬午 离火	12.15	十六	辛亥 兑金	1.14	十六	辛巳 震木
8.17	十四	辛亥 兑金	9.17	十五	壬午 离火	10.17	十六	壬子 乾金	11.17	十七	癸未 震木	12.16	十七	壬子 乾金	1.15	十七	壬午 离火
8.18	十五	壬子 乾金	9.18	十六	癸未 震木	10.18	十七	癸丑 兑金	11.18	十八	甲申 离火	12.17	十八	癸丑 兑金	1.16	十八	癸未 震木
8.19	十六	癸丑 兑金	9.19	十七	甲申 离火	10.19	十八	甲寅 兑金	11.19	十九	乙酉 震木	12.18	十九	甲寅 乾金	1.17	十九	甲申 离火
8.20	十七	甲寅 兑金	9.20	十八	乙酉 震木	10.20	十九	乙卯 兑金	11.20	二十	丙戌 离火	12.19	二十	乙卯 兑金	1.18	二十	乙酉 震木
8.21	十八	乙卯 兑金	9.21	十九	丙戌 离火	10.21	二十	丙辰 乾金	11.21	二一	丁亥 震木	12.20	二一	丙辰 乾金	1.19	二一	丙戌 离火
8.22	十九	丙辰 乾金	9.22	二十	丁亥 震木	10.22	二一	丁巳 兑金	11.22	二二	戊子 离火	12.21	二二	丁巳 兑金	1.20	二二	丁亥 震木
8.23	处暑	丁巳 兑金	9.23	秋分	戊子 离火	10.23	二二	戊午 乾金	11.23	小雪	己丑 震木	12.22	冬至	戊午 乾金	1.21	大寒	戊子 离火
8.24	二一	戊午 乾金	9.24	二二	己丑 震木	10.24	霜降	己未 兑金	11.24	二四	庚寅 离火	12.23	二四	己未 兑金	1.22	二四	己丑 震木
8.25	二二	己未 兑金	9.25	二三	庚寅 离火	10.25	二四	庚申 兑金	11.25	二五	辛卯 震木	12.24	二五	庚申 兑金	1.23	二五	庚寅 离火
8.26	二三	庚申 兑金	9.26	二四	辛卯 震木	10.26	二五	辛酉 兑金	11.26	二六	壬辰 离火	12.25	二六	辛酉 兑金	1.24	二六	辛卯 震木
8.27	二四	辛酉 兑金	9.27	二五	壬辰 震木	10.27	二六	壬戌 乾金	11.27	二七	癸巳 震木	12.26	二七	壬戌 乾金	1.25	二七	壬辰 震木
8.28	二五	壬戌 乾金	9.28	二六	癸巳 震木	10.28	二七	癸亥 兑金	11.28	二八	甲午 离火	12.27	二八	癸亥 兑金	1.26	二八	癸巳 震木
8.29	二六	癸亥 兑金	9.29	二七	甲午 离火	10.29	二八	甲子 乾金	11.29	二九	乙未 震木	12.28	二九	甲子 乾金	1.27	二九	甲午 离火
8.30	二七	甲子 乾金	9.30	二八	乙未 震木	10.30	二九	乙丑 兑金	11.30	冬月	丙申 离火	12.29	三十	乙丑 兑金	1.28	正月	乙未 震木
8.31	二八	乙丑 兑金	10.1	二九	丙申 离火	10.31	三十	丙寅 乾金	12.1	初二	丁酉 震木	12.30	腊月	丙寅 乾金	1.29	初二	丙申 离火
9.1	二九	丙寅 乾金	10.2	九月	丁酉 震木	11.1	十月	丁卯 兑金	12.2	初三	戊戌 离火	12.31	初二	丁卯 兑金	1.30	初三	丁酉 震木
9.2	三十	丁卯 兑金	10.3	初二	戊戌 离火	11.2	初二	戊辰 乾金	12.3	初四	己亥 震木	1.1	初三	戊辰 乾金	1.31	初四	戊戌 离火
9.3	初一	戊辰 兑金	10.4	初三	己亥 震木	11.3	初三	己巳 兑金	12.4	初五	庚子 离火	1.2	初四	己巳 兑金	2.1	初五	己亥 震木
9.4	初二	己巳 兑金	10.5	初四	庚子 离火	11.4	初四	庚午 乾金	12.5	初六	辛丑 震木	1.3	初五	庚午 乾金	2.2	初六	庚子 离火
9.5	初三	庚午 乾金	10.6	初五	辛丑 震木	11.5	初五	辛未 兑金	12.6	初七	壬寅 离火	1.4	初六	辛未 兑金	2.3	初七	辛丑 震木
9.6	初四	辛未 兑金	10.7	初六	壬寅 离火	11.6	初六	壬申 乾金				1.5	初七	壬申 乾金			
9.7	初五	壬申 乾金				11.7	初七	癸酉 兑金									

1979年2月4日–1979年8月7日，羊年、立春，己未、正月、初八（己未、丙寅、壬寅）–羊年，己未、闰六月、十五（己未、辛未、丙午）

2.4–3.5 丙寅月			3.6–4.4 丁卯月			4.5–5.5 戊辰月			5.6–6.5 己巳月			6.6–7.7 庚午月			7.8–8.7 辛未月		
2.4	立春	壬寅 巽木	3.6	惊蛰	壬申 艮土	4.5	清明	壬寅 巽木	5.6	立夏	癸酉 坤土	6.6	芒种	甲辰 巽木	7.8	小暑	丙子 艮土
2.5	初九	癸卯 坎水	3.7	初九	癸酉 坤土	4.6	初十	癸卯 坎水	5.7	十二	甲戌 艮土	6.7	十三	乙巳 坎水	7.9	十六	丁丑 坤土
2.6	初十	甲辰 坎水	3.8	初十	甲戌 艮土	4.7	十一	甲辰 坎水	5.8	十三	乙亥 坤土	6.8	十四	丙午 巽木	7.10	十七	戊寅 艮土
2.7	十一	乙巳 坎水	3.9	十一	乙亥 坤土	4.8	十二	乙巳 坎水	5.9	十四	丙子 艮土	6.9	十五	丁未 坎水	7.11	十八	己卯 坤土
2.8	十二	丙午 巽木	3.10	十二	丙子 艮土	4.9	十三	丙午 巽木	5.10	十五	丁丑 坤土	6.10	十六	戊申 巽木	7.12	十九	庚辰 艮土
2.9	十三	丁未 坎水	3.11	十三	丁丑 坤土	4.10	十四	丁未 坎水	5.11	十六	戊寅 艮土	6.11	十七	己酉 坎水	7.13	二十	辛巳 坤土
2.10	十四	戊申 巽木	3.12	十四	戊寅 艮土	4.11	十五	戊申 巽木	5.12	十七	己卯 坤土	6.12	十八	庚戌 巽木	7.14	二一	壬午 艮土
2.11	十五	己酉 坎水	3.13	十五	己卯 坤土	4.12	十六	己酉 坎水	5.13	十八	庚辰 艮土	6.13	十九	辛亥 坎水	7.15	二二	癸未 坤土
2.12	十六	庚戌 巽木	3.14	十六	庚辰 艮土	4.13	十七	庚戌 巽木	5.14	十九	辛巳 坤土	6.14	二十	壬子 巽木	7.16	二三	甲申 艮土
2.13	十七	辛亥 坎水	3.15	十七	辛巳 坤土	4.14	十八	辛亥 坎水	5.15	二十	壬午 艮土	6.15	二一	癸丑 坎水	7.17	二四	乙酉 坤土
2.14	十八	壬子 巽木	3.16	十八	壬午 艮土	4.15	十九	壬子 巽木	5.16	二一	癸未 坤土	6.16	二二	甲寅 巽木	7.18	二五	丙戌 艮土
2.15	十九	癸丑 坎水	3.17	十九	癸未 坤土	4.16	二十	癸丑 坎水	5.17	二二	甲申 艮土	6.17	二三	乙卯 坎水	7.19	二六	丁亥 坤土
2.16	二十	甲寅 巽木	3.18	二十	甲申 艮土	4.17	二一	甲寅 坎水	5.18	二三	乙酉 坤土	6.18	二四	丙辰 巽木	7.20	二七	戊子 艮土
2.17	二一	乙卯 坎水	3.19	二一	乙酉 坤土	4.18	二二	乙卯 坎水	5.19	二四	丙戌 艮土	6.19	二五	丁巳 坎水	7.21	二八	己丑 坤土
2.18	二二	丙辰 巽木	3.20	二二	丙戌 艮土	4.19	二三	丙辰 巽木	5.20	二五	丁亥 坤土	6.20	二六	戊午 巽木	7.22	二九	庚寅 艮土
2.19	雨水	丁巳 坎水	3.21	春分	丁亥 坤土	4.20	二四	丁巳 坎水	5.21	小满	戊子 艮土	6.21	二七	己未 坎水	7.23	大暑	辛卯 坤土
2.20	二四	戊午 巽木	3.22	二四	戊子 艮土	4.21	谷雨	戊午 巽木	5.22	二七	己丑 坤土	6.22	夏至	庚申 巽木	7.24	闰六	壬辰 艮土
2.21	二五	己未 坎水	3.23	二五	己丑 坤土	4.22	二六	己未 坎水	5.23	二八	庚寅 艮土	6.23	二九	辛酉 坎水	7.25	初二	癸巳 坤土
2.22	二六	庚申 巽木	3.24	二六	庚寅 艮土	4.23	二七	庚申 巽木	5.24	二九	辛卯 坤土	6.24	六月	壬戌 巽木	7.26	初三	甲午 艮土
2.23	二七	辛酉 坎水	3.25	二七	辛卯 坤土	4.24	二八	辛酉 坎水	5.25	三十	壬辰 艮土	6.25	初二	癸亥 坎水	7.27	初四	乙未 坤土
2.24	二八	壬戌 巽木	3.26	二八	壬辰 艮土	4.25	二九	壬戌 巽木	5.26	五月	癸巳 坤土	6.26	初三	甲子 巽木	7.28	初五	丙申 艮土
2.25	二九	癸亥 坎水	3.27	二九	癸巳 坤土	4.26	四月	癸亥 坎水	5.27	初二	甲午 艮土	6.27	初四	乙丑 坎水	7.29	初六	丁酉 坤土
2.26	三十	甲子 巽木	3.28	三月	甲午 艮土	4.27	初二	甲子 巽木	5.28	初三	乙未 坤土	6.28	初五	丙寅 巽木	7.30	初七	戊戌 艮土
2.27	二月	乙丑 坎水	3.29	初二	乙未 坤土	4.28	初三	乙丑 坎水	5.29	初四	丙申 艮土	6.29	初六	丁卯 坎水	7.31	初八	己亥 坤土
2.28	初二	丙寅 巽木	3.30	初三	丙申 艮土	4.29	初四	丙寅 巽木	5.30	初五	丁酉 坤土	6.30	初七	戊辰 巽木	8.1	初九	庚子 艮土
3.1	初三	丁卯 坎水	3.31	初四	丁酉 坤土	4.30	初五	丁卯 坎水	5.31	初六	戊戌 艮土	7.1	初八	己巳 坎水	8.2	初十	辛丑 坤土
3.2	初四	戊辰 巽木	4.1	初五	戊戌 艮土	5.1	初六	戊辰 巽木	6.1	初七	己亥 坤土	7.2	初九	庚午 巽木	8.3	十一	壬寅 艮土
3.3	初五	己巳 坎水	4.2	初六	己亥 坤土	5.2	初七	己巳 坎水	6.2	初八	庚子 艮土	7.3	初十	辛未 坎水	8.4	十二	癸卯 坤土
3.4	初六	庚午 巽木	4.3	初七	庚子 艮土	5.3	初八	庚午 巽木	6.3	初九	辛丑 坤土	7.4	十一	壬申 巽木	8.5	十三	甲辰 巽木
3.5	初七	辛未 坎水	4.4	初九	辛丑 坤土	5.4	初九	辛未 坎水	6.4	初十	壬寅 艮土	7.5	十二	癸酉 坎水	8.6	十四	乙巳 坤土
						5.5	初十	壬申 巽木	6.5	十一	癸卯 坤土	7.6	十三	甲戌 巽木	8.7	十五	丙午 艮土
												7.7	十四	乙亥 坎水			

1979年8月8日–1980年2月4日，羊年、立秋、己未、闰六月、十六（己未、壬申、丁未）–羊年，己未、腊月、十八（己未、丁丑、丁未）

8.8–9.7，壬申月

日期	农历	干支	五行
8.8	立秋	丁未	坎水
8.9	十七	戊申	巽木
8.10	十八	己酉	坎水
8.11	十九	庚戌	巽木
8.12	二十	辛亥	坎水
8.13	二一	壬子	巽木
8.14	二二	癸丑	巽木
8.15	二三	甲寅	巽木
8.16	二四	乙卯	坎水
8.17	二五	丙辰	巽木
8.18	二六	丁巳	坎水
8.19	二七	戊午	巽木
8.20	二八	己未	坎水
8.21	二九	庚申	巽木
8.22	三十	辛酉	坎水
8.23	七月	壬戌	巽木
8.24	处暑	癸亥	坎水
8.25	初三	甲子	巽木
8.26	初四	乙丑	巽木
8.27	初五	丙寅	巽木
8.28	初六	丁卯	坎水
8.29	初七	戊辰	巽木
8.30	初八	己巳	坎水
8.31	初九	庚午	巽木
9.1	初十	辛未	坎水
9.2	十一	壬申	巽木
9.3	十二	癸酉	坎水
9.4	十三	甲戌	巽木
9.5	十四	乙亥	坎水
9.6	十五	丙子	巽木
9.7	十六	丁丑	坎水

9.8–10.8，癸酉月

日期	农历	干支	五行
9.8	白露	戊寅	艮土
9.9	十八	己卯	坤土
9.10	十九	庚辰	艮土
9.11	二十	辛巳	坤土
9.12	二一	壬午	坤土
9.13	二二	癸未	坤土
9.14	二三	甲申	坤土
9.15	二四	乙酉	坤土
9.16	二五	丙戌	艮土
9.17	二六	丁亥	坤土
9.18	二七	戊子	艮土
9.19	二八	己丑	坤土
9.20	二九	庚寅	坤土
9.21	八月	辛卯	坤土
9.22	初二	壬辰	艮土
9.23	秋分	癸巳	艮土
9.24	初四	甲午	艮土
9.25	初五	乙未	坤土
9.26	初六	丙申	艮土
9.27	初七	丁酉	坤土
9.28	初八	戊戌	艮土
9.29	初九	己亥	坤土
9.30	初十	庚子	艮土
10.1	十一	辛丑	坤土
10.2	十二	壬寅	坤土
10.3	十三	癸卯	坤土
10.4	十四	甲辰	坤土
10.5	十五	乙巳	坤土
10.6	十六	丙午	艮土
10.7	十七	丁未	坤土
10.8	十八	戊申	艮土

10.9–11.7，甲戌月

日期	农历	干支	五行
10.9	寒露	己酉	坎水
10.10	二十	庚戌	巽木
10.11	二一	辛亥	坎水
10.12	二二	壬子	巽木
10.13	二三	癸丑	坎水
10.14	二四	甲寅	巽木
10.15	二五	乙卯	坎水
10.16	二六	丙辰	坎水
10.17	二七	丁巳	坎水
10.18	二八	戊午	巽木
10.19	二九	己未	坎水
10.20	九月	庚申	巽木
10.21	初二	辛酉	坎水
10.22	初三	壬戌	巽木
10.23	初四	癸亥	坎水
10.24	霜降	甲子	巽木
10.25	初六	乙丑	巽木
10.26	初七	丙寅	巽木
10.27	初八	丁卯	坎水
10.28	初九	戊辰	巽木
10.29	初十	己巳	坎水
10.30	十一	庚午	巽木
10.31	十二	辛未	坎水
11.1	十三	壬申	巽木
11.2	十四	癸酉	坎水
11.3	十五	甲戌	巽木
11.4	十六	乙亥	坎水
11.5	十七	丙子	巽木
11.6	十八	丁丑	坎水
11.7	十九	戊寅	巽木

11.8–12.7，乙亥月

日期	农历	干支	五行
11.8	立冬	己卯	坤土
11.9	二一	庚辰	艮土
11.10	二二	辛巳	坤土
11.11	二三	壬午	艮土
11.12	二四	癸未	坤土
11.13	二五	甲申	艮土
11.14	二六	乙酉	坤土
11.15	二七	丙戌	坤土
11.16	二八	丁亥	坤土
11.17	二九	戊子	艮土
11.18	三十	己丑	坤土
11.19	十月	庚寅	艮土
11.20	初二	辛卯	坤土
11.21	初三	壬辰	艮土
11.22	初四	癸巳	坤土
11.23	小雪	甲午	艮土
11.24	初六	乙未	坤土
11.25	初七	丙申	艮土
11.26	初八	丁酉	坤土
11.27	初九	戊戌	艮土
11.28	初十	己亥	坤土
11.29	十一	庚子	艮土
11.30	十二	辛丑	坤土
12.1	十三	壬寅	艮土
12.2	十四	癸卯	坤土
12.3	十五	甲辰	艮土
12.4	十六	乙巳	坤土
12.5	十七	丙午	艮土
12.6	十八	丁未	坤土
12.7	十九	戊申	坤土

12.8–1980.1.5，丙子月

日期	农历	干支	五行
12.8	大雪	己酉	坎水
12.9	二十	庚戌	巽木
12.10	二一	辛亥	坎水
12.11	二二	壬子	巽木
12.12	二三	癸丑	坎水
12.13	二四	甲寅	巽木
12.14	二五	乙卯	坎水
12.15	二六	丙辰	巽木
12.16	二七	丁巳	坎水
12.17	二八	戊午	巽木
12.18	二九	己未	坎水
12.19	冬月	庚申	巽木
12.20	初二	辛酉	坎水
12.21	初三	壬戌	巽木
12.22	冬至	癸亥	巽木
12.23	初五	甲子	巽木
12.24	初六	乙丑	坎水
12.25	初七	丙寅	巽木
12.26	初八	丁卯	坎水
12.27	初九	戊辰	巽木
12.28	初十	己巳	坎水
12.29	十一	庚午	巽木
12.30	十二	辛未	坎水
12.31	十三	壬申	巽木
1.1	十四	癸酉	坎水
1.2	十五	甲戌	巽木
1.3	十六	乙亥	坎水
1.4	十七	丙子	巽木
1.5	十八	丁丑	坎水

1.6–2.4，丁丑月

日期	农历	干支	五行
1.6	小寒	戊寅	艮土
1.7	二十	己卯	坤土
1.8	二一	庚辰	艮土
1.9	二二	辛巳	坤土
1.10	二三	壬午	坤土
1.11	二四	癸未	坤土
1.12	二五	甲申	坤土
1.13	二六	乙酉	坤土
1.14	二七	丙戌	艮土
1.15	二八	丁亥	坤土
1.16	二九	戊子	艮土
1.17	三十	己丑	坤土
1.18	腊月	庚寅	坤土
1.19	初二	辛卯	坤土
1.20	初三	壬辰	艮土
1.21	大寒	癸巳	艮土
1.22	初五	甲午	艮土
1.23	初六	乙未	坤土
1.24	初七	丙申	艮土
1.25	初八	丁酉	坤土
1.26	初九	戊戌	艮土
1.27	初十	己亥	坤土
1.28	十一	庚子	艮土
1.29	十二	辛丑	坤土
1.30	十三	壬寅	坤土
1.31	十四	癸卯	坤土
2.1	十五	甲辰	坤土
2.2	十六	乙巳	坤土
2.3	十七	丙午	艮土
2.4	十八	丁未	坤土

1980年2月5日–1980年8月6日，猴年、立春、庚申、腊月、十九（庚申、戊寅、戊申）–猴年，庚申、六月、二六（庚申、癸未、辛亥）

2.5–3.4，戊寅月

日期	农历	干支	五行
2.5	立春	戊申	乾金
2.6	二十	己酉	兑金
2.7	二一	庚戌	乾金
2.8	二二	辛亥	兑金
2.9	二三	壬子	乾金
2.10	二四	癸丑	兑金
2.11	二五	甲寅	震木
2.12	二六	乙卯	乾金
2.13	二七	丙辰	乾金
2.14	二八	丁巳	兑金
2.15	二九	戊午	兑金
2.16	正月	己未	兑金
2.17	初二	庚申	乾金
2.18	初三	辛酉	兑金
2.19	雨水	壬戌	乾金
2.20	初五	癸亥	兑金
2.21	初六	甲子	乾金
2.22	初七	乙丑	兑金
2.23	初八	丙寅	乾金
2.24	初九	丁卯	乾金
2.25	初十	戊辰	乾金
2.26	十一	己巳	兑金
2.27	十二	庚午	乾金
2.28	十三	辛未	兑金
2.29	十四	壬申	乾金
3.1	十五	癸酉	乾金
3.2	十六	甲戌	乾金
3.3	十七	乙亥	兑金
3.4	十八	丙子	乾金

3.5–4.3，己卯月

日期	农历	干支	五行
3.5	惊蛰	丁丑	震木
3.6	二十	戊寅	离火
3.7	二一	己卯	震木
3.8	二二	庚辰	离火
3.9	二三	辛巳	震木
3.10	二四	壬午	离火
3.11	二五	癸未	震木
3.12	二六	甲申	震木
3.13	二七	乙酉	震木
3.14	二八	丙戌	离火
3.15	二九	丁亥	震木
3.16	三十	戊子	离火
3.17	二月	己丑	震木
3.18	初二	庚寅	震木
3.19	初三	辛卯	震木
3.20	春分	壬辰	离火
3.21	初五	癸巳	震木
3.22	初六	甲午	离火
3.23	初七	乙未	震木
3.24	初八	丙申	离火
3.25	初九	丁酉	震木
3.26	初十	戊戌	离火
3.27	十一	己亥	震木
3.28	十二	庚子	离火
3.29	十三	辛丑	震木
3.30	十四	壬寅	离火
3.31	十五	癸卯	震木
4.1	十六	甲辰	离火
4.2	十七	乙巳	震木
4.3	十八	丙午	离火

4.4–5.4，庚辰月

日期	农历	干支	五行
4.4	清明	丁未	兑金
4.5	二十	戊申	乾金
4.6	二一	己酉	兑金
4.7	二二	庚戌	乾金
4.8	二三	辛亥	兑金
4.9	二四	壬子	乾金
4.10	二五	癸丑	兑金
4.11	二六	甲寅	震木
4.12	二七	乙卯	兑金
4.13	二八	丙辰	乾金
4.14	二九	丁巳	兑金
4.15	三月	戊午	乾金
4.16	初二	己未	兑金
4.17	初三	庚申	乾金
4.18	初四	辛酉	兑金
4.19	初五	壬戌	乾金
4.20	谷雨	癸亥	乾金
4.21	初七	甲子	乾金
4.22	初八	乙丑	震木
4.23	初九	丙寅	乾金
4.24	初十	丁卯	乾金
4.25	十一	戊辰	乾金
4.26	十二	己巳	乾金
4.27	十三	庚午	兑金
4.28	十四	辛未	乾金
4.29	十五	壬申	兑金
4.30	十六	癸酉	乾金
5.1	十七	甲戌	乾金
5.2	十八	乙亥	兑金
5.3	十九	丙子	乾金
5.4	二十	丁丑	兑金

5.5–6.4，辛巳月

日期	农历	干支	五行
5.5	立夏	戊寅	离火
5.6	二二	己卯	震木
5.7	二三	庚辰	震木
5.8	二四	辛巳	离火
5.9	二五	壬午	离火
5.10	二六	癸未	震木
5.11	二七	甲申	离火
5.12	二八	乙酉	震木
5.13	二九	丙戌	震木
5.14	四月	丁亥	离火
5.15	初二	戊子	震木
5.16	初三	己丑	震木
5.17	初四	庚寅	震木
5.18	初五	辛卯	震木
5.19	初六	壬辰	震木
5.20	初七	癸巳	离火
5.21	小满	甲午	震木
5.22	初九	乙未	震木
5.23	初十	丙申	离火
5.24	十一	丁酉	震木
5.25	十二	戊戌	离火
5.26	十三	己亥	震木
5.27	十四	庚子	离火
5.28	十五	辛丑	震木
5.29	十六	壬寅	离火
5.30	十七	癸卯	震木
5.31	十八	甲辰	离火
6.1	十九	乙巳	震木
6.2	二十	丙午	离火
6.3	二一	丁未	震木
6.4	二二	戊申	离火

6.5–7.6，壬午月

日期	农历	干支	五行
6.5	芒种	己酉	兑金
6.6	二四	庚戌	乾金
6.7	二五	辛亥	兑金
6.8	二六	壬子	乾金
6.9	二七	癸丑	兑金
6.10	二八	甲寅	乾金
6.11	二九	乙卯	兑金
6.12	三十	丙辰	乾金
6.13	五月	丁巳	兑金
6.14	初二	戊午	乾金
6.15	初三	己未	兑金
6.16	初四	庚申	乾金
6.17	初五	辛酉	兑金
6.18	初六	壬戌	乾金
6.19	初七	癸亥	兑金
6.20	初八	甲子	乾金
6.21	夏至	乙丑	乾金
6.22	初十	丙寅	乾金
6.23	十一	丁卯	乾金
6.24	十二	戊辰	乾金
6.25	十三	己巳	乾金
6.26	十四	庚午	乾金
6.27	十五	辛未	乾金
6.28	十六	壬申	乾金
6.29	十七	癸酉	兑金
6.30	十八	甲戌	乾金
7.1	十九	乙亥	兑金
7.2	二十	丙子	乾金
7.3	二一	丁丑	兑金
7.4	二二	戊寅	乾金
7.5	二三	己卯	兑金
7.6	二四	庚辰	乾金

7.7–8.6，癸未月

日期	农历	干支	五行
7.7	小暑	辛巳	震木
7.8	二六	壬午	离火
7.9	二七	癸未	震木
7.10	二八	甲申	震木
7.11	二九	乙酉	震木
7.12	六月	丙戌	离火
7.13	初二	丁亥	震木
7.14	初三	戊子	离火
7.15	初四	己丑	震木
7.16	初五	庚寅	震木
7.17	初六	辛卯	震木
7.18	初七	壬辰	离火
7.19	初八	癸巳	震木
7.20	初九	甲午	震木
7.21	初十	乙未	震木
7.22	十一	丙申	离火
7.23	大暑	丁酉	震木
7.24	十三	戊戌	离火
7.25	十四	己亥	震木
7.26	十五	庚子	离火
7.27	十六	辛丑	震木
7.28	十七	壬寅	离火
7.29	十八	癸卯	震木
7.30	十九	甲辰	离火
7.31	二十	乙巳	震木
8.1	二一	丙午	离火
8.2	二二	丁未	震木
8.3	二三	戊申	离火
8.4	二四	己酉	兑金
8.5	二五	庚戌	离火
8.6	二六	辛亥	震木

1980年8月7日–1981年2月3日，猴年、立秋，庚申、六月、二七（庚申、甲申、壬子）–猴年，庚申、腊月、二九（庚申、己丑、壬子）

8.7–9.6，甲申月				9.7–10.7，乙酉月				10.8–11.6，丙戌月				11.7–12.6，丁亥月				12.7–1981.1.4，戊子月				1.5–2.3，己丑月			
8.7	立秋	壬申	乾金	9.7	白露	癸未	震木	10.8	寒露	甲寅	乾金	11.7	立冬	甲申	离火	12.7	大雪	甲寅	乾金	1.5	小寒	癸未	震木
8.8	二八	癸酉	兑金	9.8	二九	甲申	乾金	10.9	九月	乙卯	离火	11.8	十月	乙酉	震木	12.8	初一	乙卯	兑金	1.6	腊月	甲申	离火
8.9	二九	甲寅	乾金	9.9	八月	乙卯	震木	10.10	初二	丙辰	乾金	11.9	初二	丙戌	离火	12.9	初三	丙辰	乾金	1.7	初二	乙酉	震木
8.10	三十	乙卯	兑金	9.10	初二	丙辰	离火	10.11	初三	丁巳	坎金	11.10	初三	丁亥	震木	12.10	初四	丁巳	乾金	1.8	初三	丙戌	离火
8.11	七月	丙辰	乾金	9.11	初三	丁巳	震木	10.12	初四	戊午	乾金	11.11	初四	戊子	离火	12.11	初五	戊午	乾金	1.9	初四	丁亥	震木
8.12	初二	丁巳	坎金	9.12	初四	戊午	离火	10.13	初五	己未	坎金	11.12	初五	己丑	震木	12.12	初六	己未	乾金	1.10	初五	戊子	离火
8.13	初三	戊午	离火	9.13	初五	己丑	震木	10.14	初六	庚申	乾金	11.13	初六	庚寅	离火	12.13	初七	庚申	兑金	1.11	初六	己丑	震木
8.14	初四	己未	兑金	9.14	初六	庚寅	兑金	10.15	初七	辛酉	震木	11.14	初七	辛卯	震木	12.14	初八	辛酉	兑金	1.12	初七	庚寅	离火
8.15	初五	庚申	兑金	9.15	初七	辛卯	震木	10.16	初八	壬戌	乾金	11.15	初八	壬辰	离火	12.15	初九	壬戌	乾金	1.13	初八	辛卯	震木
8.16	初六	辛酉	兑金	9.16	初八	壬辰	离火	10.17	初九	癸亥	坎金	11.16	初九	癸巳	震木	12.16	初十	癸亥	兑金	1.14	初九	壬辰	离火
8.17	初七	壬戌	乾金	9.17	初九	癸巳	震木	10.18	初十	甲子	坎金	11.17	初十	甲午	离火	12.17	十一	甲子	乾金	1.15	初十	癸巳	震木
8.18	初八	癸亥	兑金	9.18	初十	甲午	离火	10.19	十一	乙丑	坎金	11.18	十一	乙未	震木	12.18	十二	乙丑	兑金	1.16	十一	甲午	离火
8.19	初九	甲子	震木	9.19	十一	乙未	震木	10.20	十二	丙寅	乾金	11.19	十二	丙申	离火	12.19	十三	丙寅	乾金	1.17	十二	乙未	震木
8.20	初十	乙丑	震木	9.20	十二	丙申	离火	10.21	十三	丁卯	坎金	11.20	十三	丁酉	震木	12.20	十四	丁卯	兑金	1.18	十三	丙申	离火
8.21	十一	丙寅	乾金	9.21	十三	丁酉	震木	10.22	十四	戊辰	乾金	11.21	十四	戊戌	离火	12.21	十五	戊辰	乾金	1.19	十四	丁酉	震木
8.22	十二	丁卯	兑金	9.22	十四	戊戌	离火	10.23	霜降	己巳	坎金	11.22	小雪	己亥	震木	12.22	冬至	己巳	兑金	1.20	大寒	戊戌	离火
8.23	处暑	戊辰	乾金	9.23	秋分	己亥	震木	10.24	十六	庚午	乾金	11.23	十六	庚子	离火	12.23	十七	庚午	乾金	1.21	十六	己亥	震木
8.24	十四	己巳	兑金	9.24	十六	庚子	离火	10.25	十七	辛未	震木	11.24	十七	辛丑	震木	12.24	十八	辛未	兑金	1.22	十七	庚子	离火
8.25	十五	庚午	乾金	9.25	十七	辛丑	震木	10.26	十八	壬申	乾金	11.25	十八	壬寅	震木	12.25	十九	壬申	兑金	1.23	十八	辛丑	震木
8.26	十六	辛未	兑金	9.26	十八	壬寅	离火	10.27	十九	癸酉	震木	11.26	十九	癸卯	震木	12.26	二十	癸酉	兑金	1.24	十九	壬寅	离火
8.27	十七	壬申	乾金	9.27	十九	癸卯	震木	10.28	二十	甲戌	乾金	11.27	二十	甲辰	离火	12.27	二一	甲戌	乾金	1.25	二十	癸卯	震木
8.28	十八	癸酉	兑金	9.28	二十	甲辰	离火	10.29	二一	乙亥	坎金	11.28	二一	乙巳	震木	12.28	二二	乙亥	兑金	1.26	二一	甲辰	离火
8.29	十九	甲戌	乾金	9.29	二一	乙巳	震木	10.30	二二	丙子	乾金	11.29	二二	丙午	离火	12.29	二三	丙子	乾金	1.27	二二	乙巳	震木
8.30	二十	乙亥	兑金	9.30	二二	丙午	离火	10.31	二三	丁丑	坎金	11.30	二三	丁未	震木	12.30	二四	丁丑	兑金	1.28	二三	丙午	离火
8.31	二一	丙子	乾金	10.1	二三	丁未	震木	11.1	二四	戊寅	乾金	12.1	二四	戊申	离火	12.31	二五	戊寅	乾金	1.29	二四	丁未	震木
9.1	二二	丁丑	兑金	10.2	二四	戊申	乾金	11.2	二五	己卯	坎金	12.2	二五	己酉	震木	1.1	二六	己卯	兑金	1.30	二五	戊申	乾金
9.2	二三	戊寅	乾金	10.3	二五	己酉	震木	11.3	二六	庚辰	乾金	12.3	二六	庚戌	离火	1.2	二七	庚辰	乾金	1.31	二六	己酉	震木
9.3	二四	己卯	兑金	10.4	二六	庚戌	离火	11.4	二七	辛巳	坎金	12.4	二七	辛亥	震木	1.3	二八	辛巳	兑金	2.1	二七	庚戌	离火
9.4	二五	庚辰	乾金	10.5	二七	辛亥	震木	11.5	二八	壬午	乾金	12.5	二八	壬子	离火	1.4	二九	壬午	乾金	2.2	二八	辛亥	震木
9.5	二六	辛巳	兑金	10.6	二八	壬子	离火	11.6	二九	癸未	兑金	12.6	二九	癸丑	震木					2.3	二九	壬子	离火
9.6	二七	壬午	乾金	10.7	二九	癸丑	震木																

1981年2月4日–1981年8月6日，鸡年、立春，辛酉、腊月、三十（辛酉、庚寅、癸丑）–鸡年，辛酉、七月、初七（辛酉、乙未、丙辰）

2.4–3.5，庚寅月				3.6–4.4，辛卯月				4.5–5.4，壬辰月				5.5–6.5，癸巳月				6.6–7.6，甲午月				7.7–8.6，乙未月			
2.4	立春	癸丑	坎水	3.6	惊蛰	癸未	坤土	4.5	清明	癸丑	坎水	5.5	立夏	癸未	坤土	6.6	芒种	乙卯	坎水	7.7	小暑	丙戌	艮土
2.5	正月	甲寅	巽木	3.7	初二	甲申	艮土	4.6	初二	甲寅	巽木	5.6	初三	甲申	艮土	6.7	初六	丙辰	巽木	7.8	初七	丁亥	坤土
2.6	初二	乙卯	巽木	3.8	初三	乙酉	坤土	4.7	初三	乙卯	坎水	5.7	初四	乙酉	坤土	6.8	初七	丁巳	坎水	7.9	初八	戊子	艮土
2.7	初三	丙辰	巽木	3.9	初四	丙戌	艮土	4.8	初四	丙辰	巽木	5.8	初五	丙戌	艮土	6.9	初八	戊午	巽木	7.10	初九	己丑	坤土
2.8	初四	丁巳	坎水	3.10	初五	丁亥	坤土	4.9	初五	丁巳	坎水	5.9	初六	丁亥	坤土	6.10	初九	己未	坎水	7.11	初十	庚寅	艮土
2.9	初五	戊午	巽木	3.11	初六	戊子	艮土	4.10	初六	戊午	巽木	5.10	初七	戊子	艮土	6.11	初十	庚申	巽木	7.12	十一	辛卯	坤土
2.10	初六	己未	坎水	3.12	初七	己丑	坤土	4.11	初七	己未	坎水	5.11	初八	己丑	坤土	6.12	十一	辛酉	坎水	7.13	十二	壬辰	艮土
2.11	初七	庚申	巽木	3.13	初八	庚寅	艮土	4.12	初八	庚申	巽木	5.12	初九	庚寅	艮土	6.13	十二	壬戌	巽木	7.14	十三	癸巳	坤土
2.12	初八	辛酉	坎水	3.14	初九	辛卯	坤土	4.13	初九	辛酉	坎水	5.13	初十	辛卯	坤土	6.14	十三	癸亥	坎水	7.15	十四	甲午	艮土
2.13	初九	壬戌	巽木	3.15	初十	壬辰	艮土	4.14	初十	壬戌	巽木	5.14	十一	壬辰	艮土	6.15	十四	甲子	巽木	7.16	十五	乙未	坤土
2.14	初十	癸亥	坎水	3.16	十一	癸巳	坤土	4.15	十一	癸亥	坎水	5.15	十二	癸巳	坤土	6.16	十五	乙丑	坎水	7.17	十六	丙申	艮土
2.15	十一	甲子	巽木	3.17	十二	甲午	艮土	4.16	十二	甲子	巽木	5.16	十三	甲午	艮土	6.17	十六	丙寅	巽木	7.18	十七	丁酉	坤土
2.16	十二	乙丑	坎水	3.18	十三	乙未	坤土	4.17	十三	乙丑	坎水	5.17	十四	乙未	坤土	6.18	十七	丁卯	坎水	7.19	十八	戊戌	艮土
2.17	十三	丙寅	巽木	3.19	十四	丙申	艮土	4.18	十四	丙寅	巽木	5.18	十五	丙申	艮土	6.19	十八	戊辰	巽木	7.20	十九	己亥	坤土
2.18	十四	丁卯	坎水	3.20	十五	丁酉	坤土	4.19	十五	丁卯	坎水	5.19	十六	丁酉	坤土	6.20	十九	己巳	坎水	7.21	二十	庚子	艮土
2.19	雨水	戊辰	巽木	3.21	春分	戊戌	艮土	4.20	谷雨	戊辰	巽木	5.20	小满	戊戌	艮土	6.21	夏至	庚午	巽木	7.22	二一	辛丑	坤土
2.20	十六	己巳	坎水	3.22	十七	己亥	坤土	4.21	十七	己巳	坎水	5.21	小满	己亥	坤土	6.22	二一	辛未	坎水	7.23	大暑	壬寅	艮土
2.21	十七	庚午	巽木	3.23	十八	庚子	艮土	4.22	十八	庚午	巽木	5.22	十九	庚子	艮土	6.23	二二	壬申	巽木	7.24	二三	癸卯	坤土
2.22	十八	辛未	坎水	3.24	十九	辛丑	坤土	4.23	十九	辛未	坎水	5.23	二十	辛丑	坤土	6.24	二三	癸酉	坎水	7.25	二四	甲辰	艮土
2.23	十九	壬申	巽木	3.25	二十	壬寅	艮土	4.24	二十	壬申	巽木	5.24	二一	壬寅	艮土	6.25	二四	甲戌	巽木	7.26	二五	乙巳	坤土
2.24	二十	癸酉	坎水	3.26	二一	癸卯	坤土	4.25	二一	癸酉	坎水	5.25	二二	癸卯	坤土	6.26	二五	乙亥	坎水	7.27	二六	丙午	艮土
2.25	二一	甲戌	巽木	3.27	二二	甲辰	艮土	4.26	二二	甲戌	巽木	5.26	二三	甲辰	艮土	6.27	二六	丙子	巽木	7.28	二七	丁未	坤土
2.26	二二	乙亥	坎水	3.28	二三	乙巳	坤土	4.27	二三	乙亥	坎水	5.27	二四	乙巳	坤土	6.28	二七	丁丑	坎水	7.29	二八	戊申	艮土
2.27	二三	丙子	巽木	3.29	二四	丙午	艮土	4.28	二四	丙子	巽木	5.28	二五	丙午	艮土	6.29	二八	戊寅	巽木	7.30	二九	己酉	坤土
2.28	二四	丁丑	坎水	3.30	二五	丁未	坤土	4.29	二五	丁丑	坎水	5.29	二六	丁未	坤土	6.30	二九	己卯	坎水	7.31	七月	庚戌	艮土
3.1	二五	戊寅	巽木	3.31	二六	戊申	艮土	4.30	二六	戊寅	巽木	5.30	二七	戊申	艮土	7.1	三十	庚辰	巽木	8.1	初二	辛亥	坤土
3.2	二六	己卯	坎水	4.1	二七	己酉	坤土	5.1	二七	己卯	坎水	5.31	二八	己酉	坤土	7.2	六月	辛巳	坎水	8.2	初三	壬子	艮土
3.3	二七	庚辰	巽木	4.2	二八	庚戌	艮土	5.2	二八	庚辰	巽木	6.1	二九	庚戌	艮土	7.3	初二	壬午	巽木	8.3	初四	癸丑	坤土
3.4	二八	辛巳	坎水	4.3	二九	辛亥	坤土	5.3	二九	辛巳	坎水	6.2	五月	辛亥	坤土	7.4	初三	癸未	坎水	8.4	初五	甲寅	艮土
3.5	二九	壬午	巽木	4.4	三十	壬子	艮土	5.4	四月	壬午	巽木	6.3	初二	壬子	艮土	7.5	初四	甲申	巽木	8.5	初六	乙卯	坤土
												6.4	初三	癸丑	坤土	7.6	初五	乙酉	坎水	8.6	初七	丙辰	艮土
												6.5	初四	甲寅	艮土								

1981年8月7日–1982年2月3日，鸡年、立秋，辛酉、七月、初八（辛酉、丙申、丁巳）–鸡年，辛酉、正月、初十（辛酉、辛丑、丁巳）

8.7–9.7 丙申月				9.8–10.7 丁酉月				10.8–11.6 戊戌月				11.7–12.6 己亥月				12.7–1982.1.5 庚子月				1.6–2.3 辛丑月			
8.7	立秋	丁巳	坎水	9.8	白露	己丑	坤土	10.8	寒露	己未	坎水	11.7	立冬	己丑	坤土	12.7	大雪	己未	坎水	1.6	小寒	己丑	坤土
8.8	初九	戊午	坎水	9.9	十二	庚寅	艮土	10.9	十二	庚申	巽木	11.8	十二	庚寅	艮土	12.8	十三	庚申	巽木	1.7	十三	庚寅	艮土
8.9	初十	己未	坎水	9.10	十三	辛卯	坤土	10.10	十三	辛酉	坎水	11.9	十三	辛卯	坤土	12.9	十四	辛酉	坎水	1.8	十四	辛卯	坤土
8.10	十一	庚申	巽木	9.11	十四	壬辰	艮土	10.11	十四	壬戌	巽木	11.10	十四	壬辰	艮土	12.10	十五	壬戌	巽木	1.9	十五	壬辰	艮土
8.11	十二	辛酉	坎水	9.12	十五	癸巳	坤土	10.12	十五	癸亥	坎水	11.11	十五	癸巳	坤土	12.11	十六	癸亥	坎水	1.10	十六	癸巳	坤土
8.12	十三	壬戌	巽木	9.13	十六	甲午	艮土	10.13	十六	甲子	巽木	11.12	十六	甲午	艮土	12.12	十七	甲子	巽木	1.11	十七	甲午	艮土
8.13	十四	癸亥	坎水	9.14	十七	乙未	坤土	10.14	十七	乙丑	坎水	11.13	十七	乙未	坤土	12.13	十八	乙丑	坎水	1.12	十八	乙未	坤土
8.14	十五	甲子	巽木	9.15	十八	丙申	艮土	10.15	十八	丙寅	巽木	11.14	十八	丙申	艮土	12.14	十九	丙寅	巽木	1.13	十九	丙申	艮土
8.15	十六	乙丑	坎水	9.16	十九	丁酉	坤土	10.16	十九	丁卯	坎水	11.15	十九	丁酉	坤土	12.15	二十	丁卯	坎水	1.14	二十	丁酉	坤土
8.16	十七	丙寅	巽木	9.17	二十	戊戌	艮土	10.17	二十	戊辰	巽木	11.16	二十	戊戌	艮土	12.16	廿一	戊辰	巽木	1.15	廿一	戊戌	艮土
8.17	十八	丁卯	坎水	9.18	廿一	己亥	坤土	10.18	廿一	己巳	坎水	11.17	廿一	己亥	坤土	12.17	廿二	己巳	坎水	1.16	廿二	己亥	坤土
8.18	十九	戊辰	巽木	9.19	廿二	庚子	艮土	10.19	廿二	庚午	巽木	11.18	廿二	庚子	艮土	12.18	廿三	庚午	巽木	1.17	廿三	庚子	艮土
8.19	二十	己巳	坎水	9.20	廿三	辛丑	坤土	10.20	廿三	辛未	坎水	11.19	廿三	辛丑	坤土	12.19	廿四	辛未	坎水	1.18	廿四	辛丑	坤土
8.20	廿一	庚午	巽木	9.21	廿四	壬寅	艮土	10.21	廿四	壬申	巽木	11.20	廿四	壬寅	艮土	12.20	廿五	壬申	巽木	1.19	廿五	壬寅	艮土
8.21	廿二	辛未	坎水	9.22	廿五	癸卯	坤土	10.22	廿五	癸酉	坎水	11.21	廿五	癸卯	坤土	12.21	廿六	癸酉	坎水	1.20	大寒	癸卯	坤土
8.22	廿三	壬申	巽木	9.23	秋分	甲辰	艮土	10.23	霜降	甲戌	巽木	11.22	小雪	甲辰	艮土	12.22	冬至	甲戌	巽木	1.21	廿七	甲辰	艮土
8.23	处暑	癸酉	坎水	9.24	廿七	乙巳	坤土	10.24	廿七	乙亥	坎水	11.23	廿七	乙巳	坤土	12.23	廿八	乙亥	坎水	1.22	廿八	乙巳	坤土
8.24	廿五	甲戌	巽木	9.25	廿八	丙午	艮土	10.25	廿八	丙子	巽木	11.24	廿八	丙午	艮土	12.24	廿九	丙子	巽木	1.23	廿九	丙午	艮土
8.25	廿六	乙亥	坎水	9.26	廿九	丁未	坤土	10.26	廿九	丁丑	坎水	11.25	廿九	丁未	坤土	12.25	三十	丁丑	坎水	1.24	三十	丁未	坤土
8.26	廿七	丙子	巽木	9.27	三十	戊申	艮土	10.27	三十	戊寅	巽木	11.26	冬月	戊申	艮土	12.26	腊月	戊寅	巽木	1.25	正月	戊申	艮土
8.27	廿八	丁丑	坎水	9.28	九月	己酉	坤土	10.28	十月	己卯	坎水	11.27	初二	己酉	坤土	12.27	初二	己卯	坎水	1.26	初二	己酉	坤土
8.28	廿九	戊寅	巽木	9.29	初二	庚戌	艮土	10.29	初二	庚辰	巽木	11.28	初三	庚戌	艮土	12.28	初三	庚辰	巽木	1.27	初三	庚戌	艮土
8.29	八月	己卯	坎水	9.30	初三	辛亥	坤土	10.30	初三	辛巳	坎水	11.29	初四	辛亥	坤土	12.29	初四	辛巳	坎水	1.28	初四	辛亥	坤土
8.30	初二	庚辰	巽木	10.1	初四	壬子	艮土	10.31	初四	壬午	巽木	11.30	初五	壬子	艮土	12.30	初五	壬午	巽木	1.29	初五	壬子	艮土
8.31	初三	辛巳	坎水	10.2	初五	癸丑	坤土	11.1	初五	癸未	坎水	12.1	初六	癸丑	坤土	12.31	初六	癸未	坎水	1.30	初六	癸丑	坤土
9.1	初四	壬午	巽木	10.3	初六	甲寅	艮土	11.2	初六	甲申	巽木	12.2	初七	甲寅	艮土	1.1	初七	甲申	巽木	1.31	初七	甲寅	艮土
9.2	初五	癸未	坎水	10.4	初七	乙卯	坤土	11.3	初七	乙酉	坎水	12.3	初八	乙卯	坤土	1.2	初八	乙酉	坎水	2.1	初八	乙卯	坤土
9.3	初六	甲申	巽木	10.5	初八	丙辰	艮土	11.4	初八	丙戌	巽木	12.4	初九	丙辰	艮土	1.3	初九	丙戌	巽木	2.2	初九	丙辰	艮土
9.4	初七	乙酉	巽木	10.6	初九	丁巳	坤土	11.5	初九	丁亥	坎水	12.5	初十	丁巳	坤土	1.4	初十	丁亥	坎水	2.3	初十	丁巳	坤土
9.5	初八	丙戌	巽木	10.7	初十	戊午	艮土	11.6	初十	戊子	巽木	12.6	十一	戊午	艮土	1.5	十一	戊子	巽木				
9.6	初九	丁亥	坎水																				
9.7	初十	戊子	巽木																				

1982年2月4日–1982年8月7日，狗年、立春，壬戌、正月、十一（壬戌、壬寅、戊午）–狗年，壬戌、六月、十八（壬戌、丁未、壬戌）

2.4–3.5 壬寅月				3.6–4.4 癸卯月				4.5–5.5 甲辰月				5.6–6.5 乙巳月				6.6–7.6 丙午月				7.7–8.7 丁未月			
2.4	立春	戊午	乾金	3.6	惊蛰	戊子	离火	4.5	清明	戊午	乾金	5.6	立夏	己丑	震木	6.6	芒种	庚申	乾金	7.7	小暑	辛卯	震木
2.5	十二	己未	兑金	3.7	十二	己丑	震木	4.6	十三	己未	兑金	5.7	十四	庚寅	离火	6.7	十六	辛酉	兑金	7.8	十八	壬辰	离火
2.6	十三	庚申	乾金	3.8	十三	庚寅	离火	4.7	十四	庚申	乾金	5.8	十五	辛卯	震木	6.8	十七	壬戌	乾金	7.9	十九	癸巳	震木
2.7	十四	辛酉	兑金	3.9	十四	辛卯	震木	4.8	十五	辛酉	兑金	5.9	十六	壬辰	离火	6.9	十八	癸亥	兑金	7.10	二十	甲午	离火
2.8	十五	壬戌	乾金	3.10	十五	壬辰	离火	4.9	十六	壬戌	乾金	5.10	十七	癸巳	震木	6.10	十九	甲子	乾金	7.11	廿一	乙未	震木
2.9	十六	癸亥	兑金	3.11	十六	癸巳	震木	4.10	十七	癸亥	兑金	5.11	十八	甲午	离火	6.11	二十	乙丑	兑金	7.12	廿二	丙申	离火
2.10	十七	甲子	乾金	3.12	十七	甲午	离火	4.11	十八	甲子	乾金	5.12	十九	乙未	震木	6.12	廿一	丙寅	乾金	7.13	廿三	丁酉	震木
2.11	十八	乙丑	兑金	3.13	十八	乙未	震木	4.12	十九	乙丑	兑金	5.13	二十	丙申	离火	6.13	廿二	丁卯	兑金	7.14	廿四	戊戌	离火
2.12	十九	丙寅	乾金	3.14	十九	丙申	离火	4.13	二十	丙寅	乾金	5.14	廿一	丁酉	震木	6.14	廿三	戊辰	乾金	7.15	廿五	己亥	震木
2.13	二十	丁卯	兑金	3.15	二十	丁酉	震木	4.14	廿一	丁卯	兑金	5.15	廿二	戊戌	离火	6.15	廿四	己巳	兑金	7.16	廿六	庚子	离火
2.14	廿一	戊辰	乾金	3.16	廿一	戊戌	离火	4.15	廿二	戊辰	乾金	5.16	廿三	己亥	震木	6.16	廿五	庚午	乾金	7.17	廿七	辛丑	震木
2.15	廿二	己巳	兑金	3.17	廿二	己亥	震木	4.16	廿三	己巳	兑金	5.17	廿四	庚子	离火	6.17	廿六	辛未	兑金	7.18	廿八	壬寅	离火
2.16	廿三	庚午	乾金	3.18	廿三	庚子	离火	4.17	廿四	庚午	乾金	5.18	廿五	辛丑	震木	6.18	廿七	壬申	乾金	7.19	廿九	癸卯	震木
2.17	廿四	辛未	兑金	3.19	廿四	辛丑	震木	4.18	廿五	辛未	兑金	5.19	廿六	壬寅	离火	6.19	廿八	癸酉	兑金	7.20	三十	甲辰	离火
2.18	廿五	壬申	乾金	3.20	廿五	壬寅	离火	4.19	廿六	壬申	乾金	5.20	廿七	癸卯	震木	6.20	廿九	甲戌	乾金	7.21	六月	乙巳	震木
2.19	雨水	癸酉	兑金	3.21	春分	癸卯	震木	4.20	谷雨	癸酉	兑金	5.21	小满	甲辰	离火	6.21	五月	乙亥	兑金	7.22	初二	丙午	离火
2.20	廿七	甲戌	乾金	3.22	廿七	甲辰	离火	4.21	廿八	甲戌	乾金	5.22	廿九	乙巳	震木	6.22	夏至	丙子	乾金	7.23	大暑	丁未	震木
2.21	廿八	乙亥	兑金	3.23	廿八	乙巳	震木	4.22	廿九	乙亥	兑金	5.23	闰四	丙午	离火	6.23	初三	丁丑	兑金	7.24	初四	戊申	离火
2.22	廿九	丙子	乾金	3.24	廿九	丙午	离火	4.23	三十	丙子	乾金	5.24	初二	丁未	震木	6.24	初四	戊寅	乾金	7.25	初五	己酉	震木
2.23	三十	丁丑	兑金	3.25	三月	丁未	震木	4.24	四月	丁丑	兑金	5.25	初三	戊申	离火	6.25	初五	己卯	兑金	7.26	初六	庚戌	离火
2.24	二月	戊寅	乾金	3.26	初二	戊申	离火	4.25	初二	戊寅	乾金	5.26	初四	己酉	震木	6.26	初六	庚辰	乾金	7.27	初七	辛亥	震木
2.25	初二	己卯	兑金	3.27	初三	己酉	震木	4.26	初三	己卯	兑金	5.27	初五	庚戌	离火	6.27	初七	辛巳	兑金	7.28	初八	壬子	离火
2.26	初三	庚辰	乾金	3.28	初四	庚戌	离火	4.27	初四	庚辰	乾金	5.28	初六	辛亥	震木	6.28	初八	壬午	乾金	7.29	初九	癸丑	震木
2.27	初四	辛巳	兑金	3.29	初五	辛亥	震木	4.28	初五	辛巳	兑金	5.29	初七	壬子	离火	6.29	初九	癸未	兑金	7.30	初十	甲寅	离火
2.28	初五	壬午	乾金	3.30	初六	壬子	离火	4.29	初六	壬午	乾金	5.30	初八	癸丑	震木	6.30	初十	甲申	乾金	7.31	十一	乙卯	震木
3.1	初六	癸未	兑金	3.31	初七	癸丑	震木	4.30	初七	癸未	兑金	5.31	初九	甲寅	离火	7.1	十一	乙酉	兑金	8.1	十二	丙辰	离火
3.2	初七	甲申	乾金	4.1	初八	甲寅	离火	5.1	初八	甲申	乾金	6.1	初十	乙卯	震木	7.2	十二	丙戌	乾金	8.2	十三	丁巳	震木
3.3	初八	乙酉	兑金	4.2	初九	乙卯	震木	5.2	初九	乙酉	兑金	6.2	十一	丙辰	离火	7.3	十三	丁亥	兑金	8.3	十四	戊午	离火
3.4	初九	丙戌	乾金	4.3	初十	丙辰	离火	5.3	初十	丙戌	乾金	6.3	十二	丁巳	震木	7.4	十四	戊子	乾金	8.4	十五	己未	震木
3.5	初十	丁亥	兑金	4.4	十一	丁巳	震木	5.4	十一	丁亥	兑金	6.4	十三	戊午	离火	7.5	十五	己丑	兑金	8.5	十六	庚申	离火
								5.5	十二	戊子	乾金	6.5	十四	己未	震木	7.6	十六	庚寅	乾金	8.6	十七	辛酉	震木
																				8.7	十八	壬戌	离火

1982年8月8日 -1983年2月3日，狗年、立秋，壬戌、六月、十九（壬戌、戊申、癸亥）- 狗年，壬戌、腊月、二一（壬戌、癸丑、壬戌）

8.8–9.7 戊申月				9.8–10.7 己酉月				10.8–11.7 庚戌月				11.8–12.6 辛亥月				12.7–1983.1.5 壬子月				1.6–2.3 癸丑月			
8.8	立秋	癸亥	兑金	9.8	白露	甲午	离火	10.8	寒露	甲子	乾金	11.8	立冬	乙未	震木	12.7	大雪	甲子	乾金	1.6	小寒	甲午	离火
8.9	二十	甲子	乾金	9.9	二二	乙未	震木	10.9	二三	乙丑	兑金	11.9	二四	丙申	震木	12.8	二四	乙丑	兑金	1.7	二四	乙未	震木
8.10	二一	乙丑	兑金	9.10	二三	丙申	震木	10.10	二四	丙寅	兑金	11.10	二五	丁酉	震木	12.9	二五	丙寅	兑金	1.8	二五	丙申	震木
8.11	二二	丙寅	兑金	9.11	二四	丁酉	震木	10.11	二五	丁卯	兑金	11.11	二六	戊戌	离火	12.10	二六	丁卯	兑金	1.9	二六	丁酉	震木
8.12	二三	丁卯	兑金	9.12	二五	戊戌	离火	10.12	二六	戊辰	乾金	11.12	二七	己亥	震木	12.11	二七	戊辰	乾金	1.10	二七	戊戌	离火
8.13	二四	戊辰	乾金	9.13	二六	己亥	震木	10.13	二七	己巳	兑金	11.13	二八	庚子	离火	12.12	二八	己巳	兑金	1.11	二八	己亥	震木
8.14	二五	己巳	兑金	9.14	二七	庚子	离火	10.14	二八	庚午	乾金	11.14	二九	辛丑	震木	12.13	二九	庚午	乾金	1.12	二九	庚子	离火
8.15	二六	庚午	乾金	9.15	二八	辛丑	震木	10.15	二九	辛未	兑金	11.15	十月	壬寅	震木	12.14	三十	辛未	兑金	1.13	三十	辛丑	震木
8.16	二七	辛未	兑金	9.16	二九	壬寅	震木	10.16	三十	壬申	兑金	11.16	初二	癸卯	震木	12.15	冬月	壬申	兑金	1.14	腊月	壬寅	震木
8.17	二八	壬申	兑金	9.17	八月	癸卯	震木	10.17	九月	癸酉	兑金	11.17	初三	甲辰	离火	12.16	初二	癸酉	兑金	1.15	初二	癸卯	震木
8.18	二九	癸酉	兑金	9.18	初二	甲辰	离火	10.18	初二	甲戌	乾金	11.18	初四	乙巳	震木	12.17	初三	甲戌	乾金	1.16	初三	甲辰	离火
8.19	七月	甲戌	乾金	9.19	初三	乙巳	震木	10.19	初三	乙亥	兑金	11.19	初五	丙午	离火	12.18	初四	乙亥	兑金	1.17	初四	乙巳	震木
8.20	初二	乙亥	兑金	9.20	初四	丙午	离火	10.20	初四	丙子	乾金	11.20	初六	丁未	震木	12.19	初五	丙子	乾金	1.18	初五	丙午	离火
8.21	初三	丙子	乾金	9.21	初五	丁未	震木	10.21	初五	丁丑	兑金	11.21	初七	戊申	震木	12.20	初六	丁丑	兑金	1.19	初六	丁未	震木
8.22	初四	丁丑	兑金	9.22	初六	戊申	震木	10.22	初六	戊寅	兑金	11.22	小雪	己酉	震木	12.21	初七	戊寅	兑金	1.20	大寒	戊申	震木
8.23	处暑	戊寅	兑金	9.23	秋分	己酉	震木	10.23	初七	己卯	兑金	11.23	初九	庚戌	离火	12.22	冬至	己卯	兑金	1.21	初八	己酉	震木
8.24	初六	己卯	兑金	9.24	初八	庚戌	离火	10.24	霜降	庚辰	乾金	11.24	初十	辛亥	震木	12.23	初九	庚辰	乾金	1.22	初九	庚戌	离火
8.25	初七	庚辰	乾金	9.25	初九	辛亥	震木	10.25	初九	辛巳	兑金	11.25	十一	壬子	离火	12.24	初十	辛巳	兑金	1.23	初十	辛亥	震木
8.26	初八	辛巳	兑金	9.26	初十	壬子	离火	10.26	初十	壬午	乾金	11.26	十二	癸丑	震木	12.25	十一	壬午	乾金	1.24	十一	壬子	离火
8.27	初九	壬午	乾金	9.27	十一	癸丑	震木	10.27	十一	癸未	兑金	11.27	十三	甲寅	震木	12.26	十二	癸未	兑金	1.25	十二	癸丑	震木
8.28	初十	癸未	兑金	9.28	十二	甲寅	震木	10.28	十二	甲申	兑金	11.28	十四	乙卯	震木	12.27	十三	甲申	兑金	1.26	十三	甲寅	震木
8.29	十一	甲申	兑金	9.29	十三	乙卯	震木	10.29	十三	乙酉	兑金	11.29	十五	丙辰	离火	12.28	十四	乙酉	兑金	1.27	十四	乙卯	震木
8.30	十二	乙酉	兑金	9.30	十四	丙辰	离火	10.30	十四	丙戌	乾金	11.30	十六	丁巳	震木	12.29	十五	丙戌	乾金	1.28	十五	丙辰	离火
8.31	十三	丙戌	乾金	10.1	十五	丁巳	震木	10.31	十五	丁亥	兑金	12.1	十七	戊午	离火	12.30	十六	丁亥	兑金	1.29	十六	丁巳	震木
9.1	十四	丁亥	兑金	10.2	十六	戊午	离火	11.1	十六	戊子	乾金	12.2	十八	己未	震木	12.31	十七	戊子	乾金	1.30	十七	戊午	离火
9.2	十五	戊子	乾金	10.3	十七	己未	震木	11.2	十七	己丑	兑金	12.3	十九	庚申	震木	1.1	十八	己丑	兑金	1.31	十八	己未	震木
9.3	十六	己丑	兑金	10.4	十八	庚申	震木	11.3	十八	庚寅	兑金	12.4	二十	辛酉	震木	1.2	十九	庚寅	兑金	2.1	十九	庚申	震木
9.4	十七	庚寅	兑金	10.5	十九	辛酉	震木	11.4	十九	辛卯	兑金	12.5	二一	壬戌	离火	1.3	二十	辛卯	兑金	2.2	二十	辛酉	震木
9.5	十八	辛卯	兑金	10.6	二十	壬戌	离火	11.5	二十	壬辰	乾金	12.6	二二	癸亥	震木	1.4	二一	壬辰	乾金	2.3	二一	壬戌	离火
9.6	十九	壬辰	乾金	10.7	二一	癸亥	震木	11.6	二一	癸巳	兑金					1.5	二二	癸巳	兑金				
9.7	二十	癸巳	兑金					11.7	二二	甲午	兑金												

1983年2月4日 -1983年8月7日，猪年、立春，癸亥、腊月、二二（癸亥、甲寅、癸亥）- 猪年，癸亥、六月、二九（癸亥、己未、丁卯）

2.4–3.5 甲寅月				3.6–4.4 乙卯月				4.5–5.5 丙辰月				5.6–6.5 丁巳月				6.6–7.7 戊午月				7.8–8.7 己未月			
2.4	立春	癸亥	坎水	3.6	惊蛰	癸巳	坤土	4.5	清明	癸亥	坎水	5.6	立夏	甲午	艮土	6.6	芒种	乙丑	坎水	7.8	小暑	丁酉	坤土
2.5	二三	甲子	巽木	3.7	二三	甲午	艮土	4.6	二三	甲子	巽木	5.7	二五	乙未	坤土	6.7	二六	丙寅	巽木	7.9	二九	戊戌	艮土
2.6	二四	乙丑	坎水	3.8	二四	乙未	坤土	4.7	二四	乙丑	坎水	5.8	二六	丙申	艮土	6.8	二七	丁卯	坎水	7.10	六月	己亥	坤土
2.7	二五	丙寅	巽木	3.9	二五	丙申	艮土	4.8	二五	丙寅	巽木	5.9	二七	丁酉	坤土	6.9	二八	戊辰	巽木	7.11	初二	庚子	艮土
2.8	二六	丁卯	坎水	3.10	二六	丁酉	坤土	4.9	二六	丁卯	坎水	5.10	二八	戊戌	艮土	6.10	二九	己巳	坎水	7.12	初三	辛丑	坤土
2.9	二七	戊辰	巽木	3.11	二七	戊戌	艮土	4.10	二七	戊辰	巽木	5.11	二九	己亥	坤土	6.11	五月	庚午	巽木	7.13	初四	壬寅	艮土
2.10	二八	己巳	坎水	3.12	二八	己亥	坤土	4.11	二八	己巳	坎水	5.12	三十	庚子	艮土	6.12	初二	辛未	坎水	7.14	初五	癸卯	坤土
2.11	二九	庚午	巽木	3.13	二九	庚子	艮土	4.12	二九	庚午	巽木	5.13	四月	辛丑	坤土	6.13	初三	壬申	巽木	7.15	初六	甲辰	艮土
2.12	三十	辛未	坎水	3.14	三十	辛丑	坤土	4.13	三月	辛未	坎水	5.14	初二	壬寅	艮土	6.14	初四	癸酉	坎水	7.16	初七	乙巳	坤土
2.13	正月	壬申	巽木	3.15	二月	壬寅	艮土	4.14	初二	壬申	巽木	5.15	初三	癸卯	坤土	6.15	初五	甲戌	巽木	7.17	初八	丙午	艮土
2.14	初二	癸酉	坎水	3.16	初二	癸卯	坤土	4.15	初三	癸酉	坎水	5.16	初四	甲辰	艮土	6.16	初六	乙亥	坎水	7.18	初九	丁未	坤土
2.15	初三	甲戌	巽木	3.17	初三	甲辰	艮土	4.16	初四	甲戌	巽木	5.17	初五	乙巳	坤土	6.17	初七	丙子	巽木	7.19	初十	戊申	艮土
2.16	初四	乙亥	坎水	3.18	初四	乙巳	坤土	4.17	初五	乙亥	坎水	5.18	初六	丙午	艮土	6.18	初八	丁丑	坎水	7.20	十一	己酉	坤土
2.17	初五	丙子	巽木	3.19	初五	丙午	艮土	4.18	初六	丙子	巽木	5.19	初七	丁未	坤土	6.19	初九	戊寅	巽木	7.21	十二	庚戌	艮土
2.18	初六	丁丑	坎水	3.20	初六	丁未	坤土	4.19	初七	丁丑	坎水	5.20	初八	戊申	艮土	6.20	初十	己卯	坎水	7.22	十三	辛亥	坤土
2.19	雨水	戊寅	巽木	3.21	春分	戊申	艮土	4.20	谷雨	戊寅	巽木	5.21	小满	己酉	坤土	6.21	十一	庚辰	巽木	7.23	大暑	壬子	艮土
2.20	初八	己卯	坎水	3.22	初八	己酉	坤土	4.21	初九	己卯	坎水	5.22	初十	庚戌	艮土	6.22	夏至	辛巳	坎水	7.24	十五	癸丑	坤土
2.21	初九	庚辰	巽木	3.23	初九	庚戌	艮土	4.22	初十	庚辰	巽木	5.23	十一	辛亥	坤土	6.23	十三	壬午	巽木	7.25	十六	甲寅	艮土
2.22	初十	辛巳	坎水	3.24	初十	辛亥	坤土	4.23	十一	辛巳	坎水	5.24	十二	壬子	艮土	6.24	十四	癸未	坎水	7.26	十七	乙卯	坤土
2.23	十一	壬午	巽木	3.25	十一	壬子	艮土	4.24	十二	壬午	巽木	5.25	十三	癸丑	坤土	6.25	十五	甲申	巽木	7.27	十八	丙辰	艮土
2.24	十二	癸未	坎水	3.26	十二	癸丑	坤土	4.25	十三	癸未	坎水	5.26	十四	甲寅	艮土	6.26	十六	乙酉	坎水	7.28	十九	丁巳	坤土
2.25	十三	甲申	巽木	3.27	十三	甲寅	艮土	4.26	十四	甲申	巽木	5.27	十五	乙卯	坤土	6.27	十七	丙戌	巽木	7.29	二十	戊午	艮土
2.26	十四	乙酉	坎水	3.28	十四	乙卯	坤土	4.27	十五	乙酉	坎水	5.28	十六	丙辰	艮土	6.28	十八	丁亥	坎水	7.30	二一	己未	坤土
2.27	十五	丙戌	巽木	3.29	十五	丙辰	艮土	4.28	十六	丙戌	巽木	5.29	十七	丁巳	坤土	6.29	十九	戊子	巽木	7.31	二二	庚申	艮土
2.28	十六	丁亥	坎水	3.30	十六	丁巳	坤土	4.29	十七	丁亥	坎水	5.30	十八	戊午	艮土	6.30	二十	己丑	坎水	8.1	二三	辛酉	坤土
3.1	十七	戊子	巽木	3.31	十七	戊午	艮土	4.30	十八	戊子	巽木	5.31	十九	己未	坤土	7.1	二一	庚寅	巽木	8.2	二四	壬戌	艮土
3.2	十八	己丑	坎水	4.1	十八	己未	坤土	5.1	十九	己丑	坎水	6.1	二十	庚申	艮土	7.2	二二	辛卯	坎水	8.3	二五	癸亥	坤土
3.3	十九	庚寅	巽木	4.2	十九	庚申	艮土	5.2	二十	庚寅	巽木	6.2	二一	辛酉	坤土	7.3	二三	壬辰	巽木	8.4	二六	甲子	艮土
3.4	二十	辛卯	坎水	4.3	二十	辛酉	坤土	5.3	二一	辛卯	坎水	6.3	二二	壬戌	艮土	7.4	二四	癸巳	坎水	8.5	二七	乙丑	坤土
3.5	二一	壬辰	巽木	4.4	二一	壬戌	艮土	5.4	二二	壬辰	巽木	6.4	二三	癸亥	坤土	7.5	二五	甲午	巽木	8.6	二八	丙寅	艮土
								5.5	二三	癸巳	坎水	6.5	二四	甲子	艮土	7.6	二六	乙未	坎水	8.7	二九	丁卯	坤土
																7.7	二七	丙申	巽木				

1983 年 8 月 8 日 –1984 年 2 月 3 日，猪年、立秋，癸亥、六月、三十（癸亥、庚申、戊辰）－猪年，癸亥、正月、初二（癸亥、乙丑、丁卯）

8.8–9.7 庚申月				9.8–10.8 辛酉月				10.9–11.7 壬戌月				11.8–12.7 癸亥月				12.8–1984.1.5 甲子月				1.6–2.3 乙丑月			
8.8	立秋	戊辰	巽木	9.8	白露	己亥	坤土	10.9	寒露	庚午	巽木	11.8	立冬	庚子	艮土	12.8	大雪	庚午	巽木	1.6	小寒	己亥	坎水
8.9	七月	己巳	坎水	9.9	初三	庚子	艮土	10.10	初五	辛未	坎水	11.9	初五	辛丑	坤土	12.9	初六	辛未	坎水	1.7	初五	庚子	艮土
8.10	初二	庚午	巽木	9.10	初四	辛丑	坤土	10.11	初六	壬申	巽木	11.10	初六	壬寅	艮土	12.10	初七	壬申	巽木	1.8	初六	辛丑	坎水
8.11	初三	辛未	坎水	9.11	初五	壬寅	艮土	10.12	初七	癸酉	坎水	11.11	初七	癸卯	坤土	12.11	初八	癸酉	坎水	1.9	初七	壬寅	艮土
8.12	初四	壬申	巽木	9.12	初六	癸卯	坤土	10.13	初八	甲戌	巽木	11.12	初八	甲辰	艮土	12.12	初九	甲戌	巽木	1.10	初八	癸卯	坎水
8.13	初五	癸酉	坎水	9.13	初七	甲辰	艮土	10.14	初九	乙亥	坎水	11.13	初九	乙巳	坤土	12.13	初十	乙亥	坎水	1.11	初九	甲辰	艮土
8.14	初六	甲戌	巽木	9.14	初八	乙巳	坤土	10.15	初十	丙子	巽木	11.14	初十	丙午	艮土	12.14	十一	丙子	巽木	1.12	初十	乙巳	坎水
8.15	初七	乙亥	坎水	9.15	初九	丙午	艮土	10.16	十一	丁丑	坎水	11.15	十一	丁未	坤土	12.15	十二	丁丑	坎水	1.13	十一	丙午	艮土
8.16	初八	丙子	艮土	9.16	初十	丁未	坤土	10.17	十二	戊寅	巽木	11.16	十二	戊申	艮土	12.16	十三	戊寅	巽木	1.14	十二	丁未	坎水
8.17	初九	丁丑	坎水	9.17	十一	戊申	艮土	10.18	十三	己卯	坎水	11.17	十三	己酉	坤土	12.17	十四	己卯	坎水	1.15	十三	戊申	艮土
8.18	初十	戊寅	巽木	9.18	十二	己酉	坤土	10.19	十四	庚辰	巽木	11.18	十四	庚戌	艮土	12.18	十五	庚辰	巽木	1.16	十四	己酉	坎水
8.19	十一	己卯	坎水	9.19	十三	庚戌	艮土	10.20	十五	辛巳	坎水	11.19	十五	辛亥	坤土	12.19	十六	辛巳	坎水	1.17	十五	庚戌	艮土
8.20	十二	庚辰	巽木	9.20	十四	辛亥	坤土	10.21	十六	壬午	巽木	11.20	十六	壬子	艮土	12.20	十七	壬午	巽木	1.18	十六	辛亥	坎水
8.21	十三	辛巳	坎水	9.21	十五	壬子	艮土	10.22	十七	癸未	坎水	11.21	十七	癸丑	坤土	12.21	十八	癸未	坎水	1.19	十七	壬子	艮土
8.22	十四	壬午	巽木	9.22	十六	癸丑	坤土	10.23	十八	甲申	巽木	11.22	十八	甲寅	艮土	12.22	冬至	甲申	巽木	1.20	十八	癸丑	坎水
8.23	十五	癸未	坎水	9.23	秋分	甲寅	艮土	10.24	霜降	乙酉	坎水	11.23	小雪	乙卯	坤土	12.23	二十	乙酉	坎水	1.21	大寒	甲寅	艮土
8.24	处暑	甲申	巽木	9.24	十八	乙卯	坤土	10.25	二十	丙戌	巽木	11.24	二十	丙辰	艮土	12.24	二一	丙戌	巽木	1.22	二十	乙卯	坎水
8.25	十七	乙酉	坎水	9.25	十九	丙辰	艮土	10.26	二一	丁亥	坎水	11.25	二一	丁巳	坤土	12.25	二二	丁亥	坎水	1.23	二一	丙辰	艮土
8.26	十八	丙戌	巽木	9.26	二十	丁巳	坤土	10.27	二二	戊子	巽木	11.26	二二	戊午	艮土	12.26	二三	戊子	巽木	1.24	二二	丁巳	坎水
8.27	十九	丁亥	坎水	9.27	二一	戊午	艮土	10.28	二三	己丑	坎水	11.27	二三	己未	坤土	12.27	二四	己丑	坎水	1.25	二三	戊午	艮土
8.28	二十	戊子	巽木	9.28	二二	己未	坤土	10.29	二四	庚寅	巽木	11.28	二四	庚申	艮土	12.28	二五	庚寅	巽木	1.26	二四	己未	坎水
8.29	二一	己丑	坎水	9.29	二三	庚申	艮土	10.30	二五	辛卯	坎水	11.29	二五	辛酉	坤土	12.29	二六	辛卯	坎水	1.27	二五	庚申	艮土
8.30	二二	庚寅	巽木	9.30	二四	辛酉	坤土	10.31	二六	壬辰	巽木	11.30	二六	壬戌	艮土	12.30	二七	壬辰	巽木	1.28	二六	辛酉	坎水
8.31	二三	辛卯	坎水	10.1	二五	壬戌	艮土	11.1	二七	癸巳	坎水	12.1	二七	癸亥	坤土	12.31	二八	癸巳	坎水	1.29	二七	壬戌	艮土
9.1	二四	壬辰	巽木	10.2	二六	癸亥	坤土	11.2	二八	甲午	巽木	12.2	二八	甲子	艮土	1.1	二九	甲午	巽木	1.30	二八	癸亥	坎水
9.2	二五	癸巳	坎水	10.3	二七	甲子	艮土	11.3	二九	乙未	坎水	12.3	二九	乙丑	坤土	1.2	三十	乙未	坎水	1.31	二九	甲子	艮土
9.3	二六	甲午	巽木	10.4	二八	乙丑	坤土	11.4	三十	丙申	巽木	12.4	冬月	丙寅	艮土	1.3	腊月	丙申	巽木	2.1	三十	乙丑	坎水
9.4	二七	乙未	坎水	10.5	二九	丙寅	艮土	11.5	十月	丁酉	坎水	12.5	初二	丁卯	坤土	1.4	初二	丁酉	坎水	2.2	正月	丙寅	艮土
9.5	二八	丙申	巽木	10.6	九月	丁卯	坤土	11.6	初二	戊戌	巽木	12.6	初三	戊辰	艮土	1.5	初三	戊戌	巽木	2.3	初二	丁卯	坎水
9.6	二九	丁酉	坎水	10.7	初二	戊辰	艮土	11.7	初三	己亥	坎水	12.7	初四	己巳	坤土								
9.7	八月	戊戌	巽木	10.8	初三	己巳	坤土																

1984 年 2 月 4 日 –1984 年 8 月 6 日，鼠年、立春，甲子、正月、初三（甲子、丙寅、戊辰）－鼠年，甲子、七月、初十（甲子、辛未、壬申）

2.4–3.4 丙寅月				3.5–4.3 丁卯月				4.4–5.4 戊辰月				5.5–6.4 己巳月				6.5–7.6 庚午月				7.7–8.6 辛未月			
2.4	立春	戊辰	乾金	3.5	惊蛰	戊戌	震木	4.4	清明	戊辰	乾金	5.5	立夏	己亥	震木	6.5	芒种	庚午	乾金	7.7	小暑	壬寅	离火
2.5	初四	己巳	兑金	3.6	初四	己亥	离火	4.5	初五	己巳	兑金	5.6	初六	庚子	离火	6.6	初七	辛未	兑金	7.8	初十	癸卯	震木
2.6	初五	庚午	乾金	3.7	初五	庚子	震木	4.6	初六	庚午	乾金	5.7	初七	辛丑	震木	6.7	初八	壬申	乾金	7.9	十一	甲辰	离火
2.7	初六	辛未	兑金	3.8	初六	辛丑	离火	4.7	初七	辛未	兑金	5.8	初八	壬寅	离火	6.8	初九	癸酉	兑金	7.10	十二	乙巳	震木
2.8	初七	壬申	乾金	3.9	初七	壬寅	震木	4.8	初八	壬申	乾金	5.9	初九	癸卯	震木	6.9	初十	甲戌	乾金	7.11	十三	丙午	离火
2.9	初八	癸酉	兑金	3.10	初八	癸卯	离火	4.9	初九	癸酉	兑金	5.10	初十	甲辰	离火	6.10	十一	乙亥	兑金	7.12	十四	丁未	震木
2.10	初九	甲戌	乾金	3.11	初九	甲辰	震木	4.10	初十	甲戌	乾金	5.11	十一	乙巳	震木	6.11	十二	丙子	乾金	7.13	十五	戊申	离火
2.11	初十	乙亥	兑金	3.12	初十	乙巳	离火	4.11	十一	乙亥	兑金	5.12	十二	丙午	离火	6.12	十三	丁丑	兑金	7.14	十六	己酉	震木
2.12	十一	丙子	乾金	3.13	十一	丙午	震木	4.12	十二	丙子	乾金	5.13	十三	丁未	震木	6.13	十四	戊寅	乾金	7.15	十七	庚戌	离火
2.13	十二	丁丑	兑金	3.14	十二	丁未	离火	4.13	十三	丁丑	兑金	5.14	十四	戊申	离火	6.14	十五	己卯	兑金	7.16	十八	辛亥	震木
2.14	十三	戊寅	乾金	3.15	十三	戊申	震木	4.14	十四	戊寅	乾金	5.15	十五	己酉	震木	6.15	十六	庚辰	乾金	7.17	十九	壬子	离火
2.15	十四	己卯	兑金	3.16	十四	己酉	离火	4.15	十五	己卯	兑金	5.16	十六	庚戌	离火	6.16	十七	辛巳	兑金	7.18	二十	癸丑	震木
2.16	十五	庚辰	乾金	3.17	十五	庚戌	震木	4.16	十六	庚辰	乾金	5.17	十七	辛亥	震木	6.17	十八	壬午	乾金	7.19	二一	甲寅	离火
2.17	十六	辛巳	兑金	3.18	十六	辛亥	离火	4.17	十七	辛巳	兑金	5.18	十八	壬子	离火	6.18	十九	癸未	兑金	7.20	二二	乙卯	震木
2.18	十七	壬午	乾金	3.19	十七	壬子	震木	4.18	十八	壬午	乾金	5.19	十九	癸丑	震木	6.19	二十	甲申	乾金	7.21	二三	丙辰	离火
2.19	十八	癸未	兑金	3.20	十八	癸丑	离火	4.19	十九	癸未	兑金	5.20	小满	甲寅	离火	6.20	二一	乙酉	兑金	7.22	大暑	丁巳	震木
2.20	十九	甲申	乾金	3.21	十九	甲寅	震木	4.20	谷雨	甲申	乾金	5.21	二一	乙卯	震木	6.21	夏至	丙戌	乾金	7.23	二五	戊午	离火
2.21	二十	乙酉	兑金	3.22	二十	乙卯	离火	4.21	二一	乙酉	兑金	5.22	二二	丙辰	离火	6.22	二三	丁亥	兑金	7.24	二六	己未	震木
2.22	二一	丙戌	乾金	3.23	二一	丙辰	震木	4.22	二二	丙戌	乾金	5.23	二三	丁巳	震木	6.23	二四	戊子	乾金	7.25	二七	庚申	离火
2.23	二二	丁亥	兑金	3.24	二二	丁巳	离火	4.23	二三	丁亥	兑金	5.24	二四	戊午	离火	6.24	二五	己丑	兑金	7.26	二八	辛酉	震木
2.24	二三	戊子	乾金	3.25	二三	戊午	震木	4.24	二四	戊子	乾金	5.25	二五	己未	震木	6.25	二六	庚寅	乾金	7.27	二九	壬戌	离火
2.25	二四	己丑	兑金	3.26	二四	己未	离火	4.25	二五	己丑	兑金	5.26	二六	庚申	离火	6.26	二七	辛卯	兑金	7.28	七月	癸亥	震木
2.26	二五	庚寅	乾金	3.27	二五	庚申	震木	4.26	二六	庚寅	乾金	5.27	二七	辛酉	震木	6.27	二八	壬辰	乾金	7.29	初二	甲子	离火
2.27	二六	辛卯	兑金	3.28	二六	辛酉	离火	4.27	二七	辛卯	兑金	5.28	二八	壬戌	离火	6.28	二九	癸巳	兑金	7.30	初三	乙丑	震木
2.28	二七	壬辰	乾金	3.29	二七	壬戌	震木	4.28	二八	壬辰	乾金	5.29	二九	癸亥	震木	6.29	六月	甲午	乾金	7.31	初四	丙寅	离火
2.29	二八	癸巳	兑金	3.30	二八	癸亥	离火	4.29	二九	癸巳	兑金	5.30	三十	甲子	离火	6.30	初二	乙未	兑金	8.1	初五	丁卯	震木
3.1	二九	甲午	乾金	3.31	二九	甲子	震木	4.30	三十	甲午	乾金	5.31	五月	乙丑	震木	7.1	初三	丙申	乾金	8.2	初六	戊辰	离火
3.2	三十	乙未	兑金	4.1	三月	乙丑	离火	5.1	四月	乙未	兑金	6.1	初二	丙寅	离火	7.2	初四	丁酉	兑金	8.3	初七	己巳	震木
3.3	二月	丙申	乾金	4.2	初二	丙寅	震木	5.2	初二	丙申	乾金	6.2	初三	丁卯	震木	7.3	初五	戊戌	乾金	8.4	初八	庚午	离火
3.4	初二	丁酉	兑金	4.3	初三	丁卯	离火	5.3	初三	丁酉	兑金	6.3	初四	戊辰	离火	7.4	初六	己亥	兑金	8.5	初九	辛未	震木
								5.4	初四	戊戌	乾金	6.4	初五	己巳	震木	7.5	初七	庚子	乾金	8.6	初十	壬申	离火
																7.6	初八	辛丑	兑金				

1984年8月7日–1985年2月3日，鼠年、立秋，甲子、七月、十一（甲子、壬申、癸酉）–鼠年，甲子、腊月、十四（甲子、丁丑、癸酉）

8.7–9.6　壬申月

公历	农历	干支	五行
8.7	立秋	癸酉	兑金
8.8	十二	甲戌	乾金
8.9	十三	乙亥	乾金
8.10	十四	丙子	坎水
8.11	十五	丁丑	艮土
8.12	十六	戊寅	艮土
8.13	十七	己卯	震木
8.14	十八	庚辰	巽木
8.15	十九	辛巳	巽木
8.16	二十	壬午	离火
8.17	二一	癸未	坤土
8.18	二二	甲申	坤土
8.19	二三	乙酉	兑金
8.20	二四	丙戌	乾金
8.21	二五	丁亥	乾金
8.22	二六	戊子	坎水
8.23	处暑	己丑	艮土
8.24	二八	庚寅	艮土
8.25	二九	辛卯	震木
8.26	三十	壬辰	巽木
8.27	初一	癸巳	巽木
8.28	初二	甲午	离火
8.29	初三	乙未	坤土
8.30	初四	丙申	坤土
8.31	初五	丁酉	兑金
9.1	初六	戊戌	乾金
9.2	初七	己亥	乾金
9.3	初八	庚子	坎水
9.4	初九	辛丑	艮土
8.5	初十	壬寅	艮土
9.6	十一	癸卯	震木

9.7–10.7　癸酉月

公历	农历	干支	五行
9.7	白露	甲辰	巽木
9.8	十三	乙巳	巽木
9.9	十四	丙午	离火
9.10	十五	丁未	坤土
9.11	十六	戊申	坤土
9.12	十七	己酉	兑金
9.13	十八	庚戌	乾金
9.14	十九	辛亥	乾金
9.15	二十	壬子	坎水
9.16	二一	癸丑	艮土
9.17	二二	甲寅	艮土
9.18	二三	乙卯	震木
9.19	二四	丙辰	巽木
9.20	二五	丁巳	巽木
9.21	二六	戊午	离火
9.22	二七	己未	坤土
9.23	秋分	庚申	坤土
9.24	二九	辛酉	兑金
9.25	九月	壬戌	乾金
9.26	初二	癸亥	乾金
9.27	初三	甲子	坎水
9.28	初四	乙丑	艮土
9.29	初五	丙寅	艮土
9.30	初六	丁卯	震木
10.1	初七	戊辰	巽木
10.2	初八	己巳	巽木
10.3	初九	庚午	离火
10.4	初十	辛未	坤土
10.5	十一	壬申	坤土
10.6	十二	癸酉	兑金
10.7	十三	甲戌	乾金

10.8–11.6　甲戌月

公历	农历	干支	五行
10.8	寒露	乙亥	乾金
10.9	十五	丙子	坎水
10.10	十六	丁丑	艮土
10.11	十七	戊寅	艮土
10.12	十八	己卯	震木
10.13	十九	庚辰	巽木
10.14	二十	辛巳	巽木
10.15	二一	壬午	离火
10.16	二二	癸未	坤土
10.17	二三	甲申	坤土
10.18	二四	乙酉	兑金
10.19	二五	丙戌	乾金
10.20	二六	丁亥	乾金
10.21	二七	戊子	坎水
10.22	二八	己丑	艮土
10.23	霜降	庚寅	艮土
10.24	十月	辛卯	震木
10.25	初二	壬辰	巽木
10.26	初三	癸巳	巽木
10.27	初四	甲午	离火
10.28	初五	乙未	坤土
10.29	初六	丙申	坤土
10.30	初七	丁酉	兑金
10.31	初八	戊戌	乾金
11.1	初九	己亥	乾金
11.2	初十	庚子	坎水
11.3	十一	辛丑	艮土
11.4	十二	壬寅	艮土
11.5	十三	癸卯	震木
11.6	十四	甲辰	巽木

11.7–12.6　乙亥月

公历	农历	干支	五行
11.7	立冬	乙巳	巽木
11.8	十六	丙午	离火
11.9	十七	丁未	坤土
11.10	十八	戊申	坤土
11.11	十九	己酉	兑金
11.12	二十	庚戌	乾金
11.13	二一	辛亥	乾金
11.14	二二	壬子	坎水
11.15	二三	癸丑	艮土
11.16	二四	甲寅	艮土
11.17	二五	乙卯	震木
11.18	二六	丙辰	巽木
11.19	二七	丁巳	巽木
11.20	二八	戊午	离火
11.21	二九	己未	坤土
11.22	小雪	庚申	坤土
11.23	闰十	辛酉	兑金
11.24	初二	壬戌	乾金
11.25	初三	癸亥	乾金
11.26	初四	甲子	坎水
11.27	初五	乙丑	艮土
11.28	初六	丙寅	艮土
11.29	初七	丁卯	震木
11.30	初八	戊辰	巽木
12.1	初九	己巳	巽木
12.2	初十	庚午	离火
12.3	十一	辛未	坤土
12.4	十二	壬申	坤土
12.5	十三	癸酉	兑金
12.6	十四	甲戌	乾金

12.7–1985.1.4　丙子月

公历	农历	干支	五行
12.7	大雪	乙亥	乾金
12.8	十六	丙子	坎水
12.9	十七	丁丑	艮土
12.10	十八	戊寅	艮土
12.11	十九	己卯	震木
12.12	二十	庚辰	巽木
12.13	二一	辛巳	巽木
12.14	二二	壬午	离火
12.15	二三	癸未	坤土
12.16	二四	甲申	坤土
12.17	二五	乙酉	兑金
12.18	二六	丙戌	乾金
12.19	二七	丁亥	乾金
12.20	二八	戊子	坎水
12.21	二九	己丑	艮土
12.22	冬至	庚寅	艮土
12.23	初二	辛卯	震木
12.24	初三	壬辰	巽木
12.25	初四	癸巳	巽木
12.26	初五	甲午	离火
12.27	初六	乙未	坤土
12.28	初七	丙申	坤土
12.29	初八	丁酉	兑金
12.30	初九	戊戌	乾金
12.31	初十	己亥	乾金
1.1	十一	庚子	坎水
1.2	十二	辛丑	艮土
1.3	十三	壬寅	艮土
1.4	十四	癸卯	震木

1.5–2.3　丁丑月

公历	农历	干支	五行
1.5	小寒	甲辰	巽木
1.6	十六	乙巳	巽木
1.7	十七	丙午	离火
1.8	十八	丁未	坤土
1.9	十九	戊申	坤土
1.10	二十	己酉	兑金
1.11	二一	庚戌	乾金
1.12	二二	辛亥	乾金
1.13	二三	壬子	坎水
1.14	二四	癸丑	艮土
1.15	二五	甲寅	艮土
1.16	二六	乙卯	震木
1.17	二七	丙辰	巽木
1.18	二八	丁巳	巽木
1.19	二九	戊午	离火
1.20	大寒	己未	坤土
1.21	腊月	庚申	坤土
1.22	初二	辛酉	兑金
1.23	初三	壬戌	乾金
1.24	初四	癸亥	乾金
1.25	初五	甲子	坎水
1.26	初六	乙丑	艮土
1.27	初七	丙寅	艮土
1.28	初八	丁卯	震木
1.29	初九	戊辰	巽木
1.30	初十	己巳	巽木
1.31	十一	庚午	离火
2.1	十二	辛未	坤土
2.2	十三	壬申	坤土
2.3	十四	癸酉	兑金

1985年2月4日–1985年8月6日，牛年、立春，乙丑、腊月、十五（乙丑、戊寅、甲戌）–牛年，乙丑、六月、二十（乙丑、癸未、丁丑）

2.4–3.4　戊寅月

公历	农历	干支	五行
2.4	立春	甲戌	乾金
2.5	十六	乙亥	乾金
2.6	十七	丙子	坎水
2.7	十八	丁丑	艮土
2.8	十九	戊寅	艮土
2.9	二十	己卯	震木
2.10	二一	庚辰	巽木
2.11	二二	辛巳	巽木
2.12	二三	壬午	离火
2.13	二四	癸未	坤土
2.14	二五	甲申	坤土
2.15	二六	乙酉	兑金
2.16	二七	丙戌	乾金
2.17	二八	丁亥	乾金
2.18	二九	戊子	坎水
2.19	三十	己丑	艮土
2.20	正月	庚寅	艮土
2.21	初二	辛卯	震木
2.22	初三	壬辰	巽木
2.23	初四	癸巳	巽木
2.24	初五	甲午	离火
2.25	初六	乙未	坤土
2.26	初七	丙申	坤土
2.27	初八	丁酉	兑金
2.28	初九	戊戌	乾金
3.1	初十	己亥	乾金
3.2	十一	庚子	坎水
3.3	十二	辛丑	艮土
3.4	十三	壬寅	艮土

3.5–4.4　己卯月

公历	农历	干支	五行
3.5	惊蛰	癸卯	震木
3.6	十五	甲辰	巽木
3.7	十六	乙巳	巽木
3.8	十七	丙午	离火
3.9	十八	丁未	坤土
3.10	十九	戊申	坤土
3.11	二十	己酉	兑金
3.12	二一	庚戌	乾金
3.13	二二	辛亥	乾金
3.14	二三	壬子	坎水
3.15	二四	癸丑	艮土
3.16	二五	甲寅	艮土
3.17	二六	乙卯	震木
3.18	二七	丙辰	巽木
3.19	二八	丁巳	巽木
3.20	春分	戊午	离火
3.21	二月	己未	坤土
3.22	初二	庚申	坤土
3.23	初三	辛酉	兑金
3.24	初四	壬戌	乾金
3.25	初五	癸亥	乾金
3.26	初六	甲子	坎水
3.27	初七	乙丑	艮土
3.28	初八	丙寅	艮土
3.29	初九	丁卯	震木
3.30	初十	戊辰	巽木
3.31	十一	己巳	巽木
4.1	十二	庚午	离火
4.2	十三	辛未	坤土
4.3	十四	壬申	坤土
4.4	十五	癸酉	兑金

4.5–5.4　庚辰月

公历	农历	干支	五行
4.5	清明	甲戌	乾金
4.6	十七	乙亥	乾金
4.7	十八	丙子	坎水
4.8	十九	丁丑	艮土
4.9	二十	戊寅	艮土
4.10	二一	己卯	震木
4.11	二二	庚辰	巽木
4.12	二三	辛巳	巽木
4.13	二四	壬午	离火
4.14	二五	癸未	坤土
4.15	二六	甲申	坤土
4.16	二七	乙酉	兑金
4.17	二八	丙戌	乾金
4.18	二九	丁亥	乾金
4.19	三十	戊子	坎水
4.20	谷雨	己丑	艮土
4.21	初二	庚寅	艮土
4.22	初三	辛卯	震木
4.23	初四	壬辰	巽木
4.24	初五	癸巳	巽木
4.25	初六	甲午	离火
4.26	初七	乙未	坤土
4.27	初八	丙申	坤土
4.28	初九	丁酉	兑金
4.29	初十	戊戌	乾金
4.30	十一	己亥	乾金
5.1	十二	庚子	坎水
5.2	十三	辛丑	艮土
5.3	十四	壬寅	艮土
5.4	十五	癸卯	震木

5.5–6.5　辛巳月

公历	农历	干支	五行
5.5	立夏	甲辰	巽木
5.6	十七	乙巳	巽木
5.7	十八	丙午	离火
5.8	十九	丁未	坤土
5.9	二十	戊申	坤土
5.10	二一	己酉	兑金
5.11	二二	庚戌	乾金
5.12	二三	辛亥	乾金
5.13	二四	壬子	坎水
5.14	二五	癸丑	艮土
5.15	二六	甲寅	艮土
5.16	二七	乙卯	震木
5.17	二八	丙辰	巽木
5.18	二九	丁巳	巽木
5.19	三十	戊午	离火
5.20	四月	己未	坤土
5.21	小满	庚申	坤土
5.22	初三	辛酉	兑金
5.23	初四	壬戌	乾金
5.24	初五	癸亥	乾金
5.25	初六	甲子	坎水
5.26	初七	乙丑	艮土
5.27	初八	丙寅	艮土
5.28	初九	丁卯	震木
5.29	初十	戊辰	巽木
5.30	十一	己巳	巽木
5.31	十二	庚午	离火
6.1	十三	辛未	坤土
6.2	十四	壬申	坤土
6.3	十五	癸酉	兑金
6.4	十六	甲戌	乾金
6.5	十七	乙亥	乾金

6.6–7.6　壬午月

公历	农历	干支	五行
6.6	芒种	丙子	坎水
6.7	十九	丁丑	艮土
6.8	二十	戊寅	艮土
6.9	二一	己卯	震木
6.10	二二	庚辰	巽木
6.11	二三	辛巳	巽木
6.12	二四	壬午	离火
6.13	二五	癸未	坤土
6.14	二六	甲申	坤土
6.15	二七	乙酉	兑金
6.16	二八	丙戌	乾金
6.17	二九	丁亥	乾金
6.18	五月	戊子	坎水
6.19	初二	己丑	艮土
6.20	夏至	庚寅	艮土
6.21	初四	辛卯	震木
6.22	初五	壬辰	巽木
6.23	初六	癸巳	巽木
6.24	初七	甲午	离火
6.25	初八	乙未	坤土
6.26	初九	丙申	坤土
6.27	初十	丁酉	兑金
6.28	十一	戊戌	乾金
6.29	十二	己亥	乾金
6.30	十三	庚子	坎水
7.1	十四	辛丑	艮土
7.2	十五	壬寅	艮土
7.3	十六	癸卯	震木
7.4	十七	甲辰	巽木
7.5	十八	乙巳	巽木
7.6	十九	丙午	离火

7.7–8.6　癸未月

公历	农历	干支	五行
7.7	小暑	丁未	坤土
7.8	二一	戊申	坤土
7.9	二二	己酉	兑金
7.10	二三	庚戌	乾金
7.11	二四	辛亥	乾金
7.12	二五	壬子	坎水
7.13	二六	癸丑	艮土
7.14	二七	甲寅	艮土
7.15	二八	乙卯	震木
7.16	二九	丙辰	巽木
7.17	三十	丁巳	巽木
7.18	六月	戊午	离火
7.19	初二	己未	坤土
7.20	初三	庚申	坤土
7.21	初四	辛酉	兑金
7.22	初五	壬戌	乾金
7.23	大暑	癸亥	乾金
7.24	初七	甲子	坎水
7.25	初八	乙丑	艮土
7.26	初九	丙寅	艮土
7.27	初十	丁卯	震木
7.28	十一	戊辰	巽木
7.29	十二	己巳	巽木
7.30	十三	庚午	离火
7.31	十四	辛未	坤土
8.1	十五	壬申	坤土
8.2	十六	癸酉	兑金
8.3	十七	甲戌	乾金
8.4	十八	乙亥	乾金
8.5	十九	丙子	坎水
8.6	二十	丁丑	艮土

1985年8月7日–1986年2月3日，牛年、立秋，乙丑、六月、二一（乙丑、甲申、戊寅）–牛年，乙丑、腊月、二五（乙丑、己丑、戊寅）

8.7–9.7, 甲申月				9.8–10.7, 乙酉月				10.8–11.6, 丙戌月				11.7–12.6, 丁亥月				12.7–1986.1.4, 戊子月				1.5–2.3, 己丑月			
8.7	立秋	戊寅	巽木	9.8	白露	庚戌	艮土	10.8	寒露	庚辰	巽木	11.7	立冬	庚戌	艮土	12.7	大雪	庚辰	巽木	1.5	小寒	己酉	坤土
8.8	二二	己卯	坤土	9.9	二五	辛亥	坤土	10.9	二五	辛巳	坤土	11.8	二六	辛亥	坤土	12.8	二七	辛巳	坤土	1.6	二六	庚戌	艮土
8.9	二三	庚辰	巽木	9.10	二六	壬子	艮土	10.10	二六	壬午	巽木	11.9	二七	壬子	艮土	12.9	二八	壬午	巽木	1.7	二七	辛亥	坤土
8.10	二四	辛巳	坎水	9.11	二七	癸丑	坤土	10.11	二七	癸未	坎水	11.10	二八	癸丑	坤土	12.10	二九	癸未	坎水	1.8	二八	壬子	艮土
8.11	二五	壬午	巽木	9.12	二八	甲寅	艮土	10.12	二八	甲申	巽木	11.11	二九	甲寅	艮土	12.11	三十	甲申	巽木	1.9	二九	癸丑	坤土
8.12	二六	癸未	坎水	9.13	二九	乙卯	坤土	10.13	二九	乙酉	坎水	11.12	十月	乙卯	坤土	12.12	冬月	乙酉	坎水	1.10	腊月	甲寅	艮土
8.13	二七	甲申	巽木	9.14	三十	丙辰	艮土	10.14	九月	丙戌	巽木	11.13	初二	丙辰	艮土	12.13	初二	丙戌	巽木	1.11	初二	乙卯	坤土
8.14	二八	乙酉	坎水	9.15	八月	丁巳	坤土	10.15	初二	丁亥	坎水	11.14	初三	丁巳	坤土	12.14	初三	丁亥	坎水	1.12	初三	丙辰	艮土
8.15	二九	丙戌	巽木	9.16	初二	戊午	艮土	10.16	初三	戊子	巽木	11.15	初四	戊午	艮土	12.15	初四	戊子	巽木	1.13	初四	丁巳	坤土
8.16	七月	丁亥	坎水	9.17	初三	己未	坤土	10.17	初四	己丑	坎水	11.16	初五	己未	坤土	12.16	初五	己丑	坎水	1.14	初五	戊午	艮土
8.17	初二	戊子	坎水	9.18	初四	庚申	艮土	10.18	初五	庚寅	巽木	11.17	初六	庚申	艮土	12.17	初六	庚寅	巽木	1.15	初六	己未	坤土
8.18	初三	己丑	坎水	9.19	初五	辛酉	坤土	10.19	初六	辛卯	坎水	11.18	初七	辛酉	坤土	12.18	初七	辛卯	坎水	1.16	初七	庚申	艮土
8.19	初四	庚寅	坎水	9.20	初六	壬戌	艮土	10.20	初七	壬辰	巽木	11.19	初八	壬戌	艮土	12.19	初八	壬辰	巽木	1.17	初八	辛酉	坤土
8.20	初五	辛卯	坎水	9.21	初七	癸亥	坤土	10.21	初八	癸巳	坎水	11.20	初九	癸亥	坤土	12.20	初九	癸巳	坎水	1.18	初九	壬戌	艮土
8.21	初六	壬辰	巽木	9.22	初八	甲子	艮土	10.22	初九	甲午	巽木	11.21	初十	甲子	艮土	12.21	初十	甲午	巽木	1.19	初十	癸亥	坤土
8.22	初七	癸巳	坎水	9.23	秋分	乙丑	坤土	10.23	霜降	乙未	坎水	11.22	小雪	乙丑	坤土	12.22	冬至	乙未	坎水	1.20	大寒	甲子	艮土
8.23	处暑	甲午	巽木	9.24	初十	丙寅	艮土	10.24	十一	丙申	巽木	11.23	十二	丙寅	艮土	12.23	十二	丙申	巽木	1.21	十二	乙丑	坤土
8.24	初九	乙未	坎水	9.25	十一	丁卯	坤土	10.25	十二	丁酉	坎水	11.24	十三	丁卯	坤土	12.24	十三	丁酉	坎水	1.22	十三	丙寅	艮土
8.25	初十	丙申	巽木	9.26	十二	戊辰	艮土	10.26	十三	戊戌	巽木	11.25	十四	戊辰	艮土	12.25	十四	戊戌	巽木	1.23	十四	丁卯	坤土
8.26	十一	丁酉	坎水	9.27	十三	己巳	坤土	10.27	十四	己亥	坎水	11.26	十五	己巳	坤土	12.26	十五	己亥	坎水	1.24	十五	戊辰	艮土
8.27	十二	戊戌	巽木	9.28	十四	庚午	艮土	10.28	十五	庚子	巽木	11.27	十六	庚午	艮土	12.27	十六	庚子	巽木	1.25	十六	己巳	坤土
8.28	十三	己亥	坎水	9.29	十五	辛未	坤土	10.29	十六	辛丑	坎水	11.28	十七	辛未	坤土	12.28	十七	辛丑	坎水	1.26	十七	庚午	艮土
8.29	十四	庚子	巽木	9.30	十六	壬申	艮土	10.30	十七	壬寅	巽木	11.29	十八	壬申	艮土	12.29	十八	壬寅	巽木	1.27	十八	辛未	坤土
8.30	十五	辛丑	坤土	10.1	十七	癸酉	坤土	10.31	十八	癸卯	坎水	11.30	十九	癸酉	坤土	12.30	十九	癸卯	坎水	1.28	十九	壬申	艮土
8.31	十六	壬寅	巽木	10.2	十八	甲戌	艮土	11.1	十九	甲辰	巽木	12.1	二十	甲戌	艮土	12.31	二十	甲辰	巽木	1.29	二十	癸酉	坤土
9.1	十七	癸卯	坎水	10.3	十九	乙亥	坤土	11.2	二十	乙巳	坎水	12.2	二一	乙亥	坤土	1.1	二一	乙巳	坎水	1.30	二一	甲戌	艮土
9.2	十八	甲辰	巽木	10.4	二十	丙子	艮土	11.3	二一	丙午	巽木	12.3	二二	丙子	艮土	1.2	二二	丙午	巽木	1.31	二二	乙亥	坤土
9.3	十九	乙巳	坎水	10.5	二一	丁丑	坎水	11.4	二二	丁未	坎水	12.4	二三	丁丑	坎水	1.3	二三	丁未	坎水	2.1	二三	丙子	艮土
9.4	二十	丙午	巽木	10.6	二二	戊寅	坤土	11.5	二三	戊申	巽木	12.5	二四	戊寅	坤土	1.4	二四	戊申	巽木	2.2	二四	丁丑	坤土
9.5	二一	丁未	坎水	10.7	二三	己卯	坤土	11.6	二四	己酉	坎水	12.6	二五	己卯	坤土					2.3	二五	戊寅	艮土
9.6	二二	戊申	巽木																				
9.7	二三	己酉	坎水																				

1986年2月4日–1986年8月7日，虎年、立春，丙寅、腊月、二六（丙寅、庚寅、己卯）–虎年，丙寅、七月、初二（丙寅、乙未、癸未）

2.4–3.5, 庚寅月				3.6–4.4, 辛卯月				4.5–5.5, 壬辰月				5.6–6.5, 癸巳月				6.6–7.6, 甲午月				7.7–8.7, 乙未月			
2.4	立春	己卯	兑金	3.6	惊蛰	己酉	震木	4.5	清明	己卯	兑金	5.6	立夏	庚戌	离火	6.6	芒种	辛巳	兑金	7.7	小暑	壬子	离火
2.5	二七	庚辰	乾金	3.7	二七	庚戌	离火	4.6	二八	庚辰	乾金	5.7	二九	辛亥	震木	6.7	五月	壬午	乾金	7.8	初二	癸丑	震木
2.6	二八	辛巳	兑金	3.8	二八	辛亥	震木	4.7	二九	辛巳	兑金	5.8	三十	壬子	离火	6.8	初二	癸未	兑金	7.9	初三	甲寅	离火
2.7	二九	壬午	乾金	3.9	二九	壬子	离火	4.8	三十	壬午	乾金	5.9	四月	癸丑	震木	6.9	初三	甲申	乾金	7.10	初四	乙卯	震木
2.8	三十	癸未	兑金	3.10	二月	癸丑	震木	4.9	三月	癸未	兑金	5.10	初二	甲寅	离火	6.10	初四	乙酉	兑金	7.11	初五	丙辰	离火
2.9	正月	甲申	乾金	3.11	初二	甲寅	离火	4.10	初二	甲申	乾金	5.11	初三	乙卯	震木	6.11	初五	丙戌	乾金	7.12	初六	丁巳	震木
2.10	初二	乙酉	兑金	3.12	初三	乙卯	震木	4.11	初三	乙酉	兑金	5.12	初四	丙辰	离火	6.12	初六	丁亥	兑金	7.13	初七	戊午	离火
2.11	初三	丙戌	乾金	3.13	初四	丙辰	离火	4.12	初四	丙戌	乾金	5.13	初五	丁巳	震木	6.13	初七	戊子	乾金	7.14	初八	己未	震木
2.12	初四	丁亥	兑金	3.14	初五	丁巳	震木	4.13	初五	丁亥	兑金	5.14	初六	戊午	离火	6.14	初八	己丑	兑金	7.15	初九	庚申	离火
2.13	初五	戊子	乾金	3.15	初六	戊午	离火	4.14	初六	戊子	乾金	5.15	初七	己未	震木	6.15	初九	庚寅	乾金	7.16	初十	辛酉	震木
2.14	初六	己丑	兑金	3.16	初七	己未	震木	4.15	初七	己丑	兑金	5.16	初八	庚申	离火	6.16	初十	辛卯	兑金	7.17	十一	壬戌	离火
2.15	初七	庚寅	乾金	3.17	初八	庚申	离火	4.16	初八	庚寅	乾金	5.17	初九	辛酉	震木	6.17	十一	壬辰	乾金	7.18	十二	癸亥	震木
2.16	初八	辛卯	兑金	3.18	初九	辛酉	震木	4.17	初九	辛卯	兑金	5.18	初十	壬戌	离火	6.18	十二	癸巳	兑金	7.19	十三	甲子	离火
2.17	初九	壬辰	乾金	3.19	初十	壬戌	离火	4.18	初十	壬辰	乾金	5.19	十一	癸亥	震木	6.19	十三	甲午	乾金	7.20	十四	乙丑	震木
2.18	初十	癸巳	兑金	3.20	十一	癸亥	震木	4.19	十一	癸巳	兑金	5.20	十二	甲子	离火	6.20	十四	乙未	兑金	7.21	十五	丙寅	离火
2.19	雨水	甲午	乾金	3.21	春分	甲子	离火	4.20	谷雨	甲午	乾金	5.21	小满	乙丑	震木	6.21	十五	丙申	乾金	7.22	十六	丁卯	震木
2.20	十二	乙未	兑金	3.22	十三	乙丑	震木	4.21	十三	乙未	兑金	5.22	十四	丙寅	离火	6.22	夏至	丁酉	兑金	7.23	大暑	戊辰	离火
2.21	十三	丙申	乾金	3.23	十四	丙寅	离火	4.22	十四	丙申	乾金	5.23	十五	丁卯	震木	6.23	十七	戊戌	乾金	7.24	十八	己巳	震木
2.22	十四	丁酉	兑金	3.24	十五	丁卯	震木	4.23	十五	丁酉	兑金	5.24	十六	戊辰	离火	6.24	十八	己亥	兑金	7.25	十九	庚午	离火
2.23	十五	戊戌	乾金	3.25	十六	戊辰	离火	4.24	十六	戊戌	乾金	5.25	十七	己巳	震木	6.25	十九	庚子	乾金	7.26	二十	辛未	震木
2.24	十六	己亥	兑金	3.26	十七	己巳	震木	4.25	十七	己亥	兑金	5.26	十八	庚午	离火	6.26	二十	辛丑	兑金	7.27	二一	壬申	离火
2.25	十七	庚子	乾金	3.27	十八	庚午	离火	4.26	十八	庚子	乾金	5.27	十九	辛未	震木	6.27	二一	壬寅	乾金	7.28	二二	癸酉	震木
2.26	十八	辛丑	兑金	3.28	十九	辛未	震木	4.27	十九	辛丑	兑金	5.28	二十	壬申	离火	6.28	二二	癸卯	兑金	7.29	二三	甲戌	离火
2.27	十九	壬寅	乾金	3.29	二十	壬申	离火	4.28	二十	壬寅	乾金	5.29	二一	癸酉	震木	6.29	二三	甲辰	乾金	7.30	二四	乙亥	震木
2.28	二十	癸卯	兑金	3.30	二一	癸酉	震木	4.29	二一	癸卯	兑金	5.30	二二	甲戌	离火	6.30	二四	乙巳	兑金	7.31	二五	丙子	离火
3.1	二一	甲辰	乾金	3.31	二二	甲戌	离火	4.30	二二	甲辰	乾金	5.31	二三	乙亥	震木	7.1	二五	丙午	乾金	8.1	二六	丁丑	震木
3.2	二二	乙巳	兑金	4.1	二三	乙亥	震木	5.1	二三	乙巳	兑金	6.1	二四	丙子	离火	7.2	二六	丁未	兑金	8.2	二七	戊寅	离火
3.3	二三	丙午	乾金	4.2	二四	丙子	离火	5.2	二四	丙午	乾金	6.2	二五	丁丑	震木	7.3	二七	戊申	乾金	8.3	二八	己卯	震木
3.4	二四	丁未	兑金	4.3	二五	丁丑	震木	5.3	二五	丁未	兑金	6.3	二六	戊寅	离火	7.4	二八	己酉	兑金	8.4	二九	庚辰	离火
3.5	二五	戊申	乾金	4.4	二六	戊寅	离火	5.4	二六	戊申	乾金	6.4	二七	己卯	震木	7.5	二九	庚戌	乾金	8.5	三十	辛巳	兑金
								5.5	二七	己酉	兑金	6.5	二八	庚辰	离火	7.6	三十	辛亥	兑金	8.6	七月	壬午	离火
																				8.7	初二	癸未	震木

1986年8月8日–1987年2月3日，虎年、立秋，丙寅、七月、初三（丙寅、丙申、甲申）–虎年，丙寅、正月、初六（丙寅、辛丑、癸未）

8.8–9.7 丙申月	9.8–10.7 丁酉月	10.8–11.7 戊戌月	11.8–12.6 己亥月	12.7–1987.1.5 庚子月	1.6–2.3 辛丑月
8.8 立秋 甲申 乾金	9.8 白露 乙卯 震木	10.8 寒露 乙酉 兑金	11.8 立冬 丙辰 离火	12.7 大雪 乙酉 兑金	1.6 小寒 乙卯 震木
8.9 初四 乙酉 兑金	9.9 初六 丙辰 离火	10.9 初六 丙戌 乾金	11.9 初八 丁巳 震木	12.8 初七 丙戌 乾金	1.7 初八 丙辰 离火
8.10 初五 丙戌 乾金	9.10 初七 丁巳 震木	10.10 初七 丁亥 兑金	11.10 初九 戊午 离火	12.9 初八 丁亥 兑金	1.8 初九 丁巳 震木
8.11 初六 丁亥 兑金	9.11 初八 戊午 离火	10.11 初八 戊子 乾金	11.11 初十 己未 震木	12.10 初九 戊子 乾金	1.9 初十 戊午 离火
8.12 初七 戊子 乾金	9.12 初九 己未 震木	10.12 初九 己丑 兑金	11.12 十一 庚申 离火	12.11 初十 己丑 兑金	1.10 十一 己未 震木
8.13 初八 己丑 兑金	9.13 初十 庚申 离火	10.13 初十 庚寅 乾金	11.13 十二 辛酉 震木	12.12 十一 庚寅 乾金	1.11 十二 庚申 离火
8.14 初九 庚寅 乾金	9.14 十一 辛酉 震木	10.14 十一 辛卯 兑金	11.14 十三 壬戌 离火	12.13 十二 辛卯 兑金	1.12 十三 辛酉 震木
8.15 初十 辛卯 兑金	9.15 十二 壬戌 离火	10.15 十二 壬辰 乾金	11.15 十四 癸亥 震木	12.14 十三 壬辰 乾金	1.13 十四 壬戌 离火
8.16 十一 壬辰 乾金	9.16 十三 癸亥 震木	10.16 十三 癸巳 兑金	11.16 十五 甲子 离火	12.15 十四 癸巳 兑金	1.14 十五 癸亥 震木
8.17 十二 癸巳 兑金	9.17 十四 甲子 离火	10.17 十四 甲午 乾金	11.17 十六 乙丑 震木	12.16 十五 甲午 乾金	1.15 十六 甲子 离火
8.18 十三 甲午 乾金	9.18 十五 乙丑 震木	10.18 十五 乙未 兑金	11.18 十七 丙寅 离火	12.17 十六 乙未 兑金	1.16 十七 乙丑 震木
8.19 十四 乙未 兑金	9.19 十六 丙寅 离火	10.19 十六 丙申 乾金	11.19 十八 丁卯 震木	12.18 十七 丙申 乾金	1.17 十八 丙寅 离火
8.20 十五 丙寅 离火	9.20 十七 丁卯 震木	10.20 十七 丁酉 兑金	11.20 十九 戊辰 离火	12.19 十八 丁酉 兑金	1.18 十九 丁卯 震木
8.21 十六 丁酉 兑金	9.21 十八 戊辰 离火	10.21 十八 戊戌 乾金	11.21 二十 己巳 震木	12.20 十九 戊戌 乾金	1.19 二十 戊辰 离火
8.22 十七 戊戌 乾金	9.22 十九 己巳 震木	10.22 十九 己亥 兑金	11.22 小雪 庚午 离火	12.21 二十 己亥 兑金	1.20 大寒 己巳 震木
8.23 处暑 己亥 兑金	9.23 秋分 庚午 离火	10.23 二十 庚子 乾金	11.23 二二 辛未 震木	12.22 冬至 庚子 乾金	1.21 二二 庚午 离火
8.24 十九 庚子 乾金	9.24 二一 辛未 震木	10.24 霜降 辛丑 兑金	11.24 二三 壬申 离火	12.23 二二 辛丑 兑金	1.22 二三 辛未 震木
8.25 二十 辛丑 兑金	9.25 二二 壬申 离火	10.25 二二 壬寅 乾金	11.25 二四 癸酉 震木	12.24 二三 壬寅 乾金	1.23 二四 壬申 离火
8.26 二一 壬寅 乾金	9.26 二三 癸酉 震木	10.26 二三 癸卯 兑金	11.26 二五 甲戌 离火	12.25 二四 癸卯 兑金	1.24 二五 癸酉 震木
8.27 二二 癸卯 兑金	9.27 二四 甲戌 离火	10.27 二四 甲辰 乾金	11.27 二六 乙亥 震木	12.26 二五 甲辰 乾金	1.25 二六 甲戌 离火
8.28 二三 甲辰 乾金	9.28 二五 乙亥 震木	10.28 二五 乙巳 兑金	11.28 二七 丙子 离火	12.27 二六 乙巳 兑金	1.26 二七 乙亥 震木
8.29 二四 乙巳 兑金	9.29 二六 丙子 离火	10.29 二六 丙午 乾金	11.29 二八 丁丑 震木	12.28 二七 丙午 乾金	1.27 二八 丙子 离火
8.30 二五 丙午 离火	9.30 二七 丁丑 震木	10.30 二七 丁未 兑金	11.30 二九 戊寅 离火	12.29 二八 丁未 兑金	1.28 二九 丁丑 震木
8.31 二六 丁未 兑金	10.1 二八 戊寅 离火	10.31 二八 戊申 乾金	12.1 三十 己卯 震木	12.30 二九 戊申 乾金	1.29 正月 戊寅 离火
9.1 二七 戊申 乾金	10.2 二九 己卯 震木	11.1 二九 己酉 兑金	12.2 冬月 庚辰 离火	12.31 腊月 己酉 兑金	1.30 初二 己卯 震木
9.2 二八 己酉 兑金	10.3 三十 庚辰 离火	11.2 十月 庚戌 乾金	12.3 初二 辛巳 震木	1.1 初二 庚戌 乾金	1.31 初三 庚辰 离火
9.3 二九 庚戌 乾金	10.4 九月 辛巳 震木	11.3 初二 辛亥 兑金	12.4 初三 壬午 离火	1.2 初三 辛亥 兑金	2.1 初四 辛巳 震木
9.4 八月 辛亥 兑金	10.5 初二 壬午 离火	11.4 初三 壬子 乾金	12.5 初四 癸未 震木	1.3 初四 壬子 乾金	2.2 初五 壬午 离火
9.5 初二 壬子 乾金	10.6 初三 癸未 震木	11.5 初四 癸丑 兑金	12.6 初五 甲申 离火	1.4 初五 癸丑 兑金	2.3 初六 癸未 震木
9.6 初三 癸丑 兑金	10.7 初四 甲申 离火	11.6 初五 甲寅 乾金		1.5 初六 甲寅 乾金	
9.7 初四 甲寅 乾金		11.7 初六 乙卯 兑金			

1987年2月4日–1987年8月7日，兔年、立春，丁卯、正月、初七（丁卯、壬寅、甲申）–兔年，丁卯、闰六月、十三（丁卯、丁未、戊子）

2.4–3.5 壬寅月	3.6–4.4 癸卯月	4.5–5.5 甲辰月	5.6–6.5 乙巳月	6.6–7.6 丙午月	7.7–8.7 丁未月
2.4 立春 甲申 巽木	3.6 惊蛰 甲寅 艮土	4.5 清明 甲申 巽木	5.6 立夏 乙卯 坤土	6.6 芒种 丙戌 巽木	7.7 小暑 丁巳 坤土
2.5 初八 乙酉 坎水	3.7 初八 乙卯 坤土	4.6 初九 乙酉 坎水	5.7 初十 丙辰 艮土	6.7 十二 丁亥 坎水	7.8 十三 戊午 艮土
2.6 初九 丙戌 巽木	3.8 初九 丙辰 艮土	4.7 初十 丙戌 巽木	5.8 十一 丁巳 坤土	6.8 十三 戊子 巽木	7.9 十四 己未 坤土
2.7 初十 丁亥 坎水	3.9 初十 丁巳 坤土	4.8 十一 丁亥 坎水	5.9 十二 戊午 艮土	6.9 十四 己丑 坎水	7.10 十五 庚申 艮土
2.8 十一 戊子 巽木	3.10 十一 戊午 艮土	4.9 十二 戊子 巽木	5.10 十三 己未 坤土	6.10 十五 庚寅 巽木	7.11 十六 辛酉 坤土
2.9 十二 己丑 坎水	3.11 十二 己未 坤土	4.10 十三 己丑 坎水	5.11 十四 庚申 艮土	6.11 十六 辛卯 坎水	7.12 十七 壬戌 艮土
2.10 十三 庚寅 巽木	3.12 十三 庚申 艮土	4.11 十四 庚寅 巽木	5.12 十五 辛酉 坤土	6.12 十七 壬辰 巽木	7.13 十八 癸亥 坤土
2.11 十四 辛卯 坎水	3.13 十四 辛酉 坤土	4.12 十五 辛卯 坎水	5.13 十六 壬戌 艮土	6.13 十八 癸巳 坎水	7.14 十九 甲子 艮土
2.12 十五 壬辰 巽木	3.14 十五 壬戌 艮土	4.13 十六 壬辰 巽木	5.14 十七 癸亥 坤土	6.14 十九 甲午 巽木	7.15 二十 乙丑 坤土
2.13 十六 癸巳 坎水	3.15 十六 癸亥 坤土	4.14 十七 癸巳 坎水	5.15 十八 甲子 艮土	6.15 二十 乙未 坎水	7.16 二一 丙寅 艮土
2.14 十七 甲午 巽木	3.16 十七 甲子 艮土	4.15 十八 甲午 巽木	5.16 十九 乙丑 坤土	6.16 二一 丙申 巽木	7.17 二二 丁卯 坤土
2.15 十八 乙未 坎水	3.17 十八 乙丑 坤土	4.16 十九 乙未 坎水	5.17 二十 丙寅 艮土	6.17 二二 丁酉 坎水	7.18 二三 戊辰 艮土
2.16 十九 丙申 巽木	3.18 十九 丙寅 艮土	4.17 二十 丙申 巽木	5.18 二一 丁卯 坤土	6.18 二三 戊戌 巽木	7.19 二四 己巳 坤土
2.17 二十 丁酉 坎水	3.19 二十 丁卯 坤土	4.18 二一 丁酉 坎水	5.19 二二 戊辰 艮土	6.19 二四 己亥 坎水	7.20 二五 庚午 艮土
2.18 二一 戊戌 巽木	3.20 二一 戊辰 艮土	4.19 二二 戊戌 巽木	5.20 二三 己巳 坤土	6.20 二五 庚子 巽木	7.21 二六 辛未 坤土
2.19 雨水 己亥 坎水	3.21 春分 己巳 坤土	4.20 谷雨 己亥 坎水	5.21 小满 庚午 艮土	6.21 二六 辛丑 坎水	7.22 二七 壬申 艮土
2.20 二三 庚子 巽木	3.22 二三 庚午 艮土	4.21 二四 庚子 巽木	5.22 二五 辛未 坤土	6.22 夏至 壬寅 巽木	7.23 大暑 癸酉 坤土
2.21 二四 辛丑 坎水	3.23 二四 辛未 坤土	4.22 二五 辛丑 坎水	5.23 二六 壬申 艮土	6.23 二八 癸卯 坎水	7.24 二九 甲戌 艮土
2.22 二五 壬寅 巽木	3.24 二五 壬申 艮土	4.23 二六 壬寅 巽木	5.24 二七 癸酉 坤土	6.24 二九 甲辰 巽木	7.25 三十 乙亥 坤土
2.23 二六 癸卯 坎水	3.25 二六 癸酉 坤土	4.24 二七 癸卯 坎水	5.25 二八 甲戌 艮土	6.25 三十 乙巳 坎水	7.26 闰六 丙子 艮土
2.24 二七 甲辰 巽木	3.26 二七 甲戌 艮土	4.25 二八 甲辰 巽木	5.26 二九 乙亥 坤土	6.26 六月 丙午 巽木	7.27 初二 丁丑 坤土
2.25 二八 乙巳 坎水	3.27 二八 乙亥 坤土	4.26 二九 乙巳 坎水	5.27 五月 丙子 艮土	6.27 初二 丁未 坎水	7.28 初三 戊寅 艮土
2.26 二九 丙午 巽木	3.28 二九 丙子 艮土	4.27 三十 丙午 巽木	5.28 初二 丁丑 坤土	6.28 初三 戊申 巽木	7.29 初四 己卯 坤土
2.27 三十 丁未 坎水	3.29 三月 丁丑 坤土	4.28 四月 丁未 坎水	5.29 初三 戊寅 艮土	6.29 初四 己酉 坎水	7.30 初五 庚辰 艮土
2.28 二月 戊申 巽木	3.30 初二 戊寅 艮土	4.29 初二 戊申 巽木	5.30 初四 己卯 坤土	6.30 初五 庚戌 巽木	7.31 初六 辛巳 坤土
3.1 初二 己酉 坎水	3.31 初三 己卯 坤土	4.30 初三 己酉 坎水	5.31 初五 庚辰 艮土	7.1 初六 辛亥 坎水	8.1 初七 壬午 艮土
3.2 初三 庚戌 巽木	4.1 初四 庚辰 艮土	5.1 初四 庚戌 巽木	6.1 初六 辛巳 坤土	7.2 初七 壬子 巽木	8.2 初八 癸未 坤土
3.3 初四 辛亥 坎水	4.2 初五 辛巳 坤土	5.2 初五 辛亥 坎水	6.2 初七 壬午 艮土	7.3 初八 癸丑 坎水	8.3 初九 甲申 艮土
3.4 初五 壬子 巽木	4.3 初六 壬午 艮土	5.3 初六 壬子 巽木	6.3 初八 癸未 坤土	7.4 初九 甲寅 巽木	8.4 初十 乙酉 坤土
3.5 初六 癸丑 坎水	4.4 初七 癸未 坤土	5.4 初七 癸丑 坎水	6.4 初九 甲申 艮土	7.5 初十 乙卯 坎水	8.5 十一 丙戌 艮土
		5.5 初八 甲寅 巽木	6.5 初十 乙酉 坤土	7.6 十一 丙辰 巽木	8.6 十二 丁亥 坤土
					8.7 十三 戊子 艮土

1987 年 8 月 8 日 –1988 年 2 月 3 日，兔年、立秋，丁卯、闰六月、十四（丁卯、戊申、己丑）– 兔年，丁卯、腊月、十六（丁卯、癸丑、戊子）

戊申月 (8.8–9.7)				己酉月 (9.8–10.8)				庚戌月 (10.9–11.7)				辛亥月 (11.8–12.6)				壬子月 (12.7–1988.1.5)				癸丑月 (1.6–2.3)			
8.8	立秋	己丑	坎水	9.8	白露	庚申	坤土	10.9	寒露	辛卯	巽木	11.8	立冬	辛酉	坤土	12.7	大雪	庚寅	巽木	1.6	小寒	庚申	坤土
8.9	十五	庚寅	巽木	9.9	十七	辛酉	坤土	10.10	十八	壬辰	巽木	11.9	十八	壬戌	艮土	12.8	十八	辛卯	坎水	1.7	十八	辛酉	坤土
8.10	十六	辛卯	坎水	9.10	十八	壬戌	艮土	10.11	十九	癸巳	坎水	11.10	十九	癸亥	坤土	12.9	十九	壬辰	巽木	1.8	十九	壬戌	艮土
8.11	十七	壬辰	巽木	9.11	十九	癸亥	坤土	10.12	二十	甲午	巽木	11.11	二十	甲子	艮土	12.10	二十	癸巳	坎水	1.9	二十	癸亥	坤土
8.12	十八	癸巳	坎水	9.12	二十	甲子	艮土	10.13	二一	乙未	坎水	11.12	二一	乙丑	坤土	12.11	二一	甲午	巽木	1.10	二一	甲子	艮土
8.13	十九	甲午	巽木	9.13	二一	乙丑	坤土	10.14	二二	丙申	巽木	11.13	二二	丙寅	艮土	12.12	二二	乙未	坎水	1.11	二二	乙丑	坤土
8.14	二十	乙未	坎水	9.14	二二	丙寅	艮土	10.15	二三	丁酉	坎水	11.14	二三	丁卯	坤土	12.13	二三	丙申	巽木	1.12	二三	丙寅	艮土
8.15	二一	丙申	坎水	9.15	二三	丁卯	坤土	10.16	二四	戊戌	巽木	11.15	二四	戊辰	艮土	12.14	二四	丁酉	坎水	1.13	二四	丁卯	坤土
8.16	二二	丁酉	坎水	9.16	二四	戊辰	艮土	10.17	二五	己亥	坎水	11.16	二五	己巳	坤土	12.15	二五	戊戌	巽木	1.14	二五	戊辰	艮土
8.17	二三	戊戌	巽木	9.17	二五	己巳	坤土	10.18	二六	庚子	巽木	11.17	二六	庚午	艮土	12.16	二六	己亥	坎水	1.15	二六	己巳	坤土
8.18	二四	己亥	坎水	9.18	二六	庚午	艮土	10.19	二七	辛丑	坎水	11.18	二七	辛未	坤土	12.17	二七	庚子	巽木	1.16	二七	庚午	艮土
8.19	二五	庚子	巽木	9.19	二七	辛未	坤土	10.20	二八	壬寅	巽木	11.19	二八	壬申	坤土	12.18	二八	辛丑	坎水	1.17	二八	辛未	坤土
8.20	二六	辛丑	巽木	9.20	二八	壬申	坤土	10.21	二九	癸卯	坎水	11.20	二九	癸酉	坤土	12.19	二九	壬寅	巽木	1.18	二九	壬申	坤土
8.21	二七	壬寅	巽木	9.21	二九	癸酉	坤土	10.22	三十	甲辰	巽木	11.21	十月	甲戌	艮土	12.20	三十	癸卯	坎水	1.19	腊月	癸酉	坤土
8.22	二八	癸卯	坎水	9.22	三十	甲戌	艮土	10.23	九月	乙巳	坎水	11.22	初二	乙亥	坤土	12.21	冬月	甲辰	巽木	1.20	初二	甲戌	艮土
8.23	二九	甲辰	巽木	9.23	秋分	乙亥	坤土	10.24	霜降	丙午	巽木	11.23	小雪	丙子	艮土	12.22	冬至	乙巳	坎水	1.21	大寒	乙亥	坤土
8.24	处暑	乙巳	坎水	9.24	初二	丙子	艮土	10.25	初三	丁未	坎水	11.24	初四	丁丑	坤土	12.23	初三	丙午	巽木	1.22	初四	丙子	艮土
8.25	初二	丙午	巽木	9.25	初三	丁丑	坤土	10.26	初四	戊申	巽木	11.25	初五	戊寅	艮土	12.24	初四	丁未	坎水	1.23	初五	丁丑	坤土
8.26	初三	丁未	坎水	9.26	初四	戊寅	艮土	10.27	初五	己酉	坎水	11.26	初六	己卯	坤土	12.25	初五	戊申	巽木	1.24	初六	戊寅	艮土
8.27	初四	戊申	坎水	9.27	初五	己卯	坤土	10.28	初六	庚戌	巽木	11.27	初七	庚辰	艮土	12.26	初六	己酉	坎水	1.25	初七	己卯	坤土
8.28	初五	己酉	坎水	9.28	初六	庚辰	艮土	10.29	初七	辛亥	坎水	11.28	初八	辛巳	坤土	12.27	初七	庚戌	巽木	1.26	初八	庚辰	艮土
8.29	初六	庚戌	巽木	9.29	初七	辛巳	坤土	10.30	初八	壬子	巽木	11.29	初九	壬午	艮土	12.28	初八	辛亥	坎水	1.27	初九	辛巳	坤土
8.30	初七	辛亥	坎水	9.30	初八	壬午	艮土	10.31	初九	癸丑	坎水	11.30	初十	癸未	坤土	12.29	初九	壬子	巽木	1.28	初十	壬午	艮土
8.31	初八	壬子	巽木	10.1	初九	癸未	坤土	11.1	初十	甲寅	巽木	12.1	十一	甲申	艮土	12.30	初十	癸丑	坎水	1.29	十一	癸未	坤土
9.1	初九	癸丑	坎水	10.2	初十	甲申	艮土	11.2	十一	乙卯	坎水	12.2	十二	乙酉	坤土	12.31	十一	甲寅	巽木	1.30	十二	甲申	艮土
9.2	初十	甲寅	巽木	10.3	十一	乙酉	坤土	11.3	十二	丙辰	巽木	12.3	十三	丙戌	艮土	1.1	十二	乙卯	坎水	1.31	十三	乙酉	坤土
9.3	十一	乙卯	坎水	10.4	十二	丙戌	艮土	11.4	十三	丁巳	坎水	12.4	十四	丁亥	坤土	1.2	十三	丙辰	巽木	2.1	十四	丙戌	艮土
9.4	十二	丙辰	巽木	10.5	十三	丁亥	坤土	11.5	十四	戊午	巽木	12.5	十五	戊子	艮土	1.3	十四	丁巳	坎水	2.2	十五	丁亥	坤土
8.5	十三	丁巳	坎水	10.6	十四	戊子	艮土	11.6	十五	己未	坎水	12.6	十六	己丑	坤土	1.4	十五	戊午	巽木	2.3	十六	戊子	艮土
9.6	十四	戊午	巽木	10.7	十五	己丑	坤土	11.7	十六	庚申	巽木					1.5	十六	己未	坎水				
9.7	十五	己未	坎水	10.8	十六	庚寅	艮土																

1988 年 2 月 4 日 –1988 年 8 月 6 日，龙年、立春，戊辰、腊月、十七（戊辰、甲寅、己丑）– 龙年，戊辰、六月、二四（戊辰、己未、癸巳）

甲寅月 (2.4–3.4)				乙卯月 (3.5–4.3)				丙辰月 (4.4–5.4)				丁巳月 (5.5–6.4)				戊午月 (6.5–7.6)				己未月 (7.7–8.6)			
2.4	立春	己丑	兑金	3.5	惊蛰	己未	震木	4.4	清明	己丑	兑金	5.5	立夏	庚申	离火	6.5	芒种	辛卯	兑金	7.7	小暑	癸亥	震木
2.5	十八	庚寅	乾金	3.6	十九	庚申	震木	4.5	十九	庚寅	乾金	5.6	二一	辛酉	震木	6.6	二二	壬辰	乾金	7.8	二五	甲子	离火
2.6	十九	辛卯	兑金	3.7	二十	辛酉	震木	4.6	二十	辛卯	兑金	5.7	二二	壬戌	震木	6.7	二三	癸巳	兑金	7.9	二六	乙丑	震木
2.7	二十	壬辰	乾金	3.8	二一	壬戌	离火	4.7	二一	壬辰	乾金	5.8	二三	癸亥	震木	6.8	二四	甲午	乾金	7.10	二七	丙寅	离火
2.8	二一	癸巳	兑金	3.9	二二	癸亥	震木	4.8	二二	癸巳	兑金	5.9	二四	甲子	离火	6.9	二五	乙未	兑金	7.11	二八	丁卯	震木
2.9	二二	甲午	乾金	3.10	二三	甲子	离火	4.9	二三	甲午	乾金	5.10	二五	乙丑	震木	6.10	二六	丙申	乾金	7.12	二九	戊辰	离火
2.10	二三	乙未	兑金	3.11	二四	乙丑	震木	4.10	二四	乙未	兑金	5.11	二六	丙寅	离火	6.11	二七	丁酉	兑金	7.13	三十	己巳	震木
2.11	二四	丙申	乾金	3.12	二五	丙寅	离火	4.11	二五	丙申	乾金	5.12	二七	丁卯	震木	6.12	二八	戊戌	乾金	7.14	六月	庚午	离火
2.12	二五	丁酉	兑金	3.13	二六	丁卯	震木	4.12	二六	丁酉	兑金	5.13	二八	戊辰	震木	6.13	二九	己亥	兑金	7.15	初二	辛未	震木
2.13	二六	戊戌	乾金	3.14	二七	戊辰	离火	4.13	二七	戊戌	乾金	5.14	二九	己巳	震木	6.14	五月	庚子	乾金	7.16	初三	壬申	震木
2.14	二七	己亥	兑金	3.15	二八	己巳	震木	4.14	二八	己亥	兑金	5.15	三十	庚午	离火	6.15	初二	辛丑	兑金	7.17	初四	癸酉	震木
2.15	二八	庚子	乾金	3.16	二九	庚午	离火	4.15	二九	庚子	乾金	5.16	四月	辛未	震木	6.16	初三	壬寅	乾金	7.18	初五	甲戌	离火
2.16	二九	辛丑	兑金	3.17	三十	辛未	震木	4.16	三月	辛丑	兑金	5.17	初二	壬申	离火	6.17	初四	癸卯	兑金	7.19	初六	乙亥	震木
2.17	正月	壬寅	乾金	3.18	二月	壬申	震木	4.17	初二	壬寅	乾金	5.18	初三	癸酉	震木	6.18	初五	甲辰	乾金	7.20	初七	丙子	离火
2.18	初二	癸卯	兑金	3.19	初二	癸酉	震木	4.18	初三	癸卯	兑金	5.19	初四	甲戌	离火	6.19	初六	乙巳	兑金	7.21	初八	丁丑	震木
2.19	雨水	甲辰	乾金	3.20	春分	甲戌	离火	4.19	初四	甲辰	乾金	5.20	小满	乙亥	震木	6.20	初七	丙午	乾金	7.22	大暑	戊寅	离火
2.20	初四	乙巳	兑金	3.21	初四	乙亥	震木	4.20	谷雨	乙巳	兑金	5.21	初六	丙子	离火	6.21	夏至	丁未	兑金	7.23	初十	己卯	震木
2.21	初五	丙午	乾金	3.22	初五	丙子	离火	4.21	初六	丙午	乾金	5.22	初七	丁丑	震木	6.22	初九	戊申	乾金	7.24	十一	庚辰	离火
2.22	初六	丁未	兑金	3.23	初六	丁丑	震木	4.22	初七	丁未	兑金	5.23	初八	戊寅	离火	6.23	初十	己酉	兑金	7.25	十二	辛巳	震木
2.23	初七	戊申	乾金	3.24	初七	戊寅	离火	4.23	初八	戊申	乾金	5.24	初九	己卯	震木	6.24	十一	庚戌	乾金	7.26	十三	壬午	离火
2.24	初八	己酉	兑金	3.25	初八	己卯	震木	4.24	初九	己酉	兑金	5.25	初十	庚辰	离火	6.25	十二	辛亥	兑金	7.27	十四	癸未	震木
2.25	初九	庚戌	乾金	3.26	初九	庚辰	离火	4.25	初十	庚戌	乾金	5.26	十一	辛巳	震木	6.26	十三	壬子	乾金	7.28	十五	甲申	离火
2.26	初十	辛亥	兑金	3.27	初十	辛巳	震木	4.26	十一	辛亥	兑金	5.27	十二	壬午	离火	6.27	十四	癸丑	兑金	7.29	十六	乙酉	震木
2.27	十一	壬子	乾金	3.28	十一	壬午	离火	4.27	十二	壬子	乾金	5.28	十三	癸未	震木	6.28	十五	甲寅	乾金	7.30	十七	丙戌	离火
2.28	十二	癸丑	兑金	3.29	十二	癸未	震木	4.28	十三	癸丑	兑金	5.29	十四	甲申	离火	6.29	十六	乙卯	兑金	7.31	十八	丁亥	震木
2.29	十三	甲寅	乾金	3.30	十三	甲申	离火	4.29	十四	甲寅	乾金	5.30	十五	乙酉	震木	6.30	十七	丙辰	乾金	8.1	十九	戊子	离火
3.1	十四	乙卯	兑金	3.31	十四	乙酉	震木	4.30	十五	乙卯	兑金	5.31	十六	丙戌	离火	7.1	十八	丁巳	兑金	8.2	二十	己丑	震木
3.2	十五	丙辰	乾金	4.1	十五	丙戌	离火	5.1	十六	丙辰	乾金	6.1	十七	丁亥	震木	7.2	十九	戊午	乾金	8.3	二一	庚寅	离火
3.3	十六	丁巳	兑金	4.2	十六	丁亥	震木	5.2	十七	丁巳	兑金	6.2	十八	戊子	离火	7.3	二十	己未	兑金	8.4	二二	辛卯	兑金
3.4	十七	戊午	乾金	4.3	十七	戊子	离火	5.3	十八	戊午	乾金	6.3	十九	己丑	震木	7.4	二一	庚申	乾金	8.5	二三	壬辰	离火
								5.4	十九	己未	兑金	6.4	二十	庚寅	离火	7.5	二二	辛酉	兑金	8.6	二四	癸巳	震木
																7.6	二三	壬戌	乾金				

1988年8月7日－1989年2月3日，龙年、立春，戊辰、六月、二五（戊辰、庚申、甲午）－龙年，戊辰、腊月、二七（戊辰、乙丑、甲午）

8.7-9.6，庚申月				9.7-10.7，辛酉月				10.8-11.6，壬戌月				11.7-12.6，癸亥月				12.7-1989.1.4，甲子月				1.5-2.3，乙丑月			
8.7	立秋	甲午	兑金	9.7	白露	乙丑	震木	10.8	寒露	丙申	乾金	11.7	立冬	丙寅	离火	12.7	大雪	丙申	乾金	1.5	小寒	乙丑	震木
8.8	二六	乙未	兑金	9.8	二八	丙寅	离火	10.9	二九	丁酉	兑金	11.8	二九	丁卯	震木	12.8	三十	丁酉	兑金	1.6	二九	丙寅	离火
8.9	二七	丙申	兑金	9.9	二九	丁卯	震木	10.10	三十	戊戌	乾金	11.9	十月	戊辰	离火	12.9	冬月	戊戌	乾金	1.7	三十	丁卯	震木
8.10	二八	丁酉	兑金	9.10	三十	戊辰	离火	10.11	九月	己亥	兑金	11.10	初二	己巳	震木	12.10	初二	己亥	兑金	1.8	腊月	戊辰	离火
8.11	二九	戊戌	兑金	9.11	八月	己巳	震木	10.12	初二	庚子	兑金	11.11	初三	庚午	离火	12.11	初三	庚子	兑金	1.9	初二	己巳	震木
8.12	七月	己亥	兑金	9.12	初二	庚午	离火	10.13	初三	辛丑	兑金	11.12	初四	辛未	震木	12.12	初四	辛丑	兑金	1.10	初三	庚午	离火
8.13	初二	庚子	兑金	9.13	初三	辛未	离火	10.14	初四	壬寅	乾金	11.13	初五	壬申	离火	12.13	初五	壬寅	乾金	1.11	初四	辛未	震木
8.14	初三	辛丑	兑金	9.14	初四	壬申	离火	10.15	初五	癸卯	兑金	11.14	初六	癸酉	震木	12.14	初六	癸卯	兑金	1.12	初五	壬申	离火
8.15	初四	壬寅	乾金	9.15	初五	癸酉	震木	10.16	初六	甲辰	乾金	11.15	初七	甲戌	离火	12.15	初七	甲辰	乾金	1.13	初六	癸酉	震木
8.16	初五	癸卯	兑金	9.16	初六	甲戌	离火	10.17	初七	乙巳	兑金	11.16	初八	乙亥	震木	12.16	初八	乙巳	兑金	1.14	初七	甲戌	离火
8.17	初六	甲辰	兑金	9.17	初七	乙亥	震木	10.18	初八	丙午	乾金	11.17	初九	丙子	离火	12.17	初九	丙午	乾金	1.15	初八	乙亥	震木
8.18	初七	乙巳	兑金	9.18	初八	丙子	离火	10.19	初九	丁未	兑金	11.18	初十	丁丑	震木	12.18	初十	丁未	兑金	1.16	初九	丙子	离火
8.19	初八	丙午	兑金	9.19	初九	丁丑	震木	10.20	初十	戊申	乾金	11.19	十一	戊寅	离火	12.19	十一	戊申	乾金	1.17	初十	丁丑	震木
8.20	初九	丁未	兑金	9.20	初十	戊寅	离火	10.21	十一	己酉	兑金	11.20	十二	己卯	震木	12.20	十二	己酉	兑金	1.18	十一	戊寅	离火
8.21	初十	戊申	兑金	9.21	十一	己卯	震木	10.22	十二	庚戌	乾金	11.21	十三	庚辰	离火	12.21	冬至	庚戌	乾金	1.19	十二	己卯	震木
8.22	十一	己酉	兑金	9.22	十二	庚辰	离火	10.23	霜降	辛亥	兑金	11.22	小雪	辛巳	震木	12.22	十四	辛亥	兑金	1.20	大寒	庚辰	离火
8.23	处暑	庚戌	乾金	9.23	秋分	辛巳	震木	10.24	十四	壬子	乾金	11.23	十五	壬午	离火	12.23	十五	壬子	兑金	1.21	十四	辛巳	震木
8.24	十三	辛亥	兑金	9.24	十四	壬午	离火	10.25	十五	癸丑	兑金	11.24	十六	癸未	震木	12.24	十六	癸丑	兑金	1.22	十五	壬午	离火
8.25	十四	壬子	兑金	9.25	十五	癸未	震木	10.26	十六	甲寅	乾金	11.25	十七	甲申	震木	12.25	十七	甲寅	乾金	1.23	十六	癸未	震木
8.26	十五	癸丑	兑金	9.26	十六	甲申	震木	10.27	十七	乙卯	兑金	11.26	十八	乙酉	震木	12.26	十八	乙卯	兑金	1.24	十七	甲申	震木
8.27	十六	甲寅	乾金	9.27	十七	乙酉	震木	10.28	十八	丙辰	乾金	11.27	十九	丙戌	离火	12.27	十九	丙辰	乾金	1.25	十八	乙酉	震木
8.28	十七	乙卯	兑金	9.28	十八	丙戌	离火	10.29	十九	丁巳	兑金	11.28	二十	丁亥	震木	12.28	二十	丁巳	兑金	1.26	十九	丙戌	离火
8.29	十八	丙辰	乾金	9.29	十九	丁亥	震木	10.30	二十	戊午	乾金	11.29	二一	戊子	离火	12.29	二一	戊午	乾金	1.27	二十	丁亥	震木
8.30	十九	丁巳	兑金	9.30	二十	戊子	离火	10.31	二一	己未	兑金	11.30	二二	己丑	震木	12.30	二二	己未	兑金	1.28	二一	戊子	离火
8.31	二十	戊午	兑金	10.1	二一	己丑	震木	11.1	二二	庚申	兑金	12.1	二三	庚寅	震木	12.31	二三	庚申	兑金	1.29	二二	己丑	震木
9.1	二一	己未	兑金	10.2	二二	庚寅	震木	11.2	二三	辛酉	兑金	12.2	二四	辛卯	震木	1.1	二四	辛酉	兑金	1.30	二三	庚寅	震木
9.2	二二	庚申	兑金	10.3	二三	辛卯	震木	11.3	二四	壬戌	乾金	12.3	二五	壬辰	离火	1.2	二五	壬戌	乾金	1.31	二四	辛卯	震木
9.3	二三	辛酉	兑金	10.4	二四	壬辰	离火	11.4	二五	癸亥	兑金	12.4	二六	癸巳	震木	1.3	二六	癸亥	兑金	2.1	二五	壬辰	离火
9.4	二四	壬戌	兑金	10.5	二五	癸巳	震木	11.5	二六	甲子	乾金	12.5	二七	甲午	离火	1.4	二七	甲子	乾金	2.2	二六	癸巳	震木
9.5	二五	癸亥	兑金	10.6	二六	甲午	离火	11.6	二七	乙丑	兑金	12.6	二八	乙未	震木					2.3	二七	甲午	离火
9.6	二六	甲子	乾金	10.7	二七	乙未	震木																

1989年2月4日－1989年8月6日，蛇年、立春，己巳、腊月、二八（己巳、丙寅、乙未）－蛇年，己巳、七月、初五（己巳、辛未、戊戌）

2.4-3.4，丙寅月				3.5-4.4，丁卯月				4.5-5.4，戊辰月				5.5-6.5，己巳月				6.6-7.6，庚午月				7.7-8.6，辛未月			
2.4	立春	乙未	坎水	3.5	惊蛰	甲子	艮土	4.5	清明	乙未	坎水	5.5	立夏	乙丑	坤土	6.6	芒种	丁酉	坎水	7.7	小暑	戊辰	艮土
2.5	二九	丙申	巽木	3.6	二九	乙丑	坤土	4.6	三月	丙申	巽木	5.6	初二	丙寅	艮土	6.7	初四	戊戌	巽木	7.8	初六	己巳	坤土
2.6	正月	丁酉	坎水	3.7	三十	丙寅	艮土	4.7	初二	丁酉	坎水	5.7	初三	丁卯	坤土	6.8	初五	己亥	坎水	7.9	初七	庚午	艮土
2.7	初二	戊戌	巽木	3.8	二月	丁卯	坤土	4.8	初三	戊戌	巽木	5.8	初四	戊辰	艮土	6.9	初六	庚子	巽木	7.10	初八	辛未	坤土
2.8	初三	己亥	坎水	3.9	初二	戊辰	艮土	4.9	初四	己亥	坎水	5.9	初五	己巳	坤土	6.10	初七	辛丑	坎水	7.11	初九	壬申	艮土
2.9	初四	庚子	巽木	3.10	初三	己巳	坤土	4.10	初五	庚子	巽木	5.10	初六	庚午	艮土	6.11	初八	壬寅	巽木	7.12	初十	癸酉	坤土
2.10	初五	辛丑	坎水	3.11	初四	庚午	艮土	4.11	初六	辛丑	坎水	5.11	初七	辛未	坤土	6.12	初九	癸卯	坎水	7.13	十一	甲戌	艮土
2.11	初六	壬寅	巽木	3.12	初五	辛未	坤土	4.12	初七	壬寅	巽木	5.12	初八	壬申	艮土	6.13	初十	甲辰	巽木	7.14	十二	乙亥	坤土
2.12	初七	癸卯	坎水	3.13	初六	壬申	艮土	4.13	初八	癸卯	坎水	5.13	初九	癸酉	坤土	6.14	十一	乙巳	坎水	7.15	十三	丙子	艮土
2.13	初八	甲辰	巽木	3.14	初七	癸酉	坤土	4.14	初九	甲辰	巽木	5.14	初十	甲戌	艮土	6.15	十二	丙午	巽木	7.16	十四	丁丑	坤土
2.14	初九	乙巳	坎水	3.15	初八	甲戌	艮土	4.15	初十	乙巳	坎水	5.15	十一	乙亥	坤土	6.16	十三	丁未	坎水	7.17	十五	戊寅	艮土
2.15	初十	丙午	巽木	3.16	初九	乙亥	坤土	4.16	十一	丙午	巽木	5.16	十二	丙子	艮土	6.17	十四	戊申	巽木	7.18	十六	己卯	坤土
2.16	十一	丁未	坎水	3.17	初十	丙子	艮土	4.17	十二	丁未	坎水	5.17	十三	丁丑	坤土	6.18	十五	己酉	坎水	7.19	十七	庚辰	艮土
2.17	十二	戊申	巽木	3.18	十一	丁丑	坤土	4.18	十三	戊申	巽木	5.18	十四	戊寅	艮土	6.19	十六	庚戌	巽木	7.20	十八	辛巳	坤土
2.18	十三	己酉	坎水	3.19	十二	戊寅	艮土	4.19	十四	己酉	坎水	5.19	十五	己卯	坤土	6.20	十七	辛亥	坎水	7.21	十九	壬午	艮土
2.19	雨水	庚戌	巽木	3.20	春分	己卯	坤土	4.20	谷雨	庚戌	巽木	5.20	十六	庚辰	艮土	6.21	夏至	壬子	巽木	7.22	二十	癸未	坤土
2.20	十五	辛亥	坎水	3.21	十四	庚辰	艮土	4.21	十六	辛亥	坎水	5.21	小满	辛巳	坤土	6.22	十九	癸丑	坎水	7.23	大暑	甲申	艮土
2.21	十六	壬子	巽木	3.22	十五	辛巳	坤土	4.22	十七	壬子	巽木	5.22	十八	壬午	艮土	6.23	二十	甲寅	巽木	7.24	二二	乙酉	坤土
2.22	十七	癸丑	坎水	3.23	十六	壬午	艮土	4.23	十八	癸丑	坎水	5.23	十九	癸未	坤土	6.24	二一	乙卯	坎水	7.25	二三	丙戌	艮土
2.23	十八	甲寅	巽木	3.24	十七	癸未	坤土	4.24	十九	甲寅	巽木	5.24	二十	甲申	艮土	6.25	二二	丙辰	巽木	7.26	二四	丁亥	坤土
2.24	十九	乙卯	坎水	3.25	十八	甲申	艮土	4.25	二十	乙卯	坎水	5.25	二一	乙酉	坤土	6.26	二三	丁巳	坎水	7.27	二五	戊子	艮土
2.25	二十	丙辰	巽木	3.26	十九	乙酉	坤土	4.26	二一	丙辰	巽木	5.26	二二	丙戌	艮土	6.27	二四	戊午	巽木	7.28	二六	己丑	坤土
2.26	二一	丁巳	巽木	3.27	二十	丙戌	艮土	4.27	二二	丁巳	坎水	5.27	二三	丁亥	坤土	6.28	二五	己未	坎水	7.29	二七	庚寅	艮土
2.27	二二	戊午	巽木	3.28	二一	丁亥	坤土	4.28	二三	戊午	巽木	5.28	二四	戊子	艮土	6.29	二六	庚申	巽木	7.30	二八	辛卯	坤土
2.28	二三	己未	坎水	3.29	二二	戊子	艮土	4.29	二四	己未	坎水	5.29	二五	己丑	坤土	6.30	二七	辛酉	坎水	7.31	二九	壬辰	艮土
3.1	二四	庚申	巽木	3.30	二三	己丑	坤土	4.30	二五	庚申	巽木	5.30	二六	庚寅	艮土	7.1	二八	壬戌	巽木	8.1	三十	癸巳	坤土
3.2	二五	辛酉	坎水	3.31	二四	庚寅	艮土	5.1	二六	辛酉	坎水	5.31	二七	辛卯	坤土	7.2	二九	癸亥	坎水	8.2	七月	甲午	艮土
3.3	二六	壬戌	巽木	4.1	二五	辛卯	坤土	5.2	二七	壬戌	巽木	6.1	二八	壬辰	艮土	7.3	六月	甲子	巽木	8.3	初二	乙未	坤土
3.4	二七	癸亥	坎水	4.2	二六	壬辰	坤土	5.3	二八	癸亥	坎水	6.2	二九	癸巳	坤土	7.4	初二	乙丑	坎水	8.4	初三	丙申	艮土
				4.3	二七	癸巳	坤土	5.4	二九	甲子	巽木	6.3	三十	甲午	艮土	7.5	初三	丙寅	巽木	8.5	初四	丁酉	坤土
				4.4	二八	甲午	艮土					6.4	五月	乙未	坤土	7.6	初四	丁卯	坎水	8.6	初五	戊戌	艮土
												6.5	初二	丙申	艮土								

1989年8月7日–1990年2月3日，蛇年、立秋，己巳、七月、初六（己巳、壬申、己亥）–蛇年，己巳、正月、初八（己巳、丁丑、己亥）

8.7–9.6 壬申月				9.7–10.7 癸酉月				10.8–11.6 甲戌月				11.7–12.6 乙亥月				12.7–1990.1.4 丙子月				1.5–2.3 丁丑月			
8.7	立秋	己亥	坎水	9.7	白露	庚午	艮土	10.8	寒露	辛丑	坎水	11.7	立冬	辛未	坤土	12.7	大雪	辛丑	坎水	1.5	小寒	庚午	艮土
8.8	初七	庚子	巽木	9.8	初九	辛未	坤土	10.9	初十	壬寅	巽木	11.8	十一	壬申	艮土	12.8	十一	壬寅	巽木	1.6	初十	辛未	坤土
8.9	初八	辛丑	坎水	9.9	初十	壬申	艮土	10.10	十一	癸卯	坎水	11.9	十二	癸酉	坤土	12.9	十二	癸卯	坎水	1.7	十一	壬申	艮土
8.10	初九	壬寅	巽木	9.10	十一	癸酉	坤土	10.11	十二	甲辰	巽木	11.10	十三	甲戌	艮土	12.10	十三	甲辰	巽木	1.8	十二	癸酉	坤土
8.11	初十	癸卯	坎水	9.11	十二	甲戌	艮土	10.12	十三	乙巳	坎水	11.11	十四	乙亥	坤土	12.11	十四	乙巳	坎水	1.9	十三	甲戌	艮土
8.12	十一	甲辰	巽木	9.12	十三	乙亥	坤土	10.13	十四	丙午	巽木	11.12	十五	丙子	艮土	12.12	十五	丙午	巽木	1.10	十四	乙亥	坤土
8.13	十二	乙巳	坎水	9.13	十四	丙子	艮土	10.14	十五	丁未	坎水	11.13	十六	丁丑	坤土	12.13	十六	丁未	坎水	1.11	十五	丙子	艮土
8.14	十三	丙午	巽木	9.14	十五	丁丑	坤土	10.15	十六	戊申	巽木	11.14	十七	戊寅	艮土	12.14	十七	戊申	巽木	1.12	十六	丁丑	坤土
8.15	十四	丁未	坎水	9.15	十六	戊寅	艮土	10.16	十七	己酉	坎水	11.15	十八	己卯	坤土	12.15	十八	己酉	坎水	1.13	十七	戊寅	艮土
8.16	十五	戊申	巽木	9.16	十七	己卯	坤土	10.17	十八	庚戌	巽木	11.16	十九	庚辰	艮土	12.16	十九	庚戌	巽木	1.14	十八	己卯	坤土
8.17	十六	己酉	坎水	9.17	十八	庚辰	艮土	10.18	十九	辛亥	坎水	11.17	二十	辛巳	坤土	12.17	二十	辛亥	坎水	1.15	十九	庚辰	艮土
8.18	十七	庚戌	巽木	9.18	十九	辛巳	坤土	10.19	二十	壬子	巽木	11.18	廿一	壬午	艮土	12.18	廿一	壬子	巽木	1.16	二十	辛巳	坤土
8.19	十八	辛亥	坎水	9.19	二十	壬午	艮土	10.20	廿一	癸丑	坎水	11.19	廿二	癸未	坤土	12.19	廿二	癸丑	坎水	1.17	廿一	壬午	艮土
8.20	十九	壬子	巽木	9.20	廿一	癸未	坤土	10.21	廿二	甲寅	巽木	11.20	廿三	甲申	艮土	12.20	廿三	甲寅	巽木	1.18	廿二	癸未	坤土
8.21	二十	癸丑	坎水	9.21	廿二	甲申	艮土	10.22	廿三	乙卯	坎水	11.21	廿四	乙酉	坤土	12.21	廿四	乙卯	坎水	1.19	廿三	甲申	艮土
8.22	廿一	甲寅	巽木	9.22	廿三	乙酉	坤土	10.23	霜降	丙辰	巽木	11.22	小雪	丙戌	艮土	12.22	冬至	丙辰	巽木	1.20	大寒	乙酉	坤土
8.23	处暑	乙卯	坎水	9.23	秋分	丙戌	艮土	10.24	廿五	丁巳	坎水	11.23	廿六	丁亥	坤土	12.23	廿六	丁巳	坎水	1.21	廿五	丙戌	艮土
8.24	廿三	丙辰	巽木	9.24	廿五	丁亥	坤土	10.25	廿六	戊午	巽木	11.24	廿七	戊子	艮土	12.24	廿七	戊午	巽木	1.22	廿六	丁亥	坤土
8.25	廿四	丁巳	坎水	9.25	廿六	戊子	艮土	10.26	廿七	己未	坎水	11.25	廿八	己丑	坤土	12.25	廿八	己未	坎水	1.23	廿七	戊子	艮土
8.26	廿五	戊午	巽木	9.26	廿七	己丑	坤土	10.27	廿八	庚申	巽木	11.26	廿九	庚寅	艮土	12.26	廿九	庚申	巽木	1.24	廿八	己丑	坤土
8.27	廿六	己未	坎水	9.27	廿八	庚寅	艮土	10.28	廿九	辛酉	坎水	11.27	三十	辛卯	坤土	12.27	三十	辛酉	坎水	1.25	廿九	庚寅	艮土
8.28	廿七	庚申	巽木	9.28	廿九	辛卯	坤土	10.29	十月	壬戌	巽木	11.28	冬月	壬辰	艮土	12.28	腊月	壬戌	巽木	1.26	三十	辛卯	坤土
8.29	廿八	辛酉	坎水	9.29	三十	壬辰	艮土	10.30	初二	癸亥	坎水	11.29	初二	癸巳	坤土	12.29	初二	癸亥	坎水	1.27	正月	壬辰	艮土
8.30	廿九	壬戌	巽木	9.30	九月	癸巳	坤土	10.31	初三	甲子	巽木	11.30	初三	甲午	艮土	12.30	初三	甲子	巽木	1.28	初二	癸巳	坤土
8.31	八月	癸亥	坎水	10.1	初二	甲午	艮土	11.1	初四	乙丑	坎水	12.1	初四	乙未	坤土	12.31	初四	乙丑	坎水	1.29	初三	甲午	艮土
9.1	初二	甲子	巽木	10.2	初三	乙未	坤土	11.2	初五	丙寅	巽木	12.2	初五	丙申	艮土	1.1	初五	丙寅	巽木	1.30	初四	乙未	坤土
9.2	初三	乙丑	坎水	10.3	初四	丙申	艮土	11.3	初六	丁卯	坎水	12.3	初六	丁酉	坤土	1.2	初六	丁卯	坎水	1.31	初五	丙申	艮土
9.3	初四	丙寅	巽木	10.4	初五	丁酉	坤土	11.4	初七	戊辰	巽木	12.4	初七	戊戌	艮土	1.3	初七	戊辰	巽木	2.1	初六	丁酉	坤土
9.4	初五	丁卯	坎水	10.5	初六	戊戌	艮土	11.5	初八	己巳	坎水	12.5	初八	己亥	坤土	1.4	初八	己巳	坎水	2.2	初七	戊戌	艮土
9.5	初六	戊辰	巽木	10.6	初七	己亥	坤土	11.6	初九	庚午	巽木	12.6	初九	庚子	艮土					2.3	初八	己亥	坤土
9.6	初七	己巳	坎水	10.7	初八	庚子	艮土																

1990年2月4日–1990年8月7日，马年、立春，庚午、正月、初九（庚午、戊寅、庚子）–马年，庚午、六月、十七（庚午、癸未、甲辰）

2.4–3.5 戊寅月				3.6–4.4 己卯月				4.5–5.5 庚辰月				5.6–6.5 辛巳月				6.6–7.6 壬午月				7.7–8.7 癸未月			
2.4	立春	庚子	乾金	3.6	惊蛰	庚午	离火	4.5	清明	庚子	乾金	5.6	立夏	辛未	震木	6.6	芒种	壬寅	乾金	7.7	小暑	癸酉	震木
2.5	初十	辛丑	兑金	3.7	十一	辛未	震木	4.6	十一	辛丑	兑金	5.7	十三	壬申	离火	6.7	十五	癸卯	兑金	7.8	十六	甲戌	离火
2.6	十一	壬寅	乾金	3.8	十二	壬申	离火	4.7	十二	壬寅	乾金	5.8	十四	癸酉	震木	6.8	十六	甲辰	乾金	7.9	十七	乙亥	震木
2.7	十二	癸卯	兑金	3.9	十三	癸酉	震木	4.8	十三	癸卯	兑金	5.9	十五	甲戌	离火	6.9	十七	乙巳	兑金	7.10	十八	丙子	离火
2.8	十三	甲辰	乾金	3.10	十四	甲戌	离火	4.9	十四	甲辰	乾金	5.10	十六	乙亥	震木	6.10	十八	丙午	乾金	7.11	十九	丁丑	震木
2.9	十四	乙巳	兑金	3.11	十五	乙亥	震木	4.10	十五	乙巳	兑金	5.11	十七	丙子	离火	6.11	十九	丁未	兑金	7.12	二十	戊寅	离火
2.10	十五	丙午	乾金	3.12	十六	丙子	离火	4.11	十六	丙午	乾金	5.12	十八	丁丑	震木	6.12	二十	戊申	乾金	7.13	廿一	己卯	震木
2.11	十六	丁未	兑金	3.13	十七	丁丑	震木	4.12	十七	丁未	兑金	5.13	十九	戊寅	离火	6.13	廿一	己酉	兑金	7.14	廿二	庚辰	离火
2.12	十七	戊申	乾金	3.14	十八	戊寅	离火	4.13	十八	戊申	乾金	5.14	二十	己卯	震木	6.14	廿二	庚戌	乾金	7.15	廿三	辛巳	震木
2.13	十八	己酉	兑金	3.15	十九	己卯	震木	4.14	十九	己酉	兑金	5.15	廿一	庚辰	离火	6.15	廿三	辛亥	兑金	7.16	廿四	壬午	离火
2.14	十九	庚戌	乾金	3.16	二十	庚辰	离火	4.15	二十	庚戌	乾金	5.16	廿二	辛巳	震木	6.16	廿四	壬子	乾金	7.17	廿五	癸未	震木
2.15	二十	辛亥	兑金	3.17	廿一	辛巳	震木	4.16	廿一	辛亥	兑金	5.17	廿三	壬午	离火	6.17	廿五	癸丑	兑金	7.18	廿六	甲申	离火
2.16	廿一	壬子	乾金	3.18	廿二	壬午	离火	4.17	廿二	壬子	乾金	5.18	廿四	癸未	震木	6.18	廿六	甲寅	乾金	7.19	廿七	乙酉	震木
2.17	廿二	癸丑	兑金	3.19	廿三	癸未	震木	4.18	廿三	癸丑	兑金	5.19	廿五	甲申	离火	6.19	廿七	乙卯	兑金	7.20	廿八	丙戌	离火
2.18	廿三	甲寅	乾金	3.20	廿四	甲申	离火	4.19	廿四	甲寅	乾金	5.20	廿六	乙酉	震木	6.20	廿八	丙辰	乾金	7.21	廿九	丁亥	震木
2.19	雨水	乙卯	兑金	3.21	春分	乙酉	震木	4.20	谷雨	乙卯	兑金	5.21	小满	丙戌	离火	6.21	夏至	丁巳	兑金	7.22	六月	戊子	离火
2.20	廿五	丙辰	乾金	3.22	廿六	丙戌	离火	4.21	廿六	丙辰	乾金	5.22	廿八	丁亥	震木	6.22	三十	戊午	乾金	7.23	大暑	己丑	震木
2.21	廿六	丁巳	兑金	3.23	廿七	丁亥	震木	4.22	廿七	丁巳	兑金	5.23	廿九	戊子	离火	6.23	闰五	己未	兑金	7.24	初二	庚寅	离火
2.22	廿七	戊午	乾金	3.24	廿八	戊子	离火	4.23	廿八	戊午	乾金	5.24	五月	己丑	震木	6.24	初二	庚申	乾金	7.25	初三	辛卯	震木
2.23	廿八	己未	兑金	3.25	廿九	己丑	震木	4.24	廿九	己未	兑金	5.25	初二	庚寅	离火	6.25	初三	辛酉	兑金	7.26	初四	壬辰	离火
2.24	廿九	庚申	乾金	3.26	三十	庚寅	离火	4.25	四月	庚申	乾金	5.26	初三	辛卯	震木	6.26	初四	壬戌	乾金	7.27	初五	癸巳	震木
2.25	二月	辛酉	兑金	3.27	三月	辛卯	震木	4.26	初二	辛酉	兑金	5.27	初四	壬辰	离火	6.27	初五	癸亥	兑金	7.28	初六	甲午	离火
2.26	初二	壬戌	乾金	3.28	初二	壬辰	离火	4.27	初三	壬戌	乾金	5.28	初五	癸巳	震木	6.28	初六	甲子	乾金	7.29	初七	乙未	震木
2.27	初三	癸亥	兑金	3.29	初三	癸巳	震木	4.28	初四	癸亥	兑金	5.29	初六	甲午	离火	6.29	初七	乙丑	兑金	7.30	初八	丙申	离火
2.28	初四	甲子	乾金	3.30	初四	甲午	离火	4.29	初五	甲子	乾金	5.30	初七	乙未	震木	6.30	初八	丙寅	乾金	7.31	初九	丁酉	震木
3.1	初五	乙丑	兑金	3.31	初五	乙未	震木	4.30	初六	乙丑	兑金	5.31	初八	丙申	离火	7.1	初九	丁卯	兑金	8.1	十一	戊戌	离火
3.2	初六	丙寅	乾金	4.1	初六	丙申	离火	5.1	初七	丙寅	乾金	6.1	初九	丁酉	震木	7.2	初十	戊辰	乾金	8.2	十二	己亥	震木
3.3	初七	丁卯	兑金	4.2	初七	丁酉	震木	5.2	初八	丁卯	兑金	6.2	初十	戊戌	离火	7.3	十一	己巳	兑金	8.3	十三	庚子	离火
3.4	初八	戊辰	乾金	4.3	初八	戊戌	离火	5.3	初九	戊辰	乾金	6.3	十一	己亥	震木	7.4	十二	庚午	乾金	8.4	十四	辛丑	震木
3.5	初九	己巳	兑金	4.4	初九	己亥	震木	5.4	初十	己巳	兑金	6.4	十二	庚子	离火	7.5	十三	辛未	兑金	8.5	十五	壬寅	离火
								5.5	十一	庚午	乾金	6.5	十三	辛丑	震木	7.6	十四	壬申	乾金	8.6	十六	癸卯	震木
																				8.7	十七	甲辰	离火

1990年8月8日–1991年2月3日，马年、立秋，庚午、六月、十八（庚午、甲申、乙巳）–马年，庚午、腊月、十九（庚午、己丑、甲辰）

8.8–9.7，甲申月

日期	农历/节气	干支	卦/五行
8.8	立秋	乙巳	金
8.9	十九	丙午	乾金
8.10	二十	丁未	乾金
8.11	二一	戊申	乾金
8.12	二二	己酉	乾金
8.13	二三	庚戌	乾金
8.14	二四	辛亥	兑金
8.15	二五	壬子	兑金
8.16	二六	癸丑	兑金
8.17	二七	甲寅	乾金
8.18	二八	乙卯	乾金
8.19	二九	丙辰	乾金
8.20	七月	丁巳	兑金
8.21	初二	戊午	乾金
8.22	处暑	己未	乾金
8.23	初四	庚申	乾金
8.24	初五	辛酉	乾金
8.25	初六	壬戌	乾金
8.26	初七	癸亥	兑金
8.27	初八	甲子	乾金
8.28	初九	乙丑	乾金
8.29	初十	丙寅	乾金
8.30	十一	丁卯	乾金
8.31	十二	戊辰	乾金
9.1	十三	己巳	乾金
9.2	十四	庚午	乾金
9.3	十五	辛未	乾金
9.4	十六	壬申	乾金
9.5	十七	癸酉	乾金
9.6	十八	甲戌	乾金
9.7	十九	乙亥	兑金

9.8–10.7，乙酉月

日期	农历/节气	干支	卦/五行
9.8	白露	丙子	离火
9.9	二一	丁丑	震木
9.10	二二	戊寅	离火
9.11	二三	己卯	震木
9.12	二四	庚辰	震木
9.13	二五	辛巳	震木
9.14	二六	壬午	离火
9.15	二七	癸未	震木
9.16	二八	甲申	离火
9.17	二九	乙酉	震木
9.18	三十	丙戌	震木
9.19	八月	丁亥	震木
9.20	初二	戊子	离火
9.21	初三	己丑	震木
9.22	初四	庚寅	离火
9.23	秋分	辛卯	震木
9.24	初六	壬辰	离火
9.25	初七	癸巳	震木
9.26	初八	甲午	离火
9.27	初九	乙未	震木
9.28	初十	丙申	离火
9.29	十一	丁酉	震木
9.30	十二	戊戌	震木
10.1	十三	己亥	离火
10.2	十四	庚子	离火
10.3	十五	辛丑	震木
10.4	十六	壬寅	离火
10.5	十七	癸卯	震木
10.6	十八	甲辰	离火
10.7	十九	乙巳	震木

10.8–11.7，丙戌月

日期	农历/节气	干支	卦/五行
10.8	寒露	丙午	兑金
10.9	二一	丁未	兑金
10.10	二二	戊申	乾金
10.11	二三	己酉	乾金
10.12	二四	庚戌	乾金
10.13	二五	辛亥	兑金
10.14	二六	壬子	兑金
10.15	二七	癸丑	兑金
10.16	二八	甲寅	乾金
10.17	二九	乙卯	乾金
10.18	九月	丙辰	乾金
10.19	初二	丁巳	兑金
10.20	初三	戊午	乾金
10.21	初四	己未	乾金
10.22	初五	庚申	乾金
10.23	初六	辛酉	乾金
10.24	霜降	壬戌	乾金
10.25	初八	癸亥	兑金
10.26	初九	甲子	乾金
10.27	初十	乙丑	乾金
10.28	十一	丙寅	乾金
10.29	十二	丁卯	乾金
10.30	十三	戊辰	乾金
10.31	十四	己巳	乾金
11.1	十五	庚午	乾金
11.2	十六	辛未	兑金
11.3	十七	壬申	乾金
11.4	十八	癸酉	兑金
11.5	十九	甲戌	乾金
11.6	二十	乙亥	兑金
11.7	二一	丙子	乾金

11.8–12.6，丁亥月

日期	农历/节气	干支	卦/五行
11.8	立冬	丁丑	离火
11.9	二三	戊寅	离火
11.10	二四	己卯	震木
11.11	二五	庚辰	离火
11.12	二六	辛巳	震木
11.13	二七	壬午	离火
11.14	二八	癸未	震木
11.15	二九	甲申	离火
11.16	三十	乙酉	震木
11.17	十月	丙戌	离火
11.18	初二	丁亥	震木
11.19	初三	戊子	震木
11.20	初四	己丑	震木
11.21	初五	庚寅	离火
11.22	小雪	辛卯	离火
11.23	初七	壬辰	离火
11.24	初八	癸巳	震木
11.25	初九	甲午	离火
11.26	初十	乙未	震木
11.27	十一	丙申	离火
11.28	十二	丁酉	震木
11.29	十三	戊戌	震木
11.30	十四	己亥	离火
12.1	十五	庚子	离火
12.2	十六	辛丑	震木
12.3	十七	壬寅	离火
12.4	十八	癸卯	震木
12.5	十九	甲辰	离火
12.6	二十	乙巳	震木

12.7–1991.1.5，戊子月

日期	农历/节气	干支	卦/五行
12.7	大雪	丙午	乾金
12.8	二二	丁未	兑金
12.9	二三	戊申	乾金
12.10	二四	己酉	乾金
12.11	二五	庚戌	乾金
12.12	二六	辛亥	乾金
12.13	二七	壬子	乾金
12.14	二八	癸丑	乾金
12.15	二九	甲寅	乾金
12.16	三十	乙卯	乾金
12.17	冬月	丙辰	乾金
12.18	初二	丁巳	乾金
12.19	初三	戊午	乾金
12.20	初四	己未	乾金
12.21	初五	庚申	乾金
12.22	冬至	辛酉	乾金
12.23	初七	壬戌	乾金
12.24	初八	癸亥	乾金
12.25	初九	甲子	乾金
12.26	初十	乙丑	乾金
12.27	十一	丙寅	乾金
12.28	十二	丁卯	乾金
12.29	十三	戊辰	乾金
12.30	十四	己巳	乾金
12.31	十五	庚午	乾金
1.1	十六	辛未	乾金
1.2	十七	壬申	乾金
1.3	十八	癸酉	乾金
1.4	十九	甲戌	乾金
1.5	二十	乙亥	兑金

1.6–2.3，己丑月

日期	农历/节气	干支	卦/五行
1.6	小寒	丙子	离火
1.7	二二	丁丑	震木
1.8	二三	戊寅	离火
1.9	二四	己卯	震木
1.10	二五	庚辰	离火
1.11	二六	辛巳	震木
1.12	二七	壬午	离火
1.13	二八	癸未	震木
1.14	二九	甲申	离火
1.15	三十	乙酉	震木
1.16	腊月	丙戌	离火
1.17	初二	丁亥	震木
1.18	初三	戊子	震木
1.19	初四	己丑	震木
1.20	大寒	庚寅	离火
1.21	初六	辛卯	震木
1.22	初七	壬辰	离火
1.23	初八	癸巳	震木
1.24	初九	甲午	离火
1.25	初十	乙未	震木
1.26	十一	丙申	离火
1.27	十二	丁酉	震木
1.28	十三	戊戌	震木
1.29	十四	己亥	离火
1.30	十五	庚子	离火
1.31	十六	辛丑	震木
2.1	十七	壬寅	离火
2.2	十八	癸卯	震木
2.3	十九	甲辰	离火

1991年2月4日–1991年8月7日，羊年、立春，辛未、腊月、二十（辛未、庚寅、乙巳）–羊年，辛未、六月、二七（辛未、乙未、己酉）

2.4–3.5，庚寅月

日期	农历/节气	干支	卦/五行
2.4	立春	乙巳	坎水
2.5	二一	丙午	巽木
2.6	二二	丁未	坎水
2.7	二三	戊申	巽木
2.8	二四	己酉	坎水
2.9	二五	庚戌	坎水
2.10	二六	辛亥	坎水
2.11	二七	壬子	巽木
2.12	二八	癸丑	坎水
2.13	二九	甲寅	巽木
2.14	三十	乙卯	巽木
2.15	正月	丙辰	巽木
2.16	初二	丁巳	坎水
2.17	初三	戊午	巽木
2.18	初四	己未	坎水
2.19	雨水	庚申	巽木
2.20	初六	辛酉	坎水
2.21	初七	壬戌	巽木
2.22	初八	癸亥	坎水
2.23	初九	甲子	巽木
2.24	初十	乙丑	坎水
2.25	十一	丙寅	巽木
2.26	十二	丁卯	坎水
2.27	十三	戊辰	坎水
2.28	十四	己巳	坎水
3.1	十五	庚午	巽木
3.2	十六	辛未	坎水
3.3	十七	壬申	坎水
3.4	十八	癸酉	坎水
3.5	十九	甲戌	巽木

3.6–4.4，辛卯月

日期	农历/节气	干支	卦/五行
3.6	惊蛰	乙亥	坤土
3.7	二一	丙子	艮土
3.8	二二	丁丑	坤土
3.9	二三	戊寅	艮土
3.10	二四	己卯	坤土
3.11	二五	庚辰	坤土
3.12	二六	辛巳	坤土
3.13	二七	壬午	艮土
3.14	二八	癸未	坤土
3.15	二九	甲申	艮土
3.16	二月	乙酉	坤土
3.17	初二	丙戌	坤土
3.18	初三	丁亥	坤土
3.19	初四	戊子	艮土
3.20	初五	己丑	坤土
3.21	春分	庚寅	艮土
3.22	初七	辛卯	坤土
3.23	初八	壬辰	艮土
3.24	初九	癸巳	坤土
3.25	初十	甲午	艮土
3.26	十一	乙未	坤土
3.27	十二	丙申	艮土
3.28	十三	丁酉	坤土
3.29	十四	戊戌	坤土
3.30	十五	己亥	坤土
3.31	十六	庚子	艮土
4.1	十七	辛丑	坤土
4.2	十八	壬寅	艮土
4.3	十九	癸卯	坤土
4.4	二十	甲辰	艮土

4.5–5.5，壬辰月

日期	农历/节气	干支	卦/五行
4.5	清明	乙巳	坎水
4.6	二二	丙午	巽木
4.7	二三	丁未	坎水
4.8	二四	戊申	巽木
4.9	二五	己酉	坎水
4.10	二六	庚戌	坎水
4.11	二七	辛亥	坎水
4.12	二八	壬子	巽木
4.13	二九	癸丑	坎水
4.14	三十	甲寅	巽木
4.15	三月	乙卯	坎水
4.16	初二	丙辰	巽木
4.17	初三	丁巳	坎水
4.18	初四	戊午	巽木
4.19	初五	己未	坎水
4.20	谷雨	庚申	巽木
4.21	初七	辛酉	坎水
4.22	初八	壬戌	巽木
4.23	初九	癸亥	坎水
4.24	初十	甲子	巽木
4.25	十一	乙丑	坎水
4.26	十二	丙寅	巽木
4.27	十三	丁卯	坎水
4.28	十四	戊辰	坎水
4.29	十五	己巳	坎水
4.30	十六	庚午	巽木
5.1	十七	辛未	坎水
5.2	十八	壬申	巽木
5.3	十九	癸酉	坎水
5.4	二十	甲戌	巽木
5.5	二一	乙亥	坎水

5.6–6.5，癸巳月

日期	农历/节气	干支	卦/五行
5.6	立夏	丙子	艮土
5.7	二三	丁丑	坤土
5.8	二四	戊寅	艮土
5.9	二五	己卯	坤土
5.10	二六	庚辰	艮土
5.11	二七	辛巳	坤土
5.12	二八	壬午	艮土
5.13	二九	癸未	坤土
5.14	四月	甲申	艮土
5.15	初二	乙酉	坤土
5.16	初三	丙戌	艮土
5.17	初四	丁亥	坤土
5.18	初五	戊子	艮土
5.19	初六	己丑	坤土
5.20	初七	庚寅	艮土
5.21	小满	辛卯	坤土
5.22	初九	壬辰	艮土
5.23	初十	癸巳	坤土
5.24	十一	甲午	艮土
5.25	十二	乙未	坤土
5.26	十三	丙申	艮土
5.27	十四	丁酉	坤土
5.28	十五	戊戌	坤土
5.29	十六	己亥	坤土
5.30	十七	庚子	艮土
5.31	十八	辛丑	坤土
6.1	十九	壬寅	艮土
6.2	二十	癸卯	坤土
6.3	二一	甲辰	艮土
6.4	二二	乙巳	坤土
6.5	二三	丙午	艮土

6.6–7.6，甲午月

日期	农历/节气	干支	卦/五行
6.6	芒种	丁未	巽木
6.7	二五	戊申	巽木
6.8	二六	己酉	坎水
6.9	二七	庚戌	巽木
6.10	二八	辛亥	坎水
6.11	二九	壬子	巽木
6.12	五月	癸丑	坎水
6.13	初二	甲寅	巽木
6.14	初三	乙卯	坎水
6.15	初四	丙辰	巽木
6.16	初五	丁巳	坎水
6.17	初六	戊午	巽木
6.18	初七	己未	坎水
6.19	初八	庚申	巽木
6.20	初九	辛酉	坎水
6.21	初十	壬戌	巽木
6.22	夏至	癸亥	坎水
6.23	十二	甲子	巽木
6.24	十三	乙丑	坎水
6.25	十四	丙寅	巽木
6.26	十五	丁卯	坎水
6.27	十六	戊辰	巽木
6.28	十七	己巳	坎水
6.29	十八	庚午	巽木
6.30	十九	辛未	坎水
7.1	二十	壬申	巽木
7.2	二一	癸酉	坎水
7.3	二二	甲戌	巽木
7.4	二三	乙亥	坎水
7.5	二四	丙子	巽木
7.6	二五	丁丑	坎水

7.7–8.7，乙未月

日期	农历/节气	干支	卦/五行
7.7	小暑	戊寅	坤土
7.8	二七	己卯	坤土
7.9	二八	庚辰	艮土
7.10	二九	辛巳	坤土
7.11	三十	壬午	艮土
7.12	六月	癸未	坤土
7.13	初二	甲申	艮土
7.14	初三	乙酉	坤土
7.15	初四	丙戌	艮土
7.16	初五	丁亥	坤土
7.17	初六	戊子	艮土
7.18	初七	己丑	坤土
7.19	初八	庚寅	艮土
7.20	初九	辛卯	坤土
7.21	初十	壬辰	艮土
7.22	十一	癸巳	坤土
7.23	大暑	甲午	艮土
7.24	十三	乙未	坤土
7.25	十四	丙申	艮土
7.26	十五	丁酉	坤土
7.27	十六	戊戌	坤土
7.28	十七	己亥	坤土
7.29	十八	庚子	艮土
7.30	十九	辛丑	坤土
7.31	二十	壬寅	艮土
8.1	二一	癸卯	坤土
8.2	二二	甲辰	艮土
8.3	二三	乙巳	坤土
8.4	二四	丙午	艮土
8.5	二五	丁未	坤土
8.6	二六	戊申	坤土
8.7	二七	己酉	坤土

1991年8月8日–1992年2月3日，羊年、立秋、辛未、六月、二八（辛未、丙申、庚戌）–羊年，辛未，腊月，三十（辛未、辛丑、己酉）

8.8–9.7 丙申月				9.8–10.8 丁酉月				10.9–11.7 戊戌月				11.8–12.6 己亥月				12.7–1992.1.5 庚子月				1.6–2.3 辛丑月			
8.8	立秋	庚戌	巽木	9.8	白露	辛巳	坤土	10.9	寒露	壬子	巽木	11.8	立冬	壬午	艮土	12.7	大雪	辛亥	坎水	1.6	小寒	辛巳	坤土
8.9	二九	辛亥	坎水	9.9	初二	壬午	艮土	10.10	初三	癸丑	坎水	11.9	初四	癸未	坤土	12.8	初三	壬子	巽木	1.7	初二	壬午	坤土
8.10	七月	壬子	巽木	9.10	初三	癸未	坤土	10.11	初四	甲寅	巽木	11.10	初五	甲申	艮土	12.9	初四	癸丑	坎水	1.8	初三	癸未	坤土
8.11	初二	癸丑	坎水	9.11	初四	甲申	艮土	10.12	初五	乙卯	坎水	11.11	初六	乙酉	坤土	12.10	初五	甲寅	巽木	1.9	初四	甲申	艮土
8.12	初三	甲寅	巽木	9.12	初五	乙酉	坤土	10.13	初六	丙辰	巽木	11.12	初七	丙戌	艮土	12.11	初六	乙卯	坎水	1.10	初五	乙酉	坤土
8.13	初四	乙卯	坎水	9.13	初六	丙戌	艮土	10.14	初七	丁巳	坎水	11.13	初八	丁亥	坤土	12.12	初七	丙辰	巽木	1.11	初六	丙戌	艮土
8.14	初五	丙辰	巽木	9.14	初七	丁亥	坤土	10.15	初八	戊午	巽木	11.14	初九	戊子	艮土	12.13	初八	丁巳	坎水	1.12	初七	丁亥	坤土
8.15	初六	丁巳	坎水	9.15	初八	戊子	艮土	10.16	初九	己未	坎水	11.15	初十	己丑	坤土	12.14	初九	戊午	巽木	1.13	初八	戊子	艮土
8.16	初七	戊午	巽木	9.16	初九	己丑	坤土	10.17	初十	庚申	巽木	11.16	十一	庚寅	艮土	12.15	初十	己未	坎水	1.14	初九	己丑	坤土
8.17	初八	己未	坎水	9.17	初十	庚寅	艮土	10.18	十一	辛酉	坎水	11.17	十二	辛卯	坤土	12.16	十一	庚申	巽木	1.15	初十	庚寅	艮土
8.18	初九	庚申	巽木	9.18	十一	辛卯	坤土	10.19	十二	壬戌	巽木	11.18	十三	壬辰	艮土	12.17	十二	辛酉	坎水	1.16	十一	辛卯	坤土
8.19	初十	辛酉	坎水	9.19	十二	壬辰	艮土	10.20	十三	癸亥	坎水	11.19	十四	癸巳	坤土	12.18	十三	壬戌	巽木	1.17	十二	壬辰	艮土
8.20	十一	壬戌	巽木	9.20	十三	癸巳	坤土	10.21	十四	甲子	巽木	11.20	十五	甲午	艮土	12.19	十四	癸亥	坎水	1.18	十三	癸巳	坤土
8.21	十二	癸亥	坎水	9.21	十四	甲午	艮土	10.22	十五	乙丑	坎水	11.21	十六	乙未	坤土	12.20	十五	甲子	巽木	1.19	十四	甲午	艮土
8.22	十三	甲子	巽木	9.22	十五	乙未	坤土	10.23	十六	丙寅	巽木	11.22	十七	丙申	艮土	12.21	十六	乙丑	坎水	1.20	十五	乙未	坤土
8.23	处暑	乙丑	坎水	9.23	秋分	丙申	艮土	10.24	霜降	丁卯	坎水	11.23	小雪	丁酉	坤土	12.22	冬至	丙寅	巽木	1.21	大寒	丙申	艮土
8.24	十五	丙寅	巽木	9.24	十七	丁酉	坤土	10.25	十八	戊辰	巽木	11.24	十九	戊戌	艮土	12.23	十八	丁卯	坎水	1.22	十七	丁酉	坤土
8.25	十六	丁卯	坎水	9.25	十八	戊戌	艮土	10.26	十九	己巳	坎水	11.25	二十	己亥	坤土	12.24	十九	戊辰	巽木	1.23	十八	戊戌	艮土
8.26	十七	戊辰	巽木	9.26	十九	己亥	坤土	10.27	二十	庚午	巽木	11.26	二一	庚子	艮土	12.25	二十	己巳	坎水	1.24	十九	己亥	坤土
8.27	十八	己巳	坎水	9.27	二十	庚子	艮土	10.28	二一	辛未	坎水	11.27	二二	辛丑	坤土	12.26	二一	庚午	巽木	1.25	二十	庚子	艮土
8.28	十九	庚午	巽木	9.28	二一	辛丑	坤土	10.29	二二	壬申	巽木	11.28	二三	壬寅	艮土	12.27	二二	辛未	坎水	1.26	二一	辛丑	坤土
8.29	二十	辛未	坎水	9.29	二二	壬寅	艮土	10.30	二三	癸酉	坎水	11.29	二四	癸卯	坤土	12.28	二三	壬申	巽木	1.27	二二	壬寅	艮土
8.30	二一	壬申	巽木	9.30	二三	癸卯	坤土	10.31	二四	甲戌	巽木	11.30	二五	甲辰	艮土	12.29	二四	癸酉	坎水	1.28	二三	癸卯	坤土
8.31	二二	癸酉	坎水	10.1	二四	甲辰	艮土	11.1	二五	乙亥	坎水	12.1	二六	乙巳	坤土	12.30	二五	甲戌	巽木	1.29	二四	甲辰	艮土
9.1	二三	甲戌	巽木	10.2	二五	乙巳	坤土	11.2	二六	丙子	巽木	12.2	二七	丙午	艮土	12.31	二六	乙亥	坎水	1.30	二五	乙巳	坤土
9.2	二四	乙亥	坎水	10.3	二六	丙午	艮土	11.3	二七	丁丑	坎水	12.3	二八	丁未	坤土	1.1	二七	丙子	巽木	1.31	二六	丙午	艮土
9.3	二五	丙子	巽木	10.4	二七	丁未	坤土	11.4	二八	戊寅	巽木	12.4	二九	戊申	艮土	1.2	二八	丁丑	坎水	2.1	二七	丁未	坤土
9.4	二六	丁丑	坎水	10.5	二八	戊申	艮土	11.5	二九	己卯	坎水	12.5	三十	己酉	坤土	1.3	二九	戊寅	巽木	2.2	二八	戊申	艮土
9.5	二七	戊寅	巽木	10.6	二九	己酉	坤土	11.6	十月	庚辰	巽木	12.6	冬月	庚戌	艮土	1.4	三十	己卯	坎水	2.3	二九	己酉	坤土
9.6	二八	己卯	坎水	10.7	三十	庚戌	艮土	11.7	初二	辛巳	坎水					1.5	腊月	庚辰	巽木				
9.7	二九	庚辰	巽木	10.8	九月	辛亥	坤土																

1992年2月4日–1992年8月6日，猴年、立春、壬申、正月、初一（壬申、壬寅、庚戌）–猴年，壬申，七月，初八（壬申、丁未、甲寅）

2.4–3.4 壬寅月				3.5–4.3 癸卯月				4.4–5.4 甲辰月				5.5–6.4 乙巳月				6.5–7.6 丙午月				7.7–8.6 丁未月			
2.4	立春	庚戌	乾金	3.5	惊蛰	庚辰	离火	4.4	清明	庚戌	乾金	5.5	立夏	辛巳	震木	6.5	芒种	壬子	乾金	7.7	小暑	甲申	离火
2.5	初二	辛亥	兑金	3.6	初三	辛巳	震木	4.5	初三	辛亥	兑金	5.6	初四	壬午	离火	6.6	初六	癸丑	兑金	7.8	初九	乙酉	震木
2.6	初三	壬子	乾金	3.7	初四	壬午	离火	4.6	初四	壬子	乾金	5.7	初五	癸未	震木	6.7	初七	甲寅	乾金	7.9	初十	丙戌	离火
2.7	初四	癸丑	兑金	3.8	初五	癸未	震木	4.7	初五	癸丑	兑金	5.8	初六	甲申	离火	6.8	初八	乙卯	兑金	7.10	十一	丁亥	震木
2.8	初五	甲寅	乾金	3.9	初六	甲申	离火	4.8	初六	甲寅	乾金	5.9	初七	乙酉	震木	6.9	初九	丙辰	乾金	7.11	十二	戊子	离火
2.9	初六	乙卯	兑金	3.10	初七	乙酉	震木	4.9	初七	乙卯	兑金	5.10	初八	丙戌	离火	6.10	初十	丁巳	兑金	7.12	十三	己丑	震木
2.10	初七	丙辰	乾金	3.11	初八	丙戌	离火	4.10	初八	丙辰	乾金	5.11	初九	丁亥	震木	6.11	十一	戊午	乾金	7.13	十四	庚寅	离火
2.11	初八	丁巳	兑金	3.12	初九	丁亥	震木	4.11	初九	丁巳	兑金	5.12	初十	戊子	离火	6.12	十二	己未	兑金	7.14	十五	辛卯	震木
2.12	初九	戊午	乾金	3.13	初十	戊子	离火	4.12	初十	戊午	乾金	5.13	十一	己丑	震木	6.13	十三	庚申	乾金	7.15	十六	壬辰	离火
2.13	初十	己未	兑金	3.14	十一	己丑	震木	4.13	十一	己未	兑金	5.14	十二	庚寅	离火	6.14	十四	辛酉	兑金	7.16	十七	癸巳	震木
2.14	十一	庚申	乾金	3.15	十二	庚寅	离火	4.14	十二	庚申	乾金	5.15	十三	辛卯	震木	6.15	十五	壬戌	乾金	7.17	十八	甲午	离火
2.15	十二	辛酉	兑金	3.16	十三	辛卯	震木	4.15	十三	辛酉	兑金	5.16	十四	壬辰	离火	6.16	十六	癸亥	兑金	7.18	十九	乙未	震木
2.16	十三	壬戌	乾金	3.17	十四	壬辰	离火	4.16	十四	壬戌	乾金	5.17	十五	癸巳	震木	6.17	十七	甲子	乾金	7.19	二十	丙申	离火
2.17	十四	癸亥	兑金	3.18	十五	癸巳	震木	4.17	十五	癸亥	兑金	5.18	十六	甲午	离火	6.18	十八	乙丑	兑金	7.20	二一	丁酉	震木
2.18	十五	甲子	乾金	3.19	十六	甲午	离火	4.18	十六	甲子	乾金	5.19	十七	乙未	震木	6.19	十九	丙寅	乾金	7.21	二二	戊戌	离火
2.19	雨水	乙丑	兑金	3.20	春分	乙未	震木	4.19	十七	乙丑	兑金	5.20	十八	丙申	离火	6.20	二十	丁卯	兑金	7.22	大暑	己亥	震木
2.20	十七	丙寅	乾金	3.21	十八	丙申	离火	4.20	谷雨	丙寅	乾金	5.21	小满	丁酉	震木	6.21	夏至	戊辰	乾金	7.23	二四	庚子	离火
2.21	十八	丁卯	兑金	3.22	十九	丁酉	震木	4.21	十九	丁卯	兑金	5.22	二十	戊戌	离火	6.22	二二	己巳	兑金	7.24	二五	辛丑	震木
2.22	十九	戊辰	乾金	3.23	二十	戊戌	离火	4.22	二十	戊辰	乾金	5.23	二一	己亥	震木	6.23	二三	庚午	乾金	7.25	二六	壬寅	离火
2.23	二十	己巳	兑金	3.24	二一	己亥	震木	4.23	二一	己巳	兑金	5.24	二二	庚子	离火	6.24	二四	辛未	兑金	7.26	二七	癸卯	震木
2.24	二一	庚午	乾金	3.25	二二	庚子	离火	4.24	二二	庚午	乾金	5.25	二三	辛丑	震木	6.25	二五	壬申	乾金	7.27	二八	甲辰	离火
2.25	二二	辛未	兑金	3.26	二三	辛丑	震木	4.25	二三	辛未	兑金	5.26	二四	壬寅	离火	6.26	二六	癸酉	兑金	7.28	二九	乙巳	震木
2.26	二三	壬申	乾金	3.27	二四	壬寅	离火	4.26	二四	壬申	乾金	5.27	二五	癸卯	震木	6.27	二七	甲戌	乾金	7.29	三十	丙午	离火
2.27	二四	癸酉	兑金	3.28	二五	癸卯	震木	4.27	二五	癸酉	兑金	5.28	二六	甲辰	离火	6.28	二八	乙亥	兑金	7.30	七月	丁未	震木
2.28	二五	甲戌	乾金	3.29	二六	甲辰	离火	4.28	二六	甲戌	乾金	5.29	二七	乙巳	震木	6.29	二九	丙子	乾金	7.31	初二	戊申	离火
2.29	二六	乙亥	兑金	3.30	二七	乙巳	震木	4.29	二七	乙亥	兑金	5.30	二八	丙午	离火	6.30	六月	丁丑	兑金	8.1	初三	己酉	震木
3.1	二七	丙子	乾金	3.31	二八	丙午	离火	4.30	二八	丙子	乾金	5.31	二九	丁未	震木	7.1	初二	戊寅	乾金	8.2	初四	庚戌	离火
3.2	二八	丁丑	兑金	4.1	二九	丁未	震木	5.1	二九	丁丑	兑金	6.1	五月	戊申	离火	7.2	初三	己卯	兑金	8.3	初五	辛亥	震木
3.3	二九	戊寅	乾金	4.2	三十	戊申	离火	5.2	三十	戊寅	乾金	6.2	初二	己酉	震木	7.3	初四	庚辰	乾金	8.4	初六	壬子	离火
3.4	二月	己卯	兑金	4.3	三月	己酉	震木	5.3	四月	己卯	兑金	6.3	初三	庚戌	离火	7.4	初五	辛巳	兑金	8.5	初七	癸丑	震木
								5.4	初二	庚辰	乾金	6.4	初四	辛亥	震木	7.5	初六	壬午	乾金	8.6	初八	甲寅	离火
																7.6	初七	癸未	兑金				

1992年8月7日–1993年2月3日，猴年、立秋，壬申、七月、初九（壬申、戊申、乙卯）- 猴年，壬申、正月、十二（壬申、癸丑、乙卯）

8.7–9.6，戊申月

公历	农历	干支	五行
8.7	立秋	乙卯	兑金
8.8	初十	丙辰	乾金
8.9	十一	丁巳	兑金
8.10	十二	戊午	乾金
8.11	十三	己未	兑金
8.12	十四	庚申	乾金
8.13	十五	辛酉	兑金
8.14	十六	壬戌	乾金
8.15	十七	癸亥	兑金
8.16	十八	甲子	乾金
8.17	十九	乙丑	兑金
8.18	二十	丙寅	乾金
8.19	二一	丁卯	兑金
8.20	二二	戊辰	乾金
8.21	二三	己巳	兑金
8.22	二四	庚午	乾金
8.23	处暑	辛未	兑金
8.24	二六	壬申	乾金
8.25	二七	癸酉	兑金
8.26	二八	甲戌	乾金
8.27	二九	乙亥	兑金
8.28	八月	丙子	乾金
8.29	初二	丁丑	兑金
8.30	初三	戊寅	乾金
8.31	初四	己卯	兑金
9.1	初五	庚辰	乾金
9.2	初六	辛巳	兑金
9.3	初七	壬午	乾金
9.4	初八	癸未	兑金
9.5	初九	甲申	乾金
9.6	初十	乙酉	兑金

9.7–10.7，己酉月

公历	农历	干支	五行
9.7	白露	丙戌	离火
9.8	十二	丁亥	震木
9.9	十三	戊子	离火
9.10	十四	己丑	震木
9.11	十五	庚寅	离火
9.12	十六	辛卯	震木
9.13	十七	壬辰	离火
9.14	十八	癸巳	震木
9.15	十九	甲午	离火
9.16	二十	乙未	震木
9.17	二一	丙申	离火
9.18	二二	丁酉	震木
9.19	二三	戊戌	离火
9.20	二四	己亥	震木
9.21	二五	庚子	离火
9.22	二六	辛丑	震木
9.23	秋分	壬寅	离火
9.24	二八	癸卯	震木
9.25	二九	甲辰	离火
9.26	九月	乙巳	震木
9.27	初二	丙午	离火
9.28	初三	丁未	震木
9.29	初四	戊申	离火
9.30	初五	己酉	震木
10.1	初六	庚戌	离火
10.2	初七	辛亥	震木
10.3	初八	壬子	离火
10.4	初九	癸丑	震木
10.5	初十	甲寅	离火
10.6	十一	乙卯	震木
10.7	十二	丙辰	离火

10.8–11.6，庚戌月

公历	农历	干支	五行
10.8	寒露	丁巳	兑金
10.9	十四	戊午	乾金
10.10	十五	己未	兑金
10.11	十六	庚申	乾金
10.12	十七	辛酉	兑金
10.13	十八	壬戌	乾金
10.14	十九	癸亥	兑金
10.15	二十	甲子	乾金
10.16	二一	乙丑	兑金
10.17	二二	丙寅	乾金
10.18	二三	丁卯	兑金
10.19	二四	戊辰	乾金
10.20	二五	己巳	兑金
10.21	二六	庚午	乾金
10.22	二七	辛未	兑金
10.23	霜降	壬申	乾金
10.24	二九	癸酉	兑金
10.25	三十	甲戌	乾金
10.26	初一	乙亥	兑金
10.27	初二	丙子	乾金
10.28	初三	丁丑	兑金
10.29	初四	戊寅	乾金
10.30	初五	己卯	兑金
10.31	初六	庚辰	乾金
11.1	初七	辛巳	兑金
11.2	初八	壬午	乾金
11.3	初九	癸未	兑金
11.4	初十	甲申	乾金
11.5	十一	乙酉	兑金
11.6	十二	丙戌	乾金

11.7–12.6，辛亥月

公历	农历	干支	五行
11.7	立冬	丁亥	震木
11.8	十四	戊子	离火
11.9	十五	己丑	震木
11.10	十六	庚寅	离火
11.11	十七	辛卯	震木
11.12	十八	壬辰	离火
11.13	十九	癸巳	震木
11.14	二十	甲午	离火
11.15	二一	乙未	震木
11.16	二二	丙申	离火
11.17	二三	丁酉	震木
11.18	二四	戊戌	离火
11.19	二五	己亥	震木
11.20	二六	庚子	离火
11.21	二七	辛丑	震木
11.22	小雪	壬寅	离火
11.23	二九	癸卯	震木
11.24	冬月	甲辰	离火
11.25	初二	乙巳	震木
11.26	初三	丙午	离火
11.27	初四	丁未	震木
11.28	初五	戊申	离火
11.29	初六	己酉	震木
11.30	初七	庚戌	离火
12.1	初八	辛亥	震木
12.2	初九	壬子	离火
12.3	初十	癸丑	震木
12.4	十一	甲寅	离火
12.5	十二	乙卯	震木
12.6	十三	丙辰	离火

12.7–1993.1.4，壬子月

公历	农历	干支	五行
12.7	大雪	丁巳	兑金
12.8	十五	戊午	乾金
12.9	十六	己未	兑金
12.10	十七	庚申	乾金
12.11	十八	辛酉	兑金
12.12	十九	壬戌	乾金
12.13	二十	癸亥	兑金
12.14	二一	甲子	乾金
12.15	二二	乙丑	兑金
12.16	二三	丙寅	乾金
12.17	二四	丁卯	兑金
12.18	二五	戊辰	乾金
12.19	二六	己巳	兑金
12.20	二七	庚午	乾金
12.21	冬至	辛未	兑金
12.22	二九	壬申	乾金
12.23	三十	癸酉	兑金
12.24	腊月	甲戌	乾金
12.25	初二	乙亥	兑金
12.26	初三	丙子	乾金
12.27	初四	丁丑	兑金
12.28	初五	戊寅	乾金
12.29	初六	己卯	兑金
12.30	初七	庚辰	乾金
12.31	初八	辛巳	兑金
1.1	初九	壬午	乾金
1.2	初十	癸未	兑金
1.3	十一	甲申	乾金
1.4	十二	乙酉	兑金

1.5–2.3，癸丑月

公历	农历	干支	五行
1.5	小寒	丙戌	离火
1.6	十四	丁亥	震木
1.7	十五	戊子	离火
1.8	十六	己丑	震木
1.9	十七	庚寅	离火
1.10	十八	辛卯	震木
1.11	十九	壬辰	离火
1.12	二十	癸巳	震木
1.13	二一	甲午	离火
1.14	二二	乙未	震木
1.15	二三	丙申	离火
1.16	二四	丁酉	震木
1.17	二五	戊戌	离火
1.18	二六	己亥	震木
1.19	二七	庚子	离火
1.20	大寒	辛丑	震木
1.21	二九	壬寅	离火
1.22	三十	癸卯	震木
1.23	正月	甲辰	离火
1.24	初二	乙巳	震木
1.25	初三	丙午	离火
1.26	初四	丁未	震木
1.27	初五	戊申	离火
1.28	初六	己酉	震木
1.29	初七	庚戌	离火
1.30	初八	辛亥	震木
1.31	初九	壬子	离火
2.1	初十	癸丑	震木
2.2	十一	甲寅	离火
2.3	十二	乙卯	震木

1993年2月4日–1993年8月6日，鸡年、立春，癸酉、正月、十三（癸酉、甲寅、丙辰）- 鸡年，癸酉、六月、十九（癸酉、己未、己未）

2.4–3.4，甲寅月

公历	农历	干支	五行
2.4	立春	丙辰	巽木
2.5	十四	丁巳	坎水
2.6	十五	戊午	巽木
2.7	十六	己未	坎水
2.8	十七	庚申	巽木
2.9	十八	辛酉	坎水
2.10	十九	壬戌	巽木
2.11	二十	癸亥	坎水
2.12	二一	甲子	巽木
2.13	二二	乙丑	坎水
2.14	二三	丙寅	巽木
2.15	二四	丁卯	坎水
2.16	二五	戊辰	巽木
2.17	二六	己巳	坎水
2.18	雨水	庚午	巽木
2.19	二八	辛未	坎水
2.20	二九	壬申	巽木
2.21	二月	癸酉	坎水
2.22	初二	甲戌	巽木
2.23	初三	乙亥	坎水
2.24	初四	丙子	巽木
2.25	初五	丁丑	坎水
2.26	初六	戊寅	巽木
2.27	初七	己卯	坎水
2.28	初八	庚辰	巽木
3.1	初九	辛巳	坎水
3.2	初十	壬午	巽木
3.3	十一	癸未	坎水
3.4	十二	甲申	巽木

3.5–4.4，乙卯月

公历	农历	干支	五行
3.5	惊蛰	乙酉	坤土
3.6	十四	丙戌	艮土
3.7	十五	丁亥	坤土
3.8	十六	戊子	艮土
3.9	十七	己丑	坤土
3.10	十八	庚寅	艮土
3.11	十九	辛卯	坤土
3.12	二十	壬辰	艮土
3.13	二一	癸巳	坤土
3.14	二二	甲午	艮土
3.15	二三	乙未	坤土
3.16	二四	丙申	艮土
3.17	二五	丁酉	坤土
3.18	二六	戊戌	艮土
3.19	二七	己亥	坤土
3.20	春分	庚子	艮土
3.21	二九	辛丑	坤土
3.22	三十	壬寅	艮土
3.23	三月	癸卯	坤土
3.24	初二	甲辰	艮土
3.25	初三	乙巳	坤土
3.26	初四	丙午	艮土
3.27	初五	丁未	坤土
3.28	初六	戊申	艮土
3.29	初七	己酉	坤土
3.30	初八	庚戌	艮土
3.31	初九	辛亥	坤土
4.1	初十	壬子	艮土
4.2	十一	癸丑	坤土
4.3	十二	甲寅	艮土
4.4	十三	乙卯	坤土

4.5–5.4，丙辰月

公历	农历	干支	五行
4.5	清明	丙辰	巽木
4.6	十五	丁巳	坎水
4.7	十六	戊午	巽木
4.8	十七	己未	坎水
4.9	十八	庚申	巽木
4.10	十九	辛酉	坎水
4.11	二十	壬戌	巽木
4.12	二一	癸亥	坎水
4.13	二二	甲子	巽木
4.14	二三	乙丑	坎水
4.15	二四	丙寅	巽木
4.16	二五	丁卯	坎水
4.17	二六	戊辰	巽木
4.18	二七	己巳	坎水
4.19	二八	庚午	巽木
4.20	谷雨	辛未	坎水
4.21	三十	壬申	巽木
4.22	闰三	癸酉	坎水
4.23	初二	甲戌	巽木
4.24	初三	乙亥	坎水
4.25	初四	丙子	巽木
4.26	初五	丁丑	坎水
4.27	初六	戊寅	巽木
4.28	初七	己卯	坎水
4.29	初八	庚辰	巽木
4.30	初九	辛巳	坎水
5.1	初十	壬午	巽木
5.2	十一	癸未	坎水
5.3	十二	甲申	巽木
5.4	十三	乙酉	坎水

5.5–6.5，丁巳月

公历	农历	干支	五行
5.5	立夏	丙戌	艮土
5.6	十五	丁亥	坤土
5.7	十六	戊子	艮土
5.8	十七	己丑	坤土
5.9	十八	庚寅	艮土
5.10	十九	辛卯	坤土
5.11	二十	壬辰	艮土
5.12	二一	癸巳	坤土
5.13	二二	甲午	艮土
5.14	二三	乙未	坤土
5.15	二四	丙申	艮土
5.16	二五	丁酉	坤土
5.17	二六	戊戌	艮土
5.18	二七	己亥	坤土
5.19	二八	庚子	艮土
5.20	二九	辛丑	坤土
5.21	小满	壬寅	艮土
5.22	初二	癸卯	坤土
5.23	初三	甲辰	艮土
5.24	初四	乙巳	坤土
5.25	初五	丙午	艮土
5.26	初六	丁未	坤土
5.27	初七	戊申	艮土
5.28	初八	己酉	坤土
5.29	初九	庚戌	艮土
5.30	初十	辛亥	坤土
5.31	十一	壬子	艮土
6.1	十二	癸丑	坤土
6.2	十三	甲寅	艮土
6.3	十四	乙卯	坤土
6.4	十五	丙辰	艮土
6.5	十六	丁巳	坤土

6.6–7.6，戊午月

公历	农历	干支	五行
6.6	芒种	戊午	巽木
6.7	十八	己未	坎水
6.8	十九	庚申	巽木
6.9	二十	辛酉	坎水
6.10	二一	壬戌	巽木
6.11	二二	癸亥	坎水
6.12	二三	甲子	巽木
6.13	二四	乙丑	坎水
6.14	二五	丙寅	巽木
6.15	二六	丁卯	坎水
6.16	二七	戊辰	巽木
6.17	二八	己巳	坎水
6.18	二九	庚午	巽木
6.19	三十	辛未	坎水
6.20	五月	壬申	巽木
6.21	夏至	癸酉	坎水
6.22	初三	甲戌	巽木
6.23	初四	乙亥	坎水
6.24	初五	丙子	巽木
6.25	初六	丁丑	坎水
6.26	初七	戊寅	巽木
6.27	初八	己卯	坎水
6.28	初九	庚辰	巽木
6.29	初十	辛巳	坎水
6.30	十一	壬午	巽木
7.1	十二	癸未	坎水
7.2	十三	甲申	巽木
7.3	十四	乙酉	坎水
7.4	十五	丙戌	巽木
7.5	十六	丁亥	坎水
7.6	十七	戊子	巽木

7.7–8.6，己未月

公历	农历	干支	五行
7.7	小暑	己未	坤土
7.8	十九	庚申	艮土
7.9	二十	辛酉	坤土
7.10	二一	壬戌	艮土
7.11	二二	癸亥	坤土
7.12	二三	甲子	艮土
7.13	二四	乙丑	坤土
7.14	二五	丙寅	艮土
7.15	二六	丁卯	坤土
7.16	二七	戊辰	艮土
7.17	二八	己巳	坤土
7.18	二九	庚午	艮土
7.19	六月	辛未	坤土
7.20	初二	壬申	艮土
7.21	初三	癸酉	坤土
7.22	初四	甲戌	艮土
7.23	大暑	乙亥	坤土
7.24	初六	丙子	艮土
7.25	初七	丁丑	坤土
7.26	初八	戊寅	艮土
7.27	初九	己卯	坤土
7.28	初十	庚辰	艮土
7.29	十一	辛巳	坤土
7.30	十二	壬午	艮土
7.31	十三	癸未	坤土
8.1	十四	甲申	艮土
8.2	十五	乙酉	坤土
8.3	十六	丙戌	艮土
8.4	十七	丁亥	坤土
8.5	十八	戊子	艮土
8.6	十九	己丑	坤土

1993年8月7日-1994年2月3日，鸡年、立秋，癸酉、六月、二十（癸酉、庚申、庚申）-鸡年，癸酉、腊月、二三（癸酉、乙丑、庚申）

8.7-9.6，庚申月			9.7-10.7，辛酉月			10.8-11.6，壬戌月			11.7-12.6，癸亥月			12.7-1994.1.4甲子月			1.5-2.3，乙丑月		
8.7	立秋	庚申	巽木	9.7	白露	辛酉	坤土	10.8	寒露	癸亥	坎水	11.8	立冬	二五	癸巳	坤土	12.8	大雪	二五	癸亥	坤土	1.5	小寒	二五	壬辰	艮土
8.8	二一	辛酉	坎水	9.8	二二	壬戌	艮土	10.9	二四	癸巳	坤土	11.9	二六	甲午	艮土	12.9	二六	甲子	巽木	1.7	二六	癸巳	坤土
8.9	二二	壬戌	巽木	9.9	二三	癸巳	坤土	10.10	二五	甲子	巽木	11.9	二六	甲午	艮土	12.10	二七	乙丑	坎水	1.8	二七	甲午	艮土
8.10	二三	癸亥	坎水	9.10	二四	甲午	艮土	10.11	二六	乙丑	坎水	11.10	二七	乙未	坤土	12.10	二七	乙丑	坎水	1.8	二七	甲午	艮土
8.11	二四	甲子	巽木	9.11	二五	乙未	坤土	10.12	二七	丙寅	巽木	11.11	二八	丙申	艮土	12.11	二八	丙寅	巽木	1.9	二八	乙未	坤土
8.12	二五	乙丑	坎水	9.12	二六	丙申	艮土	10.13	二八	丁卯	坎水	11.12	二九	丁酉	坤土	12.12	二九	丁卯	坎水	1.10	二九	丙申	艮土
8.13	二六	丙寅	巽木	9.13	二七	丁酉	坤土	10.14	二九	戊辰	巽木	11.13	三十	戊戌	艮土	12.13	三十	戊辰	巽木	1.11	三十	丁酉	坤土
8.14	二七	丁卯	坎水	9.14	二八	戊戌	艮土	10.16	九月	己巳	坎水	11.14	十月	己亥	坤土	12.14	初二	己巳	坎水	1.12	腊月	戊戌	艮土
8.15	二八	戊辰	巽木	9.15	二九	己亥	坤土	10.16	初二	庚午	巽木	11.15	初二	庚子	艮土	12.15	初三	庚午	巽木	1.13	初二	己亥	坤土
8.16	二九	己巳	坎水	9.16	八月	庚子	艮土	10.17	初三	辛未	坎水	11.16	初三	辛丑	艮土	12.16	初四	辛未	坎水	1.14	初三	庚子	艮土
8.17	三十	庚午	巽木	9.17	初二	辛丑	坤土	10.18	初四	壬申	巽木	11.17	初四	壬寅	艮土	12.17	初五	壬申	巽木	1.15	初四	辛丑	坤土
8.18	七月	辛未	坎水	9.18	初三	壬寅	艮土	10.19	初五	癸酉	坎水	11.18	初五	癸卯	坤土	12.18	初六	癸酉	坎水	1.16	初五	壬寅	艮土
8.19	初二	壬申	巽木	9.19	初四	癸卯	坤土	10.20	初六	甲戌	巽木	11.19	初六	甲辰	艮土	12.19	初七	甲戌	巽木	1.17	初六	癸卯	坤土
8.20	初三	癸酉	巽木	9.20	初五	甲辰	巽木	10.21	初七	乙亥	坎水	11.20	初七	乙巳	坤土	12.20	初八	乙亥	坎水	1.18	初七	甲辰	艮土
8.21	初四	甲戌	巽木	9.21	初六	乙巳	坤土	10.22	初八	丙子	巽木	11.21	初八	丙午	艮土	12.21	初九	丙子	巽木	1.19	初八	乙巳	坤土
8.22	初五	乙亥	坎水	9.22	秋分	丙午	艮土	10.23	霜降	丁丑	坎水	11.22	小雪	丁未	坤土	12.22	冬至	丁丑	坎水	1.20	大寒	丙午	艮土
8.23	处暑	丙子	巽木	9.23	初八	丁未	坤土	10.24	初十	戊寅	巽木	11.23	初十	戊申	坤土	12.23	十一	戊寅	巽木	1.21	初十	丁未	坤土
8.24	初七	丁丑	坎水	9.24	初九	戊申	艮土	10.25	十一	己卯	坎水	11.24	十一	己酉	坤土	12.24	十二	己卯	坎水	1.22	十一	戊申	艮土
8.25	初八	戊寅	巽木	9.25	初十	己酉	坤土	10.26	十二	庚辰	巽木	11.25	十二	庚戌	艮土	12.25	十三	庚辰	巽木	1.23	十二	己酉	坤土
8.26	初九	己卯	坎水	9.26	十一	庚戌	艮土	10.27	十三	辛巳	坎水	11.26	十三	辛亥	坤土	12.26	十四	辛巳	坎水	1.24	十三	庚戌	艮土
8.27	初十	庚辰	巽木	9.27	十二	辛亥	坤土	10.28	十四	壬午	巽木	11.27	十四	壬子	艮土	12.27	十五	壬午	巽木	1.25	十四	辛亥	坤土
8.28	十一	辛巳	坎水	9.28	十三	壬子	艮土	10.29	十五	癸未	坎水	11.28	十五	癸丑	坤土	12.28	十六	癸未	坎水	1.26	十五	壬子	艮土
8.29	十二	壬午	巽木	9.29	十四	癸丑	坤土	10.30	十六	甲申	巽木	11.29	十六	甲寅	艮土	12.29	十七	甲申	巽木	1.27	十六	癸丑	坤土
8.30	十三	癸未	坎水	9.30	十五	甲寅	艮土	10.31	十七	乙酉	坎水	11.30	十七	乙卯	坤土	12.30	十八	乙酉	坎水	1.28	十七	甲寅	艮土
8.31	十四	甲申	巽木	10.1	十六	乙卯	坤土	11.1	十八	丙戌	巽木	12.1	十八	丙辰	艮土	12.31	十九	丙戌	巽木	1.29	十八	乙卯	坤土
9.1	十五	乙酉	坎水	10.2	十七	丙辰	艮土	11.2	十九	丁亥	坎水	12.2	十九	丁巳	坤土	1.1	二十	丁亥	坎水	1.30	十九	丙辰	艮土
9.2	十六	丙戌	巽木	10.3	十八	丁巳	坤土	11.3	二十	戊子	巽木	12.3	二十	戊午	艮土	1.2	二一	戊子	巽木	1.31	二十	丁巳	坤土
9.3	十七	丁亥	坎水	10.4	十九	戊午	艮土	11.4	二一	己丑	坎水	12.4	二一	己未	坤土	1.3	二二	己丑	坎水	2.1	二一	戊午	艮土
9.4	十八	戊子	巽木	10.5	二十	己未	坤土	11.5	二二	庚寅	巽木	12.5	二二	庚申	艮土	1.4	二三	庚寅	巽木	2.2	二二	己未	坤土
9.5	十九	己丑	坎水	10.6	二一	庚申	艮土	11.6	二三	辛卯	坎水	12.6	二三	辛酉	坤土					2.3	二三	庚申	艮土
9.6	二十	庚寅	巽木	10.7	二二	辛酉	坤土																

1994年2月4日-1994年8月7日，狗年、立春，甲戌、腊月、二四（甲戌、丙寅、辛酉）-狗年，甲戌、七月、初一（甲戌、辛未、乙丑）

2.4-3.5，丙寅月			3.6-4.4，丁卯月			4.5-5.5，戊辰月			5.6-6.5，己巳月			6.6-7.6，庚午月			7.7-8.7，辛未月		
2.4	立春	辛酉	兑金	3.6	惊蛰	辛卯	震木	4.5	清明	辛酉	兑金	5.6	立夏	壬辰	离火	6.6	芒种	癸亥	兑金	7.7	小暑	甲午	离火
2.5	二五	壬戌	乾金	3.7	二六	壬辰	离火	4.6	二六	壬戌	乾金	5.7	二七	癸巳	震木	6.7	二八	甲子	乾金	7.8	三十	乙未	震木
2.6	二六	癸亥	兑金	3.8	二七	癸巳	震木	4.7	二七	癸亥	兑金	5.8	二八	甲午	离火	6.8	二九	乙丑	兑金	7.9	六月	丙申	离火
2.7	二七	甲子	乾金	3.9	二八	甲午	离火	4.8	二八	甲子	乾金	5.9	二九	乙未	震木	6.9	五月	丙寅	乾金	7.10	初二	丁酉	震木
2.8	二八	乙丑	兑金	3.10	二九	乙未	震木	4.9	二九	乙丑	兑金	5.10	三十	丙申	离火	6.10	初二	丁卯	兑金	7.11	初三	戊戌	离火
2.9	二九	丙寅	乾金	3.11	三十	丙申	离火	4.10	三十	丙寅	乾金	5.11	四月	丁酉	震木	6.11	初三	戊辰	乾金	7.12	初四	己亥	震木
2.10	正月	丁卯	兑金	3.12	二月	丁酉	震木	4.11	三月	丁卯	兑金	5.12	初二	戊戌	离火	6.12	初四	己巳	兑金	7.13	初五	庚子	离火
2.11	初二	戊辰	乾金	3.13	初二	戊戌	离火	4.12	初二	戊辰	乾金	5.13	初三	己亥	震木	6.13	初五	庚午	兑金	7.14	初六	辛丑	震木
2.12	初三	己巳	兑金	3.14	初三	己亥	震木	4.13	初三	己巳	兑金	5.14	初四	庚子	离火	6.14	初六	辛未	乾金	7.15	初七	壬寅	离火
2.13	初四	庚午	乾金	3.15	初四	庚子	离火	4.14	初四	庚午	乾金	5.15	初五	辛丑	震木	6.15	初七	壬申	兑金	7.16	初八	癸卯	震木
2.14	初五	辛未	兑金	3.16	初五	辛丑	震木	4.15	初五	辛未	兑金	5.16	初六	壬寅	离火	6.16	初八	癸酉	乾金	7.17	初九	甲辰	离火
2.15	初六	壬申	乾金	3.17	初六	壬寅	离火	4.16	初六	壬申	乾金	5.17	初七	癸卯	震木	6.17	初九	甲戌	兑金	7.18	初十	乙巳	震木
2.16	初七	癸酉	兑金	3.18	初七	癸卯	震木	4.17	初七	癸酉	兑金	5.18	初八	甲辰	离火	6.18	初十	乙亥	乾金	7.19	十一	丙午	离火
2.17	初八	甲戌	乾金	3.19	初八	甲辰	离火	4.18	初八	甲戌	乾金	5.19	初九	乙巳	震木	6.19	十一	丙子	兑金	7.20	十二	丁未	震木
2.18	初九	乙亥	兑金	3.20	初九	乙巳	震木	4.19	初九	乙亥	兑金	5.20	初十	丙午	离火	6.20	十二	丁丑	乾金	7.21	十三	戊申	离火
2.19	雨水	丙子	乾金	3.21	春分	丙午	离火	4.20	谷雨	丙子	乾金	5.21	小满	丁未	震木	6.21	夏至	戊寅	兑金	7.22	十四	己酉	震木
2.20	十一	丁丑	兑金	3.22	十一	丁未	震木	4.21	十一	丁丑	兑金	5.22	十二	戊申	离火	6.22	十四	己卯	兑金	7.23	大暑	庚戌	离火
2.21	十二	戊寅	乾金	3.23	十二	戊申	震木	4.22	十二	戊寅	乾金	5.23	十三	己酉	震木	6.23	十五	庚辰	乾金	7.24	十六	辛亥	震木
2.22	十三	己卯	兑金	3.24	十三	己酉	震木	4.23	十三	己卯	兑金	5.24	十四	庚戌	离火	6.24	十六	辛巳	兑金	7.25	十七	壬子	离火
2.23	十四	庚辰	乾金	3.25	十四	庚戌	离火	4.24	十四	庚辰	乾金	5.25	十五	辛亥	震木	6.25	十七	壬午	乾金	7.26	十八	癸丑	震木
2.24	十五	辛巳	兑金	3.26	十五	辛亥	震木	4.25	十五	辛巳	兑金	5.26	十六	壬子	离火	6.26	十八	癸未	兑金	7.27	十九	甲寅	离火
2.25	十六	壬午	乾金	3.27	十六	壬子	离火	4.26	十六	壬午	乾金	5.27	十七	癸丑	震木	6.27	十九	甲申	乾金	7.28	二十	乙卯	震木
2.26	十七	癸未	兑金	3.28	十七	癸丑	震木	4.27	十七	癸未	兑金	5.28	十八	甲寅	离火	6.28	二十	乙酉	兑金	7.29	二一	丙辰	离火
2.27	十八	甲申	乾金	3.29	十八	甲寅	离火	4.28	十八	甲申	乾金	5.29	十九	乙卯	震木	6.29	二一	丙戌	乾金	7.30	二二	丁巳	震木
2.28	十九	乙酉	兑金	3.30	十九	乙卯	震木	4.29	十九	乙酉	兑金	5.30	二十	丙辰	离火	6.30	二二	丁亥	兑金	7.31	二三	戊午	离火
3.1	二十	丙戌	乾金	3.31	二十	丙辰	离火	4.30	二十	丙戌	乾金	5.31	二一	丁巳	震木	7.1	二三	戊子	乾金	8.1	二四	己未	震木
3.2	二一	丁亥	兑金	4.1	二一	丁巳	震木	5.1	二一	丁亥	兑金	6.1	二二	戊午	离火	7.2	二四	己丑	兑金	8.2	二五	庚申	离火
3.3	二二	戊子	乾金	4.2	二二	戊午	离火	5.2	二二	戊子	乾金	6.2	二三	己未	震木	7.3	二五	庚寅	乾金	8.3	二六	辛酉	震木
3.4	二三	己丑	兑金	4.3	二三	己未	震木	5.3	二三	己丑	兑金	6.3	二四	庚申	离火	7.4	二六	辛卯	兑金	8.4	二七	壬戌	离火
3.5	二四	庚寅	乾金	4.4	二四	庚申	离火	5.4	二四	庚寅	兑金	6.4	二五	辛酉	震木	7.5	二七	壬辰	乾金	8.5	二八	癸亥	震木
								5.5	二五	辛卯	兑金	6.5	二六	壬戌	离火	7.6	二八	癸巳	兑金	8.6	二九	甲子	离火
																				8.7	七月	乙丑	震木

439

1994年8月8日–1995年2月3日，狗年、立秋、甲戌、七月、初二（甲戌、壬申、丙寅）–狗年，甲戌、正月、初四（甲戌、丁丑、乙丑）

8.8–9.7，壬申月			9.8–10.7，癸酉月			10.8–11.6，甲戌月			11.7–12.6，乙亥月			12.7–1995.1.5，丙子月			1.6–2.3 丁丑月		
8.8 立秋 丙寅	乾金		9.8 白露 丁酉	震木		10.8 寒露 丁卯	兑金		11.7 立冬 丁酉	震木		12.7 大雪 丁卯	兑金		1.6 小寒 丁酉	震木
8.9 初三 丁卯	兑金		9.9 初四 戊戌	离火		10.9 初五 戊辰	乾金		11.8 初六 戊戌	离火		12.8 初六 戊辰	乾金		1.7 初七 戊戌	离火
8.10 初四 戊辰	乾金		9.10 初五 己亥	震木		10.10 初六 己巳	兑金		11.9 初七 己亥	震木		12.9 初七 己巳	兑金		1.8 初八 己亥	震木
8.11 初五 己巳	兑金		9.11 初六 庚子	离火		10.11 初七 庚午	乾金		11.10 初八 庚子	离火		12.10 初八 庚午	乾金		1.9 初九 庚子	离火
8.12 初六 庚午	乾金		9.12 初七 辛丑	离火		10.12 初八 辛未	兑金		11.11 初九 辛丑	震木		12.11 初九 辛未	兑金		1.10 初十 辛丑	震木
8.13 初七 辛未	兑金		9.13 初八 壬寅	离火		10.13 初九 壬申	乾金		11.12 初十 壬寅	离火		12.12 初十 壬申	乾金		1.11 十一 壬寅	离火
8.14 初八 壬申	乾金		9.14 初九 癸卯	震木		10.14 初十 癸酉	兑金		11.13 十一 癸卯	震木		12.13 十一 癸酉	兑金		1.12 十二 癸卯	震木
8.15 初九 癸酉	兑金		9.15 初十 甲辰	离火		10.15 十一 甲戌	乾金		11.14 十二 甲辰	震木		12.14 十二 甲戌	乾金		1.13 十三 甲辰	震木
8.16 初十 甲戌	乾金		9.16 十一 乙巳	震木		10.16 十二 乙亥	震木		11.15 十三 乙巳	震木		12.15 十三 乙亥	兑金		1.14 十四 乙巳	震木
8.17 十一 乙亥	乾金		9.17 十二 丙午	离火		10.17 十三 丙子	乾金		11.16 十四 丙午	离火		12.16 十四 丙子	兑金		1.15 十五 丙午	离火
8.18 十二 丙子	兑金		9.18 十三 丁未	震木		10.18 十四 丁丑	乾金		11.17 十五 丁未	震木		12.17 十五 丁丑	兑金		1.16 十六 丁未	震木
8.19 十三 丁丑	离火		9.19 十四 戊申	离火		10.19 十五 戊寅	乾金		11.18 十六 戊申	离火		12.18 十六 戊寅	乾金		1.17 十七 戊申	离火
8.20 十四 戊寅	离火		9.20 十五 己酉	震木		10.20 十六 己卯	兑金		11.19 十七 己酉	震木		12.19 十七 己卯	兑金		1.18 十八 己酉	震木
8.21 十五 己卯	兑金		9.21 十六 庚戌	兑金		10.21 十七 庚辰	乾金		11.20 十八 庚戌	震木		12.20 十八 庚辰	乾金		1.19 十九 庚戌	震木
8.22 十六 庚辰	乾金		9.22 十七 辛亥	震木		10.22 十八 辛巳	兑金		11.21 十九 辛亥	震木		12.21 十九 辛巳	兑金		1.20 大寒 辛亥	震木
8.23 处暑 辛巳	兑金		9.23 秋分 壬子	离火		10.23 霜降 壬午	乾金		11.22 小雪 壬子	离火		12.22 冬至 壬午	兑金		1.21 二一 壬子	离火
8.24 十八 壬午	乾金		9.24 十九 癸丑	震木		10.24 二十 癸未	兑金		11.23 二一 癸丑	震木		12.23 二一 癸未	兑金		1.22 二二 癸丑	震木
8.25 十九 癸未	兑金		9.25 二十 甲寅	离火		10.25 二一 甲申	兑金		11.24 二二 甲寅	震木		12.24 二二 甲申	兑金		1.23 二三 甲寅	震木
8.26 二十 甲申	兑金		9.26 二一 乙卯	震木		10.26 二二 乙酉	兑金		11.25 二三 乙卯	震木		12.25 二三 乙酉	兑金		1.24 二四 乙卯	震木
8.27 二一 乙酉	兑金		9.27 二二 丙辰	震木		10.27 二三 丙戌	乾金		11.26 二四 丙辰	震木		12.26 二四 丙戌	乾金		1.25 二五 丙辰	震木
8.28 二二 丙戌	乾金		9.28 二三 丁巳	震木		10.28 二四 丁亥	兑金		11.27 二五 丁巳	震木		12.27 二五 丁亥	兑金		1.26 二六 丁巳	震木
8.29 二三 丁亥	兑金		9.29 二四 戊午	离火		10.29 二五 戊子	乾金		11.28 二六 戊午	离火		12.28 二六 戊子	乾金		1.27 二七 戊午	离火
8.30 二四 戊子	乾金		9.30 二五 己未	震木		10.30 二六 己丑	兑金		11.29 二七 己未	震木		12.29 二七 己丑	兑金		1.28 二八 己未	震木
8.31 二五 己丑	兑金		10.1 二六 庚申	离火		10.31 二七 庚寅	乾金		11.30 二八 庚申	离火		12.30 二八 庚寅	乾金		1.29 二九 庚申	离火
9.1 二六 庚寅	乾金		10.2 二七 辛酉	兑金		11.1 二八 辛卯	兑金		12.1 二九 辛酉	震木		12.31 二九 辛卯	兑金		1.30 三十 辛酉	震木
9.2 二七 辛卯	兑金		10.3 二八 壬戌	震木		11.2 二九 壬辰	兑金		12.2 三十 壬戌	离火		1.1 腊月 壬辰	兑金		1.31 正月 壬戌	离火
9.3 二八 壬辰	兑金		10.4 二九 癸亥	震木		11.3 十月 癸巳	兑金		12.3 冬月 癸亥	震木		1.2 初二 癸巳	兑金		2.1 初二 癸亥	震木
9.4 二九 癸巳	兑金		10.5 九月 甲子	离火		11.4 初二 甲午	乾金		12.4 初二 甲子	离火		1.3 初三 甲午	乾金		2.2 初三 甲子	离火
9.5 三十 甲午	乾金		10.6 初二 乙丑	震木		11.5 初三 乙未	兑金		12.5 初三 乙丑	震木		1.4 初四 乙未	兑金		2.3 初四 乙丑	震木
9.6 八月 乙未	兑金		10.7 初三 丙寅	离火		11.6 初四 丙申	乾金		12.6 初四 丙寅	离火		1.5 初五 丙申	乾金			
9.7 初二 丙申	乾金															

1995年2月4日–1995年8月7日，猪年、立春、乙亥、正月、初五（乙亥、戊寅、丙寅）–猪年，乙亥、七月、十二（乙亥、癸未、庚午）

2.4–3.5，戊寅月			3.6–4.4，己卯月			4.5–5.5，庚辰月			5.6–6.5，辛巳月			6.6–7.6，壬午月			7.7–8.7，癸未月		
2.4 立春 丙寅	巽木		3.6 惊蛰 丙申	艮土		4.5 清明 丙寅	巽木		5.6 立夏 丁酉	坤土		6.6 芒种 戊辰	巽木		7.7 小暑 己亥	坤土
2.5 初六 丁卯	坎水		3.7 初七 丁酉	坤土		4.6 初七 丁卯	坎水		5.7 初八 戊戌	坤土		6.7 初十 己巳	坎水		7.8 十一 庚子	艮土
2.6 初七 戊辰	坎水		3.8 初八 戊戌	坤土		4.7 初八 戊辰	坎水		5.8 初九 己亥	坤土		6.8 十一 庚午	坎水		7.9 十二 辛丑	坤土
2.7 初八 己巳	坎水		3.9 初九 己亥	坤土		4.8 初九 己巳	坎水		5.9 初十 庚子	坤土		6.9 十二 辛未	坎水		7.10 十三 壬寅	艮土
2.8 初九 庚午	巽木		3.10 初十 庚子	艮土		4.9 初十 庚午	巽木		5.10 十一 辛丑	坤土		6.10 十三 壬申	巽木		7.11 十四 癸卯	坤土
2.9 初十 辛未	坎水		3.11 十一 辛丑	坤土		4.10 十一 辛未	坎水		5.11 十二 壬寅	艮土		6.11 十四 癸酉	坎水		7.12 十五 甲辰	艮土
2.10 十一 壬申	巽木		3.12 十二 壬寅	艮土		4.11 十二 壬申	巽木		5.12 十三 癸卯	坤土		6.12 十五 甲戌	巽木		7.13 十六 乙巳	坤土
2.11 十二 癸酉	坎水		3.13 十三 癸卯	坤土		4.12 十三 癸酉	坎水		5.13 十四 甲辰	艮土		6.13 十六 乙亥	坎水		7.14 十七 丙午	艮土
2.12 十三 甲戌	巽木		3.14 十四 甲辰	艮土		4.13 十四 甲戌	巽木		5.14 十五 乙巳	坤土		6.14 十七 丙子	巽木		7.15 十八 丁未	坤土
2.13 十四 乙亥	巽木		3.15 十五 乙巳	坤土		4.14 十五 乙亥	巽木		5.15 十六 丙午	艮土		6.15 十八 丁丑	巽木		7.16 十九 戊申	艮土
2.14 十五 丙子	巽木		3.16 十六 丙午	艮土		4.15 十六 丙子	巽木		5.16 十七 丁未	坤土		6.16 十九 戊寅	巽木		7.17 二十 己酉	坤土
2.15 十六 丁丑	坎水		3.17 十七 丁未	坤土		4.16 十七 丁丑	坎水		5.17 十八 戊申	艮土		6.17 二十 己卯	坎水		7.18 二一 庚戌	艮土
2.16 十七 戊寅	巽木		3.18 十八 戊申	坤土		4.17 十八 戊寅	巽木		5.18 十九 己酉	坤土		6.18 二一 庚辰	巽木		7.19 二二 辛亥	坤土
2.17 十八 己卯	坎水		3.19 十九 己酉	坤土		4.18 十九 己卯	坎水		5.19 二十 庚戌	艮土		6.19 二二 辛巳	坎水		7.20 二三 壬子	艮土
2.18 十九 庚辰	巽木		3.20 二十 庚戌	艮土		4.19 二十 庚辰	巽木		5.20 二一 辛亥	坤土		6.20 二三 壬午	巽木		7.21 二四 癸丑	坤土
2.19 雨水 辛巳	坎水		3.21 春分 辛亥	坤土		4.20 谷雨 辛巳	坎水		5.21 小满 壬子	艮土		6.21 二四 癸未	坎水		7.22 二五 甲寅	艮土
2.20 二一 壬午	巽木		3.22 二二 壬子	艮土		4.21 二二 壬午	巽木		5.22 二三 癸丑	坤土		6.22 夏至 甲申	巽木		7.23 大暑 乙卯	坤土
2.21 二二 癸未	坎水		3.23 二三 癸丑	坤土		4.22 二三 癸未	坎水		5.23 二四 甲寅	艮土		6.23 二六 乙酉	坎水		7.24 二七 丙辰	艮土
2.22 二三 甲申	巽木		3.24 二四 甲寅	艮土		4.23 二四 甲申	巽木		5.24 二五 乙卯	坤土		6.24 二七 丙戌	巽木		7.25 二八 丁巳	坤土
2.23 二四 乙酉	坎水		3.25 二五 乙卯	坤土		4.24 二五 乙酉	坎水		5.25 二六 丙辰	艮土		6.25 二八 丁亥	坎水		7.26 二九 戊午	艮土
2.24 二五 丙戌	巽木		3.26 二六 丙辰	艮土		4.25 二六 丙戌	巽木		5.26 二七 丁巳	坤土		6.26 二九 戊子	巽木		7.27 七月 己未	坤土
2.25 二六 丁亥	坎水		3.27 二七 丁巳	坤土		4.26 二七 丁亥	坎水		5.27 二八 戊午	艮土		6.27 三十 己丑	坎水		7.28 初二 庚申	艮土
2.26 二七 戊子	巽木		3.28 二八 戊午	艮土		4.27 二八 戊子	巽木		5.28 二九 己未	坤土		6.28 六月 庚寅	巽木		7.29 初三 辛酉	坤土
2.27 二八 己丑	坎水		3.29 二九 己未	坤土		4.28 二九 己丑	坎水		5.29 五月 庚申	艮土		6.29 初二 辛卯	坎水		7.30 初四 壬戌	艮土
2.28 二九 庚寅	巽木		3.30 三十 庚申	艮土		4.29 三十 庚寅	巽木		5.30 初二 辛酉	坤土		6.30 初三 壬辰	巽木		7.31 初五 癸亥	坤土
3.1 三十 辛卯	坎水		3.31 三月 辛酉	坤土		4.30 四月 辛卯	坎水		5.31 初三 壬戌	艮土		7.1 初四 癸巳	坎水		8.1 初六 甲子	艮土
3.2 初二 壬辰	巽木		4.1 初二 壬戌	艮土		5.1 初二 壬辰	巽木		6.1 初四 癸亥	坤土		7.2 初五 甲午	巽木		8.2 初七 乙丑	坤土
3.3 初三 癸巳	坎水		4.2 初三 癸亥	坤土		5.2 初三 癸巳	坎水		6.2 初五 甲子	艮土		7.3 初六 乙未	坎水		8.3 初八 丙寅	艮土
3.4 初四 甲午	巽木		4.3 初四 甲子	艮土		5.3 初四 甲午	巽木		6.3 初六 乙丑	坤土		7.4 初七 丙申	巽木		8.4 初九 丁卯	坤土
3.5 初五 乙未	坎水		4.4 初五 乙丑	坤土		5.4 初五 乙未	坎水		6.4 初七 丙寅	艮土		7.5 初八 丁酉	坎水		8.5 初十 戊辰	艮土
						5.5 初六 丙申	巽木		6.5 初八 丁卯	坤土		7.6 初九 戊戌	巽木		8.6 十一 己巳	坤土
															8.7 十二 庚午	艮土

1995 年 8 月 8 日 –1996 年 2 月 3 日，猪年、立秋，乙亥、七月、十三（乙亥、甲申、辛未）– 猪年，乙亥、腊月、十五（乙亥、己丑、庚午）

8.8-9.7，甲申月			9.8-10.8，乙酉月			10.9-11.7，丙戌月			11.8-12.6，丁亥月			12.7-1996.1.5，戊子月			1.6-2.3，己丑月		
8.8	立秋	辛未 坎水	9.8	白露	壬寅 艮土	10.9	寒露	癸酉 坎水	11.8	立冬	癸卯 坤土	12.7	大雪	壬申 巽木	1.6	小寒	壬寅 艮土
8.9	十四	壬申 巽木	9.9	十五	癸卯 艮土	10.10	十六	甲戌 坎水	11.9	十七	甲辰 坤土	12.8	十七	癸酉 巽木	1.7	十七	癸卯 坤土
8.10	十五	癸酉 坎水	9.10	十六	甲辰 艮土	10.11	十七	乙亥 坎水	11.10	十八	乙巳 坤土	12.9	十八	甲戌 巽木	1.8	十八	甲辰 艮土
8.11	十六	甲戌 巽木	9.11	十七	乙巳 坤土	10.12	十八	丙子 巽木	11.11	十九	丙午 艮土	12.10	十九	乙亥 坎水	1.9	十九	乙巳 坤土
8.12	十七	乙亥 坎水	9.12	十八	丙午 艮土	10.13	十九	丁丑 坎水	11.12	二十	丁未 坤土	12.11	二十	丙子 巽木	1.10	二十	丙午 艮土
8.13	十八	丙子 巽木	9.13	十九	丁未 坤土	10.14	二十	戊寅 巽木	11.13	二一	戊申 坤土	12.12	二一	丁丑 坎水	1.11	二一	丁未 坤土
8.14	十九	丁丑 坎水	9.14	二十	戊申 艮土	10.15	二一	己卯 巽木	11.14	二二	己酉 坤土	12.13	二二	戊寅 巽木	1.12	二二	戊申 坤土
8.15	二十	戊寅 巽木	9.15	二一	己酉 坤土	10.16	二二	庚辰 巽木	11.15	二三	庚戌 坤土	12.14	二三	己卯 坎水	1.13	二三	己酉 坤土
8.16	二一	己卯 坎水	9.16	二二	庚戌 艮土	10.17	二三	辛巳 坎水	11.16	二四	辛亥 坤土	12.15	二四	庚辰 巽木	1.14	二四	庚戌 艮土
8.17	二二	庚辰 巽木	9.17	二三	辛亥 坤土	10.18	二四	壬午 巽木	11.17	二五	壬子 艮土	12.16	二五	辛巳 坎水	1.15	二五	辛亥 坤土
8.18	二三	辛巳 坎水	9.18	二四	壬子 艮土	10.19	二五	癸未 坎水	11.18	二六	癸丑 坤土	12.17	二六	壬午 巽木	1.16	二六	壬子 艮土
8.19	二四	壬午 巽木	9.19	二五	癸丑 坤土	10.20	二六	甲申 巽木	11.19	二七	甲寅 艮土	12.18	二七	癸未 坎水	1.17	二七	癸丑 坤土
8.20	二五	癸未 坎水	9.20	二六	甲寅 艮土	10.21	二七	乙酉 坎水	11.20	二八	乙卯 坤土	12.19	二八	甲申 巽木	1.18	二八	甲寅 艮土
8.21	二六	甲申 巽木	9.21	二七	乙卯 坤土	10.22	二八	丙戌 巽木	11.21	二九	丙辰 艮土	12.20	二九	乙酉 坎水	1.19	二九	乙卯 坤土
8.22	二七	乙酉 坎水	9.22	二八	丙辰 艮土	10.23	二九	丁亥 坎水	11.22	十月	丁巳 坤土	12.21	三十	丙戌 巽木	1.20	腊月	丙辰 坤土
8.23	处暑	丙戌 巽木	9.23	秋分	丁巳 坤土	10.24	霜降	戊子 巽木	11.23	小雪	戊午 艮土	12.22	冬至	丁亥 坤土	1.21	大寒	丁巳 坤土
8.24	二九	丁亥 坎水	9.24	三十	戊午 艮土	10.25	初二	己丑 坎水	11.24	初三	己未 坤土	12.23	初二	戊子 巽木	1.22	初三	戊午 艮土
8.25	三十	戊子 巽木	9.25	闰八	己未 坤土	10.26	初三	庚寅 巽木	11.25	初四	庚申 艮土	12.24	初三	己丑 坎水	1.23	初四	己未 坤土
8.26	八月	己丑 坎水	9.26	初二	庚申 艮土	10.27	初四	辛卯 坎水	11.26	初五	辛酉 坤土	12.25	初四	庚寅 巽木	1.24	初五	庚申 艮土
8.27	初二	庚寅 巽木	9.27	初三	辛酉 坤土	10.28	初五	壬辰 巽木	11.27	初六	壬戌 艮土	12.26	初五	辛卯 坎水	1.25	初六	辛酉 坤土
8.28	初三	辛卯 坎水	9.28	初四	壬戌 艮土	10.29	初六	癸巳 坎水	11.28	初七	癸亥 坤土	12.27	初六	壬辰 巽木	1.26	初七	壬戌 艮土
8.29	初四	壬辰 巽木	9.29	初五	癸亥 艮土	10.30	初七	甲午 巽木	11.29	初八	甲子 艮土	12.28	初七	癸巳 坎水	1.27	初八	癸亥 坤土
8.30	初五	癸巳 坎水	9.30	初六	甲子 艮土	10.31	初八	乙未 坎水	11.30	初九	乙丑 艮土	12.29	初八	甲午 巽木	1.28	初九	甲子 艮土
8.31	初六	甲午 巽木	10.1	初七	乙丑 坤土	11.1	初九	丙申 坎水	12.1	初十	丙寅 艮土	12.30	初九	乙未 坎水	1.29	初十	乙丑 坤土
9.1	初七	乙未 坎水	10.2	初八	丙寅 艮土	11.2	初十	丁酉 坎水	12.2	十一	丁卯 艮土	12.31	初十	丙申 坎水	1.30	十一	丙寅 艮土
9.2	初八	丙申 坎水	10.3	初九	丁卯 震木	11.3	十一	戊戌 巽木	12.3	十二	戊辰 坤土	1.1	十一	丁酉 坎水	1.31	十二	丁卯 坎水
9.3	初九	丁酉 坎水	10.4	初十	戊辰 艮土	11.4	十二	己亥 坎水	12.4	十三	己巳 坤土	1.2	十二	戊戌 巽木	2.1	十三	戊辰 艮土
9.4	初十	戊戌 巽木	10.5	十一	己巳 坤土	11.5	十三	庚子 巽木	12.5	十四	庚午 坤土	1.3	十三	己亥 坎水	2.2	十四	己巳 坤土
9.5	十一	己亥 坎水	10.6	十二	庚午 艮土	11.6	十四	辛丑 坎水	12.6	十五	辛未 坤土	1.4	十四	庚子 巽木	2.3	十五	庚午 艮土
9.6	十二	庚子 巽木	10.7	十三	辛未 坤土	11.7	十五	壬寅 巽木				1.5	十五	辛丑 坎水			
9.7	十三	辛丑 坎水	10.8	十四	壬申 艮土												

1996 年 2 月 4 日 –1996 年 8 月 6 日，鼠年、立春，丙子、腊月、十六（丙子、庚寅、辛未）– 鼠年，丙子、六月、二二（丙子、乙未、乙亥）

2.4-3.4，庚寅月			3.5-4.3，辛卯月			4.4-5.4，壬辰月			5.5-6.4，癸巳月			6.5-7.6，甲午月			7.7-8.6，乙未月		
2.4	立春	辛未 兑金	3.5	惊蛰	辛丑 震木	4.4	清明	辛未 兑金	5.5	立夏	壬寅 离火	6.5	芒种	癸酉 兑金	7.7	小暑	乙巳 震木
2.5	十七	壬申 乾金	3.6	十七	壬寅 离火	4.5	十八	壬申 乾金	5.6	十九	癸卯 兑金	6.6	二一	甲戌 乾金	7.8	二三	丙午 离火
2.6	十八	癸酉 兑金	3.7	十八	癸卯 震木	4.6	十九	癸酉 兑金	5.7	二十	甲辰 离火	6.7	二二	乙亥 兑金	7.9	二四	丁未 震木
2.7	十九	甲戌 乾金	3.8	十九	甲辰 离火	4.7	二十	甲戌 乾金	5.8	二一	乙巳 震木	6.8	二三	丙子 乾金	7.10	二五	戊申 离火
2.8	二十	乙亥 兑金	3.9	二十	乙巳 震木	4.8	二一	乙亥 兑金	5.9	二二	丙午 离火	6.9	二四	丁丑 兑金	7.11	二六	己酉 震木
2.9	二一	丙子 乾金	3.10	二一	丙午 离火	4.9	二二	丙子 乾金	5.10	二三	丁未 震木	6.10	二五	戊寅 乾金	7.12	二七	庚戌 离火
2.10	二二	丁丑 兑金	3.11	二二	丁未 震木	4.10	二三	丁丑 兑金	5.11	二四	戊申 离火	6.11	二六	己卯 兑金	7.13	二八	辛亥 震木
2.11	二三	戊寅 乾金	3.12	二三	戊申 离火	4.11	二四	戊寅 乾金	5.12	二五	己酉 震木	6.12	二七	庚辰 乾金	7.14	二九	壬子 离火
2.12	二四	己卯 兑金	3.13	二四	己酉 震木	4.12	二五	己卯 兑金	5.13	二六	庚戌 离火	6.13	二八	辛巳 兑金	7.15	三十	癸丑 震木
2.13	二五	庚辰 乾金	3.14	二五	庚戌 离火	4.13	二六	庚辰 乾金	5.14	二七	辛亥 震木	6.14	二九	壬午 乾金	7.16	六月	甲寅 离火
2.14	二六	辛巳 兑金	3.15	二六	辛亥 震木	4.14	二七	辛巳 兑金	5.15	二八	壬子 震木	6.15	三十	癸未 兑金	7.17	初二	乙卯 震木
2.15	二七	壬午 乾金	3.16	二七	壬子 离火	4.15	二八	壬午 乾金	5.16	二九	癸丑 震木	6.16	五月	甲申 乾金	7.18	初三	丙辰 离火
2.16	二八	癸未 兑金	3.17	二八	癸丑 震木	4.16	二九	癸未 兑金	5.17	四月	甲寅 离火	6.17	初二	乙酉 兑金	7.19	初四	丁巳 震木
2.17	二九	甲申 乾金	3.18	二九	甲寅 离火	4.17	三十	甲申 乾金	5.18	初二	乙卯 震木	6.18	初三	丙戌 乾金	7.20	初五	戊午 离火
2.18	三十	乙酉 兑金	3.19	二月	乙卯 震木	4.18	三月	乙酉 兑金	5.19	初三	丙辰 离火	6.19	初四	丁亥 兑金	7.21	初六	己未 震木
2.19	雨水	丙戌 乾金	3.20	春分	丙辰 离火	4.19	初二	丙戌 乾金	5.20	初四	丁巳 震木	6.20	初五	戊子 乾金	7.22	大暑	庚申 离火
2.20	初二	丁亥 兑金	3.21	初三	丁巳 震木	4.20	谷雨	丁亥 兑金	5.21	小满	戊午 离火	6.21	夏至	己丑 兑金	7.23	初八	辛酉 震木
2.21	初三	戊子 乾金	3.22	初四	戊午 离火	4.21	初四	戊子 乾金	5.22	初六	己未 震木	6.22	初七	庚寅 乾金	7.24	初九	壬戌 离火
2.22	初四	己丑 兑金	3.23	初五	己未 震木	4.22	初五	己丑 兑金	5.23	初七	庚申 离火	6.23	初八	辛卯 兑金	7.25	初十	癸亥 震木
2.23	初五	庚寅 乾金	3.24	初六	庚申 离火	4.23	初六	庚寅 乾金	5.24	初八	辛酉 震木	6.24	初九	壬辰 乾金	7.26	十一	甲子 离火
2.24	初六	辛卯 兑金	3.25	初七	辛酉 震木	4.24	初七	辛卯 兑金	5.25	初九	壬戌 离火	6.25	初十	癸巳 兑金	7.27	十二	乙丑 震木
2.25	初七	壬辰 乾金	3.26	初八	壬戌 离火	4.25	初八	壬辰 乾金	5.26	初十	癸亥 震木	6.26	十一	甲午 乾金	7.28	十三	丙寅 离火
2.26	初八	癸巳 兑金	3.27	初九	癸亥 震木	4.26	初九	癸巳 兑金	5.27	十一	甲子 离火	6.27	十二	乙未 兑金	7.29	十四	丁卯 震木
2.27	初九	甲午 乾金	3.28	初十	甲子 离火	4.27	初十	甲午 乾金	5.28	十二	乙丑 震木	6.28	十三	丙申 乾金	7.30	十五	戊辰 离火
2.28	初十	乙未 兑金	3.29	十一	乙丑 震木	4.28	十一	乙未 兑金	5.29	十三	丙寅 离火	6.29	十四	丁酉 兑金	7.31	十六	己巳 震木
2.29	十一	丙申 乾金	3.30	十二	丙寅 离火	4.29	十二	丙申 乾金	5.30	十四	丁卯 震木	6.30	十五	戊戌 乾金	8.1	十七	庚午 离火
3.1	十二	丁酉 兑金	3.31	十三	丁卯 震木	4.30	十三	丁酉 兑金	5.31	十五	戊辰 离火	7.1	十六	己亥 兑金	8.2	十八	辛未 震木
3.2	十三	戊戌 乾金	4.1	十四	戊辰 离火	5.1	十四	戊戌 乾金	6.1	十六	己巳 震木	7.2	十七	庚子 乾金	8.3	十九	壬申 离火
3.3	十四	己亥 兑金	4.2	十五	己巳 震木	5.2	十五	己亥 兑金	6.2	十七	庚午 离火	7.3	十八	辛丑 兑金	8.4	二十	癸酉 震木
3.4	十五	庚子 乾金	4.3	十六	庚午 离火	5.3	十六	庚子 乾金	6.3	十八	辛未 震木	7.4	十九	壬寅 乾金	8.5	二一	甲戌 离火
						5.4	十七	辛丑 兑金	6.4	十九	壬申 离火	7.5	二十	癸卯 兑金	8.6	二二	乙亥 震木
												7.6	二一	甲辰 乾金			

1996 年 8 月 7 日 –1997 年 2 月 3 日，鼠年、立秋，丙子、六月、二三（丙子、丙申、丙子）- 鼠年，丙子、腊月、二六（丙子、辛丑、丙子）

8.7–9.6，丙申月	9.7–10.7，丁酉月	10.8–11.6，戊戌月	11.7–12.6，己亥月	12.7–1997.1.4，庚子月	1.5–2.3，辛丑月
8.7 立秋 丙子 乾金	9.7 白露 丁未 震木	10.8 寒露 戊寅 乾金	11.7 立冬 戊申 离火	12.7 大雪 戊寅 乾金	1.5 小寒 丁未 震木
8.8 二四 丁丑 兑金	9.8 二六 戊申 离火	10.9 二七 己卯 兑金	11.8 二八 己酉 震木	12.8 二八 己卯 兑金	1.6 二七 戊申 离火
8.9 二五 戊寅 乾金	9.9 二七 己酉 震木	10.10 二八 庚辰 乾金	11.9 二九 庚戌 离火	12.9 二九 庚辰 乾金	1.7 二八 己酉 震木
8.10 二六 己卯 兑金	9.10 二八 庚戌 离火	10.11 二九 辛巳 兑金	11.10 三十 辛亥 震木	12.10 三十 辛巳 兑金	1.8 二九 庚戌 离火
8.11 二七 庚辰 乾金	9.11 二九 辛亥 震木	10.12 九月 壬午 离火	11.11 十月 壬子 离火	12.11 冬月 壬午 乾金	1.9 腊月 辛亥 震木
8.12 二八 辛巳 兑金	9.12 三十 壬子 离火	10.13 初二 癸未 兑金	11.12 初二 癸丑 震木	12.12 初二 癸未 兑金	1.10 初二 壬子 离火
8.13 二九 壬午 兑金	9.13 八月 癸丑 震木	10.14 初三 甲申 乾金	11.13 初三 甲寅 离火	12.13 初三 甲申 乾金	1.11 初三 癸丑 震木
8.14 七月 癸未 乾金	9.14 初二 甲寅 离火	10.15 初四 乙酉 兑金	11.14 初四 乙卯 震木	12.14 初四 乙酉 兑金	1.12 初四 甲寅 离火
8.15 初二 甲申 乾金	9.15 初三 乙卯 震木	10.16 初五 丙戌 乾金	11.15 初五 丙辰 离火	12.15 初五 丙戌 乾金	1.13 初五 乙卯 震木
8.16 初三 乙酉 兑金	9.16 初四 丙辰 离火	10.17 初六 丁亥 兑金	11.16 初六 丁巳 震木	12.16 初六 丁亥 兑金	1.14 初六 丙辰 离火
8.17 初四 丙戌 乾金	9.17 初五 丁巳 震木	10.18 初七 戊子 离火	11.17 初七 戊午 离火	12.17 初七 戊子 乾金	1.15 初七 丁巳 震木
8.18 初五 丁亥 兑金	9.18 初六 戊午 离火	10.19 初八 己丑 乾金	11.18 初八 己未 震木	12.18 初八 己丑 乾金	1.16 初八 戊午 离火
8.19 初六 戊子 兑金	9.19 初七 己未 震木	10.20 初九 庚寅 乾金	11.19 初九 庚申 离火	12.19 初九 庚寅 乾金	1.17 初九 己未 震木
8.20 初七 己丑 乾金	9.20 初八 庚申 离火	10.21 初十 辛卯 兑金	11.20 初十 辛酉 震木	12.20 初十 辛卯 兑金	1.18 初十 庚申 离火
8.21 初八 庚寅 乾金	9.21 初九 辛酉 震木	10.22 十一 壬辰 乾金	11.21 十一 壬戌 离火	12.21 冬至 壬辰 乾金	1.19 十一 辛酉 震木
8.22 初九 辛卯 兑金	9.22 初十 壬戌 离火	10.23 霜降 癸巳 兑金	11.22 小雪 癸亥 震木	12.22 十二 癸巳 兑金	1.20 大寒 壬戌 离火
8.23 处暑 壬辰 兑金	9.23 秋分 癸亥 震木	10.24 十三 甲午 乾金	11.23 十三 甲子 离火	12.23 十三 甲午 乾金	1.21 十三 癸亥 震木
8.24 十一 癸巳 兑金	9.24 十二 甲子 离火	10.25 十四 乙未 兑金	11.24 十四 乙丑 震木	12.24 十四 乙未 兑金	1.22 十四 甲子 离火
8.25 十二 甲午 乾金	9.25 十三 乙丑 震木	10.26 十五 丙申 乾金	11.25 十五 丙寅 离火	12.25 十五 丙申 乾金	1.23 十五 乙丑 震木
8.26 十三 乙未 兑金	9.26 十四 丙寅 离火	10.27 十六 丁酉 兑金	11.26 十六 丁卯 震木	12.26 十六 丁酉 兑金	1.24 十六 丙寅 离火
8.27 十四 丙申 乾金	9.27 十五 丁卯 震木	10.28 十七 戊戌 乾金	11.27 十七 戊辰 离火	12.27 十七 戊戌 乾金	1.25 十七 丁卯 震木
8.28 十五 丁酉 兑金	9.28 十六 戊辰 离火	10.29 十八 己亥 震木	11.28 十八 己巳 震木	12.28 十八 己亥 兑金	1.26 十八 戊辰 离火
8.29 十六 戊戌 乾金	9.29 十七 己巳 震木	10.30 十九 庚子 兑金	11.29 十九 庚午 离火	12.29 十九 庚子 兑金	1.27 十九 己巳 震木
8.30 十七 己亥 震木	9.30 十八 庚午 离火	10.31 二十 辛丑 兑金	11.30 二十 辛未 震木	12.30 二十 辛丑 兑金	1.28 二十 庚午 离火
8.31 十八 庚子 兑金	10.1 十九 辛未 震木	11.1 二一 壬寅 乾金	12.1 二一 壬申 离火	12.31 二一 壬寅 乾金	1.29 二一 辛未 震木
9.1 十九 辛丑 乾金	10.2 二十 壬申 离火	11.2 二二 癸卯 乾金	12.2 二二 癸酉 震木	1.1 二二 癸卯 兑金	1.30 二二 壬申 离火
9.2 二十 壬寅 乾金	10.3 二一 癸酉 震木	11.3 二三 甲辰 乾金	12.3 二三 甲戌 离火	1.2 二三 甲辰 乾金	1.31 二三 癸酉 震木
9.3 二一 癸卯 兑金	10.4 二二 甲戌 离火	11.4 二四 乙巳 兑金	12.4 二四 乙亥 震木	1.3 二四 乙巳 兑金	2.1 二四 甲戌 离火
9.4 二二 甲辰 乾金	10.5 二三 乙亥 震木	11.5 二五 丙午 乾金	12.5 二五 丙子 离火	1.4 二五 丙午 乾金	2.2 二五 乙亥 震木
8.5 二三 乙巳 兑金	10.6 二四 丙子 离火	11.6 二六 丁未 兑金	12.6 二六 丁丑 震木		2.3 二六 丙子 离火
9.6 二四 丙午 乾金	10.7 二五 丁丑 震木				

1997 年 2 月 4 日 –1997 年 8 月 6 日，牛年、立春，丁丑、腊月、二七（丁丑、壬寅、丁丑）- 牛年，丁丑、七月、初四（丁丑、丁未、庚辰）

2.4–3.4，壬寅月	3.5–4.4，癸卯月	4.5–5.4，甲辰月	5.5–6.5，乙巳月	6.6–7.6，丙午月	7.7–8.6，丁未月
2.4 立春 丁丑 坎水	3.5 惊蛰 丙午 艮土	4.5 清明 丁丑 坎水	5.5 立夏 丁未 坤土	6.6 芒种 己卯 坎水	7.7 小暑 庚戌 艮土
2.5 二八 戊寅 巽木	3.6 二八 丁未 坤土	4.6 二九 戊寅 巽木	5.6 三十 戊申 艮土	6.7 初三 庚辰 巽木	7.8 初四 辛亥 坤土
2.6 二九 己卯 巽木	3.7 二九 戊申 坤土	4.7 三月 己卯 巽木	5.7 四月 己酉 坤土	6.8 初四 辛巳 坎水	7.9 初五 壬子 艮土
2.7 正月 庚辰 巽木	3.8 三十 己酉 坤土	4.8 初二 庚辰 巽木	5.8 初二 庚戌 艮土	6.9 初五 壬午 巽木	7.10 初六 癸丑 坤土
2.8 初二 辛巳 坎水	3.9 二月 庚戌 艮土	4.9 初三 辛巳 坎水	5.9 初三 辛亥 坤土	6.10 初六 癸未 坎水	7.11 初七 甲寅 艮土
2.9 初三 壬午 巽木	3.10 初二 辛亥 坤土	4.10 初四 壬午 巽木	5.10 初四 壬子 艮土	6.11 初七 甲申 坎水	7.12 初八 乙卯 坤土
2.10 初四 癸未 坎水	3.11 初三 壬子 艮土	4.11 初五 癸未 坎水	5.11 初五 癸丑 坤土	6.12 初八 乙酉 巽木	7.13 初九 丙辰 艮土
2.11 初五 甲申 坎水	3.12 初四 癸丑 坤土	4.12 初六 甲申 坎水	5.12 初六 甲寅 艮土	6.13 初九 丙戌 巽木	7.14 初十 丁巳 坤土
2.12 初六 乙酉 巽木	3.13 初五 甲寅 艮土	4.13 初七 乙酉 巽木	5.13 初七 乙卯 坤土	6.14 初十 丁亥 巽木	7.15 十一 戊午 坤土
2.13 初七 丙戌 巽木	3.14 初六 乙卯 坤土	4.14 初八 丙戌 巽木	5.14 初八 丙辰 艮土	6.15 十一 戊子 巽木	7.16 十二 己未 坤土
2.14 初八 丁亥 巽木	3.15 初七 丙辰 艮土	4.15 初九 丁亥 巽木	5.15 初九 丁巳 坤土	6.16 十二 己丑 坎水	7.17 十三 庚申 艮土
2.15 初九 戊子 巽木	3.16 初八 丁巳 坤土	4.16 初十 戊子 巽木	5.16 初十 戊午 艮土	6.17 十三 庚寅 巽木	7.18 十四 辛酉 坤土
2.16 初十 己丑 坎水	3.17 初九 戊午 坤土	4.17 十一 己丑 坎水	5.17 十一 己未 坤土	6.18 十四 辛卯 坎水	7.19 十五 壬戌 艮土
2.17 十一 庚寅 巽木	3.18 初十 己未 坤土	4.18 十二 庚寅 巽木	5.18 十二 庚申 艮土	6.19 十五 壬辰 巽木	7.20 十六 癸亥 坤土
2.18 雨水 辛卯 坎水	3.19 十一 庚申 艮土	4.19 十三 辛卯 坎水	5.19 十三 辛酉 坤土	6.20 十六 癸巳 坎水	7.21 十七 甲子 坤土
2.19 十三 壬辰 巽木	3.20 春分 辛酉 坤土	4.20 谷雨 壬辰 巽木	5.20 十四 壬戌 艮土	6.21 夏至 甲午 巽木	7.22 十八 乙丑 坤土
2.20 十四 癸巳 坎水	3.21 十三 壬戌 艮土	4.21 十五 癸巳 坎水	5.21 小满 癸亥 坤土	6.22 十八 乙未 坎水	7.23 大暑 丙寅 艮土
2.21 十五 甲午 巽木	3.22 十四 癸亥 坤土	4.22 十六 甲午 巽木	5.22 十六 甲子 坤土	6.23 十九 丙申 巽木	7.24 二十 丁卯 坤土
2.22 十六 乙未 坎水	3.23 十五 甲子 坤土	4.23 十七 乙未 坎水	5.23 十七 乙丑 坤土	6.24 二十 丁酉 坎水	7.25 二一 戊辰 坤土
2.23 十七 丙申 巽木	3.24 十六 乙丑 坤土	4.24 十八 丙申 巽木	5.24 十八 丙寅 艮土	6.25 二一 戊戌 巽木	7.26 二二 己巳 坤土
2.24 十八 丁酉 坎水	3.25 十七 丙寅 艮土	4.25 十九 丁酉 坎水	5.25 十九 丁卯 坤土	6.26 二二 己亥 坎水	7.27 二三 庚午 坤土
2.25 十九 戊戌 巽木	3.26 十八 丁卯 坤土	4.26 二十 戊戌 巽木	5.26 二十 戊辰 坤土	6.27 二三 庚子 巽木	7.28 二四 辛未 坤土
2.26 二十 己亥 巽木	3.27 十九 戊辰 坤土	4.27 二一 己亥 坎水	5.27 二一 己巳 坤土	6.28 二四 辛丑 坎水	7.29 二五 壬申 艮土
2.27 二一 庚子 巽木	3.28 二十 己巳 坤土	4.28 二二 庚子 巽木	5.28 二二 庚午 坤土	6.29 二五 壬寅 巽木	7.30 二六 癸酉 坤土
2.28 二二 辛丑 坎水	3.29 二一 庚午 坤土	4.29 二三 辛丑 坎水	5.29 二三 辛未 坤土	6.30 二六 癸卯 巽木	7.31 二七 甲戌 坤土
3.1 二三 壬寅 巽木	3.30 二二 辛未 坤土	4.30 二四 壬寅 巽木	5.30 二四 壬申 艮土	7.1 二七 甲辰 巽木	8.1 二八 乙亥 坤土
3.2 二四 癸卯 巽木	3.31 二三 壬申 艮土	5.1 二五 癸卯 巽木	5.31 二五 癸酉 坤土	7.2 二八 乙巳 坎水	8.2 二九 丙子 艮土
3.3 二五 甲辰 巽木	4.1 二四 癸酉 坤土	5.2 二六 甲辰 巽木	6.1 二六 甲戌 坤土	7.3 二九 丙午 巽木	8.3 七月 丁丑 坤土
3.4 二六 乙巳 坎水	4.2 二五 甲戌 坤土	5.3 二七 乙巳 坎水	6.2 二七 乙亥 坤土	7.4 三十 丁未 坎水	8.4 初二 戊寅 艮土
	4.3 二六 乙亥 坤土	5.4 二八 丙午 巽木	6.3 二八 丙子 艮土	7.5 六月 戊申 巽木	8.5 初三 己卯 坤土
	4.4 二七 丙子 艮土		6.4 二九 丁丑 坤土	7.6 初二 己酉 坎水	8.6 初四 庚辰 艮土
			6.5 五月 戊寅 艮土		

1997 年 8 月 7 日 –1998 年 2 月 3 日，牛年、立秋，丁丑、七月、初五（丁丑、戊申、辛巳）– 牛年，丁丑、正月、初七（丁丑、癸丑、辛巳）

8.7–9.6，戊申月

日期	农历	干支	五行
8.7	立秋	辛巳	坎水
8.8	初六	壬午	巽木
8.9	初七	癸未	坎水
8.10	初八	甲申	巽木
8.11	初九	乙酉	坎水
8.12	初十	丙戌	巽木
8.13	十一	丁亥	坎水
8.14	十二	戊子	巽木
8.15	十三	己丑	坎水
8.16	十四	庚寅	巽木
8.17	十五	辛卯	坎水
8.18	十六	壬辰	巽木
8.19	十七	癸巳	坎水
8.20	十八	甲午	巽木
8.21	十九	乙未	坎水
8.22	二十	丙申	巽木
8.23	处暑	丁酉	坎水
8.24	二二	戊戌	巽木
8.25	二三	己亥	坎水
8.26	二四	庚子	巽木
8.27	二五	辛丑	坎水
8.28	二六	壬寅	巽木
8.29	二七	癸卯	坎水
8.30	二八	甲辰	巽木
8.31	二九	乙巳	坎水
9.1	三十	丙午	巽木
9.2	八月	丁未	坎水
9.3	初二	戊申	巽木
9.4	初三	己酉	坎水
9.5	初四	庚戌	巽木
9.6	初五	辛亥	坎水

9.7–10.7，己酉月

日期	农历	干支	五行
9.7	白露	壬子	艮土
9.8	初七	癸丑	坤土
9.9	初八	甲寅	艮土
9.10	初九	乙卯	坤土
9.11	初十	丙辰	艮土
9.12	十一	丁巳	坤土
9.13	十二	戊午	艮土
9.14	十三	己未	坤土
9.15	十四	庚申	艮土
9.16	十五	辛酉	坤土
9.17	十六	壬戌	艮土
9.18	十七	癸亥	坤土
9.19	十八	甲子	艮土
9.20	十九	乙丑	坤土
9.21	二十	丙寅	艮土
9.22	二一	丁卯	坤土
9.23	秋分	戊辰	艮土
9.24	二三	己巳	坤土
9.25	二四	庚午	艮土
9.26	二五	辛未	坤土
9.27	二六	壬申	艮土
9.28	二七	癸酉	坤土
9.29	二八	甲戌	艮土
9.30	二九	乙亥	坤土
10.1	三十	丙子	艮土
10.2	九月	丁丑	坤土
10.3	初二	戊寅	艮土
10.4	初三	己卯	坤土
10.5	初四	庚辰	艮土
10.6	初五	辛巳	艮土
10.7	初六	壬午	艮土

10.8–11.6，庚戌月

日期	农历	干支	五行
10.8	寒露	癸未	坎水
10.9	初八	甲申	巽木
10.10	初九	乙酉	坎水
10.11	初十	丙戌	巽木
10.12	十一	丁亥	坎水
10.13	十二	戊子	巽木
10.14	十三	己丑	坎水
10.15	十四	庚寅	巽木
10.16	十五	辛卯	坎水
10.17	十六	壬辰	巽木
10.18	十七	癸巳	坎水
10.19	十八	甲午	巽木
10.20	十九	乙未	坎水
10.21	二十	丙申	巽木
10.22	二一	丁酉	坎水
10.23	霜降	戊戌	巽木
10.24	二三	己亥	坎水
10.25	二四	庚子	巽木
10.26	二五	辛丑	坎水
10.27	二六	壬寅	巽木
10.28	二七	癸卯	坎水
10.29	二八	甲辰	巽木
10.30	二九	乙巳	坎水
10.31	十月	丙午	巽木
11.1	初二	丁未	坎水
11.2	初三	戊申	巽木
11.3	初四	己酉	坎水
11.4	初五	庚戌	巽木
11.5	初六	辛亥	坎水
11.6	初七	壬子	巽木

11.7–12.6，辛亥月

日期	农历	干支	五行
11.7	立冬	癸丑	坤土
11.8	初九	甲寅	艮土
11.9	初十	乙卯	坤土
11.10	十一	丙辰	艮土
11.11	十二	丁巳	坤土
11.12	十三	戊午	艮土
11.13	十四	己未	坤土
11.14	十五	庚申	艮土
11.15	十六	辛酉	坤土
11.16	十七	壬戌	艮土
11.17	十八	癸亥	坤土
11.18	十九	甲子	艮土
11.19	二十	乙丑	坤土
11.20	二一	丙寅	艮土
11.21	二二	丁卯	坤土
11.22	小雪	戊辰	艮土
11.23	二四	己巳	坤土
11.24	二五	庚午	艮土
11.25	二六	辛未	坤土
11.26	二七	壬申	艮土
11.27	二八	癸酉	坤土
11.28	二九	甲戌	艮土
11.29	三十	乙亥	坤土
11.30	冬月	丙子	艮土
12.1	初二	丁丑	坤土
12.2	初三	戊寅	艮土
12.3	初四	己卯	坤土
12.4	初五	庚辰	艮土
12.5	初六	辛巳	坤土
12.6	初七	壬午	艮土

12.7–1998.1.4，壬子月

日期	农历	干支	五行
12.7	大雪	癸未	坎水
12.8	初九	甲申	巽木
12.9	初十	乙酉	坎水
12.10	十一	丙戌	巽木
12.11	十二	丁亥	坎水
12.12	十三	戊子	巽木
12.13	十四	己丑	坎水
12.14	十五	庚寅	巽木
12.15	十六	辛卯	坎水
12.16	十七	壬辰	巽木
12.17	十八	癸巳	坎水
12.18	十九	甲午	巽木
12.19	二十	乙未	坎水
12.20	二一	丙申	巽木
12.21	二二	丁酉	坎水
12.22	冬至	戊戌	巽木
12.23	二四	己亥	坎水
12.24	二五	庚子	巽木
12.25	二六	辛丑	坎水
12.26	二七	壬寅	巽木
12.27	二八	癸卯	坎水
12.28	二九	甲辰	巽木
12.29	三十	乙巳	坎水
12.30	腊月	丙午	巽木
12.31	初二	丁未	坎水
1.1	初三	戊申	巽木
1.2	初四	己酉	坎水
1.3	初五	庚戌	巽木
1.4	初六	辛亥	坎水

1.5–2.3，癸丑月

日期	农历	干支	五行
1.5	小寒	壬子	艮土
1.6	初八	癸丑	坤土
1.7	初九	甲寅	艮土
1.8	初十	乙卯	坤土
1.9	十一	丙辰	艮土
1.10	十二	丁巳	坤土
1.11	十三	戊午	艮土
1.12	十四	己未	坤土
1.13	十五	庚申	艮土
1.14	十六	辛酉	坤土
1.15	十七	壬戌	艮土
1.16	十八	癸亥	坤土
1.17	十九	甲子	艮土
1.18	二十	乙丑	坤土
1.19	二一	丙寅	艮土
1.20	大寒	丁卯	坤土
1.21	二三	戊辰	艮土
1.22	二四	己巳	坤土
1.23	二五	庚午	艮土
1.24	二六	辛未	坤土
1.25	二七	壬申	艮土
1.26	二八	癸酉	坤土
1.27	二九	甲戌	艮土
1.28	正月	乙亥	坤土
1.29	初二	丙子	艮土
1.30	初三	丁丑	坤土
1.31	初四	戊寅	艮土
2.1	初五	己卯	坤土
2.2	初六	庚辰	艮土
2.3	初七	辛巳	坤土

1998 年 2 月 4 日 –1998 年 8 月 7 日，虎年、立春，戊寅、正月、初八（戊寅、甲寅、壬午）– 虎年，戊寅、六月、十六（戊寅、己未、丙戌）

2.4–3.5，甲寅月

日期	农历	干支	五行
2.4	立春	壬午	乾金
2.5	初九	癸未	兑金
2.6	初十	甲申	乾金
2.7	十一	乙酉	兑金
2.8	十二	丙戌	乾金
2.9	十三	丁亥	兑金
2.10	十四	戊子	乾金
2.11	十五	己丑	兑金
2.12	十六	庚寅	乾金
2.13	十七	辛卯	兑金
2.14	十八	壬辰	乾金
2.15	十九	癸巳	兑金
2.16	二十	甲午	乾金
2.17	二一	乙未	兑金
2.18	二二	丙申	乾金
2.19	雨水	丁酉	兑金
2.20	二四	戊戌	乾金
2.21	二五	己亥	兑金
2.22	二六	庚子	乾金
2.23	二七	辛丑	兑金
2.24	二八	壬寅	乾金
2.25	二九	癸卯	兑金
2.26	三十	甲辰	乾金
2.27	二月	乙巳	兑金
2.28	初二	丙午	乾金
3.1	初三	丁未	兑金
3.2	初四	戊申	乾金
3.3	初五	己酉	兑金
3.4	初六	庚戌	乾金
3.5	初七	辛亥	兑金

3.6–4.4，乙卯月

日期	农历	干支	五行
3.6	惊蛰	壬子	离火
3.7	初九	癸丑	震木
3.8	初十	甲寅	离火
3.9	十一	乙卯	震木
3.10	十二	丙辰	离火
3.11	十三	丁巳	震木
3.12	十四	戊午	离火
3.13	十五	己未	震木
3.14	十六	庚申	离火
3.15	十七	辛酉	震木
3.16	十八	壬戌	离火
3.17	十九	癸亥	震木
3.18	二十	甲子	离火
3.19	二一	乙丑	震木
3.20	二二	丙寅	离火
3.21	春分	丁卯	震木
3.22	二四	戊辰	离火
3.23	二五	己巳	震木
3.24	二六	庚午	离火
3.25	二七	辛未	震木
3.26	二八	壬申	离火
3.27	二九	癸酉	震木
3.28	三月	甲戌	离火
3.29	初二	乙亥	震木
3.30	初三	丙子	离火
3.31	初四	丁丑	震木
4.1	初五	戊寅	离火
4.2	初六	己卯	震木
4.3	初七	庚辰	离火
4.4	初八	辛巳	震木

4.5–5.5，丙辰月

日期	农历	干支	五行
4.5	清明	壬午	乾金
4.6	初十	癸未	兑金
4.7	十一	甲申	乾金
4.8	十二	乙酉	兑金
4.9	十三	丙戌	乾金
4.10	十四	丁亥	兑金
4.11	十五	戊子	乾金
4.12	十六	己丑	兑金
4.13	十七	庚寅	乾金
4.14	十八	辛卯	兑金
4.15	十九	壬辰	乾金
4.16	二十	癸巳	兑金
4.17	二一	甲午	乾金
4.18	二二	乙未	兑金
4.19	二三	丙申	乾金
4.20	谷雨	丁酉	兑金
4.21	二五	戊戌	乾金
4.22	二六	己亥	兑金
4.23	二七	庚子	乾金
4.24	二八	辛丑	兑金
4.25	二九	壬寅	乾金
4.26	四月	癸卯	兑金
4.27	初二	甲辰	乾金
4.28	初三	乙巳	兑金
4.29	初四	丙午	乾金
4.30	初五	丁未	兑金
5.1	初六	戊申	乾金
5.2	初七	己酉	兑金
5.3	初八	庚戌	乾金
5.4	初九	辛亥	兑金
5.5	初十	壬子	乾金

5.6–6.5，丁巳月

日期	农历	干支	五行
5.6	立夏	癸丑	震木
5.7	十二	甲寅	离火
5.8	十三	乙卯	震木
5.9	十四	丙辰	离火
5.10	十五	丁巳	震木
5.11	十六	戊午	离火
5.12	十七	己未	震木
5.13	十八	庚申	离火
5.14	十九	辛酉	震木
5.15	二十	壬戌	离火
5.16	二一	癸亥	震木
5.17	二二	甲子	离火
5.18	二三	乙丑	震木
5.19	二四	丙寅	离火
5.20	二五	丁卯	震木
5.21	小满	戊辰	离火
5.22	二七	己巳	震木
5.23	二八	庚午	离火
5.24	二九	辛未	震木
5.25	五月	壬申	离火
5.26	初二	癸酉	震木
5.27	初三	甲戌	离火
5.28	初四	乙亥	震木
5.29	初五	丙子	离火
5.30	初六	丁丑	震木
5.31	初七	戊寅	离火
6.1	初八	己卯	震木
6.2	初九	庚辰	离火
6.3	初十	辛巳	震木
6.4	十一	壬午	离火
6.5	十二	癸未	震木

6.6–7.6，戊午月

日期	农历	干支	五行
6.6	芒种	甲申	乾金
6.7	十三	乙酉	兑金
6.8	十四	丙戌	乾金
6.9	十五	丁亥	兑金
6.10	十六	戊子	乾金
6.11	十七	己丑	兑金
6.12	十八	庚寅	乾金
6.13	十九	辛卯	兑金
6.14	二十	壬辰	乾金
6.15	二一	癸巳	兑金
6.16	二二	甲午	乾金
6.17	二三	乙未	兑金
6.18	二四	丙申	乾金
6.19	二五	丁酉	兑金
6.20	二六	戊戌	乾金
6.21	夏至	己亥	兑金
6.22	二八	庚子	乾金
6.23	二九	辛丑	兑金
6.24	闰五	壬寅	乾金
6.25	初二	癸卯	兑金
6.26	初三	甲辰	乾金
6.27	初四	乙巳	兑金
6.28	初五	丙午	乾金
6.29	初六	丁未	兑金
6.30	初七	戊申	乾金
7.1	初八	己酉	兑金
7.2	初九	庚戌	乾金
7.3	初十	辛亥	兑金
7.4	十一	壬子	乾金
7.5	十二	癸丑	兑金
7.6	十三	甲寅	乾金

7.7–8.7，己未月

日期	农历	干支	五行
7.7	小暑	乙卯	震木
7.8	十五	丙辰	离火
7.9	十六	丁巳	震木
7.10	十七	戊午	离火
7.11	十八	己未	震木
7.12	十九	庚申	离火
7.13	二十	辛酉	震木
7.14	二一	壬戌	离火
7.15	二二	癸亥	震木
7.16	二三	甲子	离火
7.17	二四	乙丑	震木
7.18	二五	丙寅	离火
7.19	二六	丁卯	震木
7.20	二七	戊辰	离火
7.21	二八	己巳	震木
7.22	二九	庚午	离火
7.23	大暑	辛未	震木
7.24	初二	壬申	离火
7.25	初三	癸酉	震木
7.26	初四	甲戌	离火
7.27	初五	乙亥	震木
7.28	初六	丙子	离火
7.29	初七	丁丑	震木
7.30	初八	戊寅	离火
7.31	初九	己卯	震木
8.1	初十	庚辰	离火
8.2	十一	辛巳	震木
8.3	十二	壬午	离火
8.4	十三	癸未	震木
8.5	十四	甲申	离火
8.6	十五	乙酉	震木
8.7	十六	丙戌	离火

1998年8月8日 –1999年2月3日，虎年、立秋，戊寅、六月、十七（戊寅、庚申、丁亥）- 虎年，戊寅、腊月、十八（戊寅、乙丑、丙戌）

8.8–9.7，庚申月				9.8–10.7，辛酉月				10.8–11.6，壬戌月				11.7–12.6，癸亥月				12.7–1999.1.5，甲子月				1.6–2.3，乙丑月			
8.8	立秋	丁亥	兑金	9.8	白露	戊午	离火	10.8	寒露	戊子	乾金	11.7	立冬	戊午	离火	12.7	大雪	戊子	乾金	1.6	小寒	戊午	离火
8.9	十八	戊子	乾金	9.9	十九	己未	震木	10.9	十九	己丑	兑金	11.8	二十	己未	震木	12.8	二十	己丑	兑金	1.7	二十	己未	震木
8.10	十九	己丑	兑金	9.10	二十	庚申	离火	10.10	二十	庚寅	乾金	11.9	二一	庚申	离火	12.9	二一	庚寅	乾金	1.8	二一	庚申	离火
8.11	二十	庚寅	乾金	9.11	二一	辛酉	震木	10.11	二一	辛卯	兑金	11.10	二二	辛酉	震木	12.10	二二	辛卯	兑金	1.9	二二	辛酉	震木
8.12	二一	辛卯	兑金	9.12	二二	壬戌	离火	10.12	二二	壬辰	乾金	11.11	二三	壬戌	离火	12.11	二三	壬辰	乾金	1.10	二三	壬戌	离火
8.13	二二	壬辰	乾金	9.13	二三	癸亥	震木	10.13	二三	癸巳	兑金	11.12	二四	癸亥	震木	12.12	二四	癸巳	兑金	1.11	二四	癸亥	震木
8.14	二三	癸巳	兑金	9.14	二四	甲子	离火	10.14	二四	甲午	乾金	11.13	二五	甲子	离火	12.13	二五	甲午	乾金	1.12	二五	甲子	离火
8.15	二四	甲午	乾金	9.15	二五	乙丑	震木	10.15	二五	乙未	兑金	11.14	二六	乙丑	震木	12.14	二六	乙未	兑金	1.13	二六	乙丑	震木
8.16	二五	乙未	兑金	9.16	二六	丙寅	离火	10.16	二六	丙申	乾金	11.15	二七	丙寅	离火	12.15	二七	丙申	乾金	1.14	二七	丙寅	离火
8.17	二六	丙申	乾金	9.17	二七	丁卯	震木	10.17	二七	丁酉	兑金	11.16	二八	丁卯	震木	12.16	二八	丁酉	兑金	1.15	二八	丁卯	震木
8.18	二七	丁酉	兑金	9.18	二八	戊辰	离火	10.18	二八	戊戌	乾金	11.17	二九	戊辰	离火	12.17	二九	戊戌	乾金	1.16	二九	戊辰	离火
8.19	二八	戊戌	乾金	9.19	二九	己巳	震木	10.19	二九	己亥	兑金	11.18	三十	己巳	震木	12.18	三十	己亥	兑金	1.17	腊月	己巳	震木
8.20	二九	己亥	兑金	9.20	三十	庚午	离火	10.20	九月	庚子	乾金	11.19	十月	庚午	离火	12.19	冬月	庚子	乾金	1.18	初二	庚午	离火
8.21	三十	庚子	乾金	9.21	八月	辛未	震木	10.21	初二	辛丑	兑金	11.20	初二	辛未	震木	12.20	初二	辛丑	兑金	1.19	初三	辛未	震木
8.22	七月	辛丑	兑金	9.22	初二	壬申	离火	10.22	初三	壬寅	乾金	11.21	初三	壬申	离火	12.21	初三	壬寅	乾金	1.20	大寒	壬申	离火
8.23	处暑	壬寅	乾金	9.23	秋分	癸酉	震木	10.23	霜降	癸卯	兑金	11.22	小雪	癸酉	震木	12.22	冬至	癸卯	兑金	1.21	初五	癸酉	震木
8.24	初三	癸卯	兑金	9.24	初四	甲戌	离火	10.24	初五	甲辰	乾金	11.23	初五	甲戌	离火	12.23	初五	甲辰	乾金	1.22	初六	甲戌	离火
8.25	初四	甲辰	乾金	9.25	初五	乙亥	震木	10.25	初六	乙巳	兑金	11.24	初六	乙亥	震木	12.24	初六	乙巳	兑金	1.23	初七	乙亥	震木
8.26	初五	乙巳	兑金	9.26	初六	丙子	离火	10.26	初七	丙午	乾金	11.25	初七	丙子	离火	12.25	初七	丙午	乾金	1.24	初八	丙子	离火
8.27	初六	丙午	乾金	9.27	初七	丁丑	震木	10.27	初八	丁未	兑金	11.26	初八	丁丑	震木	12.26	初八	丁未	兑金	1.25	初九	丁丑	震木
8.28	初七	丁未	兑金	9.28	初八	戊寅	离火	10.28	初九	戊申	乾金	11.27	初九	戊寅	离火	12.27	初九	戊申	乾金	1.26	初十	戊寅	离火
8.29	初八	戊申	乾金	9.29	初九	己卯	震木	10.29	初十	己酉	兑金	11.28	初十	己卯	震木	12.28	初十	己酉	兑金	1.27	十一	己卯	震木
8.30	初九	己酉	兑金	9.30	初十	庚辰	离火	10.30	十一	庚戌	乾金	11.29	十一	庚辰	离火	12.29	十一	庚戌	乾金	1.28	十二	庚辰	离火
8.31	初十	庚戌	乾金	10.1	十一	辛巳	震木	10.31	十二	辛亥	兑金	11.30	十二	辛巳	震木	12.30	十二	辛亥	乾金	1.29	十三	辛巳	震木
9.1	十一	辛亥	兑金	10.2	十二	壬午	离火	11.1	十三	壬子	乾金	12.1	十三	壬午	离火	12.31	十三	壬子	乾金	1.30	十四	壬午	离火
9.2	十二	壬子	乾金	10.3	十三	癸未	震木	11.2	十四	癸丑	兑金	12.2	十四	癸未	震木	1.1	十四	癸丑	兑金	1.31	十五	癸未	震木
9.3	十三	癸丑	兑金	10.4	十四	甲申	离火	11.3	十五	甲寅	乾金	12.3	十五	甲申	离火	1.2	十五	甲寅	乾金	2.1	十六	甲申	离火
9.4	十四	甲寅	乾金	10.5	十五	乙酉	震木	11.4	十六	乙卯	兑金	12.4	十六	乙酉	震木	1.3	十六	乙卯	兑金	2.2	十七	乙酉	震木
8.5	十五	乙卯	兑金	10.6	十六	丙戌	离火	11.5	十七	丙辰	乾金	12.5	十七	丙戌	离火	1.4	十七	丙辰	乾金	2.3	十八	丙戌	离火
9.6	十六	丙辰	乾金	10.7	十七	丁亥	震木	11.6	十八	丁巳	兑金	12.6	十八	丁亥	震木	1.5	十八	丁巳	兑金				
9.7	十七	丁巳	兑金																				

1999年2月4日 –1999年8月7日，兔年、立春，己卯、腊月、十九（己卯、丙寅、丁亥）- 兔年，己卯、六月、二六（己卯、辛未、辛卯）

2.4–3.5，丙寅月				3.6–4.4，丁卯月				4.5–5.5，戊辰月				5.6–6.5，己巳月				6.6–7.6，庚午月				7.7–8.7，辛未月			
2.4	立春	丁亥	坎水	3.6	惊蛰	丁巳	坤土	4.5	清明	丁亥	坎水	5.6	立夏	戊午	艮土	6.6	芒种	己丑	坎水	7.7	小暑	庚申	艮土
2.5	二十	戊子	巽木	3.7	二十	戊午	艮土	4.6	二十	戊子	巽木	5.7	二二	己未	坤土	6.7	二四	庚寅	巽木	7.8	二五	辛酉	坤土
2.6	二一	己丑	坎水	3.8	二一	己未	坤土	4.7	二一	己丑	坎水	5.8	二三	庚申	艮土	6.8	二五	辛卯	坎水	7.9	二六	壬戌	艮土
2.7	二二	庚寅	巽木	3.9	二二	庚申	艮土	4.8	二二	庚寅	巽木	5.9	二四	辛酉	坤土	6.9	二六	壬辰	巽木	7.10	二七	癸亥	坤土
2.8	二三	辛卯	坎水	3.10	二三	辛酉	坤土	4.9	二三	辛卯	坎水	5.10	二五	壬戌	艮土	6.10	二七	癸巳	坎水	7.11	二八	甲子	艮土
2.9	二四	壬辰	巽木	3.11	二四	壬戌	艮土	4.10	二四	壬辰	巽木	5.11	二六	癸亥	坤土	6.11	二八	甲午	巽木	7.12	二九	乙丑	坤土
2.10	二五	癸巳	坎水	3.12	二五	癸亥	坤土	4.11	二五	癸巳	坎水	5.12	二七	甲子	艮土	6.12	二九	乙未	坎水	7.13	六月	丙寅	艮土
2.11	二六	甲午	巽木	3.13	二六	甲子	艮土	4.12	二六	甲午	巽木	5.13	二八	乙丑	坤土	6.13	三十	丙申	巽木	7.14	初二	丁卯	坤土
2.12	二七	乙未	坎水	3.14	二七	乙丑	坤土	4.13	二七	乙未	坎水	5.14	二九	丙寅	艮土	6.14	五月	丁酉	坎水	7.15	初三	戊辰	艮土
2.13	二八	丙申	巽木	3.15	二八	丙寅	艮土	4.14	二八	丙申	巽木	5.15	四月	丁卯	坤土	6.15	初二	戊戌	巽木	7.16	初四	己巳	坤土
2.14	二九	丁酉	坎水	3.16	二九	丁卯	坤土	4.15	二九	丁酉	坎水	5.16	初二	戊辰	艮土	6.16	初三	己亥	坎水	7.17	初五	庚午	艮土
2.15	三十	戊戌	巽木	3.17	三十	戊辰	艮土	4.16	三月	戊戌	巽木	5.17	初三	己巳	坤土	6.17	初四	庚子	巽木	7.18	初六	辛未	坤土
2.16	正月	己亥	坎水	3.18	二月	己巳	坤土	4.17	初二	己亥	坎水	5.18	初四	庚午	艮土	6.18	初五	辛丑	坎水	7.19	初七	壬申	艮土
2.17	初二	庚子	巽木	3.19	初二	庚午	艮土	4.18	初三	庚子	巽木	5.19	初五	辛未	坤土	6.19	初六	壬寅	巽木	7.20	初八	癸酉	坤土
2.18	初三	辛丑	坎水	3.20	初三	辛未	坤土	4.19	初四	辛丑	坎水	5.20	初六	壬申	艮土	6.20	初七	癸卯	坎水	7.21	初九	甲戌	艮土
2.19	雨水	壬寅	巽木	3.21	春分	壬申	艮土	4.20	谷雨	壬寅	巽木	5.21	小满	癸酉	坤土	6.21	初八	甲辰	巽木	7.22	初十	乙亥	坤土
2.20	初五	癸卯	坎水	3.22	初五	癸酉	坤土	4.21	初六	癸卯	坎水	5.22	初八	甲戌	艮土	6.22	夏至	乙巳	坎水	7.23	大暑	丙子	艮土
2.21	初六	甲辰	巽木	3.23	初六	甲戌	艮土	4.22	初七	甲辰	巽木	5.23	初九	乙亥	坤土	6.23	初十	丙午	巽木	7.24	十二	丁丑	坤土
2.22	初七	乙巳	坎水	3.24	初七	乙亥	坤土	4.23	初八	乙巳	坎水	5.24	初十	丙子	艮土	6.24	十一	丁未	坎水	7.25	十三	戊寅	艮土
2.23	初八	丙午	巽木	3.25	初八	丙子	艮土	4.24	初九	丙午	巽木	5.25	十一	丁丑	坤土	6.25	十二	戊申	巽木	7.26	十四	己卯	坤土
2.24	初九	丁未	坎水	3.26	初九	丁丑	坤土	4.25	初十	丁未	坎水	5.26	十二	戊寅	艮土	6.26	十三	己酉	坎水	7.27	十五	庚辰	艮土
2.25	初十	戊申	巽木	3.27	初十	戊寅	艮土	4.26	十一	戊申	巽木	5.27	十三	己卯	坤土	6.27	十四	庚戌	巽木	7.28	十六	辛巳	坤土
2.26	十一	己酉	坎水	3.28	十一	己卯	坤土	4.27	十二	己酉	坎水	5.28	十四	庚辰	艮土	6.28	十五	辛亥	坎水	7.29	十七	壬午	艮土
2.27	十二	庚戌	巽木	3.29	十二	庚辰	艮土	4.28	十三	庚戌	巽木	5.29	十五	辛巳	坤土	6.29	十六	壬子	巽木	7.30	十八	癸未	坤土
2.28	十三	辛亥	坎水	3.30	十三	辛巳	坤土	4.29	十四	辛亥	坎水	5.30	十六	壬午	艮土	6.30	十七	癸丑	坎水	7.31	十九	甲申	艮土
3.1	十四	壬子	巽木	3.31	十四	壬午	艮土	4.30	十五	壬子	巽木	5.31	十七	癸未	坤土	7.1	十八	甲寅	巽木	8.1	二十	乙酉	坤土
3.2	十五	癸丑	坎水	4.1	十五	癸未	坤土	5.1	十六	癸丑	坎水	6.1	十八	甲申	艮土	7.2	十九	乙卯	坎水	8.2	二一	丙戌	艮土
3.3	十六	甲寅	巽木	4.2	十六	甲申	艮土	5.2	十七	甲寅	巽木	6.2	十九	乙酉	坤土	7.3	二十	丙辰	巽木	8.3	二二	丁亥	坤土
3.4	十七	乙卯	坎水	4.3	十七	乙酉	坤土	5.3	十八	乙卯	坎水	6.3	二十	丙戌	艮土	7.4	二一	丁巳	坎水	8.4	二三	戊子	艮土
3.5	十八	丙辰	巽木	4.4	十八	丙戌	艮土	5.4	十九	丙辰	巽木	6.4	二一	丁亥	坤土	7.5	二二	戊午	巽木	8.5	二四	己丑	坤土
								5.5	二十	丁巳	坎水	6.5	二二	戊子	艮土	7.6	二三	己未	坎水	8.6	二五	庚寅	艮土
																				8.7	二六	辛卯	坤土

1999年8月8日–2000年2月3日，兔年、立秋，己卯、六月、二七（己卯、壬申、壬辰）–兔年，己卯、腊月、二八（己卯、丁丑、辛卯）

8.8–9.7 壬申月				9.8–10.8 癸酉月				10.9–11.7 甲戌月				11.8–12.6 乙亥月				12.7–2000.1.5 丙子月				1.6–2.3 丁丑月			
8.8	立秋	壬辰	巽木	9.8	白露	癸亥	坤土	10.9	寒露	甲午	巽木	11.8	立冬	甲子	艮土	12.7	大雪	癸巳	坎水	1.6	小寒	癸亥	坎水
8.9	二八	癸巳	坎水	9.9	三十	甲子	艮土	10.10	初二	乙未	坎水	11.9	初二	乙丑	坤土	12.8	冬月	甲午	巽木	1.7	腊月	甲子	艮土
8.10	二九	甲午	巽木	9.10	八月	乙丑	坤土	10.11	初三	丙申	巽木	11.10	初三	丙寅	艮土	12.9	初二	乙未	坎水	1.8	初二	乙丑	坤土
8.11	七月	乙未	坎水	9.11	初二	丙寅	艮土	10.12	初四	丁酉	坎水	11.11	初四	丁卯	坤土	12.10	初三	丙申	巽木	1.9	初三	丙寅	艮土
8.12	初二	丙申	巽木	9.12	初三	丁卯	坤土	10.13	初五	戊戌	巽木	11.12	初五	戊辰	艮土	12.11	初四	丁酉	坎水	1.10	初四	丁卯	坤土
8.13	初三	丁酉	坎水	9.13	初四	戊辰	艮土	10.14	初六	己亥	坎水	11.13	初六	己巳	坤土	12.12	初五	戊戌	巽木	1.11	初五	戊辰	艮土
8.14	初四	戊戌	巽木	9.14	初五	己巳	坤土	10.15	初七	庚子	巽木	11.14	初七	庚午	艮土	12.13	初六	己亥	坎水	1.12	初六	己巳	坤土
8.15	初五	己亥	坎水	9.15	初六	庚午	艮土	10.16	初八	辛丑	坎水	11.15	初八	辛未	坤土	12.14	初七	庚子	巽木	1.13	初七	庚午	艮土
8.16	初六	庚子	巽木	9.16	初七	辛未	坤土	10.17	初九	壬寅	巽木	11.16	初九	壬申	艮土	12.15	初八	辛丑	坎水	1.14	初八	辛未	坤土
8.17	初七	辛丑	坎水	9.17	初八	壬申	艮土	10.18	初十	癸卯	坎水	11.17	初十	癸酉	坤土	12.16	初九	壬寅	巽木	1.15	初九	壬申	艮土
8.18	初八	壬寅	巽木	9.18	初九	癸酉	坤土	10.19	十一	甲辰	巽木	11.18	十一	甲戌	艮土	12.17	初十	癸卯	坎水	1.16	初十	癸酉	坤土
8.19	初九	癸卯	坎水	9.19	初十	甲戌	艮土	10.20	十二	乙巳	坎水	11.19	十二	乙亥	坤土	12.18	十一	甲辰	巽木	1.17	十一	甲戌	艮土
8.20	初十	甲辰	巽木	9.20	十一	乙亥	坤土	10.21	十三	丙午	巽木	11.20	十三	丙子	艮土	12.19	十二	乙巳	坎水	1.18	十二	乙亥	坤土
8.21	十一	乙巳	坎水	9.21	十二	丙子	艮土	10.22	十四	丁未	坎水	11.21	十四	丁丑	坤土	12.20	十三	丙午	巽木	1.19	十三	丙子	艮土
8.22	十二	丙午	巽木	9.22	十三	丁丑	坤土	10.23	十五	戊申	巽木	11.22	十五	戊寅	艮土	12.21	十四	丁未	坎水	1.20	十四	丁丑	坤土
8.23	处暑	丁未	坎水	9.23	秋分	戊寅	艮土	10.24	霜降	己酉	坎水	11.23	小雪	己卯	坤土	12.22	冬至	戊申	巽木	1.21	大寒	戊寅	艮土
8.24	十四	戊申	巽木	9.24	十五	己卯	坤土	10.25	十七	庚戌	巽木	11.24	十七	庚辰	艮土	12.23	十六	己酉	坎水	1.22	十六	己卯	坤土
8.25	十五	己酉	坎水	9.25	十六	庚辰	艮土	10.26	十八	辛亥	坎水	11.25	十八	辛巳	坤土	12.24	十七	庚戌	巽木	1.23	十七	庚辰	艮土
8.26	十六	庚戌	巽木	9.26	十七	辛巳	坤土	10.27	十九	壬子	巽木	11.26	十九	壬午	艮土	12.25	十八	辛亥	坎水	1.24	十八	辛巳	坤土
8.27	十七	辛亥	坎水	9.27	十八	壬午	艮土	10.28	二十	癸丑	坎水	11.27	二十	癸未	坤土	12.26	十九	壬子	巽木	1.25	十九	壬午	艮土
8.28	十八	壬子	巽木	9.28	十九	癸未	坤土	10.29	二一	甲寅	巽木	11.28	二一	甲申	艮土	12.27	二十	癸丑	坎水	1.26	二十	癸未	坤土
8.29	十九	癸丑	坎水	9.29	二十	甲申	艮土	10.30	二二	乙卯	坎水	11.29	二二	乙酉	坤土	12.28	二一	甲寅	巽木	1.27	二一	甲申	艮土
8.30	二十	甲寅	巽木	9.30	二一	乙酉	坤土	10.31	二三	丙辰	巽木	11.30	二三	丙戌	艮土	12.29	二二	乙卯	坎水	1.28	二二	乙酉	坤土
8.31	二一	乙卯	坎水	10.1	二二	丙戌	艮土	11.1	二四	丁巳	坎水	12.1	二四	丁亥	坤土	12.30	二三	丙辰	巽木	1.29	二三	丙戌	艮土
9.1	二二	丙辰	巽木	10.2	二三	丁亥	坤土	11.2	二五	戊午	巽木	12.2	二五	戊子	艮土	12.31	二四	丁巳	坎水	1.30	二四	丁亥	坤土
9.2	二三	丁巳	坎水	10.3	二四	戊子	艮土	11.3	二六	己未	坎水	12.3	二六	己丑	坤土	1.1	二五	戊午	巽木	1.31	二五	戊子	艮土
9.3	二四	戊午	巽木	10.4	二五	己丑	坤土	11.4	二七	庚申	巽木	12.4	二七	庚寅	艮土	1.2	二六	己未	坎水	2.1	二六	己丑	坤土
9.4	二五	己未	坎水	10.5	二六	庚寅	艮土	11.5	二八	辛酉	坎水	12.5	二八	辛卯	坤土	1.3	二七	庚申	巽木	2.2	二七	庚寅	艮土
9.5	二六	庚申	巽木	10.6	二七	辛卯	坤土	11.6	二九	壬戌	巽木	12.6	二九	壬辰	艮土	1.4	二八	辛酉	坎水	2.3	二八	辛卯	坤土
9.6	二七	辛酉	坎水	10.7	二八	壬辰	艮土	11.7	三十	癸亥	坎水					1.5	二九	壬戌	巽木				
9.7	二八	壬戌	巽木	10.8	二九	癸巳	坤土																

2000年2月4日–2000年8月6日，龙年、立春，庚辰、腊月、二九（庚辰、戊寅、壬辰）–龙年，庚辰、七月、初七（庚辰、癸未、丙申）

2.4–3.4 戊寅月				3.5–4.3 己卯月				4.4–5.4 庚辰月				5.5–6.4 辛巳月				6.5–7.6 壬午月				7.7–8.6 癸未月			
2.4	立春	壬辰	乾金	3.5	惊蛰	壬戌	离火	4.4	清明	壬辰	乾金	5.5	立夏	癸亥	震木	6.5	芒种	甲午	乾金	7.7	小暑	丙寅	离火
2.5	正月	癸巳	兑金	3.6	二月	癸亥	震木	4.5	三月	癸巳	兑金	5.6	初三	甲子	离火	6.6	初五	乙未	兑金	7.8	初七	丁卯	震木
2.6	初二	甲午	乾金	3.7	初二	甲子	离火	4.6	初二	甲午	乾金	5.7	初四	乙丑	震木	6.7	初六	丙申	乾金	7.9	初八	戊辰	离火
2.7	初三	乙未	兑金	3.8	初三	乙丑	震木	4.7	初三	乙未	兑金	5.8	初五	丙寅	离火	6.8	初七	丁酉	兑金	7.10	初九	己巳	震木
2.8	初四	丙申	乾金	3.9	初四	丙寅	离火	4.8	初四	丙申	乾金	5.9	初六	丁卯	震木	6.9	初八	戊戌	乾金	7.11	初十	庚午	离火
2.9	初五	丁酉	兑金	3.10	初五	丁卯	震木	4.9	初五	丁酉	兑金	5.10	初七	戊辰	离火	6.10	初九	己亥	兑金	7.12	十一	辛未	震木
2.10	初六	戊戌	乾金	3.11	初六	戊辰	离火	4.10	初六	戊戌	乾金	5.11	初八	己巳	震木	6.11	初十	庚子	乾金	7.13	十二	壬申	离火
2.11	初七	己亥	兑金	3.12	初七	己巳	震木	4.11	初七	己亥	兑金	5.12	初九	庚午	离火	6.12	十一	辛丑	兑金	7.14	十三	癸酉	震木
2.12	初八	庚子	乾金	3.13	初八	庚午	离火	4.12	初八	庚子	乾金	5.13	初十	辛未	震木	6.13	十二	壬寅	乾金	7.15	十四	甲戌	离火
2.13	初九	辛丑	兑金	3.14	初九	辛未	震木	4.13	初九	辛丑	兑金	5.14	十一	壬申	离火	6.14	十三	癸卯	兑金	7.16	十五	乙亥	震木
2.14	初十	壬寅	乾金	3.15	初十	壬申	离火	4.14	初十	壬寅	乾金	5.15	十二	癸酉	震木	6.15	十四	甲辰	乾金	7.17	十六	丙子	离火
2.15	十一	癸卯	兑金	3.16	十一	癸酉	震木	4.15	十一	癸卯	兑金	5.16	十三	甲戌	离火	6.16	十五	乙巳	兑金	7.18	十七	丁丑	震木
2.16	十二	甲辰	乾金	3.17	十二	甲戌	离火	4.16	十二	甲辰	乾金	5.17	十四	乙亥	震木	6.17	十六	丙午	乾金	7.19	十八	戊寅	离火
2.17	十三	乙巳	兑金	3.18	十三	乙亥	震木	4.17	十三	乙巳	兑金	5.18	十五	丙子	离火	6.18	十七	丁未	兑金	7.20	十九	己卯	震木
2.18	十四	丙午	乾金	3.19	十四	丙子	离火	4.18	十四	丙午	乾金	5.19	十六	丁丑	震木	6.19	十八	戊申	乾金	7.21	二十	庚辰	离火
2.19	雨水	丁未	兑金	3.20	春分	丁丑	震木	4.19	十五	丁未	兑金	5.20	十七	戊寅	离火	6.20	十九	己酉	兑金	7.22	大暑	辛巳	震木
2.20	十六	戊申	乾金	3.21	十六	戊寅	离火	4.20	谷雨	戊申	乾金	5.21	小满	己卯	震木	6.21	夏至	庚戌	乾金	7.23	二二	壬午	离火
2.21	十七	己酉	兑金	3.22	十七	己卯	震木	4.21	十七	己酉	兑金	5.22	十九	庚辰	离火	6.22	二一	辛亥	兑金	7.24	二三	癸未	震木
2.22	十八	庚戌	乾金	3.23	十八	庚辰	离火	4.22	十八	庚戌	乾金	5.23	二十	辛巳	震木	6.23	二二	壬子	乾金	7.25	二四	甲申	离火
2.23	十九	辛亥	兑金	3.24	十九	辛巳	震木	4.23	十九	辛亥	兑金	5.24	二一	壬午	离火	6.24	二三	癸丑	兑金	7.26	二五	乙酉	震木
2.24	二十	壬子	乾金	3.25	二十	壬午	离火	4.24	二十	壬子	乾金	5.25	二二	癸未	震木	6.25	二四	甲寅	乾金	7.27	二六	丙戌	离火
2.25	二一	癸丑	兑金	3.26	二一	癸未	震木	4.25	二一	癸丑	兑金	5.26	二三	甲申	离火	6.26	二五	乙卯	兑金	7.28	二七	丁亥	震木
2.26	二二	甲寅	乾金	3.27	二二	甲申	离火	4.26	二二	甲寅	乾金	5.27	二四	乙酉	震木	6.27	二六	丙辰	乾金	7.29	二八	戊子	离火
2.27	二三	乙卯	兑金	3.28	二三	乙酉	震木	4.27	二三	乙卯	兑金	5.28	二五	丙戌	离火	6.28	二七	丁巳	兑金	7.30	二九	己丑	震木
2.28	二四	丙辰	乾金	3.29	二四	丙戌	离火	4.28	二四	丙辰	乾金	5.29	二六	丁亥	震木	6.29	二八	戊午	乾金	7.31	七月	庚寅	离火
2.29	二五	丁巳	兑金	3.30	二五	丁亥	震木	4.29	二五	丁巳	兑金	5.30	二七	戊子	离火	6.30	二九	己未	兑金	8.1	初二	辛卯	震木
3.1	二六	戊午	乾金	3.31	二六	戊子	离火	4.30	二六	戊午	乾金	5.31	二八	己丑	震木	7.1	六月	庚申	乾金	8.2	初三	壬辰	离火
3.2	二七	己未	兑金	4.1	二七	己丑	震木	5.1	二七	己未	兑金	6.1	二九	庚寅	离火	7.2	初二	辛酉	兑金	8.3	初四	癸巳	震木
3.3	二八	庚申	乾金	4.2	二八	庚寅	离火	5.2	二八	庚申	乾金	6.2	五月	辛卯	震木	7.3	初三	壬戌	乾金	8.4	初五	甲午	离火
3.4	二九	辛酉	兑金	4.3	二九	辛卯	震木	5.3	二九	辛酉	兑金	6.3	初二	壬辰	离火	7.4	初四	癸亥	兑金	8.5	初六	乙未	震木
								5.4	四月	壬戌	乾金	6.4	初三	癸巳	震木	7.5	初五	甲子	乾金	8.6	初七	丙申	离火
																7.6	初六	乙丑	兑金				

2000年8月7日－2001年2月3日，龙年、立春，庚辰、七月、初八（庚辰、甲申、丁酉）－龙年，庚辰、正月、十一（庚辰、己丑、丁酉）

8.7-9.6 甲申月			9.7-10.7 乙酉月			10.8-11.6 丙戌月			11.7-12.6 丁亥月			12.7-2001.1.4 戊子月			1.5-2.3 己丑月		
8.7	立秋	丁酉 兑金	9.7	白露	戊辰 离火	10.8	寒露	己亥 兑金	11.7	立冬	己巳 震木	12.7	大雪	己亥 兑金	1.5	小寒	戊辰 离火
8.8	初九	戊戌 乾金	9.8	十一	己巳 震木	10.9	十二	庚子 乾金	11.8	十三	庚午 离火	12.8	十三	庚子 乾金	1.6	十二	己巳 震木
8.9	初十	己亥 乾金	9.9	十二	庚午 离火	10.10	十三	辛丑 乾金	11.9	十四	辛未 震木	12.9	十四	辛丑 兑金	1.7	十三	庚午 离火
8.10	十一	庚子 乾金	9.10	十三	辛未 震木	10.11	十四	壬寅 乾金	11.10	十五	壬申 离火	12.10	十五	壬寅 乾金	1.8	十四	辛未 震木
8.11	十二	辛丑 兑金	9.11	十四	壬申 离火	10.12	十五	癸卯 兑金	11.11	十六	癸酉 震木	12.11	十六	癸卯 兑金	1.9	十五	壬申 离火
8.12	十三	壬寅 乾金	9.12	十五	癸酉 震木	10.13	十六	甲辰 乾金	11.12	十七	甲戌 离火	12.12	十七	甲辰 乾金	1.10	十六	癸酉 震木
8.13	十四	癸卯 兑金	9.13	十六	甲戌 离火	10.14	十七	乙巳 兑金	11.13	十八	乙亥 震木	12.13	十八	乙巳 兑金	1.11	十七	甲戌 离火
8.14	十五	甲辰 乾金	9.14	十七	乙亥 震木	10.15	十八	丙午 乾金	11.14	十九	丙子 震木	12.14	十九	丙午 乾金	1.12	十八	乙亥 震木
8.15	十六	乙巳 兑金	9.15	十八	丙子 震木	10.16	十九	丁未 兑金	11.15	二十	丁丑 震木	12.15	二十	丁未 兑金	1.13	十九	丙子 震木
8.16	十七	丙午 乾金	9.16	十九	丁丑 震木	10.17	二十	戊申 乾金	11.16	二一	戊寅 离火	12.16	二一	戊申 乾金	1.14	二十	丁丑 震木
8.17	十八	丁未 兑金	9.17	二十	戊寅 震木	10.18	二一	己酉 兑金	11.17	二二	己卯 震木	12.17	二二	己酉 兑金	1.15	二一	戊寅 离火
8.18	十九	戊申 乾金	9.18	二一	己卯 震木	10.19	二二	庚戌 乾金	11.18	二三	庚辰 震木	12.18	二三	庚戌 乾金	1.16	二二	己卯 震木
8.19	二十	己酉 兑金	9.19	二二	庚辰 离火	10.20	二三	辛亥 兑金	11.19	二四	辛巳 震木	12.19	二四	辛亥 兑金	1.17	二三	庚辰 离火
8.20	二一	庚戌 乾金	9.20	二三	辛巳 震木	10.21	二四	壬子 乾金	11.20	二五	壬午 震木	12.20	二五	壬子 乾金	1.18	二四	辛巳 震木
8.21	二二	辛亥 兑金	9.21	二四	壬午 震木	10.22	二五	癸丑 兑金	11.21	二六	癸未 震木	12.21	冬至	癸丑 兑金	1.19	二五	壬午 震木
8.22	二三	壬子 乾金	9.22	二五	癸未 震木	10.23	霜降	甲寅 乾金	11.22	小雪	甲申 离火	12.22	二七	甲寅 乾金	1.20	大寒	癸未 震木
8.23	处暑	癸丑 兑金	9.23	秋分	甲申 震木	10.24	二七	乙卯 兑金	11.23	二八	乙酉 震木	12.23	二八	乙卯 兑金	1.21	二七	甲申 离火
8.24	二五	甲寅 乾金	9.24	二七	乙酉 震木	10.25	二八	丙辰 乾金	11.24	二九	丙戌 震木	12.24	二九	丙辰 乾金	1.22	二八	乙酉 震木
8.25	二六	乙卯 离火	9.25	二八	丙戌 离火	10.26	二九	丁巳 兑金	11.25	三十	丁亥 震木	12.25	三十	丁巳 兑金	1.23	二九	丙戌 离火
8.26	二七	丙辰 乾金	9.26	二九	丁亥 震木	10.27	十月	戊午 乾金	11.26	冬月	戊子 离火	12.26	腊月	戊午 乾金	1.24	正月	丁亥 震木
8.27	二八	丁巳 兑金	9.27	三十	戊子 震木	10.28	初二	己未 兑金	11.27	初二	己丑 震木	12.27	初二	己未 兑金	1.25	初二	戊子 离火
8.28	二九	戊午 乾金	9.28	九月	己丑 震木	10.29	初三	庚申 乾金	11.28	初三	庚寅 离火	12.28	初三	庚申 乾金	1.26	初三	己丑 震木
8.29	八月	己未 兑金	9.29	初二	庚寅 离火	10.30	初四	辛酉 兑金	11.29	初四	辛卯 震木	12.29	初四	辛酉 兑金	1.27	初四	庚寅 离火
8.30	初二	庚申 乾金	9.30	初三	辛卯 离火	10.31	初五	壬戌 乾金	11.30	初五	壬辰 震木	12.30	初五	壬戌 乾金	1.28	初五	辛卯 震木
8.31	初三	辛酉 兑金	10.1	初四	壬辰 离火	11.1	初六	癸亥 兑金	12.1	初六	癸巳 震木	12.31	初六	癸亥 兑金	1.29	初六	壬辰 离火
9.1	初四	壬戌 乾金	10.2	初五	癸巳 震木	11.2	初七	甲子 乾金	12.2	初七	甲午 离火	1.1	初七	甲子 乾金	1.30	初七	癸巳 震木
9.2	初五	癸亥 乾金	10.3	初六	甲午 震木	11.3	初八	乙丑 乾金	12.3	初八	乙未 震木	1.2	初八	乙丑 兑金	1.31	初八	甲午 离火
9.3	初六	甲子 乾金	10.4	初七	乙未 震木	11.4	初九	丙寅 乾金	12.4	初九	丙申 离火	1.3	初九	丙寅 乾金	2.1	初九	乙未 震木
9.4	初七	乙丑 兑金	10.5	初八	丙申 离火	11.5	初十	丁卯 兑金	12.5	初十	丁酉 震木	1.4	初十	丁卯 兑金	2.2	初十	丙申 离火
8.5	初八	丙寅 乾金	10.6	初九	丁酉 震木	11.6	十一	戊辰 乾金	12.6	十一	戊戌 离火				2.3	十一	丁酉 震木
9.6	初九	丁卯 兑金	10.7	初十	戊戌 离火												

2001年2月4日－2001年8月6日，蛇年、立春，辛巳、正月、十二（辛巳、庚寅、戊戌）－蛇年，辛巳、六月、十七（辛巳、乙未、辛丑）

2.4-3.4 庚寅月			3.5-4.4 辛卯月			4.5-5.4 壬辰月			5.5-6.4 癸巳月			6.5-7.6 甲午月			7.7-8.6 乙未月		
2.4	立春	戊戌 巽木	3.5	惊蛰	丁卯 坤土	4.5	清明	戊戌 巽木	5.5	立夏	戊辰 艮土	6.5	芒种	己亥 坎水	7.7	小暑	辛未 坤土
2.5	十三	己亥 坎水	3.6	十二	戊辰 艮土	4.6	十三	己亥 坎水	5.6	十四	己巳 坤土	6.6	十五	庚子 巽木	7.8	十八	壬申 艮土
2.6	十四	庚子 巽木	3.7	十三	己巳 艮土	4.7	十四	庚子 坎水	5.7	十五	庚午 艮土	6.7	十六	辛丑 坎水	7.9	十九	癸酉 坤土
2.7	十五	辛丑 巽木	3.8	十四	庚午 坤土	4.8	十五	辛丑 巽木	5.8	十六	辛未 艮土	6.8	十七	壬寅 巽木	7.10	二十	甲戌 坤土
2.8	十六	壬寅 巽木	3.9	十五	辛未 坤土	4.9	十六	壬寅 巽木	5.9	十七	壬申 艮土	6.9	十八	癸卯 坎水	7.11	二一	乙亥 坤土
2.9	十七	癸卯 坎水	3.10	十六	壬申 艮土	4.10	十七	癸卯 坎水	5.10	十八	癸酉 坤土	6.10	十九	甲辰 巽木	7.12	二二	丙子 艮土
2.10	十八	甲辰 巽木	3.11	十七	癸酉 坤土	4.11	十八	甲辰 巽木	5.11	十九	甲戌 艮土	6.11	二十	乙巳 坎水	7.13	二三	丁丑 坤土
2.11	十九	乙巳 坎水	3.12	十八	甲戌 坤土	4.12	十九	乙巳 坎水	5.12	二十	乙亥 坤土	6.12	二一	丙午 巽木	7.14	二四	戊寅 艮土
2.12	二十	丙午 巽木	3.13	十九	乙亥 坤土	4.13	二十	丙午 巽木	5.13	二一	丙子 艮土	6.13	二二	丁未 坎水	7.15	二五	己卯 坤土
2.13	二一	丁未 坎水	3.14	二十	丙子 坤土	4.14	二一	丁未 坎水	5.14	二二	丁丑 艮土	6.14	二三	戊申 巽木	7.16	二六	庚辰 艮土
2.14	二二	戊申 巽木	3.15	二一	丁丑 坤土	4.15	二二	戊申 巽木	5.15	二三	戊寅 艮土	6.15	二四	己酉 坎水	7.17	二七	辛巳 坤土
2.15	二三	己酉 坎水	3.16	二二	戊寅 艮土	4.16	二三	己酉 坎水	5.16	二四	己卯 坤土	6.16	二五	庚戌 巽木	7.18	二八	壬午 坤土
2.16	二四	庚戌 巽木	3.17	二三	己卯 艮土	4.17	二四	庚戌 巽木	5.17	二五	庚辰 艮土	6.17	二六	辛亥 坎水	7.19	二九	癸未 坤土
2.17	二五	辛亥 坎水	3.18	二四	庚辰 艮土	4.18	二五	辛亥 坎水	5.18	二六	辛巳 坤土	6.18	二七	壬子 巽木	7.20	三十	甲申 坤土
2.18	雨水	壬子 巽木	3.19	二五	辛巳 坤土	4.19	二六	壬子 巽木	5.19	二七	壬午 坤土	6.19	二八	癸丑 坎水	7.21	六月	乙酉 坤土
2.19	二七	癸丑 坎水	3.20	春分	壬午 坤土	4.20	谷雨	癸丑 坎水	5.20	二八	癸未 艮土	6.20	二九	甲寅 巽木	7.22	初二	丙戌 艮土
2.20	二八	甲寅 巽木	3.21	二七	癸未 艮土	4.21	二八	甲寅 巽木	5.21	小满	甲申 艮土	6.21	夏至	乙卯 坎水	7.23	大暑	丁亥 坤土
2.21	二九	乙卯 坎水	3.22	二八	甲申 坤土	4.22	二九	乙卯 坎水	5.22	三十	乙酉 坤土	6.22	初二	丙辰 巽木	7.24	初四	戊子 艮土
2.22	三十	丙辰 巽木	3.23	二九	乙酉 艮土	4.23	四月	丙辰 巽木	5.23	闰四	丙戌 艮土	6.23	初三	丁巳 坎水	7.25	初五	己丑 坤土
2.23	二月	丁巳 坎水	3.24	三十	丙戌 艮土	4.24	初二	丁巳 坎水	5.24	初二	丁亥 坤土	6.24	初四	戊午 巽木	7.26	初六	庚寅 艮土
2.24	初二	戊午 巽木	3.25	三月	丁亥 艮土	4.25	初三	戊午 巽木	5.25	初三	戊子 艮土	6.25	初五	己未 坎水	7.27	初七	辛卯 坤土
2.25	初三	己未 坎水	3.26	初二	戊子 艮土	4.26	初四	己未 坎水	5.26	初四	己丑 坤土	6.26	初六	庚申 巽木	7.28	初八	壬辰 坤土
2.26	初四	庚申 巽木	3.27	初三	己丑 坤土	4.27	初五	庚申 巽木	5.27	初五	庚寅 艮土	6.27	初七	辛酉 坎水	7.29	初九	癸巳 坤土
2.27	初五	辛酉 坎水	3.28	初四	庚寅 艮土	4.28	初六	辛酉 坎水	5.28	初六	辛卯 坤土	6.28	初八	壬戌 巽木	7.30	初十	甲午 坤土
2.28	初六	壬戌 巽木	3.29	初五	辛卯 坤土	4.29	初七	壬戌 巽木	5.29	初七	壬辰 艮土	6.29	初九	癸亥 坎水	7.31	十一	乙未 坤土
3.1	初七	癸亥 坎水	3.30	初六	壬辰 艮土	4.30	初八	癸亥 坎水	5.30	初八	癸巳 坤土	6.30	初十	甲子 巽木	8.1	十二	丙申 艮土
3.2	初八	甲子 巽木	3.31	初七	癸巳 坤土	5.1	初九	甲子 巽木	5.31	初九	甲午 坤土	7.1	十一	乙丑 坎水	8.2	十三	丁酉 坤土
3.3	初九	乙丑 坎水	4.1	初八	甲午 坤土	5.2	初十	乙丑 坎水	6.1	初十	乙未 艮土	7.2	十二	丙寅 巽木	8.3	十四	戊戌 艮土
3.4	初十	丙寅 巽木	4.2	初九	乙未 艮土	5.3	十一	丙寅 巽木	6.2	十一	丙申 艮土	7.3	十三	丁卯 坎水	8.4	十五	己亥 坎水
			4.3	初十	丙申 艮土	5.4	十二	丁卯 坎水	6.3	十二	丁酉 坤土	7.4	十四	戊辰 巽木	8.5	十六	庚子 巽木
			4.4	十一	丁酉 坤土				6.4	十三	戊戌 艮土	7.5	十五	己巳 坎水	8.6	十七	辛丑 坤土
												7.6	十六	庚午 巽木			

2001年8月7日–2002年2月3日，蛇年、立秋，辛巳、六月、十八（辛巳、丙申、壬寅）–蛇年，辛巳、腊月、二二（辛巳、辛丑、壬寅）

8.7–9.6 丙申月				9.7–10.7 丁酉月				10.8–11.6 戊戌月				11.7–12.6 己亥月				12.7–2002.1.4 庚子月				1.5–2.3 辛丑月			
日期	农历	干支	五行	日期	农历	干支	五行	日期	农历	干支	五行	日期	农历	干支	五行	日期	农历	干支	五行	日期	农历	干支	五行
8.7	立秋	壬寅	巽木	9.7	白露	癸酉	坤土	10.8	寒露	甲辰	巽木	11.7	立冬	甲戌	艮土	12.7	大雪	甲辰	巽木	1.5	小寒	癸酉	坤土
8.8	十九	癸卯	坎水	9.8	二一	甲戌	艮土	10.9	二三	乙巳	坎水	11.8	二三	乙亥	坤土	12.8	二四	乙巳	坎水	1.6	二三	甲戌	艮土
8.9	二十	甲辰	巽木	9.9	二二	乙亥	坤土	10.10	二四	丙午	巽木	11.9	二四	丙子	艮土	12.9	二五	丙午	巽木	1.7	二四	乙亥	坤土
8.10	二一	乙巳	坎水	9.10	二三	丙子	艮土	10.11	二五	丁未	坎水	11.10	二五	丁丑	坤土	12.10	二六	丁未	坎水	1.8	二五	丙子	艮土
8.11	二二	丙午	巽木	9.11	二四	丁丑	坤土	10.12	二六	戊申	巽木	11.11	二六	戊寅	艮土	12.11	二七	戊申	巽木	1.9	二六	丁丑	坤土
8.12	二三	丁未	坎水	9.12	二五	戊寅	艮土	10.13	二七	己酉	坎水	11.12	二七	己卯	坤土	12.12	二八	己酉	坎水	1.10	二七	戊寅	艮土
8.13	二四	戊申	巽木	9.13	二六	己卯	坤土	10.14	二八	庚戌	巽木	11.13	二八	庚辰	艮土	12.13	二九	庚戌	巽木	1.11	二八	己卯	坤土
8.14	二五	己酉	坎水	9.14	二七	庚辰	艮土	10.15	二九	辛亥	坎水	11.14	二九	辛巳	坤土	12.14	三十	辛亥	坎水	1.12	二九	庚辰	艮土
8.15	二六	庚戌	巽木	9.15	二八	辛巳	坤土	10.16	三十	壬子	巽木	11.15	十月	壬午	艮土	12.15	冬月	壬子	巽木	1.13	腊月	辛巳	坤土
8.16	二七	辛亥	坎水	9.16	二九	壬午	艮土	10.17	九月	癸丑	坎水	11.16	初二	癸未	坤土	12.16	初二	癸丑	坎水	1.14	初二	壬午	艮土
8.17	二八	壬子	巽木	9.17	八月	癸未	坤土	10.18	初二	甲寅	巽木	11.17	初三	甲申	艮土	12.17	初三	甲寅	巽木	1.15	初三	癸未	坤土
8.18	二九	癸丑	坎水	9.18	初二	甲申	艮土	10.19	初三	乙卯	坎水	11.18	初四	乙酉	坤土	12.18	初四	乙卯	坎水	1.16	初四	甲申	艮土
8.19	七月	甲寅	巽木	9.19	初三	乙酉	坤土	10.20	初四	丙辰	巽木	11.19	初五	丙戌	艮土	12.19	初五	丙辰	巽木	1.17	初五	乙酉	坤土
8.20	初二	乙卯	坎水	9.20	初四	丙戌	艮土	10.21	初五	丁巳	坎水	11.20	初六	丁亥	坤土	12.20	初六	丁巳	坎水	1.18	初六	丙戌	艮土
8.21	初三	丙辰	巽木	9.21	初五	丁亥	坤土	10.22	初六	戊午	巽木	11.21	初七	戊子	艮土	12.21	初七	戊午	巽木	1.19	初七	丁亥	坤土
8.22	初四	丁巳	坎水	9.22	初六	戊子	艮土	10.23	霜降	己未	坎水	11.22	小雪	己丑	坤土	12.22	冬至	己未	坎水	1.20	大寒	戊子	艮土
8.23	处暑	戊午	巽木	9.23	秋分	己丑	坤土	10.24	初八	庚申	巽木	11.23	初九	庚寅	艮土	12.23	初九	庚申	巽木	1.21	初九	己丑	坤土
8.24	初六	己未	坎水	9.24	初八	庚寅	艮土	10.25	初九	辛酉	坎水	11.24	初十	辛卯	坤土	12.24	初十	辛酉	坎水	1.22	初十	庚寅	艮土
8.25	初七	庚申	巽木	9.25	初九	辛卯	坤土	10.26	初十	壬戌	巽木	11.25	十一	壬辰	艮土	12.25	十一	壬戌	巽木	1.23	十一	辛卯	坤土
8.26	初八	辛酉	坎水	9.26	初十	壬辰	艮土	10.27	十一	癸亥	坎水	11.26	十二	癸巳	坤土	12.26	十二	癸亥	坎水	1.24	十二	壬辰	艮土
8.27	初九	壬戌	巽木	9.27	十一	癸巳	坤土	10.28	十二	甲子	巽木	11.27	十三	甲午	艮土	12.27	十三	甲子	巽木	1.25	十三	癸巳	坤土
8.28	初十	癸亥	坎水	9.28	十二	甲午	艮土	10.29	十三	乙丑	坎水	11.28	十四	乙未	坤土	12.28	十四	乙丑	坎水	1.26	十四	甲午	艮土
8.29	十一	甲子	巽木	9.29	十三	乙未	坤土	10.30	十四	丙寅	巽木	11.29	十五	丙申	艮土	12.29	十五	丙寅	巽木	1.27	十五	乙未	坤土
8.30	十二	乙丑	坎水	9.30	十四	丙申	艮土	10.31	十五	丁卯	坎水	11.30	十六	丁酉	坤土	12.30	十六	丁卯	坎水	1.28	十六	丙申	艮土
8.31	十三	丙寅	巽木	10.1	十五	丁酉	坤土	11.1	十六	戊辰	巽木	12.1	十七	戊戌	艮土	12.31	十七	戊辰	巽木	1.29	十七	丁酉	坤土
9.1	十四	丁卯	坎水	10.2	十六	戊戌	艮土	11.2	十七	己巳	坎水	12.2	十八	己亥	坤土	1.1	十八	己巳	坎水	1.30	十八	戊戌	艮土
9.2	十五	戊辰	巽木	10.3	十七	己亥	坤土	11.3	十八	庚午	巽木	12.3	十九	庚子	艮土	1.2	十九	庚午	巽木	1.31	十九	己亥	坤土
9.3	十六	己巳	坎水	10.4	十八	庚子	艮土	11.4	十九	辛未	坎水	12.4	二十	辛丑	坤土	1.3	二十	辛未	坎水	2.1	二十	庚子	艮土
9.4	十七	庚午	巽木	10.5	十九	辛丑	坤土	11.5	二十	壬申	巽木	12.5	二一	壬寅	艮土	1.4	二一	壬申	巽木	2.2	二一	辛丑	坤土
9.5	十八	辛未	坎水	10.6	二十	壬寅	艮土	11.6	二一	癸酉	坎水	12.6	二二	癸卯	坤土					2.3	二二	壬寅	艮土
9.6	十九	壬申	巽木	10.7	二一	癸卯	坤土																

2002年2月4日–2002年8月7日，马年、立春，壬午、腊月、二三（壬午、壬寅、癸卯）–马年，壬午、六月、二九（壬午、丁未、丁未）

2.4–3.5 壬寅月				3.6–4.4 癸卯月				4.5–5.5 甲辰月				5.6–6.5 乙巳月				6.6–7.6 丙午月				7.7–8.7 丁未月			
日期	农历	干支	五行	日期	农历	干支	五行	日期	农历	干支	五行	日期	农历	干支	五行	日期	农历	干支	五行	日期	农历	干支	五行
2.4	立春	癸卯	兑金	3.6	惊蛰	癸酉	震木	4.5	清明	癸卯	兑金	5.6	立夏	甲戌	离火	6.6	芒种	乙巳	兑金	7.7	小暑	丙子	离火
2.5	二四	甲辰	乾金	3.7	二四	甲戌	离火	4.6	二四	甲辰	乾金	5.7	二五	乙亥	震木	6.7	二七	丙午	乾金	7.8	二八	丁丑	震木
2.6	二五	乙巳	兑金	3.8	二五	乙亥	震木	4.7	二五	乙巳	兑金	5.8	二六	丙子	离火	6.8	二八	丁未	兑金	7.9	二九	戊寅	离火
2.7	二六	丙午	乾金	3.9	二六	丙子	离火	4.8	二六	丙午	乾金	5.9	二七	丁丑	震木	6.9	二九	戊申	乾金	7.10	六月	己卯	震木
2.8	二七	丁未	兑金	3.10	二七	丁丑	震木	4.9	二七	丁未	兑金	5.10	二八	戊寅	离火	6.10	三十	己酉	兑金	7.11	初二	庚辰	离火
2.9	二八	戊申	乾金	3.11	二八	戊寅	离火	4.10	二八	戊申	乾金	5.11	二九	己卯	震木	6.11	五月	庚戌	乾金	7.12	初三	辛巳	震木
2.10	二九	己酉	兑金	3.12	二九	己卯	震木	4.11	二九	己酉	兑金	5.12	四月	庚辰	离火	6.12	初二	辛亥	兑金	7.13	初四	壬午	离火
2.11	三十	庚戌	乾金	3.13	三十	庚辰	离火	4.12	三十	庚戌	乾金	5.13	初二	辛巳	震木	6.13	初三	壬子	乾金	7.14	初五	癸未	震木
2.12	正月	辛亥	兑金	3.14	二月	辛巳	震木	4.13	三月	辛亥	兑金	5.14	初三	壬午	离火	6.14	初四	癸丑	兑金	7.15	初六	甲申	离火
2.13	初二	壬子	乾金	3.15	初二	壬午	离火	4.14	初二	壬子	乾金	5.15	初四	癸未	震木	6.15	初五	甲寅	乾金	7.16	初七	乙酉	震木
2.14	初三	癸丑	兑金	3.16	初三	癸未	震木	4.15	初三	癸丑	兑金	5.16	初五	甲申	离火	6.16	初六	乙卯	兑金	7.17	初八	丙戌	离火
2.15	初四	甲寅	乾金	3.17	初四	甲申	离火	4.16	初四	甲寅	乾金	5.17	初六	乙酉	震木	6.17	初七	丙辰	乾金	7.18	初九	丁亥	震木
2.16	初五	乙卯	兑金	3.18	初五	乙酉	震木	4.17	初五	乙卯	兑金	5.18	初七	丙戌	离火	6.18	初八	丁巳	兑金	7.19	初十	戊子	离火
2.17	初六	丙辰	乾金	3.19	初六	丙戌	离火	4.18	初六	丙辰	乾金	5.19	初八	丁亥	震木	6.19	初九	戊午	乾金	7.20	十一	己丑	震木
2.18	初七	丁巳	兑金	3.20	初七	丁亥	震木	4.19	初七	丁巳	兑金	5.20	初九	戊子	离火	6.20	初十	己未	兑金	7.21	十二	庚寅	离火
2.19	雨水	戊午	乾金	3.21	春分	戊子	离火	4.20	谷雨	戊午	乾金	5.21	小满	己丑	震木	6.21	夏至	庚申	乾金	7.22	十三	辛卯	震木
2.20	初九	己未	兑金	3.22	初九	己丑	震木	4.21	初九	己未	兑金	5.22	十一	庚寅	离火	6.22	十二	辛酉	兑金	7.23	大暑	壬辰	离火
2.21	初十	庚申	乾金	3.23	初十	庚寅	离火	4.22	初十	庚申	乾金	5.23	十二	辛卯	震木	6.23	十三	壬戌	乾金	7.24	十五	癸巳	震木
2.22	十一	辛酉	兑金	3.24	十一	辛卯	震木	4.23	十一	辛酉	兑金	5.24	十三	壬辰	离火	6.24	十四	癸亥	兑金	7.25	十六	甲午	离火
2.23	十二	壬戌	乾金	3.25	十二	壬辰	离火	4.24	十二	壬戌	乾金	5.25	十四	癸巳	震木	6.25	十五	甲子	乾金	7.26	十七	乙未	震木
2.24	十三	癸亥	兑金	3.26	十三	癸巳	震木	4.25	十三	癸亥	兑金	5.26	十五	甲午	离火	6.26	十六	乙丑	兑金	7.27	十八	丙申	离火
2.25	十四	甲子	乾金	3.27	十四	甲午	离火	4.26	十四	甲子	乾金	5.27	十六	乙未	震木	6.27	十七	丙寅	乾金	7.28	十九	丁酉	震木
2.26	十五	乙丑	兑金	3.28	十五	乙未	震木	4.27	十五	乙丑	兑金	5.28	十七	丙申	离火	6.28	十八	丁卯	兑金	7.29	二十	戊戌	离火
2.27	十六	丙寅	乾金	3.29	十六	丙申	离火	4.28	十六	丙寅	乾金	5.29	十八	丁酉	震木	6.29	十九	戊辰	乾金	7.30	二一	己亥	震木
2.28	十七	丁卯	兑金	3.30	十七	丁酉	震木	4.29	十七	丁卯	兑金	5.30	十九	戊戌	离火	6.30	二十	己巳	兑金	7.31	二二	庚子	离火
3.1	十八	戊辰	乾金	3.31	十八	戊戌	离火	4.30	十八	戊辰	乾金	5.31	二十	己亥	震木	7.1	二一	庚午	乾金	8.1	二三	辛丑	震木
3.2	十九	己巳	兑金	4.1	十九	己亥	震木	5.1	十九	己巳	兑金	6.1	二一	庚子	离火	7.2	二二	辛未	兑金	8.2	二四	壬寅	离火
3.3	二十	庚午	乾金	4.2	二十	庚子	离火	5.2	二十	庚午	乾金	6.2	二二	辛丑	震木	7.3	二三	壬申	乾金	8.3	二五	癸卯	震木
3.4	二一	辛未	兑金	4.3	二一	辛丑	震木	5.3	二一	辛未	兑金	6.3	二三	壬寅	离火	7.4	二四	癸酉	兑金	8.4	二六	甲辰	离火
3.5	二二	壬申	乾金	4.4	二二	壬寅	离火	5.4	二二	壬申	乾金	6.4	二四	癸卯	震木	7.5	二五	甲戌	乾金	8.5	二七	乙巳	震木
								5.5	二三	癸酉	兑金	6.5	二五	甲辰	离火	7.6	二六	乙亥	兑金	8.6	二八	丙午	离火
																				8.7	二九	丁未	震木

五行养生——精准防病

2002年8月8日–2003年2月3日，马年、立秋，壬午、七月、三十（壬午、戊申、戊申）– 马年，壬午、正月、初三（壬午、癸丑、丁未）

分月：8.8–9.7 戊申月 ｜ 9.8–10.7 己酉月 ｜ 10.8–11.6 庚戌月 ｜ 11.7–12.6 辛亥月 ｜ 12.7–2003.1.5 壬子月 ｜ 1.6–2.3 癸丑月

日	节/日	干支	卦	日	节/日	干支	卦	日	节/日	干支	卦	日	节/日	干支	卦	日	节/日	干支	卦	日	节/日	干支	卦
8.8	立秋	戊申	乾金	9.8	白露	己卯	震木	10.8	寒露	己酉	兑金	11.7	立冬	己卯	震木	12.7	大雪	己酉	兑金	1.6	小寒	己卯	震木
8.9	七月	己酉	兑金	9.9	初三	庚辰	离火	10.9	初四	庚戌	乾金	11.8	初四	庚辰	离火	12.8	初五	庚戌	乾金	1.7	初五	庚辰	离火
8.10	初二	庚戌	乾金	9.10	初四	辛巳	震木	10.10	初五	辛亥	兑金	11.9	初五	辛巳	震木	12.9	初六	辛亥	兑金	1.8	初六	辛巳	震木
8.11	初三	辛亥	兑金	9.11	初五	壬午	离火	10.11	初六	壬子	乾金	11.10	初六	壬午	离火	12.10	初七	壬子	乾金	1.9	初七	壬午	离火
8.12	初四	壬子	乾金	9.12	初六	癸未	震木	10.12	初七	癸丑	兑金	11.11	初七	癸未	震木	12.11	初八	癸丑	兑金	1.10	初八	癸未	震木
8.13	初五	癸丑	兑金	9.13	初七	甲申	离火	10.13	初八	甲寅	乾金	11.12	初八	甲申	离火	12.12	初九	甲寅	乾金	1.11	初九	甲申	离火
8.14	初六	甲寅	乾金	9.14	初八	乙酉	震木	10.14	初九	乙卯	兑金	11.13	初九	乙酉	震木	12.13	初十	乙卯	乾金	1.12	初十	乙酉	震木
8.15	初七	乙卯	兑金	9.15	初九	丙戌	离火	10.15	初十	丙辰	乾金	11.14	初十	丙戌	离火	12.14	十一	丙辰	乾金	1.13	十一	丙戌	离火
8.16	初八	丙辰	乾金	9.16	初十	丁亥	震木	10.16	十一	丁巳	兑金	11.15	十一	丁亥	震木	12.15	十二	丁巳	兑金	1.14	十二	丁亥	震木
8.17	初九	丁巳	兑金	9.17	十一	戊子	离火	10.17	十二	戊午	乾金	11.16	十二	戊子	离火	12.16	十三	戊午	乾金	1.15	十三	戊子	离火
8.18	初十	戊午	乾金	9.18	十二	己丑	震木	10.18	十三	己未	兑金	11.17	十三	己丑	震木	12.17	十四	己未	兑金	1.16	十四	己丑	震木
8.19	十一	己未	兑金	9.19	十三	庚寅	离火	10.19	十四	庚申	乾金	11.18	十四	庚寅	离火	12.18	十五	庚申	乾金	1.17	十五	庚寅	离火
8.20	十二	庚申	乾金	9.20	十四	辛卯	震木	10.20	十五	辛酉	兑金	11.19	十五	辛卯	震木	12.19	十六	辛酉	兑金	1.18	十六	辛卯	震木
8.21	十三	辛酉	兑金	9.21	十五	壬辰	离火	10.21	十六	壬戌	乾金	11.20	十六	壬辰	离火	12.20	十七	壬戌	乾金	1.19	十七	壬辰	离火
8.22	十四	壬戌	乾金	9.22	十六	癸巳	震木	10.22	十七	癸亥	兑金	11.21	十七	癸巳	震木	12.21	十八	癸亥	兑金	1.20	大寒	癸巳	震木
8.23	处暑	癸亥	兑金	9.23	秋分	甲午	离火	10.23	霜降	甲子	乾金	11.22	小雪	甲午	离火	12.22	冬至	甲子	乾金	1.21	十九	甲午	离火
8.24	十六	甲子	乾金	9.24	十八	乙未	震木	10.24	十九	乙丑	兑金	11.23	十九	乙未	震木	12.23	二十	乙丑	兑金	1.22	二十	乙未	震木
8.25	十七	乙丑	兑金	9.25	十九	丙申	离火	10.25	二十	丙寅	乾金	11.24	二十	丙申	离火	12.24	二一	丙寅	乾金	1.23	二一	丙申	离火
8.26	十八	丙寅	乾金	9.26	二十	丁酉	震木	10.26	二一	丁卯	兑金	11.25	二一	丁酉	震木	12.25	二二	丁卯	兑金	1.24	二二	丁酉	震木
8.27	十九	丁卯	兑金	9.27	二一	戊戌	离火	10.27	二二	戊辰	乾金	11.26	二二	戊戌	离火	12.26	二三	戊辰	乾金	1.25	二三	戊戌	离火
8.28	二十	戊辰	乾金	9.28	二二	己亥	震木	10.28	二三	己巳	兑金	11.27	二三	己亥	震木	12.27	二四	己巳	兑金	1.26	二四	己亥	震木
8.29	二一	己巳	兑金	9.29	二三	庚子	离火	10.29	二四	庚午	乾金	11.28	二四	庚子	离火	12.28	二五	庚午	乾金	1.27	二五	庚子	离火
8.30	二二	庚午	乾金	9.30	二四	辛丑	震木	10.30	二五	辛未	兑金	11.29	二五	辛丑	震木	12.29	二六	辛未	乾金	1.28	二六	辛丑	震木
8.31	二三	辛未	兑金	10.1	二五	壬寅	离火	10.31	二六	壬申	乾金	11.30	二六	壬寅	离火	12.30	二七	壬申	乾金	1.29	二七	壬寅	离火
9.1	二四	壬申	乾金	10.2	二六	癸卯	震木	11.1	二七	癸酉	兑金	12.1	二七	癸卯	震木	12.31	二八	癸酉	兑金	1.30	二八	癸卯	震木
9.2	二五	癸酉	兑金	10.3	二七	甲辰	离火	11.2	二八	甲戌	乾金	12.2	二八	甲辰	离火	1.1	二九	甲戌	乾金	1.31	二九	甲辰	离火
9.3	二六	甲戌	乾金	10.4	二八	乙巳	震木	11.3	二九	乙亥	兑金	12.3	二九	乙巳	震木	1.2	三十	乙亥	兑金	2.1	正月	乙巳	震木
9.4	二七	乙亥	兑金	10.5	二九	丙午	离火	11.4	三十	丙子	乾金	12.4	冬月	丙午	离火	1.3	腊月	丙子	乾金	2.2	初二	丙午	离火
9.5	二八	丙子	乾金	10.6	九月	丁未	震木	11.5	十月	丁丑	兑金	12.5	初二	丁未	震木	1.4	初二	丁丑	兑金	2.3	初三	丁未	震木
9.6	二九	丁丑	兑金	10.7	初二	戊申	离火	11.6	初二	戊寅	乾金	12.6	初三	戊申	离火	1.5	初三	戊寅	乾金				
9.7	八月	戊寅	乾金																				

2003年2月4日–2003年8月7日，羊年、立春，癸未、正月、初四（癸未、甲寅、戊申）– 羊年，癸未、七月、初十（癸未、己未、壬子）

分月：2.4–3.5 甲寅月 ｜ 3.6–4.4 乙卯月 ｜ 4.5–5.5 丙辰月 ｜ 5.6–6.5 丁巳月 ｜ 6.6–7.6 戊午月 ｜ 7.7–8.7 己未月

日	节/日	干支	卦	日	节/日	干支	卦	日	节/日	干支	卦	日	节/日	干支	卦	日	节/日	干支	卦	日	节/日	干支	卦
2.4	立春	戊申	巽木	3.6	惊蛰	戊寅	艮土	4.5	清明	戊申	巽木	5.6	立夏	己卯	坤土	6.6	芒种	庚戌	巽木	7.7	小暑	辛巳	坤土
2.5	初五	己酉	坎水	3.7	初五	己卯	坤土	4.6	初五	己酉	坎水	5.7	初七	庚辰	艮土	6.7	初八	辛亥	坎水	7.8	初九	壬午	艮土
2.6	初六	庚戌	巽木	3.8	初六	庚辰	艮土	4.7	初六	庚戌	巽木	5.8	初八	辛巳	坤土	6.8	初九	壬子	巽木	7.9	初十	癸未	坤土
2.7	初七	辛亥	坎水	3.9	初七	辛巳	坤土	4.8	初七	辛亥	坎水	5.9	初九	壬午	艮土	6.9	初十	癸丑	坎水	7.10	十一	甲申	艮土
2.8	初八	壬子	巽木	3.10	初八	壬午	艮土	4.9	初八	壬子	巽木	5.10	初十	癸未	坤土	6.10	十一	甲寅	巽木	7.11	十二	乙酉	坤土
2.9	初九	癸丑	坎水	3.11	初九	癸未	坤土	4.10	初九	癸丑	坎水	5.11	十一	甲申	艮土	6.11	十二	乙卯	坎水	7.12	十三	丙戌	艮土
2.10	初十	甲寅	巽木	3.12	初十	甲申	艮土	4.11	初十	甲寅	巽木	5.12	十二	乙酉	坤土	6.12	十三	丙辰	巽木	7.13	十四	丁亥	坤土
2.11	十一	乙卯	坎水	3.13	十一	乙酉	坤土	4.12	十一	乙卯	坎水	5.13	十三	丙戌	艮土	6.13	十四	丁巳	坎水	7.14	十五	戊子	艮土
2.12	十二	丙辰	巽木	3.14	十二	丙戌	艮土	4.13	十二	丙辰	巽木	5.14	十四	丁亥	坤土	6.14	十五	戊午	巽木	7.15	十六	己丑	坤土
2.13	十三	丁巳	坎水	3.15	十三	丁亥	坤土	4.14	十三	丁巳	坎水	5.15	十五	戊子	艮土	6.15	十六	己未	坎水	7.16	十七	庚寅	艮土
2.14	十四	戊午	巽木	3.16	十四	戊子	艮土	4.15	十四	戊午	巽木	5.16	十六	己丑	坤土	6.16	十七	庚申	巽木	7.17	十八	辛卯	坤土
2.15	十五	己未	坎水	3.17	十五	己丑	坤土	4.16	十五	己未	坎水	5.17	十七	庚寅	艮土	6.17	十八	辛酉	坎水	7.18	十九	壬辰	艮土
2.16	十六	庚申	巽木	3.18	十六	庚寅	艮土	4.17	十六	庚申	巽木	5.18	十八	辛卯	坤土	6.18	十九	壬戌	巽木	7.19	二十	癸巳	坤土
2.17	十七	辛酉	坎水	3.19	十七	辛卯	坤土	4.18	十七	辛酉	坎水	5.19	十九	壬辰	艮土	6.19	二十	癸亥	坎水	7.20	二一	甲午	艮土
2.18	十八	壬戌	巽木	3.20	十八	壬辰	艮土	4.19	十八	壬戌	巽木	5.20	二十	癸巳	坤土	6.20	二一	甲子	巽木	7.21	二二	乙未	坤土
2.19	雨水	癸亥	坎水	3.21	春分	癸巳	坤土	4.20	谷雨	癸亥	坎水	5.21	小满	甲午	艮土	6.21	二二	乙丑	坎水	7.22	二三	丙申	艮土
2.20	二十	甲子	巽木	3.22	二十	甲午	艮土	4.21	二十	甲子	巽木	5.22	二二	乙未	坤土	6.22	夏至	丙寅	巽木	7.23	大暑	丁酉	坤土
2.21	二一	乙丑	坎水	3.23	二一	乙未	坤土	4.22	二一	乙丑	坎水	5.23	二三	丙申	艮土	6.23	二四	丁卯	坎水	7.24	二五	戊戌	艮土
2.22	二二	丙寅	巽木	3.24	二二	丙申	艮土	4.23	二二	丙寅	巽木	5.24	二四	丁酉	坤土	6.24	二五	戊辰	巽木	7.25	二六	己亥	坤土
2.23	二三	丁卯	坎水	3.25	二三	丁酉	坤土	4.24	二三	丁卯	坎水	5.25	二五	戊戌	艮土	6.25	二六	己巳	坎水	7.26	二七	庚子	艮土
2.24	二四	戊辰	巽木	3.26	二四	戊戌	艮土	4.25	二四	戊辰	巽木	5.26	二六	己亥	坤土	6.26	二七	庚午	巽木	7.27	二八	辛丑	坤土
2.25	二五	己巳	坎水	3.27	二五	己亥	坤土	4.26	二五	己巳	坎水	5.27	二七	庚子	艮土	6.27	二八	辛未	坎水	7.28	二九	壬寅	艮土
2.26	二六	庚午	巽木	3.28	二六	庚子	艮土	4.27	二六	庚午	巽木	5.28	二八	辛丑	坤土	6.28	二九	壬申	巽木	7.29	七月	癸卯	坤土
2.27	二七	辛未	坎水	3.29	二七	辛丑	坤土	4.28	二七	辛未	坎水	5.29	二九	壬寅	艮土	6.29	三十	癸酉	坎水	7.30	初二	甲辰	艮土
2.28	二八	壬申	巽木	3.30	二八	壬寅	艮土	4.29	二八	壬申	巽木	5.30	三十	癸卯	坤土	6.30	六月	甲戌	巽木	7.31	初三	乙巳	坤土
3.1	二九	癸酉	坎水	3.31	二九	癸卯	坤土	4.30	二九	癸酉	坎水	5.31	五月	甲辰	艮土	7.1	初二	乙亥	坎水	8.1	初四	丙午	艮土
3.2	三十	甲戌	巽木	4.1	三十	甲辰	艮土	5.1	四月	甲戌	巽木	6.1	初二	乙巳	坤土	7.2	初三	丙子	巽木	8.2	初五	丁未	坤土
3.3	二月	乙亥	坎水	4.2	三月	乙巳	坤土	5.2	初二	乙亥	坎水	6.2	初三	丙午	艮土	7.3	初四	丁丑	坎水	8.3	初六	戊申	艮土
3.4	初二	丙子	巽木	4.3	初二	丙午	艮土	5.3	初三	丙子	巽木	6.3	初四	丁未	坤土	7.4	初五	戊寅	巽木	8.4	初七	己酉	坤土
3.5	初三	丁丑	坎水	4.4	初三	丁未	坤土	5.4	初四	丁丑	坎水	6.4	初五	戊申	艮土	7.5	初六	己卯	坎水	8.5	初八	庚戌	艮土
								5.5	初五	戊寅	巽木	6.5	初六	己酉	坤土	7.6	初七	庚辰	巽木	8.6	初九	辛亥	坤土
																				8.7	初十	壬子	艮土

2003年8月8日–2004年2月3日，羊年、立秋、癸未、七月、十一（癸未、庚申、癸丑）– 羊年，癸未、正月、十三（癸未、乙丑、壬子）

8.8-9.7 庚申月			9.8-10.8 辛酉月			10.9-11.7 壬戌月			11.8-12.6 癸亥月			12.7-2004.1.5 甲子月			1.6-2.3 乙丑月		
8.8	立秋	癸丑 坎水	9.8	白露	甲申 艮土	10.9	寒露	乙卯 坎水	11.8	立冬	乙酉 坤土	12.7	大雪	甲寅 巽木	1.6	小寒	甲申 艮土
8.9	十二	甲寅 巽木	9.9	十三	乙酉 坤土	10.10	十五	丙辰 巽木	11.9	十六	丙戌 坤土	12.8	十五	乙卯 坤土	1.7	十六	乙酉 坤土
8.10	十三	乙卯 巽木	9.10	十四	丙戌 坤土	10.11	十六	丁巳 坎水	11.10	十七	丁亥 坤土	12.9	十六	丙辰 巽木	1.8	十七	丙戌 坤土
8.11	十四	丙辰 巽木	9.11	十五	丁亥 坤土	10.12	十七	戊午 巽木	11.11	十八	戊子 艮土	12.10	十七	丁巳 坎水	1.9	十八	丁亥 坤土
8.12	十五	丁巳 坎水	9.12	十六	戊子 艮土	10.13	十八	己未 坎水	11.12	十九	己丑 坤土	12.11	十八	戊午 巽木	1.10	十九	戊子 艮土
8.13	十六	戊午 巽木	9.13	十七	己丑 坤土	10.14	十九	庚申 巽木	11.13	二十	庚寅 艮土	12.12	十九	己未 坎水	1.11	二十	己丑 坤土
8.14	十七	己未 坎水	9.14	十八	庚寅 艮土	10.15	二十	辛酉 坎水	11.14	二一	辛卯 坤土	12.13	二十	庚申 巽木	1.12	二一	庚寅 艮土
8.15	十八	庚申 坎水	9.15	十九	辛卯 坤土	10.16	二一	壬戌 坎水	11.15	二二	壬辰 坤土	12.14	二一	辛酉 坎水	1.13	二二	辛卯 坤土
8.16	十九	辛酉 坎水	9.16	二十	壬辰 坤土	10.17	二二	癸亥 坤土	11.16	二三	癸巳 坤土	12.15	二二	壬戌 坤土	1.14	二三	壬辰 坤土
8.17	二十	壬戌 坤土	9.17	二一	癸巳 坤土	10.18	二三	甲子 巽木	11.17	二四	甲午 艮土	12.16	二三	癸亥 坎水	1.15	二四	癸巳 坤土
8.18	二一	癸亥 坎水	9.18	二二	甲午 艮土	10.19	二四	乙丑 坎水	11.18	二五	乙未 坤土	12.17	二四	甲子 巽木	1.16	二五	甲午 艮土
8.19	二二	甲子 巽木	9.19	二三	乙未 坤土	10.20	二五	丙寅 巽木	11.19	二六	丙申 艮土	12.18	二五	乙丑 坎水	1.17	二六	乙未 坤土
8.20	二三	乙丑 坎水	9.20	二四	丙申 坤土	10.21	二六	丁卯 坎水	11.20	二七	丁酉 坤土	12.19	二六	丙寅 巽木	1.18	二七	丙申 坤土
8.21	二四	丙寅 巽木	9.21	二五	丁酉 坤土	10.22	二七	戊辰 巽木	11.21	二八	戊戌 艮土	12.20	二七	丁卯 坎水	1.19	二八	丁酉 坤土
8.22	二五	丁卯 坎水	9.22	二六	戊戌 艮土	10.23	二八	己巳 坎水	11.22	二九	己亥 坤土	12.21	二八	戊辰 巽木	1.20	二九	戊戌 艮土
8.23	处暑	戊辰 巽木	9.23	秋分	己亥 坤土	10.24	霜降	庚午 巽木	11.23	小雪	庚子 艮土	12.22	冬至	己巳 坎水	1.21	大寒	己亥 坤土
8.24	二七	己巳 坎水	9.24	二八	庚子 艮土	10.25	十月	辛未 坎水	11.24	冬月	辛丑 坤土	12.23	腊月	庚午 巽木	1.22	正月	庚子 艮土
8.25	二八	庚午 巽木	9.25	二九	辛丑 坤土	10.26	初二	壬申 巽木	11.25	初二	壬寅 艮土	12.24	初二	辛未 坎水	1.23	初二	辛丑 坤土
8.26	二九	辛未 坎水	9.26	九月	壬寅 艮土	10.27	初三	癸酉 坎水	11.26	初三	癸卯 坤土	12.25	初三	壬申 巽木	1.24	初三	壬寅 艮土
8.27	三十	壬申 巽木	9.27	初二	癸卯 坤土	10.28	初四	甲戌 巽木	11.27	初四	甲辰 艮土	12.26	初四	癸酉 坎水	1.25	初四	癸卯 坤土
8.28	八月	癸酉 坎水	9.28	初三	甲辰 艮土	10.29	初五	乙亥 坎水	11.28	初五	乙巳 坤土	12.27	初五	甲戌 巽木	1.26	初五	甲辰 艮土
8.29	初二	甲戌 巽木	9.29	初四	乙巳 坤土	10.30	初六	丙子 巽木	11.29	初六	丙午 艮土	12.28	初六	乙亥 坎水	1.27	初六	乙巳 坤土
8.30	初三	乙亥 坎水	9.30	初五	丙午 艮土	10.31	初七	丁丑 坎水	11.30	初七	丁未 坤土	12.29	初七	丙子 巽木	1.28	初七	丙午 艮土
8.31	初四	丙子 巽木	10.1	初六	丁未 坤土	11.1	初八	戊寅 巽木	12.1	初八	戊申 艮土	12.30	初八	丁丑 坎水	1.29	初八	丁未 坤土
9.1	初五	丁丑 坎水	10.2	初七	戊申 艮土	11.2	初九	己卯 坎水	12.2	初九	己酉 坤土	12.31	初九	戊寅 巽木	1.30	初九	戊申 艮土
9.2	初六	戊寅 坎水	10.3	初八	己酉 坤土	11.3	初十	庚辰 巽木	12.3	初十	庚戌 艮土	1.1	初十	己卯 坎水	1.31	初十	己酉 坤土
9.3	初七	己卯 坎水	10.4	初九	庚戌 艮土	11.4	十一	辛巳 坎水	12.4	十一	辛亥 坤土	1.2	十一	庚辰 巽木	2.1	十一	庚戌 艮土
9.4	初八	庚辰 巽木	10.5	初十	辛亥 坤土	11.5	十二	壬午 巽木	12.5	十二	壬子 艮土	1.3	十二	辛巳 坎水	2.2	十二	辛亥 坤土
9.5	初九	辛巳 坎水	10.6	十一	壬子 艮土	11.6	十三	癸未 坎水	12.6	十三	癸丑 坤土	1.4	十三	壬午 巽木	2.3	十三	壬子 艮土
9.6	初十	壬午 巽木	10.7	十二	癸丑 坤土	11.7	十四	甲申 巽木				1.5	十四	癸未 坎水			
9.7	十一	癸未 坎水	10.8	十三	甲寅 艮土												

2004年2月4日–2004年8月6日，猴年、立春、甲申、正月、十四（甲申、丙寅、癸丑）– 猴年，甲申、六月、二一（甲申、辛未、丁巳）

2.4-3.4 丙寅月			3.5-4.3 丁卯月			4.4-5.4 戊辰月			5.5-6.4 己巳月			6.5-7.6 庚午月			7.7-8.6 辛未月		
2.4	立春	癸丑 兑金	3.5	惊蛰	癸未 震木	4.4	清明	癸丑 兑金	5.5	立夏	甲申 离火	6.5	芒种	乙卯 兑金	7.7	小暑	丁亥 震木
2.5	十五	甲寅 乾金	3.6	十六	甲申 离火	4.5	十六	甲寅 乾金	5.6	十八	乙酉 离火	6.6	十九	丙辰 乾金	7.8	二一	戊子 离火
2.6	十六	乙卯 乾金	3.7	十七	乙酉 震木	4.6	十七	乙卯 乾金	5.7	十九	丙戌 离火	6.7	二十	丁巳 兑金	7.9	二二	己丑 震木
2.7	十七	丙辰 乾金	3.8	十八	丙戌 离火	4.7	十八	丙辰 乾金	5.8	二十	丁亥 离火	6.8	二一	戊午 乾金	7.10	二三	庚寅 离火
2.8	十八	丁巳 兑金	3.9	十九	丁亥 震木	4.8	十九	丁巳 兑金	5.9	二一	戊子 离火	6.9	二二	己未 兑金	7.11	二四	辛卯 震木
2.9	十九	戊午 兑金	3.10	二十	戊子 离火	4.9	二十	戊午 兑金	5.10	二二	己丑 震木	6.10	二三	庚申 乾金	7.12	二五	壬辰 离火
2.10	二十	己未 兑金	3.11	二一	己丑 震木	4.10	二一	己未 兑金	5.11	二三	庚寅 离火	6.11	二四	辛酉 乾金	7.13	二六	癸巳 震木
2.11	二一	庚申 乾金	3.12	二二	庚寅 离火	4.11	二二	庚申 乾金	5.12	二四	辛卯 震木	6.12	二五	壬戌 兑金	7.14	二七	甲午 离火
2.12	二二	辛酉 乾金	3.13	二三	辛卯 震木	4.12	二三	辛酉 乾金	5.13	二五	壬辰 离火	6.13	二六	癸亥 兑金	7.15	二八	乙未 震木
2.13	二三	壬戌 兑金	3.14	二四	壬辰 离火	4.13	二四	壬戌 兑金	5.14	二六	癸巳 震木	6.14	二七	甲子 兑金	7.16	二九	丙申 离火
2.14	二四	癸亥 兑金	3.15	二五	癸巳 震木	4.14	二五	癸亥 兑金	5.15	二七	甲午 离火	6.15	二八	乙丑 兑金	7.17	六月	丁酉 震木
2.15	二五	甲子 兑金	3.16	二六	甲午 离火	4.15	二六	甲子 兑金	5.16	二八	乙未 震木	6.16	二九	丙寅 乾金	7.18	初二	戊戌 离火
2.16	二六	乙丑 兑金	3.17	二七	乙未 震木	4.16	二七	乙丑 兑金	5.17	二九	丙申 离火	6.17	三十	丁卯 兑金	7.19	初三	己亥 震木
2.17	二七	丙寅 乾金	3.18	二八	丙申 离火	4.17	二八	丙寅 乾金	5.18	三十	丁酉 震木	6.18	五月	戊辰 乾金	7.20	初四	庚子 离火
2.18	二八	丁卯 兑金	3.19	二九	丁酉 震木	4.18	二九	丁卯 兑金	5.19	四月	戊戌 离火	6.19	初二	己巳 兑金	7.21	初五	辛丑 震木
2.19	雨水	戊辰 乾金	3.20	春分	戊戌 离火	4.19	三月	戊辰 乾金	5.20	初二	己亥 震木	6.20	初三	庚午 乾金	7.22	大暑	壬寅 离火
2.20	二月	己巳 兑金	3.21	闰二	己亥 震木	4.20	谷雨	己巳 兑金	5.21	小满	庚子 离火	6.21	夏至	辛未 兑金	7.23	初七	癸卯 震木
2.21	初二	庚午 乾金	3.22	初二	庚子 离火	4.21	初三	庚午 乾金	5.22	初四	辛丑 震木	6.22	初五	壬申 乾金	7.24	初八	甲辰 离火
2.22	初三	辛未 兑金	3.23	初三	辛丑 震木	4.22	初四	辛未 兑金	5.23	初五	壬寅 离火	6.23	初六	癸酉 兑金	7.25	初九	乙巳 震木
2.23	初四	壬申 乾金	3.24	初四	壬寅 离火	4.23	初五	壬申 乾金	5.24	初六	癸卯 震木	6.24	初七	甲戌 乾金	7.26	初十	丙午 离火
2.24	初五	癸酉 兑金	3.25	初五	癸卯 震木	4.24	初六	癸酉 兑金	5.25	初七	甲辰 离火	6.25	初八	乙亥 兑金	7.27	十一	丁未 震木
2.25	初六	甲戌 乾金	3.26	初六	甲辰 离火	4.25	初七	甲戌 乾金	5.26	初八	乙巳 震木	6.26	初九	丙子 乾金	7.28	十二	戊申 离火
2.26	初七	乙亥 兑金	3.27	初七	乙巳 震木	4.26	初八	乙亥 兑金	5.27	初九	丙午 离火	6.27	初十	丁丑 兑金	7.29	十三	己酉 震木
2.27	初八	丙子 乾金	3.28	初八	丙午 离火	4.27	初九	丙子 乾金	5.28	初十	丁未 震木	6.28	十一	戊寅 兑金	7.30	十四	庚戌 离火
2.28	初九	丁丑 兑金	3.29	初九	丁未 震木	4.28	初十	丁丑 兑金	5.29	十一	戊申 离火	6.29	十二	己卯 兑金	7.31	十五	辛亥 震木
2.29	初十	戊寅 兑金	3.30	初十	戊申 离火	4.29	十一	戊寅 兑金	5.30	十二	己酉 震木	6.30	十三	庚辰 乾金	8.1	十六	壬子 离火
3.1	十一	己卯 兑金	3.31	十一	己酉 震木	4.30	十二	己卯 兑金	5.31	十三	庚戌 离火	7.1	十四	辛巳 兑金	8.2	十七	癸丑 震木
3.2	十二	庚辰 乾金	4.1	十二	庚戌 离火	5.1	十三	庚辰 乾金	6.1	十四	辛亥 震木	7.2	十五	壬午 乾金	8.3	十八	甲寅 离火
3.3	十三	辛巳 兑金	4.2	十三	辛亥 震木	5.2	十四	辛巳 兑金	6.2	十五	壬子 离火	7.3	十六	癸未 兑金	8.4	十九	乙卯 震木
3.4	十四	壬午 乾金	4.3	十四	壬子 离火	5.3	十五	壬午 乾金	6.3	十六	癸丑 震木	7.4	十七	甲申 乾金	8.5	二十	丙辰 离火
						5.4	十六	癸未 兑金	6.4	十七	甲寅 离火	7.5	十八	乙酉 兑金	8.6	二一	丁巳 震木
												7.6	十九	丙戌 乾金			

2004年8月7日–2005年2月3日，猴年、立秋，甲申、六月、二二（甲申、壬申、戊午）–猴年，甲申、腊月、二五（甲申、丁丑、戊午）

8.7–9.6 壬申月			9.7–10.7 癸酉月			10.8–11.6 甲戌月			11.7–12.6 乙亥月			12.7–2005.1.4 丙子月			1.5–2.3 丁丑月		
8.7	立秋	戊午 乾金	9.7	白露	己丑 震木	10.8	寒露	庚申 乾金	11.7	立冬	庚寅 离火	12.7	大雪	庚申 乾金	1.5	小寒	己丑 震木
8.8	二三	己未 兑金	9.8	二四	庚寅 离火	10.9	二六	辛酉 兑金	11.8	二六	辛卯 震木	12.8	二七	辛酉 兑金	1.6	二六	庚寅 离火
8.9	二四	庚申 乾金	9.9	二五	辛卯 震木	10.10	二七	壬戌 乾金	11.9	二七	壬辰 离火	12.9	二八	壬戌 乾金	1.7	二七	辛卯 震木
8.10	二五	辛酉 兑金	9.10	二六	壬辰 离火	10.11	二八	癸亥 兑金	11.10	二八	癸巳 震木	12.10	二九	癸亥 兑金	1.8	二八	壬辰 离火
8.11	二六	壬戌 乾金	9.11	二七	癸巳 震木	10.12	二九	甲子 乾金	11.11	二九	甲午 离火	12.11	三十	甲子 乾金	1.9	二九	癸巳 震木
8.12	二七	癸亥 乾金	9.12	二八	甲午 离火	10.13	三十	乙丑 兑金	11.12	十月	乙未 震木	12.12	冬月	乙丑 兑金	1.10	腊月	甲午 离火
8.13	二八	甲子 乾金	9.13	二九	乙未 震木	10.14	九月	丙寅 乾金	11.13	初二	丙申 离火	12.13	初二	丙寅 乾金	1.11	初二	乙未 震木
8.14	二九	乙丑 兑金	9.14	八月	丙申 离火	10.15	初二	丁卯 兑金	11.14	初三	丁酉 震木	12.14	初三	丁卯 兑金	1.12	初三	丙申 离火
8.15	三十	丙寅 乾金	9.15	初二	丁酉 震木	10.16	初三	戊辰 乾金	11.15	初四	戊戌 离火	12.15	初四	戊辰 乾金	1.13	初四	丁酉 震木
8.16	七月	丁卯 兑金	9.16	初三	戊戌 离火	10.17	初四	己巳 兑金	11.16	初五	己亥 震木	12.16	初五	己巳 兑金	1.14	初五	戊戌 离火
8.17	初二	戊辰 乾金	9.17	初四	己亥 震木	10.18	初五	庚午 乾金	11.17	初六	庚子 离火	12.17	初六	庚午 乾金	1.15	初六	己亥 震木
8.18	初三	己巳 兑金	9.18	初五	庚子 离火	10.19	初六	辛未 兑金	11.18	初七	辛丑 震木	12.18	初七	辛未 兑金	1.16	初七	庚子 离火
8.19	初四	庚午 乾金	9.19	初六	辛丑 震木	10.20	初七	壬申 乾金	11.19	初八	壬寅 离火	12.19	初八	壬申 乾金	1.17	初八	辛丑 震木
8.20	初五	辛未 兑金	9.20	初七	壬寅 离火	10.21	初八	癸酉 兑金	11.20	初九	癸卯 震木	12.20	初九	癸酉 兑金	1.18	初九	壬寅 离火
8.21	初六	壬申 乾金	9.21	初八	癸卯 震木	10.22	初九	甲戌 乾金	11.21	初十	甲辰 离火	12.21	冬至	甲戌 乾金	1.19	初十	癸卯 震木
8.22	初七	癸酉 兑金	9.22	初九	甲辰 离火	10.23	霜降	乙亥 兑金	11.22	小雪	乙巳 震木	12.22	十一	乙亥 兑金	1.20	大寒	甲辰 离火
8.23	处暑	甲戌 乾金	9.23	秋分	乙巳 震木	10.24	十一	丙子 乾金	11.23	十二	丙午 离火	12.23	十二	丙子 乾金	1.21	十二	乙巳 震木
8.24	初九	乙亥 兑金	9.24	十一	丙午 离火	10.25	十二	丁丑 兑金	11.24	十三	丁未 震木	12.24	十三	丁丑 兑金	1.22	十三	丙午 离火
8.25	初十	丙子 乾金	9.25	十二	丁未 震木	10.26	十三	戊寅 乾金	11.25	十四	戊申 离火	12.25	十四	戊寅 乾金	1.23	十四	丁未 震木
8.26	十一	丁丑 兑金	9.26	十三	戊申 离火	10.27	十四	己卯 兑金	11.26	十五	己酉 震木	12.26	十五	己卯 兑金	1.24	十五	戊申 离火
8.27	十二	戊寅 乾金	9.27	十四	己酉 震木	10.28	十五	庚辰 乾金	11.27	十六	庚戌 离火	12.27	十六	庚辰 乾金	1.25	十六	己酉 震木
8.28	十三	己卯 兑金	9.28	十五	庚戌 离火	10.29	十六	辛巳 兑金	11.28	十七	辛亥 震木	12.28	十七	辛巳 兑金	1.26	十七	庚戌 离火
8.29	十四	庚辰 乾金	9.29	十六	辛亥 震木	10.30	十七	壬午 乾金	11.29	十八	壬子 离火	12.29	十八	壬午 乾金	1.27	十八	辛亥 震木
8.30	十五	辛巳 兑金	9.30	十七	壬子 离火	10.31	十八	癸未 兑金	11.30	十九	癸丑 震木	12.30	十九	癸未 兑金	1.28	十九	壬子 离火
8.31	十六	壬午 乾金	10.1	十八	癸丑 震木	11.1	十九	甲申 乾金	12.1	二十	甲寅 离火	12.31	二十	甲申 乾金	1.29	二十	癸丑 震木
9.1	十七	癸未 兑金	10.2	十九	甲寅 离火	11.2	二十	乙酉 兑金	12.2	二一	乙卯 震木	1.1	二一	乙酉 兑金	1.30	二一	甲寅 离火
9.2	十八	甲申 乾金	10.3	二十	乙卯 震木	11.3	二一	丙戌 乾金	12.3	二二	丙辰 离火	1.2	二二	丙戌 乾金	1.31	二二	乙卯 震木
9.3	十九	乙酉 兑金	10.4	二一	丙辰 离火	11.4	二二	丁亥 兑金	12.4	二三	丁巳 震木	1.3	二三	丁亥 兑金	2.1	二三	丙辰 离火
9.4	二十	丙戌 乾金	10.5	二二	丁巳 震木	11.5	二三	戊子 乾金	12.5	二四	戊午 离火	1.4	二四	戊子 乾金	2.2	二四	丁巳 震木
9.5	二一	丁亥 兑金	10.6	二三	戊午 离火	11.6	二四	己丑 兑金	12.6	二五	己未 震木				2.3	二五	戊午 离火
9.6	二二	戊子 乾金	10.7	二四	己未 震木												

2005年2月4日–2005年8月6日，鸡年、立春，乙酉、腊月、二六（乙酉、戊寅、己未）–鸡年，乙酉、七月、初二（乙酉、癸未、壬戌）

2.4–3.4 戊寅月			3.5–4.4 己卯月			4.5–5.4 庚辰月			5.5–6.4 辛巳月			6.5–7.6 壬午月			7.7–8.6 癸未月		
2.4	立春	己未 坎水	3.5	惊蛰	戊子 艮土	4.5	清明	己未 坎水	5.5	立夏	己丑 坤土	6.5	芒种	庚申 巽木	7.7	小暑	壬辰 艮土
2.5	二七	庚申 巽木	3.6	二六	己丑 坤土	4.6	二八	庚申 巽木	5.6	二八	庚寅 坤土	6.6	三十	辛酉 坎水	7.8	初三	癸巳 坤土
2.6	二八	辛酉 巽木	3.7	二七	庚寅 坤土	4.7	二九	辛酉 巽木	5.7	二九	辛卯 坤土	6.7	五月	壬戌 巽木	7.9	初四	甲午 艮土
2.7	二九	壬戌 巽木	3.8	二八	辛卯 坤土	4.8	三十	壬戌 巽木	5.8	四月	壬辰 坤土	6.8	初二	癸亥 坎水	7.10	初五	乙未 坤土
2.8	三十	癸亥 坎水	3.9	二九	壬辰 艮土	4.9	三月	癸亥 坎水	5.9	初二	癸巳 坤土	6.9	初三	甲子 巽木	7.11	初六	丙申 坤土
2.9	正月	甲子 巽木	3.10	二月	癸巳 坤土	4.10	初二	甲子 巽木	5.10	初三	甲午 坤土	6.10	初四	乙丑 坎水	7.12	初七	丁酉 坤土
2.10	初二	乙丑 坎水	3.11	初二	甲午 艮土	4.11	初三	乙丑 坎水	5.11	初四	乙未 坤土	6.11	初五	丙寅 巽木	7.13	初八	戊戌 坤土
2.11	初三	丙寅 巽木	3.12	初三	乙未 坤土	4.12	初四	丙寅 巽木	5.12	初五	丙申 坤土	6.12	初六	丁卯 坎水	7.14	初九	己亥 坤土
2.12	初四	丁卯 坎水	3.13	初四	丙申 坤土	4.13	初五	丁卯 坎水	5.13	初六	丁酉 坤土	6.13	初七	戊辰 巽木	7.15	初十	庚子 艮土
2.13	初五	戊辰 巽木	3.14	初五	丁酉 坤土	4.14	初六	戊辰 巽木	5.14	初七	戊戌 坤土	6.14	初八	己巳 坎水	7.16	十一	辛丑 坤土
2.14	初六	己巳 坎水	3.15	初六	戊戌 坤土	4.15	初七	己巳 坎水	5.15	初八	己亥 坤土	6.15	初九	庚午 巽木	7.17	十二	壬寅 艮土
2.15	初七	庚午 巽木	3.16	初七	己亥 坤土	4.16	初八	庚午 巽木	5.16	初九	庚子 坤土	6.16	初十	辛未 坎水	7.18	十三	癸卯 坤土
2.16	初八	辛未 坎水	3.17	初八	庚子 艮土	4.17	初九	辛未 坎水	5.17	初十	辛丑 坤土	6.17	十一	壬申 巽木	7.19	十四	甲辰 艮土
2.17	初九	壬申 巽木	3.18	初九	辛丑 坤土	4.18	初十	壬申 巽木	5.18	十一	壬寅 坤土	6.18	十二	癸酉 坎水	7.20	十五	乙巳 坤土
2.18	雨水	癸酉 巽木	3.19	初十	壬寅 艮土	4.19	十一	癸酉 巽木	5.19	十二	癸卯 坤土	6.19	十三	甲戌 巽木	7.21	十六	丙午 坤土
2.19	十一	甲戌 巽木	3.20	春分	癸卯 坤土	4.20	谷雨	甲戌 巽木	5.20	十三	甲辰 坤土	6.20	十四	乙亥 坎水	7.22	十七	丁未 坤土
2.20	十二	乙亥 坎水	3.21	十二	甲辰 艮土	4.21	十三	乙亥 坎水	5.21	小满	乙巳 坤土	6.21	夏至	丙子 巽木	7.23	大暑	戊申 坤土
2.21	十三	丙子 巽木	3.22	十三	乙巳 坤土	4.22	十四	丙子 巽木	5.22	十五	丙午 坤土	6.22	十六	丁丑 坎水	7.24	十九	己酉 坤土
2.22	十四	丁丑 巽木	3.23	十四	丙午 坤土	4.23	十五	丁丑 坎水	5.23	十六	丁未 坤土	6.23	十七	戊寅 巽木	7.25	二十	庚戌 坤土
2.23	十五	戊寅 巽木	3.24	十五	丁未 坤土	4.24	十六	戊寅 巽木	5.24	十七	戊申 坤土	6.24	十八	己卯 坎水	7.26	二一	辛亥 坤土
2.24	十六	己卯 坎水	3.25	十六	戊申 坤土	4.25	十七	己卯 坎水	5.25	十八	己酉 坤土	6.25	十九	庚辰 巽木	7.27	二二	壬子 艮土
2.25	十七	庚辰 巽木	3.26	十七	己酉 坤土	4.26	十八	庚辰 巽木	5.26	十九	庚戌 坤土	6.26	二十	辛巳 坎水	7.28	二三	癸丑 坤土
2.26	十八	辛巳 坎水	3.27	十八	庚戌 艮土	4.27	十九	辛巳 坎水	5.27	二十	辛亥 坤土	6.27	二一	壬午 巽木	7.29	二四	甲寅 艮土
2.27	十九	壬午 巽木	3.28	十九	辛亥 坤土	4.28	二十	壬午 巽木	5.28	二一	壬子 坤土	6.28	二二	癸未 坎水	7.30	二五	乙卯 坤土
2.28	二十	癸未 坎水	3.29	二十	壬子 艮土	4.29	二一	癸未 坎水	5.29	二二	癸丑 坤土	6.29	二三	甲申 巽木	7.31	二六	丙辰 艮土
3.1	二一	甲申 巽木	3.30	二一	癸丑 坤土	4.30	二二	甲申 巽木	5.30	二三	甲寅 坤土	6.30	二四	乙酉 坎水	8.1	二七	丁巳 坤土
3.2	二二	乙酉 坎水	3.31	二二	甲寅 艮土	5.1	二三	乙酉 坎水	5.31	二四	乙卯 坤土	7.1	二五	丙戌 巽木	8.2	二八	戊午 艮土
3.3	二三	丙戌 巽木	4.1	二三	乙卯 坤土	5.2	二四	丙戌 巽木	6.1	二五	丙辰 坤土	7.2	二六	丁亥 坎水	8.3	二九	己未 坤土
3.4	二四	丁亥 坎水	4.2	二四	丙辰 艮土	5.3	二五	丁亥 坎水	6.2	二六	丁巳 坤土	7.3	二七	戊子 巽木	8.4	三十	庚申 艮土
			4.3	二五	丁巳 坤土	5.4	二六	戊子 巽木	6.3	二七	戊午 坤土	7.4	二八	己丑 坎水	8.5	七月	辛酉 坤土
			4.4	二六	戊午 艮土				6.4	二八	己未 坤土	7.5	二九	庚寅 巽木	8.6	初二	壬戌 艮土
												7.6	六月	辛卯 坎水			

2005年8月7日–2006年2月3日，鸡年、立秋，乙酉、七月、初三（乙酉、甲申、癸亥）–鸡年，乙酉、正月、初六（乙酉、己丑、癸亥）

8.7–9.6 甲申月				9.7–10.7 乙酉月				10.8–11.6 丙戌月				11.7–12.6 丁亥月				12.7–2006.1.4 戊子月				1.5–2.3 己丑月			
8.7	立秋	癸亥	坎水	9.7	白露	甲午	艮土	10.8	寒露	乙丑	坎水	11.7	立冬	乙未	坤土	12.7	大雪	乙丑	坎水	1.5	小寒	甲午	艮土
8.8	初四	甲子	巽木	9.8	初五	乙未	坤土	10.9	初七	丙寅	巽木	11.8	初七	丙申	艮土	12.8	初八	丙寅	巽木	1.6	初七	乙未	坤土
8.9	初五	乙丑	坎水	9.9	初六	丙申	艮土	10.10	初八	丁卯	坎水	11.9	初八	丁酉	坤土	12.9	初九	丁卯	坎水	1.7	初八	丙申	艮土
8.10	初六	丙寅	巽木	9.10	初七	丁酉	坤土	10.11	初九	戊辰	巽木	11.10	初九	戊戌	艮土	12.10	初十	戊辰	巽木	1.8	初九	丁酉	坤土
8.11	初七	丁卯	坎水	9.11	初八	戊戌	艮土	10.12	初十	己巳	坎水	11.11	初十	己亥	坤土	12.11	十一	己巳	坎水	1.9	初十	戊戌	艮土
8.12	初八	戊辰	巽木	9.12	初九	己亥	坤土	10.13	十一	庚午	巽木	11.12	十一	庚子	艮土	12.12	十二	庚午	巽木	1.10	十一	己亥	坤土
8.13	初九	己巳	坎水	9.13	初十	庚子	艮土	10.14	十二	辛未	坎水	11.13	十二	辛丑	坤土	12.13	十三	辛未	坎水	1.11	十二	庚子	艮土
8.14	初十	庚午	巽木	9.14	十一	辛丑	坤土	10.15	十三	壬申	巽木	11.14	十三	壬寅	艮土	12.14	十四	壬申	巽木	1.12	十三	辛丑	坤土
8.15	十一	辛未	坎水	9.15	十二	壬寅	艮土	10.16	十四	癸酉	坎水	11.15	十四	癸卯	坤土	12.15	十五	癸酉	坎水	1.13	十四	壬寅	艮土
8.16	十二	壬申	巽木	9.16	十三	癸卯	坤土	10.17	十五	甲戌	巽木	11.16	十五	甲辰	艮土	12.16	十六	甲戌	巽木	1.14	十五	癸卯	坤土
8.17	十三	癸酉	坎水	9.17	十四	甲辰	艮土	10.18	十六	乙亥	坎水	11.17	十六	乙巳	坤土	12.17	十七	乙亥	坎水	1.15	十六	甲辰	艮土
8.18	十四	甲戌	巽木	9.18	十五	乙巳	坤土	10.19	十七	丙子	巽木	11.18	十七	丙午	艮土	12.18	十八	丙子	巽木	1.16	十七	乙巳	坤土
8.19	十五	乙亥	坎水	9.19	十六	丙午	艮土	10.20	十八	丁丑	坎水	11.19	十八	丁未	坤土	12.19	十九	丁丑	坎水	1.17	十八	丙午	艮土
8.20	十六	丙子	巽木	9.20	十七	丁未	坤土	10.21	十九	戊寅	巽木	11.20	十九	戊申	艮土	12.20	二十	戊寅	巽木	1.18	十九	丁未	坤土
8.21	十七	丁丑	坎水	9.21	十八	戊申	艮土	10.22	二十	己卯	坎水	11.21	二十	己酉	坤土	12.21	二一	己卯	坎水	1.19	二十	戊申	艮土
8.22	十八	戊寅	巽木	9.22	十九	己酉	坤土	10.23	霜降	庚辰	巽木	11.22	小雪	庚戌	艮土	12.22	冬至	庚辰	巽木	1.20	大寒	己酉	坤土
8.23	处暑	己卯	坎水	9.23	秋分	庚戌	艮土	10.24	二二	辛巳	坎水	11.23	二二	辛亥	坤土	12.23	二三	辛巳	坎水	1.21	二二	庚戌	艮土
8.24	二十	庚辰	巽木	9.24	二一	辛亥	坤土	10.25	二三	壬午	巽木	11.24	二三	壬子	艮土	12.24	二四	壬午	巽木	1.22	二三	辛亥	坤土
8.25	二一	辛巳	坎水	9.25	二二	壬子	艮土	10.26	二四	癸未	坎水	11.25	二四	癸丑	坤土	12.25	二五	癸未	坎水	1.23	二四	壬子	艮土
8.26	二二	壬午	巽木	9.26	二三	癸丑	坤土	10.27	二五	甲申	巽木	11.26	二五	甲寅	艮土	12.26	二六	甲申	巽木	1.24	二五	癸丑	坤土
8.27	二三	癸未	坎水	9.27	二四	甲寅	艮土	10.28	二六	乙酉	坎水	11.27	二六	乙卯	坤土	12.27	二七	乙酉	坎水	1.25	二六	甲寅	艮土
8.28	二四	甲申	巽木	9.28	二五	乙卯	坤土	10.29	二七	丙戌	巽木	11.28	二七	丙辰	艮土	12.28	二八	丙戌	巽木	1.26	二七	乙卯	坤土
8.29	二五	乙酉	坎水	9.29	二六	丙辰	艮土	10.30	二八	丁亥	坎水	11.29	二八	丁巳	坤土	12.29	二九	丁亥	坎水	1.27	二八	丙辰	艮土
8.30	二六	丙戌	巽木	9.30	二七	丁巳	坤土	10.31	二九	戊子	巽木	11.30	二九	戊午	艮土	12.30	三十	戊子	巽木	1.28	二九	丁巳	坤土
8.31	二七	丁亥	坎水	10.1	二八	戊午	艮土	11.1	三十	己丑	坎水	12.1	冬月	己未	坤土	12.31	腊月	己丑	坎水	1.29	正月	戊午	艮土
9.1	二八	戊子	巽木	10.2	二九	己未	坤土	11.2	十月	庚寅	巽木	12.2	初二	庚申	艮土	1.1	初二	庚寅	巽木	1.30	初二	己未	坤土
9.2	二九	己丑	坎水	10.3	九月	庚申	艮土	11.3	初二	辛卯	坎水	12.3	初三	辛酉	坤土	1.2	初三	辛卯	坎水	1.31	初三	庚申	艮土
9.3	三十	庚寅	巽木	10.4	初二	辛酉	坤土	11.4	初三	壬辰	巽木	12.4	初四	壬戌	艮土	1.3	初四	壬辰	巽木	2.1	初四	辛酉	坤土
9.4	八月	辛卯	坎水	10.5	初三	壬戌	艮土	11.5	初四	癸巳	坎水	12.5	初五	癸亥	坤土	1.4	初五	癸巳	坎水	2.2	初五	壬戌	艮土
9.5	初二	壬辰	巽木	10.6	初四	癸亥	坤土	11.6	初五	甲午	艮土	12.6	初六	甲子	艮土					2.3	初六	癸亥	坤土
9.6	初三	癸巳	坎水	10.7	初五	甲子	艮土																

2006年2月4日–2006年8月7日，狗年、立春，丙戌、正月、初七（丙戌、庚寅、甲子）–狗年，丙戌、七月、十四（丙戌、乙未、戊辰）

2.4–3.5 庚寅月				3.6–4.4 辛卯月				4.5–5.5 壬辰月				5.6–6.5 癸巳月				6.6–7.6 甲午月				7.7–8.7 乙未月			
2.4	立春	甲子	乾金	3.6	惊蛰	甲午	离火	4.5	清明	甲子	乾金	5.6	立夏	乙未	震木	6.6	芒种	丙寅	乾金	7.7	小暑	丁酉	震木
2.5	初八	乙丑	兑金	3.7	初八	乙未	震木	4.6	初九	乙丑	兑金	5.7	初十	丙申	离火	6.7	十二	丁卯	兑金	7.8	十三	戊戌	离火
2.6	初九	丙寅	乾金	3.8	初九	丙申	离火	4.7	初十	丙寅	乾金	5.8	十一	丁酉	震木	6.8	十三	戊辰	乾金	7.9	十四	己亥	震木
2.7	初十	丁卯	兑金	3.9	初十	丁酉	震木	4.8	十一	丁卯	兑金	5.9	十二	戊戌	离火	6.9	十四	己巳	兑金	7.10	十五	庚子	离火
2.8	十一	戊辰	乾金	3.10	十一	戊戌	离火	4.9	十二	戊辰	乾金	5.10	十三	己亥	震木	6.10	十五	庚午	乾金	7.11	十六	辛丑	震木
2.9	十二	己巳	兑金	3.11	十二	己亥	震木	4.10	十三	己巳	兑金	5.11	十四	庚子	离火	6.11	十六	辛未	兑金	7.12	十七	壬寅	离火
2.10	十三	庚午	乾金	3.12	十三	庚子	离火	4.11	十四	庚午	乾金	5.12	十五	辛丑	震木	6.12	十七	壬申	乾金	7.13	十八	癸卯	震木
2.11	十四	辛未	兑金	3.13	十四	辛丑	震木	4.12	十五	辛未	兑金	5.13	十六	壬寅	离火	6.13	十八	癸酉	兑金	7.14	十九	甲辰	离火
2.12	十五	壬申	乾金	3.14	十五	壬寅	离火	4.13	十六	壬申	乾金	5.14	十七	癸卯	震木	6.14	十九	甲戌	乾金	7.15	二十	乙巳	震木
2.13	十六	癸酉	兑金	3.15	十六	癸卯	震木	4.14	十七	癸酉	兑金	5.15	十八	甲辰	离火	6.15	二十	乙亥	兑金	7.16	二一	丙午	离火
2.14	十七	甲戌	乾金	3.16	十七	甲辰	离火	4.15	十八	甲戌	乾金	5.16	十九	乙巳	震木	6.16	二一	丙子	乾金	7.17	二二	丁未	震木
2.15	十八	乙亥	兑金	3.17	十八	乙巳	震木	4.16	十九	乙亥	兑金	5.17	二十	丙午	离火	6.17	二二	丁丑	兑金	7.18	二三	戊申	离火
2.16	十九	丙子	乾金	3.18	十九	丙午	离火	4.17	二十	丙子	乾金	5.18	二一	丁未	震木	6.18	二三	戊寅	乾金	7.19	二四	己酉	震木
2.17	二十	丁丑	兑金	3.19	二十	丁未	震木	4.18	二一	丁丑	兑金	5.19	二二	戊申	离火	6.19	二四	己卯	兑金	7.20	二五	庚戌	离火
2.18	二一	戊寅	乾金	3.20	二一	戊申	离火	4.19	二二	戊寅	乾金	5.20	二三	己酉	震木	6.20	二五	庚辰	乾金	7.21	二六	辛亥	震木
2.19	雨水	己卯	兑金	3.21	春分	己酉	震木	4.20	谷雨	己卯	兑金	5.21	小满	庚戌	离火	6.21	夏至	辛巳	兑金	7.22	二七	壬子	离火
2.20	二三	庚辰	乾金	3.22	二三	庚戌	离火	4.21	二四	庚辰	乾金	5.22	二五	辛亥	震木	6.22	二七	壬午	乾金	7.23	大暑	癸丑	震木
2.21	二四	辛巳	兑金	3.23	二四	辛亥	震木	4.22	二五	辛巳	兑金	5.23	二六	壬子	离火	6.23	二八	癸未	兑金	7.24	二九	甲寅	离火
2.22	二五	壬午	乾金	3.24	二五	壬子	离火	4.23	二六	壬午	乾金	5.24	二七	癸丑	震木	6.24	二九	甲申	乾金	7.25	七月	乙卯	震木
2.23	二六	癸未	兑金	3.25	二六	癸丑	震木	4.24	二七	癸未	兑金	5.25	二八	甲寅	离火	6.25	三十	乙酉	兑金	7.26	初二	丙辰	离火
2.24	二七	甲申	乾金	3.26	二七	甲寅	离火	4.25	二八	甲申	乾金	5.26	二九	乙卯	震木	6.26	六月	丙戌	乾金	7.27	初三	丁巳	震木
2.25	二八	乙酉	兑金	3.27	二八	乙卯	震木	4.26	二九	乙酉	兑金	5.27	初一	丙辰	离火	6.27	初二	丁亥	兑金	7.28	初四	戊午	离火
2.26	二九	丙戌	乾金	3.28	二九	丙辰	离火	4.27	三十	丙戌	乾金	5.28	初二	丁巳	震木	6.28	初三	戊子	乾金	7.29	初五	己未	震木
2.27	三十	丁亥	兑金	3.29	三月	丁巳	震木	4.28	四月	丁亥	兑金	5.29	初三	戊午	离火	6.29	初四	己丑	兑金	7.30	初六	庚申	离火
2.28	二月	戊子	乾金	3.30	初二	戊午	离火	4.29	初二	戊子	乾金	5.30	初四	己未	震木	6.30	初五	庚寅	乾金	7.31	初七	辛酉	震木
3.1	初二	己丑	兑金	3,31	初三	己未	震木	4.30	初三	己丑	兑金	5.31	初五	庚申	离火	7.1	初六	辛卯	兑金	8.1	初八	壬戌	离火
3.2	初三	庚寅	乾金	4.1	初四	庚申	离火	5.1	初四	庚寅	乾金	6.1	初六	辛酉	震木	7.2	初七	壬辰	乾金	8.2	初九	癸亥	震木
3.3	初四	辛卯	兑金	4.2	初五	辛酉	震木	5.2	初五	辛卯	兑金	6.2	初七	壬戌	离火	7.3	初八	癸巳	兑金	8.3	初十	甲子	乾金
3.4	初五	壬辰	乾金	4.3	初六	壬戌	离火	5.3	初六	壬辰	乾金	6.3	初八	癸亥	震木	7.4	初九	甲午	离火	8.4	十一	乙丑	兑金
3.5	初六	癸巳	兑金	4.4	初七	癸亥	震木	5.4	初七	癸巳	兑金	6.4	初九	甲子	乾金	7.5	初十	乙未	震木	8.5	十二	丙寅	乾金
								5.5	初八	甲午	离火	6.5	初十	乙丑	兑金	7.6	十一	丙申	离火	8.6	十三	丁卯	兑金
																				8.7	十四	戊辰	离火

2006 年 8 月 8 日 – 2007 年 2 月 3 日，狗年、立秋，丙戌、七月、十五（丙戌、丙申、己巳）– 狗年，丙戌、腊月、十六（丙戌、辛丑、戊辰）

8.8–9.7 丙申月				9.8–10.7 丁酉月				10.8–11.6 戊戌月				11.7–12.6 己亥月				12.7–2007.1.5 庚子月				1.6–2.3 辛丑月			
8.8	立秋	己巳	兑金	9.8	白露	庚子	离火	10.8	寒露	庚午	乾金	11.7	立冬	庚子	离火	12.7	大雪	庚午	乾金	1.6	小寒	庚子	离火
8.9	十六	庚午	乾金	9.9	十七	辛丑	震木	10.9	十八	辛未	乾金	11.8	十八	辛丑	震木	12.8	十八	辛未	兑金	1.7	十九	辛丑	震木
8.10	十七	辛未	乾金	9.10	十八	壬寅	离火	10.10	十九	壬申	乾金	11.9	十九	壬寅	离火	12.9	十九	壬申	乾金	1.8	二十	壬寅	离火
8.11	十八	壬申	乾金	9.11	十九	癸卯	震木	10.11	二十	癸酉	兑金	11.10	二十	癸卯	震木	12.10	二十	癸酉	兑金	1.9	二一	癸卯	震木
8.12	十九	癸酉	兑金	9.12	二十	甲辰	离火	10.12	二一	甲戌	乾金	11.11	二一	甲辰	离火	12.11	二一	甲戌	乾金	1.10	二二	甲辰	离火
8.13	二十	甲戌	乾金	9.13	二一	乙巳	震木	10.13	二二	乙亥	兑金	11.12	二二	乙巳	震木	12.12	二二	乙亥	兑金	1.11	二三	乙巳	震木
8.14	二一	乙亥	兑金	9.14	二二	丙午	离火	10.14	二三	丙子	兑金	11.13	二三	丙午	离火	12.13	二三	丙子	乾金	1.12	二四	丙午	离火
8.15	二二	丙子	兑金	9.15	二三	丁未	震木	10.15	二四	丁丑	兑金	11.14	二四	丁未	震木	12.14	二四	丁丑	兑金	1.13	二五	丁未	震木
8.16	二三	丁丑	兑金	9.16	二四	戊申	离火	10.16	二五	戊寅	乾金	11.15	二五	戊申	离火	12.15	二五	戊寅	乾金	1.14	二六	戊申	离火
8.17	二四	戊寅	乾金	9.17	二五	己酉	震木	10.17	二六	己卯	兑金	11.16	二六	己酉	震木	12.16	二六	己卯	兑金	1.15	二七	己酉	震木
8.18	二五	己卯	兑金	9.18	二六	庚戌	离火	10.18	二七	庚辰	乾金	11.17	二七	庚戌	离火	12.17	二七	庚辰	乾金	1.16	二八	庚戌	离火
8.19	二六	庚辰	乾金	9.19	二七	辛亥	震木	10.19	二八	辛巳	兑金	11.18	二八	辛亥	震木	12.18	二八	辛巳	兑金	1.17	二九	辛亥	震木
8.20	二七	辛巳	兑金	9.20	二八	壬子	离火	10.20	二九	壬午	乾金	11.19	二九	壬子	离火	12.19	二九	壬午	乾金	1.18	三十	壬子	离火
8.21	二八	壬午	乾金	9.21	二九	癸丑	震木	10.21	三十	癸未	兑金	11.20	三十	癸丑	震木	12.20	冬月	癸未	兑金	1.19	腊月	癸丑	震木
8.22	二九	癸未	兑金	9.22	八月	甲寅	离火	10.22	九月	甲申	乾金	11.21	十月	甲寅	离火	12.21	初二	甲申	乾金	1.20	大寒	甲寅	离火
8.23	处暑	甲申	乾金	9.23	秋分	乙卯	震木	10.23	霜降	乙酉	兑金	11.22	小雪	乙卯	震木	12.22	冬至	乙酉	兑金	1.21	初三	乙卯	震木
8.24	闰七	乙酉	兑金	9.24	初三	丙辰	离火	10.24	初三	丙戌	乾金	11.23	初三	丙辰	离火	12.23	初四	丙戌	乾金	1.22	初四	丙辰	离火
8.25	初二	丙戌	乾金	9.25	初四	丁巳	震木	10.25	初四	丁亥	兑金	11.24	初四	丁巳	震木	12.24	初五	丁亥	兑金	1.23	初五	丁巳	震木
8.26	初三	丁亥	兑金	9.26	初五	戊午	离火	10.26	初五	戊子	乾金	11.25	初五	戊午	离火	12.25	初六	戊子	乾金	1.24	初六	戊午	离火
8.27	初四	戊子	乾金	9.27	初六	己未	震木	10.27	初六	己丑	兑金	11.26	初六	己未	震木	12.26	初七	己丑	兑金	1.25	初七	己未	震木
8.28	初五	己丑	兑金	9.28	初七	庚申	离火	10.28	初七	庚寅	乾金	11.27	初七	庚申	离火	12.27	初八	庚寅	乾金	1.26	初八	庚申	离火
8.29	初六	庚寅	乾金	9.29	初八	辛酉	震木	10.29	初八	辛卯	兑金	11.28	初八	辛酉	震木	12.28	初九	辛卯	兑金	1.27	初九	辛酉	震木
8.30	初七	辛卯	兑金	9.30	初九	壬戌	离火	10.30	初九	壬辰	乾金	11.29	初九	壬戌	离火	12.29	初十	壬辰	乾金	1.28	初十	壬戌	离火
8.31	初八	壬辰	乾金	10.1	初十	癸亥	震木	10.31	初十	癸巳	兑金	11.30	初十	癸亥	震木	12.30	十一	癸巳	兑金	1.29	十一	癸亥	震木
9.1	初九	癸巳	兑金	10.2	十一	甲子	离火	11.1	十一	甲午	乾金	12.1	十一	甲子	离火	12.31	十二	甲午	乾金	1.30	十二	甲子	离火
9.2	初十	甲午	乾金	10.3	十二	乙丑	震木	11.2	十二	乙未	兑金	12.2	十二	乙丑	震木	1.1	十三	乙未	兑金	1.31	十三	乙丑	震木
9.3	十一	乙未	兑金	10.4	十三	丙寅	离火	11.3	十三	丙申	乾金	12.3	十三	丙寅	离火	1.2	十四	丙申	乾金	2.1	十四	丙寅	离火
9.4	十二	丙申	乾金	10.5	十四	丁卯	震木	11.4	十四	丁酉	兑金	12.4	十四	丁卯	震木	1.3	十五	丁酉	兑金	2.2	十五	丁卯	震木
9.5	十三	丁酉	兑金	10.6	十五	戊辰	离火	11.5	十五	戊戌	乾金	12.5	十五	戊辰	离火	1.4	十六	戊戌	乾金	2.3	十六	戊辰	离火
9.6	十四	戊戌	乾金	10.7	十六	己巳	震木	11.6	十六	己亥	兑金	12.6	十六	己巳	震木	1.5	十七	己亥	兑金				
9.7	十五	己亥	兑金																				

2007 年 2 月 4 日 – 2007 年 8 月 7 日，猪年、立春，丁亥、腊月、十七（丁亥、壬寅、己巳）– 猪年，丁亥、六月、二五（丁亥、丁未、癸酉）

2.4–3.5 壬寅月				3.6–4.4 癸卯月				4.5–5.5 甲辰月				5.6–6.5 乙巳月				6.6–7.6 丙午月				7.7–8.7 丁未月			
2.4	立春	己巳	坎水	3.6	惊蛰	己亥	坤土	4.5	清明	己巳	坎水	5.6	立夏	庚子	艮土	6.6	芒种	辛未	坎水	7.7	小暑	壬寅	艮土
2.5	十八	庚午	巽木	3.7	十八	庚子	艮土	4.6	十九	庚午	巽木	5.7	二一	辛丑	坤土	6.7	二二	壬申	巽木	7.8	二四	癸卯	坤土
2.6	十九	辛未	巽木	3.8	十九	辛丑	艮土	4.7	二十	辛未	巽木	5.8	二二	壬寅	艮土	6.8	二三	癸酉	坎水	7.9	二五	甲辰	艮土
2.7	二十	壬申	巽木	3.9	二十	壬寅	艮土	4.8	二一	壬申	巽木	5.9	二三	癸卯	坤土	6.9	二四	甲戌	巽木	7.10	二六	乙巳	坤土
2.8	二一	癸酉	坎水	3.10	二一	癸卯	坤土	4.9	二二	癸酉	坎水	5.10	二四	甲辰	艮土	6.10	二五	乙亥	坎水	7.11	二七	丙午	艮土
2.9	二二	甲戌	巽木	3.11	二二	甲辰	艮土	4.10	二三	甲戌	巽木	5.11	二五	乙巳	坤土	6.11	二六	丙子	巽木	7.12	二八	丁未	坤土
2.10	二三	乙亥	坎水	3.12	二三	乙巳	坤土	4.11	二四	乙亥	坎水	5.12	二六	丙午	艮土	6.12	二七	丁丑	坎水	7.13	二九	戊申	艮土
2.11	二四	丙子	巽木	3.13	二四	丙午	艮土	4.12	二五	丙子	巽木	5.13	二七	丁未	坤土	6.13	二八	戊寅	巽木	7.14	六月	己酉	坤土
2.12	二五	丁丑	坎水	3.14	二五	丁未	坤土	4.13	二六	丁丑	坎水	5.14	二八	戊申	艮土	6.14	二九	己卯	坎水	7.15	初二	庚戌	艮土
2.13	二六	戊寅	巽木	3.15	二六	戊申	艮土	4.14	二七	戊寅	巽木	5.15	二九	己酉	坤土	6.15	五月	庚辰	巽木	7.16	初三	辛亥	坤土
2.14	二七	己卯	坎水	3.16	二七	己酉	坤土	4.15	二八	己卯	坎水	5.16	三十	庚戌	艮土	6.16	初二	辛巳	坎水	7.17	初四	壬子	艮土
2.15	二八	庚辰	巽木	3.17	二八	庚戌	艮土	4.16	二九	庚辰	巽木	5.17	四月	辛亥	坤土	6.17	初三	壬午	巽木	7.18	初五	癸丑	坤土
2.16	二九	辛巳	巽木	3.18	二九	辛亥	艮土	4.17	三月	辛巳	坎水	5.18	初二	壬子	艮土	6.18	初四	癸未	坎水	7.19	初六	甲寅	艮土
2.17	三十	壬午	巽木	3.19	二月	壬子	坤土	4.18	初二	壬午	巽木	5.19	初三	癸丑	坤土	6.19	初五	甲申	巽木	7.20	初七	乙卯	坤土
2.18	正月	癸未	坎水	3.20	初二	癸丑	坤土	4.19	初三	癸未	坎水	5.20	初四	甲寅	艮土	6.20	初六	乙酉	坎水	7.21	初八	丙辰	艮土
2.19	雨水	甲申	巽木	3.21	春分	甲寅	艮土	4.20	谷雨	甲申	巽木	5.21	小满	乙卯	坤土	6.21	初七	丙戌	巽木	7.22	初九	丁巳	坤土
2.20	初三	乙酉	坎水	3.22	初四	乙卯	坤土	4.21	初五	乙酉	坎水	5.22	初六	丙辰	艮土	6.22	夏至	丁亥	坎水	7.23	大暑	戊午	艮土
2.21	初四	丙戌	巽木	3.23	初五	丙辰	艮土	4.22	初六	丙戌	巽木	5.23	初七	丁巳	坤土	6.23	初九	戊子	巽木	7.24	十一	己未	坤土
2.22	初五	丁亥	坎水	3.24	初六	丁巳	坤土	4.23	初七	丁亥	坎水	5.24	初八	戊午	艮土	6.24	初十	己丑	坎水	7.25	十二	庚申	艮土
2.23	初六	戊子	巽木	3.25	初七	戊午	艮土	4.24	初八	戊子	巽木	5.25	初九	己未	坤土	6.25	十一	庚寅	巽木	7.26	十三	辛酉	坤土
2.24	初七	己丑	坎水	3.26	初八	己未	坤土	4.25	初九	己丑	坎水	5.26	初十	庚申	艮土	6.26	十二	辛卯	坎水	7.27	十四	壬戌	艮土
2.25	初八	庚寅	巽木	3.27	初九	庚申	艮土	4.26	初十	庚寅	巽木	5.27	十一	辛酉	坤土	6.27	十三	壬辰	巽木	7.28	十五	癸亥	坤土
2.26	初九	辛卯	坎水	3.28	初十	辛酉	坤土	4.27	十一	辛卯	坎水	5.28	十二	壬戌	艮土	6.28	十四	癸巳	坎水	7.29	十六	甲子	艮土
2.27	初十	壬辰	巽木	3.29	十一	壬戌	艮土	4.28	十二	壬辰	巽木	5.29	十三	癸亥	坤土	6.29	十五	甲午	巽木	7.30	十七	乙丑	坤土
2.28	十一	癸巳	坎水	3.30	十二	癸亥	坤土	4.29	十三	癸巳	坎水	5.30	十四	甲子	艮土	6.30	十六	乙未	坎水	7.31	十八	丙寅	艮土
3.1	十二	甲午	巽木	3.31	十三	甲子	艮土	4.30	十四	甲午	巽木	5.31	十五	乙丑	坤土	7.1	十七	丙申	巽木	8.1	十九	丁卯	坤土
3.2	十三	乙未	坎水	4.1	十四	乙丑	坤土	5.1	十五	乙未	坎水	6.1	十六	丙寅	艮土	7.2	十八	丁酉	坎水	8.2	二十	戊辰	艮土
3.3	十四	丙申	巽木	4.2	十五	丙寅	艮土	5.2	十六	丙申	巽木	6.2	十七	丁卯	坤土	7.3	十九	戊戌	巽木	8.3	二一	己巳	坤土
3.4	十五	丁酉	坎水	4.3	十六	丁卯	坤土	5.3	十七	丁酉	坎水	6.3	十八	戊辰	艮土	7.4	二十	己亥	坎水	8.4	二二	庚午	艮土
3.5	十六	戊戌	巽木	4.4	十七	戊辰	艮土	5.4	十八	戊戌	巽木	6.4	十九	己巳	坤土	7.5	二一	庚子	巽木	8.5	二三	辛未	坤土
								5.5	十九	己亥	坎水	6.5	二十	庚午	艮土	7.6	二二	辛丑	坎水	8.6	二四	壬申	艮土
																				8.7	二五	癸酉	坤土

2007年8月8日–2008年2月3日，猪年、立秋，丁亥、六月、二六（丁亥、戊申、甲戌）–猪年，丁亥、腊月、二七（丁亥、癸丑、癸酉）

8.8-9.7, 戊申月			9.8-10.8, 己酉月			10.9-11.7, 庚戌月			11.8-12.6, 辛亥月			12.7-2008.1.5, 壬子月			1.6-2.3, 癸丑月		
8.8	立秋 甲戌	巽木	9.8	白露 乙巳	坤土	10.9	寒露 丙子	巽木	11.8	立冬 丙午	艮土	12.7	大雪 乙亥	坎水	1.6	小寒 乙巳	坤土
8.9	二七 乙亥	坎水	9.9	二八 丙午	艮土	10.10	三十 丁丑	坎水	11.9	三十 丁未	坤土	12.8	二九 丙子	巽木	1.7	二九 丙午	艮土
8.10	二八 丙子	巽木	9.10	二九 丁未	坤土	10.11	九月 戊寅	巽木	11.10	十月 戊申	艮土	12.9	三十 丁丑	坎水	1.8	腊月 丁未	坤土
8.11	二九 丁丑	坎水	9.11	八月 戊申	艮土	10.12	初二 己卯	坎水	11.11	初二 己酉	坤土	12.10	冬月 戊寅	巽木	1.9	初二 戊申	艮土
8.12	三十 戊寅	巽木	9.12	初二 己酉	坤土	10.13	初三 庚辰	巽木	11.12	初三 庚戌	艮土	12.11	初二 己卯	坎水	1.10	初三 己酉	坤土
8.13	七月 己卯	坎水	9.13	初三 庚戌	艮土	10.14	初四 辛巳	坎水	11.13	初四 辛亥	坤土	12.12	初三 庚辰	巽木	1.11	初四 庚戌	艮土
8.14	初二 庚辰	巽木	9.14	初四 辛亥	坤土	10.15	初五 壬午	巽木	11.14	初五 壬子	艮土	12.13	初四 辛巳	坎水	1.12	初五 辛亥	坤土
8.15	初三 辛巳	坎水	9.15	初五 壬子	艮土	10.16	初六 癸未	坎水	11.15	初六 癸丑	坤土	12.14	初五 壬午	巽木	1.13	初六 壬子	艮土
8.16	初四 壬午	巽木	9.16	初六 癸丑	坤土	10.17	初七 甲申	巽木	11.16	初七 甲寅	艮土	12.15	初六 癸未	坎水	1.14	初七 癸丑	坤土
8.17	初五 癸未	坎水	9.17	初七 甲寅	艮土	10.18	初八 乙酉	坎水	11.17	初八 乙卯	坤土	12.16	初七 甲申	巽木	1.15	初八 甲寅	艮土
8.18	初六 甲申	巽木	9.18	初八 乙卯	坤土	10.19	初九 丙戌	巽木	11.18	初九 丙辰	艮土	12.17	初八 乙酉	坎水	1.16	初九 乙卯	坤土
8.19	初七 乙酉	坎水	9.19	初九 丙辰	艮土	10.20	初十 丁亥	坎水	11.19	初十 丁巳	坤土	12.18	初九 丙戌	巽木	1.17	初十 丙辰	艮土
8.20	初八 丙戌	巽木	9.20	初十 丁巳	坤土	10.21	十一 戊子	巽木	11.20	十一 戊午	艮土	12.19	初十 丁亥	坎水	1.18	十一 丁巳	坤土
8.21	初九 丁亥	坎水	9.21	十一 戊午	艮土	10.22	十二 己丑	坎水	11.21	十二 己未	坤土	12.20	十一 戊子	巽木	1.19	十二 戊午	艮土
8.22	初十 戊子	巽木	9.22	十二 己未	坤土	10.23	十三 庚寅	巽木	11.22	十三 庚申	艮土	12.21	十二 己丑	坎水	1.20	十三 己未	坤土
8.23	处暑 己丑	坎水	9.23	秋分 庚申	艮土	10.24	霜降 辛卯	坎水	11.23	十四 辛酉	坤土	12.22	冬至 庚寅	巽木	1.21	大寒 庚申	艮土
8.24	十二 庚寅	巽木	9.24	十四 辛酉	坤土	10.25	十五 壬辰	巽木	11.24	十五 壬戌	艮土	12.23	十四 辛卯	坎水	1.22	十五 辛酉	坤土
8.25	十三 辛卯	坎水	9.25	十五 壬戌	艮土	10.26	十六 癸巳	坎水	11.25	十六 癸亥	坤土	12.24	十五 壬辰	巽木	1.23	十六 壬戌	艮土
8.26	十四 壬辰	巽木	9.26	十六 癸亥	坤土	10.27	十七 甲午	巽木	11.26	十七 甲子	艮土	12.25	十六 癸巳	坎水	1.24	十七 癸亥	坤土
8.27	十五 癸巳	坎水	9.27	十七 甲子	艮土	10.28	十八 乙未	坎水	11.27	十八 乙丑	坤土	12.26	十七 甲午	巽木	1.25	十八 甲子	艮土
8.28	十六 甲午	巽木	9.28	十八 乙丑	坤土	10.29	十九 丙申	巽木	11.28	十九 丙寅	艮土	12.27	十八 乙未	坎水	1.26	十九 乙丑	坤土
8.29	十七 乙未	坎水	9.29	十九 丙寅	艮土	10.30	二十 丁酉	坎水	11.29	二十 丁卯	坤土	12.28	十九 丙申	巽木	1.27	二十 丙寅	艮土
8.30	十八 丙申	巽木	9.30	二十 丁卯	坤土	10.31	二一 戊戌	巽木	11.30	二一 戊辰	艮土	12.29	二十 丁酉	坎水	1.28	二一 丁卯	坤土
8.31	十九 丁酉	坎水	10.1	二一 戊辰	艮土	11.1	二二 己亥	坎水	12.1	二二 己巳	坤土	12.30	二一 戊戌	巽木	1.29	二二 戊辰	艮土
9.1	二十 戊戌	巽木	10.2	二二 己巳	坤土	11.2	二三 庚子	巽木	12.2	二三 庚午	艮土	12.31	二二 己亥	坎水	1.30	二三 己巳	坤土
9.2	二一 己亥	坎水	10.3	二三 庚午	艮土	11.3	二四 辛丑	坎水	12.3	二四 辛未	坤土	1.1	二三 庚子	巽木	1.31	二四 庚午	艮土
9.3	二二 庚子	巽木	10.4	二四 辛未	坤土	11.4	二五 壬寅	巽木	12.4	二五 壬申	艮土	1.2	二四 辛丑	坎水	2.1	二五 辛未	坤土
9.4	二三 辛丑	坎水	10.5	二五 壬申	艮土	11.5	二六 癸卯	坎水	12.5	二六 癸酉	坤土	1.3	二五 壬寅	巽木	2.2	二六 壬申	艮土
9.5	二四 壬寅	巽木	10.6	二六 癸酉	坤土	11.6	二七 甲辰	巽木	12.6	二七 甲戌	艮土	1.4	二六 癸卯	坎水	2.3	二七 癸酉	坤土
9.6	二五 癸卯	坎水	10.7	二七 甲戌	艮土	11.7	二八 乙巳	坎水				1.5	二七 甲辰	巽木			
9.7	二六 甲辰	巽木	10.8	二八 乙亥	坤土												

2008年2月4日–2008年8月6日，鼠年、立春，戊子、腊月、二八（戊子、甲寅、甲戌）–鼠年，戊子、七月、初六（戊子、己未、戊寅）

2.4-3.4, 甲寅月			3.5-4.3, 乙卯月			4.4-5.4, 丙辰月			5.5-6.4, 丁巳月			6.5-7.6, 戊午月			7.7-8.6, 己未月		
2.4	立春 甲戌	乾金	3.5	惊蛰 甲辰	离火	4.4	清明 甲戌	乾金	5.5	立夏 乙巳	震木	6.5	芒种 丙子	乾金	7.7	小暑 戊申	离火
2.5	二九 乙亥	兑金	3.6	二九 乙巳	震木	4.5	二九 乙亥	兑金	5.6	初二 丙午	离火	6.6	初三 丁丑	兑金	7.8	初六 己酉	震木
2.6	三十 丙子	乾金	3.7	三十 丙午	离火	4.6	三月 丙子	乾金	5.7	初三 丁未	震木	6.7	初四 戊寅	乾金	7.9	初七 庚戌	离火
2.7	正月 丁丑	兑金	3.8	二月 丁未	震木	4.7	初二 丁丑	兑金	5.8	初四 戊申	离火	6.8	初五 己卯	兑金	7.10	初八 辛亥	震木
2.8	初二 戊寅	乾金	3.9	初二 戊申	离火	4.8	初三 戊寅	乾金	5.9	初五 己酉	震木	6.9	初六 庚辰	乾金	7.11	初九 壬子	离火
2.9	初三 己卯	兑金	3.10	初三 己酉	震木	4.9	初四 己卯	兑金	5.10	初六 庚戌	离火	6.10	初七 辛巳	兑金	7.12	初十 癸丑	震木
2.10	初四 庚辰	乾金	3.11	初四 庚戌	离火	4.10	初五 庚辰	乾金	5.11	初七 辛亥	震木	6.11	初八 壬午	乾金	7.13	十一 甲寅	离火
2.11	初五 辛巳	兑金	3.12	初五 辛亥	震木	4.11	初六 辛巳	兑金	5.12	初八 壬子	离火	6.12	初九 癸未	兑金	7.14	十二 乙卯	震木
2.12	初六 壬午	乾金	3.13	初六 壬子	离火	4.12	初七 壬午	乾金	5.13	初九 癸丑	震木	6.13	初十 甲申	乾金	7.15	十三 丙辰	离火
2.13	初七 癸未	兑金	3.14	初七 癸丑	震木	4.13	初八 癸未	兑金	5.14	初十 甲寅	离火	6.14	十一 乙酉	兑金	7.16	十四 丁巳	震木
2.14	初八 甲申	乾金	3.15	初八 甲寅	离火	4.14	初九 甲申	乾金	5.15	十一 乙卯	震木	6.15	十二 丙戌	乾金	7.17	十五 戊午	离火
2.15	初九 乙酉	兑金	3.16	初九 乙卯	震木	4.15	初十 乙酉	兑金	5.16	十二 丙辰	离火	6.16	十三 丁亥	兑金	7.18	十六 己未	震木
2.16	初十 丙戌	乾金	3.17	初十 丙辰	离火	4.16	十一 丙戌	乾金	5.17	十三 丁巳	震木	6.17	十四 戊子	乾金	7.19	十七 庚申	离火
2.17	十一 丁亥	兑金	3.18	十一 丁巳	震木	4.17	十二 丁亥	兑金	5.18	十四 戊午	离火	6.18	十五 己丑	兑金	7.20	十八 辛酉	震木
2.18	十二 戊子	乾金	3.19	十二 戊午	离火	4.18	十三 戊子	乾金	5.19	十五 己未	震木	6.19	十六 庚寅	乾金	7.21	十九 壬戌	离火
2.19	雨水 己丑	兑金	3.20	春分 己未	震木	4.19	十四 己丑	兑金	5.20	十六 庚申	离火	6.20	十七 辛卯	兑金	7.22	大暑 癸亥	震木
2.20	十四 庚寅	乾金	3.21	十四 庚申	离火	4.20	谷雨 庚寅	乾金	5.21	小满 辛酉	震木	6.21	夏至 壬辰	乾金	7.23	二一 甲子	离火
2.21	十五 辛卯	兑金	3.22	十五 辛酉	震木	4.21	十六 辛卯	兑金	5.22	十八 壬戌	离火	6.22	十九 癸巳	兑金	7.24	二二 乙丑	震木
2.22	十六 壬辰	乾金	3.23	十六 壬戌	离火	4.22	十七 壬辰	乾金	5.23	十九 癸亥	震木	6.23	二十 甲午	乾金	7.25	二三 丙寅	离火
2.23	十七 癸巳	兑金	3.24	十七 癸亥	震木	4.23	十八 癸巳	兑金	5.24	二十 甲子	离火	6.24	二一 乙未	兑金	7.26	二四 丁卯	震木
2.24	十八 甲午	乾金	3.25	十八 甲子	离火	4.24	十九 甲午	乾金	5.25	二一 乙丑	震木	6.25	二二 丙申	乾金	7.27	二五 戊辰	离火
2.25	十九 乙未	兑金	3.26	十九 乙丑	震木	4.25	二十 乙未	兑金	5.26	二二 丙寅	离火	6.26	二三 丁酉	兑金	7.28	二六 己巳	震木
2.26	二十 丙申	乾金	3.27	二十 丙寅	离火	4.26	二一 丙申	乾金	5.27	二三 丁卯	震木	6.27	二四 戊戌	乾金	7.29	二七 庚午	离火
2.27	二一 丁酉	兑金	3.28	二一 丁卯	震木	4.27	二二 丁酉	兑金	5.28	二四 戊辰	离火	6.28	二五 己亥	兑金	7.30	二八 辛未	震木
2.28	二二 戊戌	乾金	3.29	二二 戊辰	离火	4.28	二三 戊戌	乾金	5.29	二五 己巳	震木	6.29	二六 庚子	乾金	7.31	二九 壬申	离火
2.29	二三 己亥	兑金	3.30	二三 己巳	震木	4.29	二四 己亥	兑金	5.30	二六 庚午	离火	6.30	二七 辛丑	兑金	8.1	七月 癸酉	震木
3.1	二四 庚子	乾金	3.31	二四 庚午	离火	4.30	二五 庚子	乾金	5.31	二七 辛未	震木	7.1	二八 壬寅	乾金	8.2	初二 甲戌	离火
3.2	二五 辛丑	兑金	4.1	二五 辛未	震木	5.1	二六 辛丑	兑金	6.1	二八 壬申	离火	7.2	二九 癸卯	兑金	8.3	初三 乙亥	震木
3.3	二六 壬寅	乾金	4.2	二六 壬申	离火	5.2	二七 壬寅	乾金	6.2	二九 癸酉	震木	7.3	六月 甲辰	乾金	8.4	初四 丙子	离火
3.4	二七 癸卯	兑金	4.3	二七 癸酉	震木	5.3	二八 癸卯	兑金	6.3	三十 甲戌	离火	7.4	初二 乙巳	兑金	8.5	初五 丁丑	震木
						5.4	二九 甲辰	乾金	6.4	五月 乙亥	震木	7.5	初三 丙午	乾金	8.6	初六 戊寅	离火
												7.6	初四 丁未	兑金			

2008 年 8 月 7 日 –2009 年 2 月 3 日，鼠年、立秋，戊子、七月、初七（戊子、庚申、己卯）- 鼠年，戊子、正月、初九（戊子、乙丑、己卯）

8.7–9.6 庚申月			9.7–10.7 辛酉月			10.8–11.6 壬戌月			11.7–12.6 癸亥月			12.7–2009.1.4 甲子月			1.5–2.3 乙丑月		
8.7 立秋	己卯	兑金	9.7 白露	庚戌	离火	10.8 寒露	辛巳	兑金	11.7 立冬	辛亥	震木	12.7 大雪	辛巳	兑金	1.5 小寒	庚戌	离火
8.8 初八	庚辰	乾金	9.8 初九	辛亥	震木	10.9 十一	壬午	乾金	11.8 十一	壬子	离火	12.8 十一	壬午	乾金	1.6 十一	辛亥	震木
8.9 初九	辛巳	兑金	9.9 初十	壬子	离火	10.10 十二	癸未	兑金	11.9 十二	癸丑	震木	12.9 十二	癸未	兑金	1.7 十二	壬子	离火
8.10 初十	壬午	乾金	9.10 十一	癸丑	震木	10.11 十三	甲申	乾金	11.10 十三	甲寅	离火	12.10 十三	甲申	乾金	1.8 十三	癸丑	震木
8.11 十一	癸未	兑金	9.11 十二	甲寅	离火	10.12 十四	乙酉	兑金	11.11 十四	乙卯	震木	12.11 十四	乙酉	兑金	1.9 十四	甲寅	离火
8.12 十二	甲申	乾金	9.12 十三	乙卯	震木	10.13 十五	丙戌	乾金	11.12 十五	丙辰	离火	12.12 十五	丙戌	乾金	1.10 十五	乙卯	震木
8.13 十三	乙酉	兑金	9.13 十四	丙辰	离火	10.14 十六	丁亥	兑金	11.13 十六	丁巳	震木	12.13 十六	丁亥	兑金	1.11 十六	丙辰	离火
8.14 十四	丙戌	乾金	9.14 十五	丁巳	震木	10.15 十七	戊子	乾金	11.14 十七	戊午	离火	12.14 十七	戊子	乾金	1.12 十七	丁巳	震木
8.15 十五	丁亥	兑金	9.15 十六	戊午	离火	10.16 十八	己丑	兑金	11.15 十八	己未	震木	12.15 十八	己丑	兑金	1.13 十八	戊午	离火
8.16 十六	戊子	乾金	9.16 十七	己未	震木	10.17 十九	庚寅	乾金	11.16 十九	庚申	离火	12.16 十九	庚寅	乾金	1.14 十九	己未	震木
8.17 十七	己丑	兑金	9.17 十八	庚申	离火	10.18 二十	辛卯	兑金	11.17 二十	辛酉	震木	12.17 二十	辛卯	兑金	1.15 二十	庚申	离火
8.18 十八	庚寅	乾金	9.18 十九	辛酉	震木	10.19 二一	壬辰	乾金	11.18 二一	壬戌	离火	12.18 二一	壬辰	乾金	1.16 二一	辛酉	震木
8.19 十九	辛卯	兑金	9.19 二十	壬戌	离火	10.20 二二	癸巳	兑金	11.19 二二	癸亥	震木	12.19 二二	癸巳	兑金	1.17 二二	壬戌	离火
8.20 二十	壬辰	乾金	9.20 二一	癸亥	震木	10.21 二三	甲午	乾金	11.20 二三	甲子	离火	12.20 二三	甲午	乾金	1.18 二三	癸亥	震木
8.21 二一	癸巳	兑金	9.21 二二	甲子	离火	10.22 二四	乙未	兑金	11.21 二四	乙丑	震木	12.21 冬至	乙未	兑金	1.19 二四	甲子	离火
8.22 二二	甲午	乾金	9.22 秋分	乙丑	震木	10.23 霜降	丙申	乾金	11.22 小雪	丙寅	离火	12.22 二五	丙申	乾金	1.20 大寒	乙丑	震木
8.23 处暑	乙未	兑金	9.23 二四	丙寅	离火	10.24 二六	丁酉	兑金	11.23 二六	丁卯	震木	12.23 二六	丁酉	兑金	1.21 二六	丙寅	离火
8.24 二四	丙申	乾金	9.24 二五	丁卯	震木	10.25 二七	戊戌	乾金	11.24 二七	戊辰	离火	12.24 二七	戊戌	乾金	1.22 二七	丁卯	震木
8.25 二五	丁酉	兑金	9.25 二六	戊辰	离火	10.26 二八	己亥	兑金	11.25 二八	己巳	震木	12.25 二八	己亥	兑金	1.23 二八	戊辰	离火
8.26 二六	戊戌	乾金	9.26 二七	己巳	震木	10.27 二九	庚子	乾金	11.26 二九	庚午	离火	12.26 二九	庚子	乾金	1.24 二九	己巳	震木
8.27 二七	己亥	兑金	9.27 二八	庚午	离火	10.28 三十	辛丑	兑金	11.27 三十	辛未	震木	12.27 腊月	辛丑	兑金	1.25 三十	庚午	离火
8.28 二八	庚子	乾金	9.28 二九	辛未	震木	10.29 十月	壬寅	乾金	11.28 冬月	壬申	离火	12.28 初二	壬寅	乾金	1.26 正月	辛未	震木
8.29 二九	辛丑	兑金	9.29 九月	壬申	离火	10.30 初二	癸卯	兑金	11.29 初二	癸酉	震木	12.29 初三	癸卯	兑金	1.27 初二	壬申	离火
8.30 三十	壬寅	乾金	9.30 初二	癸酉	震木	10.31 初三	甲辰	乾金	11.30 初三	甲戌	离火	12.30 初四	甲辰	乾金	1.28 初三	癸酉	震木
8.31 八月	癸卯	兑金	10.1 初三	甲戌	离火	11.1 初四	乙巳	兑金	12.1 初四	乙亥	震木	12.31 初五	乙巳	兑金	1.29 初四	甲戌	离火
9.1 初二	甲辰	乾金	10.2 初四	乙亥	震木	11.2 初五	丙午	乾金	12.2 初五	丙子	离火	1.1 初六	丙午	乾金	1.30 初五	乙亥	震木
9.2 初三	乙巳	兑金	10.3 初五	丙子	离火	11.3 初六	丁未	兑金	12.3 初六	丁丑	震木	1.2 初七	丁未	兑金	1.31 初六	丙子	离火
9.3 初四	丙午	乾金	10.4 初六	丁丑	震木	11.4 初七	戊申	乾金	12.4 初七	戊寅	离火	1.3 初八	戊申	乾金	2.1 初七	丁丑	震木
9.4 初五	丁未	兑金	10.5 初七	戊寅	离火	11.5 初八	己酉	兑金	12.5 初八	己卯	震木	1.4 初九	己酉	兑金	2.2 初八	戊寅	离火
9.5 初六	戊申	兑金	10.6 初八	己卯	震木	11.6 初九	庚戌	乾金	12.6 初九	庚辰	离火				2.3 初九	己卯	震木
9.6 初七	己酉	兑金	10.7 初九	庚辰	离火												

2009 年 2 月 4 日 –2009 年 8 月 6 日，牛年、立春，己丑、正月、初十（己丑、丙寅、庚辰）- 牛年，己丑、六月、十六（己丑、辛未、癸未）

2.4–3.4 丙寅月			3.5–4.3 丁卯月			4.4–5.4 戊辰月			5.5–6.4 己巳月			6.5–7.6 庚午月			7.7–8.6 辛未月		
2.4 立春	庚辰	巽木	3.5 惊蛰	己酉	坤土	4.4 清明	己卯	坎水	5.5 立夏	庚戌	艮土	6.5 芒种	辛巳	坎水	7.7 小暑	癸丑	坤土
2.5 十一	辛巳	坎水	3.6 初十	庚戌	艮土	4.5 初十	庚辰	巽木	5.6 十二	辛亥	坤土	6.6 十四	壬午	巽木	7.8 十六	甲寅	艮土
2.6 十二	壬午	巽木	3.7 十一	辛亥	坤土	4.6 十一	辛巳	坎水	5.7 十三	壬子	艮土	6.7 十五	癸未	坎水	7.9 十七	乙卯	坤土
2.7 十三	癸未	坎水	3.8 十二	壬子	艮土	4.7 十二	壬午	巽木	5.8 十四	癸丑	坤土	6.8 十六	甲申	巽木	7.10 十八	丙辰	艮土
2.8 十四	甲申	巽木	3.9 十三	癸丑	坤土	4.8 十三	癸未	坎水	5.9 十五	甲寅	艮土	6.9 十七	乙酉	坎水	7.11 十九	丁巳	坤土
2.9 十五	乙酉	坎水	3.10 十四	甲寅	艮土	4.9 十四	甲申	巽木	5.10 十六	乙卯	坤土	6.10 十八	丙戌	巽木	7.12 二十	戊午	艮土
2.10 十六	丙戌	巽木	3.11 十五	乙卯	坤土	4.10 十五	乙酉	坎水	5.11 十七	丙辰	艮土	6.11 十九	丁亥	坎水	7.13 二一	己未	坤土
2.11 十七	丁亥	坎水	3.12 十六	丙辰	艮土	4.11 十六	丙戌	巽木	5.12 十八	丁巳	坤土	6.12 二十	戊子	巽木	7.14 二二	庚申	艮土
2.12 十八	戊子	巽木	3.13 十七	丁巳	坤土	4.12 十七	丁亥	坎水	5.13 十九	戊午	艮土	6.13 二一	己丑	坎水	7.15 二三	辛酉	坤土
2.13 十九	己丑	坎水	3.14 十八	戊午	艮土	4.13 十八	戊子	巽木	5.14 二十	己未	坤土	6.14 二二	庚寅	巽木	7.16 二四	壬戌	艮土
2.14 二十	庚寅	巽木	3.15 十九	己未	坤土	4.14 十九	己丑	坎水	5.15 二一	庚申	艮土	6.15 二三	辛卯	坎水	7.17 二五	癸亥	坤土
2.15 二一	辛卯	坎水	3.16 二十	庚申	艮土	4.15 二十	庚寅	巽木	5.16 二二	辛酉	坤土	6.16 二四	壬辰	巽木	7.18 二六	甲子	艮土
2.16 二二	壬辰	巽木	3.17 二一	辛酉	坤土	4.16 二一	辛卯	坎水	5.17 二三	壬戌	艮土	6.17 二五	癸巳	坎水	7.19 二七	乙丑	坤土
2.17 二三	癸巳	坎水	3.18 二二	壬戌	艮土	4.17 二二	壬辰	巽木	5.18 二四	癸亥	坤土	6.18 二六	甲午	巽木	7.20 二八	丙寅	艮土
2.18 雨水	甲午	巽木	3.19 二三	癸亥	坤土	4.18 二三	癸巳	坎水	5.19 二五	甲子	艮土	6.19 二七	乙未	坎水	7.21 二九	丁卯	坤土
2.19 二五	乙未	坎水	3.20 春分	甲子	艮土	4.19 二四	甲午	巽木	5.20 二六	乙丑	坤土	6.20 二八	丙申	巽木	7.22 六月	戊辰	艮土
2.20 二六	丙申	巽木	3.21 二五	乙丑	坤土	4.20 谷雨	乙未	坎水	5.21 小满	丙寅	艮土	6.21 夏至	丁酉	坎水	7.23 大暑	己巳	坤土
2.21 二七	丁酉	坎水	3.22 二六	丙寅	艮土	4.21 二六	丙申	巽木	5.22 二八	丁卯	坤土	6.22 三十	戊戌	巽木	7.24 初三	庚午	艮土
2.22 二八	戊戌	巽木	3.23 二七	丁卯	坤土	4.22 二七	丁酉	坎水	5.23 二九	戊辰	艮土	6.23 闰五	己亥	坎水	7.25 初四	辛未	坤土
2.23 二九	己亥	坎水	3.24 二八	戊辰	艮土	4.23 二八	戊戌	巽木	5.24 五月	己巳	坤土	6.24 初二	庚子	巽木	7.26 初五	壬申	艮土
2.24 三十	庚子	巽木	3.25 二九	己巳	坤土	4.24 二九	己亥	坎水	5.25 初二	庚午	艮土	6.25 初三	辛丑	坎水	7.27 初六	癸酉	坤土
2.25 二月	辛丑	坎水	3.26 三十	庚午	艮土	4.25 四月	庚子	巽木	5.26 初三	辛未	坤土	6.26 初四	壬寅	巽木	7.28 初七	甲戌	艮土
2.26 初二	壬寅	巽木	3.27 三月	辛未	坤土	4.26 初二	辛丑	坎水	5.27 初四	壬申	艮土	6.27 初五	癸卯	坎水	7.29 初八	乙亥	坤土
2.27 初三	癸卯	坎水	3.28 初二	壬申	艮土	4.27 初三	壬寅	巽木	5.28 初五	癸酉	坤土	6.28 初六	甲辰	巽木	7.30 初九	丙子	艮土
2.28 初四	甲辰	巽木	3.29 初三	癸酉	坤土	4.28 初四	癸卯	坎水	5.29 初六	甲戌	艮土	6.29 初七	乙巳	坎水	7.31 初十	丁丑	坤土
3.1 初五	乙巳	坎水	3.30 初四	甲戌	艮土	4.29 初五	甲辰	巽木	5.30 初七	乙亥	坤土	6.30 初八	丙午	巽木	8.1 十一	戊寅	艮土
3.2 初六	丙午	巽木	3.31 初五	乙亥	坤土	4.30 初六	乙巳	坎水	5.31 初八	丙子	艮土	7.1 初九	丁未	坎水	8.2 十二	己卯	坤土
3.3 初七	丁未	坎水	4.1 初六	丙子	艮土	5.1 初七	丙午	巽木	6.1 初九	丁丑	坤土	7.2 初十	戊申	巽木	8.3 十三	庚辰	艮土
3.4 初八	戊申	巽木	4.2 初七	丁丑	坤土	5.2 初八	丁未	坎水	6.2 初十	戊寅	艮土	7.3 十一	己酉	坎水	8.4 十四	辛巳	坤土
			4.3 初八	戊寅	艮土	5.3 初九	戊申	巽木	6.3 十一	己卯	坤土	7.4 十二	庚戌	巽木	8.5 十五	壬午	艮土
						5.4 初十	己酉	坎水	6.4 十二	庚辰	艮土	7.5 十三	辛亥	坎水	8.6 十六	癸未	坤土
												7.6 十四	壬子	巽木			

2009 年 8 月 7 日 –2010 年 2 月 3 日，牛年、立秋，己丑、六月、十七（己丑、壬申、甲申）– 牛年，己丑、腊月、二十（己丑、丁丑、甲申）

8.7–9.6 壬申月				9.7–10.7 癸酉月				10.8–11.6 甲戌月				11.7–12.6 乙亥月				12.7–2010.1.4 丙子月				1.5–2.3 丁丑月			
日期	日	干支	五行	日期	日	干支	五行	日期	日	干支	五行	日期	日	干支	五行	日期	日	干支	五行	日期	日	干支	五行
8.7	立秋	甲申	巽木	9.7	白露	乙卯	坤土	10.8	寒露	丙戌	坎水	11.7	立冬	丙辰	坤土	12.7	大雪	丙戌	巽木	1.5	小寒	乙卯	坤土
8.8	十八	乙酉	坎水	9.8	二十	丙辰	艮土	10.9	二一	丁亥	坎水	11.8	二二	丁巳	坤土	12.8	二二	丁亥	坎水	1.6	二二	丙辰	艮土
8.9	十九	丙戌	巽木	9.9	二一	丁巳	坤土	10.10	二二	戊子	巽木	11.9	二三	戊午	艮土	12.9	二三	戊子	巽木	1.7	二三	丁巳	坤土
8.10	二十	丁亥	坎水	9.10	二二	戊午	艮土	10.11	二三	己丑	坎水	11.10	二四	己未	坤土	12.10	二四	己丑	坎水	1.8	二四	戊午	艮土
8.11	二一	戊子	巽木	9.11	二三	己未	坤土	10.12	二四	庚寅	巽木	11.11	二五	庚申	艮土	12.11	二五	庚寅	巽木	1.9	二五	己未	坤土
8.12	二二	己丑	坎水	9.12	二四	庚申	艮土	10.13	二五	辛卯	坎水	11.12	二六	辛酉	坤土	12.12	二六	辛卯	坎水	1.10	二六	庚申	艮土
8.13	二三	庚寅	巽木	9.13	二五	辛酉	坤土	10.14	二六	壬辰	巽木	11.13	二七	壬戌	艮土	12.13	二七	壬辰	巽木	1.11	二七	辛酉	坤土
8.14	二四	辛卯	坎水	9.14	二六	壬戌	艮土	10.15	二七	癸巳	坎水	11.14	二八	癸亥	坤土	12.14	二八	癸巳	坎水	1.12	二八	壬戌	艮土
8.15	二五	壬辰	巽木	9.15	二七	癸亥	坤土	10.16	二八	甲午	巽木	11.15	二九	甲子	艮土	12.15	二九	甲午	巽木	1.13	二九	癸亥	坤土
8.16	二六	癸巳	坎水	9.16	二八	甲子	艮土	10.17	二九	乙未	坎水	11.16	三十	乙丑	坤土	12.16	十一月	乙未	坎水	1.14	三十	甲子	艮土
8.17	二七	甲午	巽木	9.17	二九	乙丑	坤土	10.18	九月	丙申	巽木	11.17	十月	丙寅	艮土	12.17	初二	丙申	巽木	1.15	腊月	乙丑	坤土
8.18	二八	乙未	坎水	9.18	三十	丙寅	艮土	10.19	初二	丁酉	坎水	11.18	初二	丁卯	坤土	12.18	初三	丁酉	坎水	1.16	初二	丙寅	艮土
8.19	二九	丙申	坎水	9.19	八月	丁卯	坤土	10.20	初三	戊戌	巽木	11.19	初三	戊辰	艮土	12.19	初四	戊戌	巽木	1.17	初三	丁卯	坤土
8.20	七月	丁酉	坎水	9.20	初二	戊辰	艮土	10.21	初四	己亥	坎水	11.20	初四	己巳	坤土	12.20	初五	己亥	坎水	1.18	初四	戊辰	艮土
8.21	初二	戊戌	巽木	9.21	初三	己巳	坤土	10.22	初五	庚子	巽木	11.21	初五	庚午	艮土	12.21	初六	庚子	巽木	1.19	初五	己巳	坤土
8.22	初三	己亥	坎水	9.22	初四	庚午	艮土	10.23	霜降	辛丑	坎水	11.22	小雪	辛未	坤土	12.22	冬至	辛丑	坎水	1.20	大寒	庚午	艮土
8.23	处暑	庚子	巽木	9.23	秋分	辛未	坤土	10.24	初七	壬寅	巽木	11.23	初七	壬申	艮土	12.23	初八	壬寅	巽木	1.21	初七	辛未	坤土
8.24	初五	辛丑	坎水	9.24	初六	壬申	艮土	10.25	初八	癸卯	坎水	11.24	初八	癸酉	坤土	12.24	初九	癸卯	坎水	1.22	初八	壬申	艮土
8.25	初六	壬寅	巽木	9.25	初七	癸酉	坤土	10.26	初九	甲辰	巽木	11.25	初九	甲戌	艮土	12.25	初十	甲辰	巽木	1.23	初九	癸酉	坤土
8.26	初七	癸卯	巽木	9.26	初八	甲戌	艮土	10.27	初十	乙巳	坎水	11.26	初十	乙亥	坤土	12.26	十一	乙巳	坎水	1.24	初十	甲戌	艮土
8.27	初八	甲辰	巽木	9.27	初九	乙亥	坤土	10.28	十一	丙午	巽木	11.27	十一	丙子	艮土	12.27	十二	丙午	巽木	1.25	十一	乙亥	坤土
8.28	初九	乙巳	坎水	9.28	初十	丙子	艮土	10.29	十二	丁未	坎水	11.28	十二	丁丑	坤土	12.28	十三	丁未	坎水	1.26	十二	丙子	艮土
8.29	初十	丙午	巽木	9.29	十一	丁丑	坤土	10.30	十三	戊申	巽木	11.29	十三	戊寅	艮土	12.29	十四	戊申	巽木	1.27	十三	丁丑	坤土
8.30	十一	丁未	坎水	9.30	十二	戊寅	艮土	10.31	十四	己酉	坎水	11.30	十四	己卯	坤土	12.30	十五	己酉	坎水	1.28	十四	戊寅	艮土
8.31	十二	戊申	巽木	10.1	十三	己卯	坤土	11.1	十五	庚戌	巽木	12.1	十五	庚辰	艮土	12.31	十六	庚戌	巽木	1.29	十五	己卯	坤土
9.1	十三	己酉	巽木	10.2	十四	庚辰	艮土	11.2	十六	辛亥	坎水	12.2	十六	辛巳	坤土	1.1	十七	辛亥	坎水	1.30	十六	庚辰	艮土
9.2	十四	庚戌	巽木	10.3	十五	辛巳	坤土	11.3	十七	壬子	巽木	12.3	十七	壬午	艮土	1.2	十八	壬子	巽木	1.31	十七	辛巳	坤土
9.3	十五	辛亥	坎水	10.4	十六	壬午	艮土	11.4	十八	癸丑	坎水	12.4	十八	癸未	坤土	1.3	十九	癸丑	坎水	2.1	十八	壬午	艮土
9.4	十六	壬子	巽木	10.5	十七	癸未	坤土	11.5	十九	甲寅	巽木	12.5	十九	甲申	艮土	1.4	二十	甲寅	巽木	2.2	十九	癸未	坤土
9.5	十七	癸丑	坎水	10.6	十八	甲申	艮土	11.6	二十	乙卯	坎水	12.6	二十	乙酉	坤土					2.3	二十	甲申	艮土
9.6	十八	甲寅	巽木	10.7	十九	乙酉	坤土																

2010 年 2 月 4 日 –2010 年 8 月 6 日，虎年、立春，庚寅、腊月、二一（庚寅、戊寅、乙酉）– 虎年，庚寅、六月、二六（庚寅、癸未、戊子）

2.4–3.5 戊寅月				3.6–4.4 己卯月				4.5–5.4 庚辰月				5.5–6.5 辛巳月				6.6–7.6 壬午月				7.7–8.6 癸未月			
日期	日	干支	五行	日期	日	干支	五行	日期	日	干支	五行	日期	日	干支	五行	日期	日	干支	五行	日期	日	干支	五行
2.4	立春	乙酉	兑金	3.6	惊蛰	乙卯	震木	4.5	清明	乙酉	兑金	5.5	立夏	乙卯	震木	6.6	芒种	丁亥	兑金	7.7	小暑	戊午	离火
2.5	二二	丙戌	乾金	3.7	二二	丙辰	离火	4.6	二二	丙戌	乾金	5.6	二三	丙辰	离火	6.7	二五	戊子	乾金	7.8	二七	己未	震木
2.6	二三	丁亥	兑金	3.8	二三	丁巳	震木	4.7	二三	丁亥	兑金	5.7	二四	丁巳	震木	6.8	二六	己丑	兑金	7.9	二八	庚申	离火
2.7	二四	戊子	乾金	3.9	二四	戊午	离火	4.8	二四	戊子	乾金	5.8	二五	戊午	离火	6.9	二七	庚寅	乾金	7.10	二九	辛酉	震木
2.8	二五	己丑	兑金	3.10	二五	己未	震木	4.9	二五	己丑	兑金	5.9	二六	己未	震木	6.10	二八	辛卯	兑金	7.11	三十	壬戌	离火
2.9	二六	庚寅	乾金	3.11	二六	庚申	离火	4.10	二六	庚寅	乾金	5.10	二七	庚申	离火	6.11	二九	壬辰	乾金	7.12	六月	癸亥	震木
2.10	二七	辛卯	兑金	3.12	二七	辛酉	震木	4.11	二七	辛卯	兑金	5.11	二八	辛酉	震木	6.12	五月	癸巳	兑金	7.13	初二	甲子	离火
2.11	二八	壬辰	乾金	3.13	二八	壬戌	离火	4.12	二八	壬辰	乾金	5.12	二九	壬戌	离火	6.13	初二	甲午	乾金	7.14	初三	乙丑	震木
2.12	二九	癸巳	兑金	3.14	二九	癸亥	震木	4.13	二九	癸巳	兑金	5.13	三十	癸亥	震木	6.14	初三	乙未	兑金	7.15	初四	丙寅	离火
2.13	三十	甲午	乾金	3.15	三十	甲子	离火	4.14	三月	甲午	乾金	5.14	四月	甲子	离火	6.15	初四	丙申	乾金	7.16	初五	丁卯	震木
2.14	正月	乙未	兑金	3.16	二月	乙丑	震木	4.15	初二	乙未	兑金	5.15	初二	乙丑	震木	6.16	初五	丁酉	兑金	7.17	初六	戊辰	离火
2.15	初二	丙申	乾金	3.17	初二	丙寅	离火	4.16	初三	丙申	乾金	5.16	初三	丙寅	离火	6.17	初六	戊戌	乾金	7.18	初七	己巳	震木
2.16	初三	丁酉	兑金	3.18	初三	丁卯	震木	4.17	初四	丁酉	兑金	5.17	初四	丁卯	震木	6.18	初七	己亥	兑金	7.19	初八	庚午	离火
2.17	初四	戊戌	乾金	3.19	初四	戊辰	离火	4.18	初五	戊戌	乾金	5.18	初五	戊辰	离火	6.19	初八	庚子	乾金	7.20	初九	辛未	震木
2.18	初五	己亥	兑金	3.20	初五	己巳	震木	4.19	初六	己亥	兑金	5.19	初六	己巳	震木	6.20	初九	辛丑	兑金	7.21	初十	壬申	离火
2.19	雨水	庚子	乾金	3.21	春分	庚午	离火	4.20	谷雨	庚子	乾金	5.20	初七	庚午	离火	6.21	夏至	壬寅	乾金	7.22	十一	癸酉	震木
2.20	初七	辛丑	兑金	3.22	初七	辛未	震木	4.21	初八	辛丑	兑金	5.21	小满	辛未	震木	6.22	十一	癸卯	兑金	7.23	大暑	甲戌	离火
2.21	初八	壬寅	乾金	3.23	初八	壬申	离火	4.22	初九	壬寅	乾金	5.22	初九	壬申	离火	6.23	十二	甲辰	乾金	7.24	十三	乙亥	震木
2.22	初九	癸卯	兑金	3.24	初九	癸酉	震木	4.23	初十	癸卯	兑金	5.23	初十	癸酉	震木	6.24	十三	乙巳	兑金	7.25	十四	丙子	离火
2.23	初十	甲辰	乾金	3.25	初十	甲戌	离火	4.24	十一	甲辰	乾金	5.24	十一	甲戌	离火	6.25	十四	丙午	乾金	7.26	十五	丁丑	震木
2.24	十一	乙巳	兑金	3.26	十一	乙亥	震木	4.25	十二	乙巳	兑金	5.25	十二	乙亥	震木	6.26	十五	丁未	兑金	7.27	十六	戊寅	离火
2.25	十二	丙午	乾金	3.27	十二	丙子	离火	4.26	十三	丙午	乾金	5.26	十三	丙子	离火	6.27	十六	戊申	乾金	7.28	十七	己卯	震木
2.26	十三	丁未	兑金	3.28	十三	丁丑	震木	4.27	十四	丁未	兑金	5.27	十四	丁丑	震木	6.28	十七	己酉	兑金	7.29	十八	庚辰	离火
2.27	十四	戊申	乾金	3.29	十四	戊寅	离火	4.28	十五	戊申	乾金	5.28	十五	戊寅	离火	6.29	十八	庚戌	乾金	7.30	十九	辛巳	震木
2.28	十五	己酉	兑金	3.30	十五	己卯	震木	4.29	十六	己酉	兑金	5.29	十六	己卯	震木	6.30	十九	辛亥	兑金	7.31	二十	壬午	离火
3.1	十六	庚戌	乾金	3.31	十六	庚辰	离火	4.30	十七	庚戌	乾金	5.30	十七	庚辰	离火	7.1	二十	壬子	乾金	8.1	二一	癸未	震木
3.2	十七	辛亥	兑金	4.1	十七	辛巳	震木	5.1	十八	辛亥	兑金	5.31	十八	辛巳	震木	7.2	二一	癸丑	兑金	8.2	二二	甲申	离火
3.3	十八	壬子	乾金	4.2	十八	壬午	离火	5.2	十九	壬子	乾金	6.1	十九	壬午	离火	7.3	二二	甲寅	乾金	8.3	二三	乙酉	震木
3.4	十九	癸丑	兑金	4.3	十九	癸未	震木	5.3	二十	癸丑	兑金	6.2	二十	癸未	震木	7.4	二三	乙卯	兑金	8.4	二四	丙戌	离火
3.5	二十	甲寅	乾金	4.4	二十	甲申	离火	5.4	二一	甲寅	乾金	6.3	二一	甲申	离火	7.5	二四	丙辰	乾金	8.5	二五	丁亥	震木
												6.4	二二	乙酉	震木	7.6	二五	丁巳	兑金	8.6	二六	戊子	离火
												6.5	二三	丙戌	离火								

2010年8月7日–2011年2月3日，虎年、立秋，庚寅、六月、二七（庚寅、甲申、己丑）–虎年、庚寅、正月、初一（庚寅、己丑、己丑）

8.7–9.7，甲申月

日期	节气/日	干支	五行
8.7	立秋	己丑	兑金
8.8	二八	庚寅	乾金
8.9	二九	辛卯	兑金
8.10	七月	壬辰	乾金
8.11	初二	癸巳	兑金
8.12	初三	甲午	乾金
8.13	初四	乙未	兑金
8.14	初五	丙申	乾金
8.15	初六	丁酉	兑金
8.16	初七	戊戌	乾金
8.17	初八	己亥	兑金
8.18	初九	庚子	兑金
8.19	初十	辛丑	兑金
8.20	十一	壬寅	乾金
8.21	十二	癸卯	兑金
8.22	十三	甲辰	乾金
8.23	处暑	乙巳	兑金
8.24	十五	丙午	乾金
8.25	十六	丁未	兑金
8.26	十七	戊申	乾金
8.27	十八	己酉	兑金
8.28	十九	庚戌	乾金
8.29	二十	辛亥	兑金
8.30	二一	壬子	乾金
8.31	二二	癸丑	兑金
9.1	二三	甲寅	乾金
9.2	二四	乙卯	兑金
9.3	二五	丙辰	震木
9.4	二六	丁巳	兑金
9.5	二七	戊午	乾金
9.6	二八	己未	兑金
9.7	二九	庚申	乾金

9.8–10.7，乙酉月

日期	节气/日	干支	五行
9.8	白露	辛酉	震木
9.9	初二	壬戌	离火
9.10	初三	癸亥	震木
9.11	初四	甲子	离火
9.12	初五	乙丑	震木
9.13	初六	丙寅	离火
9.14	初七	丁卯	震木
9.15	初八	戊辰	离火
9.16	初九	己巳	震木
9.17	初十	庚午	离火
9.18	十一	辛未	震木
9.19	十二	壬申	离火
9.20	十三	癸酉	震木
9.21	十四	甲戌	离火
9.22	十五	乙亥	震木
9.23	秋分	丙子	离火
9.24	十七	丁丑	震木
9.25	十八	戊寅	离火
9.26	十九	己卯	震木
9.27	二十	庚辰	离火
9.28	二一	辛巳	震木
9.29	二二	壬午	离火
9.30	二三	癸未	震木
10.1	二四	甲申	离火
10.2	二五	乙酉	震木
10.3	二六	丙戌	离火
10.4	二七	丁亥	震木
10.5	二八	戊子	离火
10.6	二九	己丑	震木
10.7	三十	庚寅	离火

10.8–11.6，丙戌月

日期	节气/日	干支	五行
10.8	寒露	辛卯	兑金
10.9	初二	壬辰	乾金
10.10	初三	癸巳	兑金
10.11	初四	甲午	乾金
10.12	初五	乙未	兑金
10.13	初六	丙申	乾金
10.14	初七	丁酉	兑金
10.15	初八	戊戌	乾金
10.16	初九	己亥	兑金
10.17	初十	庚子	兑金
10.18	十一	辛丑	兑金
10.19	十二	壬寅	乾金
10.20	十三	癸卯	兑金
10.21	十四	甲辰	乾金
10.22	十五	乙巳	兑金
10.23	霜降	丙午	乾金
10.24	十七	丁未	兑金
10.25	十八	戊申	乾金
10.26	十九	己酉	兑金
10.27	二十	庚戌	乾金
10.28	二一	辛亥	兑金
10.29	二二	壬子	乾金
10.30	二三	癸丑	兑金
10.31	二四	甲寅	乾金
11.1	二五	乙卯	兑金
11.2	二六	丙辰	震木
11.3	二七	丁巳	兑金
11.4	二八	戊午	乾金
11.5	二九	己未	兑金
11.6	十月	庚申	乾金

11.7–12.6，丁亥月

日期	节气/日	干支	五行
11.7	立冬	辛酉	震木
11.8	初三	壬戌	离火
11.9	初四	癸亥	震木
11.10	初五	甲子	离火
11.11	初六	乙丑	震木
11.12	初七	丙寅	离火
11.13	初八	丁卯	震木
11.14	初九	戊辰	离火
11.15	初十	己巳	震木
11.16	十一	庚午	离火
11.17	十二	辛未	震木
11.18	十三	壬申	离火
11.19	十四	癸酉	震木
11.20	十五	甲戌	离火
11.21	十六	乙亥	震木
11.22	小雪	丙子	离火
11.23	十八	丁丑	震木
11.24	十九	戊寅	离火
11.25	二十	己卯	震木
11.26	二一	庚辰	离火
11.27	二二	辛巳	震木
11.28	二三	壬午	离火
11.29	二四	癸未	震木
11.30	二五	甲申	离火
12.1	二六	乙酉	震木
12.2	二七	丙戌	离火
12.3	二八	丁亥	震木
12.4	二九	戊子	离火
12.5	三十	己丑	震木
12.6	冬月	庚寅	离火

12.7–2011.1.5，戊子月

日期	节气/日	干支	五行
12.7	大雪	辛卯	兑金
12.8	初三	壬辰	乾金
12.9	初四	癸巳	兑金
12.10	初五	甲午	乾金
12.11	初六	乙未	兑金
12.12	初七	丙申	乾金
12.13	初八	丁酉	兑金
12.14	初九	戊戌	乾金
12.15	初十	己亥	兑金
12.16	十一	庚子	兑金
12.17	十二	辛丑	兑金
12.18	十三	壬寅	乾金
12.19	十四	癸卯	兑金
12.20	十五	甲辰	乾金
12.21	十六	乙巳	兑金
12.22	冬至	丙午	乾金
12.23	十八	丁未	兑金
12.24	十九	戊申	乾金
12.25	二十	己酉	兑金
12.26	二一	庚戌	乾金
12.27	二二	辛亥	兑金
12.28	二三	壬子	乾金
12.29	二四	癸丑	兑金
12.30	二五	甲寅	乾金
12.31	二六	乙卯	兑金
1.1	二七	丙辰	震木
1.2	二八	丁巳	兑金
1.3	二九	戊午	乾金
1.4	腊月	己未	兑金
1.5	初二	庚申	乾金

1.6–2.3，己丑月

日期	节气/日	干支	五行
1.6	小寒	辛酉	震木
1.7	初四	壬戌	离火
1.8	初五	癸亥	震木
1.9	初六	甲子	离火
1.10	初七	乙丑	震木
1.11	初八	丙寅	离火
1.12	初九	丁卯	震木
1.13	初十	戊辰	离火
1.14	十一	己巳	震木
1.15	十二	庚午	离火
1.16	十三	辛未	震木
1.17	十四	壬申	离火
1.18	十五	癸酉	震木
1.19	十六	甲戌	离火
1.20	大寒	乙亥	震木
1.21	十八	丙子	离火
1.22	十九	丁丑	震木
1.23	二十	戊寅	离火
1.24	二一	己卯	震木
1.25	二二	庚辰	离火
1.26	二三	辛巳	震木
1.27	二四	壬午	离火
1.28	二五	癸未	震木
1.29	二六	甲申	离火
1.30	二七	乙酉	震木
1.31	二八	丙戌	离火
2.1	二九	丁亥	震木
2.2	三十	戊子	离火
2.3	正月	己丑	震木

2011年2月4日–2011年8月7日，兔年、立春，辛卯、正月、初二（辛卯、庚寅、庚寅）–兔年、辛卯、七月、初八（辛卯、乙未、甲午）

2.4–3.5，庚寅月

日期	节气/日	干支	五行
2.4	立春	庚寅	巽木
2.5	初三	辛卯	坎水
2.6	初四	壬辰	巽木
2.7	初五	癸巳	坎水
2.8	初六	甲午	巽木
2.9	初七	乙未	坎水
2.10	初八	丙申	巽木
2.11	初九	丁酉	坎水
2.12	初十	戊戌	巽木
2.13	十一	己亥	坎水
2.14	十二	庚子	巽木
2.15	十三	辛丑	坎水
2.16	十四	壬寅	巽木
2.17	十五	癸卯	坎水
2.18	十六	甲辰	巽木
2.19	雨水	乙巳	坎水
2.20	十八	丙午	巽木
2.21	十九	丁未	坎水
2.22	二十	戊申	巽木
2.23	二一	己酉	坎水
2.24	二二	庚戌	巽木
2.25	二三	辛亥	坎水
2.26	二四	壬子	巽木
2.27	二五	癸丑	坎水
2.28	二六	甲寅	巽木
3.1	二七	乙卯	坎水
3.2	二八	丙辰	巽木
3.3	二九	丁巳	坎水
3.4	三十	戊午	巽木
3.5	二月	己未	坎水

3.6–4.4，辛卯月

日期	节气/日	干支	五行
3.6	惊蛰	庚申	艮土
3.7	初三	辛酉	坤土
3.8	初四	壬戌	艮土
3.9	初五	癸亥	坤土
3.10	初六	甲子	艮土
3.11	初七	乙丑	坤土
3.12	初八	丙寅	艮土
3.13	初九	丁卯	坤土
3.14	初十	戊辰	艮土
3.15	十一	己巳	坤土
3.16	十二	庚午	艮土
3.17	十三	辛未	坤土
3.18	十四	壬申	艮土
3.19	十五	癸酉	坤土
3.20	十六	甲戌	艮土
3.21	春分	乙亥	坤土
3.22	十八	丙子	艮土
3.23	十九	丁丑	坤土
3.24	二十	戊寅	艮土
3.25	二一	己卯	坤土
3.26	二二	庚辰	艮土
3.27	二三	辛巳	坤土
3.28	二四	壬午	艮土
3.29	二五	癸未	坤土
3.30	二六	甲申	艮土
3.31	二七	乙酉	坤土
4.1	二八	丙戌	艮土
4.2	二九	丁亥	坤土
4.3	三月	戊子	艮土
4.4	初二	己丑	坤土

4.5–5.5，壬辰月

日期	节气/日	干支	五行
4.5	清明	庚寅	巽木
4.6	初四	辛卯	坎水
4.7	初五	壬辰	巽木
4.8	初六	癸巳	坎水
4.9	初七	甲午	巽木
4.10	初八	乙未	坎水
4.11	初九	丙申	巽木
4.12	初十	丁酉	坎水
4.13	十一	戊戌	巽木
4.14	十二	己亥	坎水
4.15	十三	庚子	巽木
4.16	十四	辛丑	坎水
4.17	十五	壬寅	巽木
4.18	十六	癸卯	坎水
4.19	十七	甲辰	巽木
4.20	谷雨	乙巳	坎水
4.21	十九	丙午	巽木
4.22	二十	丁未	坎水
4.23	二一	戊申	巽木
4.24	二二	己酉	坎水
4.25	二三	庚戌	巽木
4.26	二四	辛亥	坎水
4.27	二五	壬子	巽木
4.28	二六	癸丑	坎水
4.29	二七	甲寅	巽木
4.30	二八	乙卯	坎水
5.1	二九	丙辰	巽木
5.2	三十	丁巳	坎水
5.3	四月	戊午	巽木
5.4	初二	己未	坎水
5.5	初三	庚申	巽木

5.6–6.5，癸巳月

日期	节气/日	干支	五行
5.6	立夏	辛酉	坤土
5.7	初五	壬戌	艮土
5.8	初六	癸亥	坤土
5.9	初七	甲子	艮土
5.10	初八	乙丑	坤土
5.11	初九	丙寅	艮土
5.12	初十	丁卯	坤土
5.13	十一	戊辰	艮土
5.14	十二	己巳	坤土
5.15	十三	庚午	艮土
5.16	十四	辛未	坤土
5.17	十五	壬申	艮土
5.18	十六	癸酉	坤土
5.19	十七	甲戌	艮土
5.20	十八	乙亥	坤土
5.21	小满	丙子	艮土
5.22	二十	丁丑	坤土
5.23	二一	戊寅	艮土
5.24	二二	己卯	坤土
5.25	二三	庚辰	艮土
5.26	二四	辛巳	坤土
5.27	二五	壬午	艮土
5.28	二六	癸未	坤土
5.29	二七	甲申	艮土
5.30	二八	乙酉	坤土
5.31	二九	丙戌	艮土
6.1	三十	丁亥	坤土
6.2	五月	戊子	艮土
6.3	初二	己丑	坤土
6.4	初三	庚寅	艮土
6.5	初四	辛卯	坤土

6.6–7.6，甲午月

日期	节气/日	干支	五行
6.6	芒种	壬辰	艮土
6.7	初六	癸巳	坎水
6.8	初七	甲午	艮土
6.9	初八	乙未	坎水
6.10	初九	丙申	巽木
6.11	初十	丁酉	坎水
6.12	十一	戊戌	艮土
6.13	十二	己亥	坎水
6.14	十三	庚子	艮土
6.15	十四	辛丑	坎水
6.16	十五	壬寅	艮土
6.17	十六	癸卯	坎水
6.18	十七	甲辰	巽木
6.19	十八	乙巳	坎水
6.20	十九	丙午	巽木
6.21	二十	丁未	坎水
6.22	夏至	戊申	艮土
6.23	二二	己酉	坎水
6.24	二三	庚戌	艮土
6.25	二四	辛亥	坎水
6.26	二五	壬子	艮土
6.27	二六	癸丑	坎水
6.28	二七	甲寅	巽木
6.29	二八	乙卯	坎水
6.30	二九	丙辰	巽木
7.1	六月	丁巳	坎水
7.2	初二	戊午	艮土
7.3	初三	己未	坎水
7.4	初四	庚申	艮土
7.5	初五	辛酉	坎水
7.6	初六	壬戌	巽木

7.7–8.7，乙未月

日期	节气/日	干支	五行
7.7	小暑	癸亥	坤土
7.8	初八	甲子	艮土
7.9	初九	乙丑	坤土
7.10	初十	丙寅	艮土
7.11	十一	丁卯	坤土
7.12	十二	戊辰	艮土
7.13	十三	己巳	坤土
7.14	十四	庚午	艮土
7.15	十五	辛未	坤土
7.16	十六	壬申	艮土
7.17	十七	癸酉	坤土
7.18	十八	甲戌	艮土
7.19	十九	乙亥	坤土
7.20	二十	丙子	艮土
7.21	二一	丁丑	坤土
7.22	二二	戊寅	艮土
7.23	大暑	己卯	坤土
7.24	二四	庚辰	艮土
7.25	二五	辛巳	坤土
7.26	二六	壬午	艮土
7.27	二七	癸未	坤土
7.28	二八	甲申	艮土
7.29	二九	乙酉	坤土
7.30	三十	丙戌	艮土
7.31	七月	丁亥	坤土
8.1	初二	戊子	艮土
8.2	初三	己丑	坤土
8.3	初四	庚寅	艮土
8.4	初五	辛卯	坤土
8.5	初六	壬辰	艮土
8.6	初七	癸巳	坤土
8.7	初八	甲午	艮土

2011年8月8日-2012年2月3日，兔年、立秋，辛卯、七月、初九（辛卯、丙申、乙未）-兔年，辛卯、正月、十二（辛卯、辛丑、甲午）

8.8-9.7, 丙申月				9.8-10.7, 丁酉月				10.8-11.7, 戊戌月				11.8-12.6, 己亥月				12.7-2012.1.5, 庚子月				1.6-2.3, 辛丑月			
8.8	立秋	乙未	坎水	9.8	白露	丙寅	艮土	10.8	寒露	丙申	巽木	11.8	立冬	丁卯	坤土	12.7	大雪	丙申	巽木	1.6	小寒	丙寅	艮土
8.9	初十	丙申	巽木	9.9	十二	丁卯	坤土	10.9	十三	丁酉	坎水	11.9	十四	戊辰	艮土	12.8	十四	丁酉	坎水	1.7	十四	丁卯	坤土
8.10	十一	丁酉	坎水	9.10	十三	戊辰	艮土	10.10	十四	戊戌	艮土	11.10	十五	己巳	坤土	12.9	十五	戊戌	艮土	1.8	十五	戊辰	艮土
8.11	十二	戊戌	艮土	9.11	十四	己巳	坤土	10.11	十五	己亥	艮土	11.11	十六	庚午	艮土	12.10	十六	己亥	艮土	1.9	十六	己巳	坤土
8.12	十三	己亥	艮土	9.12	十五	庚午	艮土	10.12	十六	庚子	巽木	11.12	十七	辛未	坤土	12.11	十七	庚子	巽木	1.10	十七	庚午	艮土
8.13	十四	庚子	巽木	9.13	十六	辛未	坤土	10.13	十七	辛丑	坎水	11.13	十八	壬申	艮土	12.12	十八	辛丑	坎水	1.11	十八	辛未	坤土
8.14	十五	辛丑	坎水	9.14	十七	壬申	艮土	10.14	十八	壬寅	巽木	11.14	十九	癸酉	坤土	12.13	十九	壬寅	巽木	1.12	十九	壬申	艮土
8.15	十六	壬寅	坎水	9.15	十八	癸酉	坤土	10.15	十九	癸卯	坎水	11.15	二十	甲戌	艮土	12.14	二十	癸卯	坎水	1.13	二十	癸酉	坤土
8.16	十七	癸卯	坎水	9.16	十九	甲戌	艮土	10.16	二十	甲辰	巽木	11.16	二一	乙亥	坤土	12.15	二一	甲辰	巽木	1.14	二一	甲戌	艮土
8.17	十八	甲辰	坎水	9.17	二十	乙亥	坤土	10.17	二一	乙巳	巽木	11.17	二二	丙子	艮土	12.16	二二	乙巳	巽木	1.15	二二	乙亥	坤土
8.18	十九	乙巳	坎水	9.18	二一	丙子	艮土	10.18	二二	丙午	巽木	11.18	二三	丁丑	坤土	12.17	二三	丙午	巽木	1.16	二三	丙子	艮土
8.19	二十	丙午	巽木	9.19	二二	丁丑	坤土	10.19	二三	丁未	坎水	11.19	二四	戊寅	艮土	12.18	二四	丁未	坎水	1.17	二四	丁丑	坤土
8.20	二一	丁未	坎水	9.20	二三	戊寅	艮土	10.20	二四	戊申	巽木	11.20	二五	己卯	坤土	12.19	二五	戊申	巽木	1.18	二五	戊寅	艮土
8.21	二二	戊申	巽木	9.21	二四	己卯	坤土	10.21	二五	己酉	坎水	11.21	二六	庚辰	艮土	12.20	二六	己酉	坎水	1.19	二六	己卯	坤土
8.22	二三	己酉	坎水	9.22	二五	庚辰	艮土	10.22	二六	庚戌	巽木	11.22	二七	辛巳	坤土	12.21	二七	庚戌	巽木	1.20	二七	庚辰	艮土
8.23	处暑	庚戌	巽木	9.23	秋分	辛巳	坤土	10.23	二七	辛亥	坎水	11.23	小雪	壬午	艮土	12.22	冬至	辛亥	坎水	1.21	大寒	辛巳	坤土
8.24	二五	辛亥	坎水	9.24	二七	壬午	艮土	10.24	霜降	壬子	巽木	11.24	二九	癸未	坤土	12.23	二九	壬子	巽木	1.22	二九	壬午	艮土
8.25	二六	壬子	巽木	9.25	二八	癸未	坤土	10.25	二九	癸丑	坎水	11.25	冬月	甲申	艮土	12.24	三十	癸丑	坎水	1.23	正月	癸未	坤土
8.26	二七	癸丑	坎水	9.26	二九	甲申	艮土	10.26	三十	甲寅	巽木	11.26	初二	乙酉	坤土	12.25	腊月	甲寅	巽木	1.24	初二	甲申	艮土
8.27	二八	甲寅	巽木	9.27	九月	乙酉	坤土	10.27	十月	乙卯	坎水	11.27	初三	丙戌	艮土	12.26	初二	乙卯	坎水	1.25	初三	乙酉	坤土
8.28	二九	乙卯	巽木	9.28	初二	丙戌	艮土	10.28	初二	丙辰	巽木	11.28	初四	丁亥	坤土	12.27	初三	丙辰	巽木	1.26	初四	丙戌	艮土
8.29	三十	丙辰	坎水	9.29	初三	丁亥	坤土	10.29	初三	丁巳	巽木	11.29	初五	戊子	艮土	12.28	初四	丁巳	巽木	1.27	初五	丁亥	坤土
8.30	初二	丁巳	巽木	9.30	初四	戊子	艮土	10.30	初四	戊午	巽木	11.30	初六	己丑	坤土	12.29	初五	戊午	巽木	1.28	初六	戊子	艮土
8.31	初三	戊午	巽木	10.1	初五	己丑	坤土	10.31	初五	己未	坎水	12.1	初七	庚寅	艮土	12.30	初六	己未	坎水	1.29	初七	己丑	坤土
9.1	初四	己未	坎水	10.2	初六	庚寅	艮土	11.1	初六	庚申	巽木	12.2	初八	辛卯	坤土	12.31	初七	庚申	巽木	1.30	初八	庚寅	艮土
9.2	初五	庚申	巽木	10.3	初七	辛卯	坤土	11.2	初七	辛酉	坎水	12.3	初九	壬辰	艮土	1.1	初八	辛酉	坎水	1.31	初九	辛卯	坤土
9.3	初六	辛酉	坎水	10.4	初八	壬辰	艮土	11.3	初八	壬戌	巽木	12.4	初十	癸巳	坤土	1.2	初九	壬戌	巽木	2.1	初十	壬辰	艮土
9.4	初七	壬戌	巽木	10.5	初九	癸巳	坤土	11.4	初九	癸亥	巽木	12.5	十一	甲午	艮土	1.3	初十	癸亥	巽木	2.2	十一	癸巳	坤土
9.5	初八	癸亥	巽木	10.6	初十	甲午	艮土	11.5	初十	甲子	巽木	12.6	十二	乙未	坤土	1.4	十一	甲子	巽木	2.3	十二	甲午	艮土
9.6	初九	甲子	巽木	10.7	十一	乙未	坤土	11.6	十一	乙丑	坎水					1.5	十二	乙丑	坎水				
9.7	初十	乙丑	坎水					11.7	十二	丙寅	巽木												

2012年2月4日-2012年8月6日，龙年、立春，壬辰、正月、十三（壬辰、壬寅、乙未）-龙年，壬辰、六月、十九（壬辰、丁未、己亥）

2.4-3.4, 壬寅月				3.5-4.3, 癸卯月				4.4-5.4, 甲辰月				5.5-6.4, 乙巳月				6.5-7.6, 丙午月				7.7-8.6, 丁未月			
2.4	立春	乙未	兑金	3.5	惊蛰	乙丑	震木	4.4	清明	乙未	兑金	5.5	立夏	丙寅	离火	6.5	芒种	丁酉	兑金	7.7	小暑	己巳	震木
2.5	十四	丙申	乾金	3.6	十四	丙寅	离火	4.5	十五	丙申	乾金	5.6	十六	丁卯	震木	6.6	十七	戊戌	乾金	7.8	二十	庚午	离火
2.6	十五	丁酉	兑金	3.7	十五	丁卯	震木	4.6	十六	丁酉	兑金	5.7	十七	戊辰	离火	6.7	十八	己亥	乾金	7.9	二一	辛未	震木
2.7	十六	戊戌	乾金	3.8	十六	戊辰	离火	4.7	十七	戊戌	乾金	5.8	十八	己巳	震木	6.8	十九	庚子	乾金	7.10	二二	壬申	离火
2.8	十七	己亥	乾金	3.9	十七	己巳	震木	4.8	十八	己亥	乾金	5.9	十九	庚午	离火	6.9	二十	辛丑	兑金	7.11	二三	癸酉	震木
2.9	十八	庚子	乾金	3.10	十八	庚午	离火	4.9	十九	庚子	乾金	5.10	二十	辛未	震木	6.10	二一	壬寅	乾金	7.12	二四	甲戌	离火
2.10	十九	辛丑	兑金	3.11	十九	辛未	震木	4.10	二十	辛丑	兑金	5.11	二一	壬申	离火	6.11	二二	癸卯	乾金	7.13	二五	乙亥	震木
2.11	二十	壬寅	乾金	3.12	二十	壬申	离火	4.11	二一	壬寅	乾金	5.12	二二	癸酉	震木	6.12	二三	甲辰	乾金	7.14	二六	丙子	离火
2.12	二一	癸卯	乾金	3.13	二一	癸酉	震木	4.12	二二	癸卯	乾金	5.13	二三	甲戌	离火	6.13	二四	乙巳	乾金	7.15	二七	丁丑	震木
2.13	二二	甲辰	乾金	3.14	二二	甲戌	离火	4.13	二三	甲辰	乾金	5.14	二四	乙亥	震木	6.14	二五	丙午	乾金	7.16	二八	戊寅	离火
2.14	二三	乙巳	乾金	3.15	二三	乙亥	震木	4.14	二四	乙巳	乾金	5.15	二五	丙子	离火	6.15	二六	丁未	兑金	7.17	二九	己卯	震木
2.15	二四	丙午	乾金	3.16	二四	丙子	离火	4.15	二五	丙午	乾金	5.16	二六	丁丑	震木	6.16	二七	戊申	乾金	7.18	三十	庚辰	离火
2.16	二五	丁未	兑金	3.17	二五	丁丑	震木	4.16	二六	丁未	兑金	5.17	二七	戊寅	离火	6.17	二八	己酉	兑金	7.19	六月	辛巳	震木
2.17	二六	戊申	乾金	3.18	二六	戊寅	离火	4.17	二七	戊申	乾金	5.18	二八	己卯	震木	6.18	二九	庚戌	乾金	7.20	初二	壬午	离火
2.18	二七	己酉	兑金	3.19	二七	己卯	震木	4.18	二八	己酉	兑金	5.19	二九	庚辰	离火	6.19	五月	辛亥	兑金	7.21	初三	癸未	震木
2.19	雨水	庚戌	乾金	3.20	春分	庚辰	离火	4.19	二九	庚戌	乾金	5.20	小满	辛巳	震木	6.20	初二	壬子	乾金	7.22	大暑	甲申	离火
2.20	二九	辛亥	兑金	3.21	二九	辛巳	震木	4.20	谷雨	辛亥	兑金	5.21	闰四月	壬午	震木	6.21	夏至	癸丑	乾金	7.23	初五	乙酉	震木
2.21	三十	壬子	乾金	3.22	三月	壬午	离火	4.21	四月	壬子	乾金	5.22	初二	癸未	震木	6.22	初四	甲寅	乾金	7.24	初六	丙戌	离火
2.22	二月	癸丑	乾金	3.23	初二	癸未	震木	4.22	初二	癸丑	乾金	5.23	初三	甲申	离火	6.23	初五	乙卯	乾金	7.25	初七	丁亥	震木
2.23	初二	甲寅	乾金	3.24	初三	甲申	离火	4.23	初三	甲寅	乾金	5.24	初四	乙酉	震木	6.24	初六	丙辰	乾金	7.26	初八	戊子	离火
2.24	初三	乙卯	乾金	3.25	初四	乙酉	震木	4.24	初四	乙卯	乾金	5.25	初五	丙戌	离火	6.25	初七	丁巳	乾金	7.27	初九	己丑	震木
2.25	初四	丙辰	乾金	3.26	初五	丙戌	离火	4.25	初五	丙辰	乾金	5.26	初六	丁亥	震木	6.26	初八	戊午	乾金	7.28	初十	庚寅	离火
2.26	初五	丁巳	乾金	3.27	初六	丁亥	震木	4.26	初六	丁巳	乾金	5.27	初七	戊子	离火	6.27	初九	己未	兑金	7.29	十一	辛卯	震木
2.27	初六	戊午	乾金	3.28	初七	戊子	离火	4.27	初七	戊午	乾金	5.28	初八	己丑	震木	6.28	初十	庚申	乾金	7.30	十二	壬辰	离火
2.28	初七	己未	兑金	3.29	初八	己丑	震木	4.28	初八	己未	兑金	5.29	初九	庚寅	离火	6.29	十一	辛酉	兑金	7.31	十三	癸巳	震木
2.29	初八	庚申	乾金	3.30	初九	庚寅	离火	4.29	初九	庚申	乾金	5.30	初十	辛卯	震木	6.30	十二	壬戌	乾金	8.1	十四	甲午	离火
3.1	初九	辛酉	兑金	3.31	初十	辛卯	震木	4.30	初十	辛酉	兑金	5.31	十一	壬辰	离火	7.1	十三	癸亥	乾金	8.2	十五	乙未	震木
3.2	初十	壬戌	乾金	4.1	十一	壬辰	离火	5.1	十一	壬戌	乾金	6.1	十二	癸巳	震木	7.2	十四	甲子	乾金	8.3	十六	丙申	离火
3.3	十一	癸亥	乾金	4.2	十二	癸巳	震木	5.2	十二	癸亥	乾金	6.2	十三	甲午	离火	7.3	十五	乙丑	兑金	8.4	十七	丁酉	兑金
3.4	十二	甲子	乾金	4.3	十三	甲午	离火	5.3	十三	甲子	乾金	6.3	十四	乙未	震木	7.4	十六	丙寅	乾金	8.5	十八	戊戌	离火
								5.4	十四	乙丑	兑金	6.4	十五	丙申	离火	7.5	十七	丁卯	兑金	8.6	十九	己亥	震木
																7.6	十八	戊辰	乾金				

2012年8月7日–2013年2月3日，龙年、立春，壬辰、六月、二十（壬辰、戊申、庚子）– 龙年，壬辰、腊月、二三（壬辰、癸丑、庚子）

8.7–9.6 戊申月				9.7–10.7 己酉月				10.8–11.6 庚戌月				11.7–12.6 辛亥月				12.7–2013.1.4 壬子月				1.5–2.3 癸丑月			
8.7	立秋	庚子	乾金	9.7	白露	辛未	震木	10.8	寒露	壬寅	乾金	11.7	立冬	壬申	离火	12.7	大雪	壬寅	乾金	1.5	小寒	辛未	震木
8.8	二一	辛丑	兑金	9.8	二三	壬申	离火	10.9	二四	癸卯	兑金	11.8	二五	癸酉	震木	12.8	二五	癸卯	兑金	1.6	二五	壬申	离火
8.9	二二	壬寅	乾金	9.9	二四	癸酉	震木	10.10	二五	甲辰	乾金	11.9	二六	甲戌	离火	12.9	二六	甲辰	乾金	1.7	二六	癸酉	震木
8.10	二三	癸卯	兑金	9.10	二五	甲戌	离火	10.11	二六	乙巳	兑金	11.10	二七	乙亥	震木	12.10	二七	乙巳	兑金	1.8	二七	甲戌	离火
8.11	二四	甲辰	乾金	9.11	二六	乙亥	震木	10.12	二七	丙午	乾金	11.11	二八	丙子	离火	12.11	二八	丙午	乾金	1.9	二八	乙亥	震木
8.12	二五	乙巳	兑金	9.12	二七	丙子	离火	10.13	二八	丁未	兑金	11.12	二九	丁丑	震木	12.12	二九	丁未	兑金	1.10	二九	丙子	离火
8.13	二六	丙午	乾金	9.13	二八	丁丑	震木	10.14	二九	戊申	乾金	11.13	三十	戊寅	离火	12.13	冬月	戊申	乾金	1.11	三十	丁丑	震木
8.14	二七	丁未	兑金	9.14	二九	戊寅	离火	10.15	九月	己酉	兑金	11.14	十月	己卯	震木	12.14	初二	己酉	兑金	1.12	腊月	戊寅	离火
8.15	二八	戊申	乾金	9.15	三十	己卯	震木	10.16	初二	庚戌	乾金	11.15	初二	庚辰	离火	12.15	初三	庚戌	乾金	1.13	初二	己卯	震木
8.16	二九	己酉	兑金	9.16	八月	庚辰	离火	10.17	初三	辛亥	兑金	11.16	初三	辛巳	震木	12.16	初四	辛亥	兑金	1.14	初三	庚辰	离火
8.17	七月	庚戌	乾金	9.17	初二	辛巳	震木	10.18	初四	壬子	乾金	11.17	初四	壬午	离火	12.17	初五	壬子	乾金	1.15	初四	辛巳	震木
8.18	初二	辛亥	兑金	9.18	初三	壬午	离火	10.19	初五	癸丑	兑金	11.18	初五	癸未	震木	12.18	初六	癸丑	兑金	1.16	初五	壬午	离火
8.19	初三	壬子	乾金	9.19	初四	癸未	震木	10.20	初六	甲寅	乾金	11.19	初六	甲申	离火	12.19	初七	甲寅	乾金	1.17	初六	癸未	震木
8.20	初四	癸丑	兑金	9.20	初五	甲申	离火	10.21	初七	乙卯	兑金	11.20	初七	乙酉	震木	12.20	初八	乙卯	兑金	1.18	初七	甲申	离火
8.21	初五	甲寅	乾金	9.21	初六	乙酉	震木	10.22	初八	丙辰	乾金	11.21	初八	丙戌	离火	12.21	冬至	丙辰	乾金	1.19	初八	乙酉	震木
8.22	处暑	乙卯	兑金	9.22	秋分	丙戌	离火	10.23	霜降	丁巳	兑金	11.22	小雪	丁亥	震木	12.22	初十	丁巳	兑金	1.20	大寒	丙戌	离火
8.23	初七	丙辰	乾金	9.23	初八	丁亥	震木	10.24	初十	戊午	乾金	11.23	初十	戊子	离火	12.23	十一	戊午	乾金	1.21	初十	丁亥	震木
8.24	初八	丁巳	兑金	9.24	初九	戊子	离火	10.25	十一	己未	兑金	11.24	十一	己丑	震木	12.24	十二	己未	兑金	1.22	十一	戊子	离火
8.25	初九	戊午	乾金	9.25	初十	己丑	震木	10.26	十二	庚申	乾金	11.25	十二	庚寅	离火	12.25	十三	庚申	乾金	1.23	十二	己丑	震木
8.26	初十	己未	兑金	9.26	十一	庚寅	离火	10.27	十三	辛酉	兑金	11.26	十三	辛卯	震木	12.26	十四	辛酉	兑金	1.24	十三	庚寅	离火
8.27	十一	庚申	乾金	9.27	十二	辛卯	震木	10.28	十四	壬戌	乾金	11.27	十四	壬辰	离火	12.27	十五	壬戌	乾金	1.25	十四	辛卯	震木
8.28	十二	辛酉	兑金	9.28	十三	壬辰	离火	10.29	十五	癸亥	兑金	11.28	十五	癸巳	震木	12.28	十六	癸亥	兑金	1.26	十五	壬辰	离火
8.29	十三	壬戌	乾金	9.29	十四	癸巳	震木	10.30	十六	甲子	乾金	11.29	十六	甲午	离火	12.29	十七	甲子	乾金	1.27	十六	癸巳	震木
8.30	十四	癸亥	兑金	9.30	十五	甲午	离火	10.31	十七	乙丑	兑金	11.30	十七	乙未	震木	12.30	十八	乙丑	兑金	1.28	十七	甲午	离火
8.31	十五	甲子	乾金	10.1	十六	乙未	震木	11.1	十八	丙寅	乾金	12.1	十八	丙申	离火	12.31	十九	丙寅	乾金	1.29	十八	乙未	震木
9.1	十六	乙丑	兑金	10.2	十七	丙申	离火	11.2	十九	丁卯	兑金	12.2	十九	丁酉	震木	1.1	二十	丁卯	兑金	1.30	十九	丙申	离火
9.2	十七	丙寅	乾金	10.3	十八	丁酉	震木	11.3	二十	戊辰	乾金	12.3	二十	戊戌	离火	1.2	二一	戊辰	乾金	1.31	二十	丁酉	震木
9.3	十八	丁卯	兑金	10.4	十九	戊戌	离火	11.4	二一	己巳	兑金	12.4	二一	己亥	震木	1.3	二二	己巳	兑金	2.1	二一	戊戌	离火
9.4	十九	戊辰	乾金	10.5	二十	己亥	震木	11.5	二二	庚午	乾金	12.5	二二	庚子	离火	1.4	二三	庚午	乾金	2.2	二二	己亥	震木
8.5	二十	己巳	兑金	10.6	二一	庚子	离火	11.6	二三	辛丑	兑金	12.6	二三	辛丑	震木					2.3	二三	庚子	离火
9.6	二一	庚午	乾金	10.7	二二	辛丑	震木																

2013年2月4日–2013年8月6日，蛇年、立春，癸巳、腊月、二四（癸巳、甲寅、辛丑）– 蛇年，癸巳、六月、三十（癸巳、己未、甲辰）

2.4–3.4 甲寅月				3.5–4.4 乙卯月				4.5–5.4 丙辰月				5.5–6.4 丁巳月				6.5–7.6 戊午月				7.7–8.6 己未月			
2.4	立春	辛丑	坎水	3.5	惊蛰	庚午	坤土	4.5	清明	辛丑	坎水	5.5	立夏	辛未	坤土	6.5	芒种	壬寅	巽木	7.7	小暑	甲戌	艮土
2.5	二五	壬寅	巽木	3.6	二五	辛未	艮土	4.6	二六	壬寅	巽木	5.6	二七	壬申	艮土	6.6	二八	癸卯	坎水	7.8	六月	乙亥	坤土
2.6	二六	癸卯	坎水	3.7	二六	壬申	艮土	4.7	二七	癸卯	坎水	5.7	二八	癸酉	坤土	6.7	二九	甲辰	巽木	7.9	初二	丙子	艮土
2.7	二七	甲辰	巽木	3.8	二七	癸酉	坤土	4.8	二八	甲辰	巽木	5.8	二九	甲戌	艮土	6.8	五月	乙巳	坎水	7.10	初三	丁丑	坤土
2.8	二八	乙巳	坎水	3.9	二八	甲戌	艮土	4.9	二九	乙巳	坎水	5.9	三十	乙亥	坤土	6.9	初二	丙午	巽木	7.11	初四	戊寅	艮土
2.9	二九	丙午	巽木	3.10	二九	乙亥	坤土	4.10	三月	丙午	巽木	5.10	四月	丙子	艮土	6.10	初三	丁未	坎水	7.12	初五	己卯	坤土
2.10	正月	丁未	坎水	3.11	三十	丙子	艮土	4.11	初二	丁未	坎水	5.11	初二	丁丑	坤土	6.11	初四	戊申	巽木	7.13	初六	庚辰	艮土
2.11	初二	戊申	巽木	3.12	二月	丁丑	坤土	4.12	初三	戊申	巽木	5.12	初三	戊寅	艮土	6.12	初五	己酉	坎水	7.14	初七	辛巳	坤土
2.12	初三	己酉	坎水	3.13	初二	戊寅	艮土	4.13	初四	己酉	坎水	5.13	初四	己卯	坤土	6.13	初六	庚戌	巽木	7.15	初八	壬午	艮土
2.13	初四	庚戌	巽木	3.14	初三	己卯	坤土	4.14	初五	庚戌	巽木	5.14	初五	庚辰	艮土	6.14	初七	辛亥	坎水	7.16	初九	癸未	坤土
2.14	初五	辛亥	坎水	3.15	初四	庚辰	艮土	4.15	初六	辛亥	坎水	5.15	初六	辛巳	坤土	6.15	初八	壬子	巽木	7.17	初十	甲申	艮土
2.15	初六	壬子	巽木	3.16	初五	辛巳	坤土	4.16	初七	壬子	巽木	5.16	初七	壬午	艮土	6.16	初九	癸丑	坎水	7.18	十一	乙酉	坤土
2.16	初七	癸丑	坎水	3.17	初六	壬午	艮土	4.17	初八	癸丑	坎水	5.17	初八	癸未	坤土	6.17	初十	甲寅	巽木	7.19	十二	丙戌	艮土
2.17	初八	甲寅	巽木	3.18	初七	癸未	坤土	4.18	初九	甲寅	巽木	5.18	初九	甲申	艮土	6.18	十一	乙卯	坎水	7.20	十三	丁亥	坤土
2.18	雨水	乙卯	坎水	3.19	初八	甲申	艮土	4.19	初十	乙卯	坎水	5.19	初十	乙酉	坤土	6.19	十二	丙辰	巽木	7.21	十四	戊子	艮土
2.19	初十	丙辰	巽木	3.20	春分	乙酉	坤土	4.20	谷雨	丙辰	巽木	5.20	十一	丙戌	艮土	6.20	十三	丁巳	坎水	7.22	大暑	己丑	坤土
2.20	十一	丁巳	坎水	3.21	初十	丙戌	艮土	4.21	十二	丁巳	坎水	5.21	小满	丁亥	坤土	6.21	夏至	戊午	巽木	7.23	十六	庚寅	艮土
2.21	十二	戊午	巽木	3.22	十一	丁亥	坤土	4.22	十三	戊午	巽木	5.22	十三	戊子	艮土	6.22	十五	己未	坎水	7.24	十七	辛卯	坤土
2.22	十三	己未	坎水	3.23	十二	戊子	艮土	4.23	十四	己未	坎水	5.23	十四	己丑	坤土	6.23	十六	庚申	巽木	7.25	十八	壬辰	艮土
2.23	十四	庚申	巽木	3.24	十三	己丑	坤土	4.24	十五	庚申	巽木	5.24	十五	庚寅	艮土	6.24	十七	辛酉	坎水	7.26	十九	癸巳	坤土
2.24	十五	辛酉	坎水	3.25	十四	庚寅	艮土	4.25	十六	辛酉	坎水	5.25	十六	辛卯	坤土	6.25	十八	壬戌	巽木	7.27	二十	甲午	艮土
2.25	十六	壬戌	巽木	3.26	十五	辛卯	坤土	4.26	十七	壬戌	巽木	5.26	十七	壬辰	艮土	6.26	十九	癸亥	坎水	7.28	二一	乙未	坤土
2.26	十七	癸亥	坎水	3.27	十六	壬辰	艮土	4.27	十八	癸亥	坎水	5.27	十八	癸巳	坤土	6.27	二十	甲子	巽木	7.29	二二	丙申	艮土
2.27	十八	甲子	巽木	3.28	十七	癸巳	坤土	4.28	十九	甲子	巽木	5.28	十九	甲午	艮土	6.28	二一	乙丑	坎水	7.30	二三	丁酉	坤土
2.28	十九	乙丑	坎水	3.29	十八	甲午	艮土	4.29	二十	乙丑	坎水	5.29	二十	乙未	坤土	6.29	二二	丙寅	巽木	7.31	二四	戊戌	艮土
3.1	二十	丙寅	巽木	3.30	十九	乙未	坤土	4.30	二一	丙寅	巽木	5.30	二一	丙申	艮土	6.30	二三	丁卯	坎水	8.1	二五	己亥	坤土
3.2	二一	丁卯	坎水	3.31	二十	丙申	艮土	5.1	二二	丁卯	坎水	5.31	二二	丁酉	坤土	7.1	二四	戊辰	巽木	8.2	二六	庚子	艮土
3.3	二二	戊辰	巽木	4.1	二一	丁酉	坤土	5.2	二三	戊辰	巽木	6.1	二三	戊戌	艮土	7.2	二五	己巳	坎水	8.3	二七	辛丑	坤土
3.4	二三	己巳	坎水	4.2	二二	戊戌	艮土	5.3	二四	己巳	坎水	6.2	二四	己亥	坤土	7.3	二六	庚午	巽木	8.4	二八	壬寅	艮土
				4.3	二三	己亥	坤土	5.4	二五	庚午	巽木	6.3	二五	庚子	艮土	7.4	二七	辛未	坎水	8.5	二九	癸卯	坤土
				4.4	二四	庚子	艮土					6.4	二六	辛丑	坤土	7.5	二八	壬申	巽木	8.6	三十	甲辰	艮土
																7.6	二九	癸酉	坎水				

2013 年 8 月 7 日 –2014 年 2 月 3 日，蛇年、立秋，癸巳、七月、初一（癸巳、庚申、乙巳）– 蛇年，癸巳，正月、初四（癸巳、乙丑、乙巳）

8.7–9.6，庚申月				9.7–10.7，辛酉月				10.8–11.6，壬戌月				11.7–12.6，癸亥月				12.7–2014.1.4，甲子月				1.5–2.3，乙丑月			
8.7	立秋	乙巳	坎水	9.7	白露	丙子	艮土	10.8	寒露	丁未	坎水	11.7	立冬	丁丑	坤土	12.7	大雪	丁未	坎水	1.5	小寒	丙子	艮土
8.8	初二	丙午	巽木	9.8	初四	丁丑	坤土	10.9	初五	戊申	巽木	11.8	初六	戊寅	艮土	12.8	初六	戊申	巽木	1.6	初六	丁丑	坤土
8.9	初三	丁未	坎水	9.9	初五	戊寅	艮土	10.10	初六	己酉	坎水	11.9	初七	己卯	坤土	12.9	初七	己酉	坎水	1.7	初七	戊寅	艮土
8.10	初四	戊申	巽木	9.10	初六	己卯	坤土	10.11	初七	庚戌	巽木	11.10	初八	庚辰	艮土	12.10	初八	庚戌	巽木	1.8	初八	己卯	坤土
8.11	初五	己酉	坎水	9.11	初七	庚辰	艮土	10.12	初八	辛亥	坎水	11.11	初九	辛巳	坤土	12.11	初九	辛亥	坎水	1.9	初九	庚辰	艮土
8.12	初六	庚戌	巽木	9.12	初八	辛巳	坤土	10.13	初九	壬子	巽木	11.12	初十	壬午	艮土	12.12	初十	壬子	巽木	1.10	初十	辛巳	坤土
8.13	初七	辛亥	坎水	9.13	初九	壬午	艮土	10.14	初十	癸丑	坎水	11.13	十一	癸未	坤土	12.13	十一	癸丑	坎水	1.11	十一	壬午	艮土
8.14	初八	壬子	巽木	9.14	初十	癸未	坤土	10.15	十一	甲寅	巽木	11.14	十二	甲申	艮土	12.14	十二	甲寅	巽木	1.12	十二	癸未	坤土
8.15	初九	癸丑	坎水	9.15	十一	甲申	艮土	10.16	十二	乙卯	坎水	11.15	十三	乙酉	坤土	12.15	十三	乙卯	坎水	1.13	十三	甲申	艮土
8.16	初十	甲寅	巽木	9.16	十二	乙酉	坤土	10.17	十三	丙辰	巽木	11.16	十四	丙戌	艮土	12.16	十四	丙辰	巽木	1.14	十四	乙酉	坤土
8.17	十一	乙卯	坎水	9.17	十三	丙戌	艮土	10.18	十四	丁巳	坎水	11.17	十五	丁亥	坤土	12.17	十五	丁巳	坎水	1.15	十五	丙戌	艮土
8.18	十二	丙辰	巽木	9.18	十四	丁亥	坤土	10.19	十五	戊午	巽木	11.18	十六	戊子	艮土	12.18	十六	戊午	巽木	1.16	十六	丁亥	坤土
8.19	十三	丁巳	坎水	9.19	十五	戊子	艮土	10.20	十六	己未	坎水	11.19	十七	己丑	坤土	12.19	十七	己未	坎水	1.17	十七	戊子	艮土
8.20	十四	戊午	巽木	9.20	十六	己丑	坤土	10.21	十七	庚申	巽木	11.20	十八	庚寅	艮土	12.20	十八	庚申	巽木	1.18	十八	己丑	坤土
8.21	十五	己未	坎水	9.21	十七	庚寅	艮土	10.22	十八	辛酉	坎水	11.21	十九	辛卯	坤土	12.21	十九	辛酉	坎水	1.19	十九	庚寅	艮土
8.22	十六	庚申	巽木	9.22	十八	辛卯	坤土	10.23	霜降	壬戌	巽木	11.22	小雪	壬辰	艮土	12.22	冬至	壬戌	巽木	1.20	大寒	辛卯	坤土
8.23	处暑	辛酉	坎水	9.23	秋分	壬辰	艮土	10.24	二十	癸亥	坎水	11.23	二一	癸巳	坤土	12.23	二一	癸亥	坎水	1.21	二一	壬辰	艮土
8.24	十八	壬戌	巽木	9.24	二十	癸巳	坤土	10.25	二一	甲子	巽木	11.24	二二	甲午	艮土	12.24	二二	甲子	巽木	1.22	二二	癸巳	坤土
8.25	十九	癸亥	坎水	9.25	二一	甲午	艮土	10.26	二二	乙丑	坎水	11.25	二三	乙未	坤土	12.25	二三	乙丑	坎水	1.23	二三	甲午	艮土
8.26	二十	甲子	巽木	9.26	二二	乙未	坤土	10.27	二三	丙寅	巽木	11.26	二四	丙申	艮土	12.26	二四	丙寅	巽木	1.24	二四	乙未	坤土
8.27	二一	乙丑	坎水	9.27	二三	丙申	艮土	10.28	二四	丁卯	坎水	11.27	二五	丁酉	坤土	12.27	二五	丁卯	坎水	1.25	二五	丙申	艮土
8.28	二二	丙寅	巽木	9.28	二四	丁酉	坤土	10.29	二五	戊辰	巽木	11.28	二六	戊戌	艮土	12.28	二六	戊辰	巽木	1.26	二六	丁酉	坤土
8.29	二三	丁卯	坎水	9.29	二五	戊戌	艮土	10.30	二六	己巳	坎水	11.29	二七	己亥	坤土	12.29	二七	己巳	坎水	1.27	二七	戊戌	艮土
8.30	二四	戊辰	巽木	9.30	二六	己亥	坤土	10.31	二七	庚午	巽木	11.30	二八	庚子	艮土	12.30	二八	庚午	巽木	1.28	二八	己亥	坤土
8.31	二五	己巳	坎水	10.1	二七	庚子	艮土	11.1	二八	辛未	坎水	12.1	二九	辛丑	坤土	12.31	二九	辛未	坎水	1.29	二九	庚子	艮土
9.1	二六	庚午	巽木	10.2	二八	辛丑	坤土	11.2	二九	壬申	巽木	12.2	三十	壬寅	艮土	1.1	腊月	壬申	巽木	1.30	三十	辛丑	坤土
9.2	二七	辛未	坎水	10.3	二九	壬寅	艮土	11.3	十月	癸酉	坎水	12.3	冬月	癸卯	坤土	1.2	初二	癸酉	坎水	1.31	正月	壬寅	艮土
9.3	二八	壬申	巽木	10.4	三十	癸卯	坤土	11.4	初二	甲戌	巽木	12.4	初二	甲辰	艮土	1.3	初三	甲戌	巽木	2.1	初二	癸卯	坤土
9.4	二九	癸酉	坎水	10.5	九月	甲辰	艮土	11.5	初三	乙亥	坎水	12.5	初三	乙巳	坤土	1.4	初四	乙亥	坎水	2.2	初三	甲辰	艮土
9.5	八月	甲戌	巽木	10.6	初二	乙巳	坤土	11.6	初四	丙子	巽木	12.6	初四	丙午	艮土					2.3	初四	乙巳	坤土
9.6	初二	乙亥	坎水	10.7	初三	丙午	艮土																

2014 年 2 月 4 日 –2014 年 8 月 6 日，马年、立春，甲午、正月、初五（甲午、丙寅、丙午）– 马年，甲午、七月、十一（甲午、辛未、己酉）

2.4–3.5，丙寅月				3.6–4.4，丁卯月				4.5–5.4，戊辰月				5.5–6.5，己巳月				6.6–7.6，庚午月				7.7–8.6，辛未月			
2.4	立春	丙午	乾金	3.6	惊蛰	丙子	离火	4.5	清明	丙午	乾金	5.5	立夏	丙子	离火	6.6	芒种	戊申	乾金	7.7	小暑	己卯	震木
2.5	初六	丁未	兑金	3.7	初七	丁丑	震木	4.6	初七	丁未	兑金	5.6	初八	丁丑	震木	6.7	初十	己酉	兑金	7.8	十二	庚辰	离火
2.6	初七	戊申	乾金	3.8	初八	戊寅	离火	4.7	初八	戊申	乾金	5.7	初九	戊寅	离火	6.8	十一	庚戌	乾金	7.9	十三	辛巳	震木
2.7	初八	己酉	兑金	3.9	初九	己卯	震木	4.8	初九	己酉	兑金	5.8	初十	己卯	震木	6.9	十二	辛亥	兑金	7.10	十四	壬午	离火
2.8	初九	庚戌	乾金	3.10	初十	庚辰	离火	4.9	初十	庚戌	乾金	5.9	十一	庚辰	离火	6.10	十三	壬子	乾金	7.11	十五	癸未	震木
2.9	初十	辛亥	兑金	3.11	十一	辛巳	震木	4.10	十一	辛亥	兑金	5.10	十二	辛巳	震木	6.11	十四	癸丑	兑金	7.12	十六	甲申	离火
2.10	十一	壬子	乾金	3.12	十二	壬午	离火	4.11	十二	壬子	乾金	5.11	十三	壬午	离火	6.12	十五	甲寅	乾金	7.13	十七	乙酉	震木
2.11	十二	癸丑	兑金	3.13	十三	癸未	震木	4.12	十三	癸丑	兑金	5.12	十四	癸未	震木	6.13	十六	乙卯	兑金	7.14	十八	丙戌	离火
2.12	十三	甲寅	乾金	3.14	十四	甲申	离火	4.13	十四	甲寅	乾金	5.13	十五	甲申	离火	6.14	十七	丙辰	乾金	7.15	十九	丁亥	震木
2.13	十四	乙卯	兑金	3.15	十五	乙酉	震木	4.14	十五	乙卯	兑金	5.14	十六	乙酉	震木	6.15	十八	丁巳	兑金	7.16	二十	戊子	离火
2.14	十五	丙辰	乾金	3.16	十六	丙戌	离火	4.15	十六	丙辰	乾金	5.15	十七	丙戌	离火	6.16	十九	戊午	乾金	7.17	二一	己丑	震木
2.15	十六	丁巳	兑金	3.17	十七	丁亥	震木	4.16	十七	丁巳	兑金	5.16	十八	丁亥	震木	6.17	二十	己未	兑金	7.18	二二	庚寅	离火
2.16	十七	戊午	乾金	3.18	十八	戊子	离火	4.17	十八	戊午	乾金	5.17	十九	戊子	离火	6.18	二一	庚申	乾金	7.19	二三	辛卯	震木
2.17	十八	己未	兑金	3.19	十九	己丑	震木	4.18	十九	己未	兑金	5.18	二十	己丑	震木	6.19	二二	辛酉	兑金	7.20	二四	壬辰	离火
2.18	十九	庚申	乾金	3.20	二十	庚寅	离火	4.19	二十	庚申	乾金	5.19	二一	庚寅	离火	6.20	二三	壬戌	乾金	7.21	二五	癸巳	震木
2.19	雨水	辛酉	兑金	3.21	春分	辛卯	震木	4.20	谷雨	辛酉	兑金	5.20	二二	辛卯	震木	6.21	夏至	癸亥	兑金	7.22	二六	甲午	离火
2.20	二一	壬戌	乾金	3.22	二二	壬辰	离火	4.21	二二	壬戌	乾金	5.21	小满	壬辰	离火	6.22	二五	甲子	乾金	7.23	大暑	乙未	震木
2.21	二二	癸亥	兑金	3.23	二三	癸巳	震木	4.22	二三	癸亥	兑金	5.22	二四	癸巳	震木	6.23	二六	乙丑	兑金	7.24	二八	丙申	离火
2.22	二三	甲子	乾金	3.24	二四	甲午	离火	4.23	二四	甲子	乾金	5.23	二五	甲午	离火	6.24	二七	丙寅	乾金	7.25	二九	丁酉	震木
2.23	二四	乙丑	兑金	3.25	二五	乙未	震木	4.24	二五	乙丑	兑金	5.24	二六	乙未	震木	6.25	二八	丁卯	兑金	7.26	三十	戊戌	离火
2.24	二五	丙寅	乾金	3.26	二六	丙申	离火	4.25	二六	丙寅	乾金	5.25	二七	丙申	离火	6.26	二九	戊辰	乾金	7.27	七月	己亥	震木
2.25	二六	丁卯	兑金	3.27	二七	丁酉	震木	4.26	二七	丁卯	兑金	5.26	二八	丁酉	震木	6.27	六月	己巳	兑金	7.28	初二	庚子	离火
2.26	二七	戊辰	乾金	3.28	二八	戊戌	离火	4.27	二八	戊辰	乾金	5.27	二九	戊戌	离火	6.28	初二	庚午	乾金	7.29	初三	辛丑	震木
2.27	二八	己巳	兑金	3.29	二九	己亥	震木	4.28	二九	己巳	兑金	5.28	三十	己亥	震木	6.29	初三	辛未	兑金	7.30	初四	壬寅	离火
2.28	二九	庚午	乾金	3.30	三十	庚子	离火	4.29	四月	庚午	乾金	5.29	五月	庚子	离火	6.30	初四	壬申	乾金	7.31	初五	癸卯	震木
3.1	二月	辛未	兑金	3.31	三月	辛丑	震木	4.30	初二	辛未	兑金	5.30	初二	辛丑	震木	7.1	初五	癸酉	兑金	8.1	初六	甲辰	离火
3.2	初二	壬申	乾金	4.1	初二	壬寅	离火	5.1	初三	壬申	乾金	5.31	初三	壬寅	离火	7.2	初六	甲戌	乾金	8.2	初七	乙巳	震木
3.3	初三	癸酉	兑金	4.2	初三	癸卯	震木	5.2	初四	癸酉	兑金	6.1	初四	癸卯	震木	7.3	初七	乙亥	兑金	8.3	初八	丙午	离火
3.4	初四	甲戌	乾金	4.3	初四	甲辰	离火	5.3	初五	甲戌	乾金	6.2	初五	甲辰	离火	7.4	初八	丙子	乾金	8.4	初九	丁未	震木
3.5	初五	乙亥	兑金	4.4	初五	乙巳	震木	5.4	初六	乙亥	兑金	6.3	初六	乙巳	震木	7.5	初九	丁丑	兑金	8.5	初十	戊申	离火
												6.4	初七	丙午	离火	7.6	初十	戊寅	乾金	8.6	十一	己酉	震木
												6.5	初八	丁未	震木								

2014年8月7日–2015年2月3日，马年、立秋，甲午、七月、十二（甲午、壬申、庚戌）–马年，甲午、腊月、十五（甲午、丁丑、庚戌）

8.7–9.7, 壬申月				9.8–10.7, 癸酉月				10.8–11.6, 甲戌月				11.7–12.6, 乙亥月				12.7–2015.1.5, 丙子月				1.6–2.3, 丁丑月			
8.7	立秋	庚戌	乾金	9.8	白露	壬申	离火	10.8	寒露	壬子	乾金	11.7	立冬	壬午	离火	12.7	大雪	壬子	乾金	1.6	小寒	壬午	离火
8.8	十三	辛亥	兑金	9.9	十六	癸未	震木	10.9	十六	癸丑	兑金	11.8	十六	癸未	震木	12.8	十七	癸丑	兑金	1.7	十七	癸未	震木
8.9	十四	壬子	乾金	9.10	十七	甲申	离火	10.10	十七	甲寅	乾金	11.9	十七	甲申	离火	12.9	十八	甲寅	乾金	1.8	十八	甲申	离火
8.10	十五	癸丑	兑金	9.11	十八	乙酉	震木	10.11	十八	乙卯	兑金	11.10	十八	乙酉	震木	12.10	十九	乙卯	兑金	1.9	十九	乙酉	震木
8.11	十六	甲寅	乾金	9.12	十九	丙戌	离火	10.12	十九	丙辰	乾金	11.11	十九	丙戌	离火	12.11	二十	丙辰	乾金	1.10	二十	丙戌	离火
8.12	十七	乙卯	兑金	9.13	二十	丁亥	离火	10.13	二十	丁巳	兑金	11.12	二十	丁亥	震木	12.12	二一	丁巳	兑金	1.11	二一	丁亥	震木
8.13	十八	丙辰	乾金	9.14	二一	戊子	离火	10.14	二一	戊午	乾金	11.13	二一	戊子	离火	12.13	二二	戊午	乾金	1.12	二二	戊子	离火
8.14	十九	丁巳	兑金	9.15	二二	己丑	离火	10.15	二二	己未	兑金	11.14	二二	己丑	震木	12.14	二三	己未	兑金	1.13	二三	己丑	震木
8.15	二十	戊午	乾金	9.16	二三	庚寅	离火	10.16	二三	庚申	乾金	11.15	二三	庚寅	离火	12.15	二四	庚申	乾金	1.14	二四	庚寅	震木
8.16	二一	己未	兑金	9.17	二四	辛卯	震木	10.17	二四	辛酉	兑金	11.16	二四	辛卯	震木	12.16	二五	辛酉	兑金	1.15	二五	辛卯	震木
8.17	二二	庚申	兑金	9.18	二五	壬辰	离火	10.18	二五	壬戌	乾金	11.17	二五	壬辰	离火	12.17	二六	壬戌	乾金	1.16	二六	壬辰	震木
8.18	二三	辛酉	兑金	9.19	二六	癸巳	震木	10.19	二六	癸亥	震木	11.18	二六	癸巳	震木	12.18	二七	癸亥	乾金	1.17	二七	癸巳	震木
8.19	二四	壬戌	兑金	9.20	二七	甲午	震木	10.20	二七	甲子	乾金	11.19	二七	甲午	震木	12.19	二八	甲子	乾金	1.18	二八	甲午	震木
8.20	二五	癸亥	兑金	9.21	二八	乙未	震木	10.21	二八	乙丑	兑金	11.20	二八	乙未	震木	12.20	二九	乙丑	兑金	1.19	二九	乙未	震木
8.21	二六	甲子	乾金	9.22	二九	丙申	离火	10.22	二九	丙寅	乾金	11.21	二九	丙申	离火	12.21	三十	丙寅	乾金	1.20	大寒	丙申	离火
8.22	二七	乙丑	兑金	9.23	秋分	丁酉	震木	10.23	霜降	丁卯	兑金	11.22	小雪	丁酉	震木	12.22	冬至	丁卯	兑金	1.21	初二	丁酉	震木
8.23	处暑	丙寅	乾金	9.24	九月	戊戌	离火	10.24	闰九	戊辰	乾金	11.23	初二	戊戌	离火	12.23	初二	戊辰	乾金	1.22	初三	戊戌	离火
8.24	二九	丁卯	兑金	9.25	初二	己亥	震木	10.25	初二	己巳	兑金	11.24	初三	己亥	震木	12.24	初三	己巳	兑金	1.23	初四	己亥	震木
8.25	八月	戊辰	乾金	9.26	初三	庚子	震木	10.26	初三	庚午	乾金	11.25	初四	庚子	震木	12.25	初四	庚午	乾金	1.24	初五	庚子	震木
8.26	初二	己巳	兑金	9.27	初四	辛丑	震木	10.27	初四	辛未	兑金	11.26	初五	辛丑	震木	12.26	初五	辛未	兑金	1.25	初六	辛丑	震木
8.27	初三	庚午	乾金	9.28	初五	壬寅	离火	10.28	初五	壬申	乾金	11.27	初六	壬寅	离火	12.27	初六	壬申	乾金	1.26	初七	壬寅	离火
8.28	初四	辛未	兑金	9.29	初六	癸卯	震木	10.29	初六	癸酉	兑金	11.28	初七	癸卯	震木	12.28	初七	癸酉	兑金	1.27	初八	癸卯	震木
8.29	初五	壬申	乾金	9.30	初七	甲辰	离火	10.30	初七	甲戌	乾金	11.29	初八	甲辰	离火	12.29	初八	甲戌	乾金	1.28	初九	甲辰	离火
8.30	初六	癸酉	兑金	10.1	初八	乙巳	震木	10.31	初八	乙亥	兑金	11.30	初九	乙巳	震木	12.30	初九	乙亥	兑金	1.29	初十	乙巳	震木
8.31	初七	甲戌	乾金	10.2	初九	丙午	离火	11.1	初九	丙子	乾金	12.1	初十	丙午	离火	12.31	初十	丙子	乾金	1.30	十一	丙午	离火
9.1	初八	乙亥	兑金	10.3	初十	丁未	震木	11.2	初十	丁丑	兑金	12.2	十一	丁未	震木	1.1	十一	丁丑	兑金	1.31	十二	丁未	震木
9.2	初九	丙子	乾金	10.4	十一	戊申	离火	11.3	十一	戊寅	乾金	12.3	十二	戊申	离火	1.2	十二	戊寅	乾金	2.1	十三	戊申	离火
9.3	初十	丁丑	兑金	10.5	十二	己酉	震木	11.4	十二	己卯	兑金	12.4	十三	己酉	震木	1.3	十三	己卯	兑金	2.2	十四	己酉	震木
9.4	十一	戊寅	乾金	10.6	十三	庚戌	离火	11.5	十三	庚辰	乾金	12.5	十四	庚戌	离火	1.4	十四	庚辰	乾金	2.3	十五	庚戌	离火
9.5	十二	己卯	兑金	10.7	十四	辛亥	震木	11.6	十四	辛巳	兑金	12.6	十五	辛亥	震木	1.5	十五	辛巳	兑金				
9.6	十三	庚辰	乾金																				
9.7	十四	辛巳	兑金																				

2015年2月4日–2015年8月7日，羊年、立春，乙未、腊月、十六（乙未、戊寅、辛亥）–羊年，乙未、六月、二三（乙未、癸未、乙卯）

2.4–3.5, 戊寅月				3.6–4.4, 己卯月				4.5–5.5, 庚辰月				5.6–6.5, 辛巳月				6.6–7.6, 壬午月				7.7–8.7, 癸未月			
2.4	立春	辛亥	坎水	3.6	惊蛰	辛巳	坤土	4.5	清明	辛亥	坎水	5.6	立夏	壬午	艮土	6.6	芒种	癸丑	坎水	7.7	小暑	甲申	艮土
2.5	十七	壬子	巽木	3.7	十七	壬午	艮土	4.6	十八	壬子	巽木	5.7	十九	癸未	坤土	6.7	二一	甲寅	巽木	7.8	二三	乙酉	坤土
2.6	十八	癸丑	坎水	3.8	十八	癸未	坤土	4.7	十九	癸丑	坎水	5.8	二十	甲申	艮土	6.8	二二	乙卯	坎水	7.9	二四	丙戌	艮土
2.7	十九	甲寅	巽木	3.9	十九	甲申	巽木	4.8	二十	甲寅	巽木	5.9	二一	乙酉	艮土	6.9	二三	丙辰	巽木	7.10	二五	丁亥	坤土
2.8	二十	乙卯	巽木	3.10	二十	乙酉	艮土	4.9	二一	乙卯	巽木	5.10	二二	丙戌	艮土	6.10	二四	丁巳	坎水	7.11	二六	戊子	艮土
2.9	二一	丙辰	巽木	3.11	二一	丙戌	艮土	4.10	二二	丙辰	巽木	5.11	二三	丁亥	坤土	6.11	二五	戊午	巽木	7.12	二七	己丑	坤土
2.10	二二	丁巳	坎水	3.12	二二	丁亥	坤土	4.11	二三	丁巳	坎水	5.12	二四	戊子	艮土	6.12	二六	己未	坎水	7.13	二八	庚寅	艮土
2.11	二三	戊午	巽木	3.13	二三	戊子	艮土	4.12	二四	戊午	巽木	5.13	二五	己丑	坤土	6.13	二七	庚申	巽木	7.14	二九	辛卯	坤土
2.12	二四	己未	坎水	3.14	二四	己丑	坤土	4.13	二五	己未	坎水	5.14	二六	庚寅	艮土	6.14	二八	辛酉	坎水	7.15	三十	壬辰	艮土
2.13	二五	庚申	巽木	3.15	二五	庚寅	艮土	4.14	二六	庚申	巽木	5.15	二七	辛卯	坤土	6.15	二九	壬戌	巽木	7.16	六月	癸巳	坤土
2.14	二六	辛酉	巽木	3.16	二六	辛卯	坤土	4.15	二七	辛酉	巽木	5.16	二八	壬辰	艮土	6.16	五月	癸亥	坎水	7.17	初二	甲午	艮土
2.15	二七	壬戌	巽木	3.17	二七	壬辰	艮土	4.16	二八	壬戌	巽木	5.17	二九	癸巳	坤土	6.17	初二	甲子	巽木	7.18	初三	乙未	坤土
2.16	二八	癸亥	坎水	3.18	二八	癸巳	坤土	4.17	二九	癸亥	坎水	5.18	四月	甲午	艮土	6.18	初三	乙丑	坎水	7.19	初四	丙申	艮土
2.17	二九	甲子	巽木	3.19	二九	甲午	巽木	4.18	三十	甲子	巽木	5.19	初二	乙未	坤土	6.19	初四	丙寅	巽木	7.20	初五	丁酉	坤土
2.18	三十	乙丑	坎水	3.20	二月	乙未	坤土	4.19	三月	乙丑	坎水	5.20	初三	丙申	艮土	6.20	初五	丁卯	坎水	7.21	初六	戊戌	艮土
2.19	雨水	丙寅	巽木	3.21	春分	丙申	艮土	4.20	谷雨	丙寅	巽木	5.21	小满	丁酉	坤土	6.21	初六	戊辰	巽木	7.22	初七	己亥	坤土
2.20	初二	丁卯	坎水	3.22	初三	丁酉	坤土	4.21	初三	丁卯	坎水	5.22	初五	戊戌	艮土	6.22	夏至	己巳	坎水	7.23	大暑	庚子	艮土
2.21	初三	戊辰	巽木	3.23	初四	戊戌	艮土	4.22	初四	戊辰	巽木	5.23	初六	己亥	坤土	6.23	初八	庚午	巽木	7.24	初九	辛丑	坤土
2.22	初四	己巳	坎水	3.24	初五	己亥	坤土	4.23	初五	己巳	坎水	5.24	初七	庚子	艮土	6.24	初九	辛未	坎水	7.25	初十	壬寅	艮土
2.23	初五	庚午	巽木	3.25	初六	庚子	艮土	4.24	初六	庚午	巽木	5.25	初八	辛丑	坤土	6.25	初十	壬申	巽木	7.26	十一	癸卯	坤土
2.24	初六	辛未	坎水	3.26	初七	辛丑	坤土	4.25	初七	辛未	坎水	5.26	初九	壬寅	艮土	6.26	十一	癸酉	坎水	7.27	十二	甲辰	艮土
2.25	初七	壬申	巽木	3.27	初八	壬寅	艮土	4.26	初八	壬申	巽木	5.27	初十	癸卯	坤土	6.27	十二	甲戌	巽木	7.28	十三	乙巳	艮土
2.26	初八	癸酉	坎水	3.28	初九	癸卯	坤土	4.27	初九	癸酉	坎水	5.28	十一	甲辰	艮土	6.28	十三	乙亥	坎水	7.29	十四	丙午	艮土
2.27	初九	甲戌	巽木	3.29	初十	甲辰	巽木	4.28	初十	甲戌	巽木	5.29	十二	乙巳	艮土	6.29	十四	丙子	巽木	7.30	十五	丁未	坤土
2.28	初十	乙亥	坎水	3.30	十一	乙巳	艮土	4.29	十一	乙亥	坎水	5.30	十三	丙午	艮土	6.30	十五	丁丑	坎水	7.31	十六	戊申	艮土
3.1	十一	丙子	巽木	3.31	十二	丙午	艮土	4.30	十二	丙子	巽木	5.31	十四	丁未	坤土	7.1	十六	戊寅	巽木	8.1	十七	己酉	坤土
3.2	十二	丁丑	坎水	4.1	十三	丁未	坤土	5.1	十三	丁丑	坎水	6.1	十五	戊申	艮土	7.2	十七	己卯	坎水	8.2	十八	庚戌	艮土
3.3	十三	戊寅	巽木	4.2	十四	戊申	艮土	5.2	十四	戊寅	巽木	6.2	十六	己酉	坤土	7.3	十八	庚辰	巽木	8.3	十九	辛亥	坤土
3.4	十四	己卯	巽木	4.3	十五	己酉	坤土	5.3	十五	己卯	巽木	6.3	十七	庚戌	艮土	7.4	十九	辛巳	坎水	8.4	二十	壬子	艮土
3.5	十五	庚辰	巽木	4.4	十六	庚戌	艮土	5.4	十六	庚辰	巽木	6.4	十八	辛亥	坎水	7.5	二十	壬午	巽木	8.5	二一	癸丑	坤土
								5.5	十七	辛巳	坎水	6.5	十九	壬子	艮土	7.6	二一	癸未	坎水	8.6	二二	甲寅	艮土
																				8.7	二三	乙卯	坤土

2015 年 8 月 8 日 –2016 年 2 月 3 日，羊年、立秋，乙未、六月、二四（乙未、甲申、丙辰）– 羊年，乙未、腊月、二五（乙未、己丑、乙卯）

8.8–9.7 甲申月				9.8–10.7 乙酉月				10.8–11.7 丙戌月				11.8–12.6 丁亥月				12.7–2016.1.5 戊子月				1.6–2.3 己丑月			
8.8	立秋	丙辰	巽木	9.8	白露	丁亥	坤土	10.8	寒露	丁巳	坎水	11.8	立冬	戊子	艮土	12.7	大雪	丁巳	坎水	1.6	小寒	丁亥	坤土
8.9	二五	丁巳	坎水	9.9	二七	戊子	艮土	10.9	二七	戊午	巽木	11.9	二八	己丑	坤土	12.8	二七	戊午	巽木	1.7	二八	戊子	艮土
8.10	二六	戊午	巽木	9.10	二八	己丑	坤土	10.10	二八	己未	坎水	11.10	二九	庚寅	艮土	12.9	二八	己未	坎水	1.8	二九	己丑	坤土
8.11	二七	己未	坎水	9.11	二九	庚寅	艮土	10.11	二九	庚申	巽木	11.11	三十	辛卯	坤土	12.10	二九	庚申	巽木	1.9	三十	庚寅	艮土
8.12	二八	庚申	巽木	9.12	三十	辛卯	坤土	10.12	三十	辛酉	坎水	11.12	十月	壬辰	艮土	12.11	冬月	辛酉	坎水	1.10	腊月	辛卯	坤土
8.13	二九	辛酉	坎水	9.13	八月	壬辰	艮土	10.13	九月	壬戌	巽木	11.13	初二	癸巳	坤土	12.12	初二	壬戌	巽木	1.11	初二	壬辰	艮土
8.14	七月	壬戌	巽木	9.14	初二	癸巳	坤土	10.14	初二	癸亥	坎水	11.14	初三	甲午	艮土	12.13	初三	癸亥	坎水	1.12	初三	癸巳	坤土
8.15	初二	癸亥	坎水	9.15	初三	甲午	艮土	10.15	初三	甲子	巽木	11.15	初四	乙未	坤土	12.14	初四	甲子	巽木	1.13	初四	甲午	艮土
8.16	初三	甲子	巽木	9.16	初四	乙未	坤土	10.16	初四	乙丑	坎水	11.16	初五	丙申	艮土	12.15	初五	乙丑	坎水	1.14	初五	乙未	坤土
8.17	初四	乙丑	坎水	9.17	初五	丙申	艮土	10.17	初五	丙寅	巽木	11.17	初六	丁酉	坤土	12.16	初六	丙寅	巽木	1.15	初六	丙申	艮土
8.18	初五	丙寅	巽木	9.18	初六	丁酉	坤土	10.18	初六	丁卯	坎水	11.18	初七	戊戌	艮土	12.17	初七	丁卯	坎水	1.16	初七	丁酉	坤土
8.19	初六	丁卯	坎水	9.19	初七	戊戌	艮土	10.19	初七	戊辰	巽木	11.19	初八	己亥	坤土	12.18	初八	戊辰	巽木	1.17	初八	戊戌	艮土
8.20	初七	戊辰	巽木	9.20	初八	己亥	坤土	10.20	初八	己巳	坎水	11.20	初九	庚子	艮土	12.19	初九	己巳	坎水	1.18	初九	己亥	坤土
8.21	初八	己巳	坎水	9.21	初九	庚子	艮土	10.21	初九	庚午	巽木	11.21	初十	辛丑	坤土	12.20	初十	庚午	巽木	1.19	初十	庚子	艮土
8.22	初九	庚午	巽木	9.22	初十	辛丑	坤土	10.22	初十	辛未	坎水	11.22	小雪	壬寅	艮土	12.21	十一	辛未	坎水	1.20	大寒	辛丑	坤土
8.23	处暑	辛未	坎水	9.23	秋分	壬寅	艮土	10.23	霜降	壬申	巽木	11.23	十二	癸卯	坤土	12.22	冬至	壬申	巽木	1.21	十二	壬寅	艮土
8.24	十一	壬申	巽木	9.24	十二	癸卯	坤土	10.24	十二	癸酉	坎水	11.24	十三	甲辰	艮土	12.23	十三	癸酉	坎水	1.22	十三	癸卯	坤土
8.25	十二	癸酉	坎水	9.25	十三	甲辰	艮土	10.25	十三	甲戌	巽木	11.25	十四	乙巳	坤土	12.24	十四	甲戌	巽木	1.23	十四	甲辰	艮土
8.26	十三	甲戌	巽木	9.26	十四	乙巳	坤土	10.26	十四	乙亥	坎水	11.26	十五	丙午	艮土	12.25	十五	乙亥	坎水	1.24	十五	乙巳	坤土
8.27	十四	乙亥	坎水	9.27	十五	丙午	艮土	10.27	十五	丙子	巽木	11.27	十六	丁未	坤土	12.26	十六	丙子	巽木	1.25	十六	丙午	艮土
8.28	十五	丙子	巽木	9.28	十六	丁未	坤土	10.28	十六	丁丑	坎水	11.28	十七	戊申	艮土	12.27	十七	丁丑	坎水	1.26	十七	丁未	坤土
8.29	十六	丁丑	坎水	9.29	十七	戊申	艮土	10.29	十七	戊寅	巽木	11.29	十八	己酉	坤土	12.28	十八	戊寅	巽木	1.27	十八	戊申	艮土
8.30	十七	戊寅	巽木	9.30	十八	己酉	坤土	10.30	十八	己卯	坎水	11.30	十九	庚戌	艮土	12.29	十九	己卯	坎水	1.28	十九	己酉	坤土
8.31	十八	己卯	坎水	10.1	十九	庚戌	艮土	10.31	十九	庚辰	巽木	12.1	二十	辛亥	坤土	12.30	二十	庚辰	巽木	1.29	二十	庚戌	艮土
9.1	十九	庚辰	巽木	10.2	二十	辛亥	坤土	11.1	二十	辛巳	坎水	12.2	二一	壬子	艮土	12.31	二一	辛巳	坎水	1.30	二一	辛亥	坤土
9.2	二十	辛巳	坎水	10.3	二一	壬子	艮土	11.2	二一	壬午	巽木	12.3	二二	癸丑	坤土	1.1	二二	壬午	巽木	1.31	二二	壬子	艮土
9.3	二一	壬午	巽木	10.4	二二	癸丑	坤土	11.3	二二	癸未	坎水	12.4	二三	甲寅	艮土	1.2	二三	癸未	坎水	2.1	二三	癸丑	坤土
9.4	二二	癸未	坎水	10.5	二三	甲寅	艮土	11.4	二三	甲申	巽木	12.5	二四	乙卯	坤土	1.3	二四	甲申	巽木	2.2	二四	甲寅	艮土
9.5	二三	甲申	巽木	10.6	二四	乙卯	坤土	11.5	二四	乙酉	坎水	12.6	二五	丙辰	艮土	1.4	二五	乙酉	坎水	2.3	二五	乙卯	坤土
9.6	二四	乙酉	坎水	10.7	二五	丙辰	艮土	11.6	二五	丙戌	巽木					1.5	二六	丙戌	巽木				
9.7	二五	丙戌	巽木					11.7	二六	丁亥	坎水												

2016 年 2 月 4 日 –2016 年 8 月 6 日，猴年、立春，丙申、腊月、二六（丙申、庚寅、丙辰）– 猴年，丙申、七月、初四（丙申、乙未、庚申）

2.4–3.4 庚寅月				3.5–4.3 辛卯月				4.4–5.4 壬辰月				5.5–6.4 癸巳月				6.5–7.5 甲午月				7.6–8.6 乙未月			
2.4	立春	丙辰	乾金	3.5	惊蛰	丙戌	离火	4.4	清明	丙辰	乾金	5.5	立夏	丁亥	震木	6.5	芒种	戊午	乾金	7.6	小暑	己丑	震木
2.5	二七	丁巳	兑金	3.6	二八	丁亥	震木	4.5	二八	丁巳	兑金	5.6	三十	戊子	离火	6.6	初二	己未	兑金	7.7	初四	庚寅	离火
2.6	二八	戊午	乾金	3.7	二九	戊子	离火	4.6	二九	戊午	乾金	5.7	四月	己丑	震木	6.7	初三	庚申	乾金	7.8	初五	辛卯	震木
2.7	二九	己未	兑金	3.8	三十	己丑	震木	4.7	三月	己未	兑金	5.8	初二	庚寅	离火	6.8	初四	辛酉	兑金	7.9	初六	壬辰	离火
2.8	正月	庚申	乾金	3.9	二月	庚寅	离火	4.8	初二	庚申	乾金	5.9	初三	辛卯	震木	6.9	初五	壬戌	乾金	7.10	初七	癸巳	震木
2.9	初二	辛酉	兑金	3.10	初二	辛卯	震木	4.9	初三	辛酉	兑金	5.10	初四	壬辰	离火	6.10	初六	癸亥	兑金	7.11	初八	甲午	离火
2.10	初三	壬戌	乾金	3.11	初三	壬辰	离火	4.10	初四	壬戌	乾金	5.11	初五	癸巳	震木	6.11	初七	甲子	乾金	7.12	初九	乙未	震木
2.11	初四	癸亥	兑金	3.12	初四	癸巳	震木	4.11	初五	癸亥	兑金	5.12	初六	甲午	离火	6.12	初八	乙丑	兑金	7.13	初十	丙申	离火
2.12	初五	甲子	乾金	3.13	初五	甲午	离火	4.12	初六	甲子	乾金	5.13	初七	乙未	震木	6.13	初九	丙寅	乾金	7.14	十一	丁酉	震木
2.13	初六	乙丑	兑金	3.14	初六	乙未	震木	4.13	初七	乙丑	兑金	5.14	初八	丙申	离火	6.14	初十	丁卯	兑金	7.15	十二	戊戌	离火
2.14	初七	丙寅	乾金	3.15	初七	丙申	离火	4.14	初八	丙寅	乾金	5.15	初九	丁酉	震木	6.15	十一	戊辰	乾金	7.16	十三	己亥	震木
2.15	初八	丁卯	兑金	3.16	初八	丁酉	震木	4.15	初九	丁卯	兑金	5.16	初十	戊戌	离火	6.16	十二	己巳	兑金	7.17	十四	庚子	离火
2.16	初九	戊辰	乾金	3.17	初九	戊戌	离火	4.16	初十	戊辰	乾金	5.17	十一	己亥	震木	6.17	十三	庚午	乾金	7.18	十五	辛丑	震木
2.17	初十	己巳	兑金	3.18	初十	己亥	震木	4.17	十一	己巳	兑金	5.18	十二	庚子	离火	6.18	十四	辛未	兑金	7.19	十六	壬寅	离火
2.18	十一	庚午	乾金	3.19	十一	庚子	离火	4.18	十二	庚午	乾金	5.19	十三	辛丑	震木	6.19	十五	壬申	乾金	7.20	十七	癸卯	震木
2.19	雨水	辛未	兑金	3.20	春分	辛丑	震木	4.19	谷雨	辛未	兑金	5.20	小满	壬寅	离火	6.20	十六	癸酉	兑金	7.21	十八	甲辰	离火
2.20	十三	壬申	乾金	3.21	十三	壬寅	离火	4.20	十四	壬申	乾金	5.21	十五	癸卯	震木	6.21	夏至	甲戌	乾金	7.22	大暑	乙巳	震木
2.21	十四	癸酉	兑金	3.22	十四	癸卯	震木	4.21	十五	癸酉	兑金	5.22	十六	甲辰	离火	6.22	十八	乙亥	兑金	7.23	二十	丙午	离火
2.22	十五	甲戌	乾金	3.23	十五	甲辰	离火	4.22	十六	甲戌	乾金	5.23	十七	乙巳	震木	6.23	十九	丙子	乾金	7.24	二一	丁未	震木
2.23	十六	乙亥	兑金	3.24	十六	乙巳	震木	4.23	十七	乙亥	兑金	5.24	十八	丙午	离火	6.24	二十	丁丑	兑金	7.25	二二	戊申	离火
2.24	十七	丙子	乾金	3.25	十七	丙午	离火	4.24	十八	丙子	乾金	5.25	十九	丁未	震木	6.25	二一	戊寅	乾金	7.26	二三	己酉	震木
2.25	十八	丁丑	兑金	3.26	十八	丁未	震木	4.25	十九	丁丑	兑金	5.26	二十	戊申	离火	6.26	二二	己卯	兑金	7.27	二四	庚戌	离火
2.26	十九	戊寅	乾金	3.27	十九	戊申	离火	4.26	二十	戊寅	乾金	5.27	二一	己酉	震木	6.27	二三	庚辰	乾金	7.28	二五	辛亥	震木
2.27	二十	己卯	兑金	3.28	二十	己酉	震木	4.27	二一	己卯	兑金	5.28	二二	庚戌	离火	6.28	二四	辛巳	兑金	7.29	二六	壬子	离火
2.28	二一	庚辰	乾金	3.29	二一	庚戌	离火	4.28	二二	庚辰	乾金	5.29	二三	辛亥	震木	6.29	二五	壬午	乾金	7.30	二七	癸丑	震木
2.29	二二	辛巳	兑金	3.30	二二	辛亥	震木	4.29	二三	辛巳	兑金	5.30	二四	壬子	离火	6.30	二六	癸未	兑金	7.31	二八	甲寅	离火
3.1	二三	壬午	乾金	3.31	二三	壬子	离火	4.30	二四	壬午	乾金	5.31	二五	癸丑	震木	7.1	二七	甲申	乾金	8.1	二九	乙卯	震木
3.2	二四	癸未	兑金	4.1	二四	癸丑	震木	5.1	二五	癸未	兑金	6.1	二六	甲寅	离火	7.2	二八	乙酉	兑金	8.2	三十	丙辰	离火
3.3	二五	甲申	乾金	4.2	二五	甲寅	离火	5.2	二六	甲申	乾金	6.2	二七	乙卯	震木	7.3	二九	丙戌	乾金	8.3	七月	丁巳	震木
3.4	二六	乙酉	兑金	4.3	二六	乙卯	震木	5.3	二七	乙酉	兑金	6.3	二八	丙辰	离火	7.4	六月	丁亥	兑金	8.4	初二	戊午	离火
								5.4	二八	丙戌	乾金	6.4	二九	丁巳	震木	7.5	初二	戊子	乾金	8.5	初三	己未	震木
																				8.6	初四	庚申	离火

2016年8月7日–2017年2月3日，猴年、立秋，丙申、七月、初五（丙申、丙申、辛酉）–猴年，丙申、正月、初七（丙申、辛丑、辛酉）

8.7–9.6，丙申月

日期	日/节	干支	五行
8.7	立秋	辛酉	兑金
8.8	初六	壬戌	乾金
8.9	初七	癸亥	兑金
8.10	初八	甲子	乾金
8.11	初九	乙丑	兑金
8.12	初十	丙寅	乾金
8.13	十一	丁卯	兑金
8.14	十二	戊辰	乾金
8.15	十三	己巳	兑金
8.16	十四	庚午	乾金
8.17	十五	辛未	兑金
8.18	十六	壬申	乾金
8.19	十七	癸酉	兑金
8.20	十八	甲戌	乾金
8.21	十九	乙亥	兑金
8.22	二十	丙子	乾金
8.23	处暑	丁丑	兑金
8.24	二二	戊寅	乾金
8.25	二三	己卯	兑金
8.26	二四	庚辰	乾金
8.27	二五	辛巳	兑金
8.28	二六	壬午	乾金
8.29	二七	癸未	兑金
8.30	二八	甲申	乾金
8.31	二九	乙酉	兑金
9.1	八月	丙戌	乾金
9.2	初二	丁亥	兑金
9.3	初三	戊子	乾金
9.4	初四	己丑	兑金
9.5	初五	庚寅	乾金
9.6	初六	辛卯	兑金

9.7–10.7，丁酉月

日期	日/节	干支	五行
9.7	白露	壬辰	离火
9.8	初八	癸巳	震木
9.9	初九	甲午	离火
9.10	初十	乙未	震木
9.11	十一	丙申	离火
9.12	十二	丁酉	震木
9.13	十三	戊戌	离火
9.14	十四	己亥	震木
9.15	十五	庚子	离火
9.16	十六	辛丑	震木
9.17	十七	壬寅	离火
9.18	十八	癸卯	震木
9.19	十九	甲辰	离火
9.20	二十	乙巳	震木
9.21	二一	丙午	离火
9.22	秋分	丁未	震木
9.23	二三	戊申	离火
9.24	二四	己酉	震木
9.25	二五	庚戌	离火
9.26	二六	辛亥	震木
9.27	二七	壬子	离火
9.28	二八	癸丑	震木
9.29	二九	甲寅	离火
9.30	三十	乙卯	震木
10.1	九月	丙辰	离火
10.2	初二	丁巳	震木
10.3	初三	戊午	离火
10.4	初四	己未	震木
10.5	初五	庚申	离火
10.6	初六	辛酉	震木
10.7	初七	壬戌	离火

10.8–11.6，戊戌月

日期	日/节	干支	五行
10.8	寒露	癸亥	兑金
10.9	初九	甲子	乾金
10.10	初十	乙丑	兑金
10.11	十一	丙寅	乾金
10.12	十二	丁卯	兑金
10.13	十三	戊辰	乾金
10.14	十四	己巳	兑金
10.15	十五	庚午	乾金
10.16	十六	辛未	兑金
10.17	十七	壬申	乾金
10.18	十八	癸酉	兑金
10.19	十九	甲戌	乾金
10.20	二十	乙亥	兑金
10.21	二一	丙子	乾金
10.22	二二	丁丑	兑金
10.23	霜降	戊寅	乾金
10.24	二四	己卯	兑金
10.25	二五	庚辰	乾金
10.26	二六	辛巳	兑金
10.27	二七	壬午	乾金
10.28	二八	癸未	兑金
10.29	二九	甲申	乾金
10.30	三十	乙酉	兑金
10.31	十月	丙戌	乾金
11.1	初二	丁亥	兑金
11.2	初三	戊子	乾金
11.3	初四	己丑	兑金
11.4	初五	庚寅	乾金
11.5	初六	辛卯	兑金
11.6	初七	壬辰	乾金

11.7–12.6，己亥月

日期	日/节	干支	五行
11.7	立冬	癸巳	震木
11.8	初九	甲午	离火
11.9	初十	乙未	震木
11.10	十一	丙申	离火
11.11	十二	丁酉	震木
11.12	十三	戊戌	离火
11.13	十四	己亥	震木
11.14	十五	庚子	离火
11.15	十六	辛丑	震木
11.16	十七	壬寅	离火
11.17	十八	癸卯	震木
11.18	十九	甲辰	离火
11.19	二十	乙巳	震木
11.20	二一	丙午	离火
11.21	二二	丁未	震木
11.22	小雪	戊申	离火
11.23	二四	己酉	震木
11.24	二五	庚戌	离火
11.25	二六	辛亥	震木
11.26	二七	壬子	离火
11.27	二八	癸丑	震木
11.28	二九	甲寅	离火
11.29	冬月	乙卯	震木
11.30	初二	丙辰	离火
12.1	初三	丁巳	震木
12.2	初四	戊午	离火
12.3	初五	己未	震木
12.4	初六	庚申	离火
12.5	初七	辛酉	震木
12.6	初八	壬戌	离火

12.7–2017.1.4，庚子月

日期	日/节	干支	五行
12.7	大雪	癸亥	兑金
12.8	初十	甲子	乾金
12.9	十一	乙丑	兑金
12.10	十二	丙寅	乾金
12.11	十三	丁卯	兑金
12.12	十四	戊辰	乾金
12.13	十五	己巳	兑金
12.14	十六	庚午	乾金
12.15	十七	辛未	兑金
12.16	十八	壬申	乾金
12.17	十九	癸酉	兑金
12.18	二十	甲戌	乾金
12.19	二一	乙亥	兑金
12.20	二二	丙子	乾金
12.21	冬至	丁丑	兑金
12.22	二四	戊寅	乾金
12.23	二五	己卯	兑金
12.24	二六	庚辰	乾金
12.25	二七	辛巳	兑金
12.26	二八	壬午	乾金
12.27	二九	癸未	兑金
12.28	三十	甲申	乾金
12.29	腊月	乙酉	兑金
12.30	初二	丙戌	乾金
12.31	初三	丁亥	兑金
1.1	初四	戊子	乾金
1.2	初五	己丑	兑金
1.3	初六	庚寅	乾金
1.4	初七	辛卯	兑金

1.5–2.3，辛丑月

日期	日/节	干支	五行
1.5	小寒	壬辰	离火
1.6	初九	癸巳	震木
1.7	初十	甲午	离火
1.8	十一	乙未	震木
1.9	十二	丙申	离火
1.10	十三	丁酉	震木
1.11	十四	戊戌	离火
1.12	十五	己亥	震木
1.13	十六	庚子	离火
1.14	十七	辛丑	震木
1.15	十八	壬寅	离火
1.16	十九	癸卯	震木
1.17	二十	甲辰	离火
1.18	二一	乙巳	震木
1.19	二二	丙午	离火
1.20	大寒	丁未	震木
1.21	二四	戊申	离火
1.22	二五	己酉	震木
1.23	二六	庚戌	离火
1.24	二七	辛亥	震木
1.25	二八	壬子	离火
1.26	二九	癸丑	震木
1.27	三十	甲寅	离火
1.28	正月	乙卯	震木
1.29	初二	丙辰	离火
1.30	初三	丁巳	震木
1.31	初四	戊午	离火
2.1	初五	己未	震木
2.2	初六	庚申	离火
2.3	初七	辛酉	震木

2017年2月4日–2017年8月6日，鸡年、立春，丁酉、正月、初八（丁酉、壬寅、壬戌）–鸡年，丁酉、闰六月、十五（丁酉、丁未、乙丑）

2.4–3.4，壬寅月

日期	日/节	干支	五行
2.4	立春	壬戌	巽木
2.5	初九	癸亥	坎水
2.6	初十	甲子	巽木
2.7	十一	乙丑	坎水
2.8	十二	丙寅	巽木
2.9	十三	丁卯	坎水
2.10	十四	戊辰	巽木
2.11	十五	己巳	坎水
2.12	十六	庚午	巽木
2.13	十七	辛未	坎水
2.14	十八	壬申	巽木
2.15	十九	癸酉	坎水
2.16	二十	甲戌	巽木
2.17	二一	乙亥	坎水
2.18	雨水	丙子	巽木
2.19	二三	丁丑	坎水
2.20	二四	戊寅	巽木
2.21	二五	己卯	坎水
2.22	二六	庚辰	巽木
2.23	二七	辛巳	坎水
2.24	二八	壬午	巽木
2.25	二九	癸未	坎水
2.26	二月	甲申	巽木
2.27	初二	乙酉	坎水
2.28	初三	丙戌	巽木
3.1	初四	丁亥	坎水
3.2	初五	戊子	巽木
3.3	初六	己丑	坎水
3.4	初七	庚寅	巽木

3.5–4.3，癸卯月

日期	日/节	干支	五行
3.5	惊蛰	辛卯	坤土
3.6	初九	壬辰	艮土
3.7	初十	癸巳	坤土
3.8	十一	甲午	艮土
3.9	十二	乙未	坤土
3.10	十三	丙申	艮土
3.11	十四	丁酉	坤土
3.12	十五	戊戌	艮土
3.13	十六	己亥	坤土
3.14	十七	庚子	艮土
3.15	十八	辛丑	坤土
3.16	十九	壬寅	艮土
3.17	二十	癸卯	坤土
3.18	二一	甲辰	艮土
3.19	二二	乙巳	坤土
3.20	春分	丙午	艮土
3.21	二四	丁未	坤土
3.22	二五	戊申	艮土
3.23	二六	己酉	坤土
3.24	二七	庚戌	艮土
3.25	二八	辛亥	坤土
3.26	二九	壬子	艮土
3.27	三十	癸丑	坤土
3.28	三月	甲寅	艮土
3.29	初二	乙卯	坤土
3.30	初三	丙辰	艮土
3.31	初四	丁巳	坤土
4.1	初五	戊午	艮土
4.2	初六	己未	坤土
4.3	初七	庚申	艮土

4.4–5.4，甲辰月

日期	日/节	干支	五行
4.4	清明	辛酉	坎水
4.5	初九	壬戌	巽木
4.6	初十	癸亥	坎水
4.7	十一	甲子	巽木
4.8	十二	乙丑	坎水
4.9	十三	丙寅	巽木
4.10	十四	丁卯	坎水
4.11	十五	戊辰	巽木
4.12	十六	己巳	坎水
4.13	十七	庚午	巽木
4.14	十八	辛未	坎水
4.15	十九	壬申	巽木
4.16	二十	癸酉	坎水
4.17	二一	甲戌	巽木
4.18	二二	乙亥	坎水
4.19	二三	丙子	巽木
4.20	谷雨	丁丑	坎水
4.21	二五	戊寅	巽木
4.22	二六	己卯	坎水
4.23	二七	庚辰	巽木
4.24	二八	辛巳	坎水
4.25	二九	壬午	巽木
4.26	四月	癸未	坎水
4.27	初二	甲申	巽木
4.28	初三	乙酉	坎水
4.29	初四	丙戌	巽木
4.30	初五	丁亥	坎水
5.1	初六	戊子	巽木
5.2	初七	己丑	坎水
5.3	初八	庚寅	巽木
5.4	初九	辛卯	坎水

5.5–6.4，乙巳月

日期	日/节	干支	五行
5.5	立夏	壬辰	艮土
5.6	十一	癸巳	坤土
5.7	十二	甲午	艮土
5.8	十三	乙未	坤土
5.9	十四	丙申	艮土
5.10	十五	丁酉	坤土
5.11	十六	戊戌	艮土
5.12	十七	己亥	坤土
5.13	十八	庚子	艮土
5.14	十九	辛丑	坤土
5.15	二十	壬寅	艮土
5.16	二一	癸卯	坤土
5.17	二二	甲辰	艮土
5.18	二三	乙巳	坤土
5.19	二四	丙午	艮土
5.20	二五	丁未	坤土
5.21	小满	戊申	艮土
5.22	二七	己酉	坤土
5.23	二八	庚戌	艮土
5.24	二九	辛亥	坤土
5.25	五月	壬子	艮土
5.26	初二	癸丑	坤土
5.27	初三	甲寅	艮土
5.28	初四	乙卯	坤土
5.29	初五	丙辰	艮土
5.30	初六	丁巳	坤土
5.31	初七	戊午	艮土
6.1	初八	己未	坤土
6.2	初九	庚申	艮土
6.3	初十	辛酉	坤土
6.4	十一	壬戌	艮土

6.5–7.6，丙午月

日期	日/节	干支	五行
6.5	芒种	癸亥	坎水
6.6	十二	甲子	巽木
6.7	十三	乙丑	坎水
6.8	十四	丙寅	巽木
6.9	十五	丁卯	坎水
6.10	十六	戊辰	巽木
6.11	十七	己巳	坎水
6.12	十八	庚午	巽木
6.13	十九	辛未	坎水
6.14	二十	壬申	巽木
6.15	二一	癸酉	坎水
6.16	二二	甲戌	巽木
6.17	二三	乙亥	坎水
6.18	二四	丙子	巽木
6.19	二五	丁丑	坎水
6.20	二六	戊寅	巽木
6.21	夏至	己卯	坎水
6.22	二八	庚辰	巽木
6.23	二九	辛巳	坎水
6.24	六月	壬午	巽木
6.25	初二	癸未	坎水
6.26	初三	甲申	巽木
6.27	初四	乙酉	坎水
6.28	初五	丙戌	巽木
6.29	初六	丁亥	坎水
6.30	初七	戊子	巽木
7.1	初八	己丑	坎水
7.2	初九	庚寅	巽木
7.3	初十	辛卯	坎水
7.4	十一	壬辰	巽木
7.5	十二	癸巳	坎水
7.6	十三	甲午	巽木

7.7–8.6，丁未月

日期	日/节	干支	五行
7.7	小暑	乙未	坤土
7.8	十五	丙申	艮土
7.9	十六	丁酉	坤土
7.10	十七	戊戌	艮土
7.11	十八	己亥	坤土
7.12	十九	庚子	艮土
7.13	二十	辛丑	坤土
7.14	二一	壬寅	艮土
7.15	二二	癸卯	坤土
7.16	二三	甲辰	艮土
7.17	二四	乙巳	坤土
7.18	二五	丙午	艮土
7.19	二六	丁未	坤土
7.20	二七	戊申	艮土
7.21	二八	己酉	坤土
7.22	大暑	庚戌	艮土
7.23	闰六	辛亥	坤土
7.24	初二	壬子	艮土
7.25	初三	癸丑	坤土
7.26	初四	甲寅	艮土
7.27	初五	乙卯	坤土
7.28	初六	丙辰	艮土
7.29	初七	丁巳	坤土
7.30	初八	戊午	艮土
7.31	初九	己未	坤土
8.1	初十	庚申	艮土
8.2	十一	辛酉	坤土
8.3	十二	壬戌	艮土
8.4	十三	癸亥	坤土
8.5	十四	甲子	艮土
8.6	十五	乙丑	坤土

2017年8月7日－2018年2月3日，鸡年、立秋，丁酉、闰六月、十六（丁酉、戊申、丙寅）－鸡年，丁酉、腊月、十八（丁酉、癸丑、丙寅）

8.7–9.6，戊申月				9.7–10.7，己酉月				10.8–11.6，庚戌月				11.7–12.6，辛亥月				12.7–2018.1.4壬子月				1.5–2.3，癸丑月			
8.7	立秋	丙寅	巽木	9.7	白露	丁酉	坤土	10.8	寒露	戊辰	巽木	11.7	立冬	戊戌	艮土	12.7	大雪	戊辰	巽木	1.5	小寒	丁酉	坤土
8.8	十七	丁卯	坎水	9.8	十八	戊戌	艮土	10.9	二十	己巳	坎水	11.8	二十	己亥	坤土	12.8	二一	己巳	坎水	1.6	二十	戊戌	艮土
8.9	十八	戊辰	坤土	9.9	十九	己亥	坤土	10.10	二一	庚午	坎水	11.9	二一	庚子	艮土	12.9	二二	庚午	巽木	1.7	二一	己亥	坤土
8.10	十九	己巳	坎水	9.10	二十	庚子	艮土	10.11	二二	辛未	坎水	11.10	二二	辛丑	坤土	12.10	二三	辛未	坎水	1.8	二二	庚子	艮土
8.11	二十	庚午	巽木	9.11	二一	辛丑	坤土	10.12	二三	壬申	巽木	11.11	二三	壬寅	艮土	12.11	二四	壬申	巽木	1.9	二三	辛丑	坤土
8.12	二一	辛未	坎水	9.12	二二	壬寅	艮土	10.13	二四	癸酉	坎水	11.12	二四	癸卯	坤土	12.12	二五	癸酉	坎水	1.10	二四	壬寅	艮土
8.13	二二	壬申	巽木	9.13	二三	癸卯	坤土	10.14	二五	甲戌	巽木	11.13	二五	甲辰	艮土	12.13	二六	甲戌	巽木	1.11	二五	癸卯	坤土
8.14	二三	癸酉	坎水	9.14	二四	甲辰	艮土	10.15	二六	乙亥	坎水	11.14	二六	乙巳	坤土	12.14	二七	乙亥	坎水	1.12	二六	甲辰	艮土
8.15	二四	甲戌	坎水	9.15	二五	乙巳	坤土	10.16	二七	丙子	巽木	11.15	二七	丙午	艮土	12.15	二八	丙子	巽木	1.13	二七	乙巳	坤土
8.16	二五	乙亥	巽木	9.16	二六	丙午	艮土	10.17	二八	丁丑	坎水	11.16	二八	丁未	坤土	12.16	二九	丁丑	坎水	1.14	二八	丙午	艮土
8.17	二六	丙子	坎水	9.17	二七	丁未	坤土	10.18	二九	戊寅	巽木	11.17	二九	戊申	艮土	12.17	三十	戊寅	巽木	1.15	二九	丁未	坤土
8.18	二七	丁丑	坎水	9.18	二八	戊申	艮土	10.19	三十	己卯	坎水	11.18	十月	己酉	坤土	12.18	冬月	己卯	坎水	1.16	三十	戊申	艮土
8.19	二八	戊寅	巽木	9.19	二九	己酉	坤土	10.20	九月	庚辰	坎水	11.19	初二	庚戌	艮土	12.19	初二	庚辰	巽木	1.17	腊月	己酉	坤土
8.20	二九	己卯	坎水	9.20	八月	庚戌	艮土	10.21	初二	辛巳	坎水	11.20	初三	辛亥	坤土	12.20	初三	辛巳	坎水	1.18	初二	庚戌	艮土
8.21	三十	庚辰	坎水	9.21	初二	辛亥	坤土	10.22	初三	壬午	巽木	11.21	初四	壬子	艮土	12.21	初四	壬午	巽木	1.19	初三	辛亥	坤土
8.22	七月	辛巳	坎水	9.22	初三	壬子	艮土	10.23	霜降	癸未	坎水	11.22	小雪	癸丑	坤土	12.22	冬至	癸未	坎水	1.20	大寒	壬子	艮土
8.23	处暑	壬午	巽木	9.23	秋分	癸丑	坤土	10.24	初五	甲申	巽木	11.23	初六	甲寅	艮土	12.23	初六	甲申	巽木	1.21	初五	癸丑	坤土
8.24	初三	癸未	坎水	9.24	初五	甲寅	艮土	10.25	初六	乙酉	坎水	11.24	初七	乙卯	坤土	12.24	初七	乙酉	坎水	1.22	初六	甲寅	艮土
8.25	初四	甲申	巽木	9.25	初六	乙卯	坤土	10.26	初七	丙戌	巽木	11.25	初八	丙辰	艮土	12.25	初八	丙戌	巽木	1.23	初七	乙卯	坤土
8.26	初五	乙酉	坎水	9.26	初七	丙辰	艮土	10.27	初八	丁亥	坎水	11.26	初九	丁巳	坤土	12.26	初九	丁亥	坎水	1.24	初八	丙辰	艮土
8.27	初六	丙戌	坎水	9.27	初八	丁巳	坤土	10.28	初九	戊子	巽木	11.27	初十	戊午	艮土	12.27	初十	戊子	巽木	1.25	初九	丁巳	坤土
8.28	初七	丁亥	坎水	9.28	初九	戊午	艮土	10.29	初十	己丑	坎水	11.28	十一	己未	坤土	12.28	十一	己丑	坎水	1.26	初十	戊午	艮土
8.29	初八	戊子	巽木	9.29	初十	己未	坤土	10.30	十一	庚寅	巽木	11.29	十二	庚申	艮土	12.29	十二	庚寅	巽木	1.27	十一	己未	坤土
8.30	初九	己丑	坎水	9.30	十一	庚申	艮土	10.31	十二	辛卯	坎水	11.30	十三	辛酉	坤土	12.30	十三	辛卯	坎水	1.28	十二	庚申	艮土
8.31	初十	庚寅	巽木	10.1	十二	辛酉	坤土	11.1	十三	壬辰	巽木	12.1	十四	壬戌	艮土	12.31	十四	壬辰	巽木	1.29	十三	辛酉	坤土
9.1	十一	辛卯	坎水	10.2	十三	壬戌	艮土	11.2	十四	癸巳	坎水	12.2	十五	癸亥	坤土	1.1	十五	癸巳	坎水	1.30	十四	壬戌	艮土
9.2	十二	壬辰	巽木	10.3	十四	癸亥	坤土	11.3	十五	甲午	巽木	12.3	十六	甲子	艮土	1.2	十六	甲午	巽木	1.31	十五	癸亥	坤土
9.3	十三	癸巳	坎水	10.4	十五	甲子	艮土	11.4	十六	乙未	坎水	12.4	十七	乙丑	坤土	1.3	十七	乙未	坎水	2.1	十六	甲子	艮土
9.4	十四	甲午	巽木	10.5	十六	乙丑	坤土	11.5	十七	丙申	巽木	12.5	十八	丙寅	艮土	1.4	十八	丙申	巽木	2.2	十七	乙丑	坤土
9.5	十五	乙未	坎水	10.6	十七	丙寅	艮土	11.6	十八	丁酉	坎水	12.6	十九	丁卯	坤土					2.3	十八	丙寅	艮土
9.6	十六	丙申	巽木	10.7	十八	丁卯	坤土																

2018年2月4日－2018年8月6日，狗年、立春，戊戌、腊月、十九（戊戌、甲寅、丁卯）－狗年，戊戌、六月、二五（戊戌、己未、庚午）

2.4–3.5，甲寅月				3.6–4.4，乙卯月				4.5–5.4，丙辰月				5.5–6.5，丁巳月				6.6–7.6，戊午月				7.7–8.6，己未月			
2.4	立春	丁卯	兑金	3.6	惊蛰	丁酉	震木	4.5	清明	丁卯	兑金	5.5	立夏	丁酉	震木	6.6	芒种	己巳	兑金	7.7	小暑	庚子	离火
2.5	二十	戊辰	乾金	3.7	二十	戊戌	离火	4.6	二一	戊辰	乾金	5.6	二一	戊戌	离火	6.7	二四	庚午	乾金	7.8	二五	辛丑	震木
2.6	二一	己巳	兑金	3.8	二一	己亥	震木	4.7	二二	己巳	兑金	5.7	二二	己亥	震木	6.8	二五	辛未	兑金	7.9	二六	壬寅	离火
2.7	二二	庚午	乾金	3.9	二二	庚子	离火	4.8	二三	庚午	乾金	5.8	二三	庚子	离火	6.9	二六	壬申	乾金	7.10	二七	癸卯	震木
2.8	二三	辛未	兑金	3.10	二三	辛丑	震木	4.9	二四	辛未	兑金	5.9	二四	辛丑	震木	6.10	二七	癸酉	兑金	7.11	二八	甲辰	离火
2.9	二四	壬申	乾金	3.11	二四	壬寅	离火	4.10	二五	壬申	乾金	5.10	二五	壬寅	离火	6.11	二八	甲戌	乾金	7.12	二九	乙巳	震木
2.10	二五	癸酉	兑金	3.12	二五	癸卯	震木	4.11	二六	癸酉	兑金	5.11	二六	癸卯	震木	6.12	二九	乙亥	兑金	7.13	六月	丙午	离火
2.11	二六	甲戌	乾金	3.13	二六	甲辰	离火	4.12	二七	甲戌	乾金	5.12	二七	甲辰	离火	6.13	三十	丙子	乾金	7.14	初二	丁未	震木
2.12	二七	乙亥	兑金	3.14	二七	乙巳	震木	4.13	二八	乙亥	兑金	5.13	二八	乙巳	震木	6.14	五月	丁丑	兑金	7.15	初三	戊申	离火
2.13	二八	丙子	乾金	3.15	二八	丙午	离火	4.14	二九	丙子	乾金	5.14	二九	丙午	离火	6.15	初二	戊寅	乾金	7.16	初四	己酉	震木
2.14	二九	丁丑	兑金	3.16	二九	丁未	震木	4.15	三十	丁丑	兑金	5.15	四月	丁未	震木	6.16	初三	己卯	兑金	7.17	初五	庚戌	离火
2.15	三十	戊寅	乾金	3.17	二月	戊申	离火	4.16	三月	戊寅	乾金	5.16	初二	戊申	离火	6.17	初四	庚辰	乾金	7.18	初六	辛亥	震木
2.16	正月	己卯	兑金	3.18	初二	己酉	震木	4.17	初二	己卯	兑金	5.17	初三	己酉	震木	6.18	初五	辛巳	兑金	7.19	初七	壬子	离火
2.17	初二	庚辰	乾金	3.19	初三	庚戌	离火	4.18	初三	庚辰	乾金	5.18	初四	庚戌	离火	6.19	初六	壬午	乾金	7.20	初八	癸丑	震木
2.18	初三	辛巳	兑金	3.20	初四	辛亥	震木	4.19	初四	辛巳	兑金	5.19	初五	辛亥	震木	6.20	初七	癸未	兑金	7.21	初九	甲寅	离火
2.19	雨水	壬午	乾金	3.21	春分	壬子	离火	4.20	谷雨	壬午	乾金	5.20	小满	壬子	离火	6.21	夏至	甲申	乾金	7.22	初十	乙卯	震木
2.20	初五	癸未	兑金	3.22	初六	癸丑	震木	4.21	初六	癸未	兑金	5.21	初七	癸丑	震木	6.22	初九	乙酉	兑金	7.23	大暑	丙辰	离火
2.21	初六	甲申	乾金	3.23	初七	甲寅	离火	4.22	初七	甲申	乾金	5.22	初八	甲寅	离火	6.23	初十	丙戌	乾金	7.24	十二	丁巳	震木
2.22	初七	乙酉	兑金	3.24	初八	乙卯	震木	4.23	初八	乙酉	兑金	5.23	初九	乙卯	震木	6.24	十一	丁亥	兑金	7.25	十三	戊午	离火
2.23	初八	丙戌	乾金	3.25	初九	丙辰	离火	4.24	初九	丙戌	乾金	5.24	初十	丙辰	离火	6.25	十二	戊子	乾金	7.26	十四	己未	震木
2.24	初九	丁亥	兑金	3.26	初十	丁巳	震木	4.25	初十	丁亥	兑金	5.25	十一	丁巳	震木	6.26	十三	己丑	兑金	7.27	十五	庚申	离火
2.25	初十	戊子	乾金	3.27	十一	戊午	离火	4.26	十一	戊子	乾金	5.26	十二	戊午	离火	6.27	十四	庚寅	乾金	7.28	十六	辛酉	震木
2.26	十一	己丑	兑金	3.28	十二	己未	震木	4.27	十二	己丑	兑金	5.27	十三	己未	震木	6.28	十五	辛卯	兑金	7.29	十七	壬戌	离火
2.27	十二	庚寅	乾金	3.29	十三	庚申	离火	4.28	十三	庚寅	乾金	5.28	十四	庚申	离火	6.29	十六	壬辰	乾金	7.30	十八	癸亥	震木
2.28	十三	辛卯	兑金	3.30	十四	辛酉	震木	4.29	十四	辛卯	兑金	5.29	十五	辛酉	震木	6.30	十七	癸巳	兑金	7.31	十九	甲子	离火
3.1	十四	壬辰	乾金	3,31	十五	壬戌	离火	4.30	十五	壬辰	乾金	5.30	十六	壬戌	离火	7.1	十八	甲午	乾金	8.1	二十	乙丑	震木
3.2	十五	癸巳	兑金	4.1	十六	癸亥	震木	5.1	十六	癸巳	兑金	5.31	十七	癸亥	震木	7.2	十九	乙未	兑金	8.2	二一	丙寅	离火
3.3	十六	甲午	乾金	4.2	十七	甲子	离火	5.2	十七	甲午	乾金	6.1	十八	甲子	离火	7.3	二十	丙申	乾金	8.3	二二	丁卯	震木
3.4	十七	乙未	兑金	4.3	十八	乙丑	震木	5.3	十八	乙未	兑金	6.2	十九	乙丑	震木	7.4	二一	丁酉	兑金	8.4	二三	戊辰	离火
3.5	十八	丙申	乾金	4.4	十九	丙寅	离火	5.4	十九	丙申	乾金	6.3	二十	丙寅	离火	7.5	二二	戊戌	乾金	8.5	二四	己巳	震木
												6.4	二一	丁卯	震木	7.6	二三	己亥	兑金	8.6	二五	庚午	离火
												6.5	二二	戊辰	离火								

2018年8月7日–2019年2月3日，狗年、立秋，戊戌、六月、二六（戊戌、庚申、辛未）–狗年，戊戌、腊月、二九（戊戌、乙丑、辛未）

8.7–9.7，庚申月				9.8–10.7，辛酉月				10.8–11.6，壬戌月				11.7–12.6，癸亥月				12.7–2019.1.4，甲子月				1.5–2.3，乙丑月			
8.7	立秋	辛未	兑金	9.8	白露	癸卯	震木	10.8	寒露	癸酉	兑金	11.7	立冬	癸卯	震木	12.7	大雪	癸酉	兑金	1.5	小寒	壬寅	离火
8.8	二七	壬申	乾金	9.9	三十	甲辰	离火	10.9	九月	甲戌	乾金	11.8	十月	甲辰	离火	12.8	十一月	甲戌	乾金	1.6	腊月	癸卯	震木
8.9	二八	癸酉	兑金	9.10	八月	乙巳	震木	10.10	初二	乙亥	兑金	11.9	初二	乙巳	震木	12.9	初三	乙亥	兑金	1.7	初二	甲辰	离火
8.10	二九	甲戌	乾金	9.11	初二	丙午	离火	10.11	初三	丙子	乾金	11.10	初三	丙午	离火	12.10	初四	丙子	乾金	1.8	初三	乙巳	震木
8.11	七月	乙亥	兑金	9.12	初三	丁未	震木	10.12	初四	丁丑	兑金	11.11	初四	丁未	震木	12.11	初五	丁丑	兑金	1.9	初四	丙午	离火
8.12	初二	丙子	乾金	9.13	初四	戊申	离火	10.13	初五	戊寅	乾金	11.12	初五	戊申	离火	12.12	初六	戊寅	乾金	1.10	初五	丁未	震木
8.13	初三	丁丑	兑金	9.14	初五	己酉	震木	10.14	初六	己卯	兑金	11.13	初六	己酉	震木	12.13	初七	己卯	兑金	1.11	初六	戊申	离火
8.14	初四	戊寅	乾金	9.15	初六	庚戌	离火	10.15	初七	庚辰	乾金	11.14	初七	庚戌	离火	12.14	初八	庚辰	乾金	1.12	初七	己酉	震木
8.15	初五	己卯	兑金	9.16	初七	辛亥	震木	10.16	初八	辛巳	兑金	11.15	初八	辛亥	震木	12.15	初九	辛巳	兑金	1.13	初八	庚戌	离火
8.16	初六	庚辰	乾金	9.17	初八	壬子	离火	10.17	初九	壬午	离火	11.16	初九	壬子	离火	12.16	初十	壬午	乾金	1.14	初九	辛亥	震木
8.17	初七	辛巳	兑金	9.18	初九	癸丑	震木	10.18	初十	癸未	震木	11.17	初十	癸丑	震木	12.17	十一	癸未	兑金	1.15	初十	壬子	离火
8.18	初八	壬午	兑金	9.19	初十	甲寅	震木	10.19	十一	甲申	乾金	11.18	十一	甲寅	震木	12.18	十二	甲申	乾金	1.16	十一	癸丑	震木
8.19	初九	癸未	兑金	9.20	十一	乙卯	震木	10.20	十二	乙酉	震木	11.19	十二	乙卯	震木	12.19	十三	乙酉	兑金	1.17	十二	甲寅	震木
8.20	初十	甲申	乾金	9.21	十二	丙辰	离火	10.21	十三	丙戌	乾金	11.20	十三	丙辰	离火	12.20	十四	丙戌	乾金	1.18	十三	乙卯	震木
8.21	十一	乙酉	兑金	9.22	十三	丁巳	震木	10.22	十四	丁亥	兑金	11.21	十四	丁巳	震木	12.21	十五	丁亥	兑金	1.19	十四	丙辰	离火
8.22	十二	丙戌	乾金	9.23	秋分	戊午	离火	10.23	霜降	戊子	乾金	11.22	小雪	戊午	离火	12.22	冬至	戊子	乾金	1.20	大寒	丁巳	震木
8.23	处暑	丁亥	兑金	9.24	十五	己未	震木	10.24	十六	己丑	震木	11.23	十六	己未	震木	12.23	十七	己丑	兑金	1.21	十六	戊午	离火
8.24	十四	戊子	乾金	9.25	十六	庚申	震木	10.25	十七	庚寅	乾金	11.24	十七	庚申	离火	12.24	十八	庚寅	乾金	1.22	十七	己未	震木
8.25	十五	己丑	兑金	9.26	十七	辛酉	震木	10.26	十八	辛卯	震木	11.25	十八	辛酉	震木	12.25	十九	辛卯	兑金	1.23	十八	庚申	离火
8.26	十六	庚寅	乾金	9.27	十八	壬戌	离火	10.27	十九	壬辰	乾金	11.26	十九	壬戌	离火	12.26	二十	壬辰	乾金	1.24	十九	辛酉	震木
8.27	十七	辛卯	兑金	9.28	十九	癸亥	震木	10.28	二十	癸巳	兑金	11.27	二十	癸亥	震木	12.27	二一	癸巳	兑金	1.25	二十	壬戌	离火
8.28	十八	壬辰	乾金	9.29	二十	甲子	离火	10.29	二一	甲午	乾金	11.28	二一	甲子	离火	12.28	二二	甲午	乾金	1.26	二一	癸亥	震木
8.29	十九	癸巳	兑金	9.30	二一	乙丑	震木	10.30	二二	乙未	兑金	11.29	二二	乙丑	震木	12.29	二三	乙未	兑金	1.27	二二	甲子	离火
8.30	二十	甲午	乾金	10.1	二二	丙寅	离火	10.31	二三	丙申	离火	11.30	二三	丙寅	离火	12.30	二四	丙申	乾金	1.28	二三	乙丑	震木
8.31	二一	乙未	兑金	10.2	二三	丁卯	震木	11.1	二四	丁酉	兑金	12.1	二四	丁卯	震木	12.31	二五	丁酉	兑金	1.29	二四	丙寅	离火
9.1	二二	丙申	乾金	10.3	二四	戊辰	震木	11.2	二五	戊戌	乾金	12.2	二五	戊辰	震木	1.1	二六	戊戌	乾金	1.30	二五	丁卯	震木
9.2	二三	丁酉	兑金	10.4	二五	己巳	震木	11.3	二六	己亥	震木	12.3	二六	己巳	震木	1.2	二七	己亥	兑金	1.31	二六	戊辰	震木
9.3	二四	戊戌	乾金	10.5	二六	庚午	离火	11.4	二七	庚子	离火	12.4	二七	庚午	离火	1.3	二八	庚子	乾金	2.1	二七	己巳	震木
9.4	二五	己亥	兑金	10.6	二七	辛未	震木	11.5	二八	辛丑	兑金	12.5	二八	辛未	震木	1.4	二九	辛丑	兑金	2.2	二八	庚午	离火
9.5	二六	庚子	乾金	10.7	二八	壬申	离火	11.6	二九	壬寅	离火	12.6	二九	壬申	离火					2.3	二九	辛未	震木
9.6	二七	辛丑	兑金																				
9.7	二八	壬寅	乾金																				

2019年2月4日–2019年8月7日，猪年、立春，己亥、腊月、三十（己亥、丙寅、壬申）–猪年，己亥、七月、初七（己亥、辛未、丙子）

2.4–3.5，丙寅月				3.6–4.4，丁卯月				4.5–5.5，戊辰月				5.6–6.5，己巳月				6.6–7.6，庚午月				7.7–8.7，辛未月			
2.4	立春	壬申	巽木	3.6	惊蛰	壬寅	艮土	4.5	清明	壬申	巽木	5.6	立夏	癸卯	坤土	6.6	芒种	甲戌	巽木	7.7	小暑	乙巳	坤土
2.5	正月	癸酉	坎水	3.7	二月	癸卯	坤土	4.6	初二	癸酉	坎水	5.7	初三	甲辰	艮土	6.7	初五	乙亥	坎水	7.8	初六	丙午	艮土
2.6	初二	甲戌	巽木	3.8	初二	甲辰	艮土	4.7	初三	甲戌	巽木	5.8	初四	乙巳	坤土	6.8	初六	丙子	巽木	7.9	初七	丁未	坤土
2.7	初三	乙亥	坎水	3.9	初三	乙巳	坤土	4.8	初四	乙亥	坎水	5.9	初五	丙午	艮土	6.9	初七	丁丑	坎水	7.10	初八	戊申	艮土
2.8	初四	丙子	巽木	3.10	初四	丙午	艮土	4.9	初五	丙子	巽木	5.10	初六	丁未	坤土	6.10	初八	戊寅	巽木	7.11	初九	己酉	坤土
2.9	初五	丁丑	坎水	3.11	初五	丁未	坤土	4.10	初六	丁丑	坎水	5.11	初七	戊申	艮土	6.11	初九	己卯	坎水	7.12	初十	庚戌	艮土
2.10	初六	戊寅	巽木	3.12	初六	戊申	艮土	4.11	初七	戊寅	巽木	5.12	初八	己酉	坤土	6.12	初十	庚辰	巽木	7.13	十一	辛亥	坤土
2.11	初七	己卯	坎水	3.13	初七	己酉	坤土	4.12	初八	己卯	坎水	5.13	初九	庚戌	艮土	6.13	十一	辛巳	坎水	7.14	十二	壬子	艮土
2.12	初八	庚辰	巽木	3.14	初八	庚戌	艮土	4.13	初九	庚辰	巽木	5.14	初十	辛亥	坤土	6.14	十二	壬午	巽木	7.15	十三	癸丑	坤土
2.13	初九	辛巳	坎水	3.15	初九	辛亥	坤土	4.14	初十	辛巳	坎水	5.15	十一	壬子	艮土	6.15	十三	癸未	坎水	7.16	十四	甲寅	艮土
2.14	初十	壬午	巽木	3.16	初十	壬子	艮土	4.15	十一	壬午	巽木	5.16	十二	癸丑	坤土	6.16	十四	甲申	巽木	7.17	十五	乙卯	坤土
2.15	十一	癸未	坎水	3.17	十一	癸丑	坤土	4.16	十二	癸未	坎水	5.17	十三	甲寅	艮土	6.17	十五	乙酉	坎水	7.18	十六	丙辰	艮土
2.16	十二	甲申	巽木	3.18	十二	甲寅	艮土	4.17	十三	甲申	巽木	5.18	十四	乙卯	坤土	6.18	十六	丙戌	巽木	7.19	十七	丁巳	坤土
2.17	十三	乙酉	坎水	3.19	十三	乙卯	坤土	4.18	十四	乙酉	坎水	5.19	十五	丙辰	艮土	6.19	十七	丁亥	坎水	7.20	十八	戊午	艮土
2.18	十四	丙戌	巽木	3.20	十四	丙辰	艮土	4.19	十五	丙戌	巽木	5.20	十六	丁巳	坤土	6.20	十八	戊子	巽木	7.21	十九	己未	坤土
2.19	雨水	丁亥	坎水	3.21	春分	丁巳	坤土	4.20	谷雨	丁亥	坎水	5.21	小满	戊午	艮土	6.21	夏至	己丑	坎水	7.22	二十	庚申	艮土
2.20	十六	戊子	巽木	3.22	十六	戊午	艮土	4.21	十七	戊子	巽木	5.22	十八	己未	坤土	6.22	二十	庚寅	巽木	7.23	大暑	辛酉	坤土
2.21	十七	己丑	坎水	3.23	十七	己未	坤土	4.22	十八	己丑	坎水	5.23	十九	庚申	艮土	6.23	二一	辛卯	坎水	7.24	二二	壬戌	艮土
2.22	十八	庚寅	巽木	3.24	十八	庚申	艮土	4.23	十九	庚寅	巽木	5.24	二十	辛酉	坤土	6.24	二二	壬辰	巽木	7.25	二三	癸亥	坤土
2.23	十九	辛卯	坎水	3.25	十九	辛酉	坤土	4.24	二十	辛卯	坎水	5.25	二一	壬戌	艮土	6.25	二三	癸巳	坎水	7.26	二四	甲子	艮土
2.24	二十	壬辰	巽木	3.26	二十	壬戌	艮土	4.25	二一	壬辰	巽木	5.26	二二	癸亥	坤土	6.26	二四	甲午	巽木	7.27	二五	乙丑	坤土
2.25	二一	癸巳	坎水	3.27	二一	癸亥	坤土	4.26	二二	癸巳	坎水	5.27	二三	甲子	艮土	6.27	二五	乙未	坎水	7.28	二六	丙寅	艮土
2.26	二二	甲午	巽木	3.28	二二	甲子	艮土	4.27	二三	甲午	巽木	5.28	二四	乙丑	坤土	6.28	二六	丙申	巽木	7.29	二七	丁卯	坤土
2.27	二三	乙未	坎水	3.29	二三	乙丑	坤土	4.28	二四	乙未	坎水	5.29	二五	丙寅	艮土	6.29	二七	丁酉	坎水	7.30	二八	戊辰	艮土
2.28	二四	丙申	巽木	3.30	二四	丙寅	艮土	4.29	二五	丙申	巽木	5.30	二六	丁卯	坤土	6.30	二八	戊戌	巽木	7.31	二九	己巳	坤土
3.1	二五	丁酉	坎水	3.31	二五	丁卯	坤土	4.30	二六	丁酉	坎水	5.31	二七	戊辰	艮土	7.1	二九	己亥	坎水	8.1	七月	庚午	艮土
3.2	二六	戊戌	巽木	4.1	二六	戊辰	艮土	5.1	二七	戊戌	巽木	6.1	二八	己巳	坤土	7.2	三十	庚子	巽木	8.2	初二	辛未	坤土
3.3	二七	己亥	坎水	4.2	二七	己巳	坤土	5.2	二八	己亥	坎水	6.2	二九	庚午	艮土	7.3	六月	辛丑	坎水	8.3	初三	壬申	艮土
3.4	二八	庚子	巽木	4.3	二八	庚午	艮土	5.3	二九	庚子	巽木	6.3	五月	辛未	坤土	7.4	初二	壬寅	巽木	8.4	初四	癸酉	坤土
3.5	二九	辛丑	坎水	4.4	二九	辛未	坤土	5.4	三十	辛丑	坎水	6.4	初二	壬申	艮土	7.5	初三	癸卯	坎水	8.5	初五	甲戌	艮土
								5.5	四月	壬寅	巽木	6.5	初三	癸酉	坤土	7.6	初四	甲辰	巽木	8.6	初六	乙亥	坤土
																				8.7	初七	丙子	艮土

2019 年 8 月 8 日 -2020 年 2 月 3 日，猪年、立秋、己亥、七月、初八（己亥、壬申、丁丑）- 猪年，己亥，正月、初十（己亥、丁丑、丙子）

8.8-9.7 壬申月				9.8-10.7 癸酉月				10.8-11.7 甲戌月				11.8-12.6 乙亥月				12.7-2020.1.5 丙子月				1.6-2.3 丁丑月			
8.8	立秋	丁丑	坎水	9.8	白露	戊申	艮土	10.8	寒露	戊寅	巽木	11.8	立冬	己酉	坤土	12.7	大雪	戊寅	巽木	1.6	小寒	戊申	艮土
8.9	初九	戊寅	巽木	9.9	十一	己酉	坤土	10.9	十一	己卯	坎水	11.9	十三	庚戌	艮土	12.8	十三	己卯	坎水	1.7	十三	己酉	坤土
8.10	初十	己卯	坎水	9.10	十二	庚戌	艮土	10.10	十二	庚辰	巽木	11.10	十四	辛亥	坤土	12.9	十四	庚辰	巽木	1.8	十四	庚戌	艮土
8.11	十一	庚辰	巽木	9.11	十三	辛亥	坤土	10.11	十三	辛巳	坎水	11.11	十五	壬子	艮土	12.10	十五	辛巳	坎水	1.9	十五	辛亥	坤土
8.12	十二	辛巳	坎水	9.12	十四	壬子	艮土	10.12	十四	壬午	巽木	11.12	十六	癸丑	坤土	12.11	十六	壬午	巽木	1.10	十六	壬子	艮土
8.13	十三	壬午	巽木	9.13	十五	癸丑	坤土	10.13	十五	癸未	坎水	11.13	十七	甲寅	艮土	12.12	十七	癸未	坎水	1.11	十七	癸丑	坤土
8.14	十四	癸未	坎水	9.14	十六	甲寅	艮土	10.14	十六	甲申	巽木	11.14	十八	乙卯	坤土	12.13	十八	甲申	巽木	1.12	十八	甲寅	艮土
8.15	十五	甲申	巽木	9.15	十七	乙卯	坤土	10.15	十七	乙酉	坎水	11.15	十九	丙辰	艮土	12.14	十九	乙酉	坎水	1.13	十九	乙卯	坤土
8.16	十六	乙酉	坎水	9.16	十八	丙辰	艮土	10.16	十八	丙戌	巽木	11.16	二十	丁巳	坤土	12.15	二十	丙戌	巽木	1.14	二十	丙辰	艮土
8.17	十七	丙戌	巽木	9.17	十九	丁巳	坤土	10.17	十九	丁亥	坎水	11.17	二一	戊午	艮土	12.16	二一	丁亥	坎水	1.15	二一	丁巳	坤土
8.18	十八	丁亥	坎水	9.18	二十	戊午	艮土	10.18	二十	戊子	巽木	11.18	二二	己未	坤土	12.17	二二	戊子	巽木	1.16	二二	戊午	艮土
8.19	十九	戊子	巽木	9.19	二一	己未	坤土	10.19	二一	己丑	坎水	11.19	二三	庚申	坤土	12.18	二三	己丑	坎水	1.17	二三	己未	坤土
8.20	二十	己丑	坎水	9.20	二二	庚申	艮土	10.20	二二	庚寅	巽木	11.20	二四	辛酉	坤土	12.19	二四	庚寅	巽木	1.18	二四	庚申	艮土
8.21	二一	庚寅	巽木	9.21	二三	辛酉	坤土	10.21	二三	辛卯	坎水	11.21	二五	壬戌	艮土	12.20	二五	辛卯	坎水	1.19	二五	辛酉	坤土
8.22	二二	辛卯	坎水	9.22	二四	壬戌	艮土	10.22	二四	壬辰	巽木	11.22	小雪	癸亥	坤土	12.21	二六	壬辰	巽木	1.20	大寒	壬戌	艮土
8.23	处暑	壬辰	巽木	9.23	秋分	癸亥	坤土	10.23	二五	癸巳	坎水	11.23	二七	甲子	艮土	12.22	冬至	癸巳	坎水	1.21	二七	癸亥	坤土
8.24	二四	癸巳	坎水	9.24	二六	甲子	艮土	10.24	霜降	甲午	巽木	11.24	二八	乙丑	坤土	12.23	二八	甲午	巽木	1.22	二八	甲子	艮土
8.25	二五	甲午	巽木	9.25	二七	乙丑	坤土	10.25	二七	乙未	坎水	11.25	二九	丙寅	艮土	12.24	二九	乙未	坎水	1.23	二九	乙丑	坤土
8.26	二六	乙未	坎水	9.26	二八	丙寅	艮土	10.26	二八	丙申	巽木	11.26	冬月	丁卯	坤土	12.25	三十	丙申	巽木	1.24	三十	丙寅	艮土
8.27	二七	丙申	巽木	9.27	二九	丁卯	坤土	10.27	二九	丁酉	坎水	11.27	初二	戊辰	艮土	12.26	腊月	丁酉	坎水	1.25	正月	丁卯	坤土
8.28	二八	丁酉	坎水	9.28	三十	戊辰	艮土	10.28	十月	戊戌	巽木	11.28	初三	己巳	坤土	12.27	初二	戊戌	巽木	1.26	初二	戊辰	艮土
8.29	二九	戊戌	巽木	9.29	九月	己巳	坤土	10.29	初二	己亥	坎水	11.29	初四	庚午	艮土	12.28	初三	己亥	坎水	1.27	初三	己巳	坤土
8.30	八月	己亥	坎水	9.30	初二	庚午	艮土	10.30	初三	庚子	巽木	11.30	初五	辛未	坤土	12.29	初四	庚子	巽木	1.28	初四	庚午	艮土
8.31	初二	庚子	巽木	10.1	初三	辛未	坤土	10.31	初四	辛丑	坎水	12.1	初六	壬申	艮土	12.30	初五	辛丑	坎水	1.29	初五	辛未	坤土
9.1	初三	辛丑	坎水	10.2	初四	壬申	艮土	11.1	初五	壬寅	巽木	12.2	初七	癸酉	坤土	12.31	初六	壬寅	巽木	1.30	初六	壬申	艮土
9.2	初四	壬寅	巽木	10.3	初五	癸酉	坤土	11.2	初六	癸卯	坎水	12.3	初八	甲戌	艮土	1.1	初七	癸卯	坎水	1.31	初七	癸酉	坤土
9.3	初五	癸卯	坎水	10.4	初六	甲戌	艮土	11.3	初七	甲辰	巽木	12.4	初九	乙亥	坤土	1.2	初八	甲辰	巽木	2.1	初八	甲戌	艮土
9.4	初六	甲辰	巽木	10.5	初七	乙亥	坤土	11.4	初八	乙巳	坎水	12.5	初十	丙子	艮土	1.3	初九	乙巳	坎水	2.2	初九	乙亥	坤土
9.5	初七	乙巳	坎水	10.6	初八	丙子	艮土	11.5	初九	丙午	巽木	12.6	十一	丁丑	坤土	1.4	初十	丙午	巽木	2.3	初十	丙子	艮土
9.6	初八	丙午	巽木	10.7	初九	丁丑	坤土	11.6	初十	丁未	坎水					1.5	十一	丁未	坎水				
9.7	初九	丁未	坎水					11.7	十一	戊申	巽木												

2020 年 2 月 4 日 -2020 年 8 月 6 日，鼠年、立春、庚子、正月、十一（庚子、戊寅、丁丑）- 鼠年，庚子，六月、十七（庚子、癸未、辛巳）

2.4-3.4 戊寅月				3.5-4.3 己卯月				4.4-5.4 庚辰月				5.5-6.4 辛巳月				6.5-7.6 壬午月				7.7-8.6 癸未月			
2.4	立春	丁丑	兑金	3.5	惊蛰	丁未	震木	4.4	清明	丁丑	兑金	5.5	立夏	戊申	离火	6.5	芒种	己卯	兑金	7.7	小暑	辛亥	震木
2.5	十二	戊寅	乾金	3.6	十三	戊申	离火	4.5	十三	戊寅	乾金	5.6	十四	己酉	震木	6.6	十五	庚辰	乾金	7.8	十八	壬子	离火
2.6	十三	己卯	兑金	3.7	十四	己酉	震木	4.6	十四	己卯	兑金	5.7	十五	庚戌	离火	6.7	十六	辛巳	兑金	7.9	十九	癸丑	震木
2.7	十四	庚辰	乾金	3.8	十五	庚戌	离火	4.7	十五	庚辰	乾金	5.8	十六	辛亥	震木	6.8	十七	壬午	乾金	7.10	二十	甲寅	离火
2.8	十五	辛巳	兑金	3.9	十六	辛亥	震木	4.8	十六	辛巳	兑金	5.9	十七	壬子	离火	6.9	十八	癸未	兑金	7.11	二一	乙卯	震木
2.9	十六	壬午	乾金	3.10	十七	壬子	离火	4.9	十七	壬午	乾金	5.10	十八	癸丑	震木	6.10	十九	甲申	乾金	7.12	二二	丙辰	离火
2.10	十七	癸未	兑金	3.11	十八	癸丑	震木	4.10	十八	癸未	兑金	5.11	十九	甲寅	离火	6.11	二十	乙酉	兑金	7.13	二三	丁巳	震木
2.11	十八	甲申	乾金	3.12	十九	甲寅	离火	4.11	十九	甲申	乾金	5.12	二十	乙卯	震木	6.12	二一	丙戌	乾金	7.14	二四	戊午	离火
2.12	十九	乙酉	兑金	3.13	二十	乙卯	震木	4.12	二十	乙酉	兑金	5.13	二一	丙辰	离火	6.13	二二	丁亥	乾金	7.15	二五	己未	震木
2.13	二十	丙戌	乾金	3.14	二一	丙辰	离火	4.13	二一	丙戌	乾金	5.14	二二	丁巳	震木	6.14	二三	戊子	乾金	7.16	二六	庚申	离火
2.14	二一	丁亥	兑金	3.15	二二	丁巳	震木	4.14	二二	丁亥	兑金	5.15	二三	戊午	离火	6.15	二四	己丑	兑金	7.17	二七	辛酉	震木
2.15	二二	戊子	乾金	3.16	二三	戊午	离火	4.15	二三	戊子	乾金	5.16	二四	己未	震木	6.16	二五	庚寅	乾金	7.18	二八	壬戌	离火
2.16	二三	己丑	兑金	3.17	二四	己未	震木	4.16	二四	己丑	兑金	5.17	二五	庚申	离火	6.17	二六	辛卯	兑金	7.19	二九	癸亥	震木
2.17	二四	庚寅	乾金	3.18	二五	庚申	离火	4.17	二五	庚寅	乾金	5.18	二六	辛酉	震木	6.18	二七	壬辰	乾金	7.20	三十	甲子	离火
2.18	二五	辛卯	兑金	3.19	二六	辛酉	震木	4.18	二六	辛卯	兑金	5.19	二七	壬戌	离火	6.19	二八	癸巳	兑金	7.21	六月	乙丑	震木
2.19	雨水	壬辰	乾金	3.20	春分	壬戌	离火	4.19	谷雨	壬辰	乾金	5.20	小满	癸亥	震木	6.20	二九	甲午	乾金	7.22	大暑	丙寅	离火
2.20	二七	癸巳	兑金	3.21	二八	癸亥	震木	4.20	二八	癸巳	兑金	5.21	二九	甲子	离火	6.21	夏至	乙未	兑金	7.23	初三	丁卯	震木
2.21	二八	甲午	乾金	3.22	二九	甲子	离火	4.21	二九	甲午	乾金	5.22	三十	乙丑	震木	6.22	初二	丙申	乾金	7.24	初四	戊辰	离火
2.22	二九	乙未	兑金	3.23	三十	乙丑	震木	4.22	三十	乙未	兑金	5.23	闰四	丙寅	离火	6.23	初三	丁酉	兑金	7.25	初五	己巳	震木
2.23	二月	丙申	乾金	3.24	三月	丙寅	离火	4.23	四月	丙申	乾金	5.24	初二	丁卯	震木	6.24	初四	戊戌	乾金	7.26	初六	庚午	离火
2.24	初三	丁酉	兑金	3.25	初二	丁卯	震木	4.24	初二	丁酉	兑金	5.25	初三	戊辰	离火	6.25	初五	己亥	兑金	7.27	初七	辛未	震木
2.25	初三	戊戌	乾金	3.26	初三	戊辰	离火	4.25	初三	戊戌	乾金	5.26	初四	己巳	震木	6.26	初六	庚子	乾金	7.28	初八	壬申	离火
2.26	初四	己亥	兑金	3.27	初四	己巳	震木	4.26	初四	己亥	兑金	5.27	初五	庚午	离火	6.27	初七	辛丑	兑金	7.29	初九	癸酉	震木
2.27	初五	庚子	乾金	3.28	初五	庚午	离火	4.27	初五	庚子	乾金	5.28	初六	辛未	震木	6.28	初八	壬寅	乾金	7.30	初十	甲戌	离火
2.28	初六	辛丑	兑金	3.29	初六	辛未	震木	4.28	初六	辛丑	兑金	5.29	初七	壬申	离火	6.29	初九	癸卯	兑金	7.31	十一	乙亥	震木
2.29	初七	壬寅	乾金	3.30	初七	壬申	离火	4.29	初七	壬寅	乾金	5.30	初八	癸酉	震木	6.30	初十	甲辰	乾金	8.1	十二	丙子	离火
3.1	初八	癸卯	兑金	3.31	初八	癸酉	震木	4.30	初八	癸卯	兑金	5.31	初九	甲戌	离火	7.1	十一	乙巳	兑金	8.2	十三	丁丑	震木
3.2	初九	甲辰	乾金	4.1	初九	甲戌	离火	5.1	初九	甲辰	乾金	6.1	初十	乙亥	震木	7.2	十二	丙午	乾金	8.3	十四	戊寅	离火
3.3	初十	乙巳	兑金	4.2	初十	乙亥	震木	5.2	初十	乙巳	兑金	6.2	十一	丙子	离火	7.3	十三	丁未	兑金	8.4	十五	己卯	震木
3.4	十一	丙午	乾金	4.3	十一	丙子	离火	5.3	十一	丙午	乾金	6.3	十二	丁丑	震木	7.4	十四	戊申	乾金	8.5	十六	庚辰	离火
								5.4	十二	丁未	兑金	6.4	十三	戊寅	离火	7.5	十五	己酉	兑金	8.6	十七	辛巳	震木
																7.6	十六	庚戌	乾金				

2020年8月7日–2021年2月2日，鼠年、立秋，庚子、六月、十八（庚子、甲申、壬午）–鼠年，庚子、腊月、二一（庚子、己丑、辛巳）																							
8.7–9.6，甲申月				9.7–10.7，乙酉月				10.8–11.6，丙戌月				11.7–12.5，丁亥月				12.6–2021.1.4，戊子月				1.5–2.2，己丑月			
8.7	立秋	壬午	乾金	9.7	白露	癸丑	震木	10.8	寒露	甲申	乾金	11.7	立冬	甲寅	离火	12.6	大雪	癸未	兑金	1.5	小寒	癸丑	震木
8.8	十九	癸未	兑金	9.8	二一	甲寅	离火	10.9	二三	乙酉	兑金	11.8	二三	乙卯	震木	12.7	二三	甲申	乾金	1.6	二三	甲寅	离火
8.9	二十	甲申	乾金	9.9	二二	乙卯	震木	10.10	二四	丙戌	乾金	11.9	二四	丙辰	离火	12.8	二四	乙酉	兑金	1.7	二四	乙卯	震木
8.10	二一	乙酉	兑金	9.10	二三	丙辰	离火	10.11	二五	丁亥	兑金	11.10	二五	丁巳	震木	12.9	二五	丙戌	乾金	1.8	二五	丙辰	离火
8.11	二二	丙戌	乾金	9.11	二四	丁巳	震木	10.12	二六	戊子	乾金	11.11	二六	戊午	离火	12.10	二六	丁亥	兑金	1.9	二六	丁巳	震木
8.12	二三	丁亥	兑金	9.12	二五	戊午	离火	10.13	二七	己丑	兑金	11.12	二七	己未	震木	12.11	二七	戊子	乾金	1.10	二七	戊午	离火
8.13	二四	戊子	乾金	9.13	二六	己未	震木	10.14	二八	庚寅	乾金	11.13	二八	庚申	离火	12.12	二八	己丑	兑金	1.11	二八	己未	震木
8.14	二五	己丑	兑金	9.14	二七	庚申	离火	10.15	二九	辛卯	兑金	11.14	二九	辛酉	震木	12.13	二九	庚寅	乾金	1.12	二九	庚申	离火
8.15	二六	庚寅	乾金	9.15	二八	辛酉	震木	10.16	三十	壬辰	乾金	11.15	十月	壬戌	离火	12.14	三十	辛卯	兑金	1.13	腊月	辛酉	震木
8.16	二七	辛卯	兑金	9.16	二九	壬戌	离火	10.17	九月	癸巳	兑金	11.16	初二	癸亥	震木	12.15	冬月	壬辰	乾金	1.14	初二	壬戌	离火
8.17	二八	壬辰	乾金	9.17	八月	癸亥	震木	10.18	初二	甲午	乾金	11.17	初三	甲子	离火	12.16	初二	癸巳	兑金	1.15	初三	癸亥	震木
8.18	二九	癸巳	兑金	9.18	初二	甲子	离火	10.19	初三	乙未	兑金	11.18	初四	乙丑	震木	12.17	初三	甲午	乾金	1.16	初四	甲子	离火
8.19	七月	甲午	乾金	9.19	初三	乙丑	震木	10.20	初四	丙申	乾金	11.19	初五	丙寅	离火	12.18	初四	乙未	兑金	1.17	初五	乙丑	震木
8.20	初二	乙未	兑金	9.20	初四	丙寅	离火	10.21	初五	丁酉	兑金	11.20	初六	丁卯	震木	12.19	初五	丙申	乾金	1.18	初六	丙寅	离火
8.21	初三	丙申	乾金	9.21	初五	丁卯	震木	10.22	初六	戊戌	乾金	11.21	初七	戊辰	离火	12.20	初六	丁酉	兑金	1.19	初七	丁卯	震木
8.22	处暑	丁酉	兑金	9.22	秋分	戊辰	离火	10.23	霜降	己亥	兑金	11.22	小雪	己巳	震木	12.21	冬至	戊戌	乾金	1.20	大寒	戊辰	离火
8.23	初五	戊戌	乾金	9.23	初七	己巳	震木	10.24	初八	庚子	乾金	11.23	初九	庚午	离火	12.22	初八	己亥	兑金	1.21	初九	己巳	震木
8.24	初六	己亥	兑金	9.24	初八	庚午	离火	10.25	初九	辛丑	兑金	11.24	初十	辛未	震木	12.23	初九	庚子	乾金	1.22	初十	庚午	离火
8.25	初七	庚子	乾金	9.25	初九	辛未	震木	10.26	初十	壬寅	乾金	11.25	十一	壬申	离火	12.24	初十	辛丑	兑金	1.23	十一	辛未	震木
8.26	初八	辛丑	兑金	9.26	初十	壬申	离火	10.27	十一	癸卯	兑金	11.26	十二	癸酉	震木	12.25	十一	壬寅	乾金	1.24	十二	壬申	离火
8.27	初九	壬寅	乾金	9.27	十一	癸酉	震木	10.28	十二	甲辰	乾金	11.27	十三	甲戌	离火	12.26	十二	癸卯	兑金	1.25	十三	癸酉	震木
8.28	初十	癸卯	兑金	9.28	十二	甲戌	离火	10.29	十三	乙巳	兑金	11.28	十四	乙亥	震木	12.27	十三	甲辰	乾金	1.26	十四	甲戌	离火
8.29	十一	甲辰	乾金	9.29	十三	乙亥	震木	10.30	十四	丙午	乾金	11.29	十五	丙子	离火	12.28	十四	乙巳	兑金	1.27	十五	乙亥	震木
8.30	十二	乙巳	兑金	9.30	十四	丙子	离火	10.31	十五	丁未	兑金	11.30	十六	丁丑	震木	12.29	十五	丙午	乾金	1.28	十六	丙子	离火
8.31	十三	丙午	乾金	10.1	十五	丁丑	震木	11.1	十六	戊申	乾金	12.1	十七	戊寅	离火	12.30	十六	丁未	兑金	1.29	十七	丁丑	震木
9.1	十四	丁未	兑金	10.2	十六	戊寅	离火	11.2	十七	己酉	兑金	12.2	十八	己卯	震木	12.31	十七	戊申	乾金	1.30	十八	戊寅	离火
9.2	十五	戊申	乾金	10.3	十七	己卯	震木	11.3	十八	庚戌	乾金	12.3	十九	庚辰	离火	1.1	十八	己酉	兑金	1.31	十九	己卯	震木
9.3	十六	己酉	兑金	10.4	十八	庚辰	离火	11.4	十九	辛亥	兑金	12.4	二十	辛巳	震木	1.2	十九	庚戌	乾金	2.1	二十	庚辰	离火
9.4	十七	庚戌	乾金	10.5	十九	辛巳	震木	11.5	二十	壬子	乾金	12.5	二一	壬午	离火	1.3	二十	辛亥	兑金	2.2	二一	辛巳	震木
8.5	十八	辛亥	兑金	10.6	二十	壬午	离火	11.6	二一	癸丑	兑金					1.4	二一	壬子	乾金				
9.6	十九	壬子	乾金	10.7	二一	癸未	震木																

附录 2　五行人属性查询二维码

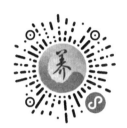